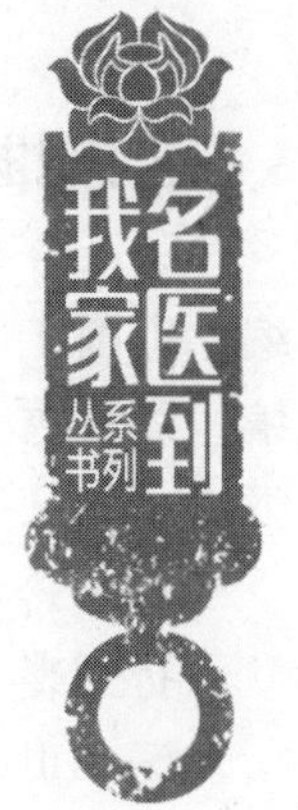

名医推荐家庭必备秘方

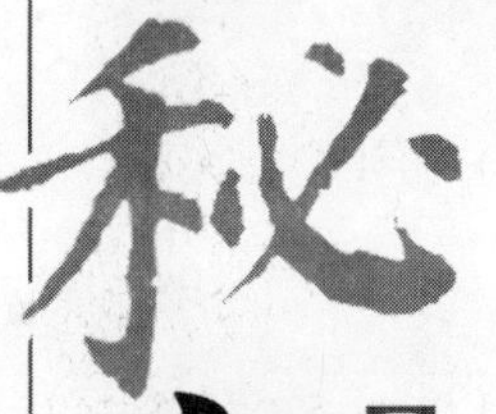

【珍藏本】

MINGYI DAOWOJIA

Mingyi Tuijian Jiating Bibei Mifang

◎主编 肖国士 潘海涛 匡继林

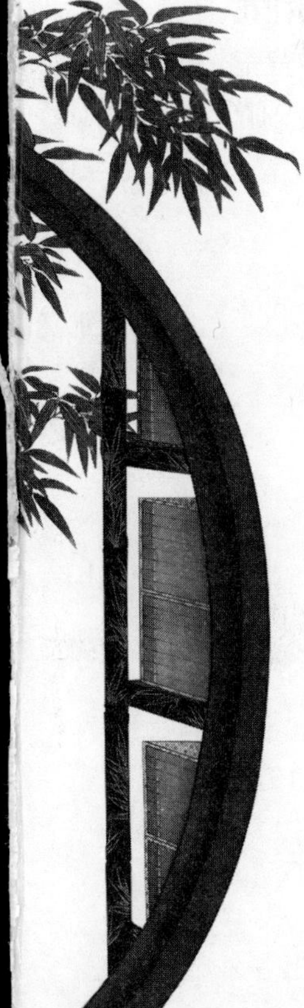

CTS
湖南科学技术出版社

《名医推荐家庭必备秘方》编委会名单

前　言

中医药是我国传统医药的主体，其中秘方无疑是传统医药中的瑰宝，以简、便、廉、效著称于世，造福于民，在防病治病中展示出独特的优势。因其作用机制的多方位、多环节和药物之间的相辅相成、攻补不悖的特点，很值得系统整理和推广应用。

秘方本是不公开、不让人知道的经验良方，为何又公之于众？这是中华民族的一种美德，更是岐黄之术的最大特点。医为仁术，以济世为己任。历代医家，包括民间医生和术士，把祖传、师传秘方，写入书中，或口头传授，真是功德无量。正如《审视瑶函》所云："与其家而私，不若公而国，济世之大而广也。"

为了使这些秘方流芳后世，济世活人，我们博览群书，广取博采，历时数载，荟萃全国数百名中医专家、教授和出类拔萃、独具专长的中青年中医的宝贵经验，将其疗效确切的临证用方，撰成《名医推荐家庭必备秘方（珍藏本）》。全书收录呼吸科、心血管科、消化科、泌尿科、血液科、内分泌科、神经精神科、风湿科、普外科、疮疡科、肛肠科、皮肤科、骨伤科、妇科、产科、男科、儿科、眼科、耳鼻咽喉科、口腔科、肿瘤科、传染科22个专科，载650个病症，每个病症精选3～5首秘方。古人云：药补不如食补。对于虚证或疾病的恢复阶段，选用或配合食疗，对各种疾病的康复具有非常重要的临床意义。故每个病症所选秘方，食疗方尽可能选一个。又云：凡病三分治疗，七分护理。故在每个病症之后，撰有名医提示，把该秘方的使用与该病的防护知识紧密结合，予以提示和推介，使之药症相符，力求药到病除。

本书在编撰过程中，参考了100多种收载秘方的古今书籍，是一部集科学性、针对性、实用性于一体的科普读物，具有很大的参考和收藏价值。因此，本书既是各级医院医疗、科研、临床教学的益友，亦是乡村医生应诊的良师，更是广大人民群众防病治病的法宝。

湖南省中医院

肖国士

目 录

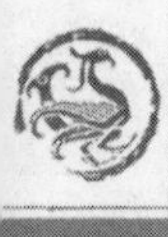

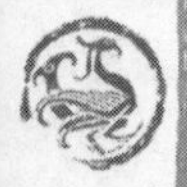

第一章 呼吸科疾病

急性上呼吸道感染

急性上呼吸道感染是鼻、鼻咽和咽喉部急性炎症的概称，是呼吸道最常见的一种病症。多由病毒引起，少数为细菌感染所致。根据发病原因及临床表现分为普通感冒、病毒性咽喉炎、疱疹性咽峡炎、咽结膜炎、细菌性咽-扁桃体炎5种。前4种多由病毒引起。本病中医称“肺热病”，多因风热病毒等外邪侵犯肺卫，热壅肺气，肺失清肃；是以骤起发热、咳嗽、烦渴、胸痛为主要表现的外感热证类疾病。

【必备秘方】

1. 大青叶30克，僵蚕、荆芥各10克，薄荷、蝉蜕、甘草各5克。每日1剂，水煎服。咽喉肿痛者，加山豆根、牛蒡子、玄参各10克；咳甚者，加浙贝母、陈皮、艾叶各10克；大便干燥者，加大黄3克。主治急性上呼吸道感染。

2. 野菊花、金银花、蒲公英各30克，甘草10克。每日1剂，水煎2次，取汁混匀，早、晚分服。主治急性上呼吸道感染。

3. 金银花、淡豆豉各10克，桑叶5克，芦根、白糖（后下）各15克。每日1剂，水煎2次，取汁混匀，加入白糖，早、晚分服。主治急性上呼吸道感染。

4. 金银花、连翘各12克，栀子、牛蒡子各10克，薄荷、桔梗、甘草各6克。每日1剂，水煎，分2次服。主治急性上呼吸道感染。

5. 粳米100克，淡豆豉15克，荆芥、麻黄、栀子各3克，葛根10克，生石膏50克，生姜3片，葱白2茎。将淡豆豉、荆芥、麻黄、葛根、栀子、生石膏、生姜分别洗净泥沙，加清水600克烧开，改用小火煎15分钟，去渣，入洗净的粳米煮成稀粥，热服，每日1次。主治急性上呼吸道感染。

【名医指导】

1. 避免诱因，避免受凉、淋雨、过度疲劳；避免与上呼吸道感染患者接触，避免脏手接触口、眼、鼻。年老体弱易感者更应注意防护，上呼吸道感染流行时应戴口罩，避免在人多的公共场合出入。

2. 增强体质，坚持适度有规律的户外运动，提高机体免疫力与耐寒能力是预防本病的主要方法。

3. 应用免疫调节药物和疫苗，对于经常、反复发生本病以及老年免疫力低下的患者，可酌情应用免疫增强剂。

4. 患病期间患者充分休息，减少外出，保持居住环境清洁安静，定时开窗换气（每日2～3次，每次30分钟），室温保持在20℃～22℃，相对湿度为55%～60%。

5. 患病期间，需给流质、半流质食物（如牛奶、酸奶、稀饭、面条、面包等），同时还要多吃富含维生素的食物（如新鲜水果、蔬菜），保证有大量维生素C抗病毒的作用；禁食肥甘厚味的食品（如炖肉、大虾之类），禁食冷冻食品（如冰淇淋、凉西瓜等）。

急性气管-支气管炎

急性气管-支气管炎是一种常见的以气管、支气管黏膜的急性炎症为主要病理改变的呼吸系统疾病，多由病毒或细菌感染、理化刺激、过敏等因素引起。病毒引起的上呼吸道感染向下蔓延、麻疹或百日咳等合并气

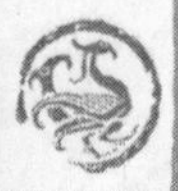

管和支气管的化脓性感染时引发本病。本病中医称“暴咳”，多由感受外邪，肺失宣肃，肺气不利所致，或素有痰饮复感外邪，内外相引而发病；是以突起咳嗽，并伴有外感症状为主要表现的肺部疾病。

【必备秘方】

1. 大青叶、蒲公英各 30 克，桔梗、前胡各 12 克，苦杏仁 9 克，紫苏叶、薄荷各 3 克，复方阿司匹林 0.5 克，维生素 C 0.1 克，马来酸氯苯那敏 4 毫克，白糖 50 克。每日 1 剂，共研末，沸水冲服（小儿酌减）。主治急性支气管炎。

2. 金银花、天冬、麦冬、枇杷叶、桑枝、陈皮各 15 克。每日 1 剂，水煎 15 分钟，滤出药液，加水再煎 20 分钟，去渣，两次煎液兑匀，分 2 次服。主治急性支气管炎。

3. 生石膏 30 克，川贝母 12 克，海浮石 10 克，大黄、桔梗、苦杏仁、炙枇杷叶各 9 克，炙麻黄、甘草各 6 克，山楂 10 克。每日 1～2 剂，水煎服。主治急性支气管炎。

4. 板蓝根、生地黄、玄参各 15 克、桃仁、红花、桔梗、赤芍、射干、前胡各 10 克，柴胡、枳壳各 6 克，甘草 3 克。每日 1 剂，水煎服。主治急性支气管炎。

5. 糯米、蜜饯、冬瓜各 100 克，冰糖 80 克，川贝母 12 克，雪梨 8 个，白矾适量。将川贝母打碎；白矾加水约 2000 毫升溶化；糯米淘净蒸饭；冬瓜切丁；雪梨去皮，从蒂处切下 1 段（以能伸进小勺为度），去核，浸在白矾水中（以防变色），入沸水中氽下，捞出用冷水冲凉，沥水。把糯米饭、冬瓜丁与打碎冰糖的一半合匀，分装入梨内，把川贝母分 8 份分装，上笼蒸 40 分钟（至梨熟烂，取出）。烧开水约 200 毫升，将另一半冰糖溶化收浓汁，浇在梨上。每次食梨 1 个，每日 2～3 次。主治急性支气管炎。

【名医指导】

1. 积极锻炼身体，增强体质，避免感冒。

2. 冬季注意保暖，避免上呼吸道感染。

3. 戒烟，减少有害的烟雾、粉尘、刺激性气体的吸入。

4. 及时治疗鼻咽部慢性炎症等，对有慢性心、肺疾病等易感者可试用免疫增强剂。

慢性支气管炎

慢性支气管炎是指气管、支气管黏膜及其周围组织的慢性非特异性炎症。临床上以咳嗽、咳痰或伴有喘息及反复发作的慢性过程为特征，其发病率高，老年人发病率高达 10%～15%，寒冷地区发病率更高。本病中医属“咳嗽”范畴，其发病机制为六淫外邪侵袭肺系，或脏腑功能失调，内伤及肺，导致肺失宣降，肺气上逆，冲击气道，引发咳声、咳痰或伴有喘息。

【必备秘方】

1. 百合 15 克，前胡、紫菀、麦冬各 9 克，炙麻黄、炒苦杏仁、甘草、桔梗、百部、五味子、川贝母各 6 克。每日 1 剂，水煎服。痰多清稀且有泡沫者，加天南星、半夏、橘红、茯苓各 9 克；胸痛胸闷、痰液黏稠者，加瓜蒌、海浮石各 6 克；气郁胁痛者，加枳壳、莱菔子各 9 克；咳嗽不已者，加阿胶 9 克；气虚心悸者，加党参 9 克。主治慢性支气管炎。

2. 茯苓、山楂、紫苏子、桔梗、黄芩、川贝母、白芍、黄芪各 15 克，白术、橘红、瓜蒌子、木香、五味子、苍术、前胡、紫菀各 12 克，香附、苦杏仁、天冬、牛蒡子、桑白皮、百合、人参、山药、沉香、阿胶（烊化，兑）各 9 克，天南星、半夏、甘草、乌药各 6 克。共为细末，炼蜜为丸，每次服 9 克，每日 3 次。主治老年慢性支气管炎。

3. 党参、五灵脂、生姜、苍术各 10 克。水煎至 200 毫升（为 3 日量），加入适量蔗糖分瓶封装。在每年的 11 月至第 2 年的 3 月时饮服，每次 10～20 毫升，每日 3 次，连服 1～2 个月。主治慢性支气管炎。

4. 川贝母 10 克，当归、桑白皮、半夏、川芎、青皮、五味子、苦杏仁、陈皮、冰糖（为引）、甘草、麻黄各 6 克。每日 1 剂，水煎服。服后 30 分钟出汗，连服 4 日（忌烟、酒、辣性食品，并忌盐 7 日）。主治慢性支气管炎。

5. 鲜兰花 20 朵，肥母鸡 1 只（约 1500

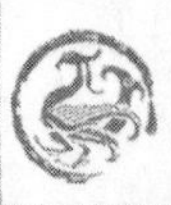

克），熟火腿、粉丝、鲜豌豆苗各 50 克，鸡蛋 1 枚，川贝母 5 克，鸡汤、调料各适量。将兰花瓣洗净、切丝，川贝母用温水浸泡 20 分钟，鲜豌豆苗洗净，熟火腿切丝，细粉丝用猪油酥；鸡蛋打散，将少许猪油烧至四成熟时摊成薄饼，取出切丝；将母鸡宰杀、洗净，入沸水中烫后捞出置盆内，用精盐、料酒、白胡椒面将鸡的腹背搓匀，纳入川贝母，放入纱布包好的花椒及葱姜，加盖绵纸，上笼蒸熟，去葱姜、花椒，将鸡背下腹上置盘内；待炒勺内猪油五六成热时投入葱、姜煸香，注入鸡汤，去葱、姜，加入粉丝煮软，入精盐、味精、料酒、白胡椒面，以湿淀粉勾芡，再倒入火腿丝、蛋皮丝、豆苗、兰花丝搅均匀，浇在鸡上。单食或佐餐。主治老年慢性支气管炎。

【名医指导】

1. 戒烟：为了减少吸烟对呼吸道的刺激，患者一定要戒烟。其他刺激性的气体如厨房的油烟，也要避免接触。

2. 促使排痰：对年老体弱无力咳痰的患者或痰量较多的患者，应以祛痰为主，不宜选用镇咳药，以免抑制中枢神经，加重呼吸道炎症，导致病情恶化。帮助危重患者定时变换体位，轻轻按摩患者胸背，可以促使痰液排出。

3. 保持良好的家庭环境卫生：室内空气流通新鲜，有一定湿度，控制和消除各种有害气体和烟尘。改善环境卫生，做好防尘、防污染工作，加强个人保护，避免烟雾、粉尘、刺激性气体对呼吸道的影响。

4. 适当体育锻炼，增强体质，提高呼吸道的抵抗力，防止上呼吸道感染，避免吸入有害物质及变应原。锻炼应循序渐进，逐渐增加活动量。

5. 注意气候变化：寒冷季节，严冬季节或气候突然变冷的时候，要注意衣着冷暖，及时增加衣服，不要由于受凉而引起感冒。冬季寒冷季节室内温度宜在 18 ℃～20 ℃。

6. 重视感冒的防治：感冒可使缓解期的患者旧病复发。在一个较长的时期内（至少 1 年），定期进行感冒的预防治疗是很重要的，可用流感疫苗或服用预防感冒的中草药。

支气管扩张

支气管扩张是一种支气管慢性扩张的疾病，系由于支气管及其周围组织的慢性炎症破坏管壁所致。临床以慢性咳嗽、咳吐脓痰和反复咯血为特征，约 80%患者在 10 岁前发病，病史可追溯到儿童时代，患有麻疹、百日咳或支气管肺炎，约 1/3 病例有反复发作的急性呼吸道感染史。本病中医称“肺络张”，多因邪气犯肺，肺气痹阻，痰浊内蕴，肺络扩张所致；是以慢性咳嗽，咳吐大量黏痰或脓痰，间断咳血为主要表现的肺部疾病。

【必备秘方】

1. 桑叶、淡豆豉、小蓟各 15 克，苦杏仁 12 克，北沙参 20 克，梨皮、白茅根、藕节各 30 克，蜂蜜 50 克。每日 1～2 剂，水煎 2 次，去渣，合并滤液，调入蜂蜜，早、晚分服，连服 1 周。主治燥热伤肺支气管扩张。

2. 金银花、野菊花各 15 克，桑叶 12 克，薄荷 10 克（后下），鱼腥草、芦根、白茅根、藕节、冰糖各 30 克。每日 1 剂，水煎 2 次，去渣，合并滤液，加入冰糖，分服（重者每日 2 剂），连服 3 日以上。主治支气管扩张。

3. 桑白皮、地骨皮、白芍、白及、百合、百部各 15 克，紫苏子、五味子、菊花、川贝母、黄芩、牡丹皮、山茱萸、枸杞子、太子参、黄芪各 10 克，甘草 5 克。每日 1 剂，水煎 15 分钟，滤出药液，加水再煎 20 分钟，去渣，两次煎液兑匀，分服。主治支气管扩张。

4. 天冬 500 克，生地黄 1500 克，蜂蜜 300 克。将天冬、生地黄同捣，取汁，加入温开水再捣取汁，如此反复多次，直至味尽为止；合并药汁，加热浓缩，炼蜜收膏。白开水冲服，每次 15～20 克，每日 3 次。主治肺肾阴虚型支气管扩张。

5. 鲜荠菜 200 克，猪瘦肉 50 克，水豆粉 10 克。将瘦肉剁碎、水豆粉拌匀，做成小肉丸，下入沸水中，次下荠菜煮沸，入盐、醋少许，佐餐食用。主治支气管扩张发作期。

【名医指导】

1. 天冷应注意保暖，避免受凉感冒。

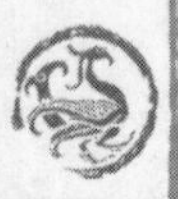

2. 去除病因：不少支气管扩张患者合并有慢性鼻窦炎、齿龈炎、齿槽溢脓、慢性扁桃体炎，经常有脓性分泌物流入支气管，使支气管反复感染。因此，必须首先除去这些疾患，避免诱发因素。

3. 痰量多时宜采取体位引流（如病变支气管在下叶的采取头低脚高势），每日2～3次，每次5～10分钟。

4. 咯血时应轻轻将血咳出，切忌屏住咳嗽而窒息。

5. 饮食忌肥腻、煎炸食品。鼓励患者尽可能多进食，食谱的选择应满足患者的生理和能量所需；应给予高蛋白、高热量、多维生素、易消化的饮食，补充机体消耗，提高机体抗病的能力。

6. 心情平和，忌恼怒。

7. 注意休息，忌劳倦。

哮　喘

哮喘是一种常见呼吸系统疾病，其发病机制主要为内有痰饮，痰随气升，气因痰阻，相互搏结，阻于气道肺气升降不利，致呼吸困难急促。治疗以祛痰利气，疏邪宣肺为大法。

【必备秘方】

1. 知母（炒）、阿胶（炒）、款冬花、五味子各24克，苦杏仁、半夏（姜制）、甘草各9克，陈皮、马兜铃、麻黄（炙）、旋覆花各6克，桔梗、人参、葶苈子（纸上焙）各3克。共研细末，炼蜜为丸，每次6克，以生姜3片，大枣、乌梅各3枚煎汤冲服。轻者每日1次，晚上临睡时或黎明时服。重者每日早、晚各1次。主治哮喘。

2. 柴胡24克，薄荷叶15克，陈皮12克，紫苏子、茯苓、旋覆花、百部、五味子各9克，苦杏仁（炙）、清半夏、桔梗各6克，细辛、枳实各3克，生姜3片，大枣2枚。每日1剂，水煎，临卧时服一半，隔2小时再服另一半（取汗）。主治哮喘。

3. 茯苓15克，化橘红12克，炙麻黄、苦杏仁、半夏、炒紫苏子、莱菔子各10克，白芥子、茶叶、诃子各6克，甘草5克。每日1剂，水煎，分2次服，重者，每日1.5剂，分3次服。主治哮喘。

4. 山药20克，茯苓、五味子各12克，熟地黄、牡丹皮、泽泻、补骨脂各10克，大枣、核桃仁各15枚。每日1剂，水煎服。偏肾阳虚者，加附子、肉桂、蛤蚧各9克；偏肾阴虚者，加女贞子、石斛各15克；痰多者，加苦杏仁、半夏、紫苏子各9克。主治哮喘。

5. 乌鸡1只，川芎、川贝母、槟榔各9克。将川芎、川贝母、槟榔塞入乌鸡腹内（不加调料），炖熟去渣服食，每日1次。主治哮喘。

【名医指导】

1. 适寒温，防外感。受寒和感冒是引起哮喘发作的重要原因，故春冬寒冷季节应做好保暖御寒，而夏暑季节则应避免空调风及风扇直吹，并适时增减衣物。

2. 避免接触变应原和刺激因素：空气中花粉、粉尘、螨虫，着装中的人造纤维，皮毛，家中的猫狗皮屑均是导致哮喘急性发作的主要原因，故应积极避免，或于好发季节前脱敏治疗。

3. 节饮食，护脾胃。“饮食要营养充足，清淡易消化，宜多食健脾益气，补肾润肺之品，如百合、紫菜、海参、银耳、核桃、薏苡仁、白扁豆、山药等，忌食辛辣油腻之品。食物致敏也是哮喘的诱发原因之一，奶、蛋、鱼虾、花生、大豆等食物是常见的致敏原，可通过细心观察来发现，予以避免食用，必要可检测食物变应原，以饮食戒断或脱敏。酒、茶、咖啡、可乐饮料、巧克力及辣味等佐食常可引发哮喘或使瘙痒加剧，故应限制食用。

4. 注重情志调护：避免过度悲伤惊恐，防止外界刺激的损伤，做好心理疏导，保持良好的精神状态，增强战胜疾病的信心，积极配合治疗，让疾病早日康复。

5. 坚持锻炼，增强体质。体育锻炼可改善心肺功能，增强体质。在应用药物的同时进行适当的体育运动，如游泳、间歇性运动、呼吸训练、医疗步行等，可加强治疗效果，特别鼓励室外运动，经常接触大自然，风吹，

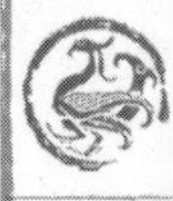

日晒，逐渐适应气候和环境的变化，避免或减少因受凉而发生感冒的机会。

肺气肿

肺气肿是多种胸部慢性疾病引起而导致肺泡膨胀，使整个肺容积增加，肺组织弹力减弱，肺残气量增加。本病中医称“肺胀”，多因久咳伤肺而致肺虚，以致呼吸不利，气无所司，清气之吸入者少降，浊气之呼出者受阻。同时，肺虚则水道通调失司，水精不能四布，及脾肾气虚，水湿内停，均可酿成痰饮，逆于肺络，窒碍气道，于是气壅肺叶，充胀肺形，遂成肺胀。肺胀病久，往往延及心肾，益增病势。

【必备秘方】

1. 党参、南沙参、丹参、玄参、厚朴、地龙各15克，紫苏子、白芥子、莱菔子、葶苈子、菟丝子、苦杏仁各12克，桃仁10克，甘草5克。每日1～2剂，水煎15分钟，滤出药液，加水再煎20分钟，去渣，两次煎液兑匀，分2次服。痰湿盛者，去玄参，加陈皮、半夏各10克；痰热盛者，加桑白皮、黄芩、瓜蒌各10克，寒痰者，去玄参，加细辛、半夏、干姜各5克；燥痰者，加川贝母、天冬各10克；挟瘀者，加青礞石、川芎各10克；肾不纳气者，加核桃仁、五味子各10克；水气凌心者，去南沙参、玄参，加附子、茯苓皮各10克，重用葶苈子。主治肺气肿。

2. 丹参60克，地龙、生地黄、山茱萸、人参、麦冬、泽泻、牡丹皮、茯苓、山药、核桃仁、川贝母、菟丝子、冬虫夏草各30克，五味子18克，沉香10克，蛤蚧2对。共研细末，炼蜜为丸（每丸重12克），每次服1丸，每日2～3次。主治支气管炎合并肺气肿。

3. 生山药60克，玄参30克，紫苏子、白芥子、莱菔子各10克。每日1剂，水煎，分2次服。主治肺气肿。

4. 瓜蒌、丹参、山药各12克，南沙参、麦冬、橘红、茯苓、五味子、紫苏梗、泽泻、款冬花、前胡各9克。每日1剂，水煎服。主治肺气肿。

5. 核桃仁、花生仁各200克，白果仁、南杏仁各100克。共洗净、捣烂、和匀，每日取20克，加清水1碗煮沸，打入鸡蛋1枚，加冰糖调服，每日适量，连服3个月以上。主治阻塞性肺气肿。

【名医指导】

1. 饮食要注意营养成分，多补充蛋白质类食物。有心力衰竭者，则应注意忌盐。长期饮食量较少又用利尿药者，应注意补充钾离子。食品中以橘子、香蕉、鲜蘑菇等钾离子含量较高。

2. 注意保暖，避免受凉，预防感冒。

3. 禁止吸烟，改善环境卫生，做好个人劳动保护，避免烟尘和刺激性气体吸入。

4. 呼吸功能锻炼作腹式呼吸，缩唇深慢呼气，以加强呼吸肌的活动。增加膈肌的活动能力。

5. 配合进行太极拳、气功、长距离步行等体疗。

肺　炎

肺炎是由多种病原菌引起的肺部炎性病变，可发生于任何的人群，好发于春季，感冒、劳累、慢性支气管炎，慢性心脏病、吸烟等为常见诱因，治疗不当会引起败血症等。临床主要表现为发热、咳嗽、咳痰、呼吸困难，肺部X线可见炎性浸润阴影。中医认为，本病主要由于外邪犯肺，痰阻肺闭，宣肃失职；病位主要在肺，亦可内窜心肝，主要病机是肺气郁闭，痰热是主要的病理产物。在病程中，常可出现邪毒内陷，心阳暴脱或正虚邪恋，缠绵不愈等多种变化。

【必备秘方】

1. 金银花、大青叶、半枝莲各30克，黄芩、连翘、苦杏仁、瓜蒌子各15克，桔梗10克。每日1剂，水煎服。咳喘重者，加麻黄5克，生石膏30克；痰不易咳出者，加葶苈子、桑白皮各15克；咯血者，加白茅根、藕节各20克；胸痛者，加赤芍、郁金各15克；便秘者，加大黄5克；挟有暑湿之邪者加薏苡仁、豆蔻各10克。主治肺炎。

2. 葶苈子、天冬各90克，藕节、桑白

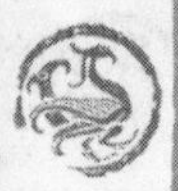

皮各60克，百部、龙胆、天花粉各30克，枇杷叶、海浮石、栀子、地骨皮、石膏、黄芩各15克，苦杏仁、大黄、黄连各9克，羚羊角、桔梗、薄荷、甘草各5克，大枣2枚。每日1剂，加清水2000毫升煎至1200毫升，分4次服。主治肺炎。

3. 板蓝根、大青叶、鱼腥草、白花蛇舌草、金银花、山海螺各15克，百部、僵蚕、玄参各8克，甘草3克。每日1剂，水煎服。同时加服：熊胆1.5克，麝香0.05克，每日分2次服；六神丸5粒，每日3次。主治病毒性肺炎。

4. 鱼腥草、鸭跖草、开金锁、瓜蒌各15克，酸浆草、黄芩、马勃、百部、南天竹子、枳壳、旋覆花各9克，甘草6克。每日1～2剂，水煎15分钟，滤出药液，加水再煎20分钟，去渣，两次煎液兑匀，分服。主治细菌性肺炎。

5. 鳖甲、牡蛎壳、龟甲各15克，生地黄30克，枸杞子20克，鸡蛋1枚。将鳖甲、牡蛎壳、龟甲水煎1小时以上，去渣，入生地黄同煎，去渣，加入枸杞子煮沸，打入鸡蛋冲成蛋花汤服食。每日1～2剂，分2次服，连服1周。主治气阴两亏型肺炎后期。

【名医指导】

1. 积极锻炼身体，提高机体免疫力。对于年老体弱和免疫功能低下者，可注射肺炎免疫疫苗。

2. 避免淋雨、受寒、疲劳、醉酒等诱发因素。

3. 流行季节可选用贯众、板蓝根、大青叶煎水服预防。

4. 患病期应保持安静、阳光充足、空气清新之环境，室温维持在18℃～22℃，湿度以50%～70%为宜。注意保暖，避免受凉。室内禁止吸烟，防止灰尘和特殊气味的刺激，使咳喘加重。

5. 急性期应卧床休息，以减少耗氧量，缓解头痛、肌肉酸痛等症状。慢性病、长期卧床、年老体弱者，应注意经常改变体位、翻身、拍背，减少肺淤血，以利炎症吸收及咳出呼吸道痰液。睡觉时取患侧卧位，卧床时双手上举，置于床垫上，以利于胸部扩张。尽量避免仰卧位，以防误吸。

6. 吃高热量、高蛋白和高维生素的易消化饮食，高热时给予清淡的流质或半流质，以补充因高热引起的营养物质消耗。多饮水，每日2000～3000毫升，有利于毒素的排出。

肺脓肿

肺脓肿是一种临床常见的肺实质化脓性炎症，临床以咳嗽、咳引胸痛、咳脓痰（或脓血）、味腥臭、口干、脉象数实为主要特征。本病中医属“肺痈”范畴，乃因感受风热邪气，蓄结不解而得。风伤皮毛，内舍于肺，肺气逆而壅塞，故咳嗽、胸满；热伤血脉，血行不畅而为之凝滞，气血不通而痛，故咳引胸痛；邪热郁蒸，腐败气血，则成痈脓，故咳唾脓血腥臭。

【必备秘方】

1. 百合（蜜炙）24克，生地黄18克，天冬、麦冬各12克，川贝母、款冬花、桑白皮（蜜炙）各9克，枇杷叶（蜜炙）、百部（蜜炙）、白及、黄芩各6克。每日1剂，水煎服。症状减轻后可隔日1剂。初期肺痈、恶寒战栗、发热、头痛者，加芦根18克，白茅根15克，生石膏12克；身体瘦弱、自汗、盗汗者，加银柴胡9克，鳖甲24克，牡蛎、地骨皮各12克；痰中带血者，加炒侧柏叶、藕节各15克，大蓟、小蓟、牡丹皮、炒白芍各9克；大量咯血者，酌加三七粉（冲服）。主治肺脓肿。

2. 半枝莲、金银花各15克，鱼腥草15～30克，虎杖、黄芩、桔梗各12克。每日1剂，水煎服。高热不退者，加生石膏30克，知母10克；痰中带血者，加白茅根30克，墨旱莲15克；热退后吐大量脓臭痰（排脓期）者，加桃仁9克，生薏苡仁18克；经X线检查，液平面消失、脓腔全部显露时，加黄精、白及各15克。主治急性肺脓肿初期。

3. 当归、赤芍、桔梗、黄芩各15克，川芎12克，桃仁、红花各6克，冬瓜子、车前子、半枝莲、蒲公英、紫花地丁各30克，黄连10克。每日1剂，水煎服（小儿剂量酌减）。咳痰带血者，加白及、仙鹤草；咳嗽重者加杏仁、炙双皮。主治肺脓肿。同时配合静滴青霉索 800 万 U，在输液前、后各推注氨苄西林 3 克（作出痰菌培养者，均按细菌对药物敏感性选用抗生素）。

4. 生石膏 60 克，金银花、蒲公英、败酱草各 30 克，连翘、黄芩、瓜蒌各 15 克，知母、半夏、栀子各 12 克，桔梗 10 克，甘草 3 克。每日 1～2 剂，水煎服。高热神昏者，加安宫牛黄丸 2 粒，早、晚分服；脓痰量多而腥臭者，加桑白皮、菊花、苦杏仁各 10 克，咳唾脓血较多者，加芦根、冬瓜子、侧柏叶、仙鹤草、浙贝母各 20 克。主治肺脓肿。

5. 薏苡仁 90 克，百合、葶苈子、大枣、鱼腥草各 30 克，糯米 90 克。每日 1 剂，将葶苈子、鱼腥草水煎，去渣，入薏苡仁、百合、大枣、糯米同煮成粥，分 4 次服，连服 1 周。主治肺脓肿。

【名医指导】

1. 注意休息，创造舒适的休息环境，保持室内空气清新，定时开窗通气。

2. 每天漱口数次以减轻口臭，对长期应用抗生素者注意口腔真菌感染。

3. 加强营养，以改善机体情况，提高其免疫力，促进炎症吸收和组织学修复。宜饮食清淡，忌食一切辛辣刺激食物，忌过咸食品，忌海鲜等发物，忌油腻燥热食物。

4. 进行有效咳嗽，促使痰液咳出。

5. 放松身心，减轻焦虑、紧张情绪，增加战胜疾病的信心，增强自信心。

肺结核

肺结核是由结核分枝杆菌引起的一种肺部慢性消耗性传染病，分为原发性和继发性两大类。临床表现为咳嗽、咯血、胸痛，并伴有全身症状如乏力、消瘦、食欲不振、长期低热（多在下午或傍晚升高），盗汗、面颊潮红，重者可出现高热不退、周身衰竭。本病中医属“肺痨”范畴，多以先天禀赋有亏，或由后天饮食失调、七情所伤、房室太过等，损伤于肾，造成正气不足，卫气不能御外，营气不能守内，痨虫由呼吸道侵入犯肺，蕴结生毒，日久邪毒伤及肺阴，阴伤津亏，不能养敛肺阳，阳动于外而生热，导致毒热内炽外焚。

【必备秘方】

1. 枇杷叶 1000 克，白果 120 克，百部 60 克，地骨皮、竹沥各 30 克，五味子、冬虫夏草、白及（研极细粉）各 15 克，蛤蚧 2 对（研极细粉）。先将前 7 味（用大号沙锅盛装）加水 7500 毫升煎至 5000 毫升，过滤取汁，再加水 4000 毫升煎至 2500 毫升，过滤取汁，再加水 2500 毫升煎至 1500 毫升，去渣，合并煎液，以慢火煎至 1500 毫升，加蜂蜜 500 克炼膏，加入白及粉、蛤蚧粉调匀微熬，装入瓷罐。温白开水冲服，每次 15～30 克，每日 3～5 次。骨蒸劳热久不退者，地骨皮加至 120 克，鳖甲 30～60 克；夜间盗汗者，加麻黄根 30 克，生牡蛎 15 克，桂枝 9 克；大口咯血者，白及粉加至 60 克，加三七粉 15～30 克（或另研白及、三七粉，随服药时每服 1.5～3 克）；便溏者，加苍术 60～120 克；喘咳甚者，五味子加至 30 克，蛤蚧加至 5 对。主治肺结核。

2. 鲜白果、菜油各适量。在 7～8 月份白果将黄时，尤以白露前后 2～3 日内采摘最好。选择颗大、表皮完整的（勿摘去柄蒂），采下即浸没在菜油内密封，放在室内暗处（忌金属器皿）。浸泡时间至少 80 日，泡 2～3 年尤佳。每日早饭前、晚上睡前各服 1 枚（初服半枚，儿童酌减），温开水送下（不必服菜油）。主治肺结核。

3. 山药 15 克，茯苓（乳拌蒸）、百合（炙）、生地黄（蒸）、麦冬、炒玉竹、海浮石粉、百部（炙）、白芍（炙）、青竹茹各 9 克，五味子（炙）、甘草（炙）各 6 克。每日 1 剂，水煎服。发热重者，加炙鳖甲 6～12 克，银柴胡 3 克，青蒿 3～6 克；盗汗甚者，加金钗石斛 9 克，桂枝、生牡蛎各 6 克；喘甚者，加款冬花 9 克，蛤蚧 1 对（研粉，冲服）。主治肺结核。

4. 鳖甲、乌梅各 12 克，秦艽、地骨皮、当归、青蒿、知母各 9 克，银柴胡 6 克。每日 1 剂，水煎服。午后发热、腹痛者，加桃仁、红花各 6 克；失眠者，加远志、酸枣仁

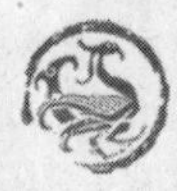

各9克；盗汗者，加龙骨、牡蛎各6克；咳嗽无痰者，加人参6克，黄芪9克，五味子3克；痰多者，加天冬、川贝母、苦杏仁各3～6克；便秘者，加肉苁蓉9克。忌食生冷、腥辣食物。主治肺结核。

5. 百部20克，百合、党参各15克，猪肺250克。将百合、百部、党参水煎2次，去渣，入猪肺煮熟，加入姜、葱、蒜、盐，分3次服食，每日1剂。主治肺结核。

【名医指导】

1. 适当户外活动。在治疗期间应以静养为主，可以适当散步，打太极拳，呼吸新鲜空气，尽量不要进行强度太大的锻炼活动；同时注意保暖，预防感冒。

2. 情志上应戒除忧郁、焦虑、悲伤心态，悲忧伤肺，过度的悲忧情绪可以影响肺的正常生理功能，对肺结核患者康复不利，治疗上要多积极配合，心态平和，积极向上。

3. 在饮食上不要偏食，禁食辛辣生冷，可适当服用药膳调养，多食养阴类食物如百合、银耳、枸杞子，西洋参等。

4. 生活中尽量戒除不良嗜好，如长期大量吸烟，饮酒，吸毒及网络依赖等。保证充足的睡眠，不可熬夜，经常熬夜会耗伤阴血，阴阳失调，免疫力低下，不利康复。

5. 控制传染源（结核分枝杆菌涂片阳性患者是结核主要传染源），减少传染机会，普及卡介苗接种。

结核性胸膜炎

结核性胸膜炎是指当人体处于高度过敏状态下结核分枝杆菌进入胸膜腔引起的一种胸膜炎症，分为干性胸膜炎、渗出性胸膜炎和结核性脓胸。本病中医称“悬饮”，为肺、胸部等痨病导致饮邪停积胸腔，阻碍气机升降；是以胸胁饱满、胀闷、咳唾引痛等为主要表现的胸部痰饮类疾病。

【必备秘方】

1. 葶苈子、大枣各20克。每日1剂，水煎服。痰多体壮者，加大剂量；兼见风寒表证，加荆芥、防风、紫苏叶各10克；兼见风热表证，加桑叶、菊花、金银花、连翘各10克；往来寒热者，加柴胡、黄芩各10克；偏于寒痰者，加服苓桂术甘汤和瓜蒌薤白半夏汤；偏于热痰者，加黄连、黄芩、桑白皮、知母、川贝母各10克；气急咳甚者，加苦杏仁、陈皮、半夏、前胡、紫菀各10克；胸痛明显者，加郁金、丹参、赤芍、延胡索各10克；胸腔积液多、呼吸困难不能平卧者，加甘遂末0.5克（冲服），胸腔积液减少后改用利水药；阴虚津亏者，加南沙参、麦冬、玉竹、百合各10克；属结核性质的加用抗结核药。主治结核性渗出性胸膜炎。

2. 桑白皮、葶苈子各50克、茯苓皮30克，瓜蒌皮、泽兰、三棱、莪术各10克，桂枝6克。每日1剂，水煎服。结核性胸腔积液者，加黄精、百部、地骨皮各15克；肿瘤性胸腔积液者，加猪苓、白花蛇舌草各30克，蟾蜍皮0.3克（焙焦，研末，冲服），外伤性胸腔积液者，加赤芍10克，三七粉3克（冲服）；胸胁痛甚者，加郁金12克；大便秘结者，加牵牛子15克；咳嗽剧烈者，加炙麻黄5克；体质虚弱者，加黄芪、白术各15克。主治包裹性胸膜炎。

3. 瓜蒌25克，柴胡、黄芩、半夏、枳壳、陈皮、桑白皮各15克，白芥子10克，甘草5克。每日1～2剂，水煎15分钟，滤出药液，加水再煎20分钟，去渣，两次煎液兑匀，分服。主治结核性渗出性胸膜炎。

4. 冬瓜子、鱼腥草、白茅根、大枣、黄芩各30克，蒲公英、葶苈子、桑白皮、桔梗各20克，甘草10克。每日1剂，水煎服。主治结核性渗出性胸膜炎。

5. 猪肺100克，川贝母15克，雪梨2个，冰糖10克。将猪肺洗净、切片（挤去泡沫），雪梨去皮、核，切块，与川贝母同煎熟加入冰糖服食，每日1剂。主治胸膜炎。

【名医指导】

1. 预防肺炎和肺结核的发生。

2. 锻炼身体，增强体质，提高抗病能力。

3. 禁烟禁酒，规律作息，调节情志。

4. 适当的卧位是胸膜炎患者的治疗和预防胸膜粘连的非常重要的措施，胸膜炎患者多取患侧卧位，以减轻因炎症而波及壁层胸

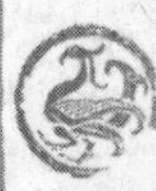

膜而引起的疼痛，有利于健侧代偿呼吸。

5. 保证患者有充足的休息和睡眠时间，分散活动时间，避免过度劳累。

特发性肺纤维化

本病又称隐源性纤维化肺泡炎，属于病因未明的间质性肺纤维化，可发生于任何年龄，多数在40～50岁，男性稍多于女性。本病中医称“肺痿”，多因咳喘日久不愈，肺气受损，津液耗伤，致肺叶枯萎不荣或痿弱不用；是以气短、咳吐浊唾涎沫为主要表现的内脏痿病类疾病。

【必备秘方】

1. 党参、麦冬各15克，生地黄、熟地黄、酸枣仁、阿胶（烊化，后下）各10克，五味子5克，冰糖适量（后下）。水煎，去渣，浓缩至500毫升，将阿胶隔水蒸化对入，加冰糖服，每次100毫升，每日3次。主治特发性肺纤维化后期。

2. 藕粉50克，白扁豆、茯苓、川贝母、山药各30克，人乳（或牛乳）500克，莲子30克，白蜜50克。将茯苓、山药、川贝母共研细末，与藕粉混匀成混合粉。再将人乳（或牛乳）加蜂蜜煮沸，除去上层脂沫。每次取混合粉适量，沸水冲，再加入适量乳蜜，搅匀食用，每日2次。主治脾肺气虚型肺纤维化。

3. 冬笋、水发冬菇各50克，枸杞叶30克，白糖6克，调料适量。将冬笋、冬菇切丝，炒锅置火上将猪油烧热，下入冬笋、冬菇略炒，放入枸杞叶颠翻数下，加入食盐、味精、白糖翻几下，起锅装盘，佐餐食。主治血虚有热型特发性肺纤维化。

4. 南杏仁、松子仁、火麻仁各10克，柏子仁6克，陈皮3克（蜜炙），粳米100克，砂糖适量。每日1剂，将前5味共煎，去渣，加入淘净的粳米煮稀粥，调入砂糖，分2次服食。主治肺燥肠闭型肺纤维化。

5. 莲子50克，栗子20个，糯米100～150克，同煮粥，随意食用。主治肺纤维化。

【名医指导】

1. 戒烟：虽还无明确证据表明吸烟和肺纤维化之间有直接关系，但长期吸烟导致肺功能的下降，诱发多种肺部疾病的发生，可能造成特发性肺纤维化。

2. 应积极开展体育活动，加强体育锻炼，提高抗病能力。如深呼吸、散步、练太极拳等。

3. 患病期远离外源性变应原，如鸟类、动物（宠物或实验饲养者）、木材加工、蔗糖加工、蘑菇养殖、发霉稻草暴露，以及春季花粉、农业杀虫剂等。

4. 饮食要多供给优质蛋白，多食蔬菜水果，补充维生素。忌辛辣、煎炸、过咸等刺激性食物，忌烟酒。对某些已知会引起过敏、诱发哮喘的食物，应避免食用。

5. 保证足够的休息时间：注意保暖，避免受寒，预防各种感染。注意气候变化，特别是冬春季节，气温变化剧烈，及时增减衣物，避免受寒后加重病情。

6. 家居环境房间要安静，空气要清新、湿润、流通，避免烟雾、香水、空气清新剂等带有浓烈气味的刺激因素，也要避免吸入过冷、过干、过湿的空气。

7. 患者的居室要经常打扫但要避免干扫，以免尘土飞扬。房间里不宜铺设地毯、地板膜，也不要放置花草。被褥、枕头不宜用羽毛或陈旧棉絮等易引起过敏的物品填充，而且要经常晒，勤换洗。

8. 不要忽视喘咳和感冒：气喘是特发性肺纤维化患者最主要的症状之一，这主要由缺氧引起。患者容易咳嗽，一般为干咳，早期无痰。这样的情况易被人认为是运动后的体力不支而被忽视。如果出现进行性的呼吸困难，喘憋加重，则应及时就诊。

其他呼吸科疾病

本节内容为硅沉着病（矽肺）、气胸、肺不张，各病症的临床特点从略。

硅沉着病

【必备秘方】

1. 鲜枇杷叶1000克，川贝母15克（研末），硼砂10克（研末）。将枇杷叶水煎汁，去渣，再浓缩至稠厚后调入川贝末、硼砂末，

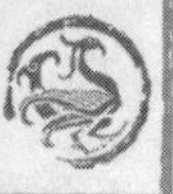

和匀，熬炼成膏，候冷，装瓶密封备用。每次取适量，每日早、晚各以温开水冲服，5日1剂。主治硅沉着病。

2. 红甘蔗、萝卜各5000克，蜂蜜、饴糖、香油、鸡蛋各适量。将甘蔗、萝卜洗净，切碎，捣烂取汁，加入蜂蜜、饴糖、香油调匀，熬炼成膏，装罐备用。每日清晨取2匙，打入鸡蛋（2枚），拌匀，蒸熟食用，连续服用。主治硅沉着病。

3. 天冬（去心）、麦冬（去心）、苦杏仁（去皮、尖）、川贝母各30克，蜂蜜500克。将前4味共研细末，加入蜂蜜熬炼成膏，每晚睡前取1食匙，以温开水冲服（服药期间忌食辛辣之物）。主治火燥伤阴型硅沉着病。

4. 猪瘦肉60克，夏枯草、南沙参各15克，精盐、味精各适量。每日1剂，将猪肉洗净、切块，与夏枯草、南沙参同水煎至肉熟，用精盐、味精调味服食，连服7日为1个疗程。主治火燥伤阴型硅沉着病。

5. 大皂角30克（去皮，炙酥），白及30克，甘草10克，川贝母、桔梗各15克。共研细末，炼蜜为丸，每服3克，温开水送下。每日早、晚各1次。主治硅沉着病。

【名医指导】

1. 工矿企业应该改革生产工艺、湿式作业、密闭尘源、通风除尘、设备维护检修等综合性防尘措施。

2. 对生产环境定期监测空气中粉尘浓度，并加强宣传教育。

3. 加强个人防护，遵守防尘操作规程。如喷沙作业，操作者应戴上能清洁空气的头罩或能完全过滤粉尘的面罩。这些措施并不适用于在粉尘环境下作业的所有人群，如油漆工和电焊工，因此在可能的情况下尽量不用含沙的研磨料。

4. 做好就业前体格检查，包括X线胸片。凡有活动性肺内外结核，以及各种呼吸道疾病患者，都不宜参加矽尘工作。加强矽尘工人的定期体检，包括X线胸片，喷沙作业者每6个月1次，其他工人2～5年1次，以早期发现病变。如果X线检查显示硅沉着病，应建议患者避免继续接触矽尘。

5. 加强工矿区结核病的防治工作。对结核菌素试验阴性者应接种卡介苗；阳性者预防性抗结核化疗，以降低矽肺合并结核的发病。

气　胸

【必备秘方】

1. 薏苡仁30克，茯苓18克，延胡索12克，香附、旋覆花、紫苏子、苦杏仁、桔梗、半夏、桃仁、红花、当归、赤芍、柴胡各10克。每日1剂，水煎服。便秘者，加枳实10克，大黄5克；咳血多者，加三七3克（冲服），藕节、墨旱莲各10克；肺热者，加芦根30克，桑白皮、黄芩各10克；咳喘多痰者，加麻黄5克，川贝母、枇杷叶各10克；胸痛剧烈者，加乳香、没药各5克。主治自发性气胸。

2. 茯苓12克，半夏、桔梗、紫苏梗、柴胡各10克，陈皮、枳壳、甘草各6克。水煎15分钟，滤出药液，加水再煎20分钟，去渣，两次煎液兑匀，分服，每日1～2剂。主治外伤性气胸。

3. 紫荆皮、当归、姜黄、生大黄、赤芍、土鳖虫、血竭、续断、川芎、骨碎补、没药、自然铜各等份。研末，醋调涂于患处。主治外伤性气胸。

4. 百合、麦冬、生地黄、玄参各20克，川贝母、当归、白芍各10克，甘草、桔梗各6克。每日1剂，水煎服。主治自发性气胸。

【名医指导】

1. 避免诱发气胸的因素如受寒、抬提重物、剧烈咳嗽、屏气等，防止便秘，同时戒烟。

2. 警惕各种胸部外伤，包括锐器刺伤及枪弹穿透伤肋骨骨折端错位刺伤肺，以及诊断治疗性医疗操作过程中的肺损伤，如针灸刺破、肺活检、人工气胸等。

3. 气胸发生时立即让患者取半坐半卧位，不要过多移动，有条件的可吸氧，家属和周围人员保持镇静。

4. 在气胸痊愈的1个月内，不要剧烈运动（如打球、跑步）。

5. 青年人自发性气胸多见于中学生，运动后发生，CT检查往往有肺大疱，如果反复发作 2～3 次以上，可以考虑手术切除肺大疱。老年人自发性气胸往往有慢性肺病史，如慢性阻塞性肺疾病或支气管哮喘等，多在疾病的发作期。因呼吸道阻塞加重引起气胸，部分患者可能有肺大疱。如反复发作引流效果不好时，可考虑手术治疗。

6. 复发性气胸患者宜作胸膜固定术。创伤性气胸治疗一般可按自发性气胸的治疗原则进行，但应强调及时诊断、积极抢救、防止并发症发生，预防复发。

肺不张

【必备秘方】

1. 白芍、薤白各 12 克，柴胡、当归、厚朴、瓜蒌皮、香附、延胡索、川芎各 10 克，百部、木香、甘草各 6 克。水煎 15 分钟，滤出药液，加水再煎 20 分钟，去渣，两次煎液兑匀，分服，每日 1～2 剂。主治肺不张。

2. 黄芪、茯苓各 30 克，枇杷叶、款冬花、紫菀、当归、川芎、桑白皮、陈皮、青皮、川贝母、天冬、麦冬、桔梗、五味子、党参、半夏各 10 克。每日 1 剂，水煎服。主治肺不张。

3. 生地黄 12 克，红花、赤芍、当归、桃仁、失笑散各 9 克，柴胡、枳壳、桔梗、川芎、牛膝、血竭各 6 克，甘草 3 克。每日 1 剂，水煎服。主治肺不张。

4. 僵蚕、茶叶各等份。共为细末，蜂蜜调服，每日 2 次。主治肺不张。

【名医指导】

1. 应鼓励慢性支气管炎患者术前停止吸烟，并采取增强支气管清除措施，因为大量吸烟会增加术后肺不张的危险性。

2. 避免使用长效麻醉药，术后亦应少用止痛剂，因为此类药物抑制咳嗽反射。麻醉结束时宜向肺部充入空气和氧的混合气体，因为氮气的缓慢吸收可提高肺泡的稳定性。

3. 鼓励患者每小时翻身 1 次，并鼓励咳嗽和作深呼吸；早期活动甚为重要。采取综合措施最为有效，包括鼓励咳嗽和深呼吸，吸入气雾支气管舒张药，雾化吸入水或生理盐水使分泌物液化并易于排除，必要时作支气管吸引。使用间歇正压呼吸和激动肺量计，也可使用各种理疗（拍击，震动，体位引流和深呼吸）措施。各种理疗方法必须使用得当，配以常规措施才能取得效果。

4. 术后胸部拍击如果增加疼痛和肌肉撕裂，则反而增加发生肺不张的危险。

5. 其他预防性措施包括对进行机械通气患者使用呼气末正压（PEEP，通常维持呼吸道压力在 5～15 厘米水柱）和持续性呼吸道正压（CPAP），后者可通过封闭的面罩或鼻罩实施，或 1～2 小时间歇使用 5～10 分钟。

6. 由胸廓疾患、神经肌肉疾病或中枢神经疾病所致通气不足，或呼吸浅快，以及长期进行机械通气的患者，均有发生肺不张的可能，应予以特别注意并进行严密的监护。

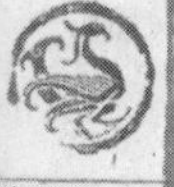

第二章　心血管科疾病

高 血 压

高血压是一种以体循环动脉压升高为主要特点的临床综合征，分为原发性高血压和继发性高血压，其中原发性高血压约占95%以上。当收缩期血压达到140毫米汞柱、舒张期血压达到90毫米汞柱称临界高血压。动脉压的持续升高可导致心脏、肾脏和血管损害，并伴全身代谢改变，是脑卒中和冠心病的主要危险因素。本病早、中期症状不明显，一旦出现心脑血管并发症则难以控制。本病中医属“眩晕”、“头痛”等范畴，其病位在心、肝、肾。以气血阴阳失调为其本，风、火、痰、瘀为其标，属虚实夹杂之证。阴虚则易肝风内动，血少则脑失受养，精亏则髓海不足，均易导致本病。其病机不外风、火、痰、瘀、虚等方面，常见有肝阳上亢兼肝肾阴虚、血虚兼肝阳上亢、肝阳挟痰浊等证型。

【必备秘方】

1. 白蒺藜15克，钩藤、生地黄、牛膝各12克，天麻、罗布麻叶、珍珠母、石决明、黄芩各10克。每日1剂，水煎，分2次服。肝火偏盛而目赤者，加龙胆、栀子、夏枯草、牡丹皮；大便秘结者，重用决明子，或加大黄，或兼服当归龙荟丸；眩晕发作急剧甚则手足震颤者，加山羊角、豨莶草、臭梧桐、僵蚕、龙骨、牡蛎，必要时加用羚羊角粉（吞服）；面赤、头胀头痛、青筋跃起者，加牡丹皮、玄参、青葙子、小蓟、槐花；心烦、失眠多梦、舌头红者，酌加黄连、栀子、龙齿；情志不畅、胸胁窜痛者，加柴胡、川楝子；腰膝酸软、舌红少苔、脉弦细数者，加枸杞子、白芍、女贞子、桑寄生。主治肝阳上亢型原发性高血压。

2. 牛膝30克，生赭石（轧细）、生龙骨（捣碎）、生龟甲（捣碎）、玄参各15克，天冬12克，生牡蛎（捣碎）、生麦芽、生白芍、茵陈各9克，川楝子6克，甘草4.5克。每日1剂，水煎服。心中热甚者，加生石膏30克；痰多者，加胆南星9克；尺脉重按虚者，加熟地黄24克，山茱萸15克；大便不实者，去龟甲、赭石，加赤石脂30克。主治高血压。

3. 牡蛎、磁石各30克，生地黄12克，枸杞子、制何首乌、女贞子、桑寄生、菊花、苦丁菜各10克。每日1剂，水煎，分2次服。眩晕、易怒者，加钩藤、沙苑子、白蒺藜、天麻、栀子；面色潮红者，加龟甲、鳖甲；五心烦热者，加知母、黄柏、牡丹皮、玄参；失眠多梦者，加酸枣仁、丹参；心悸气短者，加太子参、麦冬；面色少华者，加熟地黄、当归；肌肤麻木者，加白芍、黑芝麻、桑叶。主治阴虚阳亢型原发性高血压。

4. 赤芍、白芍、丹参各15克，生地黄、茺蔚子、红花各12克，当归、牡丹皮、地龙、小蓟各10克。每日1剂，水煎，分2次服。项强者，加葛根；胸痹、心痛者，加广郁金、片姜黄、瓜蒌皮；痛甚者，加失笑散、三七；肢麻不利者，加豨莶草、鸡血藤，伴浮肿者，加玉米须；肢体不遂、言语謇涩者，加全蝎、石菖蒲。主治血络痹阻型原发性高血压。

5. 夏枯草30克，黑豆50克，白糖1匙。将夏枯草洗净；黑豆洗净，加水浸泡半小时；将夏枯草、黑豆倒入小锅内，加水3大碗，用小火烧煮1小时后，去夏枯草，加白糖煮半小时（至黑豆酥烂，豆汁约剩下1小碗

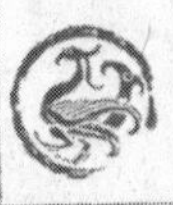

时)，离火当点心服食，每日1～2次，每次1小碗（天冷时可加倍配制)，2日1剂，1个月为1个疗程。主治原发性高血压。

【名医指导】

1. 戒烟酒，饮食宜清淡，忌高盐饮食，少吃动物脂肪及内脏。

2. 保持心情舒畅，避免情志过极，同时注意劳逸结合，适当参加一些体育锻炼和体力劳动。

3. 定期测量血压，以期早发现、早治疗。

4. 生活有规律，不嗜食辛辣食物。

5. 高血压病为终生性疾病，应长期服药治疗。

低血压

低血压指血压低于正常，一般以常规检测之血压低于100/60毫米汞柱为准。老年人的标准有时须分别增加10毫米汞柱。老年人由仰卧位转为站立位，其收缩压下降超过20毫米汞柱，舒张压下降超过5毫米汞柱，或长时间站立而发生低血压，称老年直立性低血压，又称体位性低血压；原发性低血压又称体质性低血压，女性多于男性，有家族倾向，多见于体弱与长期卧床的老人。继发性低血压的原因如凡可导致心排血量或循环血量减少的心血管病、甲状腺或肾上腺及腺垂体功能减退等内分泌病和恶性肿瘤后期、重症糖尿病等慢性消耗性疾病等，均可继发；而直立性低血压可因自主神经功能失调，或压力感受器功能失调引起。中医认为，本病的发生与肾精不足、心脾两虚、气血不足以及痰阻气机有关。

【必备秘方】

1. 补骨脂、黄精各12克，制附片、熟地黄、山茱萸各10克，枸杞子、肉桂，淫羊藿各9克。每日1剂，水煎，分2次服。肢冷者，加巴戟天、鹿角片、紫河车；舌红、口干者，加生地黄、麦冬；气短神疲、头晕者，加人参；脉律缓慢、怕冷者，加干姜、细辛，酌用麻黄；舌质偏暗或紫色者，加川芎、当归、红花。主治肾精亏损型低血压。

2. 当归12克，黄芪、白术各10克，党参、炙甘草、熟地黄、陈皮、葛根各9克。每日1剂，水煎，分2次服。失眠者，加酸枣仁、龙眼肉；心悸，自汗者，加麦冬、五味子；气短者，加升麻、柴胡；胸闷、脘痞、呕恶者，加法半夏、茯苓、天麻。主治心脾两虚型低血压。

3. 泽泻18克，黄芪15克，白术、生姜、川芎、茯苓各12克，桂枝、甘草各9克。每日1剂，水煎15分钟，滤出药液，加水再煎20分钟，去渣，两次煎液兑匀，分服。头痛者，加川芎至30克；气短者，加党参15克；失眠者，加酸枣仁20克，耳鸣者，加石菖蒲、当归各15克。主治原发性低血压。

4. 黄芪、生地黄各30克，炙甘草、陈皮、麦冬、阿胶各15克，五味子12克，人参、桔梗、枳壳各10克。每日1剂，水煎服。主治原发性低血压。

5. 西洋参片、五味子各6克，茯苓12克，麦冬15克，生姜3片，精瘦肉100～150克（后下)。加冷水浸泡20分钟后以武火煮沸，再以文火炖煮25～30分钟，加精盐、味精，分2次服食，连服5～7日。主治原发性低血压。

【名医指导】

1. 少食多餐，适当减少盐的摄入量；加强营养，多食易消化蛋白食物。

2. 禁止饮酒、吸烟，避免过度疲劳。

3. 做简单紧压运动：起床或站立前以紧压伸缩的方式握手。

4. 调整睡眠方式，将床抬高20～30厘米。

5. 洗澡水温度不宜过热过冷，因为热可使血管扩张而降低血压，冷会刺激血管而增高血压；常浴以加速血液循环，或以冷水、温水交替洗足。

6. 对有下肢血管扩张的老人尤宜穿有弹性的袜子、紧身裤，以加强静脉回流；体格瘦小者应每日多喝水以增加血容量。

冠心病

冠心病是冠状动脉粥样硬化的病变基础

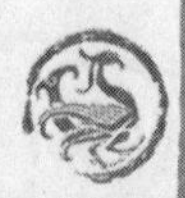

上，血管腔狭窄或阻塞或冠状动脉功能性改变（痉挛），导致心肌缺血缺氧或坏死而引起的心脏病，又称缺血性心脏病，包括心绞痛、心肌梗死等。临床常以胸骨后、心前区出现发作性或持续性疼痛、憋闷感为主要表现，疼痛呈刺痛、刀割样痛、隐痛等，常放射到颈、后背、肩胛等上臂部位为特征。心绞痛是冠状动脉供血不足，心肌急剧的、暂时的缺血与缺氧所引起的临床综合征；其特点为阵发性的前胸压榨性疼痛感觉，主要位于胸骨后部，可放射至心前区和左上肢，常发生于劳动或情绪激动时持续数分钟，休息或用硝酸酯制剂后消失。心肌梗死是心肌缺血性坏死，为冠状动脉病变的基础上发生冠状动脉血液供应急剧减少或中断，使相应的心肌严重而持久地急性缺血所致。表现为持久的胸骨后剧烈疼痛、发热、白细胞计数和血清心肌酶增高以及心电图进行性改变；可发生心律失常、休克或心力衰竭，属冠心病的严重类型；多发生于40岁以后，男性多于女性。本病中医属“心痛”、“胸痹”、“厥心痛”、“真心痛”等范畴，多与年老体衰、肾气不足，膏粱厚味、损伤脾胃，或情志失调、气滞血瘀，或寒邪侵袭、占据胸位有关；病位以心为主脏，与肝、肾、脾、肺诸脏有密切关系，多为胸阳虚损或气阴不足或痰郁阻痹、心脉痹塞所致，是以心胸剧痛（甚至持续不止）、伴有汗出肢冷、面白唇青、脉微欲绝为主要表现的痛病类疾病。

一般性冠心病

【必备秘方】

1. 丹参40克，黄芪30克，党参、川芎各25克，赤芍20克，当归、五味子各15克，麦冬、红花各10克。每日1剂，水煎服。合并自发性心绞痛、心烦者，加茯苓30克，香附20克，黄芩15克；心绞痛、出冷汗者，加附子（先煎50分钟）、茯苓各30克，龙骨25克，桂枝15克；收缩压高者，去五味子、麦冬，加磁石50克，生石决明25克，罗布麻40克；舒张压高者，去五味子、麦冬，加墨旱莲、女贞子各25克；室性期前收缩多者，去党参，加红参15克，酸枣仁50克，茯苓20克，桂枝10克；胸闷不适者，加枳实30克。主治冠心病。

2. 太子参、丹参各30克，白术、茯苓各15克，陈皮、赤芍、麦冬各12克，半夏、五味子各9克，甘草6克。每日1剂，水煎服。气虚明显者，加党参、黄芪各20克；阳虚者，加淫羊藿、桂枝各15克；痰湿偏寒者，加远志、天南星各10克；偏热者，加瓜蒌、葶苈子各10克；心悸明显者，加柏子仁、炒枣仁、生龙骨、生牡蛎各15克；阴虚者，加何首乌、南沙参、黄精各10克；阳亢者，加牛膝、罗布麻各15克。主治冠心病。

3. 石决明25克（先煎），钩藤、枸杞子、桑寄生各15克，杜仲、牡丹皮、瓜蒌、薤白各12克，天麻10克，红花5克。每日1剂，水煎，分2次服。主治阴虚阳亢型冠心病。

4. 丹参、瓜蒌皮、葛根、白芍各15克，桂枝、枳壳各9克，红花6克。每日1～2剂，水煎15分钟，滤出药液，加水再煎20分钟，去渣，两次煎液兑匀，分服。同时配服冠心苏合丸1粒，每日2次。主治冠心病。

5. 人参、茯苓各20克，麦冬3克，红米100克，冰糖20克。加水1500毫升，煎至800毫升，去渣，入洗净的红米煮粥食，每日适量，连服数日。主治痰浊阻痹型冠心病。

【名医指导】

1. 改变生活习惯，戒烟限酒。

2. 合理膳食：低脂低盐饮食，多吃新鲜水果蔬菜、豆类和豆制品，少吃动物内脏、肥肉、含油脂高的食品。

3. 适量运动，增加日常活动量避免久坐。

4. 减少精神压力，少生气，多交流，保持心态平和。

5. 坚持服药，高脂血症者应服调脂药物。

6. 夏季应注意防暑降温、起居有序、饮食清淡、注意补水、稳定情绪。

心绞痛

【必备秘方】

1. 桂枝12克，黄芪、枸杞子、党参、

川芎各10克，片姜黄、淫羊藿、巴戟天各9克，杜仲、熟地黄各8克，炙甘草6克。每日1剂，水煎，分2次服。下肢冷、夜尿多者，加附片、鹿角片、仙茅；食少、纳呆、便溏者，加干姜、白术；脉迟或结代者，加人参、细辛，酌用麻黄；舌红、口干者，加麦冬、生地黄、五味子、丹参；胸闷痛明显者，加荜茇、高良姜；下肢浮肿、气喘者，加附片、白术、赤芍、益母草、葶苈子。主治阳虚血滞型心绞痛。

2. 山楂30克，郁金、丹参各15克，川芎、赤芍、当归、红花、桃仁各10克，广藿香9克。每日1剂，水煎，分2次服。痛剧者，加失笑散、延胡索，酌用乳香、没药；舌有瘀点、瘀斑者，加莪术、三棱，酌用水蛭；胸闷较剧者，加檀香、香附、片姜黄、苏罗子；胸脘胀满加柴胡、白芍、枳壳、川楝子、合欢皮；胸腔胀痛、嗳气者，加枳壳、厚朴、法半夏、紫苏梗、陈皮、砂仁。主治心绞痛。

3. 生地黄、熟地黄各15克，麦冬、枸杞子、郁金各12克，制何首乌、当归、白芍、丹参各10克，山茱萸9克。每日1剂，水煎，分2次服。气短者，加太子参、黄精；心悸失眠者，加玉竹、酸枣仁、五味子、磁石；腰酸腿软者，加炙女贞子、墨旱莲、桑寄生；眩晕、面部灼热、肢麻者，酌加天麻、钩藤、白蒺藜、菊花、豨莶草、牡丹皮、龟甲、珍珠母；心胸烦闷、灼痛、口干、口苦者，加黄连、瓜蒌、葛根、赤芍、牡丹皮。主治心绞痛。

4. 薤白12克，半夏、枳壳各9克，厚朴6克，砂仁、瓜蒌、山楂、茯苓各10克，丹参9克，郁金12克。每日1剂，水煎，分2次服。神疲气短者，加人参或太子参；呕恶者，加广藿香、生姜汁；口干、口苦、苔黄腻、身热者，加黄连、黄芩、竹茹（或加柴胡、青蒿）；腹胀、大便秘结者，重用瓜蒌，酌加番泻叶、芒硝或大黄；神志欠清者，加石菖蒲、天竺黄、矾水郁金，兼服苏合香丸。主治痰瘀互结型心绞痛。

5. 黄芪15克，炙甘草6克，党参、川芎、红花、广郁金各10克。每日1剂，水煎，分2次服。便溏者，加山药、白术、茯苓、莲子；舌红、口干、失眠、自汗者，合生脉散，酌加麦冬、生地黄、玉竹、丹参、五味子、酸枣仁；胸痛、胸闷、太息者，加枳壳、片姜黄、香橼、佛手片、失笑散，或冲服三七粉；胸闷、苔腻者，加苍术、厚朴、法半夏、瓜蒌皮、石菖蒲。主治心绞痛。

【名医指导】

1. 戒烟限酒：只食用少量的牛油、奶油及各种油腻食物；多食水果及蔬菜，但要维持平衡均匀。减少盐的摄入量。

2. 定时检查身体并遵照医嘱，配合吃些能治疗心脑血管疾病的药物和保健品。

3. 适当体力活动，控制体重。经常运动，但必须以渐进的方式来开始实行你的运动计划。

4. 应付精神压力，寻求各种途径来调解生活上的压力。可以培养嗜好或通过运动来缓解日常生活中的紧张情绪。

5. 要控制高血压、高胆固醇血症和糖尿病这类诱发心绞痛的因素，包括选用适当药物持续控制血压、纠正血脂代谢异常、控制糖尿病等。

心肌梗死

【必备秘方】

1. 薤白、郁金各12克，瓜蒌、砂仁、山楂、茯苓各10克，丹参、半夏、枳壳各9克，厚朴6克。每日1剂，水煎，分2次服。神疲气短者，加人参（或太子参）；呕恶者，加广藿香、生姜汁；口干、口苦、苔黄腻、身热者，加黄连、黄芩、竹茹（或加柴胡、青蒿）；腹胀、大便秘结者，重用瓜蒌，酌加番泻叶、芒硝或大黄；神志欠清者，加石菖蒲、天竺黄、矾水郁金，兼服苏合香丸。主治痰瘀互结型心肌梗死。

2. 桂枝、罂粟壳各12克，五灵脂、蒲黄、延胡索、丹参各10克，人参、细辛、附片各6克。每日1剂，水煎，分2次服。舌红少苔者，去附片，加麦冬10克；怕冷者，加高良姜10克，荜茇12克。兼服苏合香丸或冠心苏合丸、麝香保心丸、速效救心丸等，静脉滴注丹参（或复方丹参）注射液。主治

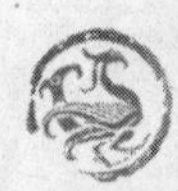

心肌梗死。

3. 生地黄12克，麦冬10克，玉竹、赤芍、人参、丹参、当归各9克。每日1剂，水煎，分2次服。舌光无苔者，加龟甲、鳖甲、石斛、西洋参；大便干结者，加玄参、火麻仁、瓜蒌子，酌用番泻叶；身热者，加牡丹皮、地骨皮、青蒿、鳖甲。主治气阴两虚型心肌梗死。

4. 黄精12克，黄芪、党参各10克，丹参9克，炙甘草、赤芍、红花各6克。每日1剂，水煎，分2次服。虚寒明显者，党参改人参；加桂枝、附片，舌红少津者，加玉竹、生地黄、麦冬。主治气虚血瘀型心肌梗死。

5. 玉竹、山楂各500克，糖粉、白糊精各适量。将山楂水煎2次，每次15分钟；玉竹水煎2次，每次30分钟；合并药液沉淀，取上清液，浓缩成膏，入适量的糖水，适量的白糊精；搅匀，制成颗粒，干燥，用水冲服，每次22克，每日3次。主治心肌梗死。

【名医指导】

1. 血脂异常、糖尿病、高血压、腹型肥胖是发生心肌梗死的最主要因素，一般1年做1次预测性检查，但对于已经发生过心肌梗死的患者，为预防再次心肌梗死的发生，可能半年甚至更短的时间就要做检查，以将危险降到最低点。

2. 为了预防血栓形成，除了积极治疗原发疾病和调节生活方式外，很关键的是进行抗栓治疗，心肌梗死患者长期口服小剂量的阿司匹林（0.05～0.3克/日）或双嘧达莫（50毫克，3次/日）对抗血小板的聚集和黏附，被认为有预防心肌梗死复发的作用。

3. 绝对不搬抬过重的物品：搬抬重物时必然弯腰屏气，这对呼吸、循环系统的影响与用力屏气大便类似，是老年冠心患者诱发心肌梗死的常见原因。

4. 洗澡要特别注意：不要在饱餐或饥饿的情况下洗澡。水温最好与体温相当，水温太热可使皮肤血管明显扩张，大量血液流向体表，可造成心脑缺血。洗澡时间不宜过长，洗澡间闷热且不通风，在这样的环境中人的代谢水平较高，极易缺氧、疲劳，老年冠心病患者更是如此。较严重的冠心病患者洗澡时，应在他人帮助下进行。

5. 气候变化时要当心：在严寒或强冷空气影响下，冠状动脉可发生痉挛并继发血栓而引起急性心肌梗死。气候急剧变化，气压低时，冠心病患者会感到明显的不适。国内资料表明，持续低温、大风、阴雨是急性心肌梗死的诱因之一。所以每遇气候恶劣时，冠心病患者要注意保暖或适当加服硝酸甘油类扩冠药进行保护。

6. 及时而积极地治疗先兆症状：先兆症状的出现可能为心肌梗死濒临的表现。建议患者住院，及时而积极地按治疗心肌梗死的措施处理，可减少发生心肌梗死的机会。

心律失常

心律失常是指心脏搏动的频率、节律、起源部位、传导速度与搏动次序的异常，精神紧张、大量吸烟、饮酒、喝浓茶或咖啡、过度疲劳、严重失眠等为常见诱因。临床表现为突感心中急剧跳动，惶惶不安，脉来急数。本病中医属“心悸”、“胸痹”等范畴，与感受外邪、情志失调、饮食不节、劳欲过度、久病失养、药物影响有关；其病位在心，与肝胆、脾胃、肾、肺诸脏腑有关。病理性质主要有虚、实两个方面，虚为气、血、阴、阳不足，使心失所养而心悸；实为气滞血瘀，痰浊水饮，痰火扰心所引起。

一般性心律失常

【必备秘方】

1. 党参、干姜、淫羊藿各10克，补骨脂、当归各9克，制附子、桂枝各6克。每日1剂，水煎服。心律明显减慢者，加麻黄、细辛、红参；肾阳虚、腰膝酸冷、怯寒者，酌加仙茅、巴戟天、肉苁蓉、鹿角片、肉桂；舌红、口干者，加黄精、玉竹、麦冬、生地黄、熟地黄、枸杞子；食少、便溏，加白术、砂仁；胸闷痛、舌紫者，加川芎、桃仁、红花、鸡血藤；胸闷、苔腻者，加甘松、炒枳壳、陈皮、法半夏、苍术；水饮泛溢、下肢浮肿、尿少者，加白术、茯苓、北五加皮、鹿衔草；晕厥者，用四逆汤（或合生脉散），

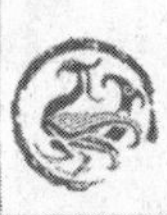

并酌情使用人参、参附、参麦、附子1号等注射液。主治阳气亏虚型心律失常。

2. 麦冬、百合各12克，酸枣仁、生地黄、南沙参、山茱萸、丹参、苦参、黄连、茶树根各9克。每日1剂，水煎，分2次服。神疲气短者，合生脉散；耳鸣、腰酸腿软者，加熟地黄、制何首乌、枸杞子、桑寄生；面赤烦热、手足心热、盗汗者，加知母、黄柏、牡丹皮、玄参、龟甲；失眠、头痛、目眩、脉细弦促者，加白芍、钩藤、炙僵蚕、蝉蜕、天麻、龙骨、牡蛎；舌质暗红者，加红花、益母草、赤芍。主治心肾阴虚型心律失常。

3. 黄芪、党参各12克，当归、熟地黄、丹参各10克，茯苓、白术各9克，炙甘草、酸枣仁、茯神、五味子各6克。每日1剂，水煎，分2次服。心烦少寐、口干者，加麦冬、生地黄、玉竹；心脉不畅、脉结代、心悸者，用炙甘草汤；善惊易恐者，加石菖蒲、炙远志、合欢花、龙齿；胸闷者、胸痛，加郁金、三七、红花。主治气血两虚型心律失常。

4. 党参、生地黄、麦冬、白术、茯神、龙眼肉、酸枣仁、柏子仁、五味子、丹参各30克，陈皮15克，黄连、炙甘草、远志各9克，石菖蒲5克。共研末，水煎3次，去渣，合并煎液，加热浓缩，加炼蜜250克收膏，瓷器收藏。用白开水冲服，每次30克，每日2次，连服数月。主治气血不足型心律失常。

5. 熟羊肉350克，太子参75克，水发香菇、玉兰片各25克，鸡蛋1枚，清汤400毫升，酱油、精盐、味精、料酒各适量。将太子参水煎浓汁5毫升，羊肉切片，与鸡蛋加少许白糖调匀；香菇片与葱、生姜丝一起下锅炸成红黄色，出锅滗油；锅内留底油50克，入花椒10余粒，炸黄捞出，入葱、生姜、香菇、玉兰片煸炒，加入清汤及酱油、精盐、味精、料酒、羊肉、太子参汁，烧至汁浓菜烂时，出锅即可，隔日1剂，分2次服。主治心律失常。

【名医指导】

1. 保持生活规律，保证充足睡眠，避免不良情绪刺激。

2. 注意劳逸结合，选择合适的体育锻炼（如散步、太极拳、气功等），节制房事。

3. 尽量保持标准体重，勿贪饮食。

4. 饮食宜清淡易消化、低盐低脂、高蛋白、多种维生素，忌浓茶、咖啡、香烟、烈酒、煎炸及过咸、过甜、过黏食品，少食细粮、松花蛋、动物内脏；兼有水肿者，应限制饮水量。

5. 注意季节、时令、气候的变化，如立春、夏至、立冬、冬至等容易诱发或加重心律失常，应提前做好防护，预防感冒。

6. 除日常口服药外，还应备有医生开具的应急药品如普萘洛尔、速效救心丸、硝苯地平、阿托品等。

室性早搏

【必备秘方】

1. 太子参30克，麦冬、赤芍、川芎各15克，五味子、牡丹皮各10克。每日1剂，水煎15分钟，滤出药液，加水再煎20分钟，去渣，两次煎液兑匀，分服。气郁者，加郁金、乌药各10克；痰湿者，加陈皮、半夏、石菖蒲各10克；心神不宁者，加酸枣仁、远志、龙骨各10克；脾虚湿盛者，加山药、白术、茯苓各10克；见代脉者，加人参、黄芪各10克；见涩脉者，加阿胶、生地黄、玄参各10克。主治室性早搏。

2. 苦参、炙甘草、丹参、黄芪各15～30克，茵陈、瓜蒌皮、虎杖各9～15克，常山3～12克，半夏9克。每日1剂，水煎服。常山、苦参用量由小到大，心衰明显者，加附子、党参、枳壳各10克；胸痛甚者，加姜黄、川芎、檀香各10克；血压高者，加珍珠母、苦丁茶、葛根各10克；心率每分钟超过130次者，加远志、莲子、生大黄各10克；心率每分钟低于50次者，加麻黄、桂枝、白芍各10克。主治频发室性早搏。

3. 生地黄60克，炙甘草30克，党参15克，火麻仁、生姜各9克，阿胶6克（烊化），大枣5枚，肉桂5克，白酒10毫升。每日1剂，水煎15分钟，滤出药液，加水再煎20分钟，去渣，两次煎液兑匀，分服。主治室性早搏。

4. 生牡蛎30克（先煎），丹参20克，

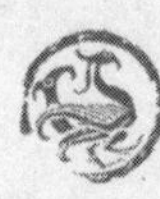

太子参、全当归各15克，茯苓、炒赤芍各12克，麦冬、柏子仁各10克，炙甘草、五味子各6克（早搏频发时倍量）。每日1剂，水煎，分2次服。主治气阴两虚型室性早搏。

5. 炒酸枣仁、龙骨各30克，熟地黄、山茱萸各15克，茯神、石菖蒲、琥珀、人参、当归、枸杞子、肉苁蓉各12克。共为末，炼蜜为丸，每丸9克，每次服1丸，每日3次。主治阵发性室性早搏。

【名医指导】

1. 低盐低脂饮食，注意保护心脑血管。饮食有节，少食肥甘厚腻的食品，戒烟酒。

2. 预防外感，起居有常，勿过劳。避免熬夜，注意适当的多休息。

3. 避免精神紧张，保持精神乐观、情绪稳定。

4. 积极进行体育锻炼，适量运动控制体重。

5. 积极治疗原发病，消除早搏的原因，如纠正电解质紊乱，改善心肌供血，改善心脏功能等；正确、按时服药。

心动过速

【必备秘方】

1. 炒酸枣仁、龙骨各30克，熟地黄、山茱萸、茯神、枸杞子各15克，肉苁蓉、九节菖蒲、琥珀、白参、当归各12克，炙甘草9克。共为细末，炼蜜为丸，每丸重9克。口服，每次1丸，每日2次。主治心动过速。

2. 党参、黄精各30克，甘松20克，琥珀、三七各9克。共研细末，开水冲服，每次6克，每日3次。主治阵发性心动过速。

3. 山楂花、山楂叶各5克。沸水冲泡，代茶饮用，每日1～2剂，连服7日为1个疗程。主治心动过速。

4. 丹参10克，麦冬6克，人参5克，猪心1只，食盐适量。每日1剂，将猪心洗净、切片，与人参、丹参、麦冬水煎1小时，调入食盐，分2次服。主治阵发性心动过速。

5. 百合、莲子、白糖各30克，大枣9枚。每日1剂，水煎至熟，加入白糖煮沸，分2次服。主治阵发性心动过速。

【名医指导】

1. 心动过速与心脏传导异常、病毒性心肌炎、甲状腺功能亢进症等疾病及平时缺乏运动、精神等因素有关，目前只需对症支持治疗即可，配合饮食和适量运动进行调节。

2. 一般心动过速是室上性的如窦性心动过速等。室性的是危及生命的心律变化，超过160次/分钟不马上处理会导致死亡。因此首先要弄清心律失常的分型（心电图即可诊断），然后才能作出处理。

3. 青少年有心律失常现象，大多为生理性现象，不足为奇。可到医院做个心电图，排除房室旁路预激综合征。

4. 年轻人出现心动过速，是因为青春期的自主神经功能一般都不稳定，很容易出现紊乱或功能失调。不过，这只是暂时障碍，无须特殊治疗，过了青春期，心悸也就自愈了。青春期心动过速虽不是器质性病变，但心跳加速时，特别是心率超过140次/分钟，也是很不舒服的，所以心动过速在120次/分钟以上时，应该适当休息，并服一些调节自主神经平衡的药物；在120次以下的，一般不须休息，适当用些药就可以。

5. 心动过速急救四法：

（1）让患者大声咳嗽。

（2）嘱患者深吸气后憋住气，然后用力做呼气动作。

（3）手指刺激咽喉部，引起恶心、呕吐。

（4）嘱患者闭眼向下看，用手指在眼眶下压迫眼球上部，先压右眼。同时搭脉搏数心率，一旦心动过速停止，立即停止压迫。但切勿用力过大，每次10分钟，压迫一侧无效再换对侧，切忌两侧同时压迫。青光眼、高度近视眼患者禁忌。同时口服普萘洛尔。如果上述办法不能缓解（患者仍头昏、出冷汗、四肢冰凉），应立即送医院救治。

房室阻滞

【必备秘方】

1. 瓜蒌12～30克，熟附块12～24克（先煎），虎杖12克，生麻黄6～12克，细辛3～12克，川芎10克，枳壳、防己各9克，红花6克。每日1剂，水煎，分2次服。主治房室阻滞。

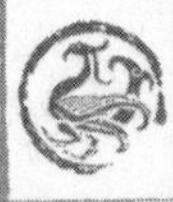

者，加半夏、苍术、茯苓、厚朴各10克；肝阳上亢者，加石决明、天麻、白蒺藜、钩藤各10克；气滞者，加木香、砂仁、陈皮各10克；心神不宁者，加柏子仁、酸枣仁、茯苓、浮小麦、珍珠母各10克。

2. 丹参、赤芍、当归、鸡血藤、桑寄生各30克，黄芪、郁金、川芎、川牛膝各15克。每日1剂，水煎15分钟，滤出药液，加水再煎20分钟，去渣，两次煎液兑匀，分服。患肢冰冷者，加附子、桂枝各12克；血瘀重者，加红花30克；有轻度坏疽者，加金银花50克。同时可加服四虫片（全蝎、蜈蚣、土鳖虫、地龙各等份，为末，压片，每片重0.5克）4～6片，每日3次。主治闭塞性动脉粥样硬化。

3. 当归、黄芪、茯苓各15克，党参、龙眼肉、熟地黄、阿胶、白术、红花、川芎各12克，木香10克，丹参30克。每日1剂，水煎15分钟，滤出药液，加水再煎20分钟，去渣，两次煎液兑匀，分服。主治脑动脉硬化。

4. 龙骨、珍珠母、丹参、山楂、菊花各30克，夏枯草20克，钩藤、生地黄、白芍、何首乌、枸杞子、龟甲胶、牛膝各15克，天麻、栀子、黄柏各10克。每日1剂，水煎服。主治脑动脉硬化。

5. 银耳、黑木耳各10克，冰糖30克。将银耳、黑木耳泡发后洗净，与冰糖加水煮汤服食，每日1剂。主治动脉硬化。

【名医指导】

1. 积极采取各种措施提倡戒烟；注意饮食起居，避风寒。

2. 积极防治原发病的诱发因素，如呼吸道感染、各种变应原、有害气体的吸入等。

3. 选择合适的体育锻炼方法，如打太极拳、散步等。

4. 药膳疗法：常食百合、蜂蜜、秋梨，以润肺增强呼吸道的免疫能力；常食山药、扁豆，以健脾胃，培土生金，可防止聚湿生痰、阻碍呼吸道。

5. 保持室内空气干净湿润，以防风燥伤肺。

6. 因痰饮的生成与肺、脾、肾三脏有密切联系，故劳逸结合，以免劳伤肺、脾、肾造成痰湿停留。

病毒性心肌炎

病毒性心肌炎是由多种病毒引起的局灶性或弥漫性心肌病变，是由于细胞变性、坏死、间质炎性细胞浸润、纤维渗出等病理改变而导致心肌损伤、心功能障碍或心律失常的一种疾病。其临床表现，轻者可无症状，一般多有轻重不同的心悸、胸闷、气短、心前区隐痛、头晕、乏力等症状，可出现晕厥甚至阿-斯综合征，重症弥漫性心肌炎可引起急性心力衰竭。本病中医属“心悸”、“胸痹”、“温病”等范畴，是由于机体外感风热、湿热、风寒或疫疠之邪毒后，肌表不固，腠理失密，外邪得以内侵，伤及于心，耗气损阴，鼓动无力，血运不周，心脉瘀阻而成。其病位在心，病机为心气虚弱，肺卫功能失调，时邪病毒乘袭，入血循脉，心脏之气不得其正而发病，其中心气虚弱为关键因素。心气虚弱，日久伤阴，可致气阴两虚；心气虚弱，运血无力，可致瘀血阻滞。心病及脾，一则气血生化乏源，而致心脾气血两虚；一则脾病失健，水失不化，痰湿内生；若心虚及肺，卫外失固，可反复感受外邪，致使反复发作，迁延难愈；若心虚及肾，命门火衰，不能治水，水邪泛滥肌肤则见水肿，凌心射肺则见喘逆危症；若心阳暴脱则可致猝死。

【必备秘方】

1. 荆芥、防风、黄芪、金银花、连翘各15克，党参、炙甘草、麦冬、生地黄、阿胶（烊化）、火麻仁、柏子仁各10克。每日1～2剂，水煎15分钟，滤出药液，加水再煎20分钟，去渣，两次煎液兑匀，分服。主治病毒性心肌炎初期。

2. 金银花、黄芪、丹参各20克，麦冬15克，苦参10克，莲子心、甘草各6克。每日1剂，加水浸泡半小时，水煎2次，去渣，合并药汁，兑入适量蜂蜜，分2～3次服。半个月为1个疗程。清热解毒，益气养阴，活血安神。主治病毒性心肌炎。

3. 黄芪、麦冬、丹参各20克，炒酸枣

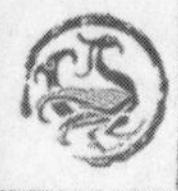

仁15～20克，太子参15克，当归10克，炙甘草6克。每日1剂，加水浸泡半小时，水煎2次，去渣，合并药汁，兑入适量蜂蜜，分2～3次服，半个月为1个疗程。主治病毒性心肌炎。

4. 金银花、板蓝根、芦根各20克，连翘、玄参各10克，甘草6克。加水浸泡片刻后煎汁，去渣，加入适量白糖，分2～3次服，连服半个月。主治病毒性心肌炎急性期。

5. 甲鱼500克，火麻仁20克，麦冬15克，酸枣仁12克，五味子10克，炙甘草9克，西洋参6克。将后5味水煎3次，合并煎液约500毫升；将甲鱼去头、脚、爪及内脏，入煎液煮沸后撇去浮沫，以小火炖熟。一般可不加调味品，龟肉可蘸少许酱油吃。每日或隔日1剂，分多次佐餐服食。主治气阴两虚型心肌炎。

【名医指导】

1. 预防风湿热的发生，一旦确诊患有风湿热，应立即到专科医院应用苯唑西林、青霉素、红霉素等治疗。

2. 注意居住卫生，对上呼吸道感染后出现的急性链球菌感染要积极彻底治疗。

3. 生活规律，不吸烟，天气阴凉时注意穿衣盖被保暖。

4. 加强体育锻炼，增强机体抗病能力。

5. 定期到医院体检，早发现、早诊断、早治疗。

感染性心内膜炎

感染性心内膜炎是微生物感染所致的心内膜炎症，分为急性和亚急性两种。两者之间无绝对界限，但基本病因、致病原、临床表现及治疗均有所不同。临床上以亚急性感染性心内膜炎为多见，急性者多继发于其他部位的严重感染，是致病原通过血液循环到达心内膜引起的急性炎症，患者多无心脏病史，致病菌常为金黄色葡萄球菌、肺炎链球菌、A群链球菌（化脓性链球菌）等毒力很强的微生物。亚急性感染性心内膜炎多有心脏病，如二尖瓣和主动脉瓣关闭不全、先天性心脏病（简称先心病），致病菌的毒性较小，常为甲型溶血性链球菌（草绿色链球菌）、大肠埃希菌（大肠杆菌）等。中医认为，本病多由病情迁延日久，人体正气虚弱，外感温热病邪，或因手术等创伤，湿毒乘虚侵入，内舍于心，损伤心之内膜；是以发热、胸闷、心悸等为主要表现的内脏热病类疾病。

【必备秘方】

1. 金银花、连翘、紫花地丁、黄连、黄芩、栀子、石菖蒲、郁金、牡丹皮、麦冬、生地黄、当归、川芎、党参、丹参、桂枝、甘草各10克。每日1剂，水煎15分钟，滤出药液，加水再煎20分钟，去渣，两次煎液兑匀，分3次服。主治感染性心内膜炎。

2. 红参6克，核桃仁50克（磨成乳汁），蜂蜜50克。将红参用水蒸2次，去渣，合并药液300毫升，与核桃乳、蜂蜜调匀，少量频饮或鼻饲，每日1剂，必要时每日2次。主治感染性心内膜炎。

3. 大枣10枚，黄连6克，葶苈子、竹茹各10克。每日1剂，将黄连、竹茹、葶苈子水煎2次，合并煎液200毫升，与大枣煮成汤，分3次空腹。主治感染性心内膜炎。

4. 龙眼肉30克，远志10克，丹参、红糖各15克。将前3味水煎2次，去渣，加入红糖服。主治感染性心内膜炎。

5. 酸枣仁50克，粳米100克。将酸枣仁洗净，水煎浓汁，去渣；粳米煮至半熟时加入煎汁煮至粥熟，早、晚餐食用，可长时间服用。主治感染性心内膜炎。

【名医指导】

1. 控制体力活动，避免精神刺激，有利于心功能的恢复。

2. 根据心力衰竭程度适当控制钠盐的摄入，有利于减轻水肿。

3. 改善生活方式，禁酒，不吸烟，低脂肪、低热量饮食，控制体重。

4. 适当锻炼，锻炼可明显改善左室功能减退和运动耐力，可逆转异常的骨骼肌结构和生化的改变，对治疗心力衰竭起重要作用。

5. 冬春季节易引起肺部感染，可诱发或加重心力衰竭，因此可进行流感和肺炎球菌的预防疫苗。

心包炎

心包炎是心包壁层和脏层的炎症，常为全身疾病的一部分或由邻近组织病变所累及。临床上分为急性心包炎和慢性缩窄性心包炎两种。引起心包炎的病因很多，包括感染、肿瘤、自身免疫和内分泌代谢性疾病等，在我国结核仍为其主要病因。

【必备秘方】

1. 百部 30 克，土茯苓、白花蛇舌草各 20 克，金银花、连翘、蒲公英、紫花地丁各 10 克，麦冬、浙贝母、生地黄、赤芍各 10 克。每日 1 剂，水煎 15 分钟，滤出药液，加水再煎 20 分钟，去渣，两次水煎液兑匀，分服。主治心包炎。

2. 葶苈子 20 克，桑白皮、大枣各 15 克，茯苓、泽泻、冬瓜皮各 12 克，白术、桂枝、猪苓、半夏、白芥子各 10 克，甘草 3 克。每日 1 剂，水煎服。主治心包炎。

3. 党参、当归、赤芍、桃仁、茯苓各 15 克，白芥子 10 克，桂枝 5 克。每日 1 剂，水煎服。主治心包炎。

4. 大枣 30 克，党参 15 克，糯米 250 克，白糖 60 克。将党参、大枣水煎，去党参，入洗净的糯米煮成粥，加入白糖，早、晚分服。主治心包炎。

5. 煅龙骨 30 克，糯米 100 克。将煅龙骨捣碎，加水 200 毫升煎 1 小时，去渣，入糯米及清水 600 毫升，煮成稀粥，早、晚空腹分服。主治心包炎。

【名医指导】

1. 合理饮食，减少对脂肪和胆固醇的摄取，应注意补充维生素。

2. 不吸烟并防被动吸烟，不饮烈性酒。

3. 注意劳逸结合，坚持适量的体力活动，提倡有氧代谢活动，不宜勉强做剧烈运动。

4. 释放压抑或紧张情绪，保持平和心态。

5. 长期服用调节血脂药物，并积极治疗与本病有关的疾病。

6. 要认真坚持治疗高血压、糖尿病等，因为这些慢性病的发展可促进脑动脉硬化。

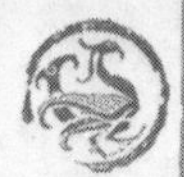

第三章 消化科疾病

上消化道出血

上消化道出血系指 Treitz 韧带以上的消化道（包括食管、胃、十二指肠或胰胆等）病变引起的出血，包括胃空肠吻合术后的空肠病变出血。

【必备秘方】

1. 煅花蕊石 9 克，海螵蛸 7 克，甘草 6 克，大黄 3 克。共研细末，温开水冲服。每次 10 克，包括病情较重者 2～3 小时 1 次，连服1～2 日后改为每日 3 次，连用至大便潜血试验转阴或弱阳性为止。病情严重者，酌情输液、输血，并对原发病给予相应的治疗。主治上消化道出血。

2. 大黄、生黄芪各 15 份，黄连 9 份，生地黄 30 份，生甘草 6 份。共研细末，过 20 目筛，按每包 30 克包装备用。每包加水 200 毫升煮沸 2 分钟，去渣，凉服。每日 1 包，分 2 次服；重者每日 2 包，分 4 次服；5 日为 1 个疗程。主治上消化道出血。

3. 煅花蕊石、白及各 60 克，海螵蛸 40 克，蒲黄炭，地榆炭各 20 克，三七 10 克。共为末，每次冲服 10 克，每日 2～3 次。阴虚有热者，以生地黄、牡丹皮、百合各 10 克煎汤冲服；脾胃虚寒者，以黄芪、党参、白术各 10 克煎汤冲服；有湿热者，以白头翁、秦皮、黄芩各 10 克煎汤冲服。主治上消化道出血。

4. 蒲黄、侧柏叶、仙鹤草、墨旱莲、白及、生地黄、牛膝各 15 克，花蕊石、阿胶、甘草、三七（研末，冲服）各 10 克。每日 1 剂，水煎 15 分钟，滤出药液，加水再煎 20 分钟，去渣，两次煎液兑匀，分服。每日 1 剂。主治上消化道急性大出血。

5. 鲜藕适量。切片，绞汁服，每次 30 毫升，每日 2～3 次。主治消化道出血。

【名医指导】

1. 应在医师提示下积极治疗原发病，如消化性溃疡及肝硬化等，并时刻保持足够的警惕性。慢性肝病患者要了解和掌握目前自己的肝病状态，如有无肝硬化、有无食管或胃底静脉曲张等。

2. 合理休息，不可过劳。做到力所能及、劳逸结合。提倡散步、练气功、打太极拳等较为舒缓的运动，不适合做快跑、急走等剧烈的活动。

3. 软化饮食，禁忌粗糙。进食粗糙的食物有可能划破食道或胃底曲张的静脉而引起出血。饮食要注意少食多餐，不过饱。进食最好细嚼慢咽。食物以稀软易消化、富含营养及少渣为宜（经常喝牛奶可预防上消化道出血）。患者还应禁辛辣、油煎食品。

4. 情绪轻松，不要紧张。科学证实，不良情绪同样可诱发上消化道出血。

5. 忌饮酒，合理用药。应尽量少用或不用对胃有刺激性的药物，如必须使用时应加用保护胃黏膜药物。阿司匹林应慎用，以免诱发消化道黏膜出血。

6. 要定期体检，以期发现早期病变，及时治疗，在出现头昏等贫血症状时，应尽早上医院检查。

其他上消化道疾病

本节内容为食管炎、十二指肠炎，各病症的临床特点从略。

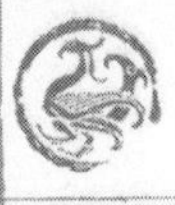

食管炎

【必备秘方】

1. 赭石30克，当归、赤芍、白芍各10克，瓜蒌、薤白、旋覆花、川楝子、延胡索、橘核、荔枝核各9克，吴茱萸、甘草各6克。每日1剂，水煎15分钟，滤出药液，加水再煎20分钟，去渣，两次煎液兑匀，分服。主治食管炎。

2. 党参、黄芪、白芍、茯苓各12克，当归、白术、升麻、甘草各9克。每日1～2剂，水煎15分钟，滤出药液，加水再煎20分钟，去渣，两次煎液兑匀，分服。主治食管炎。

3. 陈皮、茯苓各12克，黄芩、半夏、柴胡、沉香各10克，甘草5克。每日1～2剂，水煎15分钟，滤出药液，加水再煎20分钟，去渣，两次煎液兑匀，分服。主治胆汁反流性食管炎。

4. 南沙参、麦冬、桔梗、金银花、连翘、甘草各10克，胖大海5克。每日1～2剂，水煎15分钟，滤出药液，加水再煎20分钟，去渣，两次煎液兑匀，分2次空腹服。主治食管炎。

5. 天花粉20克，连翘、栀子、赤芍、金银花，桔梗、山楂各12克，浙贝母、大黄各10克，枳壳7克，甘草5克。每日1剂，水煎服。主治食管炎。

【名医指导】

1. 饮食宜以清淡易消化为主，食一些含多糖、多肽和生物活性物质的物质如猴头菇；适量增加蛋白质、膳食纤维摄入量。

2. 食管炎发生时去除病因给予柔软流质食物，应细嚼慢咽，忌暴饮暴食、避免饮浓茶、烈酒、浓咖啡和禁食辛辣、过冷、过热和粗糙食物。

3. 食管炎大都是反流性引起的，可以服用金奥康＋吗叮啉，可抑制反流，同时吃点胃黏膜保护药如硫糖铝。

4. 肥胖者应该减轻体重。因为过度肥胖者腹腔压力增高，可促进胃液反流，特别是平卧位更严重，应积极减轻体重以改善反流症状。就寝时床头整体宜抬高10～15厘米，对减轻夜间反流是个行之有效的办法。

5. 保持心情舒畅，增加适宜的体育锻炼。

6. 尽量减少增加腹内压的活动，如过度弯腰、穿紧身衣裤、扎紧腰带等。

十二指肠炎

【必备秘方】

1. 赭石30克，川芎20克，旋覆花、半夏、人参、甘草、鸡内金、枳实各10克，生姜3克，大枣5枚。每日1剂，水煎15分钟，滤出药液，加水再煎20分钟，去渣，两次煎液兑匀，分服。主治十二指肠炎。

2. 柴胡、枳实、木香、陈皮、延胡索、川楝子各10克，黄连5克。每日1剂，水煎15分钟，滤出药液，加水再煎20分钟，去渣，两次煎液兑匀，分服。主治十二指肠炎。

3. 党参20克，白术、茯苓、白扁豆、干姜各10克，木香、砂仁、诃子各5克。每日1剂，水煎服。主治十二指肠炎。

4. 黄连、吴茱萸、广藿香、厚朴、半夏、茯苓、车前子、白术、陈皮各10克。每日1剂，水煎服。主治十二指肠炎。

5. 蒲黄、五灵脂、桃仁、红花、当归、川芎、赤芍各10克，甘草5克。每日1剂，水煎服。主治十二指肠炎。

【名医指导】

1. 避免精神紧张，保持心情舒畅，生活环境要相对稳定，对本病的恢复有积极作用。

2. 注意保暖，避风寒，适当参加体育活动，增强抗病能力，促进病情恢复。

3. 合理安排饮食，尽量少食多餐，细嚼慢咽，定时定量；避免辛辣、刺激、油腻、生冷及不易消化食物。忌冰冻和过热饮食。饮食温度适中，饮茶、汤不宜过热。忌烟、酒。

4. 忌饮食无律无度：宜少食多餐，避免饥饿痛，疼痛时可吃1～2块苏打饼干。

5. 特异性十二指肠炎须积极治疗原发病，如克罗恩病、肠结核、寄生虫及真菌性肠炎等。

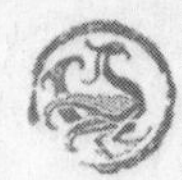

急性胃炎与急性胃肠炎

急性胃炎系胃黏膜受到化学、物理因素的刺激，或微生物感染、细菌毒素作用等引起的急性炎症性的损害，其病理变化以胃黏膜出血、水肿为主。以出血、糜烂为主，称急性出血性糜烂性胃炎。本病多因外感六淫，或饮食不洁，损伤脾胃；或暴怒伤肝，肝气横逆犯胃。是以骤起胃脘疼痛，或以呕血、黑便为主要表现的内脏热性疾病。

急性胃肠炎多因外感或饮食不洁，脾胃升降失常、清浊不分所致，是以腹痛、上吐下泻为主要表现的腹痛类疾病。其临床发病较急，开始为腹部不适，继之恶心呕吐，腹部阵发性绞痛并有腹泻，每日数次至数10次，腹泻多为水样物（偶带脓血），甚者可出现口渴、尿少、皮肤干燥、眼球下陷、极度疲乏等症状。

急性胃炎

【必备秘方】

1. 炒白扁豆、山楂各20克，党参、玉竹各15克，乌梅10克。每日1剂，煎至豆熟时，加入白糖煮沸服。连服3日。主治急性胃炎早期。

2. 生山药60克，法半夏30克。每日1剂，将法半夏洗净后水煎半小时，去渣，入山药粉煮成粥，加入白糖服。连服数日。主治急性胃炎。

3. 生石膏60克，西洋参、半夏、淡竹叶、麦冬各10克，甘草5克。每日1剂，水煎服。主治急性胃炎。

4. 党参15克，附子、干姜，乌梅、诃子、白术、六神曲，山楂各9克。每日1剂，水煎服。主治急性胃炎。

5. 粟米250克，生姜180克，草豆蔻30克（焙干），炙甘草、食盐各10克。每日1剂，将生姜洗净、切细、沥干、绞汁，入粟米煮成稀粥，加入食盐煎熬；将余药共研细末，加入粥中服，连服2～3周。主治脾胃虚寒型急性胃炎。

【名医指导】

1. 去除病因，卧床休息（注意保暖），停止一切对胃有刺激的饮食和药物。酌情短期禁食，然后给予易消化的清淡少渣的流质饮食，以利于胃的休息和损伤的愈合。

2. 鼓励饮水：由于呕吐腹泻失水过多，患者应尽量多饮水以补充丢失的水分，以糖盐水为好（白开水中加少量糖和盐而成）。不要饮食含糖多的饮料，以免产酸过多加重腹痛。呕吐频繁的患者可在一次呕吐完毕后少量饮水（50毫升左右），多次饮入，不至于呕出。如果有急性呕吐和腹泻，除饮少许水外要戒奶类饮品。至于1岁以下、以婴儿配方奶粉为主食的婴儿，可将奶粉冲稀一些或改用不含乳糖的特殊配方，待症状改善再将奶粉调回原来的浓度。

3. 腹痛者局部热敷腹部（有胃出血者禁用）。

4. 呕吐腹泻严重，脱水明显，应及时送医院静脉输液治疗，一般1～2日内很快恢复。

5. 预防为主，节制饮酒，勿暴饮暴食，慎用或不用易损害胃黏膜的药物。严把食物卫生关是预防此病的关键。搞好饮食、饮水卫生和粪便管理，大力消灭苍蝇，是预防该病的根本措施。冰箱内的食品要生熟分开，进食前要重新烧熟烧透。饭前、便后要洗手，蔬菜瓜果生吃前要消毒，外出度假要选择干净卫生的饭店等。

6. 急性单纯性胃炎要及时治疗，愈后防止复发，以免转为慢性胃炎，迁延不愈。

急性出血性糜烂性胃炎

【必备秘方】

1. 生麦芽15克，陈皮10克，炒山楂3克，荷叶半张。每日1剂，水煎30分钟，取汁调入白糖，早、晚分服，连服1周。主治急性糜烂性胃炎恢复期。

2. 粳米250克，山楂20克，莱菔子、红糖各15克，生姜3片。将莱菔子、生姜、山楂水煎40分钟，去渣，入粳米煮成稀粥，调入红糖，分3次服食，每日1剂，连服5日。主治急性糜烂性胃炎。

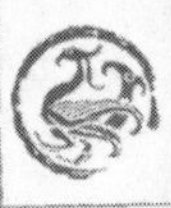

3. 粳米100克，六神曲10～15克。将神曲捣碎，水煎，去渣后入粳米煮成稀粥(不宜久煮)，每日早、晚温热顿服。主治急性糜烂性胃炎。

4. 鲜藕1000～2500克。每日1剂，洗净、去粗皮，用开水略烫后捣烂取汁，加入红糖，用开水冲，早、晚分服，连服数日。主治急性糜烂性胃炎恢复期。

5. 酸豆角250克。洗净，水煎取液浓缩，加入等量白糖混匀，待冷备用。每次1匙，沸水化服，每日1剂，连服数日（戒烟、酒）。主治饮酒引起的急性胃炎。

【名医指导】

1. 多饮水，以补充因吐泻损失的水和盐。患者呕吐停止、腹泻次数减少后，选喝少量小米米汤或稀藕粉，以后逐渐吃些粥、煮软的细面条、薄面片等。不要急于吃肉、蛋等含蛋白质与脂肪多的食物和易引起胀气的和食物纤维多的食物（如牛奶暂时不要食用）。

2. 保持精神愉快：精神抑郁或过度紧张和疲劳，容易造成幽门括约肌功能紊乱，胆汁反流而发生慢性胃炎。

3. 戒烟、酒：烟草中的有害成分能促使胃酸分泌增加，对胃黏膜产生有害的刺激作用，过量吸烟会引起胆汁反流。过量饮酒或长期饮用烈性酒能使胃黏膜充血、水肿甚至糜烂，慢性胃炎发生率明显增高。

4. 慎用、忌用对胃黏膜有损伤的药物。此类药物长期滥用会使胃黏膜受到损伤，从而引起慢性胃炎及溃疡。

5. 积极治疗口咽部感染灶，勿将痰液、鼻涕等带菌分泌物吞咽入胃导致慢性胃炎。

6. 过酸、过辣等刺激性食物及生冷不易消化的食物应尽量避免，饮食时要细嚼慢咽，使食物充分与唾液混合，有利于消化和减少胃部的刺激。饮食宜按时定量、营养丰富，多吃含维生素A、维生素B、维生素C多的食物。忌服浓茶、浓咖啡等有刺激性的饮料。

急性胃肠炎

【必备秘方】

1. 茯苓15克，苍术、泽泻、猪苓、白术、车前子、白芍、厚朴、陈皮各10克。每日1剂，水煎15分钟，滤出药液，加水再煎20分钟，去渣，两次煎液兑匀，分2服次。寒湿重者加荆芥、防风、广藿香各10克；湿热重者加葛根15克，黄连、黄芩各9克；暑湿重者，加香薷、扁豆花、六一散各10克；呕吐者加竹茹、半夏各10克；食滞者加莱菔子、山楂、六神曲各10克。主治急性胃肠炎。

2. 姜半夏、紫苏叶各10克，陈皮6克，生姜汁半食匙。每日1剂，将前3味水煎2次，取汁混匀，兑入生姜汁，分2次服。主治寒湿阻滞型急性胃肠炎。

3. 鲜芦根30克，刀豆子、葛根各10克，竹茹6克。每日1剂，水煎2次，取汁混匀，分2次服。主治肠胃湿热型急性胃肠炎。

4. 鱼腥草、白药子、黄药子、土茯苓各20克，茵陈、广藿香、佩兰、半夏、生姜，丁香各10克。每日1剂，水煎15分钟，滤出药液，加水再煎20分钟，去渣，两次煎液兑匀，分服。主治急性胃肠炎呕吐、腹泻。

5. 茶叶15克，食盐1克。沸水冲泡，代茶饮用，每日2～3剂。主治急性胃肠炎。

【名医指导】

1. 发作时最好用流质饮食，食物应细软、少渣、少油腻、易消化，如米汤、藕粉、去皮红枣汤，应以流食为主，待病情缓解后可逐步过渡到半流食。严重呕吐腹泻者，宜饮糖盐水，补充水分和钠盐。若因呕吐失水以及电解质紊乱时，应静脉注射葡萄糖盐水等溶液。

2. 腹痛剧烈时，应禁止饮水，使胃肠充分休息，待腹痛减轻时再酌情饮用。禁用生冷、刺激性食品，如醋、辣椒、葱、姜、蒜、花椒、浓茶、咖啡、可可等。烹调时，以清淡为主，少用油脂或其他调料。

3. 要把好食物卫生关，防止“病从口入”。在生食水果、蔬菜时，注意消毒处理，最好多用凉水冲洗，放洗涤剂浸泡能有效杀灭细菌，去除农药和有害物质，当然吃之前也要用清水冲洗干净。

4. 进食前要多洗手，洗手不是简单的冲一下，最好在涂完肥皂后仔细冲洗，自然风

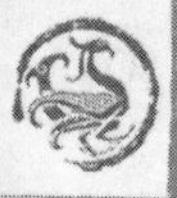

干，因为一些湿巾、面纸上并不能保证没有细菌感染。

5. 注意将冰箱内的食品生熟分开放置，进食前要重新烧熟烧透。过度依赖冰箱，贪吃冷饮，也是消化系统健康的“宿敌”。不少人都习惯于把冰箱视作“消毒箱”，甚至是食品的“保险箱”，于是在冰箱中长期储存大量食物，又不定期清洁冰箱。殊不知，食物在冰箱中保存时间过久，各类细菌尤其是大肠埃希菌就会在湿冷的条件下影响消化液的分泌，使免疫力下降。久而久之，引起肠胃炎的发生。

6. 进入夏季后食欲不振饮食不规律，引发急性肠胃炎。随着气温的升高，人体的神经会经常处于紧张状态，内分泌会产生一系列变化，各类分泌腺的功能受到影响，就容易导致消化力减弱。因为觉得胃口不好，不少人忽略了定时进餐，或者只吃蔬菜不吃荤菜。特别是有些想要减肥的女性索性吃起了“蔬果餐”，用蔬菜和水果代替主食。这种做法不仅不利于胃肠道健康，容易引发胃炎及溃疡性疾病，而且饮食结构的失衡还会导致人体抵抗力的整体下降。

7. 外出度假或者饮食要选择干净卫生的饭店。家人患急性胃肠炎时餐具、毛巾、衣物要严格消毒，马桶、水龙头开关也要消毒，不能忽略。因为马桶、厕格在患者排便时很容易受到飞溅出的带菌分泌物的污染，同时患者在便后洗手时也很容易污染水龙头开关。

慢性胃炎

慢性胃炎是一种不同病因引起的胃黏膜慢性炎症或萎缩性病变，主要致病因子是幽门螺杆菌。其病程缓慢，可长期反复发作。多以上腹部饱满或疼痛、食欲减退、恶心、呕吐、嗳气等为主要症状。本病中医属“胃脘痛”、“吞酸”、“嘈杂”、“痞满”等范畴，多因脾胃素虚，内伤七情，劳倦过度，饮食失宜或外感六淫之邪侵及脾土，损伤脾胃所致。慢性胃炎的病机特点是虚实挟杂，脾胃虚弱为本，邪气干胃为标；多以脾胃气虚、邪滞胃腑、胃失和降为根本病机。

慢性胃炎包括萎缩性胃炎、慢性浅表性胃炎、反流性胃炎。其中萎缩性胃炎以胃黏膜萎缩为主，浅表性胃炎以病灶表浅为其特点；反流性胃炎是由于食管下端括约肌功能失调，胃或十二指肠少量内容物经常反流入食管而引起的食管黏膜的炎性病变。其病因可能与进食过多脂肪、饮酒、吸烟、插胃管、反复呕吐和胃潴留等有关；多因染受邪毒，或因刺激性饮食及毒品损伤，或因瘀热内蕴以及长期胃气上逆等，使食管受损，脉络瘀滞。是以胸骨后灼热感与疼痛、嘈杂等为主要表现的内脏热病类疾病。

慢性胃炎

【必备秘方】

1. 茯苓、山药、甘草各15克，青皮、陈皮、香橼、佛手、白芍各12克，白术、党参、川楝子各10克，柴胡8克。每日1剂，水煎服。肝郁胃热者，加蒲公英50克，金银花25克，黄连5克；脾胃虚寒者，加附子15克，半夏、吴茱萸各10克。主治慢性胃炎。

2. 白芍25克，百合15克，茯苓、五灵脂、威灵仙各12克，乌药、当归、川芎、延胡索、香附各9克，白术6克，三七粉2克（冲服）。每日1剂，水煎15分钟，滤出药液，加水再煎20分钟，去渣，两次水煎液兑匀，分服。每日1剂。主治慢性胃炎。

3. 柴胡18克，党参、白芍、半夏各15克，瓜蒌皮12克，桂枝、干姜、厚朴、桔梗、浙贝母、炙甘草各10克，陈皮8克，黄连6克，大枣5枚。每日1剂，水煎服。主治慢性胃炎。

4. 柴胡18克，党参、茯苓、白芍、半夏各15克，瓜蒌皮12克，桂枝、干姜、厚朴、桔梗、浙贝母、炙甘草各10克，陈皮8克，黄连6克，大枣5枚。每日1剂，水煎服。主治慢性胃炎。

5. 黄豆500克，糯米1000克，陈皮30克，生姜10克。将黄豆用清水浸泡4小时（到泡涨）。洗净、滤干，取干净粗沙1500克倒入铁锅内炒热，加入黄豆，不断拌炒，至黄豆香、发出炸声、豆皮呈老黄色时出锅，磨成细粉；陈皮、生姜切粒，烘干；将黄豆

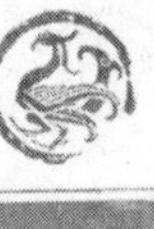

粗粉与陈皮、生姜粒拌匀，共磨成细粉，再拌入糯米粉同磨1次，装瓶、盖紧、防潮即可。每次2～3匙，加适量糖。后加水调稀，烧至起泡成糊状，当点心吃，每日1～2次，3个月为1个疗程（冬、春季服最为适宜）。主治脾胃虚寒型慢性胃炎。

【名医指导】

1. 保持精神愉快：精神抑郁或过度紧张和疲劳，容易造成幽门括约肌功能紊乱，胆汁反流而发生慢性胃炎。

2. 戒烟、酒：烟草中的有害成分能促使胃酸分泌增加，对胃黏膜产生有害的刺激作用，过量吸烟会引起胆汁反流。过量饮酒或长期饮用烈性酒能使胃黏膜充血、水肿甚至糜烂，慢性胃炎发生率明显增高。

3. 慎用、忌用对胃黏膜有损伤的药物：长期滥用此类药物会使胃黏膜受到损伤，从而引起慢性胃炎及溃疡。

4. 积极治疗口咽部感染灶。勿将痰液、鼻涕等带菌分泌物吞咽，以导致慢性胃炎。

5. 注意饮食：过酸、过辣等刺激性食物及生冷不易消化的食物应尽量避免，饮食时要细嚼慢咽，使食物充分与唾液混合，有利于消化和减少胃部的刺激。饮食宜按时定量、营养丰富，多吃含维生素A、维生素B、维生素C多的食物。胃酸过低和有胆汁反流者，宜多食瘦肉、禽肉、鱼、奶类等高蛋白低脂肪饮食，忌服浓茶、浓咖啡等有刺激性的饮料。

萎缩性胃炎

【必备秘方】

1. 白芍、山药、党参各15克，柴胡12克，郁金、玉竹、川楝子、佛手各10克，甘草6克。每日1剂，水煎15分钟，滤出药液，加水再煎20分钟，去渣，两次水煎液兑匀，分服。口干口苦、舌苔黄腻者，加栀子、知母、龙胆各10克，胃脘隐痛、吐清水、喜温畏寒者，加白扁豆15克，升麻、高良姜各6克。主治萎缩性胃炎。

2. 蒲公英30克，丹参18克，海螵蛸15克，熟大黄12克，黄芩、白及、木香、石菖蒲、炙甘草、橘红各9克。每日1剂，水煎服。气滞者，加川楝子、沉香、柴胡各5克；兼寒者，加高良姜、香附各5克；食滞者，加草豆蔻、山楂各9克；气虚者，加党参、黄芪各10克；血虚者，加当归、阿胶各10克。主治萎缩性胃炎。

3. 乌梅20克，白芍15克，白术、豆蔻、鸡内金、延胡索、枳壳各10克，甘草6克。每日1剂，水煎服。脾虚者，加党参、茯苓各15克；胃阴不足者，加南沙参、麦冬各10克；中焦积热者，加黄连、金银花各10克；痰湿中阻者，加陈皮、半夏各10克；伴肠上皮增生者，加白花蛇舌草、半枝莲各20克。主治萎缩性胃炎。

4. 南沙参、麦冬、玉竹、石斛、党参、黄芪、茯苓、白术、青皮、陈皮、枳壳、厚朴、大腹皮各10克。每日1剂，水煎服。伴肠上皮化生者，加白花蛇舌草、半枝莲各20克，三七3克（研末，冲服），赤芍10克。主治萎缩性胃炎。

5. 百合30克，山药、黄芪各20克，白芍、红花各15克，陈皮、乌药各10克，黄连、甘草各5克。每日1剂，水煎服。伴胃黏膜糜烂者，加锡类散1克（冲服）；伴肠上皮化生者，加半枝莲20克。主治萎缩性胃炎。

【名医指导】

1. 少食多餐，饮食宜质软、易消化、无刺激性。油煎炸及过于油腻食物不易消化，增加胃的负担；过咸、烟熏、过重辛香调料，可能是引起胃炎的原因。粗糙食物也不相宜。

2. 细嚼慢咽，使食物在口腔内的“机械加工”和部分“化学加工”进行得充分。牙齿松动、脱落不全者应及时修补，这样可大大减轻胃的负担。

3. 戒烟、酒：长期大量饮酒伤胃，尽人皆知，但人们对吸烟伤胃则不以为然。殊不知烟草中有多种化学成分可毒害胃黏膜，甚至引起溃疡病。

4. 治疗清除潜伏病灶：牙龈炎、齿槽溢脓、慢性咽炎、扁桃体炎、鼻炎及鼻窦炎等，病灶中有细菌、毒素或分泌物，常可顺流而下，引起胃炎。而加以清除，可使胃炎的治疗收到意外的效果。

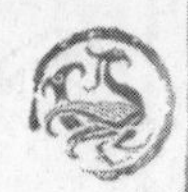

5. 用药要适当：根据自己的病情，在医师提示下选用1～2种药物，服用较长时期。不可用药偏多、偏滥，即使是治疗胃病的中药、西药，对胃都有不同程度的影响，重者还可引起胃炎或胃出血。

6. 保持乐观开朗的情绪：胃肠道有十分丰富的神经分布，其总量仅次于大脑与脊柱，精神情绪通过它们或影响消化道（包括胃）的运动，或干扰消化腺的分泌，结果使胃炎症状加重。要加强身体锻炼，力求生活规律。

7. 定期复查：胃镜虽有轻度不适，却是目前公认最可靠的检查方法。根据医师建议，定期复查，不要拒绝而"因小失大"。一旦出现较重的食欲不振、消瘦、黑便、黄疸、呕血、未有过的腹痛……都是报警症状，应及时就医，因为此时病情可能有剧变。

慢性浅表性胃炎

【必备秘方】

1. 紫苏梗、荷梗、香附、陈皮、山楂、麦芽、六神曲、大腹皮各15克，连翘、蒲公英、土贝母各10克。每日1～2剂，水煎15分钟，滤出药液，加水再煎20分钟，去渣，两次水煎液兑匀，分服。吐酸、嘈杂者，加黄连5克，吴茱萸3克，海螵蛸10克；舌苔黄腻者，加瓜蒌子20克，半夏10克，黄连、黄芩各5克；腹胀者，加莱菔子15克；胃痛者，加蒲黄、五灵脂各10克；口苦恶心者，加半夏、生姜、黄芩各10克。主治慢性浅表性胃炎。

2. 党参、茯苓、麦芽、谷芽各15克，黄芩、丹参、玉竹各12克，白术、陈皮、木香、广藿香、砂仁、山药、白芍、厚朴、山楂、六神曲各10克，半夏、炙甘草各6克。每日1剂，水煎15分钟，滤出药液，加水再煎20分钟，去渣，两次煎液兑匀，分服。主治浅表性胃炎。

3. 丹参15克，党参、白术、茯苓、香附各10克，高良姜、青黛（后下）各5克。每日1剂，水煎，分3次服（或每日2次，每次15毫升），连服7日。主治慢性浅表性胃炎。

4. 桂枝、白芍、赤芍、白术、苍术、陈皮、半夏、茯苓、枳壳、青皮、郁金、白芷、厚朴、大腹皮、延胡索、川楝子、木香、天冬各10克，吴茱萸、黄连、丁香、砂仁、甘草各5克。每日1剂，水煎服。主治慢性浅表性胃炎。

5. 滑石、珍珠母、生薏苡仁各30克，豆蔻仁、厚朴、法半夏、郁金各12克，炙甘草5克。每日1剂，水煎，分2次服。主治慢性浅表性胃炎。

【名医指导】

1. 饮食宜按时定量、营养丰富，多吃含维生素A、维生素B、维生素C多的食物。过酸、过辣等刺激性食物及生冷不易消化的食物应尽量避免，饮食时要细嚼慢咽，使食物充分与唾液混合，有利于消化和减少胃部的刺激。忌饮浓茶、浓咖啡等有刺激性的饮料。

2. 忌用或少用对胃黏膜有损害的药物，如阿司匹林、保泰松、吲哚美辛、利舍平、甲苯磺丁脲、激素等。如果必须应用这些药物时，一定要饭后服用，或者同时服用抗酸药及胃黏膜保护药，以防止对胃黏膜的损害。

3. 对于急性胃炎，应及早彻底治疗，以防病情经久不愈而发展为慢性浅表性胃炎。

4. 积极治疗口腔、鼻腔、咽部慢性感染灶，以防局部感染灶细菌或其毒素长期吞食，造成胃黏膜炎症。

5. 避免精神紧张、心情忧郁及过度疲劳，宜生活有节、劳逸结合、情绪乐观，同时应加强体育锻炼，增强体质，加强胃肠运动功能。

6. 积极治疗可导致慢性胃炎发生的全身性疾病，如肝、胆、胰、心、肾疾病及内分泌病变等。

反流性胃炎

【必备秘方】

1. 茯苓15克，半夏、枳实各12克，陈皮10克，竹茹9克，甘草6克，生姜3片。每日1剂，水煎15分钟，滤出药液，加水再煎20分钟，去渣，两次煎液兑匀，分服。郁热者，加黄连、黄芩各5克；胃痛者，加延胡索、五灵脂各10克；腹胀者，加莱菔子、厚朴各10克；呕吐者，加赭石、旋覆花各10

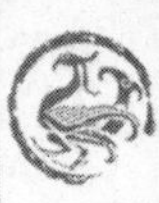

克；湿重者，加苍术、豆蔻各10克；胃寒者，加吴茱萸5克；便秘者，加大黄5克；胃阴亏者，加白芍、乌梅各10克。主治胆汁反流性胃炎。

2. 威灵仙（以4～5月份开花者最好）、生姜、白糖各120克，香油60克。将威灵仙洗净、切段、沥干、榨汁，生姜洗净、去皮、捣成汁；将2味同煎，去掉白沫，入白糖、香油，慢火煎（不时用筷子挑动）至饴糖状即可，每日1剂，分2次服，连服半个月。主治反流性胃炎。

3. 红皮大蒜、生姜、红糖各500克。将大蒜用炭火煨熟去皮，生姜洗净、去皮，与红糖同捣如泥状，装入瓷罐内封口，埋入背阴处地下1米的坑内，7日后取出即可。每日早、中、晚饭前各服1次，每次50克，可连续服用（服后身上似有发热为正常反应）。主治反流性胃炎。

4. 赭石20克，党参、半夏、紫苏梗各15克，大腹皮、川楝子各10克。每日1剂，水煎服。肝郁气滞者，加柴胡、白芍、枳壳各10克；中气虚弱者，加黄芪、白术各10克，木香5克；胃阴不足者，加麦冬、南沙参各10克；呕吐，口苦，舌苔黄腻者，加半枝莲30克。主治胆汁反流性胃炎。

5. 丹参、白芍各15克，半夏、茯苓，当归、延胡索、黄芩各10克，陈皮、枳壳、甘草各6克。每日1剂，水煎服。主治胆汁反流性胃炎。糜烂型，加服云南白药0.2克，每日2次；萎缩型，加乌梅、丹参各10克。

【名医指导】

1. 改变不良睡姿：有人睡眠时喜欢将两臂上举或枕于头下，这样可引起膈肌抬高，胃内压力随之增加，使胃液逆流而上。

2. 生活习惯：尽量减少增加腹内压的活动，如过度弯腰、穿紧身衣裤、扎紧腰带等。

3. 忌酒、烟：由于烟草中含尼古丁，可降低食管下段括约肌压力，使其处于松弛状态，加重反流，吸烟还能减少食管黏膜血流量，抑制前列腺素的合成，降低机体抵抗力，使炎症难以恢复。酒的主要成分为乙醇，不仅能刺激胃酸分泌，还能使食管下段括约肌松弛，是引起胃食管反流的原因之一。

4. 饮食：注意少量多餐，低脂饮食，可减少进食后反流症状发生的频率。相反，高脂肪饮食可促进小肠黏膜释放缩胆囊素，易导致胃肠内容物反流。

5. 体重：超重者宜减肥，因为过度肥胖者腹腔压力增高，可促进胃液反流，特别是平卧位尤甚，故应积极减轻体重以改善反流症状。

6. 卧位：床头垫高15～20厘米对减轻夜间胃液反流是一个行之有效的好办法。

7. 忌未经医生同意自行停药：有些患者虽然选对了疗法，但是在治疗过程中，他们感到症状减轻了就会错误的认为疾病治愈了。但是停了一段药之后症状就会复发，这样反复的停药，很容易导致病情加重。

消化性溃疡

消化性溃疡是一种常见病、多发病，因溃疡的形成及发展与胃液中胃酸和胃蛋白酶的消化作用有关而命名；主要发生于胃和十二指肠，又称胃十二指肠溃疡。临床以中上腹疼痛为最主要症状，典型的消化性溃疡疼痛具有长期性、周期性和节律性的特点。本病多由精神刺激、饮食不节、生活不规律、吸烟、酗酒、进食有刺激性食品和饮料所致。此外，尚与遗传因素及服用某些药物有关。本病中医属“胃脘痛”范畴，由于情志所伤，肝气郁结，横逆犯胃，或由于饮食所伤，损及脾胃，脾不运化，胃失和降，气机阻滞，不通则痛，而致胃痛，肝气郁结，日久又可化火，而致肝胃郁热；火邪又可伤阴，而致胃阴亏虚，气滞日久，又可导致血瘀，而致气滞血瘀，胃痛经久不愈，损伤脾阳，则寒自内生，导致胃失温养，而成虚寒胃痛。

【必备秘方】

1. 丹参18克，紫苏梗、香附、炙甘草、白芍各10克，檀香、陈皮各6克，砂仁3克。每日1剂，水煎服。面白神疲、气虚无力者，加太子参、党参、白术各10克；头昏乏力、唇淡舌白、血虚者，加熟地黄、当归、何首乌各10克；泛酸吐清水者，加海螵蛸、瓦楞子各20克；吐血、便血者，加大黄炭、地榆

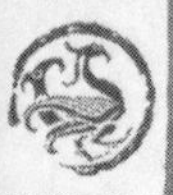

各10克；大便溏薄者，加山药、白扁豆、木香各10克；便秘者，加瓜蒌子、肉苁蓉各10克；胃脘烧灼，加栀子、牡丹皮各10克；胃脘疼痛者，加蒲黄、五灵脂、川楝子、延胡索各10克。主治消化性溃疡。

2. 煅牡蛎30克，党参、白及各20克，附子、南沙参、茯苓、白术、三棱各15克，没药、黄连、陈皮、甘草各10克。每日1剂，水煎服。便血者，加生地榆30克，大黄末2克（冲服）；脘腹胀满者，加枳壳、厚朴各10克；舌苔黄腻、口干者，去附子，加蒲公英30克；泛酸者，加海螵蛸30克，吴茱萸3克；恶心、呕吐者，加半夏、广藿香各10克；食少纳呆者，加焦三仙各15克，龙胆3克；胸闷、肢体困重、有湿者，加苍术、石菖蒲各10克；舌黯有瘀者，加当归12克，丹参20克。主治消化性溃疡。

3. 黄芪20克，海螵蛸15克，白及12克，香附10克，当归、延胡索、甘草各9克，白芍、乌药各6克。水煎2次，合并药液，浓缩至75毫升，饭前半小时服，每次20～30毫升，每日3次，连服6周后复查。未愈者，可连服第2个疗程（服药期间忌服其他药物）；疼痛剧烈者，可临时加服解痉药（忌食油腻生冷食品）。主治消化性溃疡。

4. 瓦楞子20克（煅为末），黄连、赤芍、石斛、川楝子、延胡索、佛手、谷芽、太子参各10克，吴茱萸5克，甘草3克。每日1剂，水煎服。胃酸过多者，加海螵蛸8克，浙贝母2克（为末，冲服）；出血者，加白及6克（为末，冲服）。主治消化性溃疡。

5. 猪脾1具，党参15克，陈皮6克，粳米60克，生姜3片。每日1剂，将猪脾洗净、氽水、切片；葱白、陈皮洗净后切粒；生姜洗净、去皮、切丝；党参、粳米洗净，加适量清水用文火煮沸后下陈皮煮成粥，下猪脾、姜、葱煮熟，分2次服。主治消化性溃疡。

【名医指导】

1. 保持乐观的情绪、规律的生活，避免过度紧张与劳累。当溃疡活动期，症状较重时，卧床休息1～2周。

2. 饮食宜忌：

(1) 细嚼慢咽，避免急食，咀嚼可增加唾液分泌，后者能稀释和中和胃酸，并可能具有提高黏膜屏障作用。

(2) 有规律地定时进食，以维持正常消化活动的节律。

(3) 当急性活动期，以少食多餐为宜，每日进餐4～5次即可，一旦症状得到控制应鼓励较快恢复到平时的一日三餐。

(4) 饮食宜注意营养，但无须规定特殊食谱。

(5) 餐间避免吃零食，睡前不宜进食。

(6) 在急性活动期，应戒烟酒，并避免咖啡、浓茶、浓肉汤和辣椒酸醋等刺激性调味品或辛辣的饮料，以及损伤胃黏膜的药物。

(7) 饮食不过饱，以防止胃窦部的过度扩张而增加促胃液素的分泌。

3. 避免应用致溃疡药物，停用诱发或引起溃疡病加重或并发出血的有关药物，包括：①水杨酸盐及非甾体消炎药（NSAIDs）；②肾上腺皮质激素；③利舍平等。如果因风湿病或类风湿病必须用上述药物，应当尽量采用肠溶剂型或小剂量间断应用。同时进行充分的抗酸治疗和加强黏膜保护药。

4. 预防：消化性溃疡的形成和发展与胃液中的胃酸和胃蛋白酶的消化作用有关，故切忌空腹上班和空腹就寝。在短时间内（2～4周）使溃疡愈合达瘢痕期并不困难，而关键是防止溃疡复发。溃疡反复发作危害大。戒除不良生活习惯，减少烟、酒、辛辣、浓茶、咖啡及某些药物的刺激，对溃疡的愈合及预防复发有重要意义。

胃下垂

胃下垂是指站立时胃的下缘达盆腔、胃小弯弧线最低点降到髂嵴连线以下，常为内脏下垂的一种表现。且常与下列因素有关：体型瘦长，经产妇或多次腹部手术有切口疝，消耗性疾病进行性消瘦，卧床少动。正常腹部内脏位置主要靠3个因素固定，即横隔的位置及膈肌的活动力；腹内压的维持，特别是腹肌力量和腹壁脂肪层厚度的作用；邻接脏器或某些相关韧带的固定作用。由于体型或体质因素使膈肌悬吊力不足，膈胃、肝胃

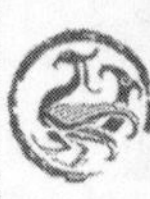

韧带松弛，腹内压下降及腹肌松弛等，导致胃下垂。

【必备秘方】

1. 茯苓35克，枳壳、黄芪各20克，白术12克，佛手、升麻、炙甘草、肉桂各9克。每日1～2剂，水煎15分钟，滤出药液，加水再煎20分钟，去渣，两次水煎液兑匀，分服。主治胃下垂餐后腹胀。

2. 白术20克，炒麦芽15克，茯苓12克，枳实、陈皮、半夏、厚朴、莱菔子、槟榔各10克，砂仁、黄连、干姜、人参（先煎）各6克，炙甘草3克。每日1剂，水煎，分2次服。主治胃下垂。

3. 黄芪30克，海螵蛸12克，知母、桔梗、丹参、乌药、香附、延胡索、蒲黄、五灵脂、桃仁、乳香、没药、浙贝母、甘草各9克，柴胡、升麻各5克。每日1剂，水煎服。主治胃下垂。

4. 山药15克，鸡内金、党参各12克，白术、云苓各10克，砂仁、豆蔻、谷芽、六神曲、山楂、木香、甘草各6克，大枣6枚。每日1剂，水煎服。主治胃下垂。

5. 猪肚1具，黄芪、龙眼肉各30克，砂仁5克，调料适量。将猪肚洗净，与黄芪、龙眼肉、砂仁同水煎至熟，加入调料调味服食，2～3日1剂。主治胃下垂。

【名医指导】

1. 饮食调理：

（1）少食多餐，每日4～6餐为合适。

（2）细嚼慢咽，以利于消化吸收及增强胃蠕动和促进排空速度，缓解腹胀不适。

（3）食物细软，平时所吃的食物应细软、清淡、易消化。

（4）营养均衡，患者要注意在少量多餐的基础上力求使膳食营养均衡，糖类、脂肪、蛋白质三大营养物质比例适宜。其中脂肪比例偏低些。

（5）减少刺激，刺激性强的食物如辣椒、姜、过量酒精、咖啡、可乐及浓茶等，可使胃下垂患者的反酸、胃灼热症状加重，影响病情改善，故而这些食物应尽量少吃少喝，有所限制。

2. 防止便秘：日常饮食中多调配些水果蔬菜，因为水果蔬菜中含有较多维生素和纤维素，尤其是后者可促进胃肠蠕动，使粪便变得松软润滑，防止便秘发生。如清晨喝杯淡盐水或睡前喝杯蜂蜜麻油水，以缓解和消除便秘。

3. 动静相宜：胃下垂患者积极参加体育锻炼有助于防止胃下垂继续发展，还可因体力和肌力增强而增强胃张力，胃蠕动，改善症状。但是不要参加重体力劳动和剧烈活动，特别是进食后。

4. 保持乐观情绪：勿暴怒，勿郁闷。要坚持治疗、食物调理和康复锻炼，要有战胜疾病的信心。

5. 杜绝隐患：若已患慢性消化性疾病，应积极彻底治疗，以减少该病的发生。

其他胃病

本节内容为幽门梗阻与痉挛、贲门失弛缓症、胃结石、胃酸过多、胃酸过少，各病症的临床特点从略。

幽门梗阻与痉挛

【必备秘方】

1. 姜半夏20克，桃仁、当归、大黄各12克，枳实、生姜各10克，红花8克，升麻、丁香各6克。每日1剂，水煎，分2次服。脾胃虚弱者，加人参、白术各10克；肝郁气滞腹胀者，加柴胡、木香各10克，白芍12克；寒重者，加附子、桂枝各10克；热盛阴伤、便秘者，加生地黄、玄参各15克；梗阻严重者，加海藻15克，炮穿山甲、韭菜子各10克。主治幽门梗阻。

2. 柴胡、法半复、竹茹、夏枯草各12克，木香、枳实、赤芍、茯苓、生大黄（后下）各10克，干姜6克，大枣6枚。水煎至150～200毫升，待胃肠减压稳定72小时后，从胃管徐徐注入50毫升，胃管保留1～2小时。如无特殊反应，可拔胃管，数小时后口服第2次。第二日起，每剂水煎至200毫升，分2次温服。主治幽门梗阻。

3. 柴胡6克，郁金、川楝子、白术、香橼、枳壳、青皮、木香、大腹皮各12克，佛

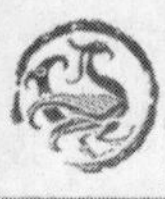

手15克。水煎，分2次服。口干、舌苔黄腻者，加龙胆、南沙参；呕恶者，加旋覆花、竹茹；大便不畅者，加槟榔；胃痛重者，加延胡索。主治胃炎合并幽门梗阻。

4. 生姜25克，大枣20克，炙甘草15克，半夏12克，人参、干姜、黄芩、黄连各10克。每日1剂，水煎2次，合并煎液，分4次服，重者1～2小时1次。主治幽门梗阻。

5. 白芍30克，甘草、生姜各10克。水煎，去渣，频服。主治幽门痉挛。

【名医指导】

1. 改善饮食习惯，以易消化的食物为主，避免刺激性物质，吃七分饱，维持规律、正常的饮食习惯。不要饥饱无常，不吃生冷刺激难消化食物。限制烟、酒。

2. 保持充足的睡眠、适度的运动及消除过度的紧张，是基本有效的方法。

3. 有长期溃疡病史的患者和典型的胃潴留及呕吐（呕吐则多在夜间发生，可以吐出隔日或隔夜的食物残渣，且有酸腐味，一般无胆汁）症状，必要时进行X线或胃镜检查，诊断不致困难。

4. 幽门梗阻及痉挛预防要点在于积极治疗溃疡病。积极有效的治疗溃疡病，防止出现痉挛性、水肿性和瘢痕性幽门狭窄而引起的梗阻。

5. 幽门梗阻患者忌用抗胆碱能或抗毒蕈碱药物。

6. 符合手术适应证的幽门梗阻患者，由于胃内容物潴留，细菌容易繁殖，以致黏膜充血、水肿，有碍术后吻合口的愈合。术前应禁食，术前晚洗胃，以减少炎症。

贲门失弛缓症

【必备秘方】

1. 木香、厚朴、大腹皮、槟榔、莱菔子、枳壳、赭石各30克，旋覆花20克，牛膝15克。每日1剂，水煎15分钟，滤出药液，加水再煎20分钟，去渣，两次煎液兑匀，分服。服药前5分钟，先服利多卡因10毫升（2%）。主治贲门失弛缓症。

2. 瓦楞子、刀豆子、赤芍、白芍各30克，当归、木瓜、藕节各12克，苦杏仁、旋覆花、橘红、赭石、红花、香附、玫瑰花各10克，砂仁、生姜各5克。每日1剂，水煎服。主治贲门失弛缓症。

3. 赭石60克，赤芍、白芍各30克，旋覆花20克，党参、穿山甲、皂角刺各10克，甘草5克，干姜3克。主治贲门失弛缓症。

4. 桂枝、地龙、当归、半夏各9克，橘红、紫苏子、沉香、麻黄、生姜、甘草各6克。每日1剂，水煎服。主治贲门失弛缓症。

5. 党参30克，茯苓、生姜、大枣各15克，吴茱萸、半夏各12克，荜茇、丁香各6克。每日1剂，水煎服。主治贲门失弛缓症。

【名医指导】

1. 少食多餐，饮食细嚼，避免进食过快、过冷和刺激性食物。

2. 对精神神经紧张者可予以心理治疗。

3. 部分患者采用Valsalva动作，以促使食物从食管进入胃内，解除胸骨后不适。

4. 舌下含硝酸甘油可解除食管痉挛性疼痛，如速食管排空。

胃结石

【必备秘方】

1. 山楂30克，鸡内金、核桃仁各15克。每日1剂，水煎15分钟，滤出药液，加水再煎20分钟，去渣，两次水煎液兑匀，分服。主治胃结石。

2. 丹参30克，山楂20克，半夏、鸡内金、三棱、莪术、钩藤、莱菔子各12克，陈皮、茯苓、木香各10克，大黄8克，甘草6克。每日1剂，水煎服。主治胃结石。

3. 生山楂、生六神曲、生麦芽、槟榔各15克，制厚朴、枳实、生大黄各9克。每日1剂，水煎，分3次服。主治胃结石。

4. 山楂、六神曲、麦芽、鸡内金、枳实、白术、苍术各20克，砂仁10克，干姜，甘草各5克。每日1剂，水煎服。主治胃结石。

5. 山楂、六神曲、麦芽、槟榔各15克，枳实、厚朴、大黄各9克。每日1剂，水煎服。主治胃结石。

【名医指导】

1. 饮食方面要做到规律、合理，即以高

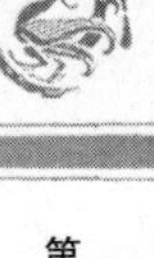

蛋白、高维生素食物为主。选择营养价值高的植物或动物蛋白，如牛奶、蛋类、鱼类、瘦肉、各种豆制品等。各种新鲜蔬菜、瓜果富含维生素，营养价值高。

2. 控制钙的摄取量：胃结石中有的由钙或含钙的产品形成的。如果你上一回的胃结石主要是钙的成分，首先，你得注意钙质的摄取。如果你正服用营养补充品，应请教医师是否必要；其次，检查每日高钙食物的摄取量，包括牛奶、干酪、奶油及其他乳制品。牛奶及抗酸药可能产生胃结石。

3. 多喝水：最重要的预防是提高水分的摄取量。那么，水能稀释尿液并防止高浓度的盐类及矿物质聚积成胃结石。合适的饮水量是达到每日排 2 升的尿液才算足够。如果一整天都在烈日下工作，更应该多喝水。加食米糠可以防止结石发生。

4. 多活动：不爱活动的人容易使钙质淤积在血液中，应该到户外走走或运动。运动可帮助钙质流向它所属的骨头，勿整天坐等胃结石的形成。

5. 勿过量食用富含草酸钙的食物：大约 60%的结石属于胃结石。因此应限量摄取富含草酸钙的食物。避免酒精、咖啡因、茶、巧克力、无花果、干羊肉、核果、青椒、红茶等，包括豆类、甜菜、芹菜、巧克力、葡萄、青椒、香菜、菠菜、草莓及甘蓝菜科的蔬菜。

6. 无论是西药或中药治疗，用药时间应在三餐之间或空腹服用，以利于药物与胃石充分作用，提高治疗效果。

胃酸过多

【必备秘方】

1. 白术、海螵蛸（去壳）各 30 克。共为末，每次冲服 10 克，每日 2～3 次。同时口服雷尼替丁 150 毫克，早、晚各 1 次。主治胃酸过多。

2. 啄木鸟 1 只（去皮、毛、内脏，火上焙干），海螵蛸 30 克（去壳）。共为细末，每次冲服 10 克，每日 2～3 次。主治胃酸过多。

3. 海螵蛸 15 克（去壳，研末），白及 10 克。以白及煎汤送服海螵蛸粉末，每日 2～3 次。主治胃酸过多。

4. 猪肚 1 个，甘草粉 30 克。以猪肚包甘草，加水炖熟，分 4 次服食，每日 2 次。主治胃酸过多。

5. 三七粉 3 克，猪瘦肉 200 克。加水炖熟服食，每日 2 剂。主治胃酸过多。

【名医指导】

1. 首先要养成良好的饮食习惯，一日三餐要定时定量，不要暴饮暴食或睡前进食。睡觉时将头部或床头垫高一点。

2. 多食富含蛋白质的食品，少吃刺激性食物，避免烟酒等对胃的损害。不吃冰冻和很热的食物、饮料，饮食的温度应适中，茶、水、汤都不宜过热。

3. 饮食以清淡为主，同时，要注意饮食卫生，生吃瓜果要洗净，不吃变质食物。肉类要炒煮熟，蔬菜不要半生。

4. 调节工作节奏，保证充足睡眠，以缓解工作压力。放松精神，保持平和心态。另外，加强运动，增强体质。

5. 诊断相关性疾病，患者的症状非常重要。其次是胃镜检查，不仅可以取活体组织检查，甄别各种类型胃病，甚至胃癌，还可以进行止血等各种治疗。对病情较为复杂，或是经过抗幽门螺杆菌、抑酸等治疗效果不明显的，还可以根据患者的情况选择 24 小时或 48 小时食管 pH 值检测、24 小时胃 pH 值检测等，以明确诊断。

胃酸过少

【必备秘方】

1. 薏苡仁 15 克，厚朴 3 克，大枣 7 枚，茶叶 6 克。每日 1 剂，水煎，去渣，分服。主治胃酸过少。

2. 山楂、槟榔各 30 克，冰糖 180 克。共为细末。每次冲服 10 克，每日 2～3 次。主治胃酸过少。

3. 莲子、大枣、龙眼肉各 20 克。水煎，去渣，分 3 次服。主治胃酸过少。

4. 山药 100 克。切片，煮熟服食，每日 1～2 剂。主治胃酸过少。

5. 山楂片适量。饭后嚼食 3～5 片，每日 3 次。主治胃酸过少。

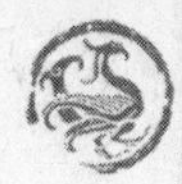

【名医指导】

1. 胃酸过少通常是其他疾病的第二症状，但也可以因为使用解酸药，针对肠胃的放疗，或胃绕道手术并发症等原因引起。尽管胃酸过少有什么风险还不是很清楚，但已知这一问题可以导致胃癌风险增加。

2. 胃酸是消化系统很重要的组成部分，它让胃的 pH 值保持在较低水平，并刺激释放胃蛋白酶分解饮食中的蛋白质。此外，胃酸还帮助防止细菌生长，因为它们难以在高酸环境下生存。胃酸缺乏，细菌容易在胃内繁殖，可造成慢性胃炎。

3. 胃酸过少的人可能会经历不同的肠胃症状，并且许多还与胃酸逆流疾病有些类似。这些症状包括疼痛或吞咽困难，反流，恶心，胃灼热和过度流涎等。胃酸太少还可以导致肠道细菌异常繁殖，并引起腹泻，以及营养和维生素吸收不良等问题。此外，特定类型的细菌感染风险机会也会增加，其中包括弧菌。

4. 导致胃酸过少的原因还包括免疫系统紊乱、胰腺肿瘤、分泌血管活性肠肽、胃癌、恶性贫血、幽门螺杆菌感染、先天性黏脂糖症等疾病。如果出现任何这类症状，及时就医很重要。因为胃酸水平过低导致的症状不仅不舒服，还极其危险。

胰腺炎

胰腺炎可分为急性与慢性两类。前者多由胰液分泌异常亢进或胰酶在胰管内被激活，引起胰腺组织自身消化，导致局部炎症反应，所造成的急性病患。常见症状为突发性腹部疼痛（痛甚时连及两胁），恶心呕吐，高热，黄疸。本病轻症中医属“胃脘痛”、“腹痛”、“胁痛”、“呕吐”等范畴，重症属“结胸”、“厥逆”等范畴。后者多因饮食不节，虫扰，受寒，情志不遂等，使脾胃失调，肝胆失疏，气机郁滞所致。

本病多见于素体阳旺热盛者，嗜酒者尤为多见。初病即可显现正盛邪实之阳热实证，具有起病急骤、疼痛剧烈、变化迅速、病热凶险等特点，并且容易导致实热蕴结于中焦、阻滞肝胆、热甚变毒。耗血动血，变生厥脱、黄疸和各种血证等多种危症。继之可演变成正虚邪实相互交错局面，症见疼痛持续、皮肤湿冷、汗出淋漓、面色苍白、脉来细数等；亦可成正不胜邪、内虚外脱局面，症见大汗淋漓、喘促不安、神志淡漠、四肢厥冷等。从气血病变上来讲，初发以气机郁滞、气逆上冲为主，症见胃脘胀痛、恶心呕吐；随之以气滞血瘀为主，症见疼痛持续，剧烈难忍，部位固定；进而发展则成厥脱之证。

急性胰腺炎

【必备秘方】

1. 柴胡、黄芩、大黄（后下）各 15 克，白芍 12 克，半夏、枳实、生姜各 10 克。每日 1 剂，水煎 15 分钟，滤出药液，加水再煎 20 分钟，去渣，两次水煎液兑匀，分服。发热者，加金银花、蒲公英、栀子各 10 克；便秘者，加玄明粉 10 克（冲服）；呕吐重者，加赭石、竹茹各 20 克；腹胀者，加莱菔子、厚朴各 10 克；黄疸者，加茵陈 20 克，龙胆 10 克；吐蛔者，加槟榔、使君子仁各 10 克；血瘀者，加桃仁、丹参各 10 克；腹痛甚者，加延胡索、川楝子、木香各 10 克。主治急性胰腺炎。

2. 槟榔、使君子、苦楝皮各 15 克，柴胡、黄芩、胡黄连、木香、芒硝（冲服）各 10 克，细辛 3 克。每日 1 剂，水煎，分 2 次服。热象明显者，加茵陈、栀子；疼痛甚者，木香至 15 克（或加延胡索 10 克）。主治急性胰腺炎。

3. 大黄 20 克（后下），柴胡、玄明粉（冲服）、枳壳、半夏、白芍、紫苏梗各 10 克。每日 1 剂，水煎服。气滞者，加厚朴、大腹皮各 10 克；肝胃积热者，加黄连、竹茹各 10 克；湿热者，加栀子、龙胆各 10 克；血瘀者，加赤芍、桃仁、红花各 10 克。主治急性胰腺炎。

4. 金银花、连翘、蒲公英、紫花地丁各 30 克，大黄 15 克，芒硝（冲服）、枳实、厚朴、赤芍、白芍各 10 克。每日 1 剂，水煎服。如果系急性坏死性（包括出血性）胰腺炎病危者，应立即送往医院抢救。主治急性

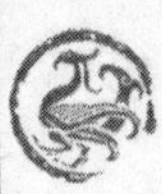

胰腺炎。

5. 米醋40毫升，绿茶5克。将绿茶沸水冲泡，兑入米醋饮服，每日3剂。主治急性胰腺炎。

【名医指导】

1. 禁食：急性胰腺炎发作期和慢性胰腺炎急性发作时，均应禁食，经口的水分补充也应禁止。可从静脉输注葡萄糖、氨基酸、电解质等以维持营养及水、电解质平衡，切忌过早进食。因为食糜及胃酸进入十二指肠后，可刺激十二指肠分泌胰腺素，使胰酶分泌增加，不利于胰腺炎的恢复，甚至加重病情。一般应禁食到疼痛停止，体温恢复正常。此后可根据情况逐步进食低脂流质、低脂半流质，逐渐过渡到含一定量蛋白质的饮食，并且随时观察病情变化，调整饮食结构。

2. 高蛋白、高热量、低脂肪饮食：对于胰腺炎患者首先应遵守的原则是高蛋白、高热量、低脂肪饮食。无论是急性胰腺炎愈后，还是慢性胰腺炎静止期都应该以清淡饮食为主，且饮食应易消化，每日脂肪不可超过20克。蛋白质每日可达70克，糖类的摄食量应根据是否并发糖尿病及其严重程度决定，并多食绿叶蔬菜和水果。

3. 忌暴饮暴食："饮食有节"是每个人都应遵守的健康原则。对于胰腺炎患者更应注意饮食要有规律，饭有定时，食有定量，一餐不可过饱，以九分饱为度，必要时还应少食多餐，避免给胰腺造成过重负担；细嚼慢咽，不狼吞虎咽。

4. 戒酒：酗酒是引发胰腺炎的一大诱因，会引起胰腺分泌过度旺盛，还可引起十二指肠乳头水肿与Oddi括约肌痉挛。对于慢性酒癖者常有胰液蛋白沉淀，形成蛋白栓子堵塞胰管，致胰液排泄障碍。

5. 尽量避免刺激性食物，以减少胃酸和胰液的分泌，以防急性发作或病情加重。

6. 预防胆道疾病首先在于避免或消除胆道病因。如预防肠道蛔虫、及时治疗胆道结石以及避免引起胆道疾病急性发作，都是避免引起急性胰腺炎的重要措施。

7. 上腹部损害或手术内镜逆行胰胆管造影、感染、糖尿病、情绪及药物也可引起急性胰腺炎，须引起警惕。

慢性胰腺炎

【必备秘方】

1. 山楂、六神曲、麦芽、大腹皮各30克，肉豆蔻、当归、赤芍、穿山甲、枳实、枳壳、厚朴、丹参各10克，大黄、甘草各5克。每日1剂，水煎15分钟，滤出药液，加水再煎20分钟，去渣，两次水煎液兑匀，分服。主治慢性胰腺炎。

2. 山楂、白芍、黄芩各15克，柴胡、半夏、郁金、党参各10克，黄连、大黄各5克。每日1剂，水煎服。主治慢性胰腺炎。

3. 柴胡、黄芩、胡黄连、厚朴、枳壳、木香、大黄（后下）、芒硝（冲服）各15克。每日1剂，水煎服。主治气滞型慢性胰腺炎。

4. 木香、乌药、槟榔、郁金、当归、川芎、红花、桃仁各10克，甘草5克，大黄3克。每日1剂，水煎服。主治慢性胰腺炎。

5. 山楂30克，荷叶12克，蜂蜜适量。每日1剂，将山楂洗净，荷叶洗净、切细，同入沙锅中加水500克，煎至200克，去渣，加入蜂蜜，早、晚分服。主治慢性胰腺炎。

【名医指导】

1. 积极防治相关疾病：胆系疾病是老年人的常见病、多发病，积极防治胆系疾病是预防老年人慢性胰腺炎的重要措施。此外，与本病发病有关的疾病，如甲状旁腺功能亢进、高脂血症等也必须积极防治。

2. 积极、彻底地治疗急性胰腺炎：老年人慢性胰腺炎患者中，有相当一部分有急性胰腺炎病史，推测本病的发病可能与急性胰腺炎未彻底治愈有关。故此，患有急性胰腺炎者必须积极治疗，彻底治愈，以免留下后患。

3. 不酗酒、少饮酒：长期酗酒之人易引起慢性酒精中毒，酒精中毒是慢性胰腺炎的重要发病原因之一，故从青年开始就应养成不酗酒或只是少量饮酒的良好习惯。如果患有慢性胰腺炎者，为防止病情发展，必须彻底戒酒。

4. 饮食有度：慎饮食，防止暴饮暴食，对预防本病非常重要。高脂肪大肥大肉的食

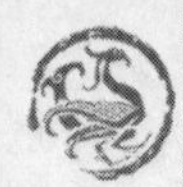

物是引起慢性胰腺炎急性发作或迁延难愈的重要原因，因此一定要禁吃大肥大肉。同时，老年人饮食宜清淡，少食辛辣肥甘、醇酒厚味，以防肠胃积热引发本病。

5. 怡情节志、心情舒畅：老年人宜避免忧思郁怒等不良的精神刺激，心情愉快，则气机调畅，气血流通，可防本病。

急性胆囊炎

急性胆囊炎为临床常见的急症，是由胆囊出口梗阻和细菌感染所引起的胆囊急性炎症。按病理变化分为单纯性、化脓性及坏疽性3种，可为初发，也可为慢性胆囊炎的急性发作。其发病较急，主要表现为右上腹持续性疼痛，可有阵发性加剧，并常放射到右肩及背部疼痛；常有恶心、呕吐及发热，感染严重时可有轻度黄疸；右上腹有压痛及轻度肌紧张；当胆管完全梗阻时，可见灰白色粪便；当胆囊化脓或坏疽时，右上腹压痛和肌紧张程度加剧，范围扩大；并发穿孔时，有弥散性腹膜炎体征，白细胞计数及中性粒细胞增高。多见于中年女性。本病中医属“胁痛”、“腹痛”、“结胸发黄”、“黄疸”、“胆心痛”等范畴，常因情志不舒、饮食不节、过度劳累或外邪侵袭等所致。湿热、热毒、秽浊之邪内侵肝胆，致使肝失疏泄，气机不畅，逼迫胆汁外溢，中焦气机升降失常，导致腹痛剧烈、发热、恶心、呕吐等。临床治疗多以清热解毒，祛湿泄浊，疏肝利胆，活血消积，通腑导滞等法为主。

【必备秘方】

1. 茵陈、金银花、蒲公英、连翘、赤芍各30克，柴胡、鸡内金、黄芩、大黄、姜半夏、生甘草各10克，猪胆汁2毫升。每日1剂，水煎服。内热炽盛者，加黄连、栀子；肝胆实热者，加龙胆；腹满燥实者，加厚朴、枳实；大便干结者，加芒硝；痛甚者，加延胡索、乌药；湿偏重者，加玉米须；气虚者，去大黄，加黄芪、党参；血虚者，加当归；病重痛甚者，每日2剂，4小时服1次。

2. 金钱草、金银花各30克，柴胡、郁金、连翘各15克，香附、黄芩、大黄（后下）、枳壳、芒硝各10克。每日1剂，水煎服。腹痛剧者，加延胡索15克，川楝子10克；高热者，加生石膏30～60克，龙胆10克，大青叶10～15克；恶心呕吐者，加生姜、半复、竹茹各10克；黄疸重者，加茵陈30克；由蛔虫所致者，加使君子、槟榔各15克。主治急性胆囊炎。

3. 桃仁20克，桂枝15克，大黄、黄芩、黄连、枳实、甘草各6克。每日1剂，水煎2次，混合煎液，分4次服。痛甚者，加白芍15克，延胡索10克；发热者，加栀子10克，金钱草15克。主治急、慢性胆囊炎。

4. 金钱草、郁金、金银花、大黄各30克，威灵仙、姜黄、黄芩、鸡内金各15克。每日1～2剂，水煎15分钟，滤出药液，加水再煎20分钟，去渣，两次煎液兑匀，分服。主治急性胆囊炎。

5. 陈皮、山楂、鸡内金各100克，乌梅6克，蜂蜜少许。将陈皮、鸡内金研末，山楂肉、乌梅肉捣烂，与蜂蜜调匀，用开水冲服，每日1次。主治急性胆囊炎。

【名医指导】

1. 注意饮食：食物以清淡为宜，进食应限于低脂肪、低蛋白、少量易消化的流质或半流质，随着病症的消退可逐渐加入少量脂肪及蛋白食物，如瘦肉、鱼、蛋、奶和水果及鲜菜等。少食油腻和炸、烤食物，禁食过冷过热的食物。

2. 保持大便畅通。

3. 要改变静坐生活方式，多走动，多运动。

4. 养性，长期家庭不睦，心情不畅的人可引发或加重此病，要做到心胸宽阔，心情舒畅。

慢性胆囊炎

慢性胆囊炎以腹痛为主要症状。本病中医属“胁痛”、“胆胀”、“黄疸”等范畴。其病因以情志不调、饮食不节、感受外邪、感染虫积等为主要因素，地理水土对发病亦有一定影响。其病位主要在肝、胆，涉及脾胃大肠。病机为肝胆失疏，胆汁排泄不畅，结石阻塞，胆府不通。主要病理产物为胆石形成，结石一旦形成，或充塞胆腑，或堵塞胆道，而致肝胆气机不畅。临床常见脘痛连胁、嗳气腹胀等，甚则可致胆腑气滞血瘀而发生绞痛。结石阻塞胆道，胆汁瘀积而泛滥不循常道，或因湿热交蒸于肝胆，以致胆汁外溢肌肤，形成黄疸。若又为热毒所侵，或因湿热化火，热毒内燔，则高热寒战；若热毒进而内陷心包，扰乱神明，临床可见谵语、神昏，故病理因素有气滞，血瘀、湿阻，热毒。急性期以邪实为主，静止期或慢性期（包括术后残余结石）以正虚为主或虚实夹杂。

【必备秘方】

1. 茵陈、连翘，大青叶、金银花各15克，延胡索、青蒿、柴胡、川楝子各12克，栀子、青黛、黄芩各10克。每日1剂，水煎服。急性发作，加大黄、龙胆各9克；有胆石者，加金钱草、海金沙各15克；胆道有蛔虫者，加乌梅、槟榔、花椒、细辛各6克；食少纳呆者，加山楂、六神曲、麦芽、鸡内金各10克；腹胀呕吐者，加青皮、枳壳、半夏、佛手各10克，胁背肩痛者，加木香、郁金、姜黄各10克；右上腹刺痛者，加蒲黄、五灵脂各10克；病程长、肝区疼痛者，加当归、白芍、生地黄各10克；黄疸者，加栀子15克，并加重茵陈用量。主治慢性胆囊炎。

2. 黄芪18克，白芍15克，柴胡、白术、陈皮、茯苓、泽泻各12克，党参、半夏、防风、炙甘草、生姜、大枣各10克，羌活、独活各8克，黄连6克。每日1剂，水煎服。血瘀者，去茯苓、泽泻、羌活、独活，加炒蒲黄、五灵脂各12克，丹参15克。主治慢性胆囊炎。

3. 金钱草20～30克，金银花10～20克，厚朴、海金沙、芒硝（冲服）、郁金各10～15克，鸡内金、枳实、大黄（后下）各6～10克，甘草6克。每日1剂，水煎，早、晚分服。主治慢性胆囊炎、胆结石、肝内胆管结石、胆囊术后综合征、胆道功能性疾病、泌尿系结石及合并感染。

4. 黑豆、郁金、半夏、枳壳、木香、白术各15克（共研末），鲜黑牛胆1枚。共将药末装入牛胆内封口，待胆汁将药物浸透后，置瓦上焙干，研末过筛。每日2～3次，每次3～6克，以开水送服。1剂为1个疗程，症状消失后继服1剂。主治慢性胆囊炎（忌油腻腥物）。

5. 枸杞子、佛手、马料豆、黑木耳各10克，粳米100克，冰糖、蜂蜜各15克。每日1剂，将黑木耳用清水泡发、洗净，与佛手一同切碎；将粳米、马料豆洗净，加水煮至五成熟时，入枸杞子、黑木耳、佛手、冰糖煮熟，调入蜂蜜，分3次服。主治慢性胆囊炎、胆石症。

【名医指导】

1. 慢性胆囊炎急性发作时患者应绝对卧床休息。

2. 慢性胆囊炎的膳食，应根据病情给予低脂肪、低胆固醇的半流质食物或低脂肪，低胆固醇的软食。低脂肪是指脂肪总量以每日20～30克为宜，并把这些脂肪总量分在各餐中。低胆固醇是指忌食用含胆固醇较高的食物，如蛋黄、脑、肝及鱼子等。因鱼油中含大量多烯酸，能降低血中胆固醇水平，平日可多食鱼类食物。

3. 避免便秘发生，因其能影响胆汁的排出，所以适当用些含粗纤维的蔬菜和水果。

4. 多饮水，多活动，适当的参加一些体育锻炼，增强体质，同时避免过度劳累及经常熬夜。

5. 调节情志，保持一种平和的心态，避免烦躁易怒。

胆道蛔虫病

胆道蛔虫病是指蛔虫钻入胆道而引起的急腹症。发病以儿童及青壮年多见，农村发病率高于城市。患者有吐蛔虫及便蛔虫史；突然出现的剑突下偏右阵发性钻顶样剧痛，伴恶心、呕吐，可吐出蛔虫；十二指肠液镜查有蛔虫卵，钡透视可见十二指肠内有条索状虫影指向胆总管开口十二指肠乳头；由粪便排出黄染虫体（或有环状虫体），是蛔虫曾钻入胆道的佐证；经静脉胆道造影、B超检查和ERCP检查均可发现胆道内的蛔虫。

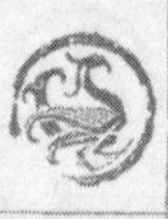

【必备秘方】

1. 茵陈30克，生大黄（后下）、厚朴15克，芒硝（冲服）、枳实各12克。大便秘结者，煎沸即可；便溏者，煮沸后煎5分钟。先饮苦酒（米醋）10～15毫升，再服中药100毫升，每日3次，每日1剂，小儿酌减。呕吐者，以生姜汤止呕；腹痛、剧烈呕吐、服药困难者，先予针刺合谷、足三里、胆囊穴，再服中药；合并胰腺炎，加败酱草20克。主治胆道蛔虫病。

2. 茵陈、乌梅、苦楝皮各30克，槟榔15克。每日1剂，水煎，空腹分3次服。合并胆道感染、恶寒发热者，加柴胡9克，黄芩15克，金银花30克；呕吐重者，加半夏9克，竹茹6克；大便秘结者，加大黄10克；痛剧者，加延胡索10克。主治胆道蛔虫病。一般1～2剂即可止痛排虫，最多不超过8剂。

3. 槟榔、苦楝皮、白芍、使君子各15克，黄芩各12克，枳实10克，柴胡、大黄、乌梅、川楝子、车前子各9克，花椒6克。每日1剂，水煎，分3次服。主治胆道蛔虫病并发胰腺炎。

4. 金钱草30克，木香、苦楝皮各15克，乌梅、郁金、枳壳、槟榔、黄芩、大黄各9克，使君子仁10克。水煎15分钟，滤出药液，加水再煎20分钟，去渣，两次煎液兑匀，分服，每日1～2剂。主治单纯型胆道蛔虫病。

5. 花椒（去椒目，研细末）10克，鸡蛋1～2枚，花生油少许（香油最佳，猪油亦可）。将花生油烧热后放入花椒末，略炒，打入鸡蛋炒熟，顿服，每日3～4次。主治胆道蛔虫病。连服3～6次。止痛后，即可驱虫（最好不用山道年），便可将虫排出体外。疼痛重者，加食醋30～50克、温水适量。小儿量酌减。

【名医指导】

1. 全社会动员，做好管水、管粪等卫生防治工作，积极宣传，把好传染源，切断传播途径。

2. 养成良好的卫生习惯，不吃不洁之生菜瓜果，饭前、便后要洗手，防止病从口入。

3. 肠道有蛔虫的患者，在进行驱虫治疗时，用药剂量要足，以彻底杀死，否则因蛔虫轻度中毒而运动活跃，到处乱窜，极有可能钻入胆道而发生胆道蛔虫病。

4. 驱虫药应选择清晨空腹或晚上临睡前服用。

5. 胆道蛔虫病应遵医嘱彻底治疗，以免虫卵、虫体残骸在胆道内滞留导致胆结石。

急性肝炎

急性肝炎是常见的肝脏急性炎症病变，以急性肝细胞坏死和炎症反应为病理特点。临床主要分为急性黄疸型肝炎和急性无黄疸型肝炎，甚者可突发为急性、亚急性重型肝炎。成年人较儿童为多见。本病中医属“黄疸”、“胁痛”等范畴，其病因病机与疫毒传染、饮食、饮酒、感受外邪、劳倦、情志不畅等有关，主要由于内外感时邪（湿热）疫毒，侵犯脾胃，郁蒸肝胆所致。病机方面，黄疸的形成多归因于湿热，有湿热并重，湿重于热，热重于湿之分。无黄疸型多与肝郁、肝胃不和、血瘀、肝肾阴虚、脾肾阳虚等有关，也有不同程度的湿热象。

急性黄疸型肝炎

【必备秘方】

1. 茵陈、板蓝根、蒲公英各30克，栀子、大黄、柴胡、枳壳、半夏、郁金、车前子各12克。每日1剂，水煎服。热偏盛者，加龙胆、木通、黄柏、滑石各5克；湿偏盛者，加苍术、广藿香、猪苓、泽泻各10克；胁痛者，加木香、延胡索、川楝子各10；腹胀者，加厚朴、青皮、佛手各10克；皮肤瘙痒者，加苦参、土茯苓各15克；阳虚湿盛者，去蒲公英、板蓝根、栀子加薏苡仁30克，桂枝、白术各10克，附子、干姜各5克。主治急性黄疸型肝炎。

2. 茵陈、白茅根各30克，生何首乌、连翘、牡丹皮、大青叶、板蓝根、半枝莲、茜草、丹参各15克，柴胡12克，甘草6克。每日1剂，冷水浸泡，连煎2次（加水高出药面3～6厘米），每次水煎30分钟，滤出药液，合并，分3次服完，连服50～60日。主治急性黄疸型乙型肝炎。

3. 板蓝根、白花蛇舌草、虎杖、丹参、黄芪各30克，栀子、当归、白术各15克，甘草5克。每日1剂，水煎服。丙氨酸氨基转移酶升高明显者，加连翘30克，山楂15克；黄疸伴胆囊炎，加赤芍、金钱草各30克。主治急性黄疸型肝炎。

4. 茵陈、板蓝根各30克，白茅根、车前子、山楂、六神曲、麦芽各15克，黄芩、栀子各9克。每日1剂，水煎15分钟，滤出药液，加水再煎20分钟，去渣，两次煎液兑匀，分服。主治急性黄疸型肝炎。

5. 虎杖500克，五味子250克，蜂蜜1000克。将虎杖、五味子洗净，加水浸泡30分钟，以中火煎开后改用文火煎30分钟，滤出药液，加水再煎，去渣，合并煎液加热浓缩，加入蜂蜜混匀，冷藏保存。开水冲服，每次1勺，每日3次，连服80～60日。主治急性肝炎胁痛及转氨酶增高。

【名医指导】

1. 适当休息：肝炎症状明显期特别是有黄疸者应卧床休息，直至症状和黄疸明显消退方可起床活动，逐步增加活动量或延长活动时间，以活动后不觉疲乏为度。

2. 合理饮食：以流食为主，少量多餐，保证水分的供给以利于利尿排黄，应补充B族维生素和维生素C。黄疸严重者注意维生素K的补充。

3. 避免饮酒、过度劳累和使用对肝脏有害的药物：急性肝炎患者还应该注意禁食辛辣、油腻物，禁烟戒酒，忌食生冷物，以免加重肝脏负担。

4. 急性肝炎的传染性一般较强，为了避免传染，急性肝炎患者最好与家人隔离，分开用餐。

5. 急性肝炎患者暂时不要过性生活：一方面是为了避免加重肝炎患者的肝脏负担，防止病情恶化，另一方面是因为急性期传染性较强，避免通过性接触传染给配偶。

6. 如果感染的是急性乙型病毒性肝炎，患者的家人可以及时去医院接种乙肝疫苗。但在产生足量乙肝表面抗体前，还应注意避免传染。

慢性迁延性肝炎

慢性迁延性肝炎是指急性肝炎迁延不愈、病程持续超过6个月，或肝炎起病隐匿，待临床发现疾病已成慢性。有慢性肝炎（轻、中、重度）及慢性重型肝炎。本病中医属“胁痛”、“黄疸”、“积聚”、“虚劳”等范畴，多由于急性期湿热未尽、迁延不愈所致。其病因为外感湿热疫毒，内伤郁怒，饮食不节等导致脏腑功能失调，阴阳气血亏损；湿热未尽，余毒留滞，脾、胃、肝、肾等脏腑功能失调，气血亏虚，阴阳两虚，形成正邪相争、正虚邪恋的局面。病程中如火热耗伤阴液，肝阴不足，累及肾阴亦亏，则成肝肾阴虚证；如木不疏土，肝病传脾，及肝气横逆犯胃，则形成肝脾不调、肝郁脾虚，或肝胃不和证；虽初期湿热之邪侵及气分，但病久正气渐伤，不能胜邪，邪入血分，血行不畅，形成肝经血瘀或肝脾血瘀证。湿热阻滞是致病主因，毒和瘀交互影响是导致本病迁延和加重的主要病机，病位主要在肝、胆、脾、胃，也可涉及肾、心。

【必备秘方】

1. 党参、当归各15克，茯苓、生地黄、熟地黄各12克，白芍、白术、川芎各9克，甘草6克。每日1剂，水煎15分钟，滤出药液，加水再煎20分钟，去渣，两次煎液兑匀，分服。丙氨酸氨基转移酶高者，加地耳草、垂盆草、黄芩、土茯苓各10克；阴虚者，加天冬、枸杞子、南沙参、石斛各10克；肝区痛者，加柴胡、刘寄奴、丹参、五灵脂各10克；乙型肝炎病毒表面抗原阳性者，加虎杖、女贞子、淫羊藿、肉苁蓉、巴戟天各10克。主治慢性肝炎。

2. 黄芪、丹参、郁金、茯苓各30克，白术、茵陈、秦艽、黄精各15克，柴胡、赤芍、白芍、山楂、青皮、陈皮各10克，甘草5克。肝脾大者，加炙鳖甲30克；丙氨酸氨基转移酶增高者，加败酱草15克；合并胆系感染者，加蒲公英30克；面黄、唇白、舌质淡者，加紫河车15克。主治慢性迁延性肝炎

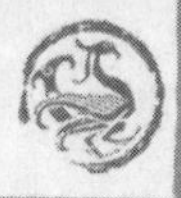

（白、球蛋白比例倒置）。

3. 郁金、茯苓、黄芪、丹参各 30 克，白术 15 克，柴胡、赤芍、白芍、山楂、六神曲、青皮、陈皮、茵陈、秦艽、黄精各 10 克，甘草 5 克。每日 1 剂，水煎服。丙氨酸氨基转移酶高者，加败酱草 15 克；胆系感染者，加蒲公英、紫花地丁各 15 克；澳抗阳性者，加苦参 15 克；贫血者，加紫河车 15 克。主治慢性肝炎。

4. 丹参、北五味子各 400 克，板蓝根 200 克。晒干，研细末，炼蜜为丸（每丸重 10 克）。温开水送服，每次 1～2 丸，每日 3 次（以上为 1 个疗程药量），连服 3 个疗程（忌食油腻、辛辣之物）。主治慢性肝炎。

5. 枸杞子 30 克，麦冬 10 克，花生米 30 克，猪瘦肉 60 克，鸡蛋 4 枚，食盐、味精、湿淀粉、花生油各适量。将花生米炸脆，冷却备用；枸杞子洗净，氽水后，捞出备用；麦冬洗净，煮熟，切碎，备用；猪瘦肉切块。将鸡蛋打入碗内，加少许盐搅匀，再把蛋汁倒入另一碗中（碗壁涂油防粘），隔水蒸熟，冷却后将蛋羹切成丁状。炒锅上火，放入花生油烧热，投入猪肉块炒熟，再入蛋丁、枸杞子、麦冬末、花生米、炒匀加盐少许，用湿淀粉勾芡，放入味精调味，分 2～3 次服，每日 1 剂。主治慢性肝炎、早期肝硬化。

【名医指导】

1. 建议慢性迁延性肝炎患者要做好定期复查，包括肝功能、B 超、HBV-DNA 等等。一旦发现异常，就要积极治疗。

2. 患者要注意日常保健，饮食宜食用高蛋白、丰富维生素、低脂肪易消化的食物，品类多样营养调节均衡，忌酒，少吃辛辣、刺激、腌制品食物等。

3. 保证足够的休息，辅以适当药物，避免饮酒、过劳和损害肝脏药物。

4. 调节情志，保持精神愉快，情绪稳定，气机条达。要树立战胜疾病的信心，病程经过虽较长，但病情稳定，不易发展为肝硬化，预后较好。

肝硬化

肝硬化是指各种原因作用于肝脏引起肝脏的弥漫性损害，使肝细胞变性坏死，残存肝细胞形成再生结节，原有肝小叶结构破坏，形成假小叶，在此基础上出现一系列肝功能损害与门脉高压症等临床表现的一种疾病。临床上以食欲减退、厌油、食后腹胀不适、乏力、右上腹隐痛、腹胀、腹泻（多数有不同程度的黄疸）等为主要表现，常并发上消化道出血、肝性脑病、感染、肝肾综合征，水、电解质紊乱、原发性肝癌等。本病中医属“积聚”、“臌胀”等范畴，其病因病机与情志郁结、酒食不节、感染虫毒以及黄疸、胁痛迁延不愈有关。其病机特点是肝脾肾功能受损、气血水液代谢异常。代偿期为肝脾肾俱损，血瘀内积、湿热内蕴，故有腹胀、乏力、纳差、厌油等症状，失代偿期则为气血水相互搏结、三焦失司、水乏络伤，故出现腹水、水肿，甚至昏迷。

【必备秘方】

1. 茵陈 30 克，生黄芪、茯苓皮、泽泻、车前子（包煎）、冬瓜子、冬瓜皮、大腹子、大腹皮、白术、党参各 15 克，香附、川楝子、陈皮各 10 克，木通 3 克。每日 1 剂，水煎，分 2 次服。主治肝郁脾虚型晚期肝硬化。

2. 当归、槟榔、白参、丹参、大腹皮各 30 克，三棱、莪术、鳖甲各 20 克，吴茱萸、京大戟、商陆各 15 克，大黄、桃仁、赤芍、郁金、青皮、甘遂各 10 克，木香 8 克，麦芽 50 克。共为末，每次冲服 3 克，每日 2～3 次。腹胀者，加莱菔子 20 克，枳壳、厚朴各 10 克；大便秘结者，加番泻叶 10 克；尿少者，加泽泻 10 克；肝脾大者，加穿山甲、牡蛎各 10 克。主治肝硬化腹水。

3. 黄芪、葶苈子、车前子各 30 克，大腹皮、丹参、莪术、山楂各 15 克，防己 12 克，当归、白芍、郁金各 9 克，椒目 6 克。每日 1 剂，水煎服。气虚者，加党参、白术、山药各 15 克；阳虚者，加干姜、附子各 6 克；阴虚者，加阿胶、龟甲、枸杞子各 10 克；湿热者，加白花蛇舌草、败酱草、豆蔻、茵陈、虎杖各 10 克。主治肝硬化腹水。

4. 甘遂、大黄、陈皮、槟榔、黑丑、白丑、猪牙皂各等份。共研极细末，炼蜜为丸。每次 6 克，每日 1 次，早晨空腹时用淡姜汤送服，10日为1个疗程。在治疗前及治疗期间，均辅以干酵母、多种维生素口服，高渗葡萄糖加维生素C静脉注射，并配合高营养无盐饮食。主治肝硬化腹水。

5. 青鱼1条（约1000克），黑豆500克，甘草20克，黄酒、白糖各1匙。将青活鱼去鳞、腮、内脏（留肝），洗净切块；黑豆洗净，以冷水浸泡半小时，用旺火烧开后改用小火煮1小时，加入鱼块、甘草、黄酒、白糖煨3个小时，直至鱼、豆均酥烂时离火，挑出甘草。空腹服吃，每次1小碗，每日3次，分5～10日服。主治肝郁气滞型肝硬化。

【名医指导】

1. 补充各种维生素：维生素C、维生素E及B族维生素，有改善肝细胞代谢，防止脂肪性变和保护肝细胞的作用，亦可服用酵母片，酌情补充维生素K、维生素B_{12}和叶酸。

2. 饮食应富于营养，易于消化吸收。一般以高热量，高蛋白质、低脂肪、维生素丰富及易消化的食物为宜。有腹水时，饮食宜少盐或无盐饮食。肝功损害显著或血氨偏高有发生肝性脑病倾向者，应暂时限制蛋白质的摄入。应禁酒和避免进食粗糙及尖锐性食物。

3. 慎用巴比妥类等镇静药，禁用损害肝脏类药物。

4. 预防病毒性肝炎，肝硬化的病因复杂，最常见的为病毒性肝炎。注意卫生，严格器械消毒，严格筛选献血员，以及肝炎疫苗预防注射等均属重要的措施。

5. 已发现的肝硬化患者，应予以适当保护措施，如适当减轻劳动强度，防止并发症的出现，维持健康和延长寿命。

肝脓肿

【必备秘方】

1. 白头翁30克，苦参、秦皮各18克，柴胡15克，黄柏、常山、薏苡仁、川楝子各12克，黄连、青皮、赤芍各9克，当归尾、生甘草各6克。每日1剂，水煎服。热偏重者，加金银花、蒲公英；湿盛、肝功能异常者，加败酱草、金钱草、陈皮、茯苓；腹胀者，加枳实、鸡内金、白术；肝区疼痛者，加延胡索、郁金、川芎；体弱者，加黄芪、党参、生地黄、石斛；脓肿吸收缓慢者，重用莪术、木香、丹参、三棱。视病情服药30～90日。主治阿米巴肝脓肿。

2. 当归尾、郁金、没药、乳香各9克，青皮、僵蚕、香附、枳壳、延胡索、泽兰、木香、桂枝各6克，佛手3克，苏木末1.5克（为引）。每日1剂，水煎服。主治肝脓肿（肝胆化脓性炎症）。

3. 紫草、寒水石各9克，乳香、猪牙皂各6克，青黛3克。每日1剂，水煎至100～200毫升，分3次服。3岁以内每次服30毫升；3～7岁每次服50毫升；8～12岁每次服100毫升。主治细菌性肝脓肿。

4. 金银花、连翘、天花粉、青蒿、瓜蒌、桑白皮、地骨皮各15克，柴胡、赤芍、黄连、黄芩、丹参、栀子、穿山甲各10克，甘草6克。每日1剂，水煎服。主治肝脓肿并发黄疸。

5. 蒲公英、紫花地丁、天花粉各30克，柴胡、当归、桃仁、红花、大黄、金银花、连翘各10克，穿山甲、甘草各6克。每日1剂，水煎服。主治肝脓肿。

【名医指导】

1. 忌饮酒：酒精对肝脏有直接的损害作用，会加重肝脏的负担，使病情更为严重。忌食生姜：因为生姜的主要成分挥发油、姜辣素和黄樟素能使肝脓肿患者的肝细胞发生变性、坏死以及间质组织增生，引起炎症浸润，肝功能失常。忌食大蒜：研究表明，大蒜的挥发性成分可使血液中的红细胞和血红蛋白等降低，并可引起贫血、胃肠道缺血和消化液分泌减少，这些均不利于肝脓肿的治疗。忌食富含高蛋白、高脂肪的食物：较大量的蛋白质和脂肪摄入后，因肝脏功能障碍，不能有效地完成全部氧化、分解、吸收等代谢功能，从而加重肝脏负担，导致疾病加重。

2. 宜食新鲜的蔬菜、水果及绿茶，补充含钾丰富的食物及海鲜、大豆和豆制品，均对肝脏修复非常有益。

3. 预防本病的关键是注意饮食卫生，防

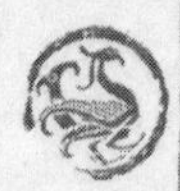

止病从口入，在传染源头上下功夫，切断传染源，将被传染的可能性降到最低。

4. 提高机体的健康素质，增强机体的防病抗病能力，同时应尽可能避免可能诱发机体抵抗力降低的因素（如大剂量化疗、放疗及长期使用免疫抑制药）。

5. 对容易诱发细菌性肝脓肿的疾病应抓紧治疗，如肝胆管结石、急性化脓性梗阻性胆管炎、腹腔感染、肠道感染等。将这些病因控制后，即可预防细菌性肝脓肿的发生。事实上，由于强大有效的抗生素的早期使用，细菌性肝脓肿的发病率已大为下降。

6. 与肝癌鉴别：肝脓肿的典型临床表现为发热、肝区疼痛和压痛明显，反复多次超声检查常可发现脓肿的液性暗区；超声导引下诊断性肝穿刺，有助于确诊，一般与原发性肝癌不难鉴别诊断。

肠　炎

肠炎是以腹泻为主要临床表现的肠道炎性病变，分为急性与慢性两类。其发病原因很多，急性者常为各种肠道感染、中毒及食入乳类、蛋类、鱼虾等引起。慢性者多由慢性肠道疾病，长期大量应用抗生素，导致肠道菌群失调，引起真菌或葡萄球菌性肠炎，患者可有腹泻、腹胀及消化道功能紊乱等症状。

急性肠炎

【必备秘方】

1. 茯苓15克，苍术、泽泻、猪苓、白术、车前子、白芍、厚朴、陈皮各10克。每日1剂，水煎15分钟，滤出药液，加水再煎20分钟，去渣，两次煎液兑匀，分服。寒湿重者，加荆芥、防风、广藿香各10克；湿热重者，加葛根15克，黄连、黄芩各9克；暑湿重者，加香薷、扁豆花各10克，六一散10克；呕吐者，加竹茹、半夏各10克；食滞者，加莱菔子、山楂、六神曲各10克。主治急性肠炎。

2. 山楂、六神曲，麦芽、陈皮、茯苓、泽泻、白术各10克，半夏、厚朴、苍术、广藿香、甘草各5克。每日1剂，水煎服。主治肠炎。

3. 地锦草30克，广藿香、黄芩、车前子、山楂各15克，木香10克，炙甘草3克。每日1剂，水煎服。主治急性肠炎。

4. 地锦草40克，马齿苋20克，凤尾草、节节花、百部各10克。共为末，每次冲服3克，每日3～4次。主治肠炎。

5. 马齿苋60克，大蒜15克（捣烂）。以马齿苋煎汤，冲蒜泥，顿服，每日2～3次。主治急性肠炎。

【名医指导】

1. 休息：休息益于康复，对活动期患者特别要强调充分休息，保持安静、舒适的休息环境，尤其睡前要精神放松，保证睡眠效果，必要时要服用镇静药。在病情好转后逐渐增加活动量，但一般应减免重体力活动。

2. 饮食和营养：由于腹泻便血，长期过少吸收和吸收营养不良等因素，患者可能有缺铁、叶酸缺乏或贫血，应给予适量补充。一般可经口服或注射补充，辨证运用益气健脾、养血补肾中药也可达增加体质和补充营养的目的。长期腹泻者，要补充钙及镁、锌等微量元素。

3. 在补充营养的同时也要注意有些食物对消化系统带来的损害：应注意饮食卫生，忌油腻食物，忌牛奶、羊奶和大量的蔗糖。忌生大蒜。忌盲目使用止泻药，忌高纤维食物。

4. 注意肛门周围皮肤的护理。保持肛门及其周围干燥，手纸要柔软，擦拭动作宜轻柔，以减少机械性刺激。便后用碱性肥皂与温水冲洗肛门及周围皮肤，减少酸性排泄物、消化酶与皮肤接触，从而减少局部的刺激和不适，必要时涂抗生素软膏以保护皮肤的完整。

5. 预防：预防最要紧的是食物之清洁及保存安全。尽量不要吃街上贩卖的生冷东西，在家中吃东西要煮沸以及用其他方法洗净消毒灭菌。食器亦要消毒干净，食物不可放置在温室太久。家里有下痢者时，应将其隔离。其大便呕吐等排泄物的用具要消毒，排泄物要小心处理，以免传染。

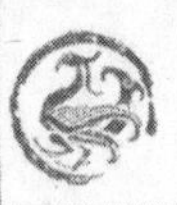

慢性肠炎

【必备秘方】

1. 补骨脂12克，肉豆蔻、五味子各10克，吴茱萸6克，生姜6克，大枣5枚。每日1剂，水煎，分2次服。主治脾肾虚寒型慢性肠炎。

2. 补骨脂、黄芪、党参各20克，白术、茯苓各10克，吴茱萸、肉豆蔻、五味子、石榴皮、陈皮、乌梅、附子、桂枝各6克。每日1剂，水煎服。主治慢性肠炎。

3. 党参、白术、茯苓、山药、薏苡仁、肉豆蔻、补骨脂各10克，乌梅、桔梗、甘草各6克，干姜3克。每日1剂，水煎服。主治慢性肠炎。

4. 山楂、六神曲，麦芽、陈皮、茯苓、泽泻、白术各10克，半夏、厚朴、苍术、广藿香、甘草各5克。每日1剂，水煎服。主治慢性肠炎。

5. 荞麦面1000克，山楂500克，白糖100克，陈皮、青皮、砂仁、石榴皮、乌梅各10克。将陈皮、青皮、砂仁、石榴皮、乌梅、白糖水煎，取汁备用，山楂洗净、去核，煮成泥状；荞麦面用药汁调匀，制成面团，再将山楂泥揉入面团制成小饼，放入锅内烤熟，作点心食用。主治肝郁脾虚型慢性肠炎。

【名医指导】

1. 注意家中卫生（装纱窗，灭苍蝇、蟑螂）以及环境清洁。

2. 注意食品卫生，避免肠道感染诱发或加重本病。忌烟酒、辛辣食品、牛奶和乳制品。避免带小儿到公共场所。避免生冷不洁食品。小孩尽量不要吃街上贩卖的生冷东西，在家中吃东西要煮沸以及用其他方法洗净消毒灭菌。

3. 食器注意安全及清洁：食器要消毒干净，婴儿所用奶瓶、奶头都要严格消毒，冲好的奶或吃过一半的奶，不可放置在温室太久。

4. 隔离患者及小心处理其排泄物：家里有下痢者时，应将其隔离。其大便呕吐等排泄物的用具要消毒，排泄物要小心处理，以免传染给其他小孩。

5. 个人卫生和卫生教育：尤其带小孩的人，要常常洗手，给小儿换尿布以后即要洗手；在接触小儿分泌物后亦要洗手，以免细菌传染给小儿。

6. 注意衣着，保持冷暖相适；适当进行体育锻炼以增强体质。注意劳逸结合，不可太过劳累；暴发型、急性发作和严重慢性型患者，应卧床休息。

7. 应进食柔软、易消化、富有营养和足够热量的食物。宜少食多餐，补充多种维生素。忌食生、冷、油腻及多纤维素的食物。

慢性溃疡性结肠炎

慢性溃疡性结肠炎是一种原因尚未阐明的炎症性肠病。病变以溃疡为主，多累及远端结肠，也有遍及整个结肠者。主要症状有腹泻、腹痛、粪便中含有脓血和黏液，病程缓慢，病情轻重不一，有反复发作趋势。本病可发生于任何年龄，多在20～40岁之间，男女均可发病。本病的发生与遗传、免疫因素等有关，细菌感染、精神因素则为诱发因素。临床表现除少数起病急骤外，一般起病缓慢，病情轻重不一，症状以腹泻为主，严重者每日10～30次，排出含有血、脓和黏液的粪便，伴有阵发性结肠痉挛性绞痛与压痛，多位于左下腹，肠鸣音亢进，并有里急后重，排便后症状即缓解。本病中医属“肠澼”、“久痢”、“脏毒”、“肠风下血”、“血痢”、“滞下”等范畴，多由饮食不节，脾失健运，水化为湿，谷反为滞，食滞内停，或起居不时，外邪乘虚而入，损伤脾胃，内外合邪，导致湿热蕴结胃肠，气血失于流畅，或情志失调，致肝气郁结，横逆乘脾，运化失常，若久病不愈，反复发作，导致脾肾两虚。

【必备秘方】

1. 白术、茯苓、白扁豆、甘草、陈皮各15克，人参10克，砂仁5克。每日1剂，水煎15分钟，滤出药液，加水再煎20分钟，去渣，两次煎液兑匀。分服。挟湿热者，加薏苡仁30克，白头翁、黄连、连翘各10克，白芍、延胡索各6克。主治溃疡性结肠炎。

2. 金银花、败酱草各30克，生薏苡仁、

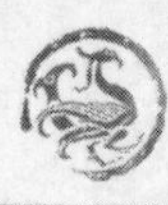

白鲜皮、连翘、玄参、天花粉、牡丹皮、滑石、蒲公英、车前子各15克，麦冬、茜草各12克，赤芍9克。每日1剂，水煎，分3次服。主治慢性结肠炎。

3. 黄芪30克，海螵蛸、赤石脂（一半入汤剂，一半研粉吞服）、白术、菟丝子各15克，木香（面煨）、柴胡、白及各12克，三七粉3克（吞服），白矾1.5克（吞服）。每日1剂，水煎，分2次服。主治慢性结肠炎。

4. 白头翁30克，赤石脂、干姜炭各12克，五倍子、黄连、黄柏、当归各6克，甘草3克。加水400毫升，煎至100毫升，滤过，残渣加水250毫升煎至100毫升，滤过，合并滤液，分2～3次温服。主治慢性结肠炎。

5. 薏苡仁、白扁豆、莲子（去心）、核桃仁（炒）、龙眼肉各50克，青梅25克，大枣20克（去核，泡发），糯米500克（蒸熟），白糖适量。将前3味泡发、煮熟，取大碗1个（内涂猪油），碗底摆好青梅、龙眼肉、大枣、核桃仁、莲子、白扁豆、薏苡仁，最后放熟糯米饭，上锅蒸20分钟，把八宝饭扣在圆盘中，再用白糖加水煎汁，浇在饭上，佐餐食用，每日3次，连服半个月。主治气血亏虚型慢性结肠炎。

【名医指导】

1. 注意劳逸结合，不可太过劳累；暴发型、急性发作和严重慢性型患者，应卧床休息。

2. 注意衣着，保持冷暖相适；适当进行体育锻炼以增强体质。

3. 应进食柔软、易消化、富有营养和足够热量的食物。宜少食多餐，补充多种维生素。忌食生、冷、油腻及多纤维素的食物。

4. 注意食品卫生，避免肠道感染诱发或加重本病。忌烟酒、辛辣食品、牛奶和乳制品。

5. 保持心情舒畅，避免精神刺激，解除各种精神压力。

结核性腹膜炎

结核性腹膜炎是由结核分枝杆菌引起的慢性弥漫性腹膜感染，多继发于体内其他部位的结核病，多数伴有其他器官（如肠系膜淋巴结、胃肠道或女性盆腔等）的结核病灶。根据病理特点可分为渗出、粘连、干酪3型。以青壮年为多见。本病中医属“肠痨”、“腹痛”、“臌胀”等范畴，多因正气虚弱，或酗酒、使用糖皮质激素或免疫抑制药等感染痨虫，侵袭腹膜而发病；是以腹胀、腹痛、腹腔肿块以及发热、盗汗、消瘦等为主要表现的痨病类疾病。

【必备秘方】

1. 黄芪20克，百部、丹参各15克，蜂蜜适量。每日1剂，将前3味水煎，去渣，加入蜂蜜，早、晚分服，连服1个月。主治结核性腹膜炎。

2. 砂仁20克，金钱青蛙1只。将青蛙除去内脏，纳入砂仁后缝合，焙干、研细末，每次冲服10克，每日3次。主治结核性腹膜炎腹水。

3. 甲鱼1只，川贝母5克，鸡汤1000克。将甲鱼，去皮及内脏余水、切块，加入川贝母、精盐、料酒、花椒、生姜、葱，上蒸笼1小时，即可趁热佐餐服食，连服数周。主治结核性腹膜炎。

4. 玉竹15～20克，粳米100克，冰糖适量。将玉竹水煎熬，去渣，入粳米同煮成稀粥，放入冰糖稍煮，分2次空腹服食，连服数日。主治结核性腹膜炎。

5. 山药末30克，羊肉120克，粳米90克。每日1剂，将羊肉洗净、沥干、捣烂，入山药末，与粳米同煮成粥，分2次温服，连服数日。主治结核性腹膜炎。

【名医指导】

1. 控制传染源：发现和管理传染源是结核病防治工作中的一个重要环节，应做到早发现，早治疗，为此应定期集体肺部健康检查，实施登记管理制度。

2. 切断传播途径：管理和处理患者的痰液，其主要方法如下。开展群众性卫生运动，广泛宣传防痨知识，养成良好的卫生习惯，不随地吐痰，结核患者的痰应吐在纸上并焚烧，或咳在痰杯中加2%煤酚皂或1%甲醛溶液（约2小时可灭菌），接触物直接在阳光下

慢性肾炎氮质血症

【必备秘方】

1. 黄芪、半枝莲、半边莲、益母草各15克，丹参、茜草、蒲黄、栀子、大黄（后下）各10克，牡丹皮5克。每日1剂，水煎服。主治肾络瘀阻型慢性肾炎氮质血症。

2. 黄芪、六月雪各60克，益母草、丹参各30克，党参、杜仲、菟丝子、当归各15克，桃仁10克。水煎15分钟，滤出药液，加水再煎20分钟，去渣，两次煎液兑匀，分服，每日1剂。主治慢性肾炎氮质血症。

3. 茯苓、泽泻各30克，党参、半夏、大腹皮、附子、大黄（后下）、玄明粉（冲服）各10克。每日1剂，水煎服。主治慢性肾炎氮质血症。

4. 大黄（后下）、玄明粉（冲服）各10～30克，甘遂2克（研末，吞服），巴豆仁0.1克（研末，装入胶囊，吞服）。每日1剂，水煎服。主治湿毒壅盛型慢性肾炎氮质血症。

5. 益母草、泽兰、六月雪、半边莲、生绿豆各30克，川芎、赤芍、大青叶各15克，黄柏10克。每日1剂，水煎服。主治慢性肾炎氮质血症。

【名医指导】

1. 低蛋白饮食为主，且蛋白质要以含有人体必需氨基酸的动物蛋白为主；饮食富含维生素，食物要易于消化和含有充足的维生素，特别是B族维生素以及维生素C、维生素D。要避免粗糙食物对消化道的机械性损伤而导致消化道出血。

2. 氮质血症期胃口尚好的患者，热量不应少于每千克体重146焦耳（35卡），但到尿毒症期只能视患者的胃口而定。

3. 及时补充水、盐：尿毒症患者容易发生脱水和低钠血症，特别是长期食欲不振，呕吐和腹泻的患者更是如此。一旦发生，要及时补充。但要注意尿毒症患者对水、钠耐受差的特点，补充不能过量，以免引起高钠血症或水中毒。

4. 注意补钙、补钾：尿毒症患者的血钾一般偏低，使用利尿药以后极易发生低血钾症，这时可多吃一些新鲜水果和氯化钾。尿毒症患者血钙常常偏低，可多食一些含钙量高的食物，如鱼、虾、肉骨头汤等。

5. 前期征兆：小便泡沫多，长久不消失；尿变色（尿呈浓茶色、洗肉水样、酱油色或混浊如淘米水时）；尿量过多或过少（正常人尿量平均为每日1500毫升，每日4～8次）如果没有发热、大量出汗、大量饮水等，小便量出现骤减或陡然增多；夜尿（正常人在60岁以内，一般不应该有夜尿）；水肿（早晨起床后眼皮或脸部水肿，午后多消退，劳累后加重，休息后减轻）严重水肿会出现在双脚踝内侧、双下肢、腰骶部等；腰痛（无明确原因的腰背酸痛，应检查肾脏、脊椎及腰背部肌肉等）。须至医院检查，看看是不是肾脏病变。

6. 端正认识：慢性肾炎占我国尿毒症病因之首位，应予以重视。慢性肾炎氮质血症期是发展为慢性肾衰竭的前奏期，但在这一期中轻型年轻患者常自我感觉良好、掉以轻心；另一部分肾炎患者病程无论长短，出现氮质血症也易被误认为是疾病发展为尿毒症的自然转归现象。据临床观察，不少慢性肾炎氮质血症患者经一阶段治疗后肾功能可明显改善，并可在相当长时期内保持良好的肾功能，说明可逆性因素的存在，而另一部分则在较短时期或数年内进展为尿毒症。

肾盂肾炎

肾盂肾炎是由各种致病微生物直接侵袭所引起的肾盂、肾盏黏膜和肾小管、肾间质感染性炎症，其致病菌以大肠埃希菌为最多（占60%～80%），其次为副大肠埃希菌、变形杆菌、葡萄球菌属、粪链球菌、产碱杆菌、铜绿假单胞菌等；感染途径有上行感染（常见）、血行感染、淋巴道感染和直接感染，好发于女性，有尿路梗阻、畸形及全身抵抗力低下时易发病。临床上分为急性肾盂肾炎和慢性肾盂肾炎。本病多因湿热温毒侵及于肾所致，是以发热、腰痛、排尿异常等为主要表现的内脏热病类疾病。急性肾盂肾炎一般起病急骤，有发热、寒战、头痛、恶心、呕吐、全身酸痛、腰部钝痛或酸痛，主要症状

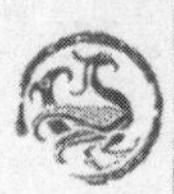

为尿急、尿频、尿痛；慢性肾盂肾炎多有反复发作或经久不愈的病史，临床表现不一，发作时可有尿路刺激征，发作间歇期可无症状或仅有轻微症状，到后期可出现肾实质严重损害，出现高血压、贫血、多尿、夜尿、酸中毒，甚至发生尿毒症。

急性肾盂肾炎

【必备秘方】

1. 萹蓄、瞿麦、金钱草、忍冬藤各30克，车前子、熟地黄、石韦、茯苓、泽泻、蒲公英各20克，淡竹叶、木香各10克，甘草5克。每日1剂，水煎15分钟，滤出药液，加水再煎20分钟，去渣，两次煎液兑匀，分2～3次服。主治急性肾盂肾炎。

2. 生石膏、金银花、车前草、白茅根、山楂、六神曲、麦芽各30克，连翘20克，滑石、藕节各15克，麦冬、栀子各10克，甘草5克。每日1剂，水煎服。主治急性肾盂肾炎。

3. 白花蛇舌草、绿豆各30克，生地黄、熟地黄、牛膝、猪苓、泽泻、知母、黄柏、车前子各10克，龙胆5克。每日1剂，水煎服。主治急性肾盂肾炎。

4. 土茯苓、紫花地丁、蒲公英、车前子各30克，太子参、黄芪、山药、白术、茯苓、泽泻各10克，鸡内金5克。每日1剂，水煎服。主治急性肾盂肾炎。

5. 鲜荠菜100克，淡菜20克，料酒、葱花、生姜末、食盐、味精、香油各适量。将荠菜洗净；淡菜洗净、温水泡发，并连同泡发的清水入沙锅中旺火煮沸，加入料酒、葱花、生姜末，用小火煲1小时，加入荠菜煮数分钟，加入食盐、味精、香油，佐餐服食。主治湿热下注型急性肾盂肾炎。

【名医指导】

1. 注意外阴及尿道口的清洁卫生。勤换内衣，特别是在妇女月经期、妊娠期以及机体抵抗力下降时。

2. 在饮食方面需要高热量、高维生素、半流质或容易消化的普通饮食。要多饮水，每日摄入量不得少于3000毫升，以增加尿量，有利于冲洗泌尿道，促进细菌、毒素和炎症分泌物的排出。

3. 锻炼身体，增强体质，提高机体对疾病的抵抗能力。注意休息，避免劳累和便秘。

4. 女性患者急性期治愈后，1年以内应注意避孕。

5. 女性患者禁止盆浴，以免感染。

慢性肾盂肾炎

【必备秘方】

1. 薏苡仁、滑石各30克，苦杏仁，茯苓，连翘各12克，半夏、淡竹叶各10克，豆蔻、厚朴、通草、甘草各5克。每日1剂，水煎服。热重者，加金钱草、金银花、苦参各30克；往来寒热者，加柴胡、黄芩各15克；尿道涩痛者，加车前子、黄柏、小蓟各15克，琥珀末5克（冲服）；腰痛者，加木瓜、杜仲、狗脊各15克，马齿苋、金钱草、连翘各30克。主治慢性肾盂肾炎。

2. 金钱草20克，熟地黄、山茱萸、牡丹皮、茯苓、泽泻、海金沙、石韦各15克，川芎、赤芍、阿胶各10克。每日1～2剂，水煎15分钟，滤出药液，加水再煎20分钟，去渣，两次煎液兑匀，分2～3次服。主治慢性肾盂肾炎。

3. 白茅根、黄芪各30克，地肤子、当归各15克，熟地黄12克，僵蚕、桑白皮、阿胶各9克，肉桂5克，白果5粒（打碎）。每日1剂，水煎，分2次服。主治慢性肾盂肾炎。

4. 猪蹄甲15克（炒焦），牡丹皮、地骨皮、香附、牛膝、茯苓、穿山甲、地龙、通草、粉萆薢、车前子、红花、木香各10克，甘草5克。每日1剂，水煎服。主治慢性肾盂肾炎。

5. 山药粉、茯苓粉各100克，面粉200克，白糖300克，猪油、果料各适量。将山药、茯苓粉调成糊，蒸半小时，加白糖、猪油、果料调成馅；将面粉发酵，加入适量食用碱，擀成面皮，做成包子，蒸熟服食，每日2次，可长期服用。主治脾肾亏损型慢性肾盂肾炎。

【名医指导】

1. 多吃富含维生素A、维生素B_2及维

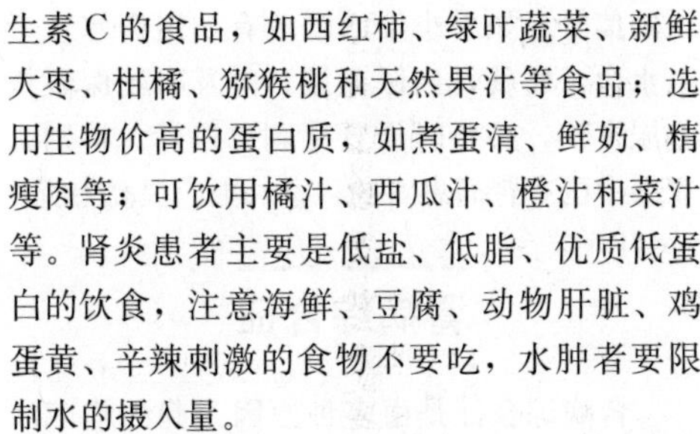

生素C的食品，如西红柿、绿叶蔬菜、新鲜大枣、柑橘、猕猴桃和天然果汁等食品；选用生物价高的蛋白质，如煮蛋清、鲜奶、精瘦肉等；可饮用橘汁、西瓜汁、橙汁和菜汁等。肾炎患者主要是低盐、低脂、优质低蛋白的饮食，注意海鲜、豆腐、动物肝脏、鸡蛋黄、辛辣刺激的食物不要吃，水肿者要限制水的摄入量。

2. 坚持每日多饮水，勤排尿，以冲洗膀胱和尿道。

3. 注意阴部清洁，必要时可用新霉素或呋喃旦啶油膏涂于尿道口旁黏膜或会阴部皮肤。

4. 尽量避免使用尿路器械，必要时严格无菌操作。

5. 反复发作的肾盂肾炎妇女，应每晚服一个剂量的抗菌药物预防，可任选复方新诺明、呋喃妥因、阿莫西林或头孢拉啶等药物中一种。如无不良反应，可用至1年以上。如发病与房事有关，于性生活后宜即排尿，并服一个剂量的抗生素，可减少肾盂肾炎的再发。

其他肾炎

本节内容为过敏性紫癜性肾炎、隐匿性肾炎，各病症的临床特点从略。

过敏性紫癜性肾炎

【必备秘方】

1. 山楂30克，鹿衔草、紫草各15克，甘草12克，生地黄、大黄、防风各10克。每日1～2剂，水煎15分钟，滤出药液，加水再煎20分钟，去渣，两次煎液兑匀，分服。咽痛者，加蝉蜕、玄参、山豆根各10克；紫癜经久不消或反复发斑者，加牡丹皮、赤芍各15克，紫草用量加至25克；血尿重者，加白茅根、墨旱莲各20克；腹痛兼便血者，加白芍、炒大黄各10克；倦怠乏力者，加冬虫夏草5克，太子参、黄芪各15克；阴虚明显者，加女贞子、墨旱莲各20克；热象明显者，加白花蛇舌草、败酱草各30克。主治紫癜性肾炎。

2. 茜草30克，紫草、阿胶、侧柏叶、生地黄，牡丹皮、赤芍、防风、地肤子、益母草、苦参各10克，大枣12克，蝉蜕、甘草各3克。每日1剂，水煎服。发热、咽痛者，加连翘、山豆根、牛蒡子各10克；腹痛者，加木香、白芍、延胡索各10克；关节痛者，加防己、秦艽、威灵仙各10克；尿血者，加白茅根、大蓟、小蓟各20克；尿蛋白加粉萆薢、莲须、姜黄各10克；紫癜鲜红者，加玄参、仙鹤草各20克；斑色紫暗者，加丹参20克，三七末5克（冲服）。主治紫癜性肾炎。

3. 浮萍50克，薄荷叶15克。共研粗末，沸水冲泡，代茶饮用。每日1剂。主治过敏性紫癜性肾炎。

4. 木瓜30克，皂角刺5克，红糖适量。将前2味水煎取汁，加入红糖饮服。每日1剂。清热祛风，利水消肿。主治过敏性紫癜性肾炎。

5. 白茅根20克，黄芪15克，党参、虎杖、金银花、连翘各10克，大枣20枚。每日1剂，水煎服。主治紫癜性肾炎。

【名医指导】

1. 饮食宜食用富含营养，易于消化的食品，多食新鲜蔬菜和水果，忌食海鲜发物、辛燥之品以及鱼、虾、蟹、乳等食物异性蛋白，戒烟、酒。

2. 尿血患者，忌食辛辣、香燥刺激物及海鲜发物（如公鸡、海鱼、牛肉、羊肉、鹅等）。尿蛋白多者，应注意不过多食用高蛋白饮食。

3. 劳逸结合，起居饮食要规律，急性期要卧床休息，稳定期适当活动。平时预防感冒，积极锻炼身体，增强体质。避风寒，节房事，女性患者患病后短期内不宜妊娠。

4. 精神调养，保持心情舒畅，避免激动，以防病情加重或复发。注意心理调护，增强战胜疾病的信心。

5. 消除变应原：凡能引起人体发生过敏反应的各种物质都可以成为变应原，如青霉素、饮料、肉类、牛奶、花粉、毛发等。最常见的过敏因素还是感染如发生感冒、扁桃体炎、腹泻、尿路感染等，儿童发生的概率

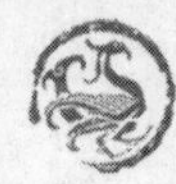

会更大一些。

隐匿性肾炎

【必备秘方】

1. 决明子150克。炒至微焦，研末，温开水送服，每次15克，每日2次。主治隐匿性肾炎。

2. 芋头1000克，红糖250克。将芋头去皮、洗净、切片，炒焦、研末，加入红糖拌匀，温开水送服，每次25克，每日3次。主治隐匿性肾炎。

3. 田螺肉100克，鸡蛋1枚，食盐少许。将田螺肉洗净、捣烂，打入鸡蛋并加适量水拌匀，蒸熟服食，每日1剂。主治隐匿性肾炎。

4. 鲤鱼300克，冬瓜500克，食盐少许。每日1剂，水煎，分2～3次服。主治隐匿性肾炎。

5. 棉花根、墨旱莲各30克。每日1剂，水煎，分2次服。主治隐匿性肾炎合并血尿。

【名医指导】

1. 平时要注意加强身体锻炼，增强机体的免疫和抗病能力。天气变化时注意及时增减衣服，尽量减少感冒。

2. 要养成良好的生活习惯，适时多休息，体育活动等不要让患者过于劳累，有些药物可以进一步加重肾脏的损伤，因此不要自行随意用药，如需要用药可在医师的指导下服用。

3. 提供优质高蛋白饮食，如牛奶、鸡蛋等，但肾功能不全时要控制植物蛋白的摄入。在平时膳食时要保证膳食中糖分的摄入，提供足够的热量以减少机体蛋白质的分解。限制钠的摄入，患儿每日膳食中摄入量为1～2克，少尿时应控制钾的摄入，保证全面营养。

4. 有反复感染病灶者应予以去除，如扁桃体反复急性炎症者，可考虑扁桃体摘除术。有急性感染时应及时控制炎症，避免加重血尿及蛋白尿。

5. 隐匿性肾炎在少儿及青少年中的发病率较高。家长应对自己的孩子给予密切的关注。一个简单的办法是：如果小便后溅起泡沫很多，且泡沫经久不散，就有可能是蛋白尿的信号；如果小便的颜色有如洗肉水或者茶水色，那就是肉眼血尿。应及时到医院检查尿常规，必要时做肾穿刺以确诊。特别是家族中已有肾病患者的，家长更应提高警觉。

肾病综合征

肾病综合征是由多种原因引起的临床症候群。临床有四大特征：大量蛋白尿（＞3.5克/24小时）、低蛋白血症（≤30克/升）、高脂血症和水肿。其中以大量蛋白尿和低蛋白血症为诊断必备条件。肾病综合征是肾小球疾病的常见表现，虽然有其共同的临床表现、病理生理、代谢变化和治疗规律，但由于病因病理和原发疾病不同，在其表现、机制和防治各方面又各有特殊性，其病程和预后也不同。本病在儿童肾小球疾病中占70%以上，在成人中占20%左右。本病中医属“水肿”、“水气病”等范畴，多由外感六淫或内伤七情，致使全身气化功能失常所致，病位多在肺、脾、肾、三焦。其标在肺，其制在脾，其本在肾，其中以脾为制水之脏，实为水肿病机的关键。

【必备秘方】

1. 大黄、附子、茯苓各15克，紫苏叶、半夏、生姜各10克，黄连、砂仁各5克。每日1剂，水煎15分钟，滤出药液，加水再煎20分钟，去渣，两次水煎液兑匀，分服。主治肾病综合征、慢性肾炎尿毒症。

2. 益母草30克，丹参、赤芍、茯苓、草果、党参各15克，全蝎6克，蜈蚣2条。每日1剂，水煎服。肾阳虚者，加黄芪30克，附子（先煎1小时）15克，桂枝10克；肝肾阴虚者，加茺蔚子25克，夏枯草、牛膝各20克；脾肺气虚者，加黄芪40克，白术、泽泻各20克。主治肾病综合征、慢性肾炎尿毒症。

3. 益母草、茯苓各30克，丹参、金银花各20克，赤芍、车前子各15克，川芎、红花、桃仁、连翘各10克，甘草6克。每日1剂，水煎15分钟，滤液，加水再煎20分钟，去渣，两次水煎液兑匀，分2～3次服。主治肾病综合征。

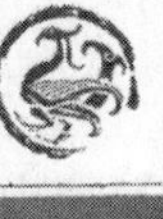

4. 黄芪、党参、山药、白花蛇舌草、半枝莲、泽泻、薏苡根、枸杞子、益母草、山茱萸、淫羊藿各15克，炙甘草、黄柏各9克，红花、干蟾各6克。每日1剂，水煎，分3次服。主治肾病综合征。

5. 冬瓜500克，薏苡仁200克，赤小豆120克，白扁豆80克，粉萆薢15克，鲜荷叶3张，猪肚1个。将猪肚洗净、切块；将赤小豆、粉萆薢、白扁豆水煎15分钟，加入鲜荷叶煎几分钟，去渣，猪肚、冬瓜、薏苡仁以武火煮沸后，改用文火炖至猪肚熟烂，调味后顿服，隔日1次。主治湿热壅滞型肾病综合征。

【名医指导】

1. 有高尿蛋白的患者，应注意进优质蛋白饮食，如瘦肉、鱼、鸡瘦肉、牛肉等以补充蛋白的丢失；白蛋白输入应有明确指针。因白蛋白可以是一种异体抗原，多输反而会延误肾病的恢复，延长病程。

2. 水肿较重的患者以严格限制水分的摄入，量出为入。

3. 患病期间注意防止感冒和疲劳。

4. 已服用激素者，应根据具体情况在医师指导下递减激素用量与次数。切不可随意停药。

5. 肾病自然病程通常需1年或更长，应坚持服药和检查。

肾衰竭与尿毒症

肾衰竭是发生于各种慢性肾实质疾病的基础上，缓慢地出现肾功能减退而至衰竭。当肾小球滤过率（GFR）降至正常值的20%～35%时发生氮质血症，为肾衰竭早期，其时血肌酐已升高，但无临床症状。当GFR低至正常值的10%～20%时血肌酐显著升高，贫血较明显，夜尿增多及水、电解质失调，并可有轻度胃肠、心血管和中枢神经系统症状，为肾衰竭。根据病情可分为急性与慢性两类。急性肾衰竭是由于各种原因导致的肾小球滤过率在数小时至数周内急剧下降达正常值的50%以下，导致血尿素氮及血肌酐迅速升高，水、电解质以及酸碱平衡失调和急性尿毒症为主的综合征；临床一般经过少尿期、多尿期和恢复期3个阶段。急性肾衰竭可见于临床各科，尤其常见于内科、外科和妇科。如果早期诊断、早期治疗，肾功能可恢复；若病情危重可并发多脏器功能衰竭而导致死亡。慢性肾衰竭又称慢性肾功能不全，是由多种慢性肾脏疾病（或累及肾脏的全身性疾病）引起的慢性进行性肾实质损害，导致慢性肾功能减退，肾脏不能维持其排泄代谢废物、调节水盐和酸碱平衡、分泌和调节各种激素代谢等基本功能，从而出现氮质血症、代谢紊乱等一系列临床症状的综合征。尿毒症是肾衰竭的晚期表现，是尿性毒物积滞于体内引起的症状群，多由于肾脏功能障碍造成蛋白质代谢产物（如尿酸、尿素、肌酐、肌酸、氨类等氮质物）不能及时排泄而在体内积聚过多所致。临床表现为全身性、多方面症状，消化系统可有食欲不振、恶心、呕吐、腹痛、腹泻等；血液系统可有不同程度贫血等；神经系统可有嗜睡、昏睡、精神异常、抽搐、昏迷等；皮肤干燥、瘙痒、有白色沉着物等。由肾外因素引起者，应针对病因治疗；由肾脏疾病引起者，主要对症应用各种透析；肾功能完全丧失者，可行肾脏移植。

肾衰竭

【必备秘方】

1. 金银花、连翘、石韦、丹参、白茅根各30克，益母草、车前子、紫苏叶、白术各15克。每日1剂，水煎15分钟，滤出药液，加水再煎20分钟，去渣，两次水煎液兑匀，分2～3次服。呕吐重者，加赭石30克，半夏10克；无尿者，加猪苓、茯苓、泽泻、桂枝各10克；尿血者，加小蓟、藕节各20克；多尿期，去车前子、紫苏叶，加黄芪20克，山茱萸10克；恢复期，加山药20克，仙茅10克。主治急性肾衰竭。

2. 泽泻30克，党参、茯苓各15克，淫羊藿、白术各12克，附子、半夏各10克，陈皮6克，吴茱萸、肉桂（研末，冲服）各3克。每日1剂，水煎15分钟，滤出药液，加水再煎20分钟，去渣，两次煎液兑匀，分

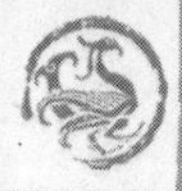

服。主治阳虚寒湿型慢性肾衰竭。

3. 黄芪40克，大黄、党参、车前子各20克，陈皮、泽泻、石韦、粉萆薢各15克，附子、甘草各5～10克。每日1剂，水煎服。血压高者，加夏枯草、牛膝、杜仲各10克；尿血者，加白茅根、小蓟、紫珠叶各10克；尿蛋白高者，加山药20克，黄柏10克；恶心呕吐者，加半夏、竹茹各10克。主治慢性肾衰竭。

4. 黄芪30克，太子参、黄精、女贞子各15克，山药、生地黄、熟地黄、牡丹皮、丹参、泽泻、茯苓各12克，山茱萸9克。每日1～2剂，水煎15分钟，滤液，加水再煎20分钟，去渣，两次水煎液兑匀，分服。主治气阴两虚型慢性肾衰竭。

5. 赤小豆50克，花生米25克，大枣10枚，粳米50克。每日1剂，同煮粥，作早餐顿食。主治慢性肾衰竭。

【名医指导】

1. 饮食应以优质动物蛋白为主（如瘦肉、鱼、鸡蛋等），还可以低盐饮食。如果出现了水肿或高血压，盐量要控制，而且还要少喝水。肾衰竭患者，需限制蛋白质的摄入量，以减轻肾脏之负担。但若吃得太少，则消耗身体的肌肉及内脏组织，所以必须吃正确且足够“量”及“质”的蛋白质。

2. 严格控制血糖：血糖严格控制在理想范围，糖化血红蛋白维持在7%以下，对大多数早期肾病的患者非常有益。终末期肾病患者使用时要十分注意，因进食不足及灭活减退很容易发生低血糖。

3. 有效控制高血压：糖尿病性肾病患者应该积极控制血压，并且要降压达标，保护肾脏功能，能够有效减少尿蛋白排出，应作为首选。

4. 控制血脂水平像其他糖尿病慢性并发症一样，血脂总是一个影响因素。因此为了使糖尿病性肾病得到良好防治，病友需要将血脂（不论是甘油三酯还是胆固醇）尽量控制正常。

5. 积极治疗各种泌尿系统疾病，细菌很容易在高糖环境下滋生，可引发泌尿系统感染。另外还有一点，吸烟可独立增加尿蛋白的发生率，患者应立即戒烟。

慢性肾功能不全

【必备秘方】

1. 黄芪、土茯苓各30克，淫羊藿、党参各15克，生地黄、熟地黄、山药、牡丹皮、丹参、泽泻、当归、半夏各12克，附子、山茱萸、赤芍、白芍各9克，肉桂3克。每日1剂，水煎服。呕吐甚者，加紫苏9克，黄连3克；抽搐者，加龙齿、赭石各30克；血压高者，加羚羊角粉0.6克（冲服）；瘀血者，加桃仁9克，刘寄奴15克。主治慢性肾功能不全。

2. 黄芪30克，太子参、黄精、女贞子各15克，山药、生地黄、熟地黄、牡丹皮、丹参、泽泻、茯苓各12克，山茱萸9克。每日1剂，水煎15分钟，滤出药液，加水再煎20分钟，去渣，两次水煎液兑匀，分服，主治气阴两虚型慢性肾功能不全。

3. 茯苓皮30克，菟丝子、泽泻、桑椹、白茅根、车前子、地肤子各12克，巴戟天、当归、白术、白芍、山楂各10克。每日1剂，水煎服。主治慢性肾功能不全。

4. 麦冬30克，天花粉、淫羊藿各20克，红参、菟丝子各15克，仙茅、补骨脂各12克，五味子、石菖蒲、远志、佩兰、广藿香各9克，甘草6克。每日1剂，水煎服。主治慢性肾功能不全。

5. 山药、覆盆子各100克，猪肚、猪脬（膀胱）各1只，糯米、黄酒、精盐各适量。将山药、覆盆子洗净，猪肚、猪脬用精盐及清水反复擦洗干净；把山药切碎，加1匙黄酒拌匀，覆盆子放入猪脬内。再将猪脬放猪肚内，空隙部分用糯米填充，缝合切口，扎紧两端，放入沙锅内加水至浸没猪肚，旺火烧开后，再加精盐、黄酒各少许，改用小火煮至猪肚熟烂离火。稍凉后，取出糯米、猪脬及山药、覆盆子。将猪脬切碎、烘干、研末，饭后开水冲服，每次5～10克，每日3次。猪肚切片后放入汤中，再煮片刻即可食用。主治肾功能不全、夜尿频多。

【名医指导】

1. 慢性肾功能不全患者首先要加强自我

保健，锻炼身体，增强抗病能力，及时治疗上呼吸道感染，清除感染灶，治疗原发病、糖尿病、系统性红斑狼疮、高血压等，也要防止药物对肾脏的损害。

2. 患者要注意观察身体的某些变化：如水肿、高血压、发热、乏力、食欲不振、贫血等，并观察尿的变化，尿量的多少。如果有以上不适，就应做血液、尿液分析、尿液细菌培养及计数，肾功能测定，甚至要做肾脏穿刺活组织检查以及肾脏影像学检查等，以明确肾脏病的病因、病理改变及肾功能的判断，为肾脏病的治疗及预后提供依据。

3. 饮食上以高热量、优质低蛋白、低磷饮食配以必需氨基酸，适当的维生素、矿物质和微量元素。要有合理的蛋白质摄入量，人体内的代谢产物主要来源于饮食中的蛋白质，因此为了减轻残存的肾的工作负担，蛋白质摄入量必须和肾脏的排泄能力相适应。但是，必须强调的是如果一味追求限制蛋白质摄入，将会导致患者出现营养不良，体质下降，效果并不好。

4. 值得注意的是有一些食物虽符合前面的条件，如蛋黄、肉松、动物内脏、乳制品、骨髓等，但由于它们的含磷量较高而不宜食用，因为磷的储留可促使肾脏的功能进一步恶化。为减少食物中的含磷量，食用鱼、肉、土豆等，都应先水煮弃汤后再进一步烹调。

5. 食盐量应视病情而定，如有高血压、水肿者，宜低盐饮食，每日2克。

尿毒症

【必备秘方】

1. 益母草30克，丹参、赤芍、茯苓、草果、党参各15克，全蝎6克，蜈蚣2条。每日1剂，水煎服。阳虚者，加附子（先煎1小时）、黄芪、桂枝各10克；肝肾阴虚者，加茺蔚子25克，夏枯草、牛膝各15克；脾肺气虚者，加黄芪30克，白术、泽泻各10克。主治尿毒症。

2. 茯苓、猪苓、泽泻各15克，生姜、白术、白芍各12克，紫苏叶、附片各9克，西洋参6克，黄连4.5克。每日1剂，水煎，分2次服。主治肾脾阳虚型慢性肾炎尿毒症。

3. 车前草20克，茯苓15克，党参12克，白术、陈皮、当归、牡丹皮、黄柏各9克，柴胡、黄芩、甘草、豆蔻各6克。每日1剂，水煎服。主治慢性肾炎尿毒症。

4. 大黄、附子、茯苓各15克，紫苏叶、半夏、生姜各10克，黄连、砂仁各5克。每日1剂。水煎15分钟，滤出药液，加水再煎20分钟，去渣，两次煎液兑匀，分服。主治慢性肾炎尿毒症。

5. 杜仲、黄芪、附子（先煎1小时）、肉桂、党参各15克，大蓟、小蓟各10克，陈皮、泽泻、商陆各6克。每日1剂，水煎服。主治慢性肾炎尿毒症。

【名医指导】

1. 低蛋白饮食，避免含氮代谢废物及毒物在体内蓄积，使肾功能进一步恶化。低磷饮食，可使残存肾单位内钙的沉积减轻。供给足够热量，以减少蛋白质分解，有利于减轻氮质血症，一般饮食中糖分应占40%，脂肪应占30%～40%。避免高钾食物、高尿酸食物及大鱼大肉。

2. 如果有下列症状，应尽快就医：

（1）纳差、恶心、呕吐和腹泻。

（2）口中有氨味，齿龈也常发炎，口腔黏膜溃烂出血等。

（3）失眠、烦躁、四肢麻木灼痛，出现嗜睡甚至抽搐、昏迷。

（4）出现高血压以及由心包炎及心力衰竭引起的心前区疼痛、心悸、气急、上腹胀痛、水肿、不能平卧等症状。

3. 避免有损肾脏的化学物质：要避免接触含有镉、氯仿、乙烯乙二醇和四氯乙烯的用品和环境。它们一般存在于杀虫剂、汽车尾气、涂料、建筑物和家用清洁剂中。已经在一般家庭用品中发现一些化学元素与急性和慢性肾病有关联，只要仔细阅读产品的说明，多采取一些预防措施，是可以避免这些有害物质的。

4. 尿毒症患者要注意不能感冒，因为尿毒症患者身体比较虚，怕冷是很容易感冒的，感冒会造成肌酐的快速增加。不能参加体力劳动要休息好，要保持良好的心态，心情不好和上火等往往会加重病情。

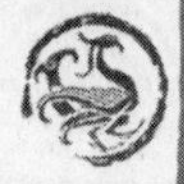

5. 尿毒症患者由于体内的毒素不能正常的排出，造成自身酸、碱度失去平衡，主要症状是全身皮肤瘙痒，这时一定要注意不要用手挠，挠破了就会造成皮肤溃疡，应该经常用温水轻擦等。

6. 呕吐、腹泻频繁的患者应注意水、电解质平衡，出现有关症状时应及时通知医生。呼吸有氨味者，易并发口腔炎，应加强口腔护理。患者大便每日最好保持在2～3次。

其他肾病

本节内容为肾结核、肾积水、糖尿病肾病，各病症的临床特点从略。

肾结核

【必备秘方】

1. 糯米根40克，首乌藤30克，生地黄、熟地黄、龙骨、牡蛎、肉苁蓉、桑螵蛸、山药各15克，地骨皮、枸杞子、白薇、龟甲、阿胶（烊化）各12克，煅人中白、山茱萸各8克，甘草3克。每日1剂，水煎，冲服海狗肾粉、黄狗肾粉各5克。主治肾结核。

2. 黄芪、核桃仁各15克，杜仲、秦艽、桑寄生各9克，补骨脂6克。每日1～2剂，水煎15分钟，滤液，加水再煎20分钟，去渣，两次水煎液兑匀，分服。同时冲服紫河车粉9克。主治肾结核、血尿。

3. 鲜蘑菇30克，野葡萄根60克，蜂蜜适量。每日1剂，将前2味水煎，取汁兑蜂蜜服，连服5日为1个疗程。主治肾结核。

4. 鲜瓜蒌1个，蜂蜜适量。将瓜蒌洗净，隔水蒸熟，加入蜂蜜，分成4份，每晚服1份。主治肾结核。

5. 鲜马齿苋1500克，黄酒1000毫升。将马齿苋洗净、捣烂，放黄酒内浸泡3～4日，过滤，饭前服，每次15～20毫升，每日2～3次。主治肾结核。

【名医指导】

1. 防止感染状态发展成临床疾病，采用异烟肼300毫克/日或间歇用药（每周3次），疗程10～30次。对新近与结核病患者有密切接触及其他有可能发展成结核病的人群进行预防治疗，可降低结核病的发病率，减少疾病的传播。

2. 有肺结核或其他结核之患者，应进行尿检查，以早期发现肾结核，早期治疗。注意休息和情志的调适。

3. 肾结核患者要补充高热量及高质量蛋白质，且需乳类；需大量补充维生素A、维生素B、维生素C、维生素D；多食新鲜蔬菜、水果及各种清淡富含水分食品，以保持大小便通畅，加强利尿作用。久病体虚患者宜进食滋补品。忌温热、香燥饮食，忌烟、酒。

4. 肾结核如早期诊断，积极正确的治疗，都能治愈；若发现过晚，肾脏已严重受损或有输尿管狭窄，可能需行手术治疗，预后较差。

肾积水

【必备秘方】

1. 附子20克（先煎30分钟），桂枝、续断、淫羊藿、黄精、花椒、牛膝、枳实各15克，车前子10克。每日1～2剂，水煎15分钟，滤液，加水再煎20分钟，去渣，两次煎液兑匀，分2次服。阴虚者，去附子、桂枝，加生地黄、白芍各10克；血尿者，加三七末3克（冲服）。主治肾积水。

2. 生地黄、山茱萸、茯苓、牛膝、山药、车前子、续断、鸡血藤各15克，牡丹皮、桂枝、熟附子、枳实各10克。每日1剂，水煎服。小便不利者，加金钱草、海金沙、木香、石韦、藕节、瞿麦各10克；血尿者，加墨旱莲、白茅根各20克；腰痛者，加杜仲、桑寄生各20克。主治肾积水。

3. 山药40克，熟地黄、黄芪、桑寄生、金钱草、鱼腥草各30克，白术、茯苓、泽泻、山茱萸各15克，牡丹皮、覆盆子、枸杞子、升麻、菟丝子、当归、益智仁、附子、百部、白茅根各10克。每日1剂，水煎服。主治肾积水。

4. 金钱草30克，牛膝、车前子各15克，续断12克，猪苓、茯苓、泽泻、滑石、阿胶各9克，甘草6克。每日1剂，水煎服。腰痛者，加延胡索15克；气虚者，加党参、黄芪各20克；小便混浊者，加粉萆薢15克。主治肾积水。

5. 制附子15克（先煎30分钟），茯苓、白芍、干姜、白术各12克。每日1剂，水煎服。主治肾积水。

【名医指导】

1. 肾积水发生后，最常见的症状就是腰部酸痛。急性肾积水疼痛非常明显，而慢性肾积水表现为钝疼。其次，就是面部包括眼皮的水肿。另外，患者还会有畏寒、发热、脓尿、腰部有包块、排尿困难等症状。

2. 妊娠期胎儿的压迫也是女性肾积水的常见原因。正常妊娠期常有轻度肾、输尿管积水，常常发生在右侧，这种肾积水是一种生理状态，它会在分娩后消失。但是怀孕期间的肾积水严重的话，也会影响到孕妇的肾功能，所以也要多加注意。经常仰卧往往会增加胎儿对肾脏的压力，孕妇应当避免长时间仰卧。

3. 饮食：增加能量摄入，但为了避免增加积水肾脏的负担，不宜过多进食含蛋白质丰富的食物。能量的摄入主要依靠糖类及脂肪类食物。

4. 如果单侧性肾积水，不必限止饮水量，如果双侧肾积水，有肾功能障碍现象，要限止每日的进水量。

5. 肾积水一旦并发感染，若梗阻不及时解除，感染难以治愈，感染又加速肾脏的破坏，形成恶性循环，甚至形成脓肾。严重肾积水或脓肾，对侧肾功能好则行肾切除。

糖尿病肾病

【必备秘方】

1. 鲜蚌肉250克，调料适量。每日1剂，将蚌肉洗净、切块，加水煮汤，调味食用。主治糖尿病型肾炎。

2. 黄芪、猪胰腺各100克，山药40克，赤小豆30克。按常法煮汤，去黄芪服，每日1剂。主治糖尿病型肾炎。

3. 党参20克，枸杞子、山药、西瓜皮、冬瓜皮各25克。每日1剂，水煎，分2次服。主治糖尿病型肾炎。

4. 芹菜250克，猪瘦肉100克，食盐少许。按常法煮汤食用，每日1剂。主治糖尿病型肾炎。

5. 南瓜250克，绿豆100克。按常法煮汤食。每日1～2剂。主治糖尿病型肾炎。

【名医指导】

1. 控制血糖：糖尿病肾病的发生受多种因素影响，其中高血糖是极其重要的因素。大量临床和动物实验证明，在糖尿病出现肾肥大和高滤过状态后，及时控制血糖，纠正代谢紊乱后，肾肥大和高滤过状态可以得到部分恢复。糖尿病肾病早期肾小球滤过率的增高和糖化血红蛋白的升高是一致的。因此，控制血糖是治疗糖尿病肾病的基础治疗。治疗应采取糖尿病教育、饮食疗法，适当运动，药物治疗和血糖监测等多种手段，尽可能地使血糖控制接近正常，同时注意尽量避免低血糖的发生。

2. 糖尿病肾病的饮食总热量的摄入要根据患者身高、体重及活动量来决定。在营养的构成中，须特别注意蛋白质的摄入。糖尿病肾病时，肾小球处在高滤过状态，过高的蛋白饮食会使这种高滤过状态持续，加重肾小球血流动力学的改变。因此，目前主张在糖尿病肾病早期即对蛋白的摄入量加以限制。

3. 糖尿病肾病口服降血糖药的选择应考虑其代谢途径。优先考虑代谢产物主要由肝排出者。对于用饮食和口服降血糖药控制不良的糖尿病肾病患者，应尽早使用胰岛素，以推迟、延缓糖尿病肾病的发生、发展。需要强调的是，对肾功能损害明显的患者，要考虑到血中胰岛素半衰期的延长，其次是患者食欲减退，进食减少。这些都需要对胰岛素的用量进行精细的调整，经常监测血糖，避免低血糖的发生。

4. 注意改善胰岛素抵抗，降低高胰岛素血症。糖尿病患者常因存在胰岛素抵抗和不适当治疗而致高胰岛素血症，持久的高胰岛素血症可刺激动脉壁平滑肌和内皮细胞增生；增加肝脏低密度脂蛋白产生，促进动脉壁脂质沉着；损害机体内源性纤溶系统，如刺激内皮细胞产生纤维蛋白溶酶原抑制因子，促进血栓形成；长期高胰岛素血症，可使血压升高和体重增加，可加速动脉硬化的发生和

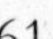

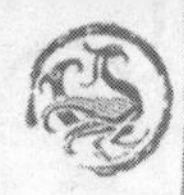

进展。降低高胰岛素血症除适当使用口服降血糖药外，补充微量元素如矾和铬也可增加胰岛素的敏感性。

5. 控制高血压：高血压是肾病患者肾功能损害发生、发展的主要因素，而且是可控制因素。对糖尿病肾病也是如此。高血压在糖尿病肾病的发展过程起相当重要的作用，因此，控制高血压，是延缓糖尿病肾病发展的关键。控制高血压首先要限制患者对钠盐的摄入，同时禁烟、戒酒，减轻体重，适当的运动。

6. 糖尿病肾病的治疗应是综合治疗，强调预防和早期治疗。当患者出现糖尿病后，在治疗糖尿病的同时，就要考虑糖尿病肾病的预防。积极控制血糖，定期检查尿蛋白排泄率，控制血压，减少尿蛋白的排泄。

泌尿系统感染

泌尿系感染即尿路感染，是指尿路内有大量微生物繁殖而引起的尿路炎症，分为细菌性和真菌性尿感，以细菌性尿感为最常见。泌尿系感染主要有膀胱炎，急、慢性肾盂肾炎和无症状性菌尿。根据临床症状分为有症状尿感和无症状细菌尿；根据感染部位分为上尿路感染（为肾盂肾炎）和下尿路感染（为膀胱炎）；根据有无尿路功能上或解剖上的异常，又分为复杂性及非复杂性两种，前者指伴有尿路梗阻、结石、尿路先天畸形或膀胱输尿管反流等解剖或功能异常（或在慢性肾脏实质疾病基础上发生），后者则无上述情况。本病中医属"淋证"范畴，多由于肾、膀胱气化失司，水道不利，以小便频急、淋漓不尽、尿道涩痛、小腹拘急、痛引腰腹为主要临床表现的一类病症。初发多属湿热实邪，病久多伴见本虚标实之证。

【必备秘方】

1. 萹蓄、瞿麦、车前子、茯苓、黄柏、栀子各10克，益母草15克，甘草5克。每日1～2剂，水煎15分钟，滤出药液，加水再煎20分钟，去渣，两次煎液兑匀，分2～3次服。小腹胀痛、舌苔黄腻者，加海金沙藤、石韦、穿心莲各15克；急躁易怒、妇女乳房胀痛者，加柴胡、白芍、川楝子各10克；头晕耳鸣、手足心热者，加生地黄、女贞子、知母、地骨皮各10克；倦怠心悸、气短、食少、便溏、四肢不温者，加薏苡仁30克，党参、黄芪各20克，肉桂10克。主治泌尿系统感染。

2. 鱼腥草、滑石各20克，益母草、车前子各15克，牛膝、黄柏各10克，红花、甘草各5克。每日1剂，水煎服。恶寒发热、恶心呕吐者，加柴胡、半夏各10克；发热重者，加金银花、连翘各20克；血尿者，加小蓟、白茅根各20克；少腹疼痛者，加乌药、延胡索各10克；腰痛者，加续断、杜仲各10克；石淋者，加金钱草、海金沙各10克；前列腺肥大者，加穿山甲、黄芪、丹参10克。主治泌尿系统感染。

3. 滑石、白茅根、蒲公英各30克，栀子、茯苓、车前子、黄柏、丹参、生地黄各12克，蒲黄、甘草各10克。每日1剂，水煎服。小便有血者，加当归、小蓟、藕节各15克；小便涩痛者，加石韦、金钱草、海金沙各10克；少腹胀痛者，加青皮、乌药、沉香各10克；小便混浊者，加粉萆薢、白术各10克；口干、舌红、少津者，加玄参、知母、熟地黄各10克。主治泌尿系统感染。

4. 薏苡仁、白茅根各30克，地肤子20克，车前子、蒲公英、茯苓各15克，山木通、泽泻、六一散、黄柏各10克。每日1剂，水煎服。腰酸者，加续断、生地黄各15克；气虚者，加黄芪30克；结石者，加生鸡内金、金钱草各20克；少腹痛者，加乌药、香附各10克。主治泌尿系统感染。

5. 荠菜花30克，鸡冠花15克，粳米100克，白糖适量。将鸡冠花、荠菜花水煎，去渣，入粳米煮成粥，加入白糖，每日分2次服。主治尿路感染便血、尿血。

【名医指导】

1. 注意个人卫生，防止细菌侵入和病菌感染。勤换内衣裤。不要用公共浴池、浴盆洗浴，不要坐在未经消毒的马桶上，不要与他人共用一条毛巾。

2. 多喝水，尿液滞留膀胱愈久，细菌的数量愈多。细菌愈多，愈不舒服。因此，解

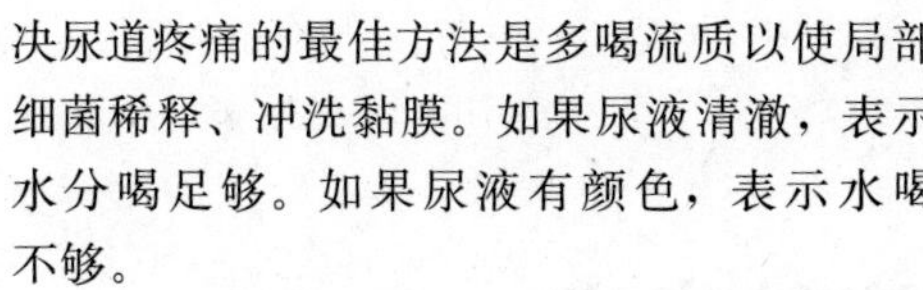

决尿道疼痛的最佳方法是多喝流质以使局部细菌稀释、冲洗黏膜。如果尿液清澈，表示水分喝足够。如果尿液有颜色，表示水喝不够。

3. 夫妻同房前要清洁身体，排尿能有效地“洗净”膀胱，预防感染。

4. 泌尿系统感染是老年人的常见病，在老年人感染性疾病中仅次于呼吸道感染而居第2位。而且老年人对经肾脏排泄的药物代谢功能下降，易引起肾小管药物中毒、化学性损伤，在此基础上更易招致上尿路感染，因此老年人的用药应该特别慎重。

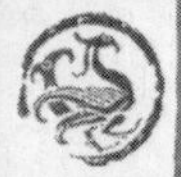

第五章 血液科疾病

贫 血

贫血是缺铁性贫血、巨幼细胞贫血、溶血性贫血、再生障碍性贫血、失血性贫血和其他继发性贫血的总称。缺铁性贫血最为常见，又称营养性小细胞贫血，为体内缺乏铁质，致血红蛋白合成减少而发生。临床表现以低色素、小细胞性贫血，血清铁蛋白减少为特点，铁剂治疗效果良好。在正常情况下，铁的吸收和排泄保持动态平衡，这种平衡主要通过控制铁的吸收量来进行调节。任何原因使铁的损耗超过体内供给量时都可引起缺铁性贫血。巨幼细胞贫血多由叶酸、维生素 B_{12} 缺乏（或其他原因引起的DNA合成障碍）所致。而造成这两种物质缺乏的原因主要是摄入不足、吸收不良、利用障碍、需要量增加等。溶血性贫血是由于红细胞破坏增多、增速，超过造血补偿能力范围所发生的一大类疾病的总称。临床上常根据红细胞过多破坏的原因将溶血性贫血分成红细胞内在缺陷和外来因素所致两大类，主要与遗传、自身免疫、血型不合的输血、机械性损伤、药物、化学毒物、物理及生物因素、脾功能亢进等有关。本病的种类较多，常见有遗传性球形细胞增多症、红细胞葡萄糖-6-磷酸脱氢酶缺乏症、珠蛋白生成障碍性贫血（海洋性贫血、地中海贫血）、自身免疫性溶血性贫血、阵发性睡眠性血红蛋白尿（PNH）等。本病中医称“血劳”，是因输血、某些药物、蛇毒、疟疾或食入鲜蚕豆（蚕豆黄）等使血液破坏，产生溶血并出现以出血、血亏、全血细胞减少、易感邪毒为主要表现的劳病、疸病类疾病。

一般性贫血

【必备秘方】

1. 黄芪30克，大枣18克，人参、炙甘草、白术、山药各12克，生姜、桂枝、五味子、砂仁各9克。每日1～2剂，水煎15分钟，滤出药液，加水再煎20分钟，去渣，两次煎液兑匀，分服。兼痰湿者，加薏苡仁20克，茯苓、半夏各10克；伴血瘀者，加丹参20克，赤芍、姜黄、血竭各10克；血溢络外者，加藕节、侧柏叶各15克，三七粉3克（研末，冲服）；寒甚者，加高良姜、吴茱萸各3克。主治贫血。

2. 鹿角霜30克，黄芪、党参、白术、白芍各20克，鸡血藤、熟地黄各15克，仙茅、当归、陈皮、菟丝子、赭石各10克，熟附子5克，大枣10克。每日1剂，水煎服。消化道出血者，去附子、仙茅、鹿角霜，加海螵蛸、地榆炭各20克，浙贝母5克；咳嗽、咯血者，去附子、仙茅、鹿角霜，加仙鹤草30克，白及20克，茜草10克；慢性支气管炎合并感染者，去附子、仙茅，加鱼腥草、败酱草各20克，醋炙麻黄5克。主治老年性贫血。

3. 鸡血藤、大枣各30克，制何首乌20克，炮穿山甲15克，山茱萸、女贞子各12克，淫羊藿、丹参、厚朴各10克，甘草6克。每日1剂，水煎服。食欲不振者，加红参15克（炖），白术10～15克。主治阴虚血少兼血瘀型贫血。

4. 制何首乌30克，生黄芪24克，枸杞子15克，鹿角胶、龟甲胶、阿胶、当归、白芍、熟地黄、紫河车各12克，人参、黑磁石各10克，炙甘草6克。每日1剂，水煎服，分2次服。主治脾肾两虚型贫血。

5. 黄芪、党参、当归、熟地黄各15克，茯苓、远志、酸枣仁、龙眼肉各10克，粳米100克，冰糖适量。将前8味水煎2次，每次加水600毫升煎半小时，去渣，合并煎液入洗净的粳米熬成粥，下冰糖熬溶，空腹分1～2次温服，连服5～7日。主治心脾两虚型贫血。

【名医指导】

1. 出现头晕目眩，心悸气短，疲乏无力，食欲不振，腹胀腹泄，月经失调量少，唇甲色淡等表现时，及时去医院做进一步检查，以期早发现早诊断早治疗。

2. 治疗贫血的原则着重采取适当措施以消除病因。在病因诊断未明确时，不应乱投药物使情况复杂，增加诊断上的困难。贫血常见原因有偏食、厌食及消化、营养不良，或有各种出血，或患钩虫病，或有接触有害理化因素、药物等病史；或为孕、产妇及婴幼儿等。

3. 切忌滥用补血药，必须严格掌握各种药物的适应证。如维生素B_{12}及叶酸适用于治疗巨幼细胞贫血；铁剂仅用于缺铁性贫血，不能用于非缺铁性贫血，因会引起铁负荷过重，影响重要器官（如心、肝、胰等）的功能；维生素B_6用于巨幼细胞贫血等。

4. 食用高热量、高维生素、高蛋白等营养丰富食物。教育青少年，纠正偏食等不良生活习惯。纠正不良烹调习惯，食物不要长时间烹煮。

5. 适当休息，避免劳累、避免感染等。

缺铁性贫血

【必备秘方】

1. 阿胶（或鹿角胶）、黄芪各30克，女贞子、枸杞子、鸡血藤各25克，川芎、当归、党参、白术各20克，何首乌、陈皮、甘草、熟地黄各15克。每日1剂，水煎服，连用21日，停7日后再进行第2疗程。并配服萎黄丸（生铁末5份，胆矾3份，山药2份，鸡内金1份，共为蜜丸如黄豆大），每次5粒，每日3次。气虚者，用黄芪至50～100克；气血双虚者，熟地黄加至30克，党参50克；偏阴虚者，加山茱萸30克，山药50克；偏阳虚者，加菟丝子、巴戟天各20克；纳差者，加山楂20克，鸡内金15克，太子参30克；头晕明显者，加川芎至40克；心悸重者，加柏子仁20克；乏力者，加黄精30克。主治缺铁性贫血。

2. 熟地黄、煅磁石各15克，炒党参、枸杞子各12克，炒白术、全当归、补骨脂、白芍各10克，炒陈皮、炙甘草各6克。每日1剂，水煎服。阳虚畏寒、无力、面部水肿、脉沉细者，加黄芪15克，制附子5克；食欲不振、食后胃脘痞胀者，加炙鸡内金10克，砂仁5克。主治缺铁性贫血。

3. 黑豆500克（炒熟），黑矾50克（煅），核桃仁、百草霜、鸡内金、红糖各30克，紫河车1个，红花9克，面粉、大枣泥各250克，蜂蜜适量。将黑矾、黑豆、核桃仁、紫河车、红花、鸡内金共研细粉，过筛，加入枣泥、面粉、红糖、百草霜，炼蜜为丸（每丸重9克），每次服1丸，每日3次。主治缺铁性贫血。

4. 党参、熟地黄、大枣、黄芪各20克，茯苓、当归、乌梅、山茱萸、菟丝子、阿胶（烊化）各10克，陈皮、甘草各5克。每日1～2剂，水煎15分钟，滤出药液，加水再煎20分钟，去渣，两次煎液兑匀，分服。主治缺铁性贫血。

5. 大枣500克，当归、槟榔、绿矾各45克，白芍、厚朴、白术各30克，陈皮15克。将大枣去核，杵如泥状，余药共研细末，赋形为丸（每丸重10克），温水冲服，每日3次。主治缺铁性贫血。

【名医指导】

1. 加强护理，预防感染，保证充分休息。

2. 改善喂养，适当增加富于铁质的食品，如瘦肉、动物血、蛋黄、豆制品等，并注意饮食搭配，如肉、菜搭配有利于铁的吸收。

3. 有偏食习惯者应予纠正。

巨幼细胞贫血

【必备秘方】

1. 黄芪60克，大枣、当归各30克，白

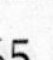

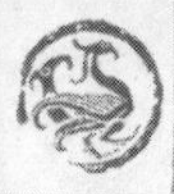

术20克，茯苓、陈皮、半夏、青皮、郁金、木香、栀子、枳壳各10克，甘草5克。每日1～2剂，水煎15分钟，滤出药液，加水再煎20分钟，去渣，两次煎液兑匀，分2次服。主治巨幼细胞贫血。

2. 炒麦芽、山药、薏苡仁各30克，何首乌20克，人参、莲子、白扁豆、茯苓、白术各15克，陈皮、桔梗各10克，砂仁6克。每日1剂，水煎服。主治脾气亏虚型巨幼细胞贫血。

3. 白芍30克，黄芪、炙甘草、陈皮、白术、人参、炙远志各15克，熟地黄、茯苓、五味子各12克，木香6克。每日1剂，水煎服。主治气血亏虚型巨幼细胞贫血。

4. 当归、川芎、熟地黄、白芍、阿胶、车前子各10克，甘草5克。每日1剂，水煎服。主治巨幼细胞贫血。

5. 猪肝（或牛、羊肝）、猪胃（或牛、羊胃）、大枣各100克。加水炖熟服食，每日1～2剂。主治巨幼细胞贫血。

【名医指导】

1. 叶酸、维生素B_{12}是红细胞生长发育不可缺少的因素，因此应多吃富含这些成分的食物。动物肝、肾和瘦肉中含量最多，绿叶蔬菜中富含叶酸。

2. 贫血患者多有食欲不振、消化不良，故宜少食多餐。在食物的烹调上除注意色、香、味、形外，还要把饭做熟、做烂，如制咸肉末、肉汤、肉泥、蛋羹、菜泥等，以利于营养素的吸收。

3. 病后痊愈中的患者，出现贫血症状时，应中止清淡饮食，并逐渐改善膳食的质和量，增加鱼类、肉类、蛋类、动物内脏等食物，否则难以纠正贫血状况。

4. 纠正偏食、挑食等不良习惯，尤其是不要偏吃糖和脂肪食品，此类食品容易引起饱腹感。因黏腻肥甘，容易阻滞脾胃消化功能，影响其他食品的摄取量和营养素吸收，不利于贫血和全身营养状况的改善。

5. 体质虚弱者易患感冒，应少去公共场所，避免接触传染病患者，以减少受感染的机会。

8. 居住的环境要安静舒适，阳光充足，空气流通。

溶血性贫血

【必备秘方】

1. 白头翁60克，车前草、凤尾草各30克，绵茵陈15克。水煎，代茶饮。也可制成100%的注射液。小儿每次10～15毫升，加入5%葡萄糖（或生理盐水）100毫升；成人每次25～45毫升，加入5%葡萄糖（或生理盐水）100～200毫升。静脉滴注。主治蚕豆病型急性溶血性贫血。

2. 艾叶100克，党参30克，茵陈、槐花各15克，大黄9克。每日1剂，水煎15分钟，滤出药液，加水再煎20分钟，去渣，两次煎液兑匀，分服。呕吐者，加竹茹、广藿香、半夏各10克；腹泻者，去大黄，加茯苓，山药各10克。主治蚕豆病型急性溶血性贫血。

3. 生地黄、当归、赤茯苓、猪苓、泽泻各15克，川芎、天花粉各10克，赤芍、茵陈各20克。每日1剂，水煎服，1个月为1个疗程，连用2～3个疗程。主治血虚湿滞型急性溶血性贫血。

4. 党参、黄芪、当归、龙眼肉、熟地黄各20克，白术、远志，茯神、酸枣仁各10克，甘草5克。每日1剂，水煎20分钟，滤出药液，加水再煎20分钟，两次煎液兑匀，分服。主治自身免疫性溶血性贫血。

5. 鲜田艾30～60克，茵陈、丹参、黄芪、党参、茯苓、郁金、白术各30克，当归、甘草各5克。每日1剂，水煎服。主治溶血性贫血恢复期。

【名医指导】

1. 由于人体内红细胞受到破坏的速度加快、骨髓造血功能相对较低而发生的贫血，称溶血性贫血。急性的溶血性贫血患者可出现腰酸背痛、气促、乏力、寒战、高热、面色苍白、烦躁、恶心、呕吐、腹痛、蛋白尿等症状；慢性的溶血性贫血患者可出现不同程度的黄疸、肝脾大、胆结石等。严重时，可引发其他血液病。

2. 感染、劳累、精神刺激等常常成为该病发生急性溶血的诱因。生活调理至关重要，

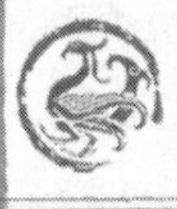

要起居有常，随气候变化及时增减衣物，避免外感。劳倦过度，包括体劳、神劳及房劳过度，均可加重本病，应加以避免。鼓励患者根据身体情况自我锻炼，以提高体质及抗病能力。

3. 本病病机为虚实夹杂，病久多为气血两亏，甚则脾肾俱虚。平素以虚为主或虚中夹实。禁忌生冷瓜果以免损伤脾胃，辛辣滋腻之品亦当避免或少食，时时顾护脾胃。

4. 正确对待疾病，避免重体力劳动，避免精神紧张、调清志、勿激动，可适当锻炼（如打太极拳），以增强体质。但气血亏虚者勿练气功，以免动气耗血，加重气血虚。

5. 拟行切脾术治疗的溶血性贫血患者，术前数日就应充分了解治疗的必要性和治疗效果，稳定患者情绪；术前饮食可不受限制，以高蛋白、高维生素、高热量易消化的食物为宜；保证足够的睡眠。术前患者贫血较重的应按医嘱输血纠正和改善贫血，使血红蛋白升至 80 克/升以上；术后患者及其家属要注意观察膈下引流管的渗液量及其颜色。

再生障碍性贫血

再生障碍性贫血是由多种病因引起的造血干细胞及造血微环境的损伤、红骨髓被脂肪所替代、骨髓造血功能衰竭、临床上以全血细胞减少为特征的一组综合征，又称不增生性贫血、低增生性贫血、再生不能性贫血、再生低下性贫血、骨髓功能衰竭症。各年龄组均可发病，但老年期增高，北方略高于南方；我国和亚洲其他国家统计性别比例均是男性多，而欧美国家男女相仿。

【必备秘方】

1. 黄芪、仙鹤草各 24 克，补骨脂 15 克，人参 6 克。每日～2 剂，水煎服。脾肾阳虚者，加仙茅、淫羊藿各 15 克，附子 10 克，鹿角胶 9 克，肉桂 6 克；肝肾阴虚者，加天冬、麦冬、生地黄、熟地黄、白茅根、龟甲各 24 克，地骨皮、青蒿、知母各 12 克，三七 3 克（研末，冲服），人参改为西洋参 10 克；阴阳俱虚者，加天冬、生地黄各 24 克，黄柏、砂仁、知母、女贞子各 10 克；妇女月经过多或崩漏不止者，加龙骨、牡蛎、赤石脂各 24 克，三七 3 克（研末，冲服）；消化道出血者，加止血散（白及 12 克，三七、蒲黄、阿胶各 3 克），藕粉 5 克。主治再生障碍性贫血。

2. 熟地黄 30 克，山药、山茱萸、蛤蚧、海马、鹿鞭、鹿肾、鹿茸、党参各 20 克，牡丹皮、茯苓、泽泻、白芍、枸杞子、菊花、牛膝、五味子、淫羊藿、鸡血藤、砂仁各 10 克。每日 1 剂，水煎服。主治肾阳虚型再生障碍性贫血。

3. 生地黄、山药各 30 克，黄芪 24 克，女贞子、墨旱莲、阿胶各 20 克，鹿角胶、党参、当归各 15 克。每日 1 剂，水煎服。出血者，加侧柏叶、藕节各 10 克；有热者，去党参、黄芪，加玄参 20 克；腰酸腿软者，加淫羊藿、巴戟天、桑寄生各 15 克；失眠者，加首乌藤、炒酸枣仁各 15 克；大便溏稀者，加白术、茯苓各 15 克。主治再生障碍性贫血。

4. 黄芪、当归、龟甲、肉苁蓉、熟地黄、枸杞子、炒酸枣仁、杜仲、核桃仁、何首乌、黄精、白术、山药各 120 克，鹿角胶、阿胶各 90 克，红参 30 克。共为极细末，以羊脊髓 1500 克、紫河车 3 具、黑豆 1000 克，水煎至 1000 毫升，和药末为丸（如绿豆大）。每次服 15 克，每日 3 次。主治再生障碍性贫血。

5. 核桃仁、黑芝麻、黄豆、黄芪、山药各 15 克，大枣 10 枚，糯米 100 克，冰糖适量。将核桃仁去膜、捣碎；黑芝麻研末；黄豆、山药分别洗净、沥干；大枣去核；黄芪用纱布包好。糯米淘净，加水 1000 毫升烧开，加入核桃仁、黄豆、山药、大枣，用药包，转用小火熬成粥，取出药包，下黑芝麻末、冰糖熬溶，空腹分 1～2 次温服，连服 10～15 日。主治气血亏虚型再生障碍性贫血。

【名医指导】

1. 对造血系统有损害的药物应严格掌握指征，防止滥用。在使用过程要定期观察血常规。

2. 对接触损害造血系统毒物或放射性物质工作者，应加强各种防护措施，定期进行

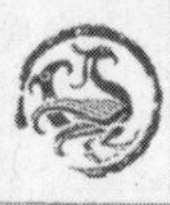

血常规检查。

3. 大力开展防治病毒性肝炎及其他病毒感染。

4. 高蛋白饮食，如黄豆、鸡肉、猪心等。

5. 对重症患者应实行保护性隔离，预防交叉感染。

6. 注意皮肤及口腔护理，每日清洗皮肤，大便后用消毒液清洗肛门，经常用氯已定漱口。

白血病

白血病分为急性与慢性两类。急性白血病是一种造血系统的恶性疾病，其特征为白细胞及其幼稚细胞（即白血病细胞）在骨髓或其他造血组织中呈肿瘤性异常增生。病变主要累及骨髓、肝、脾及淋巴结，致使正常血细胞生成减少而产生相应的临床表现。同时，周围血液中白细胞也有质和量的改变，具有恶性肿瘤特征，又称“血癌”。本病是世界范围内青少年较多见的亚急性肿瘤。我国已将其列为十大高发恶性肿瘤之一，居恶性肿瘤第6位（男性）及第8位（女性）。慢性白血病是肿瘤性骨髓增生性疾病，可分为慢性粒细胞白血病和慢性淋巴细胞白血病。慢性粒细胞白血病是造血干细胞产生了pH染色体异常克隆引起的恶性增生性疾病，骨髓中无限制地产生大量幼稚细胞（尤其是粒系细胞），外周血中积聚着大量幼稚和成熟的粒细胞。慢性淋巴细胞白血病是累及小淋巴细胞的淋巴组织全身性恶性增生性疾病。在骨髓、脾、肝、全身浅表和深部淋巴结，以及呼吸道和消化道壁均有大量淋巴细胞积聚。慢性白血病中医属“虚劳”、“血证”、“痰核”等范畴。我国以慢性粒细胞白血病多见，多发于中年人，目前此病已有上升趋势；慢性淋巴细胞白血病主要发生于老年人，多见于欧美。

急性白血病

【必备秘方】

1. 党参、黄芪、白花蛇舌草、半枝莲、小蓟、蒲公英各30克，生地黄、黄精各20克，丹参18克，天冬、麦冬、莪术、茯苓各15克，甘草6克，三七粉3克（冲服）。每日1剂，水煎15分钟，滤出药液，加水再煎20分钟，去渣，两次煎液兑匀，分服。主治气阴两虚型急性粒细胞白血病。

2. 山药、鱼鳔胶、鹿角胶各12克，党参、黄芪、淫羊藿、补骨脂、菟丝子、山茱萸、茯苓、鸡血藤、黄精、枸杞子、白蒺藜、墨旱莲、肉苁蓉、白术、何首乌各10克，人参、海参、巴戟天、桂枝、白芍、陈皮、黑芝麻各5克。每日1剂，水煎服。主治急性粒细胞白血病。

3. 青黛、雄黄各适量（两药之比为9：1或8：2）。共研粉后装胶囊或压成片剂。先从小剂量开始服用，每次3克，每日3次，饭后服。若无明显不良反应，每次可增至5克，每日3次，连服1周。主治毒盛血虚型急性白血病。

4. 白花蛇舌草、半枝莲、板蓝根、大青叶、生地黄、玄参、败酱草、蒲公英各30克，党参、黄芪各20克，牛蒡子、黄药子、马勃、白芍各15克，牡丹皮、姜黄、阿胶（烊化）各10克。每日1剂，水煎，早、中、晚分服。连服20日为1个疗程。主治急性白血病。

5. 猪脊髓150克（切段），鹅血（切块）、粳米各100克，生姜丝、香油、精盐、味精各适量。将粳米淘净，加水1000毫升，烧开，转用小火熬成粥，鹅血块、猪脊髓段、生姜丝，继续熬2～3沸，下精盐、味精、香油调匀，空腹分1～2次温服，连服7日为1个疗程。主治急性白血病。

【名医指导】

1. 避免接触过多的X射线及其他有害的放射线。对从事放射工作的人员需做好个人防护。孕妇及婴幼儿尤其应注意避免接触放射线。

2. 防治各种感染，特别是病毒感染。如C型RNA病毒。

3. 慎重使用某些药物。如氯霉素、保泰松、某些抗病毒药、某些抗肿瘤药及免疫抑制药等，应避免长期使用或滥用。

4. 避免接触某些致癌物质，做好职业防

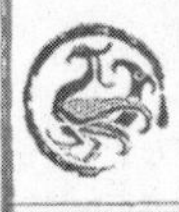

护及监测工作。如在生产酚、氯苯、硝基苯、香料、药品、农药、合成纤维、合成橡胶、塑料、染料等的过程中，注意避免接触有害、有毒物质。

5. 对白血病高危人群应做好定期普查工作，特别注意白血病警告及早期症状。

6. 白血病患者及家属了解病情，稳定情绪，积极配合治疗。

慢性粒细胞白血病

【必备秘方】

1. 水牛角、白花蛇舌草各30克，太子参、麦冬、蒲公英、牡丹皮、丹参、赤芍、白芍、生地黄各15克，栀子、黄芩、紫草、玄参、川楝子、延胡索、三棱、莪术、郁金、夏枯草各10克。每日1剂，水煎服。主治慢性粒细胞白血病。

2. 杜仲、白花蛇舌草、半枝莲各30克，生地黄、熟地黄、枸杞子、山药、党参、大枣、茯苓、蒲公英、地丁、当归、菟丝子、女贞子各20克，五味子、青黛、甘草各5克，雄黄3克。每日1剂，水煎服。主治慢性粒细胞白血病。

3. 土大黄、猪殃殃、猪苓、天冬、紫草各30克，山慈菇、山豆根各15克。每日1剂，水煎服。主治阴虚血热型慢性粒细胞白血病。

4. 全当归、黄芪各21克，龟甲胶、鹿角胶各15克，三棱、莪术各10克，蜀羊泉6克，紫河车粉3克，蜂蜜30克。每日1剂，水煎服。主治慢性骨髓性白血病。

5. 乌龟1只（约250克），猪胴骨250克，粳米100克，灵芝20克，生姜丝、香油、精盐、味精各适量。将乌龟去头、尾及脚爪，从腹甲边缘剖开，取出内脏，洗净；猪胴骨洗净、敲裂；灵芝焙干、研细末。粳米淘净，加水1200毫升烧开，加入乌龟肉、猪胴骨、生姜丝。转用小火熬成粥，下灵芝末、精盐、味精及香油调匀，空腹分1～2次温服，连服7日为1个疗程。主治慢性白血病。

【名医指导】

1. 提倡环境保护，减少自然资源（如水、大气、土壤等）的污染。

2. 多食新鲜水果、蔬菜，合理膳食，适当体育锻炼，增强机体抵抗力。

3. 对放射性药物、化学制剂（尤其是烷剂）的应用要严格掌握其适应证及药物剂量，避免滥用，同时或随后给予相应的保护药物，降低药物性慢性粒细胞白血病的发生。

4. 对长期在放射性环境中工作的人们采取必要的保护措施，如穿防射线的隔离服，定期疗养，补充多种维生素等。对有放射性的仪器或物品妥善保管及隔离，避免对周围人的辐射。

5. 孕妇在受孕过程中应避免电离辐射及不必要的药物摄入。离子照射是引起慢性粒细胞白血病的重要因素，离子照射一般包括X射线诊断与治疗、放射性药物摄入和放射治疗。

6. 开展人群普查，老年人应定期体验。对可疑病例给予血常规、骨髓象等进一步检验，做到早期发现、早期诊断、早期治疗。

过敏性紫癜

过敏性紫癜又称出血性毛细血管中毒症、许兰-享诺综合征，是机体对某些致敏因素的变态反应。主要发生于儿童和青年。临床上除皮肤紫癜外，常有皮疹及血管神经性水肿、胃肠道、关节和肾脏的临床表现。本病为自限性疾病，也有反复发作或累及肾脏而经久不愈者。其病因与感染细菌、病毒、肠道寄生虫，鱼、虾、蟹、蛋、牛奶等食物，抗生素、磺胺类、解热镇痛剂、镇静剂等，以及其他如昆虫咬伤、花粉、预防接种药物等因素有关。由于血管壁渗透性、脆性增高所致的皮肤及黏膜的毛细血管出血，患者血液系统凝血机制并无任何障碍。临床表现为皮下出现瘀点或瘀斑，甚至血肿，多发于下肢，亦见于胸胁及遍身。本病中医类似于“葡萄疫”。

【必备秘方】

1. 生地黄、当归各15克，赤芍、茜草各12克，牡丹皮、黄芩、栀子、槐花各10克。每日1剂，水煎服。发热者，加板蓝根

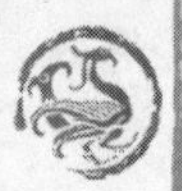

20克，金银花15克，连翘10克；便血者，加地榆、炒蒲黄各10克，血余炭5克；尿血者，加白茅根20克，大蓟、小蓟各10克，琥珀末3克（冲服）；鼻衄者，加玄参15克，延胡索、木香各10克（后下）；关节肿痛者加防己10克，乳香、没药各6克；水肿者，加车前子20克（包煎），泽泻、茯苓皮各15克。主治热邪内蕴、血热瘀滞型过敏性紫癜。

2. 白芍、乌梅各30克，党参、黄芩、花椒、姜半夏、枳实各10克，黄连、干姜各6克。每日1剂，水煎服。血热较甚者，去党参，加水牛角30克，生地黄、牡丹皮各10克；紫癜瘙痒较甚者，加紫草、防风各10克；鼻衄或血尿者，加地榆、大蓟、小蓟、栀子各15克；关节疼痛者，加防己、桂枝、秦艽各10克。主治腹型过敏性紫癜。

3. 蒲公英50克，苍术、鸡血藤、金银花、板蓝根各25克，黄柏、石斛、滑石各20克，续断、大青叶、连翘、甘草各15克。每日1剂，水煎15分钟，滤出药液，加水再煎20分钟，去渣，两次煎液兑匀。分服。主治过敏性紫癜。

4. 槐花25克，金银花、生地黄、白茅根、大枣各20克，地榆、白芍、玄参、鸡内金各15克，山楂、六神曲、麦芽各10克。每日1剂，水煎服。主治过敏性紫癜。

5. 鲜荷叶1大张，大枣15枚。粳米100克，白糖适量。将粳米淘净，加水1000毫升烧开，入洗净的荷叶（剪成4大块）、大枣，转用小火熬成粥，取出荷叶，下白糖调匀。空腹分1～2次温服，连服5日为1个疗程，间隔3日再服1个疗程。主治过敏性（或血小板减少性）紫癜。

【名医指导】

1. 注意休息，避免劳累，避免情绪波动及精神刺激。防止昆虫叮咬。

2. 去除可能的变应原，对可疑的食物或药物，应暂时不用，或对可疑的食物，在密切观察下，从小量开始应用，逐渐增加。

3. 注意保暖，防止感冒。控制和预防感染，在有明确的感染或感染灶时选用敏感的抗生素，但应避免盲目地预防性使用抗生素。

4. 注意饮食，因过敏性紫癜多为变应原引起，应禁食生葱、生蒜、辣椒、酒类等刺激性食品；肉类、海鲜、应避免与花粉等过敏原相接触。

5. 为防止复发，患者治愈后应坚持巩固治疗1疗程。

原发性血小板减少性紫癜

原发性血小板减少性紫癜是一种原因未明的出血性疾病，多与自体免疫有关，又称自身免疫性血小板减少性紫癜。其特点为皮肤及黏膜瘀点、瘀斑或内脏出血，血小板减少、出血时间延长、血块收缩不良、血小板抗体增高、骨髓巨核细胞增多。本病分为急性、慢性两型。急性型常见于儿童，男女发病相近。慢性型较常见，主要见于成年人，好发于20～50岁，女性患病率约为男性的3倍，急性型多有自限性，临床统计约80%的病例没有经过治疗，在半年内可自愈，一般病程为4～6周，死亡率约为1%，多数因颅内出血而死亡；慢性型未见有自行缓解者，治愈率为30%，死亡率约为2%。本病中医属“血证”、“发斑”等范畴。火热熏灼，热毒内迫营血，脏腑气血亏虚，血溢脉外，为其病理变化，病变多涉及肺、胃、脾、肾等脏腑，多以清热解毒、凉血养阴为主要治疗原则。属实火者，当着重清热解毒；属虚火者，应侧重养阴清热；若病情反复发作，久病不愈，导致气血亏虚，气不摄血，应认益气摄血为主，无论实火、虚火均可配伍凉血止血、化瘀消斑之品，脏腑气血亏虚者亦应适当配伍止血、消斑的药物治疗。

【必备秘方】

1. 地榆、仙鹤草各30克，何首乌，玄参、熟地黄各15克，商陆、党参、白术、山茱萸、丹参各10克，甘草6克。每日1剂，水煎服。阴虚血热者，去党参、白术，加黄柏、知母、牡丹皮、鳖甲各10克；气虚者，加茯苓、大枣各20克，脾肾阳虚者，加菟丝子、补骨脂各10克，附子3克；脾大者，加蒲黄、五灵脂各10克。主治原发性血小板减少性紫癜。

2. 生地黄30克，茜草、地榆、牡丹皮、赤芍各15克。每日1剂，水煎15分钟，滤出药液，加水再煎20分钟，去渣，两次水煎液兑匀，分服。主治原发性血小板减少性紫癜。

3. 鹿衔草、西洋参各100克，丹参50克。共为细末，每取10克，与鲜猪肝或鲜瘦肉50克，剁细与药拌匀后，加入蜂蜜1茶匙、水小半碗，蒸熟服用。视病情轻重，每日或隔日1次，10次为1个疗程。主治久病气血虚弱型血小板减少性紫癜。

4. 黄芪、大枣各60克，白茅根、仙鹤草、甘草各30克，牡丹皮20克，赤芍、连翘、阿胶各10克。每日1剂，水煎服。血热者，加紫草30克，黄芩10克；气虚者，加人参10克或党参20克；阴虚者，加地骨皮30克；血瘀者，加三七粉6克（冲服）。主治血小板减少性紫癜。

5. 白茅根30克，生地黄、侧柏叶各20克，粳米100克，白糖适量。将前3味水煎2次，每次加水600毫升煎20分钟，去渣，合并煎液，入洗净的粳米淘净，以小火熬成粥，下白糖调匀，空腹分1～2次温服，连服3日。主治血热妄行型血小板减少性紫癜。

【名医指导】

1. 积极参加体育活动，增强体质，提高抗病能力。

2. 要注意预防呼吸道感染、麻疹、水痘、风疹及肝炎等疾病，否则易于诱发或加重病情。

3. 急性期或出血量多时，要卧床休息，限制患儿活动，消除其恐惧紧张心理。

4. 避免外伤跌仆碰撞，以免引起出血。

5. 血小板计数低于20×10^9/升时，要密切观察病情变化，防止各种创伤与颅内出血。

6. 饮食宜清淡，富于营养，易于消化，呕血、便血者应进半流质饮食，忌硬食及粗纤维食物，忌辛辣刺激食物，患儿平素可多吃带衣花生仁、大枣等食物。

白细胞减少症与粒细胞减少症

周围血中白细胞计数持续小于4×10^9/升、中性粒细胞百分数正常或稍减少时称白细胞减少症。白细胞减少大多数是中性粒细胞减少，中性粒细胞绝对值小于0.5×10^9/升时称中性粒细胞缺乏症。白细胞减少症和粒细胞缺乏症的病因和发病机制大致相同，主要由感染、骨髓恶性疾病、再障、脾功能亢进、药物和化学物质、X射线、自身免疫病、药物过敏反应等导致粒细胞生成减少、破坏过多，超过骨髓生成能力。本病中医属“气劳”范畴，是因先天禀赋不足，后天失养，素体亏损或外感病邪，或久病误治，或气滞血瘀，或药物所伤，导致气血俱虚、阴阳失和、脏腑亏损的劳病类疾病。

【必备秘方】

1. 鸡血藤60克，当归、川芎、丹参各30克，赤芍20克，红花10克。水煎15分钟，滤出药液，加水再煎20分钟，去渣，两次水煎液兑匀，分服，每日1～2剂。脾气虚者，加党参、黄芪、白术、山楂、六神曲、谷芽、陈皮、厚朴各10克；肾阳虚者加肉苁蓉、淫羊藿、菟丝子各15克，附子、肉桂各5克；伴感染者，加蒲公英、重楼、板蓝根、贯众、野菊花各10克。主治白细胞减少症（月经期间停服）。

2. 黄芪、黄精、薏苡仁各30克，枸杞子15克，补骨脂10克，炙甘草6克。每日1剂，水煎服。脾虚明显者，加赤小豆30克，党参、白术、陈皮各10克；血虚明显者，加鸡血藤、女贞子、党参、当归各10克；阴虚明显者，加女贞子、何首乌、玉竹、生地黄各10克；阳虚明显者，加党参、鸡血藤、续断各10克，肉桂3克。主治白细胞减少症。

3. 山药30克，炒酸枣仁、菟丝子各25克，生黄芪、党参、当归、丹参、狗脊、柏子仁、白术各15克，枸杞子、茯苓、砂仁、远志12克。每日1剂，水煎，分2次服。主治白细胞减少症。

4. 鸡血藤、炙黄芪各30克，枸杞子、山茱萸、熟地黄各24克，白芍18克，当归、锁阳、巴戟天、补骨脂各12克。每日1剂，水煎，分2次服。主治白细胞减少症。

5. 黄鳝250克，吉林红参5克，山药15克，鸡血藤20克，肉苁蓉10克，粳米100克，生姜丝、香油、精盐、味精各适量。将黄鳝洗净、去骨、切丝，红参、山药洗净，

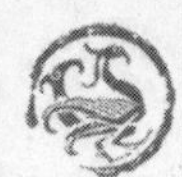

鸡血藤、肉苁蓉同装于纱布袋中扎紧袋口。粳米淘净，加水1200毫升烧开，加入黄鳝、红参、山药、药袋及生姜丝，转用小火熬成粥，取出药袋，下精盐、味精、香油调匀，空腹早、晚温服，每周2～3次。主治气血两虚型白细胞减少症。

【名医指导】

1. 尽可能去除一切导致白细胞和粒细胞减少的因素；治疗原发病。

2. 注意营养，供给足够的维生素C和B族维生素。

3. 积极防治各种感染，做好口腔、皮肤、会阴部卫生护理。

4. 加强体育锻炼，提高身体素质，增强机体抗病能力，不必过多依赖药物治疗。

5. 本病虽来势凶险，应充满战胜疾病的信心。在当今医疗水平下，患者多能康复。

其他血液病

本节内容为血友病、阵发性睡眠性血红蛋白尿，各病症的临床特点从略。

血友病

【必备秘方】

1. 熟地黄、天冬各15克，当归、赤芍、白及、知母各10克，川芎、阿胶、牡丹皮、石斛各9克，三七粉3克（冲服）。每日1剂，水煎15分钟，滤出药液，加水再煎20分钟，去渣，两次煎液兑匀，分服。主治血友病。

2. 藕节、柿饼各30克，荠菜花15克，蜂蜜10克。每日1剂，将藕节、柿饼、荠菜花加水800毫升煎20分钟，取汁加蜂蜜服。主治血热妄行型血友病。

3. 生地黄、熟地黄、鳖甲、玄参、生石膏各15克，夏枯草、太子参、白芍、钩藤、天冬各12克。每日1剂，水煎服。主治血友病。

4. 鲜梨汁、荸荠汁、甘蔗汁各500毫升，鲜地黄汁120毫升。混匀服，每次200毫升，每日3次。主治血友病。

5. 大枣30克，鲜猪皮100克。加水800毫升，煮熟服食，每日2次。主治气血亏虚型血友病。

【名医指导】

1. 以高蛋白、高维生素和少渣易消化食物为主。避免吃带皮玉米、竹笋、鱼刺、肉骨头和偏热及辛酸厚味，醇酒类食物。如羊肉、狗肉、辣椒、肥肉等。体质虚弱，气血两亏者，可服牛奶粥、人参、大枣、山药、鸡汁、黄芪等。出血不止者，可服木耳、柿饼、芥菜、荷叶等。

2. 因本病属一种遗传性疾病，故要使患者及其家属懂得优生优育的道理。若产前羊膜穿刺确诊为血友病，应终止妊娠，以减少血友病的出生率。

3. 本病为终生性疾病，而发病时常较重，所以家庭内的预防和护理对于患者的预后和日常生活质量有着非同寻常的意义。患者及亲属方面要对该病有充分的思想认识，亲属要给予患者足够的关心和爱护，患者自己要树立自信、自立、自强的生活观念，做好自我护理，最大限度地减少疾病发作和提高生活质量。

4. 特别注意避免创伤，到医院看病时，要向医生、护士讲明病情，尽可能避免肌内注射。家庭内做好各种安全防范，尽量避免使用锐器，如针、剪、刀等。

5. 平时在无出血的情况下，作适当的运动，对减少本病复发有利。但有活动性出血时要限制活动，以免加重出血。

6. 关节出血时，应卧床，用夹板固定肢体，放于功能位置，限制运动，可局部冷敷和用弹力绷带缠扎。关节出血停止，肿痛消失后，可做适当的关节活动，以防长时间关节固定造成畸形和僵硬。

7. 禁服使血小板聚集受抑制的药物，如阿司匹林、保泰松、双嘧达莫和前列腺素E等。

阵发性睡眠性血红蛋白尿

【必备秘方】

1. 黄芪、仙鹤草、小蓟各30克，熟地黄、当归各15克，人参、远志、白术、茯苓、阿胶（烊化）各9克，甘草6克，大枣5枚。每日1剂，水煎服。主治阵发性睡眠性血红蛋白尿。

2. 熟地黄30克，山药、泽泻、山茱萸、茯苓、菟丝子、女贞子、何首乌、枸杞子、海螵蛸各15克，甘草3克。每日1剂，水煎服。溶血急性发作或加剧时，加用泼尼松；持续贫血或全血减少时，加丙酸睾酮。主治肝肾阴虚型阵发性睡眠性血红蛋白尿。

3. 猪苓、茯苓、泽泻、白术、板蓝根、栀子各10克，大黄5克。加煎15分钟，滤出药液，加水再煎20分钟，去渣，两次煎液兑匀，分服，每日1～2剂。主治阵发性睡眠性血红蛋白尿。

4. 女贞子、熟地黄、白茅根、黄芪、人参叶各30克。山茱萸、补骨脂、附子（先煎）各15克，肉桂3克。每日1剂，水煎15分钟，滤出药液，加水再煎20分钟，去渣，两次煎液兑匀，分服。主治阵发性睡眠性血红蛋白尿。

5. 党参、黄芪、白术各15克，升麻、柴胡、茵陈、茯苓各10克，附子、肉桂各5克。每日1剂，水煎服。主治脾肾阳虚型阵发性睡眠性血红蛋白尿。

【名医指导】

1. 注意生活起居、个人卫生和饮食卫生，避风寒、节劳作，积极预防感冒、其他呼吸道感染、肠道感染及其他感染，节房事，应少生少育，以免耗损肾精。

2. 尽量不用或慎用可疑有诱发溶血的药物，如西药中的某些解热镇痛药。

3. 由于本病本虚，故平素应加强身体锻炼，调养身体，“正气存内，邪不可干”，可适当练气功、打太极拳，以提高抵抗力。

4. 正确对待疾病，保持乐观精神。避免劳动过度和精神紧张，调情致，避免激动。

5. 本病是一种获得性疾病，致病因素可能有化学物质、放射线或病毒感染，由于这些因素损害了骨髓造血细胞，致染色体突变所引起。因为能引起溶血的原因相当多，故确诊本病主要靠实验室检查，且由于本病与再障关系密切，慢性病患者应注意定期随诊检查。本病易反复发作，故应长期坚持治疗，尽量避免过度疲劳、精神紧张、服药等各种诱发因素，切不可乱投医而耽误疾病的治疗。

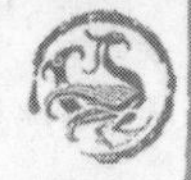

第六章　内分泌科疾病

糖尿病

糖尿病是一种常见的有遗传倾向的内分泌代谢疾病。从临床治疗出发，可分为1型糖尿病、2型糖尿病、其他特殊类型的糖尿病和妊娠期糖尿病。由于胰岛素分泌不足而引起的糖类、蛋白质、脂肪代谢杂乱。目前已成为继癌症、冠心病之后的第三种危及人们生命健康的严重疾病。尤其是糖尿病的并发症很多，如常并发化脓性感染、高血压动脉硬化、肺结核、神经炎以及肾、眼并发症，严重者可发生酮症酸中毒而危及生命。本病中医称消渴。其病因与体质、过食肥甘、吸烟嗜酒、房室无节、七情内伤等因素有关，其病机为积热阴伤。热伤肺阴，则体液干涸、不能散布，故多饮而烦渴不止；热伤胃阴，则胃火炽盛而喜食易饥，肌肉消瘦；热伤肾阴则肾水不足，精气亏虚，固摄无权，精微不藏故尿多而频或尿为脂膏而有甘味。又依其“三多”症状的偏重可为上、中、下三消。如按脏腑辨证，则上消属肺，饮水多而小便如常；中消属胃，饮水多而小便短赤；下消属肾，饮水多而小便浑浊；故以多饮、多食、多尿、消瘦为主。兼见面色萎黄或黯黑、头晕眼花、心悸气短、动则气促、多汗疲乏、失眠多梦、耳鸣耳聋、手足心热、肢麻肢痛、腰膝酸软、健忘、性功能下降、阳痿遗精、月经不调等症状，应细思明辨，酌情选方施治。

【必备秘方】

1. 黄芪、玄参、丹参、益母草各30克，山药、苍术、葛根、生地黄、熟地黄各15克，当归、赤芍、川芎、木香各10克。每日1剂，水煎服。烦渴、饥饿感明显者，加天花粉、生石膏、玉竹各30克，知母10克；头痛、头晕者，加夏枯草、石决明各30克，谷精草、女贞子、菊花各15克，疮疡痈疽者，加金银花、蒲公英、紫花地丁各30克，黄芩10克。主治糖尿病。

2. 黄芪50克，太子参40克，麦冬、黄精、山药、天花粉各30克，山茱萸、枸杞子、白术各15克，葛根、知母、黄连、全蝎、水蛭、红花、桃仁各10克，丹参20克，生甘草6克。每日1剂，水煎3次，合并药液，早、中、晚分服，半个月为1个疗程，每疗程间隔2日。主治糖尿病周围神经病变。

3. 生石膏50克，金樱子、天花粉、女贞子、枸杞子、知母各25克，麦冬、石斛、生地黄各20克，党参15克，五味子10克。每日1剂，水煎服。阳虚者，加山茱萸15克；血糖不降者，加苍术、玄参各15克；尿糖不降者，加黄芪、山药、粉草薢各15克，心火偏盛者，加黄连、白薇各10克。主治糖尿病。

4. 太子参、黄芪、丹参各20克，当归、益母草、赤芍各15克，山药、玄参、苍术、牛膝各12克，白芍、地龙、泽泻、茯苓各10克，甘草5克。每日1剂，水煎3次，合并药液，分3～4次服。半个月为1个疗程。主治糖尿病肾病。

5. 兔肉300克，蘑菇丝、冬菇丝各80克，蛋清1个，味精、精盐、酱油、白糖、肉汤、淀粉、料酒、胡椒粉、香油、葱丝、猪油、生油适量。将兔肉洗净、切丝，加蛋清、淀粉、料酒、酱油拌匀。锅内放入生油烧至五成热时，投入蘑菇丝、冬菇丝煸透后，烹入料酒，加入肉汤、味精、兔肉烧滚后，

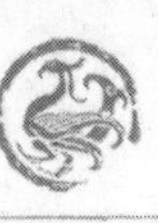

用水淀粉勾芡，加入香油推匀，撒上葱丝，盛入盆内即可服食。主治糖尿病。

【名医指导】

1. 多尿、烦渴、多饮、消瘦，如有上述某一症状出现，应及时诊断，以求早期防治；建议>50岁的对象，尤其是前述高危对象，每年做1次餐后2小时的血糖筛选检查，使无症状的患者尽早得到确诊和防治。

2. 大力开展糖尿病宣传教育，让已确诊的患者了解糖尿病并逐渐熟悉饮食，运动，用药和尿糖、血糖监测等基本措施的综合治疗原则，配合医务人员提高控制质量。

3. 严格控制饮食，饮食中必须含有足够营养料及适当的糖、蛋白质和脂肪的分配比例。

4. 糖尿病可以引起多种并发症：如果糖尿病得到了足够的控制，并且对血压充分控制并结合良好的生活习惯（如不吸烟，保持健康的体重等），则可以有效的降低罹患上述并发症的危险。

5. 部分患者需要终身胰岛素治疗：很多患者担心胰岛素会跟吸毒一样上瘾，这种担心是毫无必要的，患者应该充分相信医师，相信胰岛素，才可能更好地控制糖尿病。

甲状腺功能亢进症

甲状腺功能亢进症（简称甲亢）是常见的自身免疫性疾病，指甲状腺功能亢进、分泌激素增多或因甲状腺激素在血液循环中水平增高所致的一组内分泌病。临床上呈高代谢症候群，神经、血管系统功能失常，甲状腺肿大以及不同程度的突眼症等。甲亢分甲状腺性、垂体性、异源性TSH（促甲状腺激素）综合征以及仅有甲亢症状而甲状腺功能不高等类型。其中以弥漫性甲状腺肿伴甲亢最常见，多见于20～40岁女性，起病缓慢。本病中医属“瘿病”范畴，类似于其中的“气瘿”、“肉瘿”。多与情志忧恚，肝郁气结，痰浊凝滞有关。治疗多采用疏肝化痰一类的方剂。

【必备秘方】

1. 滑石、生牡蛎、土贝母各15～20克，柴胡、黄芩、法半夏、玄参、桔梗各10克，甘草6克。每日1剂，水煎服。气滞者，加枳壳、郁金各10克，香附6克；痰多者，加紫苏梗10克，制天南星6克；肝火盛者，加夏枯草、钩藤各15克，龙胆10克；大热口渴者，去法半夏，加生石膏30克，天花粉15克，知母10克；火盛阴伤者，加鳖甲30克，生地黄20克，南沙参15克，麦冬、天冬各10克；血瘀者，加赤芍、丹参各15克，桃仁10克；气虚、多汗、乏力者，加炙黄芪15克。主治甲亢。

2. 龙骨、牡蛎（先煎）各20克，桂枝、甘草各10克。每日1剂，水煎服，连服30日为1个疗程。肝郁痰结者，加柴胡、浙贝母；阴虚阳亢者，加麦冬、玄参、珍珠母；气阴两虚者，加参须、黄精；颈肿者，加夏枯草、山慈菇；眼突者，加石菖蒲、白芥子；心悸者，加茯神；多汗者，加浮小麦。主治甲亢。

3. 生石膏100克，大黄18克（后下），知母15克，玄明粉12克（研末，分冲），枳实、厚朴各10克。每日1剂，水煎15分钟，滤去药液，加水再煎20分钟，去渣，两次煎液兑匀，分服。主治甲亢。

4. 生牡蛎、夏枯草各30克，白芍、生地黄、麦冬、玄参各15克，浙贝母、黄药子各10克，地龙9克，甘草5克。每日1剂，水煎服。气郁者，加柴胡、郁金；心悸者，加珍珠母、丹参；多汗者，加五味子；手颤者，加双钩藤；肝火亢盛者，加栀子、龙胆；甲状腺肿大者，加海浮石。主治甲亢。

5. 紫花地丁20克，皂角刺15克，粳米100克，猪瘦肉200克，生姜丝、香油、精盐、味精各适量。将前2味加水400毫升煎20分钟，去渣，取浓汁；猪瘦肉洗净、剁成肉茸；粳米淘净，加水1000毫升烧开，加入猪肉茸和生姜丝，转用小火熬成粥，下药汁、精盐、味精、香油调匀，空腹分1～2次温服，连服3日。主治肝火亢盛型甲亢。

【名医指导】

1. 遵从医嘱，按时、按量服药，不可随意停药或改变药物剂量，需要减量或增加药量及其他药物时，应征得医师的同意，以免引起意外发生。

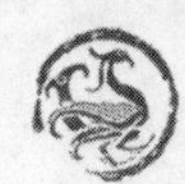

2. 每日进食的热量，男性至少10037焦耳（2400千卡），女性至少8364焦耳（2000千卡）。多吃高蛋白维生素丰富食物，年轻患者还需多吃脂肪类食物，少吃辛辣事物、如辣椒、葱、姜、蒜等。少吃含碘多的食品，尽量不吸烟喝酒，少喝浓茶咖啡。

3. 患者特别注意心理情绪及精神生活水平自我调节，保持心情舒畅、精神愉快、情绪稳定。

4. 家人及同事要同情安慰、理解关心，避免直接冲突。

5. 避免受风感冒，劳累过度，高度发热。

单纯性甲状腺肿

单纯性甲状腺肿是由于多种原因引起的非炎症性或非肿瘤性甲状腺肿大，不伴甲状腺功能减退或亢进表现，呈地方性分布者称地方性甲状腺肿，多属缺碘所致；因甲状腺激素合成障碍或致甲状腺肿物质等引起者常呈散发性分布，称散发性甲状腺肿。前者主要分布在我国的西南、西北、华北等地区。后者常因生理需要量增加、先天甲状腺激素合成障碍或食用致甲状腺肿大的物质而发生。本病中医称“瘿瘤”，甲状腺一般为弥漫性，均匀性增大，多见于女性。如为结节性肿大，则一侧显著，表面平坦，质软，随吞咽上下移动。甲状腺功能正常，但较大者可压迫气管、食管或血管、神经等，引起一系列相应症状。

【必备秘方】

1. 生石膏、玄参、夏枯草、白芍、当归、浙贝母各15克，牡丹皮、枳实、柴胡、栀子、黄芩各10克。每日1剂，水煎15分钟，滤出药液，加水再煎20分钟，去渣，两次水煎液兑匀，分服。主治甲状腺肿。

2. 夏枯草、黄药子各30克，海藻、昆布、浙贝母、海浮石、生牡蛎各15克，香附、全当归、枳壳、法半夏、青皮、生甘草各10克。每日1剂，水煎，分2～3次服，连服20日为1个疗程。主治甲状腺肿。

3. 当归、熟地黄、昆布、海藻、浙贝母各15克，桃仁，红花、川芎、赤芍、桔梗各10克，甘草3克。每日1剂，水煎15分钟，滤出药液，加水再煎20分钟，去渣，两次水煎液兑匀，分服。主治甲状腺肿。

4. 夏枯草、全当归、珍珠母、生牡蛎各30克，昆布、丹参各15克。共研细末，炼蜜为丸（每丸重9克），每次服1丸，每日2次，连服3个月为1个疗程。主治甲状腺肿。

5. 海蟹500克，基围虾250克，香菜50克，葱、花生、生姜末各25克，黄酒、红油各20克，香油、醋各5克，精盐4克，味精1克，荷叶5张，鲜汤、精制植物油、胡椒粉各适量。将海蟹洗净后蒸熟，拆出蟹肉、蟹黄；基围虾从头、皮从脊背划开，除去沙线，剐上花刀，用精盐、胡椒粉、葱、花生、姜末腌入味。取5个洁净的小瓦罐，每个瓦罐底部垫上一张经沸水焯过的荷叶。将炒锅上火，放油烧热，放入葱、花生、生姜末略煸，随即把蟹肉放入，翻炒1分钟，等份放入5个瓦罐内的蟹肉上，再加入黄酒、精盐、味精、鲜汤，每个瓦罐用白绵纸封住口，隔水炖2小时，加入香油、红油、香菜，佐餐食用。主治阴虚火旺型单纯性甲状腺肿，对兼有肾虚者尤为适宜。

【名医指导】

1. 对于缺碘所致者，要补充碘剂，在地方性甲状腺流行地区可采用碘盐防治。正常人每日最低需要碘50～100微克，青少年最少需要160～200微克，过多的碘则由尿及粪便排泌。所以补碘不必过多，以免造成浪费。

2. 散发性高碘性甲状腺肿，尽量避免应用碘剂或减少其用量。地方性高碘性甲状腺肿应对水源及食物进行过滤吸附，降低碘量。

3. 对孕妇用碘也应注意，避免新生儿患高碘性甲状腺肿，甚至窒息死亡。

4. 40岁以上特别是结节性甲状腺肿患者，应避免食太多含碘物质，以免发生碘甲亢。

5. 患者应在适宜的环境中休息，环境要安静，空气要新鲜，并做一些适度的活动，不受寒冷，感染和创伤，避免精神刺激。

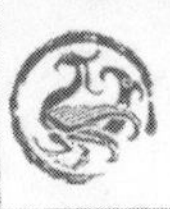

甲状腺功能减退症

甲状腺功能减退症（简称甲减）系由多种原因引起的甲状腺激素合成、分泌或其身生物效应不足所致一种全身性内分泌疾病。以机体代谢率降低为特征，成人主要表现为乏力、畏寒、颜面水肿、嗜睡、懒言、心率缓慢、腹胀、性欲低下等代谢活动下降的症候群称成人甲减；甲减始于胎儿期或幼年发病者称先天性和幼年甲减；地方性甲状腺肿流行区，婴幼儿甲减称地方性克汀病；由周围组织对自身分泌的甲状腺激素不敏感而起的甲减称周围性甲减。西医治疗多以适量的甲状腺素替代。本病中医属“五迟”、“虚劳”等范畴，多由先天禀赋不足，胎中失养，体质不强，肾阳虚亏；或烦劳过度，伤及五脏，阳气不足，或饮食失节，伤于脾胃，后天失养等。其病位重在脾、肾，中医治疗多以健脾温肾、助阳益气为大法。

【必备秘方】

1. 党参、白术各10克，干姜6克，甘草3克，大枣10枚，莲子50克。将莲子去心、洗净，与洗净的大枣用温水浸泡1小时；党参、白术、干姜、甘草分别洗净、晒干(或烘干)、压成片，同放纱布袋中扎紧袋口，与浸泡的莲子、大枣同加水适量，以大火煮沸后改用小火煨至莲子熟烂，用湿淀粉勾芡成羹。早、晚分食。主治脾阳虚弱型甲减。

2. 小麦50克，白芍20克，人参、附子、茯苓、生姜、甘草、白术、陈皮、枳壳、大枣各15克。每日1剂，水煎15分钟，滤出药液，加水再煎20分钟，去渣，两次水煎液兑匀，分服。主治心肾阳衰型甲减。

3. 紫河车1具，白参20克。共研成细末，装入空心胶囊，温开水送服，每次4粒，每日2次。主治肾阳虚衰型甲减。

4. 黄芪30克、党参15克，鹿角粉9克(冲服)，每日1剂，水煎，分2～3次服。主治脾肾阳虚衰型甲减。

5. 肉苁蓉10克，狗肉200克，生姜、黄酒、花椒、酱油、糖等适量。将肉苁蓉洗净、装纱布袋内，狗肉洗净、切块，与生姜、黄酒、植物油等同煸；然后将药与狗肉同放到沙锅中加入调料焖蒸，佐餐食用。主治甲减。

【名医指导】

1. 建议在老年人或>35岁的人群中每5年筛查1次，以便发现临床甲减患者；特别是妊娠妇女、不孕症和排卵功能异常者；以及有甲状腺疾病家族史或个人史，症状或体检提示甲状腺结节或甲减、1型糖尿病或自身免疫功能紊乱和希望妊娠的妇女，更需筛查。

2. 甲减的病因预防：

(1) 呆小症：地方性的呆小症，胚胎时期孕妇缺碘是发病的关键。母体妊娠期服用抗甲状腺药尽量避免剂量过大，应是加用小剂量甲状腺粉制剂，并避免其他致甲状腺肿的药物。

(2) 成人甲减：及时治疗容易引起甲减的甲状腺疾病，防止手术治疗甲状腺疾病或放射性^{131}I治疗甲亢引起的甲减。

3. 早期诊断、早期及时有效的治疗，是防止甲减病情恶化的关键。早期采用中医药治疗可有效的预防并发症的发生。注意生活调理避免加重病情因素的刺激。

4. 甲减病愈后机体尚处于调理阴阳，以“平”为期的阶段，此时应以饮食精神药膳锻炼药物等综合调理，增强体质提高御病能力，是病后防止复发的重要措施。

5. 饮食以多维生素、高蛋白、高热量为主。多吃水果、新鲜蔬菜和海带等含碘丰富的食物。

6. 患者应动、静结合，作适当的锻炼。注意保暖。养成每日大便的习惯。

肥胖症

肥胖症是指进食热量多于人体消耗量，而以脂肪形式储存于体内，且体重超过标准体重的20%。超过标准体重的10%称超重，亦可将体重指数［体重(千克)/身高(米^2)］>24作为诊断肥胖症的标准。无明显病因可寻者称单纯性肥胖症，具有明确病因者称继发性肥胖症。

【必备秘方】

1. 山楂、麦芽各30克，决明子15克

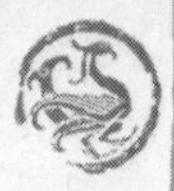

（炒香），荷叶10克，茶叶3克，冰糖25克。将决明子、山楂、麦芽水煎，去渣，入荷叶、茶叶、冰糖略煮，代茶饮用，每日1剂。主治肥胖症、高脂血症、冠心病、动脉硬化。

2. 车前子、莱菔子、牵牛子各20克，椒目、商陆、青皮、桑白皮、桂枝、茯苓、陈皮、柴胡、郁金各10克。每日1剂，水煎15分钟，滤出药液，加水再煎20分钟，去渣，两次煎液兑匀，分服。主治肥胖症。

3. 炒薏苡仁150克，大腹皮、冬瓜皮、茯苓、炒苍术、炒白术各100克，陈皮80克。共研极细末，水泛为小丸，每次服8克（约40粒），每日3次。主治肥胖症。

4. 山楂、紫苏叶、石菖蒲、泽泻、茶叶各100克。将前4味研为粗末，与茶叶混匀，以开水冲泡，代茶饮用，每日2次，每次20克。主治肥胖症。

5. 生薏苡仁30克，赤小豆20克，冬瓜子、干荷叶、乌龙茶各10克，粳米100克。将薏苡仁、赤小豆加水煮至七成熟，加入冬瓜子、粳米熬至豆烂粥稠，再放入用粗纱布包好的干荷叶及乌龙茶，继续煮8分钟，取出纱布包，即可食用，每日2次，可长服。主治积滞化热型肥胖症。

【名医指导】

1. 提供营养丰富的合理膳食：进食适中，餐前可先吃水果和汤类，要少吃主食、动物脂肪，多吃蔬菜、水果、豆类和瘦肉等。

2. 防止过量摄取食物：如果进食量已超出每日所需，就应限制进食。

3. 注意限制甜食的入量：因为在糕点和冷饮里的糖类是比较高的，而这类食物又深受我们喜爱，所以要防止甜食的过多摄入，以减少多余的糖类物质转化为脂肪。

4. 保证每日都有一定的活动量：既包括体育锻炼，也包括工作与生活，适当的活动既锻炼了身体、强壮了肌肉，也消耗了体内多余的脂肪。

5. 要对肥胖青少年学生进行健康知识教育，使之懂得肥胖产生的原因及其对机体的危害，掌握肥胖防治方法，千万不要用饥饿疗法减肥，以免影响青春期正常生长发育。

高脂血症

高脂血症是指血浆脂质一种（或多种）成分的浓度高于正常。一般成人的血脂正常值是：胆固醇不超过6.5毫摩尔/升，甘油三酯不超过1.7毫摩尔/升。本病的发生首先是膳食因素，因为饮食是血脂的主要来源，事实证明，凡食用过多的动物脂肪，血中β-脂蛋白的含量升高最明显，在饭后3小时达高峰，胆固醇也升高；其次是精神因素，原因是紧张的脑力劳动会使血中胆固醇升高，中年人尤其是担负重任的中年知识分子，其高脂血症的发生大多与此有关；再次是内分泌因素，因为垂体激素、肾上腺皮质激素、甲状腺素、性激素等均能影响脂肪代谢；如甲状腺功能减退或性激素分泌减少、内分泌功能紊乱，皆可引起血脂升高，还有体力劳动因素，因为增加体力劳动或与体力相应的体育锻炼，可以增加热量的消耗，加速过高的血脂成分在体内的消耗。

【必备秘方】

1. 生山楂15～20克，生何首乌、生槐花各9～15克。加水250毫升浸泡30分钟，以文火煎30分钟，取汁100毫升；二煎加水150毫升煎至100毫升，两次煎汁混匀服，每日1剂，连服10日，后改为隔日1剂，20日为1个疗程。主治高脂血症。

2. 生山楂、决明子各30克，制何首乌、丹参、泽泻、虎杖各20克，茵陈、葛根、黄芪、桑寄生、黄精各15克，泽兰、川芎、鸡内金各12克，甘草6克，生大黄3～5克。每日1剂，水煎，早、晚分服。主治高脂血症。

3. 山楂、干荷叶各20克，泽泻12克，白芍、枳壳、鸡内金、郁金、莪术、炒白术、半夏各10克。每日1剂，水煎，分3次服，45日为1个疗程。主治高脂血症。

4. 山楂、何首乌各20克，泽泻、丹参、赤芍、补骨脂、茵陈各15克，半夏、茯苓、菟丝子各12克，红花、陈皮各6克。每日1剂，水煎服。6～8周为1个疗程。主治高脂血症。

5. 决明子10～15克，菊花10克，粳米

50克，冰糖适量。将决明子炒至微香，冷后与菊花煎汁，去渣，入粳米煮成粥，加入冰糖煮沸，即可服用，每日2次，连服3～5日。主治高脂血症。

【名医指导】

1. 调整合理饮食，减少饱和脂肪酸和胆固醇的摄入。

2. 调整生活、工作方式，积极参加体育活动、避免久坐不动，控制体重。戒烟限酒。

3. 有冠心病、糖尿病及原发性高脂血症家族史者应每年定期做血脂、血糖、肝功能等全面检查。

4. 40岁以上男性，绝经期后女性应每年定期做血脂全面检查。

5. 为能够早期及时发现高脂血症，建议20岁以上的成年人定期检查血浆总胆固醇水平。胰腺炎患者，均应测定血浆甘油三酯水平。

尿崩症

尿崩症是由于抗利尿激素部分（或完全）缺乏致使肾小管重吸收水的功能障碍而引起的以多尿、烦渴、多饮与相对低密度尿为主要表现的病症，多由于下丘脑-神经垂体（垂体后叶）部位的病变（包括颅内肿瘤、炎症、外伤、手术、白血病、血管病变等）所致，又称中枢性尿崩症。可发生于任何年龄，但以青少年为多见，男性多于女性，男女之比为2∶1。

【必备秘方】

1. 芡实、山药、黄芪各30克，党参、陈皮、当归各15克，升麻、益智、金樱子、补骨脂、白蒺藜各10克。每日1剂，水煎15分钟，滤出药液，加水再煎20分钟，去渣，两次煎液兑匀，分服。主治尿崩症。

2. 黄芪、牡蛎各30克，葛根20克，天花粉、桑螵蛸各15克，五味子、白术各10克，升麻、陈皮、甘草各6克。每日1剂，水煎服。主治尿崩症。

3. 鸡血藤、太子参、生黄芪、全当归各20～30克，丹参、北沙参、玄参、阿胶（烊化）、白芍、葛根、生地黄、天花粉、藏红花各9～15克，三七、甘草各6～8克。每日1剂，水煎3次，合并药液，早、中、晚分服。主治尿崩症。

4. 熟地黄、茯苓各25克，山茱萸、麦冬、山药、龟甲、天花粉、枸杞子各20克，五味子、南沙参、甘草各10克。每日1剂，水煎服。主治尿崩症。

5. 水发海参50克（切碎），粳米100克。同煮成粥，加少许葱、生姜、食盐调味，早、晚餐分食。主治肾虚阴亏型尿崩症。

【名医指导】

1. 患者夜间多尿，白天容易疲倦，要注意保持安静舒适的环境，有利于患者休息。

2. 由于多尿、多饮，要在患者身边经常备足温开水。

3. 避免补水过多致水中毒。

4. 适当限止钠盐摄入，禁忌咖啡、茶类等具有利尿作用的饮料。

5. 注意预防感染，尽量休息，适当活动，合理饮食。保持皮肤、黏膜的清洁，有便秘倾向者及早预防。

其他内分泌疾病

本节内容为席汉综合征、特发性水肿，各病症的临床特点从略。

席汉综合征

【必备秘方】

1. 党参、黄芪、白术、当归、熟地黄、半夏各20克，赭石、陈皮、竹茹、麦冬、佩兰、益母草、白芍、石菖蒲各15克。每日1剂，水煎15分钟，滤出药液，加水再煎20分钟，去渣，两次煎液兑匀，分服。主治气血两虚型席汉综合征。

2. 仙鹤草、紫草、炙绵黄芪各30克，生地黄、熟地黄各15克，赤芍、白芍、茯苓各12克，制附子、泽泻、牡丹皮各10克，山茱萸9克，肉桂4.5克，大枣10枚。每日1剂，水煎服。主治体虚型席汉综合征。

3. 党参、菟丝子各12克，山药、茯苓、甘草、白芍、熟地黄、麦冬、山茱萸、肉苁蓉、牡丹皮、当归各9克，川芎6克，枸杞子15克。每日1剂，水煎，分2次服。主治

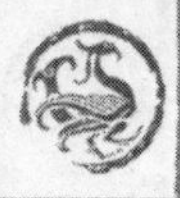

席汉综合征。

4. 生地黄 90 克（切片）。加水 900 毫升，煎沸并不断搅拌 1 小时，滤出药液约 200 毫升，顿服，连服 3 日；隔 3 日再连服 3 日，再隔 3 日再连服 3 日（共 36 日 18 个服药日）。此后每隔 1 个月，视病情重复前法 1 次。主治席汉综合征。

5. 附子、吴茱萸各 10 克，山药、巴戟天、仙茅、茯苓、肉桂各 10 克，枸杞子 30 克，黄芪 20 克，当归、熟地黄各 15 克。每日 1 剂，水煎，分 2 次服。主治席汉综合征。

6. 淫羊藿 10 克，熟地黄、菟丝子、枸杞子、仙茅、牛膝、白术、山茱萸各 12 克，五味子、当归、女贞子、黄芪、沙苑子各 10 克，川芎 5 克。每日 1 剂，水煎服。主治席汉综合征。

7. 赭石 25 克，当归、党参、半夏各 20 克，陈皮、竹茹、麦冬、佩兰、川芎、生地黄、茯苓各 15 克，白芍、石菖蒲各 12 克。每日 1 剂，水煎服。主治席汉综合征。

8. 熟地黄 30 克，生地黄 15～20 克，白术 8 克，炮姜 1.5 克。每日 1 剂，水煎服。主治席汉综合征。

【名医指导】

1. 加强营养，宜进高蛋白、高能量、富含维生素的食物。

2. 平时应注意休息，尽力防止感染，避免精神刺激，避免过度劳累和激动，保持心情愉快，冬季加强保暖。

3. 可疑垂体危象病例，禁用或慎用吗啡等麻醉药、巴比妥安眠药、氯丙嗪等中枢神经抑制药及各种降血糖药，以防止诱发昏迷。对精神失常或神志不清者，应加强安全防范护理，防止发生意外。

4. 预防对某些原因引起的腺垂体功能减退症，可通过加强预防措施而免于发病。如提高孕妇的保健水平，可减少产后垂体坏死引起的腺垂体功能减退症；提高脑外科及放射治疗的水平，有助于减少这些因素引起的腺垂体功能减退症。

5. 做好围生期保健工作，预防产后大出血及防治休克是预防本病的正确措施。一旦发生失血性或感染性休克应及时处理，力争减少出血，缩短失血时间，及时补充血容量，使缺血坏死的影响通过代偿得以弥补。

特发性水肿

【必备秘方】

1. 黄芪 30 克，桂枝、茯苓各 20 克，柴胡、益母草各 15 克，白芍、香附、枳壳各 10 克，甘草 5 克。每日 1 剂，水煎 15 分钟，滤出药液，加水再煎 20 分钟，去渣，两次煎液兑匀，分服。主治特发性水肿。

2. 黄芪、党参、当归各 15 克，白术、茯苓、泽泻、白芍、阿胶、汉防己、木香各 10 克，陈皮 5 克。每日 1 剂，水煎服。心悸、失眠者，加酸枣仁、远志各 10 克；纳差、腹胀者，加山楂、六神曲、麦芽各 10 克；行经腹痛者，加丹参、川芎各 10 克。主治特发性水肿。

3. 茯苓皮 30 克，黄芪、车前子、郁金、山药各 15 克，三棱、莪术、汉防己、附子各 10 克，甘草 6 克。每日 1 剂，水煎服。主治特发性水肿。

4. 党参、黄芪各 30 克，茯苓、山药、陈皮各 15 克，白术、薏苡仁、车前子各 10 克，砂仁 5 克。每日 1 剂，水煎服。主治特发性水肿。

【名医指导】

1. 特发性水肿的特点主要是水肿的发生与体位有着密切的关系。在长时间站立或活动、吃盐后出现或加重，平卧位休息后又逐渐减轻至消失。水肿常发生在早晨，颜面及手部比较明显，下午以下肢和足部显著。此外，患者早晚体重变化较大，就寝前体重比起床时可平均增加 1 千克或更多。特发性水肿虽然病程绵长，但大部分是可以自愈的。

2. 在水肿期内，饭菜最好要清淡，每日食盐控制在 3～5 克。禁忌油脂、海鱼、虾、蟹等。蔬菜中要忌用大量的葱、韭、姜、大蒜等辛辣食品，南瓜、雪里红、生冷水果等也应忌食。

3. 水肿消退后，短时期内也应注意坚持低盐饮食，但可适当地增加一些营养丰富的食物。但要少吃或不吃富含胆固醇和饱和脂肪酸的食物，要选择植物油，如菜籽油、葵花籽油，吃些玉米面及蔬菜、水果、瘦肉、

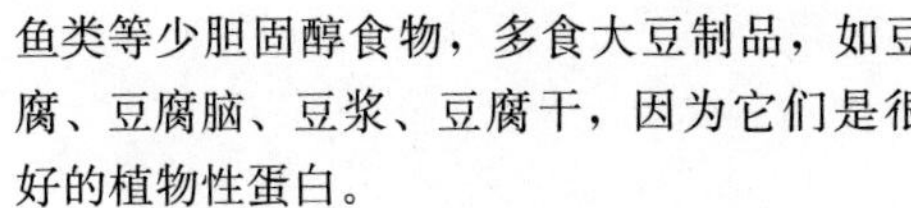

鱼类等少胆固醇食物，多食大豆制品，如豆腐、豆腐脑、豆浆、豆腐干，因为它们是很好的植物性蛋白。

4. 保持良好的心境、愉快的情绪，在治疗上起一定的作用。

5. 争取在午间有一段平卧休息时间，以便将体内过多的盐在一日的“中途”有较多排出。若条件允许，可适当抬高两下肢，以免因重力关系，使水盐在下肢过多滞留。可试用弹力袜和弹力绷带，以利下肢血液回流，减轻水肿。

6. 适量服用调节自主神经功能的药物，水肿较明显时可服用利尿药。

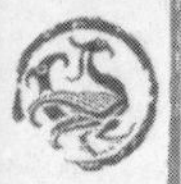

第七章　神经精神科疾病

脑血栓

脑血栓指在脑部血管壁发生改变的基础上，因血流缓慢或血液成分改变与黏度增高，而形成的脑血管阻塞性病变，是脑血管疾病中最多见的一种。一旦管腔闭塞，脑组织就会发生急性缺血、变性坏死、神经功能严重损害。本病满5年的累积生存率为50%～70%，死亡原因主要为肺部感染、脑血管病复发和心肌梗死。在发病半年内脑神经功能损害症状可迅速好转，此后进步很小，一年半后很少有改善。血小板聚集、动脉粥样硬化、高血压、高血脂、血液黏滞度增加、血液灌流不足、血流缓慢等均为促进血栓形成的重要因素。动脉粥样硬化，硬化斑脱落，引起血管腔狭窄并损伤血管内膜，胆固醇沉积，血小板黏附聚集而形成血栓；血栓再逐渐扩大，堵塞血管腔，发生脑梗死；梗死区脑组织缺血、变性、坏死。其周围可有水肿和点状出血。以中、青年多见的脑栓塞系指来自身体各部位的栓子，经颈动脉或椎动脉进入颅内，阻断脑部某个区域的血液供应，引起相应部位的脑组织缺血、坏死及功能障碍。栓子来源以心源性为多，约占80%以上。

【必备秘方】

1. 黄芪50克，桂枝、地龙、当归、牛膝、鸡血藤各30克，川芎、丹参、桃仁、红花各15克，甘草5克。每日1剂，水煎服。语言障碍者，加石菖蒲、郁金各10克；神昏不语者，加大黄、赭石、胆南星各10克；头痛者，加石决明20克；痰盛者，加陈皮、半夏各10克；气虚者，加党参、白术各10克；阴虚阳亢型，加生地黄、菊花、枸杞子各10克；纳呆者，加山楂、六神曲、麦芽各10克；大便稀溏者，加附子、益智各10克；便秘者，加火麻仁、郁李仁各10克；血压高者，加石决明、杜仲各10克；血压低者，加党参10克；上肢恢复慢者，加升麻、葛根、柴胡各10克；烦躁者，加丹参、麦冬各10克；失眠者，加酸枣仁、远志各10克；二便失禁者，加罂粟壳10克。主治脑血栓形成。

2. 鸡血藤30克，钩藤、生地黄、石决明、丹参、牛膝各15克，天麻、栀子、黄芩、石菖蒲、郁金、远志、大黄、龙胆各10克，甘草5克。每日1剂，水煎15分钟，滤出药液，加水再煎20分钟，去渣，两次煎液兑匀，分服。主治风火上扰型脑血栓形成。

3. 黄芪60克，桑枝、鸡血藤、丹参各30克，赤芍15克，当归、川芎、桃仁、红花、地龙、牛膝、桂枝各10克，甘草5克，蜈蚣2条。每日1剂，水煎服。主治气虚血瘀型脑血栓形成。

4. 鸡血藤30克，赤芍、当归各15克，桃仁、红花、川芎各10～15克，穿山甲10克。每日1剂，水煎，分2次服，连用2～3个月。少数病例可配服路丁、维生素C、烟酸或烟酸肌醇脂，每日肌内注射复方丹参注射液2毫升。主治脑血栓。

5. 鲜鲤鱼1尾（1500克），天麻50克，川芎20克，茯苓10克，葱、生姜、水豆粉、清汤、白糖、食盐、味精、胡椒面、香油各适量。将鱼剖好、洗净，川芎、茯苓切片，用第2次米泔水泡，再将天麻放入泡过川芎、茯苓的米泔水中浸泡4～6小时，捞出天麻置米饭上蒸透、切片。将天麻片放入鱼头、鱼腹中，加入葱、生姜及适量清水，蒸30分钟，拣出葱、姜。另用水豆粉、清汤、白糖、

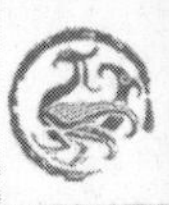

食盐、味精、胡椒面、香油烧开勾芡，浇在天麻鱼头上。佐餐食用。主治肝阳暴亢，风火上扰型脑血栓形成。

【名医指导】

1. 清淡营养饮食，尤其注意低盐低脂饮食。

2. 肥胖者可通过控制饮食和适度运动控制体重。

3. 戒烟、戒酒。

4. 积极预防和治疗高血压、冠心病、糖尿病、高脂血症等疾病。

5. 和平时比较，新出现头晕、头痛或原有头晕、头痛而加重，语言功能或肢体感觉、活动功能出现变化时必须立即就医。

6. 无明显禁忌证需长期用药，其中以抗血小板聚集药物较重要，可有效预防血栓再次形成。

脑出血与蛛网膜下腔出血

脑出血是指非外伤性脑实质内出血，在所有脑卒中占10%～20%。80%发生于大脑半球，20%发生于脑干、小脑和脑室，其最常见的病因是高血压性脑动脉硬化，其他原因包括动脉粥样硬化、脑动脉淀粉样变性、脑动脉瘤、脑血管炎、脑血管畸形、凝血机制障碍、肿瘤卒中出血等。长期高血压引起的脑动脉透明变性、纤维素性坏死及微小动脉瘤可能是脑出血的病理基础。当血压骤升时，这些微小动脉瘤破裂而发生脑出血。临床以原发性脑出血为主（占脑卒中的10%～30%）。脑出血15%～40%死于急性期，死亡原因在急性期主要为脑疝，在慢性期为呼吸道感染、急性心肌梗死和中风复发。满5年的累积生存率为50%～80%，复发率为25%以上。脑损害在发病半年内迅速好转，至第3年可有进步，半数以上的患者生活部分自理或完全不能自理。蛛网膜下腔出血也是颅内出血的常见类型，故合在本节论述。

脑出血

【必备秘方】

1. 丹参、牛膝、车前子各15克，当归、赤芍、川芎、桃仁、泽兰各12克，甘草5克。每日1剂，水煎服。呕吐者，加赭石20克，姜半夏10克；头痛者，加延胡索、蔓荆子各10克；痰多者，加竹沥30毫升；大便干者，加大黄6克；发热者，加金银花、连翘、蒲公英、黄芩各15克。主治脑出血、脑内血肿。

2. 黄芪60克，山楂30克，当归、川芎、桃仁、红花、泽泻、莪术、茯苓、藁本、黄精、姜黄各10克。每日1剂，水煎15分钟，滤出药液，加水再煎20分钟，去渣，两次煎液兑匀，分服，出血停止后，加水蛭6克。主治脑出血。

3. 山药15克，生地黄、牡丹皮、泽泻、茯苓、牡蛎、龙骨、山茱萸、竹茹、白芍各12克，石菖蒲9克，远志6克。每日1剂，水煎，分2次服。主治肾阴亏损、肝阳上亢、痰热交阻、风阳上扰型脑出血。

4. 豨莶草50克，黄芪15克，天南星、白附子、附子、防风、牛膝、苏木各10克，川芎、红花、僵蚕、细辛各5克。每日1剂，水煎服。主治脑出血（内囊出血）。

5. 黄芪100克，当归50克，地龙30克（酒浸），红花、赤芍各20克，桃仁15克（去皮尖，略炒），川芎10克，玉米面400克，小麦面100克，白糖适量。将地龙焙干、研粉；除桃仁外，余药浓煎取汁；将地龙粉、玉米面、小麦面与白糖混匀，以药汁调和成面团，分制为20个小饼，将桃仁匀布饼上，入笼或用烤箱烤熟。每次食饼1～2个，每日2次。主治气虚血瘀型脑出血恢复期及后遗症。

【名医指导】

1. 积极治疗原发疾病，如动脉硬化、高血压、颅内血管畸形、颅内血管瘤。

2. 老年人或者有颅内出血病史者及有其他脑出血危险因素者，必须避免情绪激动、剧烈运动和跌倒。

3. 保证充足的睡眠，寒冷季节注意保暖。

4. 进食不可过饱、过于油腻。戒烟、酒。

5. 有语言障碍、肢体活动障碍者，应尽

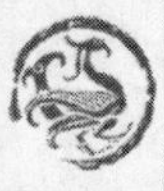

早进行康复训练，有助于恢复正常功能。

蛛网膜下腔出血

【必备秘方】

1. 生地黄12克，当归、赤芍、桃仁、红花、川芎、丹参各9克，三七末6克（冲服）。每日1剂，水煎服。肝火炽盛者，加羚羊角、黄连、龙胆各6克；肝阳上亢型者，加钩藤15克，白芍、龙骨、牡蛎各10克；大便不通者，加大黄9克。主治蛛网膜下腔出血。

2. 生地黄、玄参、生石膏、仙鹤草各15克，知母、麦冬、黄芩、陈皮、菊花、薄荷各10克，甘草5克，安宫牛黄丸1粒（冲服）。每日1剂，水煎15分钟，滤出药液，加水再煎20分钟，去渣，两次煎液兑匀，分服。主治蛛网膜下腔出血。

3. 生石决明30克（先煎），生地黄、钩藤（后下）、白芍各18克，地龙、竹茹、黄芩、牡丹皮、郁金各9克，炙甘草3克，羚羊角粉（冲服）1.5克。每日1剂，水煎，灌服或鼻饲。主治肝肾阴亏、肝阳上扰型蛛网膜下腔出血。

4. 生地黄12克，当归10克，赤芍、桃仁、红花、丹参各9克，川芎6克，田七末3～6克（冲服）。每日1剂，水煎，分2次服。主治瘀血内阻、经隧不通型蛛网膜下腔出血。

5. 金银花、忍冬藤、石决明、葛根、白茅根各30克，菊花、生地黄、玄参、郁金、钩藤各15克，牡丹皮10克，全蝎、甘草各5克，羚羊角3克。每日1剂，水煎服。主治蛛网膜下腔出血后遗症。

【名医指导】

1. 保持精神愉快、心理健康：长期的精神紧张、暴怒、烦躁、思虑过多可使血管痉挛，血压上升，促进动脉粥样硬化，应适当节制，学会控制情绪，可以出去散步、听音乐、打太极拳等。闲暇时间适当参加体力劳动，可增强体力，促进血管功能，预防蛛网膜下腔出血，但要循序渐进，持之以恒。

2. 控制血压：持续高血压除能导致动脉硬化外，还使脑血管循环自动调节机能减弱，增加出血机会，有高血压者每日测量血压1～2次，如血压急剧上升应及时就诊。

3. 清淡饮食，控制热量。动脉硬化和血清脂质（包括甘油三酯、胆固醇、脂肪酸、脂蛋白等）密切相关，特别是β-脂蛋白中的胆固醇可沉着于动脉壁，促进动脉硬化。因此主食应多吃粗粮如谷类、豆类、玉米等，有助于降低血清中脂质含量，多吃新鲜的水果蔬菜，这些食物含丰富的维生素C，可调节胆固醇、脂肪代谢，预防高脂血症，防止动脉硬化。少食动物脂肪及含胆固醇高的食物，含糖高的食物也应少吃，防止肥胖。

4. 保持大便畅通：用力排便可因腹压急剧升高导致脑出血，应养成定时排便习惯。

5. 定期健康检查：可减少蛛网膜下腔出血的发生。

6. 蛛网膜下腔出血常见的病因是颅内动脉瘤破裂和血管畸形，一旦发生蛛网膜下腔出血应及时在当地有条件的医院进行治疗或转送医院抢救治疗，转送患者时需注意以下几点：尽量让患者保持头高侧卧位，避免舌根后坠阻碍通气；及时清理患者口中的呕吐物，以免误吸入呼吸道；尽量避免长途转送，选就近有条件的医疗单位治疗；转运前给予脱水、降压等治疗；运送过程中尽量避免震动；转送患者时应有医务人员护送并随时观察病情变化；有随时进行抢救的基本设施。

7. 蛛网膜下腔出血患者应住院监护治疗，绝对卧床休息4～6周，床头抬高15°～20°，病房保持安静、舒适和暗光。避免引起血压及颅内压增高的诱因，如用力排便、咳嗽、喷嚏和情绪激动等，以免发生动脉瘤再破裂。由于高血压患者死亡风险增加，需审慎降压至160/100毫米汞柱，通常卧床休息和轻度镇静即可。

癫　痫

癫痫是由于大脑神经元异常放电而引起的短暂性脑功能失调的一种临床综合征，表现为运动、感觉、意识、自主神经、精神等不同障碍。按病因可分为原发性（特发性）和继发性（症状性）两大类。原发性癫痫与遗传因素有密切关系，继发性癫痫常见于先天性大脑发育异常、颅脑外伤和产伤、一氧化碳或铅中毒、尿毒症、各种颅内感染、颅内肿瘤、脑血管疾病、代谢疾病以及结节硬化、老年痴呆等，而疲劳饥饿、饮酒、强烈的情绪刺激以及突然停用或更换抗癫痫药等均可为发病诱因。

【必备秘方】

1. 赭石50克，地龙、茯苓各20克，全蝎、蜈蚣、僵蚕、钩藤、陈皮各15克，朱砂3克。每日1剂，水煎15分钟，滤出药液，加水再煎20分钟，去渣，两次煎液兑匀，分服。痰郁型，加香附、青皮、柴胡各15克；痰湿型，加白术、淫羊藿、莱菔子各15克；痰火型，加生石膏50克，栀子、知母各15克。或配成散剂，每次冲服5克，每日2～3次。主治癫痫。

2. 生铁落60克（先煎），丹参30克，茯神、胆南星各12克，竹茹、石菖蒲、半夏、天麻、僵蚕各9克，远志、全蝎粉（冲服）各5克，琥珀粉3克（冲服）。每日1剂，水煎，分2次服。主治风痰闭阻型癫痫。

3. 黄芪、党参、赤芍、郁金、丹参各15克，胆南星12克，桃仁、石菖蒲、川芎各9克，远志、红花各6克。每日1剂，水煎，分2次服。主治痰瘀互结型癫痫。

4. 生地黄、胆南星各12克，柴胡、黄芩、栀子、当归、泽泻、半夏、枳实、石菖蒲、地龙各9克，木通、龙胆、远志各6克。每日1剂，水煎，分2次服。主治痰火内盛型癫痫。

5. 凌霄花、全蝎各10克，鸡蛋10枚。将前2味焙干、研末，鸡蛋打一小孔，倒出少许蛋清，然后将药末均分成10份，分装于鸡蛋内，用湿纸封放于瓷碗中，封口一端朝上。蒸熟食，每次1个，每日2次。主治癫痫。

【名医指导】

1. 有明确病因者积极治疗原发病，如颅脑外伤、颅内感染、脑血管疾病、颅内肿瘤等。

2. 遵医嘱坚持用药，不可随意调整剂量，不可骤然停药。

3. 避免情志刺激。

4. 患者及家属应了解相关知识，学会识别发作先兆和发作中的相关处理，尽量避免因癫痫发作而造成的其他损伤。

5. 患者应随身携带干净毛巾或其他物品，在癫痫发作时置于口中以防舌咬伤。

6. 新生儿产伤是导致癫痫的重要原因，避免产伤对预防癫痫有重要意义。

血管神经性头痛

血管神经性头痛主要由精神紧张及颅周肌肉张力增高引起，是长期焦虑、紧张、抑郁、劳累及头部、颈部、肩胛肌疲劳引起的非搏动性头痛，常双侧弥漫性压紧痛，箍紧感、沉重感、头痛强度由轻到中度，体检除头颅周围肌肉有压痛外无其他阳性体征。部分患者还有偏头痛的表现。

【必备秘方】

1. 当归（酒制）、川芎、白芷、羌活、防风、杭菊花、蔓荆子、麦冬、独活、黄芩（酒制）各10克，细辛、甘草各3克。每日1剂，水煎服。左边痛者，加红花、柴胡、龙胆、生地黄各10克；右边痛者，加黄芪、葛根各10克；正额上眉棱骨痛甚者，加天麻10克，半夏、山楂、枳实各10克，头顶痛者，加藁本、酒大黄各10克；脑髓痛者，加苍耳子10克，木瓜、荆芥各10克；气血两虚、有白汗者，加黄芪10克，高丽参、白芍、生地黄各10克。主治血管神经性头痛。

2. 川芎、白芍、葛根、白芷、藁本各15克，蝉蜕、牛膝各10克，甘草6克，细辛、全蝎（研末，冲服）各3克，蜈蚣2条（研末，冲服）。每日1剂，水煎服。有瘀血者，加桃仁、红花、赤芍各10克；呕吐者，加赭石30克，半夏10克；挟痰者，加天竺黄、胆南星各10克；风寒诱发者，加桂枝，葱白各10克；失眠者，加炒酸枣仁、首乌藤各15克；前额及眉棱骨痛者，加升麻10克；太阳穴疼痛者，加柴胡、黄芩各10克；巅顶痛者，加吴茱萸5克；枕骨及项部疼痛者，加羌活10克。主治血管神经性头痛。

3. 川芎、白芍各30克，当归、生地黄、

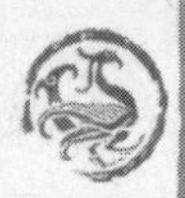

菊花、白芷各15克，枸杞子、藁本各12克，细辛3克。每日1剂，水煎服。风热者，加生石膏20克，蝉蜕、桑叶各10克；肝火旺盛型，加石决明、豨莶草、钩藤、地龙各15克；失眠多梦者，加合欢皮、首乌藤、石菖蒲、远志各10克；体质虚弱者，加党参、黄芪、何首乌、鸡血藤各10克；血瘀者，加桃仁、红花、赤芍、牛膝各10克；久痛、痛不可忍者，加全蝎、蜈蚣各3克，水蛭6克；呕吐者，加赭石30克，半夏10克。主治血管神经性头痛。

4. 熟地黄20克，山药（炒）、山茱萸、牡丹皮各12克，茯苓、枸杞子、知母（盐炒）、麦冬（去心）、玄参、当归、白芍各9克，荆芥穗6克。每日1剂，水煎服。头部沉重者，加薄荷3~5克；气虚者，加黄芪10~15克；大便秘结者，加肉苁蓉12克，当归增至12~15克。主治神经性头痛、慢性头痛。

5. 牛（或羊、猪）胆囊1个，内装绿豆，阴干或焙干，研为细末，每次服4.5~6克，每日2次。主治血管神经性头痛。

【名医指导】

1. 调畅情志，避免情绪剧烈变化，尤其是大怒、过度紧张、焦虑等。

2，生活规律，避免过度劳累，保证充足的睡眠。

3. 戒烟、酒。

4. 避免饮浓茶、咖啡。

5. 坚持适度运动，如快走、慢跑、太极拳、瑜伽有助于缓解头痛。

6. 可适当接受中医传统治疗，如中药内服、中药泡脚、针灸、头部推拿、足底按摩等。

偏头痛

偏头痛中西医同名，是由于血管舒缩功能障碍引起的一种以头部发作疼痛为主要表现的常见痛证。发病以青年人（尤其是青年女性）为多见，疼痛部位多见于一侧或两侧颞部，也可见于枕部、头顶、前额或全头部。根据其临床表现分为典型偏头痛、普通型偏头痛和特殊类型偏头痛。特殊类型偏头痛（又称复杂性偏头痛），是指具有神经功能缺失体征的偏头痛，如偏瘫型偏头痛、眼肌麻痹型偏头痛、基底动脉型偏头痛、精神错乱型偏头痛、腹型偏头痛、周期性偏头痛、儿童偏头痛、颈型偏头痛等。本病的发生与脏腑、气血、痰浊、瘀血等密切相关，多由阴阳偏盛、气血逆乱、瘀血内结、痰湿内蕴、化热生风、浊邪上犯、蒙蔽清窍、气血不能上荣，脑络因之受阻，清阳不运，其痛乃作；或因肝肾阴虚，肝阳上扰，水不涵木，肝风内动，或因起居不慎，醉饮仰卧，贼风入侵脑络所致。本病的形成原因除与脑血管收缩功能障碍有关外，还与5-羟色胺代谢紊乱、遗传等因素有关，是中枢神经系统的原发性疾病。

【必备秘方】

1. 川芎、黄芪各30克，生地黄、黄芩、白芷、延胡索、郁金、桃仁、当归各15克，红花12克，地龙10克，全蝎6克。每日1剂，水煎服。连服2周为1个疗程，休息3日后再行第2个疗程。主治偏头痛。

2. 生薏苡仁30克，川芎、钩藤15克，菊花12克，白蒺藜、半夏、赤芍、川牛膝各10克，豆蔻6克。每日1剂，水煎，分2次服。主治肝阳挟痰浊、瘀血上扰型偏头痛。

3. 三七75克，高丽参60克，川芎30克，红花15克。共研细末，饭后用开水冲服，每次6克，每日3次，连服10日为1个疗程。主治气虚血瘀型偏头痛。

4. 川芎30克，白芷、白芍各15克，白芥子9克，香附6克，柴胡、郁李仁、甘草各3克。每日1剂，水煎，分2次温服。主治偏头痛。

5. 活草鱼600克，水发香菇90克，黑豆、向日葵花盘各30克，熟地黄、枸杞子、制何首乌各15克，天麻12克，白芍9克，川芎6克，黑枣20粒，酱油、味精、食盐、白糖、葱白、陈年老酒各少量。将向日葵花盘、天麻、川芎、制何首乌、白芍、熟地黄装净布药袋内扎紧袋口，加入草鱼、枸杞子、黑枣、香菇、黑豆及酱油、盐、糖、味精、葱、清水，用旺火蒸2小时至熟透入味，揭盖取出，淋上老酒2汤匙，即可，佐餐食。主治

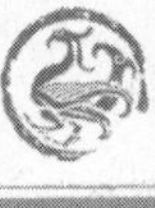

肝肾亏损型偏头痛。

【名医指导】

1. 调畅情志，调节心理压力。

2. 生活规律，避免过度劳累，保证充足的睡眠。

3. 戒烟、酒。

4. 忌饮浓茶、咖啡，忌食高脂饮食及腌制食品。

5. 坚持适度运动，如快走、慢跑、太极拳、瑜伽有助于缓解头痛。

6. 可适当接受中医传统治疗，如中药内服、中药泡脚、针灸、头部推拿、足底按摩等。

三叉神经痛

三叉神经是第五对颅神经，含有较大的感觉部分和较小的运动部分，并且与自主神经存在着广泛的联系。凡三叉神经后根附近的肿瘤与血管畸形、颅底脑膜病变、半月神经节退行性变、三叉神经节与后根的血管改变、齿颌系统病变、颈椎病与颅骨改变、以及三叉神经及其中枢系统的功能性改变均可引起三叉神经痛。临床以侧面部出现阵发性、放射性剧烈疼痛为主征。本病中医称“雷头风”、“偏头风”，多因风寒外袭，直犯清空，寒邪阻络，滞遏颜面，收引脉络而痛；或暴怒伤肝，肝气郁结，郁久化火、火盛生风、上扰清空，直达头维，筋脉壅滞，发为面痛；或先天禀赋不足或年高体弱，久病耗伤阴血，精亏髓空，血不上濡面部，经脉失养，血虚风动，筋脉拘挛而痛；或面痛日久，反复发作，脉络痹阻，痰瘀互结，气机不畅，致面痛日久不愈。

【必备秘方】

1. 川芎 30 克，荆芥、防风、全蝎、荜茇、天麻各 12 克，细辛 5 克，蜈蚣 2 条。每日 1 剂，水煎 15 分钟，滤出药液，加水再煎 20 分钟，去渣，两次煎液兑匀，分服。邪重者，加制附子 20 克（先煎）；热偏重者，加生石膏 30 克，黄芩、黄连、大黄各 10 克；血瘀重者，加丹参 30 克，赤芍 15 克，五灵脂 12 克；阴虚者，加生地黄、女贞子、龟甲各 15 克，知母、黄柏各 12 克。主治三叉神经痛。

2. 生地黄、地骨皮、石决明各 30 克，当归、白蒺藜、白芥子各 15 克，川芎、赤芍、白芍、牵牛子各 20 克，桃仁、红花、天麻、升麻、白芷、甘草各 10 克，细辛、止痉散（分别冲服）各 6 克。每日 1 剂，水煎，分 2 次服。主治气滞血瘀、风痰阻络型三叉神经痛。

3. 细辛、白芷、僵蚕各 18 克，半夏、知母各 12 克，蝉蜕 6 克。每日 1 剂，水煎服。血瘀者，加鸡血藤、当归、赤芍各 12 克，蜈蚣 2 条；气滞者，加延胡索、川芎、柴胡、青木香 9 克；痰盛者，加陈皮、苍术、天麻各 12 克；肝阳上亢型加磁石、龙骨、牡蛎各 18 克。主治三叉神经痛。

4. 川芎 30 克，钩藤 12 克，赤芍、白芍、白芷、全蝎、制乳香、制没药、地龙各 10 克，当归、桃仁各 9 克，蜈蚣 3 条。每日 1 剂，水煎服。偏风寒型，加防风 9 克，细辛 3 克；偏风热型，加菊花、白蒺藜、石决明各 10 克。主治三叉神经痛。

5. 龙眼肉 100 克，鸡蛋 2 枚，白糖适量。每日 1 剂，将龙眼肉捣碎，与鸡蛋加适量水炖熟，去壳后再炖 1 小时，加入白糖，分 2 次食，可常食。主治心脾亏虚型三叉神经痛。

【名医指导】

1. 调畅情志，避免紧张、焦虑情绪。

2. 生活规律，避免过度劳累，保证充足的睡眠。

3. 戒烟、酒。

4. 日常生活中尽量避免刺激“扳机点”，如口角、鼻翼、脸颊部，但不可过于恐惧而增加心理负担。

重症肌无力

重症肌无力是一种神经肌肉接头处传递功能发生障碍的慢性病，其特点是某些横纹肌特别容易疲劳而出现无力。各种年龄皆可发病，以 15～35 岁女性最常见。横纹肌出现不同程度的无力，常因活动而加重，休息后

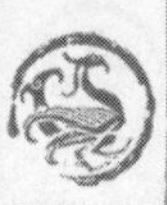

减轻，故症状常有上午轻、下午重的特点。最早和最易受累的肌肉为眼外肌，90%以上患者均可有此肌的病变，相应的症状为上睑下垂、斜视、复视或眼球固定。支配瞳孔的肌肉不受侵犯，故瞳孔没有变化。部分患者的面肌、咀嚼肌、吞咽肌受到了损害，可使面部缺乏表情，形若面具状，咀嚼无力，吞咽困难及发音不良。晚期或较严重的患者会引起呼吸麻痹。多数患者肌无力症状局限于眼外肌，病程呈缓解与复发交替，偶尔侵犯心肌而引起猝死。检查时，首先发现患者上睑下垂，受累肌肉有不同程度的肌力减弱，腱反射初时正常，以后渐趋减弱以至消失。

【必备秘方】

1. 黄芪 18 克，党参 12 克，赤芍、白芍、地龙各 10 克，防风、甘草各 8 克，柴胡、升麻各 7 克，干姜、肉桂各 6 克。每日 1 剂，水煎 15 分钟，滤出药液，加水再煎 20 分钟，去渣，两次煎液兑匀，分服。畏光流泪、纳呆者，加羌活、苍术各 9 克；复视、斜视、眼球转动不灵活者，加川芎 9 克，全蝎 3 克，蜈蚣 2 条；面色黄白、乏力者，加人参 6 克；病程长、反复发作、四肢欠温者，加熟附子 5 克，鹿角霜 10 克；烦热口渴、舌苔黄者，加金银花、连翘、仙鹤草、墨旱莲各 8 克；病情好转稳定后，可将汤剂改散剂继服（以巩固疗效）。主治重症肌无力。

2. 马钱子适量。用水浸泡 15 日后去毛、切片，用香油煎至棕黄色，用六一散粉吸附，筛去六一散，磨粉（每粒胶囊装炙马钱子粉 0.2 克），每日服 3 次，每次服 1 粒，逐渐加至 7 粒。如不到 7 粒而自觉机体局部有一过性肌肉跳动、抽动感时，可不再增加。如服西药吡斯的明或新斯的明者，随着肌力逐步增强，可减少用量直至停药；肌力基本恢复正常后可减少马钱子用量，直到终止治疗。主治重症肌无力。

3. 黄芪、党参、白术、陈皮、柴胡、当归、紫河车各 12 克，甘草 6 克。每日 1 剂，水煎服。大气下陷者，加人参、桔梗；肾阳虚较甚者，加巴戟天、肉苁蓉、鹿角胶；肾阴虚较甚者，加服六味地黄丸；阴虚兼有热者，可用西洋参代党参（或加知母、南沙参）。主治重症肌无力。

4. 黄芪 15 克，党参、薏苡仁、枸杞子、菟丝子各 12 克，白术、茯苓、当归、蚕沙各 10 克，陈皮、升麻、桔梗、甘草各 5 克。每日 1 剂，水煎服。腹胀、口中乏味者，加麦芽 10 克，鸡内金、砂仁各 5 克；斜视、复视者，加山药、大枣各 12 克。主治眼肌型重症肌无力。

5. 牛腱肉 1 条（500 克），山药、枸杞子各 30 克，陈皮 6 克，水 1000 毫升，食盐、酒各少许。将牛肉用开水汆烫（去除血水），洗净、切块，陈皮浸软、刮去瓤；将山药、枸杞子、陈皮及牛肉加水烧开以小火煮 2 小时，加入食盐和酒调味，佐餐食。主治脾胃虚损型重症肌无力。

【名医指导】

1. 积极治疗原发病。

2. 饮食方面注意加强营养，早期适当食用富含蛋白、维生素、磷脂、微量元素的食物，中晚期以高蛋白、高营养、富含能量的半流质和流质为主，可采用少食多餐的方式。

3. 积极进行主动、被动康复训练。

4. 注重患者个人卫生。

5. 注意保暖，保证被褥柔软、干燥，定时翻身、拍背，预防褥疮和呼吸道感染。

6. 避免胃肠道疾病，尤其是病毒性胃肠炎，有可能加重肌无力病情。

7. 积极与患者沟通、交流，多鼓励患者以使其保持乐观情绪。

周围性面神经麻痹

面神经麻痹又称面瘫。人群患病率约 40/10 万，多见于青壮年。临床以贝尔面瘫较多见，多因血管性因素（如寒冷刺激或情绪激动后，可能导致血管性变化引起面神经消肿、受压所致）、病毒感染等引起。其表现以面瘫突然发生伴额弛睛露、口角歪斜、不能吹唇鼓颊等为主要特点，部分患者在面瘫前可能有耳后疼痛、患侧听觉过敏、舌前 2/3 味觉丧失，或口中有金属味（鼓索神经受累）、短暂性眩晕等症。本病中医称“口眼㖞斜”，其病机多属风邪侵袭，经络痹阻，或肝胆郁热，

经络痹阻。

【必备秘方】

1. 牛蒡子 30 克（先煎 1 小时），白芷 10 克。每日 1 剂，水煎 3 次，每次 30 分钟取药液 200 毫升，合并药液，分 3 次温服。主治风邪袭络型面神经麻痹。注：个别患者服药后大便次数可增多 1～2 次，不需停药，继续用药 2～3 日后大便次数便可恢复正常。使用本方期间，不必配合其他药物及针灸等。

2. 黄芪 120 克，当归、赤芍、地龙各 15 克，桃仁、红花、川芎、僵蚕、桂枝各 10 克，生姜 3 片，大枣 2 枚，蜈蚣 1 条（研末，冲服），甘草 3 克（研末，冲服）。每日 1 剂，水煎 15 分钟，滤出药液，加水再煎 20 分钟，去渣，两次煎液兑匀，分服。风邪盛者，加防风、全蝎、白附子、秦艽各 10 克；头痛者，加羌活、白芷各 10 克；肝阳上亢者，加石决明、牡蛎、牡丹皮各 10 克；血压高者，加钩藤、石菖蒲、菊花各 10 克；语言障碍者，加竹沥、天竺黄各 10 克。主治周围性面神经麻痹。

3. 白附子 30 克，生地黄 20 克，防风 18 克，赤芍、川芎各 12 克，甘草 6 克，蜈蚣 5 条（研末，冲服）。每日 1 剂，水煎服。风寒盛型，加麻黄 10 克，细辛 4 克；风热盛型，加桑叶、薄荷各 10 克；气血虚者，加黄芪、当归、白芍各 15 克；痰盛者，加青礞石 20 克，天麻 10 克。主治周围性面神经麻痹。

4. 防风、天麻各 15 克，羌活、白芷各 12 克，制天南星、白附子各 10 克。每日 1 剂，水煎服。体虚者，加黄芪 30 克，当归 12 克；流泪多者，加桑叶、菊花各 12 克；血瘀者，加丹参 30 克，川芎 10 克；肝火旺者，加白芍 30 克，牡丹皮 12 克；面肌痉挛者，加僵蚕、地龙各 10 克。主治周围性面神经麻痹。

5. 鳝鱼 500 克，党参、当归各 15 克，调料适量。每日 1 剂，将鳝鱼去头、骨、内脏，洗净后切丝；党参、当归用纱布包好；将鱼丝、药袋水煎 1 小时，去药袋，调味后分 2～3 次服。主治气血两亏型面神经麻痹。

【名医指导】

1. 注意面部保暖，不可用冷水洗脸，外出尽量戴口罩，避免面部直接吹风。

2. 患者应该掌握规范进食的步骤，细嚼慢咽，少量多餐，避免进食不便而造成的营养不良。

3. 进食前后注重口腔清洁。

4. 适当补充钙质和 B 族维生素。

5. 注重眼部护理：平时可使用有消炎、润滑、营养作用的滴眼液，外出时可佩戴墨镜，睡眠时可戴清洁眼罩，避免因角膜长期外露而损害角膜。

多发性周围神经炎与吉兰-巴雷综合征

多发性周围神经炎与吉兰-巴雷综合征均属中医“痿证”范畴。前者又称末梢神经炎（或多发性神经病），是由多种原因引起的周围神经损害，临床常表现为四肢远端对称性的运动、感觉及自主神经功能障碍。其病因常是急性或慢性感染性疾病的合并症，有时感染也可直接侵犯周围神经（如白喉、麻风、败血症、伤寒、痢疾、流行性感冒、脑膜炎、麻疹、天花等），其他如重金属中毒、药物中毒、有毒气体中毒、有机磷农药中毒、慢性酒精中毒、营养缺乏和代谢障碍疾病等均可诱发。后者又称格林-巴利综合征，临床表现为急性、对称性弛缓性肢体瘫痪和末梢型感觉障碍，严重病例可发生呼吸肌麻痹而危及生命。其病因与病毒感染或自身免疫有关，发病前有感染史如麻疹、流感、腮腺炎等。此外，各种疫苗接种、营养代谢障碍都支持本病是淋巴细胞为中介的自身免疫性疾病。

多发性周围神经炎

【必备秘方】

1. 桂枝、当归、白芍各 15 克，通草 5 克，细辛、甘草各 3 克，大枣 5 枚。每日 1 剂，水煎 15 分钟，滤出药液，加水再煎 20 分钟，去渣，两次煎液兑匀，分服。病在上肢者加荆芥、防风、羌活各 10 克；病在下肢者，加牛膝、薏苡仁、苍术、木瓜各 10 克。主治多发性神经炎。

2. 南沙参、麦冬、石斛、生地黄、天花

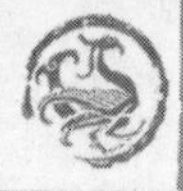

粉、玉竹，白芍各15克，甘草5克。每日1剂，水煎15分钟，滤出药液，加水再煎20分钟，去渣，两次水煎液兑匀，分服。主治多发性神经炎。

3. 乌药、秦艽、陈皮各15克，川芎、炮姜、桔梗、甘草、大枣、白芷各10克，麻黄、枳壳、僵蚕、生姜各5克。每日1剂，水煎服。主治多发性神经炎。

4. 薏苡仁50克，白术、泽泻、茯苓各20克，金银花、黄柏、苍术、车前子各15克，牛膝25克，广藿香、法半夏各10克，生甘草8克。每日1剂，水煎，分2～3次服，10日为1个疗程。主治多发性神经炎。

5. 黄芪、米糠各1500克。共研细末，每取100克，以食油烙饼，顿食，每日3次。主治多发性神经炎。

【名医指导】

1. 积极治疗原发病，如糖尿病、尿毒症等。

2. 预防金属和农药中毒。

3. 尽量避免使用呋喃类药物。

4. 进食富含维生素类的食物。

5. 戒烟、酒。

6. 适当运动。

7. 秋季尽量避免疲劳、着凉、涉水。

吉兰-巴雷综合征

【必备秘方】

1. 黄芪、太子参、麦冬、黄精、山药、天花粉各30克，丹参20克，山茱萸、枸杞子、白术各15克，葛根、知母、黄连、全蝎、水蛭、红花、桃仁各10克，生甘草6克。每日1剂，水煎3次，合并药液，早、中、晚分服，半个月为1个疗程，每疗程中间间隔2日。主治吉兰-巴雷综合征。

2. 当归、熟地黄、牛膝、木瓜、茯苓、半夏、苦杏仁、白芥子、陈皮、杜仲、补骨脂、续断、粉萆薢、五灵脂、益母草、甘草各10克。每日1剂，水煎15分钟，滤出药液，加水再煎20分钟，去渣，两次煎液兑匀，分服。主治吉兰-巴雷综合征。

3. 薏苡仁、牛膝、白术、泽泻、茯苓各20克，金银花、黄柏、苍术、车前子各15克，广藿香、法半夏各10克，生甘草8克。每日1剂，水煎，分2～3次服，连服10日为1个疗程。主治吉兰-巴雷综合征。

4. 煅自然铜、鸡血藤各30克，珍珠母15克，乳香、没药各12克，土鳖虫10克，生甘草6克。共研细末，黄酒（或温开水）送服，每次8克，每日早、晚各1次。主治吉兰-巴雷综合征。

【名医指导】

1. 预防病毒感染，注意加强锻炼，增强体质。

2. 瘫痪患儿要保证饮食营养。

3. 勤翻身以防止褥疮，勤拍背，促进排痰，防止肺部感染。

4. 按摩患肢，进行适度的功能锻炼，以防止肌肉萎缩，促进功能恢复。

神经衰弱

神经衰弱是指由于长期精神紧张、思想矛盾等原因引起大脑皮质兴奋与抑制过程失调的疾病。主要临床特点是极易兴奋、激动又极易疲倦，常有睡眠障碍和内脏不适等多种自觉症状，而客观检查则无相应的器质性改变。本病多见于青中年，以脑力劳动者居多。其发病机制多为长期精神紧张、心理失衡，工作、学习和生活不规律，劳逸结合不当，为本病发生的常见原因。

【必备秘方】

1. 柴胡、黄芩、半夏、枳壳、青皮、陈皮、木香、乌药各10克，延胡索、川楝子各5克。每日1剂，水煎15分钟，滤出药液，加水再煎20分钟，去渣，两次水煎液兑匀，分服。主治神经衰弱。

2. 淫羊藿25克，熟地黄20克，枸杞子、酸枣仁、黄芪、党参各15克，陈皮、半夏、当归、白术、茯苓、郁金各10克，甘草6克，细辛3克，大枣5枚。每日1剂，水煎，分2次服，连服7日为1个疗程，间隔5日再行第2个疗程。主治神经衰弱。

3. 生地黄、制黄精、制玉竹、丹参、首乌藤各30克，决明子20克，朱茯神15克，合欢皮、川芎各9克，炙甘草6克，灯心草3

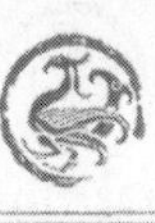

克。水煎，分2次温服（以午后及晚上临睡前半小时服用为佳）。主治神经衰弱。

4. 淫羊藿、黄芪、党参、枸杞子、酸枣仁各15克，陈皮、半夏、桔梗、当归、白术、茯苓、郁金各10克，甘草6克，细辛3克，大枣5枚。每日1剂，水煎服。主治神经衰弱。

5. 肉苁蓉10～15克，精羊肉60克，大米100克，生姜3片，葱白2根，精盐适量。将羊肉洗净、切片，大米洗净，生姜、葱白洗净后切碎；将肉苁蓉水煎去渣，入羊肉、大米煮成粥，加入生姜、葱白、食盐稍煮即成，每日1剂（宜冬季食用）。主治神经衰弱、肢冷畏寒、腰膝酸软。

【名医指导】

1. 保证充足的休息时间。

2. 进行适度的运动，以缓慢性的运动较适合。

3. 建议积极地参加社交活动，培养乐观开朗的性格。

4. 忌饮浓茶、咖啡。

癔　症

癔症又称歇斯底里，通常指出由精神刺激或不良暗示引起的一类神经精神障碍，以青壮年女性多见。多为突然发病，表现为短暂的精神失常或感觉、运动障碍，但无器质性病变基础。这些症状可在暗示影响下产生，亦可在暗示影响下改变或消失。癔症的发生与自身性格特征和精神因素有关，其性格特征为感情用事、情绪不稳、意志薄弱、心胸狭窄、喜欢夸张、易受暗示、好表现自己或以自我为中心的倾向。各种精神刺激如惊吓、恐惧、委屈、侮辱、失望、忧虑等因素是发病的外因。易感素质明显者，轻度的精神刺激就可引发癔症。

【必备秘方】

1. 生龙骨30克，生地黄、熟地黄各20克，香附、赤芍、白芍、红花各12克，当归、川芎、桃仁各10克，甘草6克。每日1剂，水煎，分2次服，连服10日为1个疗程。烦闷、急躁者，加栀子、黄连；胸痞、叹息者，加佛手、郁金；心悸、失眠者，加茯神；肾虚腰困者，加续断、桑寄生；白带多者，加白术、茯苓、海螵蛸；月经不下者，加酒大黄、生内金。主治癔症。

2. 浮小麦35克，炙甘草21克，柴胡、生地黄、泽泻、车前子各9克，龙胆、黄芩、栀子、牡丹皮、木通各6克，大枣7枚。每日1剂，水煎，分2次服，连服10日为1个疗程。肝火盛者，加大牡丹皮、山栀用量；心悸、多梦者，加生牡蛎。主治癔症。

3. 赭石40克（先煎），大枣30克，酸枣仁20克，党参、生地黄各15克，旋覆花（包）、远志、柏子仁、延胡索、炙甘草各10克，生姜3片。每日1剂，水煎，早、中、晚分服。5日为1个疗程。主治癔症。

4. 浮小麦30克，黄芪、党参、柏子仁、生酸枣仁、白芍各15克，茯苓、甘草各12克，茯神、当归、五味子、龙齿各10克，远志、柴胡各6克，大枣10枚。每日1剂，水煎，分2次服，10日为1个疗程。主治癔症。

5. 鲜人参、何首乌各30克，灵芝、大蒜、葱各10克，生姜、食盐各5克，鲜鲍鱼10只，鸡汤350毫升。将灵芝浸软、切片，鲜人参洗净，何首乌洗净、切片，鲜鲍鱼洗净、一切两半，大蒜去皮、切片，生姜拍松，葱切段；把何首乌、人参、鲍鱼、大蒜、生姜、葱、食盐加入鸡汤用武火烧沸，改用文火炖50分钟，即可吃鲍鱼及人参、何首乌并服汤，每日1次。主治癔症、原发性高血压、失眠健忘等。

【名医指导】

1. 注意休息，不可过度劳累。

2. 进行适度的运动，以缓慢性的运动较适合。

3. 主动与亲朋好友沟通交流。

4. 建议积极接受心理治疗。

精神分裂症

精神分裂症是最常见的一种精神病，发病者多为青壮年，症状极为复杂。其特征是思维、情感和行为之间互不协调，即精神活动脱离现实环境。病因不明，一般认为不是

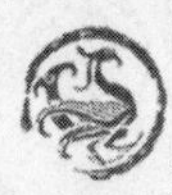

单一因素决定，而是许多因素交织在一起而发病。目前认为遗传素质和环境因素起着重要作用。

【必备秘方】

1. 龙骨 30 克，生地黄、熟地黄、香附、赤芍、白芍各 20 克，柴胡、当归、川芎、桃仁各 10 克，甘草 6 克。每日 1 剂，水煎服。烦闷、急躁者，加黄连、栀子各 10 克；胸痞、叹息者，加佛手、郁金各 10 克；心悸、失眠者，加茯神、酸枣仁各 10 克；气短、乏力者，加黄芪、党参各 10 克；肾虚、腰酸者，加续断、桑寄生各 10 克；白带多者，加茯苓、白术、海螵蛸各 10 克；服药后月经当至而不来潮者，加大黄、生鸡内金各 10 克。主治精神分裂症。

2. 大黄、芒硝（冲服）各 15 克，青礞石、海浮石、黄柏、黄芩、菊花、赭石、牵牛子各 12 克，栀子、知母、麦冬、天花粉、竹茹各 9 克。每日 1 剂，水煎服。主治痰火实盛型精神分裂症。

3. 淡豆豉、赤小豆各 9 克，甜瓜蒂、党参、芦头各 6 克，急性子 4 克，白矾 3 克。水煎 2 次，早晨空腹服第 1 煎（得快吐，止后服）；服药后 6 个小时仍不吐者，可服第 2 煎；吐不止者，可服葱汤（以大葱 3～5 根煎汤）。主治痰火迷心型精神分裂症。

4. 石菖蒲、酸枣仁各 12 克，远志、当归、川芎、赤芍、牛膝、桔梗、柴胡、大黄、白术各 9 克，桃仁、红花、胆南星、甘草各 6 克。每日 1 剂，水煎服。心惊妄者，加茯神 9 克，琥珀 3 克；痰多者，加陈皮、半夏各 10 克；有热者，加黄连 9 克。主治虚证型精神分裂症。

5. 大枣 20 克，茶叶 5 克。每日 1 剂，水煎服。主治精神分裂症。

【名医指导】

1. 避开喧嚣、嘈杂的生活环境。

2. 避免接触惊悚、血腥、暴力和悲惨凄凉的文学作品和影视作品。

3. 家属注意在家中尽量避免放置有毒物品，注意患者有无收集安眠药的行为。

4. 家属尽量避免患者接触刀、剪、锤等工具。

5. 戒烟、酒。

6. 切忌让患者单独外出。

老年性痴呆

老年性痴呆又称多发梗死性痴呆，主要是在脑动脉硬化基础上反复发生的腔隙性梗死或脑梗死、弥漫性脑缺血、广泛的皮质下白质变性、脑室扩大、皮质萎缩导致的痴呆综合征。临床表现以不同程度的智力障碍为主，伴有性格障碍、情感障碍、记忆障碍、行为障碍以及局灶性神经系统症状和体征。本病呈阶梯形恶化和波动性病程。另有慢性脑缺血而不一定伴明显脑梗死。影像学表现，有脑室周围及半卵圆中心白质低密度或信号改变者，称皮质下动脉硬化性白质脑病。本病中医属“健忘”、“郁证”、“癫证”等范畴。由于人老以后气血亏损，营卫不调，五脏功能失调，清阳不升，浊阴不降，神明日损，加之外邪侵扰，精神刺激，髓海不足或受到损伤，日久可引发本病。临床有两大特征：一为人格改变。患者主观任性，自私狭隘，不喜欢与人交往，对家人缺乏感情，缺乏羞耻及道德感，多疑；严重时生活不能自理，当众裸体，甚至发生违法行为。二为记忆力障碍。以近记忆减退尤为显著，刚刚做完的事就会遗忘，出门时不能认识回家的路，认不出几日前见过的人。中医分为脾肾亏虚型、痰浊内阻型。

【必备秘方】

1. 沙苑子、菟丝子、枸杞子、五味子、女贞子各 200 克，熟地黄、山茱萸各 100 克，六神曲 50 克。将熟地黄、山茱萸加水 2000 毫升浸泡 1 小时后煮沸改用小火煎 40 分钟，滤出药汁；再加水 1500 毫升煮沸，改小火煮 40 分钟，滤出药汁；如此再煎 1 次，滤出药汁；合并 3 次药汁，加入六神曲粉搅匀，以大火煎取浓膏。将原料中的“五子”焙干，捣成碎末，加入药汁浓膏。搅拌搓揉均匀，捏成团，以触之能散为度，用模具或压块机制成小方块，低温干燥，使含水量降至＜3％即成，密封储存。每次取 20 克，沸水冲泡 10 分钟即成，每日 1～2 剂。主治肝肾不足、髓

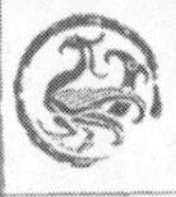

海空虚型老年性痴呆。

2. 核桃仁150克，山楂50克，白糖30克。将核桃仁加水浸泡半小时，放入研钵（或石磨内）加少许清水研磨成浆，装入容器中再加适量清水稀释调匀待用；将山楂用水洗净、拍破，水煎3次，过滤取汁，用小火浓缩至约1000毫升。净锅置于火上，倒入山楂汁，加入白糖搅拌待溶后，再缓缓地倒入核桃仁浆（边倒边搅均匀）烧至微沸即成。每次150～200毫升，每日2～3次，当茶饮服。主治肝肾不足、髓海空虚型老年性痴呆。

3. 何首乌、杜仲各250克，夏枯草150克，绿茶10克。将杜仲放盐水中泡透，用小火炒至微焦，凉透。何首乌用黑豆煮蒸熟透，晒干，然后分别将杜仲、何首乌、夏枯草制成粗末，与绿茶一道和匀，用滤纸袋分装。每袋20克，一般可冲泡3～5次，每日1～2剂，主治肝肾不足、髓海空虚型老年性痴呆。

4. 黄芪、益智、核桃仁、丹参各30克，郁金、山药、党参、石菖蒲各15克，桃仁12克，莪术、炙远志、胆南星、竹茹、炒枳实各9克，蜈蚣2条。加水400毫升煎至100毫升，上、下午各服1次，30日为1个疗程，连服2个疗程。主治老年性痴呆。

5. 猪脊髓600克，水发香菇90克，核桃仁60克，生龟甲、枸杞子各30克，熟地黄24克，菟丝子15克，天麻9克，白芍6克，黑枣20粒，陈年老酒2匙。将天麻、熟地黄、川芎、菟丝子装净纱布药袋内（扎紧袋口），放入搪瓷罐内，加猪脊髓、龟甲、枸杞子、黑枣、核桃仁、香菇、酱油、葱白、食盐、味精、白糖及适量清水，旺火蒸2小时（至熟透入味，揭盖取出），淋上老酒，即可佐餐食。主治髓海空虚型老年性痴呆。

【名医指导】

1. 保证居室安静，勿强迫患者做不愿意做的事情。

2. 亲属应常陪伴患者身旁，多与患者沟通交流。

3. 培养患者的兴趣爱好，让患者积极思考。

4. 避免患者单独外出以防走失，患者衣服口袋里应放置写有联系方式的卡片。

5. 饮食以软食为主。

坐骨神经痛

坐骨神经痛是由各种原因引起的以坐骨神经通路的一段（或全长）的放射性疼痛为主症的病症，临床表现为单侧或双侧起自腰部、臀部或大腿后侧放射至下肢远端的疼痛，疼痛呈阵发性或持续性、烧灼样或刀割样疼痛，常因行走、咳嗽、弯腰、排便而加剧。根据病因可分为原发性和继发性两种，原发性坐骨神经痛即坐骨神经本身发生的病变，多与感染有关；继发性坐骨神经痛常因邻近组织的病变（如腰椎间盘突出症、脊椎关节炎、椎管内肿瘤及骶髂关节、骨盆等部位的病变）所引起。常于春夏之交、秋冬之交气候变化时诱发。本病中医属“腰腿痛”范畴，多因腰部闪挫、劳损、寒湿侵袭致使经气阻痹所致；是以腰痛向一侧下肢外侧放射，麻木、疼痛，腹压增高时疼痛加重，活动受限为主要表现的肢体痹病类疾病。为了诊断和治疗的方便，又分为神经根炎、坐骨神经炎两种。其病因和临床症状均有不同，是指坐骨神经在不同解剖部位的受损所致。

【必备秘方】

1. 黄芪60克，白芍20克，续断、五加皮、威灵仙、制川乌、制草乌、牛膝、当归、桂枝各12克，甘草6克，生姜、大枣各5克。每日1剂，水煎15分钟，滤出药液，加水再煎20分钟，去渣，两次煎液兑匀，分服。气虚型，加重黄芪用量，血虚型，加重当归用量；阳虚型，加附子5克；肾虚型，加五加皮15克；挛急型，加木瓜15克；困重者，加防己、羌活各10克；顽痛者，加全蝎、蜈蚣各2克；麻木者，加鸡血藤15克。主治坐骨神经痛。

2. 川牛膝60～120克，黄柏9～12克，生薏苡仁30～40克，川芎10～12克，木瓜12～18克，细辛4～6克，苍术、独活、土鳖虫各10～15克，桑寄生、淫羊藿、鸡血藤、伸筋草各30克，赤芍、生地黄、熟地黄各15克。每日1剂，水煎，分2次服。主治坐骨神经痛。

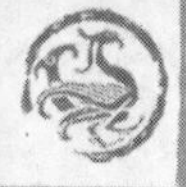

3. 当归30克，秦艽、白芍、茯苓、大枣各15克，川乌、附子、肉桂、花椒各10克，细辛、干姜、甘草各5克。每日1剂，水煎服。伴腰痛者，加续断、杜仲、牛膝各12克；气虚者，加黄芪30克，人参10克；麻木者，加蜈蚣、全蝎各1克（研末，冲服），地龙10克，口渴、便秘者，去附子、干姜、肉桂，加天花粉、肉苁蓉各10克。主治坐骨神经痛。

4. 白芍30克，独活、羌活、桑寄生、防风、当归、川芎、茯苓、牛膝、续断、杜仲、党参、桂枝各10克，甘草6克，马钱子0.5克。每日1剂，水煎服。气虚者，加黄芪30克；阳虚者，加附子、肉桂各5克；痛甚者，加全蝎、蜈蚣各3克（研末，冲服）；湿盛者，加薏苡仁30克，苍术5克。主治坐骨神经痛。

5. 马铃薯、胡萝卜、苹果各300克，芹菜200克，蜂蜜30克。将前4味切碎、榨汁，加蜂蜜服。主治坐骨神经痛。

【名医指导】

1. 积极治疗原发病，如腰椎间盘突出症、梨状肌综合征等。

2. 坚持卧硬板床。

3. 尽量避免搬运重物。

4. 适当补钙，可进食富含钙质的食物。

帕金森病

帕金森病又称震颤麻痹，临床特征为静止性震颤、肌强直和运动减少。其病因尚不清楚，可能与神经系统变性、环境毒素等有关。主要病理改变为黑质致密区变性、神经元缺失、黑质细胞内多巴胺的储存及释放减少，使黑质纹状体束作用于壳核和尾状核的多巴胺的作用降低、乙酰胆碱的作用相对增强而产生一系列相应的临床症状。

【必备秘方】

1. 丹参、珍珠母各30克，牡蛎20克，白芍、茯苓各15克，川芎、菊花、白蒺藜、火麻仁、生地黄、熟地黄、牡丹皮、泽泻、山药、地龙各10克。每日1剂，水煎15分钟，滤出药液，加水再煎20分钟，去渣，两次煎液兑匀，分服。主治帕金森病。

2. 钩藤30克，天麻、防风各15克，石菖蒲10克，全蝎6克，蜈蚣2条（研末，冲服），洋金花0.5克。每日1剂，水煎3次，合并药液，早、晚分服，1周为1个疗程。服药期间不必停服（或减量）抗精神病药。主治帕金森病。

3. 薏苡仁30克，苦杏仁10克，冰糖少许。将薏苡仁水煎至半熟，放入苦杏仁熬熟，加入冰糖调服，每日1次（宜常服）。主治帕金森病痰湿内盛证。

4. 羊肉、龟肉各50克，党参、枸杞子各10克，当归、姜片各6克。将羊肉、龟肉加油翻炒（炒干水分），加入冰糖、党参、当归、葱末、生姜片及清水75毫升，炖至九成熟，加入枸杞子炖10分钟，去葱、生姜、当归，入味精、胡椒粉，佐餐食，每日2次。主治帕金森病阴阳两虚证。

5. 黄芪30克，枸杞子30克，乳鸽1只（未换毛幼鸽）。将乳鸽去毛和内脏、洗净，加入黄芪和枸杞子及适量清水，隔水炖熟，加入食盐、味精调服，3日1剂。主治帕金森病气血两虚证。

【名医指导】

1. 加强体育运动和脑力活动，锻炼时可选择形式变化多、比较复杂的运动。

2. 清淡饮食，适当进食含粗纤维食物，预防便秘。

3. 避免接触有毒化学品，如杀虫剂、农药等。

4. 不可刻意补充维生素B_6，以避免减弱治疗药物左旋多巴的疗效。

5. 穿戴衣物要以方便患者为原则，如不穿需要系鞋带的鞋子。

6. 家人在日常生活中不可催促患者。

7. 帕金森病患者易呼吸道感染，注意保暖，有相关症状应立即就医。

肋间神经痛

【必备秘方】

1. 柴胡、丹参、香附、白芍、延胡索、佛手各20克，五灵脂、当归、川芎、乳香、没药各10克，甘草5克，三七3克（研，冲服）。每日1剂，水煎15分钟，滤出药液，再加水煎20分钟，去渣，两次煎液兑匀，分服。主治肋间神经痛。

2. 柴胡30克，川楝子、延胡索各20克，青皮、木香、郁金、乌药、半夏各10克，全蝎、蜈蚣各1克（研，冲服）。每日1剂，水煎服。主治肋间神经痛。

3. 丹参、五灵脂、白芍、香附、延胡索、当归、佛手、柴胡各15克，甘草6克、三七（研，冲服）3克。每日1剂，水煎服。主治肋间神经痛。

4. 三七20克，九香虫15克，全蝎10克。共研细末，每次冲服3克，每日3次。主治肋间神经痛。

5. 艾叶、夹竹桃叶各30克。加水适量，共捣烂，敷于痛处，每日换1次。主治肋间神经痛。

【名医指导】

1. 避免感冒，经常开窗通气，保持室内空气新鲜。

2. 多参加体育活动，增强自身的抵抗力，注意劳逸结合，不要过于劳累。

3. 平时注意保暖，出汗时不要立即脱衣，以免受风着凉。

4. 劳动时注意提高防护意识，搬抬重物姿势要正确，提防胸肋软骨、韧带损伤。坐位工作者要注意姿势，避免劳累。

5. 多食韭菜、橙、狗肉、赤豆等食物，有舒筋通络、止痛之辅助疗效。

6. 胸椎部位的疾病要即时治疗，以免继发肋间神经痛。如胸椎退变、胸椎结核、胸椎损伤、胸椎硬脊膜炎、肿瘤、强直性脊柱炎等疾病或肋骨、纵隔、胸膜病变，肋间神经受到上述疾病产生的压迫、刺激，出现炎性反应，而出现以胸部肋间或腹部呈带状疼痛的综合征。

7. 确立诊断首先要根据疼痛的特征分布，明确为肋间神经痛，然后更为重要的是想到和找出造成肋间神经痛的病因，尤其要考虑到结核、肿瘤，老年人骨质疏松性压缩性骨折，初期带状疱疹等容易忽略的重要疾患。

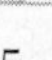

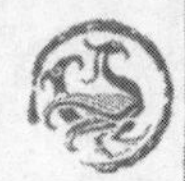

第八章　风湿科疾病

急性风湿热

急性风湿热是A群乙型溶血性链球菌感染后发生的一种自身免疫病。临床主要表现为关节炎和心脏瓣膜炎、舞蹈症、环形红斑和皮下结节，亦可累及浆膜、肺和肝脏等。本病有反复发作的倾向，反复的心脏瓣膜炎症导致风湿性心脏病，严重者可危及生命。本病以学龄儿童多见，好发年龄为6～15岁，一年四季均可发病，以冬、春季多见；无性别差异。目前风湿热仍是世界儿童和青少年后天性心脏病的常见病因。近年国内外报道初发年龄有推迟倾向，25～30岁以上的新发病例陆续出现。中医无风湿热病名，但历代医家对本病治疗记载的内容极为丰富，以关节症状为主者可归属于“风湿热痹”、“湿热痹”、“热痹”等范畴；以心脏症状为主者，可归属于“心悸”、“怔忡”、“心痹”等范畴。

【必备秘方】

1. 生石膏、生地黄、知母、山药各30克，制川乌9克，乳香、没药、甘草、三七（研末，冲服）各6克。每日1剂，水煎服。热盛者，加金银花30克，大黄10克（后下）；舌苔黄腻者，加黄连、黄柏各10克；关节不利者，加威灵仙15克，地龙12克，油松节10克；舌红口干者，加石斛、玄参、枸杞子各15克；恶风者，加桂枝、白芍各10克；气虚、自汗者，加黄芪30克。主治风湿热。

2. 豨莶草、海桐皮、薏苡仁、忍冬藤、桑枝各20克，鸡血藤15克，知母、桔梗、葛根、防己、秦艽各10克。每日1剂，水煎15分钟，滤出药液，加水再煎20分钟，去渣，两次水煎液兑匀，分服。经久不愈、关节变形者，加丹参20克，姜黄10克，土鳖虫6克，蜈蚣3条；局部红肿较著、湿热较盛者，加黄柏15克；气虚者，加黄芪30克。主治风湿热。

3. 制川乌、桂枝、连翘、羌活、防风、炮穿山甲、乌梢蛇、乳香、没药各10克，麻黄、细辛各3克，蜈蚣4条。每日1剂，水煎15分钟，滤出药液，加水再煎20分钟，去渣，两次煎液兑匀，分服。主治风湿热。

4. 细桑枝、生石膏各30克，知母、防风、地龙、丹参、黄柏、忍冬藤、赤芍、薏苡仁各10克，甘草5克。每日1剂，水煎服。体质虚弱、热势不盛者，去石膏，加黄芪、生地黄各15克；日久不愈、瘀血凝滞者，加穿山甲、全蝎、乳香、没药各10克。主治风湿热。

5. 鲜三白草根茎100克，猪前蹄1只。将猪蹄切块，加米酒及清水300毫升烧开，撇去浮沫，用小火炖熟，下鲜三白草根茎、精盐、味精调匀，分1～2次热食。主治风湿热。

【名医指导】

1. 保证充足的休息。
2. 适当运动，增强体质。
3. 尽量避免链球菌感染，若患扁桃体炎、淋巴结炎、咽炎、中耳炎需积极治疗。
4. 忌辛辣刺激饮食，戒烟、酒。

风湿性关节炎

风湿性关节炎在风湿热患者中发生率可达75%以上，通常在链球菌感染后1个月内发病。主要病理改变是关节滑膜及周围组织

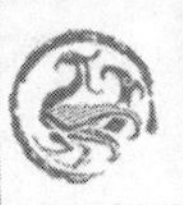

充血水肿、滑膜下结缔组织中有黏液性变、纤维素样变及炎症细胞浸润，有时在关节周围组织有不典型的风湿小体。由于渗出的纤维素易被吸收，一般不引起粘连。活动期过后并不产生关节强直或畸形等后遗症。这是与类风湿关节炎的主要区别点。受累的关节以大关节为主，依次为膝、踝、肩、腕和肘等。典型的表现是游走性多关节炎，是指首先受累的关节局部炎症及活动受限持续几日后自然消退，接着其他部位出现关节炎，同样持续几日后又转移到其他关节，如此此起彼伏的、游走性现象是风湿性关节炎的特征。局部呈红、肿、热、痛的炎症表现以及关节功能障碍。部分患者几个关节可同时发病，手、足小关节或脊柱关节等可累及。一般没有骨质破坏，急性炎症消退后，关节功能完全恢复，不遗留关节强直和畸形。

【必备秘方】

1. 地龙、鸡血藤30克，白芍20克，络石藤、忍冬藤各15克，穿山甲、当归、天麻、威灵仙、防风、桑枝、桂枝、川乌各10克，甘草6克。每日1剂，水煎，分3次温服，10日为1个疗程。气虚者，加白参、黄芪各15克；湿甚者，加苍术10克，薏苡仁各15克；肝肾亏虚者，加桑寄生25克；血瘀者，加川乌6克，牛膝10克。主治风湿性关节炎。

2. 生地黄、蚕沙30克，威灵仙15克，乌梢蛇、秦艽各9克。每日1剂，水煎服。疼痛较著者，加乌头、附子、乳香、没药各5克；肿甚者，加当归、赤芍各20克；急性发作期，加茯苓、车前子各20克；关节变形者，加黄精、玉竹、玄参、伸筋草各15克；病久不愈者，加黄芪、党参、桑寄生、白芍各20克；有湿者，加薏苡仁30克，秦艽15克。主治风湿性关节炎。

3. 蚕沙、薏苡仁、鸡血藤各30克，海风藤、青风藤、豨莶草各15克，虎杖、乌梢蛇、千年健、威灵仙各12克，苍术、甘草各10克。每日1剂，水煎，饭后分3次温服（年少及年老体弱者药量酌减）。痛著者，加服阿司匹林；体虚者，酌加滋阴壮阳、益气养血扶正之品。主治风湿性关节炎。

4. 桂枝、赤芍、苍术、牛膝、木瓜、川芎、羌活、独活各15克，制川乌、制草乌、全蝎各10克，细辛5克，蜈蚣3条。每日1剂，水煎，分2次温服。18日为1个疗程。热盛者，去草乌、川乌、桂枝、细辛，加地龙、秦艽、忍冬藤；气虚者，加黄芪；痛甚者，加马钱子；关节变形者，加炮穿山甲、皂角刺、络石藤；骨质增生者，加白芍、生牡蛎。主治风湿性关节炎。

5. 薏苡仁、木瓜、伸筋草、千年健各60克（布包），猪脚1～2只。同加水煨烂，去药渣，分2次淡食。主治风湿性关节炎。

【名医指导】

1. 忌辛辣刺激饮食，戒烟、酒。

2. 注意个人卫生，加强预防泌尿系统感染。

3. 服用糖皮质激素治疗后易发生口腔溃疡，需注意口腔卫生。

4. 急性期应多饮水、勤换衣服、勤洗澡、保持身体干燥。注意保暖。

5. 急性期应卧床休息，减少不必要的患肢活动，必要时可用热敷止痛。

类风湿关节炎

类风湿关节炎是一种病因未明的慢性、全身性、炎性疾病，以对称性、进行性以及破坏关节病变为主要特征，最终出现关节畸形，导致不同程度的残废。本病是最常见的系统性自身免疫病，呈世界性分布。美国发病率为0.8%～1.5%，我国发病率为0.32%～0.45%，男女之比为1∶3。任何年龄均可发病，发病高峰年龄为20～40岁，女性为40～60岁。本病中医属“痹证”范畴，多因寒冷、潮湿、疲劳、创伤及精神刺激、营养不良等因素致病。本病亦称历节、顽痹、痹。是以滑膜炎为基础的关节病变的一种全身性自身免疫性疾病，以慢性对称性多关节炎为主要表现。其病因可能与外环境、细菌、病毒、遗传、机体素质和性激素有关。

【必备秘方】

1. 当归、鸡血藤、生黄芪各30克，青风藤、忍冬藤、海风藤、络石藤各15克，淫

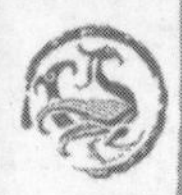

羊藿12克，蕲蛇、白芥子各10克，昆明山海棠6克（先煎），蜈蚣3条。每日1剂，水煎，分3次于饭后半小时温服，1个月为1个疗程。阴盛型，加桂枝10克，细辛3克，制川乌、制草乌各9克；阳盛型，加生地黄30克，鹿衔草10克；湿盛型，加苍术、白术、陈皮各10克，生薏苡仁30克。主治类风湿关节炎。治疗前所用激素类、非甾体消炎止痛药逐渐递减至停止，其余药物即日停止服用。

2. 桑枝、生黄芪15～30克，白术、桂枝、制川乌、制草乌、防己各15克，莪术、当归、白芍各12克，炙甘草10克。每日1剂，水煎，分2次服，连服3个月后隔日1剂，再服3个月之后，以本方制成丸药，继续服6个月，全疗程为1年。服药期间，可加用抗风湿西药如布洛芬、消炎痛、炎痛喜康等，但不作长期服用。主治类风湿关节炎。

3. 黄芪30克，当归、赤芍、桃仁、红花、地龙各9克。每日1剂，水煎服。主治类风湿关节炎。病变部位在上肢者，加防风、羌活、姜黄各9克；在下肢者，加薏苡仁20克；痛甚者，加制马钱子1克，全蝎3克，蜈蚣3条，丹参10克；关节变形者，加狗脊、鹿角、续断各9克；寒湿者，加附子、细辛、桂枝各6克，湿热者，加忍冬藤20克，知母、黄柏各10克；腰痛者，加杜仲、菟丝子、桑寄生各9克；体质虚弱者，加人参5克。

4. 全当归、生黄芪、虎杖各30克，钻山风、秦艽、防风、牛膝、独活、羌活各15克，生川乌、生草乌（先煎30分钟）各8克，生白附子、细辛各6克。每日1剂，水煎3次，合并药液，分3～4次服，10日为1个疗程。服药1个疗程无效者可改用他法。发生中毒者，可用生甘草、生绿豆各50克，水煎顿服。主治类风湿关节炎。

5. 乌梢蛇30克，羌活、生地黄、熟地黄、忍冬藤各15克，枸杞子各12克，全蝎、蜣螂、当归、牛膝、陈皮各9克，甘草3克，金钱白花蛇1条，蜈蚣3条，大枣4枚，白酒2000～2500克。同浸半个月后服，每日1～3次，每次15～30毫升。主治寒湿型类风湿关节炎（肝肾不足型、寒热错杂型亦可使用）。

【名医指导】

1. 忌辛辣刺激饮食，戒烟、酒。

2. 治疗过程中定期评价病情，遵医嘱及时调整治疗方案。定期复查肝肾功能、血常规等。注意避免药物的胃肠道反应。

3. 运用糖皮质激素治疗者，需补充钙质以防骨质疏松。注意局部保暖（夏天切勿贪凉），保持居室干燥，阳光充足，预防感冒。

4. 在病情稳定或缓解阶段，经常参加体育锻炼，对于保持和改善病变关节的功能和运动范围，防止肌肉萎缩，增强体质，提高抗病能力等，具有十分积极的意义。

5. 避免受寒、淋雨、受潮，关节处注意保暖，不穿湿鞋、湿袜等，劳动或运动后应及时更换湿衣。垫褥、被子应洗勤晒，以保持清洁干燥。

痛风性关节炎

痛风是长期嘌呤代谢障碍、血尿酸增高引起的反复发作性炎性疾病。其临床特点为高尿酸血症及由此引起的急性关节炎反复发作、慢性关节炎和关节畸形，痛风石沉积，常累及肾脏而引起肾实质性病变和硝酸盐肾结石形成。根据血液尿酸增高的原因，可分为原发性和继发性两大类。继发性痛风大多是由于其他疾病、某些药物等引起尿酸生成增多和排出减少，形成高尿酸血症所致。本病中医称“痛风”、“白虎历节”，多因饮食失宜、脾肾不足、外邪痹阻、痰瘀沉积于关节周围而致的肢体痹病类疾病。

【必备秘方】

1. 忍冬藤、蒲公英、薏苡仁各30克，当归、蚕沙各15克，六一散、车前草、苍术、黄柏、络石藤、没药各10克。每日1剂，水煎15分钟，滤出药液，加水再煎20分钟，去渣，两次煎液兑匀，分服。病在下肢者，加牛膝15克；病在上肢者，加威灵仙15克；伴血尿者，加小蓟、石韦、瞿麦各10克；红肿者，外用芙蓉叶、生大黄（1：1）研末，以醋调敷。主治痛风性关节炎伴有红肿或血尿。

2. 薏苡仁30克，防风、石膏、蒲公英各15克，苍术、知母、连翘、粉萆薢、金钱草、秦艽、川芎各10克，生甘草6克。每日1剂，水煎，早、晚温服。红肿痛甚者，加炒黄芩8克，制乳香、制没药各10克；关节肿甚僵硬者，加土鳖虫10克，蜈蚣1条；上肢关节痛甚者，加桑枝15克，羌活10克；下肢关节痛甚者，加川牛膝15克。主治痛风性关节炎。

3. 土茯苓、生薏苡仁各30克，紫草、虎杖、蒲公英各20克，川牛膝18克，赤芍、泽泻、粉萆薢各15克，黄柏、山慈菇各12克，防风9克，水蛭6克。每日1剂，水煎，分2次温服，10日为1个疗程。关节肿痛者，局部用大青膏外敷，4～6小时换药1次。疼痛难忍者，可临时服用吲哚美辛（但不作常规治疗）。主治痛风性关节炎。

4. 生黄芪、丹参、秦艽各20～25克，生地黄、虎杖、桑寄生、木瓜、威灵仙各15～20克，山茱萸、益母草、五加皮、茯苓、泽泻各10～15克，生甘草5～8克。每日1剂，水煎3次，合并药液，早、中、晚分服，10日为1个疗程。主治痛风性关节炎。

5. 鸡血藤15克，牛膝、杜仲、续断、椿皮、青风藤、海风藤、当归、熟地黄、黄芪、白芍、桂枝各10克。每日1剂，水煎，加白酒100毫升兑服。主治痛风性关节炎。

【名医指导】

1. 调整饮食，少食含嘌呤高的食物，多饮开水。适当服用碳酸钠以碱化尿液，促进尿酸排泄，肥胖者适当控制饮食，禁饮酒。

2. 避免诱因，防止关节损伤，积极防治感染。急性发作期宜卧床休息。关节红肿疼痛剧烈者，可局部热敷或冷敷，还可配合按摩或理疗。

3. 有肾结石和肾功能损害者，忌用影响尿酸排泄、分泌及增加尿酸生成的药物，如氢氯噻嗪、呋塞米、吡嗪酰胺、小剂量阿司匹林等。

4. 多饮水，定期复查肾功能。

雷诺病

雷诺病是血管神经功能紊乱所引起的肢端小动脉痉挛性疾病。其病因目前尚未明确，临床表现为阵发性四肢肢端（主要是手指）对称的间歇发白、发绀和潮红，常为情绪激动（或受寒）所诱发。本病多发生于女性（尤其是神经过敏者），男女比例为1∶10，发病年龄多在20～30岁。在寒冷季节发病较重，少数呈家族性发病。中医无雷诺病病名，依其临床表现归属于“厥冷”、“脉痹”等范畴。

【必备秘方】

1. 生黄芪、太子参各30克，鸡血藤、丹参、仙茅、淫羊藿、全当归、枸杞子各20克，路路通、穿山甲、威灵仙各15克，桂枝、干姜各10克，生甘草8克。每日1剂，水煎，分3～4次服。药渣兑水煮沸，适温时浸洗患手足6～10分钟，每日2～4次，10日为1个疗程。口干渴者，加生地黄、石斛、天冬各10克，减桂枝、干姜、淫羊藿、仙茅用量；手指麻木者，加伸筋草、地龙各10克，全蝎5克；烦躁易怒者，加柴胡、炒香附、郁金各10克；失眠心烦者，加酸枣仁、柏子仁、远志各10克，黄连5克；大便秘结者，加生大黄10克（后下）。主治雷诺病。

2. 黄芪20～25克，赤芍15克，当归、桃仁、红花、川芎各10克。每日1剂，水煎，分2～3次服，10日为1个疗程。病情向愈，可隔日1剂。手足末端色白发凉、遇凉加重者，加桂枝10克；血虚挟瘀、肢端见花白斑者，加鸡血藤20克，益母草30克。用药15～20剂，临床症状和体征基本消失，继续用药7～10剂（巩固疗效）。主治雷诺病。

3. 黄芪60克，苏木、地龙、全当归各30克，桂枝20克，炮穿山甲、鸡血藤、乳香、没药、甘草各10克。每日1剂，水煎，分2次服，10日为1个疗程，休息2日再服第2个疗程，连服3剂。指（趾）端苍白凉者，加细辛3克，熟附子10克；紫暗严重、有灼热感或指（趾）溃烂者，加金银花、蒲公英、紫花地丁各30克，牡丹皮10克。主治雷诺病。

4. 桂枝、鸡血藤各25克，当归、丹参、黄芪各20克，威灵仙、熟附子（先煎）、干姜各15克，肉桂12克，白芍10克，细辛5

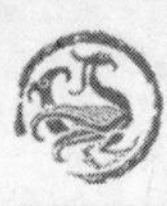

克。每日1剂，水煎3次，混合药液，分2次服，连服15～30日。肢端针刺样痛者，加王不留行20克，乳香、没药各15克；痒痛者，加川芎、防风各15克；肢端冷麻者，加红花10克，乌梢蛇20克。主治雷诺病。

5. 炙黄芪15克，白芍、鸡血藤、桂枝、炮姜、威灵仙各10克，大枣5枚，粳米100克，红糖适量。分别洗净，加水400毫升。煎半小时，去渣取汁；粳米淘净，加水800毫升烧开，转用小火熬成粥，下药汁、红糖熬溶，早、晚空腹温服，每周2～3剂。主治寒湿阻络型雷诺病。

【名医指导】

1. 防寒保暖，避免外伤。

2. 戒烟，避免应用血管收缩性药物。

3. 属于神经质类型者，要保持心情舒畅，必要时可服地西泮、氯氮草、谷维素等。

4. 有糖尿病应同时治疗。加强肢端及皮肤护理，预防局部创伤，防止继发感染。

5. 戒烟，适当少量饮酒。注意保暖，避免寒冷刺激。

6. 可泡脚和足部按摩。早期诊治，防止病情恶化。

干燥综合征

干燥综合征又称口、眼干燥和关节炎综合征，是一种侵犯唾液腺、泪腺为主的慢性系统性自身免疫性疾病。其病因可能与遗传、免疫、激素、内分泌和病毒感染等因素有关；其病理改变为腺组织受淋巴细胞和浆细胞浸润而有进行性破坏，导致唾液和泪液分泌减少而出现口、眼干燥症状。病变主要侵犯大、小唾液腺和泪腺等外泌腺，有原发性和继发性之分。原发性是指病变仅限于以唾液腺、泪腺为主的外分泌腺萎缩；继发性则合并有其他结缔组织病。单纯的口眼干燥症状称原发性干燥综合征，伴有类风湿关节炎或其他结缔组织病者（如系统性红斑狼疮、系统性硬化病、皮肌炎、结节性或胆汁性肝硬化、结节性动脉炎等）为继发性干燥综合征。本病中医称“燥痹”，常合并淋巴瘤。90%以上为女性，多发于30～40岁，西方国家发病率在风湿性疾病中仅次于类风湿关节炎，我国也有较高的发病率，近时发现年轻妇女发病率有增高趋势。

【必备秘方】

1. 生地黄20～30克，麦冬、玄参、白芍、枸杞子、肉苁蓉、补骨脂、覆盆子各12～15克，淫羊藿10克，甘草5克。每日1剂，水煎15分钟，过滤取液，加水再煎20分钟，去渣，两次滤液兑匀，早、晚分服。口干甚者，加天花粉20克，黄精、知母各12克；阳虚畏寒、大便溏者，去生地黄、玄参，加续断、狗脊各15克。主治干燥综合征（老年性顽固性口腔干燥）。

2. 太子参、浮小麦各30克，生地黄、天花粉、瓜蒌、淫羊藿、大枣各15克，石斛、菊花、枸杞子各10克，甘草5克，每日1剂，水煎15分钟，滤出药液，加水再煎20分钟，去渣，两次煎液兑匀，分服。主治干燥综合征。

3. 天冬、麦冬各12克，生地黄、熟地黄、赤芍、白芍、石斛、枇杷叶各9克，玄参、黄芩、甘草、木蝴蝶各6克。每日1剂，水煎，分2次服。主治肺肾阴虚型干燥综合征。

4. 南沙参、北沙参、玄参、天花粉各15克，石斛12克，牡丹皮、山茱萸、枸杞子、锦灯笼、黄芪、马蔺子各9克。每日1剂，水煎，分2次服。主治脾肾阴虚型干燥综合征。

5. 白茅根250克，绿豆、猪瘦肉各200克，南沙参20克，苦杏仁15克。将猪瘦肉洗净、切块，与南沙参、白茅根、苦杏仁、绿豆同加水烧开，用文火炖熟，加入味精、食盐调味，即可服食，隔日1次，可经常服食。主治燥热内蕴型干燥综合征。

【名医指导】

1. 多饮水，多食具有清润作用的食物。

2. 少食辛辣、油腻、温燥食物及药物。

3. 泪液分泌过少，做好眼部防护措施。

4. 唾液分泌过少易发生口腔的炎症，需注意口腔卫生。

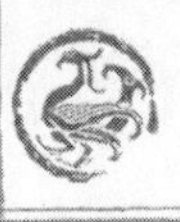

系统性红斑狼疮

红斑性狼疮是一种侵犯结缔组织、血管、内脏、皮肤等器官并伴有免疫学异常的自身免疫性疾病，分为盘状红斑性狼疮和系统性红斑狼疮两大类。前者临床表现主要为皮疹突出，多为慢性、局限性；后者除具有皮疹外，兼有系统性脏器的损害，包括心、肝、肾、肺、神经、消化道、血液、关节、血管等器官和组织的损害。但也有不少无皮疹表现的系统性红斑狼疮，有些盘状红斑性狼疮患者可转变为系统性红斑狼疮（转变率为5%）。

【必备秘方】

1. 生地黄、熟地黄、重楼、白花蛇舌草、丹参、墨旱莲各30克，牡丹皮、茯苓、赤芍、白芍各20克，玄参、知母、山茱萸各15克，甘草10克。每日1剂，水煎15分钟，滤出药液，加水再煎20分钟，去渣，两次煎液兑匀，分服。低热不退者，加青蒿60克，地骨皮30克；盗汗者，加五味子、莲子心各20克，浮小麦30克；脱发者，加何首乌、女贞子、枸杞子各20克；面颊红斑、口腔溃疡者，加芙蓉叶、野蔷薇花各15克，碧玉散10克；关节疼痛者，加虎杖、寻骨风、鸡血藤、益母草、地龙各15克。主治系统性红斑狼疮。

2. 秦艽、鸡血藤各30克，黄芪、南沙参、北沙参、石斛、菟丝子、女贞子、墨旱莲、丹参各15克，党参、白术、茯苓各10克。每日1剂，水煎服。持续低热者，加地骨皮、银柴胡各15克；水肿者，加车前子、冬瓜皮各15克；血瘀者，加红花、鬼箭羽各10克，面部红斑者，加鸡冠花、凌霄花各10克；肾阳不足者，加仙茅、淫羊藿各10克，附子、肉桂各5克。主治气阴两虚型系统性红斑狼疮后期。

3. 生地黄、黄芪、白花蛇舌草各30克，太子参、何首乌、天花粉、紫河车各15克，栀子、玄参、牡丹皮各10克，甘草、青黛各6克。每日1剂，水煎服。神志不清者，加服神犀丹（或紫雪散），并配合针刺；便秘者，加生大黄9克；尿蛋白者，加金樱子9克，玉米须20克；关节疼痛者，加秦艽、威灵仙各9克。主治肝肾不足型系统性红斑狼疮。

4. 生地黄、蒲公英、紫花地丁各20克，赤芍、牡丹皮、牛膝、苦参、天花粉、当归、连翘、黄芩各15克，甘草10克。每日1剂，加水浸泡30分钟后水煎2次，每次以文火煎30分钟，两次煎液混匀，早、晚分服。主治系统性红斑狼疮。

5. 生黄芪60克，鲜山药30克，炒薏苡仁20克，白扁豆15克，炒谷芽、炒麦芽各12克，炒白术、茯苓各10克，陈皮6克，大枣15枚，粳米适量。将生黄芪、炒白术、茯苓、陈皮、炒谷芽、炒麦芽水煎至500毫升，去渣，入洗净的炒薏苡仁、鲜山药（切丁）、白扁豆、大枣（撕开）、粳米及加适量水熬成粥，可作早餐服食。主治系统性红斑狼疮。

【名医指导】

1. 对本病不必过于焦虑、恐慌，应保持愉快的心情，树立战胜疾病的信心。

2. 疾病活动期间应以卧床休息为主，病情控制后可适当学习、工作。女性患者在医生指导下还可以生育。

3. 避免劳累，保证充足的休息时间。

4. 避免日晒或照射紫外线。

白塞病

白塞病又称白塞综合征，是一种全身性疾病，可以侵犯多系统器官和组织如口、眼、外阴、皮肤、关节、血管、神经、心肺、胃肠道、肝、肾等。眼部病变常导致失明，动脉瘤破裂、胃肠道穿孔、严重的中枢神经系统受累可导致死亡。其病因不明，可能与细菌感染、自身免疫和遗传等因素有关。多发于青壮年。本病中医称“狐惑病”，病因为湿热毒气、阴虚内热所致。口、眼、外阴溃烂为本病“三主症”，治疗以清热解毒为主。

【必备秘方】

1. 生地黄、生甘草各30克，党参、赤小豆各20克，丹参、法半夏、半枝莲各15克，黄芩10克，黄连8克，干姜4克，大枣8枚。每日1剂，水煎3次，合并药液，早、

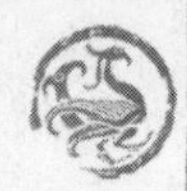

中、晚分服，1个月为1个疗程。心悸失眠者，加酸枣仁、柏子仁、远志、桔梗各10克；视物不清者，加决明子、枸杞子、野菊花各10克；口腔溃疡反复发作者，加生黄芪20克，鳖甲15克，龟甲10克；发热、头痛者，加荆芥、防风、蔓荆子各8克；腰膝酸软、疼痛者，加杜仲、续断、狗脊各15克；月经不调者，加益母草20克，女贞子、覆盆子各10克；大便秘结者，加大黄6克，枳实10克。主治白塞病。

2. 生黄芪、生甘草各30克，何首乌、土茯苓、太子参、金银花各20克，北沙参、知母、玄参各12克。牡丹皮、黄柏、栀子各10克。每日1剂，水煎，分3～4次服，15日为1个疗程。口渴思饮、口舌溃疡者，加生地黄、黄连、淡竹叶各10克；多食易饥、发热、便秘者，加生石膏30～50克（先煎），大黄8～10克（后下）；头晕、耳鸣、手（足）心热者，加山药、枸杞子、熟地黄各12克；食欲减退、口内溃疡（或生殖器溃疡）经久不愈者，加女贞子、山茱萸、菟丝子各15克。主治白塞病。

3. 金银花30克，连翘、生石膏、生地黄、板蓝根、滑石各20克，黄芩、黄柏、淡竹叶、牡丹皮、黄连各15克，大黄、甘草各10克。每日1剂，水煎15分钟，滤出药液，加水再煎20分钟，去渣，两次煎液兑匀，分服。主治肝胆湿热型白塞病。

4. 白花蛇舌草、重楼、蒲公英各30克，天名精、茯苓皮、白芍、党参各15克，全当归、丹参、玄参、栀子各10克，炙甘草5克。每日1剂，水煎，早、中、晚分服，20日为1个疗程。目赤、多泪者，加野菊花、黄连、蔓荆子、白蒺藜各10克；口腔糜烂严重者，加鲜芦根30克，天花粉、夏枯草各15克；外阴溃疡者，加败酱草、忍冬藤、蜂房各20克；小腿结节红肿、疼痛者，加川牛膝、乳香、没药各10克。主治白塞病。

5. 生甘草、生黄芪、僵蚕、茯苓皮、生地黄各30克，柴胡、黄芩、延胡索各15克，法半夏12克，红花10克，黄连8克，炮姜、儿茶各6克，大枣5枚，生姜3片。每日1剂，水煎服，连服2个月后改服丸剂4～5个月。主治白塞病。

【名医指导】

1. 少食刺激性食物，如酒、醋、辣椒、生姜等。

2. 少食粗糙坚硬食物，如油炸食品。

3. 少食多餐，荤素搭配，以软食为主。

4. 注意口腔清洁卫生。

5. 注意生殖器清洁卫生。生殖器溃疡时避免性生活。

系统性硬化病

系统性硬化病又称硬皮病，是一种以皮肤变硬为特征的结缔组织病，分为局限型和弥漫型两型。局限型系统性硬化病主要侵犯皮肤某一局部，表现为点滴状、片状或带状的皮肤硬化。系统性硬化病，可侵犯全身，除皮肤病变外，还可出现内脏损害。本病中医属“痹证”范畴。

【必备秘方】

1. 黄芪、山药、赤药各15克，党参、当归、丹参、茯苓各12克，白术、陈皮、制川乌、草乌、桂枝、路路通、炙甘草各9克。每日1剂，水煎15分钟，滤出药液，加水再煎20分钟，去渣，两次水煎液兑匀，分服。脾阳虚者，加炮姜、半夏、木香、砂仁各9克；肾阳虚者，加附子、巴戟天、仙茅、淫羊藿、鹿角胶、肉苁蓉各10克；肢端冰冷、青紫者，加鸡血藤、大血藤各10克；皮肤硬甚者，加穿山甲、皂角刺、川芎各10克；溃疡不敛者，加白蔹、赤小豆各10克。主治系统性硬化病。

2. 丹参40克，生黄芪30克，茯苓、仙茅、淫羊藿、鬼箭羽、全当归各15克，红花、桃仁、川芎、丝瓜络、威灵仙、桂枝各10克，赤芍、生甘草各8克。每日1剂，水煎3次，合并药液，分2～3次服。20日为1个疗程，停服2～3日再行下1个疗程。伴疲倦乏力、心慌者，加西党参15克或人参5克，白术10克；伴雷诺现象者，加白芍20克，牡丹皮10克，细辛5克；伴关节疼痛者，加木瓜15克，羌活、独活、秦艽各10克；属弥漫型系统性硬化病，加肉桂、制附

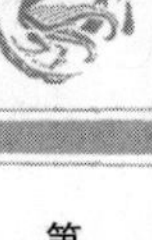

片、鹿角霜各10克；属局限型系统性硬化病，加川贝母、败酱草、桑枝、夏枯草各15克。主治系统性硬化病。

3. 党参、黄芪、当归各30克，丹参25克，鸡血藤、何首乌、淫羊藿各15克，红花、桃仁、桂枝、乌梢蛇、熟地黄、香附各10克，官桂、生甘草各6克。每日1剂，水煎3次，合并药液，早、中、晚分服，心悸、失眠者，加酸枣仁、柏子仁、远志各10克；咳嗽、气喘者，加桔梗、浙贝母、紫苏子各10克；吞咽困难者，加赭石、莱菔子、枳实各10克；脾虚便溏者，加山药、土茯苓、白术各10克；肢端溃疡者，加延胡索、乳香、没药、田三七各10克。主治系统性硬化病。

4. 地骨皮30克，生地黄、龟甲、鳖甲、党参、黄芪、山药各15克，紫草、牡丹皮、南沙参、北沙参、麦冬、白术各10克。每日1剂，水煎服。阳虚畏寒者，加附子、肉桂各5克；脾虚腹泻者，加白术、五味子各10克；关节疼痛明显者，加桑寄生、秦艽、乌梢蛇各10克；便秘者，加当归、桃仁各10克；指端溃疡、疼痛者，加玄参10克，乳香、没药各5克；阳痿者，加淫羊藿20克；脉结代者，加炙甘草20克。主治系统性硬化病。

5. 钟乳石（研碎、布包）、生薏苡仁、生地黄各30克，杜仲、牛膝、川芎、当归、僵蚕、威灵仙、生黄芪、五加皮各20克，桂枝10克，白花蛇1条，黄酒1500毫升。密封浸泡2周后服，每次20毫升，每日2次。主治虚劳亏损型系统性硬化病。

【名医指导】

1. 遵医嘱合理用药，不可随意停药。
2. 注意保暖，避免寒冷刺激。
3. 戒烟，适当少量饮酒。
4. 少食多餐，以软食为主。

皮肌炎

皮肌炎是一种侵犯肌肉及皮肤的结缔组织疾病。只侵犯肌肉而无皮肤症状者称多发性肌炎，也可有内脏损害而成为全身性疾病。肌肉的病变主要由于发炎及变性而引起，出现水肿、红斑、毛细血管扩张及色素沉着等。本病中医类似于“痹证”、“痿证”。

【必备秘方】

1. 鸡血藤、黄芪、党参各30克，何首乌、生地黄、全当归各15克，北沙参、牡丹皮、络石藤、路路通各12克，紫草、甘草各10克。每日1剂，水煎，分2～3次服。发热、红斑明显者，加金银花、蒲公英、败酱草各20克；肌肉疼痛伴畏寒者，加五加皮、淫羊藿、制附片、官桂各8～10克；病久难愈者，加丹参、全蝎、蜈蚣、穿山甲各8～15克。主治皮肌炎。

2. 生地黄、蒺藜、何首乌、白鲜皮、地肤子各15克，当归12克，赤芍、牡丹皮、栀子、桃仁、黄芩、荆芥穗各10克，川芎、甘草各6克。每日1剂，水煎15分钟，滤出药液，加水再煎20分钟，去渣，两次煎液兑匀，分服。主治皮肌炎。

3. 鸡血藤30克，女贞子、黄芪各15克，菟丝子、沙苑子、韭菜子、桂枝、人参、白术、茯苓、丹参、秦艽各10克。每日1剂，水煎服。关节疼痛较著者，加乌梢蛇15克，延胡索10克，乳香、没药各5克；水肿者，加车前子、泽泻各15克；红斑不消者，加鸡冠花、凌霄花各15克。主治寒湿型皮肌炎。

4. 桑枝、地骨皮各30克，葛根、白芍、生姜、大枣、姜黄、生地黄、龟甲、鳖甲、党参、黄芪、山药各15克，紫草、牡丹皮，南沙参、北沙参、麦冬、白术、桂枝各10克，甘草5克。每日1剂，水煎服。主治慢性皮肌炎。

5. 鸽子1只，鲜山药50克，玉竹、麦冬、党参各15克。将鸽子剖好、洗净，后3味用布包，同水及调味品煮熟，去药包食用。主治皮肌炎。

【名医指导】

1. 注意保暖。
2. 尽量避免感染。
3. 妊娠可诱发或加重本病，尽量避免妊娠、人流。但妊娠意愿强烈时，可在医师指导下进行。
4. 戒烟、酒。
5. 避免使用唇膏、化妆品、染发剂，避

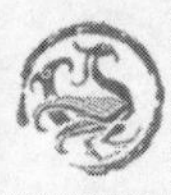

免接触农药、装修材料等。

6. 避免日晒。

其他风湿疾病

本节内容为红斑性肢痛、混合性结缔组织病、成年人斯蒂尔病。其中红斑性肢痛是一种少见的血管性皮肤病，可为原发性，也可继发于其他疾病，主要表现为手足皮肤充血发红，有灼痛感，皮温升高，疼痛可为阵发性，发作时难以忍受，举高肢体或用冷水浸泡则疼痛减轻。本病在中医学文献中有类似记载，如《石室秘录》中有“脚板红”、“手足痛”等叙述。其他各病症的临床特点从略。

红斑性肢痛

【必备秘方】

1. 丹参 50 克，黄芪、金银花、当归各 30 克，赤芍 20 克，玄参 15 克，乳香、没药、桃仁、红花、黄柏各 10 克。每日 1 剂，水煎 2～3 次，取汁混匀，分 3 次服，连服 15 日为 1 个疗程。肢体麻木胀痛甚者，加白芍、甘草；舌质瘀斑重者，加苏木、刘寄奴；舌苔黄腻者，加炒苍术、薏苡仁。主治红斑性肢痛症。

2. 桃仁、红花、当归、黄芪、金银花、赤芍、黄柏、玄参、丹参各 10 克，乳香、没药各 5 克，甘草 3 克。每日 1 剂，水煎服。麻木胀痛者，加白芍、牛膝各 10 克；舌质瘀斑者，加苏木、刘寄奴各 10 克；舌苔黄腻，加苍术、薏苡仁各 15 克。主治红斑性肢痛症。

3. 熟地黄、麦冬、玄参、南沙参、石斛各 30 克，茯苓、金银花各 15 克，牡丹皮、牛膝、车前子、泽泻各 9 克，粉萆薢 6 克。每日 1 剂，水煎，分 2 次服。主治红斑性肢痛症。

4. 党参、黄芪、木瓜、桑寄生各 25 克，陈皮、白术、当归、独活各 15 克，防风、荆芥、赤芍、制附子各 12 克，干姜、川乌、甘草各 9 克。每日 1 剂，水煎，分 2 次服。主治红斑性肢痛症。

5. 蒲公英、黄柏、连翘、黄芪各 25 克，金银花、白芍、当归、玄参、薏苡仁、丹参、牛膝、龙胆各 15 克，牡丹皮、甘草各 9 克。每日 1 剂，水煎，分 2 次服。主治红斑性肢痛症。

【名医指导】

1. 做好身心调护，解除思想顾虑，树立战胜疾病的信心。

2. 寒冷季节，注意肢端保温，鞋袜保持干燥；长时间乘车、站立、哨卫、步行时，宜及时更换姿势，定期下车活动，可预防或减少发作，或减轻症状。

3. 宜食高热量、富营养、易消化的流质或半流质食物。禁食刺激性食物以免刺激口腔溃烂；禁用鱼、虾、牛奶等易过敏的食物。

4. 发病时可给予局部冷敷或冷水浸泡患肢，以减轻症状；抬高患肢、避免过热或抚摸等不良刺激；口服利舍平、氯丙嗪、利福平等可能改善症状。骶管内神经阻滞及腰交感神经阻滞有较好疗效。

5. 发病住院时严格控制陪伴人数和探视次数。每日用含氯消毒液湿拖病室地面 1～2 次，擦拭床头柜、椅、门窗 1 次。床单、被套以及被服均高压灭菌后使用，并及时更换，被服以棉制品为宜。一切治疗、检查和护理前后，医护人员及时洗净双手，并用新洁灵喷双手消毒。体温表、血压计等用物固定使用，并对家属进行相关教育。

混合性结缔组织病

【必备秘方】

1. 黄芪 30 克，生地黄、熟地黄各 20 克，当归 12 克，鹿角胶（烊化）、桂枝、制附子各 10 克，通草、细辛、干姜、全蝎各 6 克，鸡 1 只。将鸡剖好、洗净、剁块，炒后入沙锅；诸药布包（鹿角胶除外）水浸半小时，连水带药入沙锅，与鸡块同煮熟，加入鹿角胶，煮 2～3 沸，调味后食鸡。主治混合性结缔组织病雷诺现象明显者。

2. 羊肉 500 克，生姜 20 克，当归、香葱各 10 克，味精、食盐各 5 克，料酒 50 毫升。将羊肉洗净，加水以急火烧开，捞出，与当归、生姜、料酒、食盐及葱加水（没过羊肉 3 厘米）以急火烧开，再以小火煨 20 分钟，加入味精、葱花、生姜丝，佐餐食用。主治血虚寒凝型混合性结缔组织病。

3. 狗肉 2000 克，淫羊藿、仙茅各 50 克，八角茴香、肉桂各 10 克，丹参、当归、桃仁各 10 克，大蒜 20 瓣，酱油、糖各适量。将狗肉切块，放入热水中氽后与余味同煮至熟，取出狗肉放凉、切片，调味作冷盘食。主治血虚寒凝型混合性结缔组织病。

4. 土茯苓 20 克，麦冬、生地黄、虎杖各 15 克，生蒲黄（布包）、粉萆薢、玄参、石斛、龟甲（先煎）各 10 克，肉桂末 0.5 克，鸭 1 只。诸药纱布包好，与鸭慢火同炖，去药包，调味后服食。主治属肝胃阴虚化热混合性结缔组织病兼有脾虚湿热者。

5. 大血藤、鸡血藤、桑寄生各 90 克，木瓜 60 克，昆明山海棠（去皮）、五加皮各 30 克，白酒 2000 毫升。前 6 味药切薄片，入白酒内浸泡，按冷浸法制成药酒 2～3L 即成。空腹温服，每次 30 毫升，每日 2 次。主治混合性结缔组织病关节痛明显者。

【名医指导】

1. 宜食高蛋白、高热量、易消化的食物，鸡鸭鱼肉，五谷杂粮，蔬菜瓜果均不可忽视，应搭配合理。少食辛辣刺激及生冷、油腻之物。

2. 早期加强保暖，避免外伤，内服皮质激素和活血通络的药物，及时到医院检查治疗。忌寒冷、潮湿刺激。结缔组织病患者在寒冷、潮湿环境下，经常会感觉到关节疼痛加剧，出现雷诺现象或者两手足出现瘀点、疼痛加剧等。

3. 混合性结缔组织病病因与自身免疫功能失调有关，因此必须加强身体锻炼，具有合理的生活规律，保持愉快的心情以提高机体免疫功能。劳逸适度，症状显著时可适当休息，并避免妊娠、过度劳累及剧烈精神刺激。

4. 坚持正规治疗，并避免和减少激素、免疫抑制药、非甾体消炎药的副作用。

成年人斯蒂尔病

【必备秘方】

1. 薏苡仁 50 克，赤小豆 30 克，土茯苓 20 克，五加皮、连翘各 15 克，青蒿、柴胡各 10 克。将青蒿、柴胡、五加皮、土茯苓、连翘水煎，去渣，入洗净的薏苡仁、赤小豆同煮为粥，随意服用。主治湿阻脉络型成年人斯蒂尔病。

2. 枸杞子、地骨皮各 30 克，青蒿 9 克，甲鱼 1 只（约 500 克），葱、生姜、酒、冰糖适量。将甲鱼去内脏、洗净，纳入枸杞子、葱、生姜、酒、冰糖；青蒿、地骨皮水煎，取汁与甲鱼同煎 1 小时，即可服食，每日 1 剂。主治热犯肺卫型成年人斯蒂尔病。

3. 生石膏 60 克，粳米 75 克。将石膏研细，与粳米加水 3 大碗同煮至 2 大碗，热服（使周身汗出）。主治湿热痹或气营两燔型成年人斯蒂尔病。

4. 鹿茸、三七、骨碎补各 6 克，当归 12 克，黄芪 15 克，白酒 1000 克。同浸 7 日后服，每次 10 毫升，每日 2 次。主治成年人斯蒂尔病（或强直性脊柱炎）。

5. 板蓝根、金银花、连翘各 10 克，薄荷、甘草各 3 克。沸水冲泡，代茶频饮。主治热犯肺卫型成年人斯蒂尔病。

【名医指导】

1. 合理膳食：要注意多食高蛋白、高维生素、中脂肪、中热能、低糖、低盐，少量多餐、少食刺激性食物。烹调食物要色、香、味均佳，且易消化。膳食中糖类、蛋白和脂肪的比例以 2∶1 为合适。植、动物油比例 2∶1 为宜。饮食热能分配以早餐 30%、午餐 40%、下午餐 10%、晚餐 20%为合适。水果应根据个人饮食习惯和病情决定。

2. 消除和减少或避免发病因素，改善生活环境空间，改善养成良好的生活习惯，防止感染，注意饮食卫生，合理膳食调配。

3. 注意锻炼身体，增加机体抗病能力，不要过度疲劳、过度消耗，戒烟、酒。

4. 早发现、早诊断、早治疗，树立战胜疾病的信心，坚持治疗。

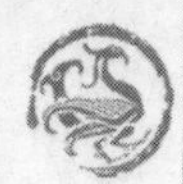

第九章　普通外科疾病

阑尾炎

阑尾炎为外科临床常见的急腹症，分为急性与慢性两型。急性阑尾炎最为常见，居各种急腹症首位，其病因多由阑尾腔梗阻、胃肠道疾病影响、细菌入侵等所致。阑尾属盲管器官，腔细长，开口小，系膜短，容易弯曲扭转。或因食物残渣、粪石、异物、蛔虫等而阻塞，阑尾梗阻后，分泌液增多，腔内压力增高，阻碍管壁血运，使阑尾炎症加剧、局部组织缺血坏死。胃肠道炎症、功能紊乱等可直接波及阑尾，或引起阑尾管壁肌肉痉挛，使阑尾充血、水肿及血运障碍而引起炎症。阑尾腔内平时即有细菌存在，当阑尾阻塞、抵抗力低下时，致病菌可乘机侵袭，引起急性炎症。阑尾周围脓肿占急性阑尾炎的4%～10%，发炎阑尾被大网膜及周围组织粘连包裹，形成炎性包块，这是腹膜炎局限在右下腹部而形成的脓肿。可在右下腹摸到位置固定、压痛明显的肿块，体温呈弛张热型。白细胞计数增高，有全身感染症状。慢性阑尾炎多由未及时治疗或治疗不当转化而来，而个别患者术后可形成窦道。

急性阑尾炎与阑尾周围脓肿

【必备秘方】

1. 金银花、蒲公英各30克，牡丹皮、大黄（后下）各15克，赤芍12克，川楝子、桃仁、甘草各10克。每日2剂，水煎，分4次服。热重者，加黄连、黄芩；湿重者，加佩兰、豆蔻、藿香梗、木通。主治蕴热期重型急性化脓性阑尾炎、阑尾穿孔合并局限性腹膜炎、阑尾周围脓肿或合并局限性腹膜炎、腹腔残余感染。

2. 大血藤、紫花地丁各30克，金银花、连翘各15克，牡丹皮、没药各10克，延胡索6克，大黄5克，甘草3克。每日1～2剂，水煎，分2～4次服。便秘腹胀者，大黄加至25～30克；腹痛重者，加桃仁、赤芍、香附；脓多、渗液多、有腹膜炎者，加冬瓜子、败酱草、薏苡仁。主治急性单纯性或轻型化脓性阑尾炎、阑尾周围脓肿。

3. 金银花、蒲公英、冬瓜子各60克，大血藤30克，生大黄、木香各15克。每日1剂，水煎服（重者每日1剂）。热盛便秘者，加芒硝10克；气滞者，加川楝子、枳壳各10克；湿盛苔腻者，加薏苡仁、白花蛇舌草各20克；合并脓肿者，加败酱草、桔梗、桃仁、红花各10克。主治急性阑尾炎。

4. 金银花、冬瓜子、大血藤各30克，大黄、牡丹皮、败酱草各15克，川楝子、桃仁各10克，红花6克。每日1剂，水煎服。高热、口渴者，加生石膏30克，天花粉15克；腹痛者，加延胡索、厚朴、枳实、莱菔子各10克；湿热盛者，加黄连、黄芩各10克。主治阑尾周围脓肿。

5. 粳米150克，牡丹皮90克，薏苡仁50克，冬瓜子15克，桃仁10克，白糖适量。每日1剂，将牡丹皮、桃仁水煎，去渣，入粳米、薏苡仁、冬瓜子煮成稀粥，加入白糖，3次分服。主治急性阑尾炎成脓期。

【名医指导】

1. 预防肠道感染性疾病，节制饮食，避免餐后剧烈运动。

2. 卧床休息。一般取平卧位，有腹膜炎者取半卧位。

3. 饮食以流质、半流质为宜，后期饮食

宜由半流质逐渐过渡到软食、普食，且以清淡为主。

4. 保持情志愉快，乐观心态。

5. 在治疗过程中密切观察病情，注意腹痛、腹胀、体温、二便等变化，以便及时调整治疗方案。

慢性阑尾炎与阑尾炎术后窦道

【必备秘方】

1. 红花、桃仁、青皮、甘草各 10 克，牡丹皮、白芍、天花粉、生地黄、玄参、当归尾、连翘、莪术、三棱各 15 克，蒲公英 100 克，金银花、紫花地丁各 50 克，柴胡 20 克。每日 1 剂，水煎，分 2 次服。主治慢性阑尾炎。

2. 金银花、紫花地丁、败酱草、冬瓜子各 30 克，大黄、芒硝、枳实、厚朴各 10 克，黄芩、牡丹皮各 5 克。每日 1 剂，水煎服。主治慢性阑尾炎。

3. 败酱草、冬瓜子、金银花、紫花地丁各 30 克，大黄、枳实、川楝子、黄芩、牡丹皮、甘草各 10 克。每日 1 剂，水煎服。主治蕴热型慢性阑尾炎。

4. 木香、金银花、蒲公英各 25 克，牡丹皮、川楝子、大黄各 12 克。每日 1～2 剂，水煎 15 分钟，滤出药液，加水再煎 20 分钟，去渣，两次煎液兑匀，分服。主治慢性阑尾炎。

5. 败酱草、冬瓜子、薏苡仁各 24 克，桃仁 15 克，大黄、牡丹皮、白芍、青皮、土鳖虫、陈皮、木香各 10 克，乳香、甘草各 5 克。每日 1 剂，水煎服。主治慢性阑尾炎。

【名医指导】

1. 调节饮食结构，多素少荤；多软少硬。少食辛辣油腻之物，多食蔬菜水果。适当补充营养，加强身体锻炼。适量饮水。

2. 预防阑尾炎，养成良好的卫生习惯，注意饮食调节，少食多餐，忌暴饮暴食，饭后不要马上剧烈运动等。

3. 保持乐观的精神。忧愁、郁闷、恼怒、悲伤等不良情志刺激，情绪变化，容易打破人的神经系统的平衡，导致神经失调，尤其是自主神经紊乱，导致胃肠道的功能失常。在精神刺激作用下，胃肠道发生痉挛、弛缓等，导致消化不良、便秘、腹泻等，可诱发阑尾炎。因此，应当保持良好的精神状态，乐观开朗。遇事要拿得起、放得下，不斤斤计较而泰然处之，避免剧烈的情绪变化。

4. 调节寒温：注意季节、气候变化，适时地调节自身机体与自然界关系，天热减衣，天寒添衣，尤其是保证腹部免受寒冷刺激，维护胃肠道的正常功能状态。

5. 防止过度疲劳：因为过劳会使人体抗病能力下降而导致病情突然加重。

6. 慎用药物，特别是一些解热镇痛药和消炎药，对胃肠刺激较大，严重时还会引起消化道出血甚至穿孔，最好不用或少用。

肠梗阻

肠梗阻是指肠内容物运行障碍的一种临床常见急腹症。若不及时治疗可导致全身性生理紊乱，甚至危及生命。临床常见有粘连性肠梗阻、麻痹性肠梗阻、蛔虫性肠梗阻、血运性肠梗阻等型。其中粘连性肠梗阻是由各种原因引起的肠腔狭窄致使肠内容物通过障碍，常见于肠道粪块、蛔虫团、肠管扭转、嵌顿疝、肠套叠、粘连带压迫或牵拉、先天性肠道闭锁、狭窄、炎症、肿瘤等。麻痹性肠梗阻是由神经反射或毒素刺激引起肠管痉挛或蠕动丧失致肠内容物运行受阻，多见于腹膜炎、腹部大手术后，腹膜后血肿或感染引起的肠管麻痹。蛔虫性肠梗阻由肠寄生虫梗阻肠道所致。血运性肠梗阻是由于肠系膜血管栓塞或血栓形成致使肠管血运障碍，继而发生肠麻痹而使肠内容物不能正常运行。

一般性肠梗阻

【必备秘方】

1. 莱菔子 30 克，乌药、桃仁、赤芍、芒硝、厚朴各 12 克，木香、番泻叶各 6 克。每日 1 剂，水煎，取汁频饮（每次 1～2 汤匙，2～3 分钟 1 次，8 小时内服完 1 剂）。超过 8 小时未解除梗阻者，续服第 2 剂（至肛门排便排气后停服）。主治单纯性肠梗阻（失水严重者，应给予补液）。

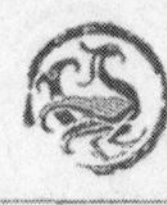

2. 莱菔子 20 克，大黄（后下）、芒硝（冲服）、木香、厚朴、枳壳、乌药、香附、瓜蒌、大腹皮、槟榔各 10 克。每日 1 剂，水煎 15 分钟，滤出药液，加水再煎 20 分钟，去渣，两次煎液兑匀，分服。主治肠梗阻。

3. 莱菔子 75 克，大黄、芒硝、桃仁、赤芍、厚朴、当归、乌药、枳实、木香各 15 克。每日 1 剂，水煎 15 分钟，滤出药液，加水再煎 20 分钟，去渣，两次水煎液兑匀，分服。主治急性肠梗阻。

4. 赭石、莱菔子（炒）各 30 克，大黄 15 克，枳壳、厚朴各 12 克，附子、炒山楂各 9 克，细辛 6 克。每日 1 剂，水煎，分 2 次服（胃肠减压后服）。主治急性肠梗阻。

5. 鲜生姜 30 克。蜂蜜 60 毫升。将生姜捣碎、绞汁，与蜂蜜以搅匀服，成人每日 1 剂（儿童减服）。主治肠梗阻。

【名医指导】

1. 多食富含纤维容易消化促进排便的食物，可帮助排便、预防便秘、稳定血糖及降低血胆固醇。术后 1 周可吃清淡有营养之半流饮食，如面条、馄饨、小米红枣粥等。

2. 腹壁疝患者，应予以及时治疗，避免因嵌顿、绞窄造成肠梗阻。早期发现和治疗肠道肿瘤。

3. 加强卫生宣传、教育，养成良好的卫生习惯。预防和治疗肠蛔虫病。不洁饮食除了会引起急性胃肠炎以外，也会引起肠梗阻。如急性胃肠炎严重时，反复腹泻也会造成“麻痹性肠梗阻”。还有，饱食后勿作剧烈运动，以防止肠扭转的发生。

4. 腹部大手术后及腹膜炎病员应很好地胃肠减压，手术操作要轻柔，尽力减轻或避免腹腔感染。腹部手术后早期活动。

5. 发生肠梗阻后，首先要禁食水，以减轻腹胀，体位选半卧位，并注意观察腹疼、呕吐及排便排气情况。如患者腹疼剧烈或腹胀渐加重，或有烦躁，脉快等现象时，说明病情加重，应及时送医院诊疗。如果是粘连性肠梗阻，在缓解期勿进食较硬的食物，以半流质为主；蛔虫性肠梗阻在缓解后应行驱虫治疗。

6. 由于老年人肠道蠕动减缓，肠梗阻症状不明显，发生持续性腹胀时要及时就医。导致老年人发生肠梗阻的原因最常见的就是肿瘤，肠道肿瘤增长到一定大小，会导致排便不畅，引起肠道梗阻。因此，建议老年人要定期体检，3 年做 1 次肠镜检查，尤其是发现有肠息肉的患者，更需定期复查观察息肉变化，必要时及时手术摘除。肠镜检查是确诊肠道肿瘤的金标准，对于不便进行肠镜检查的患者，可选择大便隐血试验和肿瘤指标血液检查等。这同时也是间接预防肠道肿瘤引起梗阻的方法之一。

粘连性肠梗阻

【必备秘方】

1. 鲜萝卜 1500 克（切碎），芒硝 90 克。加水 500 毫升煎至 200 毫升。成人每日 2～3 剂，口服或胃管注入，小儿酌减。主治单纯性肠梗阻、粘连性肠梗阻、麻痹性肠梗阻。

2. 炒莱菔子 75 克，赤芍、枳壳各 30 克，大黄、桃仁、乌药、穿山甲、皂角刺、厚朴、三棱、槟榔片各 15 克，芒硝 10 克。每日 1 剂，水煎至 450 毫升，每次服 150 毫升，早、晚各 1 次（或通过胃肠减压管鼻饲、配合输液、持续胃肠减压）。主治粘连性肠梗阻。

3. 黄芪 20 克，白芍 15 克，当归、延胡索各 12 克，党参、枸杞子、厚朴、枳壳、阿胶、陈皮各 10 克，肉苁蓉、乳香、没药各 8 克，儿茶 6 克，豆蔻 5 克，木香、生甘草各 3 克。共研细末。每次冲服 10 克，每日 2～3 次。主治粘连性肠梗阻。

4. 炒莱菔子 15 克，大黄（后下）、乌药、川楝子、当归各 12 克，厚朴、延胡索、赤芍、枳壳各 9 克，芒硝 6 克（冲服）。每日 1 剂，水煎，分 2 次服。主治粘连性肠梗阻。

5. 莱菔子 30 克，大黄 15 克（后下），芒硝、厚朴、枳实、木香、桃仁、赤芍各 10 克，番泻叶 5 克。每日 1～2 剂，水煎 15 分钟，滤出药液，加水再煎 20 分钟，去渣，两次煎液兑匀，分服。主治粘连性肠梗阻。

【名医指导】

1. 急性发作期必须绝对禁食，禁水，梗阻解除后 12 小时，可进少量温水或清淡饮

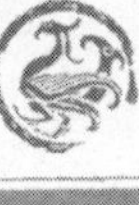

食，忌牛奶和甜食。24小时后试进半流质饮食，3日后进软食。

2. 经过治疗，如腹痛、腹胀减轻，开始排气，说明梗阻正在缓解。凡出现腹痛、腹胀加剧，恶心、呕吐加重，呕吐量较多，腹部平片可见单个胀大的肠袢或腹腔有游离气体，有休克表现等，说明有绞窄性肠梗阻的可能，应及时处理。

3. 注意饮食卫生，多进易消化的食物，忌暴饮暴食。避免腹部受凉和饭后剧烈活动，保持大便通畅。

4. 切切盲目使用止痛药物，以免延误病情。

5. 有习惯性便秘者特别是老年人，可于每日饭后和睡前，喝少量蜂蜜水；或每日清晨喝少量淡盐水。

麻痹性肠梗阻

【必备秘方】

1. 当归、白芍各25克，蒲公英18克，芒硝、牡丹皮、阿胶、焦三仙各10克，柴胡、厚朴、枳壳、槟榔、黄芩、黄连、没药各6克。每日1～2剂，水煎，口服（或由胃管注入）。大便秘结者，加大黄，加大芒硝用量；发热者，加金银花、连翘、白花蛇舌草。主治麻痹性肠梗阻、腹部术后肠麻痹。

2. 玄明粉50克，木香、厚朴、大腹皮、槟榔片、大黄各30克。加水2500毫升煎至250～300毫升，顿服。服药后6小时梗阻未解除者，可再服1次。主治麻痹性肠梗阻。

3. 芒硝12克，大黄、当归各10克，枳实、党参各6克，厚朴、甘草、桔梗各3克，生姜3片，大枣2枚。每日1剂，水煎，分2次服。主治麻痹性肠梗阻（或老年性肠梗阻）。

4. 当归、白芍各25克，蒲公英、山楂、六神曲、麦芽各20克，牡丹皮、阿胶、芒硝各10克，柴胡、厚朴、黄芩、黄连、没药、槟榔、枳壳各6克。每日1剂，水煎服。主治麻痹性肠梗阻。

5. 桃仁、大黄、枳实各10克，芒硝（冲服）、厚朴、桂枝、甘草各6克。每日1～2剂，水煎15分钟，滤出药液，加水再煎20分钟，去渣，两次煎液兑匀，分服。主治麻痹性肠梗阻。

【名医指导】

1. 一定要保证正常的休息，最好不要经常熬夜工作，避免给身体带来负担，一般的体力活动可增加能量消耗，对健康十分有益。而且定期的体育锻炼则可产生重要的预防作用。

2. 长期大量饮酒可导致肠内神经麻痹，限制饮酒量则可显著降低此病的发病风险。每日酒精摄入量男性不超过25克；女性不超过15克。不提倡高血压患者饮酒，如饮酒，则应少量：白酒、葡萄酒（或米酒）与啤酒的量分别少于50毫升、100毫升、300毫升。

3. 特别注意饮食卫生：尤其是夏季，生吃瓜果要洗净，勿食变质食品。因为被污染变质的食品中，含有大量的细菌和细菌毒素，对肠黏膜有直接破坏作用。放在冰箱内的食物，一定要烧熟煮透后再吃，如发现变质，禁止食用。

4. 注意生活细节，早发现早诊断是本病防治的关键。

5. 多食富含纤维食物；可以吃加工或烹饪精细的食物，能够利于咀嚼及消化。手术后1周宜半流饮食，如面条、包子、面包、苏打饼干、烩豆腐、清蒸鱼、烩鲜嫩菜末等。这是非常好的帮助肠胃恢复的食物。忌食牛奶、豆浆，及富含粗纤维的食物（芹菜、黄豆芽、洋葱）。

6. 本病宜与机械性肠梗阻相鉴别：后者常与肠腔堵塞、小肠先天性畸形和肠外压迫等疾病有关，临床表现以阵发性腹绞痛为主要表现，听诊肠鸣音亢进；而麻痹性肠梗阻多为持续性胀痛，无绞痛发作，肠鸣音减弱或消失。X线检查，机械性肠梗阻时充气与胀大的肠管仅限于梗阻以上的肠腔，充气肠衬大小不一；麻痹性肠梗阻则可见胃肠道普通胀气，小肠充气肠襻大小较为一致。

蛔虫性肠梗阻

【必备秘方】

1. 大黄（后下）、芒硝（冲服）各10克，厚朴、枳实、乌梅各6克，花椒、黄连各3克。每日1剂，水煎，分2次服，第1剂

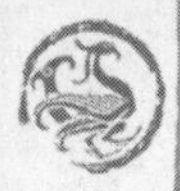

服后4～6小时未见好转（或无便意）者，可加服1剂。亦可配合灌肠：以本方1剂，煎取300～500毫升，5岁以下灌300毫升，5岁以上灌500毫升。呕吐不甚、腹胀不著、能配合治疗者，可直接口服。主治蛔虫性肠梗阻。

2. 鲜苦楝皮30克、食醋60克，葱白10根。将苦楝皮洗净、切碎，与葱白加水400毫升煮沸20分钟，去渣，浓缩至100毫升，加入食醋，待温后顿服。主治不全性蛔虫性肠梗阻。

3. 大黄、芒硝、枳实、厚朴、乌梅、干姜、细辛、花椒、黄芩、槟榔、苦楝皮各10克，甘草5克。每日1剂，水煎15分钟，滤出药液，加水再煎20分钟，去渣，两次煎液兑匀，分服。主治蛔虫性肠梗阻。

4. 乌梅25克，槟榔、木香、苦参、大黄（后下）、芒硝（冲服）各15克，川楝子10克，花椒5克。每日1剂，水煎，分1～2次服。主治蛔虫性肠梗阻。

5. 槟榔30克，厚朴、使君子、苦楝皮各15克，大黄、芒硝、枳实各10克。每日1剂，水煎，分2次服。主治蛔虫性肠梗阻。

【名医指导】

1. 卧床休息，禁食，待肠功能恢复后给予少量多餐的流质饮食，逐渐给予少渣半流质及软食，必要时低压生理盐水灌肠。

2. 禁食期间做好口腔护理，防止口腔炎、腮腺炎的发生。

3. 根据病情协助其术后24小时开始早期活动，如坐起、下地活动，以预防肺部、皮肤并发症及肠粘连。

胆石症

胆石症是指胆道系统的任何部位发生结石的疾病，其临床表现取决于结石是否引起胆道感染、胆道梗阻的部位与程度。胆石形成的机制尚未明确，可能与类脂质代谢障碍、胆囊因素、胆汁滞留、细菌感染等有关。本病中医称“胆石”，多因嗜食肥甘厚味及湿浊热邪虫毒等蕴聚于胆，胆汁淤积，与邪毒凝结而成砂石；是以右上腹胀闷或疼痛，检查可见胆道结石为主要表现的结石类疾病。

【必备秘方】

1. 虎杖30克，茵陈25克，玉米须20克，郁金、木香（研为粗末）、黄芩各15克，川楝子9克。水煎2次，每次20分钟（指沸后时间），过滤，滤液合并，静置24小时，吸取上清液浓缩，加入蔗糖煎沸，过滤，每次饭前15分钟服，每次30毫升，每日3次，30日为1个疗程，停药1周后再行下1个疗程。主治胆石症。

2. 金钱草30克，大黄（后下）20克，木香、枳壳、郁金各15克，柴胡12克，黄芩、白芍各10克，芒硝6克（冲服）。每日1剂，水煎服。痛剧者，加川楝子、延胡索各10克；热重者，加黄连10克，金银花、紫花地丁各20克；恶心、呕吐者，加半夏、竹茹各10克；纳呆、苔腻者，加鸡内金、莱菔子、砂仁、广藿香、佩兰各10克；便秘者，加大大黄、芒硝用量；便溏者，去芒硝、大黄，加白术、茯苓各20克。主治术后胆道残余结石。

3. 金钱草30克，茵陈20克，柴胡15克，郁金12克，大黄、姜黄各10克，鸡内金6克。每日1剂，水煎服。气滞者，加枳壳、川楝子、延胡索、青皮、陈皮各10克；湿热者，加大血藤30克，龙胆5克，玄明粉10克；血瘀者，加桃仁、红花、三棱、莪术各10克；脾虚者，减大黄用量，加党参、黄芪、苍术、白术各10克，官桂6克。主治胆石症。

4. 柴胡、黄芩、半夏、陈皮、青皮、枳壳、厚朴、金钱草、海金沙、鸡内金各15克，甘草5克。每日1剂，水煎服。胁痛、舌黯者，加桃仁、红花、威灵仙各10克；热象明显者，加蒲公英，紫花地丁各20克；结石超过1.5毫米者，加海藻20克。主治胆石症。

5. 猪瘦肉250克，茵陈、金钱草各30克，食盐适量。每日1剂，将茵陈、金钱草水煎，去渣，入洗净、切块的瘦肉，煮沸，以小火煮1～2小时（至肉熟烂），加入食盐、味精，早、晚分服，连服数日。主治湿热型胆石症。

【名医指导】

1. 提倡合理饮食，忌食高胆固醇食物，不宜过饱，忌食生冷饮食及不消化食物，一般以进低脂流质、半流质饮食为宜。

2. 避免精神刺激，保持心情舒畅、乐观，树立战胜疾病的信心。

3. 适当运动，平时应定时排便，保持胃肠功能正常。

4. 患病期间，应卧床休息，禁食或者流质饮食。

5. 严密观察患者体温、血压、脉搏、尿量变化，高温时采用物理降温。

泌尿系结石

泌尿系结石是泌尿外科的常见病，是人体病理矿化的一种表现，其临床表现为排尿困难及排尿中断，排尿疼痛常位于耻骨上，有时放射至会阴部及阴茎，排尿极为痛苦，常牵拉阴茎或揉摩会阴，有膀胱刺激征与血尿、脓尿。

【必备秘方】

1. 黄芪60克，续断、丹参、益母草各30克，桑寄生、地龙各15克，三棱、莪术、乌药、桃仁、红花、川牛膝各10克。每日1～2剂，水煎15分钟，滤液，加水再煎20分钟，去渣，两次水煎液兑匀，分服。下焦湿热者，加金钱草、薏苡仁各30克，黄柏10克；脾虚气滞者，加木香、厚朴、陈皮、半夏各10克；心气虚者，加酸枣仁、桂枝、五味子各10克；血尿者，加小蓟、党参、白术各15克；肾气虚者，加补骨脂、金樱子、菟丝子各10克；结石位于输尿管下段及膀胱者，加金钱草、车前子各30克，木香10克。主治泌尿系结石（包括肾结石、输尿管上段结石、中段结石、下段结石及膀胱结石）。

2. 金钱草60克，海金沙、鸡内金各10克，石韦、滑石各15克。每日1剂，水煎服。兼见肾虚腰痛者，酌加杜仲、续断、狗脊、肉苁蓉；肾阴虚挟湿者，加枸杞子、女贞子；肾虚者，减少金钱草用量，加附子、补骨脂；脾虚者，加茯苓、白术；经治疗结石无明显改变者，加乌药、沉香；疼痛严重者，加白芍；有尿路感染症状者，加蒲公英；伴有肾积水者，加猪苓。主治泌尿系结石。

3. 金钱草45克，石韦、海金沙、牛膝、王不留行、冬葵果各30克，枳壳、赤芍、白芍各15克，鸡内金10克，琥珀6克（研末，冲服）。每日1剂，水煎服。湿热内蕴型，加蒲公英20克，黄柏15克；小便涩痛、尿血者，加萹蓄、瞿麦、小蓟各20克；气滞血瘀型，加三棱、莪术各10克，三七6克；肺脾气虚型，加党参30克，白芍15克；脾肾阳虚型或伴肾盂积水者，加桂枝10克，巴戟天、熟附子各15克。主治泌尿系结石。

4. 金钱草60克，车前子30克，海金沙、滑石、冬葵果、石韦各15克，生地黄12克，通草、制大黄、枳壳、厚朴各10克，甘草6克。每日1剂，水煎服。血虚者，加熟地黄、何首乌各15克；气虚者，加党参、黄芪各15克；脾虚、纳少者，加白术、山药各15克；肾阳虚者，加菟丝子、补骨脂各15克；肾阴虚者，加女贞子、墨旱莲各15克；血尿者，加大蓟、小蓟、仙鹤草各15克；结石位置不移者，加三棱、莪术、桃仁、红花各10克。主治泌尿系结石。

5. 炒核桃仁、蜂蜜各500克，炙鸡内金150克。共研为末，合成膏，每次服30克，每日3～4次。主治泌尿系结石。

【名医指导】

1. 多饮水：应该养成多喝水的习惯以增加尿量，有利于体内多种盐类、矿物质的排除。当然，应该注意饮水卫生，注意水质，避免饮用含钙过高的水。

2. 饮食宜清淡、低蛋白、低脂肪、高纤维，禁食含胆固醇高的动物肝脏、肾脏、脑及海虾、蛤、蟹等。

3. 预防泌尿系感染，解除尿路梗阻。

4. 多活动：如散步、慢跑等，体力好的时候还可以原地跳跃，同样有利于预防泌尿系结石复发。

5. 常服用促进结石排出或抑制结石形成的药物如金钱草、玉米须、白茅根等。

急性乳腺炎

急性乳腺炎是由细菌感染引起的乳腺组

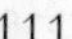

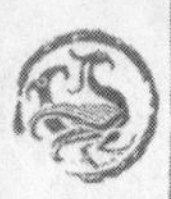

织的急性化脓性感染，多为产后哺乳期妇女，以初产妇多见，发病多在产后第3～第4周，又称产后乳腺炎。本病中医称“乳痈”，发于妊娠期称“内吹乳痈”，发于哺乳期称“外吹乳痈”。临床表现为早期患侧乳房增大、胀痛，并有发热等全身症状；重则高热、寒战、局部红热，多搏动性疼痛，患侧腋窝淋巴结肿大，压痛；白细胞明显升高，局部软化形成脓肿，表浅者自行向外溃破；深部脓肿出现全乳房胀大或形成乳房后脓肿，穿刺抽出脓液即可诊断。

【必备秘方】

1. 瓜蒌30克，当归、赤芍、茯苓、炮穿山甲、三棱、浙贝母、香附各15克，白术、红花、桃仁、青皮、陈皮各12克，柴胡10克，蜈蚣2条。每日1剂，水煎15分钟，过滤取液，加水再煎20分钟，滤过去渣，两次滤液兑匀，早、晚分服。气虚者，加党参、黄芪各15克；疼痛者，加乳香、没药各9克；发热者，加金银花、白花蛇舌草各12克。主治乳腺炎。

2. 蒲公英、橘核、当归、陈皮、野菊花各30克，柴胡10克，通草、甘草各3克。每日1剂，水煎服。高热、肿甚者，每日2剂，分4次服。主治急性乳腺炎。宜配合外敷药：初期，鸭蛋清1个、米醋20毫升，调敷于患处，每日3次；成脓期，鸭蛋清1个、白矾10克、蓖麻子10粒捣烂，敷于患处。

3. 金银花、浙贝母各12克，紫花地丁、蒲公英各10克、连翘、天花粉、当归身、乳香(去油)各9克，白芷、防风、皂角刺、穿山甲(炒珠)各6克，甘草3克。每日1剂，水煎服。左乳者，加柴胡6克；右乳者，加陈皮6克；乳水全无者，加鹿角霜、通草各6克；自汗者，加生黄芪6克；大便干者，加大黄9克。乳痈溃后勿用，孕妇忌服。主治乳腺炎。

4. 生鹿角30克，生黄芪20克，夏枯草15克，制乳香、没药各9克。每日1剂，水煎，分2次服。热重者，加金银花、连翘各15克，牡丹皮、黄芩各9克；肿痛剧烈者，加野菊花、蒲公英各20克，重楼9克；乳腺有块者，加瓜蒌15克，海藻、昆布、青皮各9克；乳汁不通者，加丝瓜络、路路通各9克，通草6克。主治乳腺炎。

5. 蒲公英60克，鹿角霜9克，黄酒15毫升。每日1剂，将前2味水煎2次，取汁混匀，兑入黄酒，分2次服。主治急性乳腺炎初期。

【名医指导】

1. 保持乳头清洁，经常用温肥皂水洗净。如有乳头内陷者更应注意清洁，不要用乙醇擦洗。

2. 正确哺乳，乳母宜心情舒畅，避免情绪激动；养成良好的习惯，定时哺乳，每次将乳汁吸尽（如吸不尽时要挤出，不让婴儿含乳头睡觉）。

3. 如有乳头破损要停止哺乳，用吸乳器吸出乳汁，在伤口愈合后再行哺乳。

4. 科学断乳，断乳时应逐步减少哺乳时间和次数，再行断乳。

5. 固定患乳，以胸罩或三角巾托起患乳，破溃后防止积脓，有助于加速创口愈合。

乳腺囊性增生病

本病多发于40岁左右妇女，病史较长；周期性乳房胀痛；月经来潮前乳房胀痛（尤以月经前3～4日最甚，月经后疼痛减轻或消失）；少数患者亦可有非周期性乳房胀痛；乳房肿块随月经周期变化（即月经前肿块变大、变硬，月经后肿块明显缩小、变软）；乳房肿块多为两侧乳房同时或相继发生大小不等、质韧的、片块状、条索状乳房肿块或颗粒样囊性结节样多发性肿物。肿物亦可局限于乳房的某一部分。腋窝淋巴结不肿大；多数患者血浆雌激素及催乳素含量增加，孕激素含量减少。

【必备秘方】

1. 柴胡、生白芍、郁金、香附、橘核、瓜蒌皮、鹿角霜各12克，当归、延胡索各10克，白术9克，炙甘草6克。每日1剂，水煎服。冲任失调者，加鸡血藤30克，仙茅、巴戟天各15克，丝瓜络12克；腰痛者，加续断30克，狗脊15克；痛经、闭经者，加丹参15克，五灵脂、生蒲黄各9克；经期少腹冷痛、量少者，加益母草30克，红花9克；痰凝血瘀者，加丹参30克，浙贝母15克，红花10克；心烦、口苦者，加牡丹皮、栀子各15克；失眠多梦者，加首乌藤、珍珠母各30克；乳头有溢液者，加墨旱莲20克，牡丹皮15克，生栀子12克；肿块质较硬者，加牡蛎30克，昆布、海藻各15克，莪术12克。主治乳腺囊性增生病。

2. 鹿角霜、瓜蒌皮、橘核、香附、郁金、白芍、柴胡各12克，当归、延胡索各10克，白术9克，炙甘草6克。每日1剂，水煎，分3次服，1个月为1个疗程。月经期间停服，时间不超过10日。肝郁气滞者，加麦芽30克，川楝子、青皮各10克；冲任失调者，加鸡血藤30克，仙茅、巴戟天各15克，丝瓜络12克；血瘀者，加丹参30克，漏芦、浙贝母15克，皂角刺、郁金、山慈菇（或冰球子）各10克，鹿角霜5克，柴胡3克。主治乳腺囊性增生病。

3. 黄芪、丹参、醋鳖甲各30克，王不留行、赤芍各15克，法半夏12克，陈皮、浙贝母、柴胡、白芥子、威灵仙、甘草各10克。每日1剂，水煎，分2次服（月经干净5日后服）。1个疗程后症状、体征无改善者改用他法。偏血瘀者，加延胡索、三棱、莪术各9克；偏气滞者，加郁金、香附、枳壳各10克；失眠多梦者，加远志、酸枣仁各10克；纳差者，加茯苓、白术各15克；体虚者，加党参、当归各15克。主治乳腺囊性增生病。

4. 香附、郁金、王不留行、夏枯草各20克，当归、赤芍、青皮、皂角刺、五灵脂、蒲公英各15克，淫羊藿10克。每日1剂，水煎，分2次服。连服10日为1个疗程（经期停服）。乳房有灼热痛者，加龙胆；乳房刺痛甚者，加乳香、没药；两肋痛甚者，加川楝、延胡索；肿块明显者，加三棱、莪术、橘核；如可疑癌变，除及早做病检外，应加山慈菇、半枝莲、白花蛇舌草。主治乳腺囊性增生病。

5. 菟丝子、淫羊藿各30克，猪尾1条（去毛洗净）。加水用文火煮熟，加盐，调服。主治乳腺囊性增生病。

【名医指导】

1. 保持正确而乐观的心态，既不可以无所谓的态度对待，认为不妨碍生活而不予理睬；又不宜过分紧张而加重病情。少生气，保持情绪稳定。

2. 低脂饮食，不吸烟，不喝酒，多活动。

3. 调整生活节奏，减轻各种压力。生活要有规律、劳逸结合，保持性生活和谐。可调节内分泌失调，保持大便通畅。

4. 注意防止乳房外部受伤。

5. 禁止滥用避孕药及含雌激素美容用品，禁食雌激素喂养的鸡、牛肉。

6. 避免人工流产，产妇多喂奶，能防患于未然。

7. 自我检查和定期复查，应每3～6个月复查1次。

其他乳腺疾病

本节内容为乳头皲裂、乳腺结核、乳衄、乳腺发育过小，各病症的临床特点从略。

乳头皲裂

【必备秘方】

1. 生石膏、金银花、当归各30克，连翘20克，柴胡、牡丹皮、赤芍各12克，天花粉、黄芩、薄荷各5克。每日1剂，水煎，分2次服。主治肝经郁热型乳头皲裂。

2. 忍冬藤20克，败酱草15克，野菊花12克，蒲公英、紫花地丁各10克，赤芍9克，甘草6克，红花3克。每日1剂，水煎，分2次服。主治乳头皲裂。

3. 丁香10～20颗。研细末，先以淡盐水洗净患处，拭干后用香油调涂（湿疮则撒上粉剂）。每日2～3次（注意：在哺乳后上药，哺乳时应洗去药物）。治疗期间要保持患部清洁，减少哺乳次数。乳房出现红肿热痛或伴有体温升高者不宜用。

4. 制乳香、煨乌梅、制马勃各15克，浙贝母12克，三七6克，蜈蚣3条。将马勃用文火焙干，乌梅烧灰（存性），乳香研至极细；再将上药共研细末，先将患处用生理盐

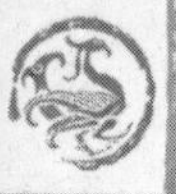

水洗净，再用消毒棉球蘸药粉涂于患处，每日1～2次，每次1克。哺乳妇女可增至每日3次，并于每次哺乳前将乳头用生理盐水洗净。主治乳头皲裂。

5. 黑芝麻、白芝麻各20克。同以文火炒至黄色，研细末，以香油调涂于患处，每日2次，连用1周。流血渗液者，用芝麻粉干撒于创面，待脓水收敛后再涂用。主治乳头皲裂、流血。

【名医指导】

1. 饮食应清淡而富于营养，多食清凉之品，并适当增加动物蛋白质及脂肪摄入，合理搭配植物蛋白、维生素及微量元素。忌食辛辣刺激、荤腥油腻之品。并应该保持心情舒畅，避免精神紧张。

2. 妊娠期开始即对乳头的清洁护理，每天用肥皂水和清水清洗乳头和乳晕，以洗去皮脂腺分泌物，并增强皮肤耐擦力。洗后擦干。

3. 哺乳前，湿热敷乳房和乳头3～5分钟。若乳房过胀，可先挤出少量乳汁，使乳晕变软，易被婴儿含吮。哺乳时，先在损伤轻的一侧乳房哺乳，以减轻另侧的吸吮力。

4. 穿着棉制宽松的内衣和胸罩，并经常开放利于空气流通，促进皮损的愈合。经常更换内衣，以防擦伤乳头和乳晕。也可通过对乳头的按摩，增强乳头抵抗力。

5. 如果乳头皲裂严重，乳头疼痛剧烈，可暂停母乳喂养24小时。可将乳汁挤出或吸出，用小杯或小匙喂养婴儿。

6. 注意婴儿口腔卫生：若口腔及口唇发生口腔炎、鹅口疮等感染，应及时治疗；为防止乳腺继发感染，可暂停母乳喂养24小时。

7. 哺乳结束后，若婴儿仍紧含乳头，可用示指轻轻按压婴儿下颏，温和地中断吸吮，使乳头自然离口。乳汁含有丰富的人体蛋白和抗体，有抑菌和促进表皮修复的作用，哺乳后可挤出少许涂在乳头和乳晕之上，待干。

乳房结核

【必备秘方】

1. 陈皮、白芍、川芎、当归、生地黄、半夏、香附各12克，生姜3片，青皮、远志、茯神、浙贝母、紫苏叶、桔梗各9克，甘草、栀子各6克。每日1剂，加水400毫升煎至300毫升，空腹服。主治乳房结核早期（临床运用时常加黄芩、百部、瓜蒌等）。

2. 生黄芪24克，熟地黄18克，天花粉、党参、当归、茯苓、赤芍、白及各15克，白芷、白术各12克，川芎10克，甘草3克。每日1剂，水煎服。主治乳房结核溃破久不愈。

3. 生黄芪24克，玄参、郁金、夏枯草各20克，瓜蒌皮18克，鳖甲、当归、赤芍各15克，柴胡、香附各10克，全蝎（后下）、甘草各3克。每日1剂，水煎服。主治乳房结核日久未化脓。

4. 瓜蒌皮18克，当归12克，柴胡、香附、胆南星、连翘各10克，浙贝母（冲服）、乳香、没药各6克，甘草3克。每日1剂，水煎服。主治乳房结核初起。

5. 牡蛎24克，夏枯草20克，瓜蒌皮18克，丝瓜络、赤芍、白及、玄参各15克，陈皮12克，甘草、全蝎（研末，冲服）各3克。每日1剂，水煎服。主治乳腺结核初起。

【名医指导】

1. 加强营养，给予高蛋白、高热量、高维生素饮食等。少食酒、茶、豆浆、油炸、油腻和辛辣刺激性食物等，在服用利福平期间不宜同食。注意劳逸结合，适当参加体育锻炼，增强体质。

2. 本病多发生于哺乳期妇女，由于其乳房的血运及淋巴循环均显著活跃，加之乳汁淤积、婴儿吸吮所致乳晕、乳头皮肤损伤，有利于结核分枝杆菌逆行传播而致感染和发病。

3. 乳房结核是一种特殊炎症，多由其他器官的结核灶蔓延而来。积极的治疗原发病灶，可减少乳房结核的发生。乳房会患结核病，一般有两种情况：一种是患者患结核病，结核分枝杆菌通过血液循环进入乳房，在乳房内生长、繁殖，破坏乳房组织引起的病变；另一种情况是患者得了胸壁结核，然后结核病变直接蔓延到乳房，这种情况称为继发性的乳房结核。

4. 患乳房结核的患者差不多都是青年

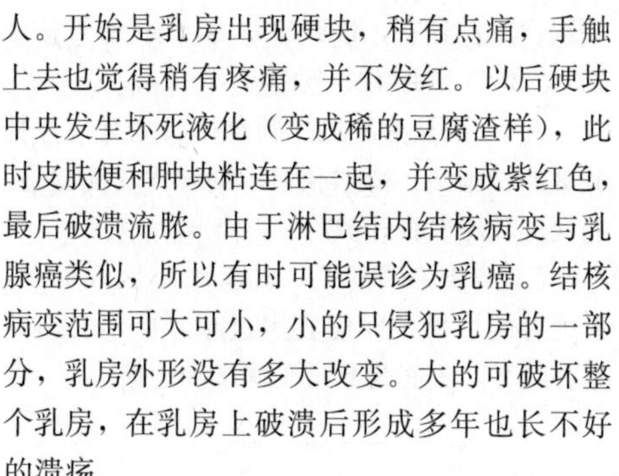

人。开始是乳房出现硬块，稍有点痛，手触上去也觉得稍有疼痛，并不发红。以后硬块中央发生坏死液化（变成稀的豆腐渣样），此时皮肤便和肿块粘连在一起，并变成紫红色，最后破溃流脓。由于淋巴结内结核病变与乳腺癌类似，所以有时可能误诊为乳癌。结核病变范围可大可小，小的只侵犯乳房的一部分，乳房外形没有多大改变。大的可破坏整个乳房，在乳房上破溃后形成多年也长不好的溃疡。

乳　衄

【必备秘方】

1. 黄芪、党参各 15 克，丹参、薏苡仁、肉苁蓉、蛤粉、茯苓、麦芽各 12 克，白术、当归、鹿角霜各 10 克，半夏、酸枣仁、炙甘草、陈皮各 5 克，木蝴蝶、炙远志、鸡内金各 3 克。每日 1 剂，水煎，分 2 次服。主治脾不统血型乳衄。

2. 生牡蛎 30 克，生地黄、白茅根各 20 克，夏枯草 15 克，茯苓、大黄炭各 12 克，天花粉、川楝子、牛膝、车前子、黄芩、炒栀子、龙胆各 10 克，甘草梢 5 克。每日 1 剂，水煎，分 2 次服，1 个月为 1 个疗程。主治湿热内蕴型乳衄。

3. 生石决明 24 克，钩藤、侧柏炭各 15 克，生地黄、白芍、麦芽各 12 克，当归、川牛膝、栀子、黄芩、川楝子各 10 克，生甘草 3 克。每日 1 剂，水煎，分 2 次服。主治肝火偏旺型乳衄。

4. 炙黄芪、藕节炭各 18 克，山药 15 克，熟地炭、炒党参、茯苓各 12 克，酸枣仁、香附、白芍、白术、当归各 10 克，炒柴胡、炒陈皮各 6 克。每日 1 剂，水煎 2 次，取液混合，早、晚分服。主治气血虚型乳衄。

5. 夏枯草、墨旱莲、女贞子各 15 克，柴胡、当归、血余炭、侧柏炭各 12 克，川楝子、荷叶灰、陈皮、青皮各 10 克，香附 6 克。每日 1 剂，水煎 2 次，取液混合，早、晚分服，10 日为 1 个疗程。主治乳衄。

【名医指导】

1. 调情志，保持心情舒畅。中医认为乳衄多由肝郁火旺或脾虚血亏所致，加之肾阴亏损，所以乳头可能有血性分泌物流出。故须调畅情志，舒缓压力。

2. 尽早诊断，及时治疗，无效时尽早手术治疗，并行活体组织检查，若发现癌变，应立即施行乳腺癌根治术。

3. 乳衄发病原因目前尚不十分明确，多数学者认为与孕激素水平低下、雌激素水平增高有关，是雌激素异常刺激的结果。与乳腺囊性增生病的病因相同。几乎 70% 的导管内乳头状瘤是乳腺增生病的一种伴随病变。

乳房发育过小

【必备秘方】

1. 熟地黄 15 克，蒲公英 12 克，白芍 10 克，当归身、党参、紫河车（研末，分次吞服）各 9 克，茯苓 8 克，川芎 7 克，白术、炙甘草、炮穿山甲各 6 克。每日 1 剂，水煎 2 次，取液 300 毫升，分 3 次温服，1 个月为 1 个疗程。主治气血虚型乳房发育过小。

2. 阿胶、鹿角胶各 30 克（烊化），丹参、仙茅、淫羊藿、菟丝子、巴戟天、肉苁蓉各 15 克，当归、香附各 12 克，升麻 9 克，柴胡、桔梗各 6 克。隔日 1 剂，水煎，分 2 次服，6 个月为 1 个疗程，同时配合注射鹿茸精 2 个月。主治乳房发育过小。

3. 熟地黄、桑寄生各 12 克，当归、肉苁蓉、紫河车（研末，吞服）各 9 克，蒲公英、炙甘草各 8 克，川芎、鹿角胶（烊化）各 5 克。每日 1 剂，水煎，分 2 次服，2 个月为 1 个疗程。主治肾虚型乳房发育过小。

4. 蒲公英 12 克，路路通、瓜蒌壳各 9 克，佛手、麦芽、当归、广藿香（后下）各 8 克，甘草 6 克，白豆蔻 4 克（后下）。每日 1 剂，水煎，分 2 次服，2 个月为 1 个疗程。主治脾胃虚弱型乳房发育过小。

5. 紫河车 20 克（姜、酒炒），当归 6 克，粳米 100 克。每日 1 剂，将紫河车、当归用净纱布包，与粳米共煮成稀粥，加入调味品，分 2 次服。1 个月为 1 个疗程。主治乳房发育过小。

【名医指导】

1. 多吃富含维生素 E 及 B 族维生素的食物。因为维生素 E 可促使卵巢发育和完善，

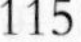

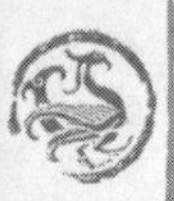

从而使成熟的卵细胞增加，黄体细胞增大。而卵细胞是分泌激素的重要场所，当雌激素分泌量增加时则会刺激乳房发育，因此应多吃卷心菜、菜花、葵花籽油、芝麻油等富含维生素E的食品。B族维生素则是体内合成激素不可缺少的成分。富含维生素B_2的有动物内脏、蛋类、奶类及豆制品，富含维生素B_6的食物有谷类、豆类、瘦肉等。另外，还可采用食疗，如豆浆炖羊肉、海带炖鲤鱼、荔枝粥等。

2. 对于乳房发育过小的妇女，在矫治时，必须首先找出原因。如果是疾病引起的，应当首先治疗疾病。如果既有乳房发育不良，又有月经不正常，其缘由主要是性腺发育不好，如先天性卵巢发育不良，先天性无卵巢等。由于卵巢不能分泌雌激素，致使乳房组织不能充分发育而滞留在儿童阶段的乳房状态，也无月经来潮，此时已不只是乳房部分的问题，而与内分泌（性腺）疾病有关，要及早治疗，恰当补充雌激素。

3. 如果乳房发育过小是由于慢性营养不良，慢性耗费性疾病引起的，就需求增强营养，治疗慢性病。

4. 如果乳房发育过小是因过于消瘦，胸大肌发育不良等引起，则需增强营养，增加体重，同时应留意增强体育锻炼，特别是胸部肌肉的锻炼。当胸部肌肉发育良好时，乳房自然饱满。留意营养的合理搭配，不要过于地节食，坚持一定的体重。乳房平整，可增强上肢锻炼，使胸部肌肉充分发育而使胸部隆起，以补偿乳房发育较差的缺陷。

5. 采用按摩胸部、乳房的办法来增大乳房，方便有效。具体方法有：

(1) 直推乳房：先用右手掌面在左侧乳房上部，即锁骨下方着力，均匀柔和地向下直推至乳房根部，再向上沿原路线推回，做20～50次后，同法换左手按摩右乳房。

(2) 侧推乳房：用左手掌根和掌面自胸正中部着力，横向推按右侧乳房直至腋下，返回时用五指指面将乳房组织带回，反复20～50次后，换右手按摩左乳房。

(3) 热敷按摩乳房：每晚临睡前用热毛巾敷两侧乳房3～5分钟，用手掌部按摩乳房周围，从左到右，按摩20～50次。每日按摩1次，2～3个月为1个疗程。

6. 中医认为乳房是肝经循行之处，保持肝脏经气调畅，情志和谐，则脾胃功能健运，能促进乳房发育和健美。

7. 需要说明的是，乳房大小因人而异，无绝对的标准。即使乳房过小，也不会影响生育哺乳，不必为此过于忧虑和烦恼。

疝　气

疝气是指发生于腹股沟区的腹外疝（统称腹股沟疝），分为腹股沟斜疝和腹股沟直疝两种。腹股沟斜疝位于腹壁下动脉外侧的腹股沟管，自内环突出，经腹股沟管穿出外环，可进入阴囊；腹股沟直疝则从腹壁下动脉内侧的直疝三角区直接由后向前突出，不经过内环，也不进入阴囊。斜疝是最常见的腹外疝，发病率约占全部腹外疝的90%，占腹股沟疝的95%，男女之比为15∶1，多见于右侧。

【必备秘方】

1. 山楂60克，三棱、莪术（醋煮）、炒六神曲、姜黄、天南星各30克，黄连（用吴茱萸炒，去吴茱萸），莱菔子，桃仁，栀子，炒橘核各15克，木香、沉香、香附各9克。共研为末，以生姜汁浸后蒸为丸（如梧桐子），白开水送服，每次6～9克。主治腹股沟斜疝。

2. 橘核、荔枝核、土茯苓各12克，金银花、当归尾、泽泻、黄柏（盐）、胡芦巴、麦冬各9克，桔梗6克，生甘草3克，红糖30克。每日1剂，水煎15分钟，过滤取液，加水再煎20分钟，滤过去渣，两次滤液兑匀，分2～3次服。主治疝气偏坠。

3. 花椒炭18克，高良姜、小茴香、桂枝各12克，吴茱萸、柴胡、青皮、陈皮、川楝子各9克，乌药、延胡索各6克。每日1剂，水煎，睡前1次温服（服后盖被发汗），重者连服3日。主治寒型疝气。

4. 小茴香、牡蛎粉各15克、橘核、荔枝核、川楝子（盐炒）、胡芦巴、青皮各9克，肉桂6克。共研碎，用高梁酒浸3～4日后滤净，每次服适量，每日 2 次；轻者连用 3 日，重者连用 1～2 周。主治疝气偏坠。

5. 猪瘦肉 200 克，小茴香 15 克，精盐适量。将猪肉剁烂，小茴香研细末，同与精盐调匀，制成肉丸，煮熟，黄酒送服。主治小儿疝气。

【名医指导】

1. 避免举、推挤、拉扯重物。

2. 放弃或尽量少抽烟，吸烟者的咳嗽可能对发展或恶化疝气有加速作用，放弃抽烟可改善血运，加速恢复过程。

3. 少吃易引起便秘及腹内胀气的食物，多吃高纤维饮食。

4. 多喝水。

5. 避免、减少打喷嚏，深呼吸可帮助缓和慢性咳嗽。

腋　臭

腋臭又称狐臭，是由大汗腺分泌物与细菌分解产生臭味的皮肤病。多发于青春期，到年老时可减轻（或消失）。本病常具有遗传性，与性别、种族差异有关，一般来说，女性多于男性，白种人和黑种人多于黄种人，人体的大汗腺主要分布在腋窝、鼻翼、外耳道、腹股沟、会阴部处，大汗腺在青春期受内分泌影响才开始活动，大汗腺分泌的除水分、脂质、铁、荧光物质、有色物质等外，还含有一种特殊的有臭物质。狐臭就是由于该部位的各种细菌与大汗腺分泌的有臭物质起作用后分解产生的不饱和脂肪酸所致。本病类似于中医“狐臭”、“体气”、“狐气”。

【必备秘方】

1. 胆矾 9 克，麝香 0.9 克，巴豆 3 粒。共研细末，分 3 份，分别放入 3 个活田螺中稍稍搅拌（用原田螺盖盖密），静置 24 小时（待化成淡绿色水），以胶布封口（防其蒸发）。每日早、晚以棉签蘸汁涂患处，随即用手擦至微红即可，3 日为 1 个疗程，连续用 2～3 个疗程。主治狐臭。

2. 密陀僧、滑石各 15 克，白芷 9 克，红升丹、丁香各 6 克，冰片 1.2 克。共研极细末，每日（先以肥皂水清洁局部）以干棉球蘸涂于腋窝，每日 1 次（或早、晚各 1 次），10 日为 1 个疗程，每疗程间隔 4 日。主治狐臭。

3. 轻粉 5 克，升药 3 克，刘寄奴 2 克。共研极细末，每取适量涂于腋窝并用手指轻轻揉搓数分钟，紧夹腋窝 10 分钟即可。每日 1 次，7 日为 1 个疗程。主治狐臭。

4. 白矾（或枯矾）、石膏各 5 克，滑石粉、升药各 3 克，紫檀香、冰片各 2 克。共研细末，每日早、晚用肥皂水洗患处后撒上药末。汗液过多者，可制 1 纱袋（内装上药），挟在腋下。主治狐臭。

5. 轻粉 4.5 克，蜘蛛（较大的）4 只。用盐水和泥，将蜘蛛包裹，放于炉台（或炉塘内）烘干（注意不要烤焦），取出，与轻粉共研细末，涂于患部，每日早、晚各 1 次。主治狐臭。

【名医指导】

1. 保持皮肤干燥，保持腋窝、乳房等部位的清洁，注意运动后要洗澡。

2. 每日用肥皂水清洗几次，甚至将腋毛剃除，不让细菌有藏身之处。

3. 戒烟、酒，少吃强烈刺激的食物如辣椒、大葱、大蒜等。

4. 注意清洁，经常淋浴，勤换衣服，注意穿宽松的内衣。

5. 要保持心情开朗，不宜剧烈活动。

前列腺炎

前列腺炎是青壮年男子的常见病，分急性和慢性两种。一般属男性生殖系非特异性感染，常与尿路感染互为因素。急性前列腺炎为细菌（或病菌）等所致的前列腺体或腺管的急性化脓性炎症。本病中医类似于“淋浊”，临床表现有似“泌尿系感染”，全身症状为寒战、高热、厌食、全身不适、疲倦无力，局部症状为尿路刺激病象、尿频尿急尿痛、排尿困难、终末滴沥、有血尿；并有直肠刺激征，有便意或大便秘结。腰骶部、下腹、耻骨上或会阴部反射性疼痛，精索或附睾有压痛。起病 1 周后，前列腺充血、水肿严重；若已形成脓肿，会阴部可有红肿及压

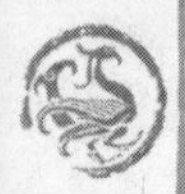

痛，可并发急性尿潴留。脓肿可自尿道、直肠或会阴部溃破，而见脓液流出，此时所见症状立即缓解。慢性前列腺炎常见于青壮年男子，部分为急性期未治愈结果，多数患者直接呈慢性炎症状态。排尿异常为本病经常出现之症状，有尿频、尿急，尿细，尿慢，尿末滴沥不清，解尿时耻骨上或阴茎头疼痛，尿线分叉；解大便时尿道有少许白色分泌物溢出（尿末滴白），自觉阴囊潮湿，有腥臭味；不时小腹隐痛，耻骨上不适，会阴、精索、睾丸抽痛、腰骶部酸胀。繁忙工作、重体力劳动、久骑自行车或房事后均可使疼痛加剧，肛诊可见前列腺肿大、触痛、发热、坚韧不规则。

【必备秘方】

1. 败酱草、丹参、生山楂、车前子（包）各30克，粉萆薢、王不留行、黄芪各20克，牛膝15克，穿山甲12克，炒赤芍、熟地黄、柴胡各10克，甘草6克。每日1剂，水煎，分2次服。会阴及小腹、睾丸等处疼痛较甚者，加延胡索、川楝子、乌药；尿频、尿痛、尿浊者，加萹蓄、瞿麦、黄柏；腰痛明显者，加杜仲、续断、桑寄生；性功能低下者，加蜈蚣、淫羊藿、蛇床子；遗精早泄者，加知母、五倍子、煅龙骨、煅牡蛎；有血精或前列腺液中有红细胞者，加茜草、蒲黄炭、三七粉、白茅根。主治前列腺炎。

2. 半枝莲、白茅根各30克，蒲公英、粉萆薢、车前子（包）、薏苡仁各15克，菟丝子、川牛膝、茯苓、女贞子各12克，郁金、川楝子、炮穿山甲粉（分2次冲服）各10克，肉桂3克。每日1剂，水煎服，1个月为1个疗程。肾阴虚者，加枸杞子、酸枣仁、知母、黄柏；肾阳虚者，加山茱萸、沙苑子、淫羊藿、巴戟天；血尿或血精者，加三七粉、小蓟；性交不射精（或射精时痛）者，加水蛭、大黄；不育者，加服五子衍宗丸；气虚者，加党参、黄芪；湿热盛者，加二妙散；前列腺质硬有结节（或肿大）者，加白术、夏枯草。主治前列腺炎。

3. 粉萆薢、薏苡仁、蒲公英、栀子、赤芍各15克，车前子、牡丹皮、柴胡、黄柏各10克，甘草6克。每日1剂，水煎服。遗精者，加金樱子15克；小腹及会阴胀痛者，加川楝子、乳香、没药各10克，前列腺液有脓球者，加黄芪30克，当归10克；红细胞多者，加生蒲黄、小蓟、白茅根各15克；睾丸痛者，加橘核15克，川楝子、乌药各10克；前列腺质硬有结节者，加夏枯草30克，红花10克，三棱、莪术、穿山甲各6克；腰酸胀、阳痿及性功能减退者，加仙茅、淫羊藿各10克。主治慢性前列腺炎。

4. 益母草50克，丹参30克，牛膝20克，黄柏、知母、大黄各15克。每日1剂，水煎服。连服2～6周后，改服丸剂（每丸含生药5克），每次1丸，每日2～3次，连服1～2个月。腰痛者，加续断、桑寄生各10克；下腹、会阴及睾丸痛者，加川楝子、小茴香、延胡索各10克；尿频、尿痛重者，加萹蓄、瞿麦各15克；肾虚寒者，加益智12克，肉桂、附子各6克；疼痛顽固者，加蒲黄、五灵脂（或乳香、没药）各10克；感染重者，加天花粉15克。主治慢性前列腺炎。

5. 玉米须60克，西瓜皮60克（鲜品200克），香蕉3只（去皮）。每日1剂，加水1000毫升煎至400毫升，加冰糖调味，分2次服。主治湿热下注型慢性前列腺炎。

【名医指导】

1. 注意性交频度，过频与过少的性生活对本病均不利。

2. 改变饮食与生活习惯，戒辛辣食物，多饮水，戒烟、酒，久坐或长年骑自行车者，应要嘱其多按摩局部，防止该病的发生。

3. 二便通畅，不憋尿，忌便秘。

4. 洗温水澡，注意腰腹保暖，防止受寒。

5. 注意精神心理治疗，树立战胜疾病的信心，调节生活，加强体育锻炼。

前列腺增生与前列腺肥大

前列腺增生重者称前列腺肥大，是老年人常见病。男性自40岁以后，前列腺均有不同程度的增生，50岁以后才出现症状。起病缓慢，常于酒后、上呼吸道感染、房事或膀胱过度充盈引起急性尿潴留。前列腺增生后，使前列腺段尿道弯曲、伸长，似裂隙状。精阜亦随增生的腺体向下移至接近外括约肌处，引起逼尿肌增厚，黏膜表面出现小梁，严重时形成小室或假憩室。长期排尿困难使膀胱高度扩张，可导致输尿管末端丧失活瓣作用而发生尿回流，引起肾积水和肾功能受损。临床表现主要为排尿功能障碍，尿路感染及肾功能不全。尿频为早期症状，随着残尿增多，膀胱有效容量减少，夜尿增多明显，难于休息安寝。排尿困难，开始感到尿细而慢，射程近；尿前犹豫，频稍候闭气用力方能排出；尿线变细、分叉、中断，尿后余沥不尽，严重梗阻时须蹲下排尿，尿流不能成线而呈点滴状，最终出现急性尿潴留；残尿过多时每次尿量少，滴沥不爽，呈假性尿失禁，有时熟睡不能控制而遗尿。

前列腺增生

【必备秘方】

1. 荔枝草、车前草、碧玉散各15克，生地黄、熟地黄、海藻、昆布各12克，山茱萸、茯苓、牛膝、泽泻、牡丹皮、续断、丹参各10克。每日1剂，水煎服，3个月为1个疗程。主治阴虚火旺型前列腺增生并发尿潴留。

2. 黄芪、牡蛎、虎杖、紫茉莉根、穿破石、南瓜子各30克，肉苁蓉、川牛膝、王不留行、鹿角片、海藻各15克，地龙、土鳖虫、炮穿山甲、莪术各12克，肉桂、通草各6克。每日1剂，水煎服，1个月为1个疗程。小便余沥、失禁者，加芡实30克，益智15克；尿道涩痛者，加滑石30克，冬葵果15克；伴血尿者，加藕节30克，蒲黄、琥珀末各10克；便秘者，加桃仁12克，大黄10克；少腹坠胀者，加枳壳15克，乌药12克；合并感染者，加蒲公英、白花蛇舌草各30克。主治前列腺增生。

3. 葫芦茶30克，滑石20克，蒲公英、王不留行各18克，冬葵果12克，车前子、瞿麦、石韦、牛膝、广藿香各10克，三棱、莪术、木通各5克。每日1剂，水煎服，30日为1个疗程。主治热积膀胱型前列腺增生。

4. 生黄芪30克，党参20克，泽兰、益母草、川牛膝各15克，菟丝子、巴戟天、苦杏仁各10克，生大黄、乌药各6克。每日1～2剂，水煎服，15日为1个疗程。偏肾阳虚型，加附子、肉桂、山茱萸；偏肾阴虚型，加生地黄、玄参、鳖甲各15克；少腹胀、便秘、苔黄者，加蒲公英、败酱草、白花蛇舌草、瞿麦各15克；肝郁者，加柴胡、香附、青皮各10克；血瘀者，加穿山甲、皂角刺、王不留行、红花各10克。主治气滞血瘀型前列腺增生。

5. 猪肚（猪膀胱）1个（洗净），巴戟天30克，核桃仁20克。将后2味纳入猪肚内，隔水炖熟，加葱、盐调味服食。主治肾阳虚衰型前列腺增生。

【名医指导】

1. 注意劳逸结合，节制房事。

2. 避风寒，清淡饮食。忌酒，忌辛辣刺激食物。

3. 有前列腺增生病史者，要注意及时排尿，避免膀胱过度充盈，保持大便通畅。

4. 每日睡前热水坐浴，定期进行前列腺按摩，可促进血液循环，有利炎性分泌物排出。

5. 加强身体锻炼，预防感冒，积极治疗身体其他部位的感染，提高机体抗病力。适量运动，不宜长时间骑马、骑车和久坐。

前列腺肥大

【必备秘方】

1. 黄芪、熟地黄、山药、刘寄奴各30克，牛膝25克，王不留行、荔枝核、海藻、昆布各20克，山茱萸15克，蜣螂、琥珀各5克（研末，兑）。每日1剂，水煎煮3次，取汁混匀，分3次空腹服，连服10日为1个疗程。同时自行按摩会阴部。主治老年性前列腺肥大。

2. 黄芪、车前草各30克，当归尾、桃仁、牛膝、茯苓各15克，桔梗、升麻、王不留行、荷叶、甘草梢各10克。每日1剂，水煎，分2次服（重者日服2剂），出现尿潴留者，先给予热敷或按摩膀胱；尿液仍点滴不出者，立即给予导尿，并留置导尿管。30日为1个疗程。主治老年性前列腺肥大。

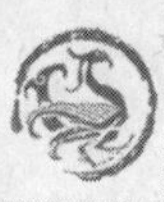

3. 滑石25克，冬葵果20克，车前子、石韦各15克，瞿麦、泽泻、苦杏仁、枳壳各10克，甘草5克。每日1～2剂，水煎15分钟，滤出药液，加水再煎20分钟，去渣，两次水煎液兑匀，分服。主治前列腺肥大。

4. 生牡蛎（先煎）、地龙、虎杖、生黄芪、丹参各30克，海藻、当归尾各15克，穿山甲、王不留行、皂角刺、川牛膝各9克。每日1剂，水煎，分2～3次服，30日为1个疗程。主治老年性前列腺肥大、尿潴留。

5. 黄芪60克，牡蛎30克，甘草、枇杷叶各15克，炮穿山甲、三棱各12克，山慈菇、白芥子、猫爪草各10克，琥珀、沉香各6克，肉桂粉3克（兑）。每日1剂，水煎服（重者加半剂，分3次服），7日为1个疗程。主治前列腺肥大。

【名医指导】

1. 保持清洁：男性的阴囊伸缩性大，分泌汗液较多，加之阴部通风差，容易藏污纳垢，局部细菌常会乘虚而入。这样就会导致前列腺炎、前列腺肥大、性功能下降。若不及时注意还会发生危险。因此，坚持清洗会阴部是预防前列腺炎的一个重要环节。

2. 防止受寒：秋冬季节天气寒冷，因此应该注意防寒保暖。预防感冒和上呼吸道感染的发生；不要久坐在凉石头上，因为寒冷可以使交感神经兴奋增强，导致尿道内压增加而引起逆流。

3. 按摩保健：可以在临睡以前做自我按摩，以达到保健的目的。操作如下：取仰卧位，左脚伸直，左手放在神阙穴（肚脐）上，用中指、示指（食指）、环指（无名指）三指旋转，同时再用右手三指放在会阴穴部旋转按摩，一共100次。完毕换手做同样动作。肚脐的周围有气海、关元、中极各穴，中医认为是丹田之所，这种按摩有利于膀胱恢复。小便后稍加按摩可以促使膀胱排空，减少残余尿量。会阴穴为生死穴，可以通任督二脉，按摩使得会阴处血液循环加快，起到消炎、止痛和消肿的作用。

4. 不可憋尿：憋尿会造成膀胱过度充盈，否则使膀胱逼尿肌张力减弱，排尿发生困难，加重前列腺的负担，且容易诱发急性尿潴留，因此，一定要做到有尿就排。如果感到小便不畅，可以采用取嚏探吐法。方法是：取消毒棉签轻轻刺激鼻内取嚏，或者在喉中用羽毛探吐，使上窍开而小便自利。

5. 饮食以清淡、易消化者为佳，多食蔬菜水果。绝对忌酒，否则可使前列腺及膀胱颈充血水肿而诱发尿潴留。少食辛辣刺激性食品，否则可导致性器官充血、使痔疮、便秘症状加重，压迫前列腺，加重排尿困难。

6. 避免久坐：经常久坐会加重痔疮等病，又易使会阴部充血，引起排尿困难。经常参加文体活动及气功锻炼等，有助于减轻症状。应尽可能少骑自行车，以减少对前列腺部位的压迫，以免加重病情。

7. 慎用药物：有些药物可加重排尿困难，剂量大时可引起急性尿潴留，其中主要有阿托品、颠茄及麻黄碱、异丙肾上腺素等。近年来又发现钙拮抗药和维拉帕米能促进催乳素分泌，并可减弱逼尿肌的收缩力，加重排尿困难，故宜慎用或最好不用某些药物。

血栓闭塞性脉管炎

血栓闭塞性脉管炎是一种周围血管慢性闭塞性炎症的疾病，多发于20～40岁男性（女性少见）。本病是一种动、静脉的周期性、节段性炎症病变，主要侵犯末梢血管，使血管腔发生闭塞，引起局部组织缺血，最后肢端焦黑坏死、指（趾）节脱落；主要发生于四肢中、小动脉及静脉，以下肢受累多见。本病病因不明，吸烟是重要的致病因素，可能与寒冷、潮湿和自身免疫功能紊乱等因素有关。本病中医属“脱疽”、“脉痹”等范畴，多因先天不足，正气虚弱，寒湿之邪侵袭，瘀阻脉络，气血不畅，甚或痹阻不通所致；是以初起肢体麻木，后期肢节坏死脱落，黑腐溃烂，疮口经久不愈为主要表现的脉管疾病。

【必备秘方】

1. 金银花、赤小豆各30克，芙蓉叶、丹参、川芎、炙穿山甲、皂角刺各15克，延胡索10克。每日1剂，水煎2次，取液500毫升，分3次服。药渣加水2000毫升煎30分钟，趁温泡洗患肢30分钟，每晚1次。阳虚寒凝者，加鹿角霜15克，制附片、桂枝各10克；热蕴阳伤型，加蒲公英、玄参各30克，黄芩、黄柏各10克；病位在手指者，加升麻10克；病位在足趾者，加牛膝15克；气血虚弱、创面不敛者，加黄芪30克，党参15克，当归10克。主治血栓闭塞性脉管炎。

2. 丹参35克，赤芍、鸡血藤、地龙、乳香、没药、乌梢蛇各15克，当归、红花、甘草各10克，细辛7.5克，蜈蚣3条。每日1剂，水煎，分3次服。未溃时，以药渣煎水温洗患处。偏寒湿者，加防风、苍术各10克，附子、肉桂、桂枝、制川乌、制草乌各5克；偏湿热型，加黄柏、粉萆薢各12克；热毒炽盛型，加金银花、紫花地丁、蒲公英、连翘、牡丹皮各15克；气血亏虚型，加当归、党参、熟地黄、何首乌各15克。主治血栓闭塞性脉管炎。

3. 金银花、蒲公英、紫花地丁各30克，玄参、当归、丹参各20克，红花、制乳香、制没药各9克，生甘草5克。每日1剂，加水800毫升煎至500毫升，分2次服，2个月为1个疗程。口干欲饮者，加麦冬、石斛12克；偏血瘀者，加赤芍、牡丹皮、桃仁各10克；创面愈合阶段正气虚者，加黄芪、党参各15克。主治坏死性血栓闭塞性脉管炎。

4. 玄参、金银花、当归各60克，甘草30克。每日1剂，水煎，分2次服。虚寒型，加黄芪30克，附子、肉桂各10克；瘀滞型，加丹参、桃仁、红花、地龙、黄柏各10克；热毒型加蒲公英、紫花地丁各30克；气血虚型，加黄芪、党参各30克。主治血栓闭塞性脉管炎、闭塞性动脉硬化。

5. 雄仔鸡1只（约750克），绍酒、甜面酱各25克，鸡血藤、当归20克，桃仁、桂枝、生姜、葱白各10克，生麻黄、花椒各3克。将鸡杀后洗净，放入净水浸泡2小时，切块，油炸后放入罐中；将当归、桃仁、桂枝、鸡血藤、生麻黄捣碎后装入纱布袋扎上口，投入罐中，放入生姜、葱白、老汤及适量水，上笼蒸1小时以上，取出翻扣于盘中，挑出药袋及生姜、葱白；余汁倒入炒勺，用武火烧沸，兑入少量湿淀粉制成薄芡反复推匀，浇鸡上，即可。每周1剂。主治血管闭塞性脉管炎阳虚寒凝证。

【名医指导】

1. 绝对禁烟，消除烟碱对血管的收缩作用。防止肢体血管痉挛。

2. 保护双足，防止寒冷潮湿，但不能过热，以免增加氧消耗量。

3. 避免穿紧硬鞋袜和修剪趾甲等引起的外伤，因为轻的外伤也不易愈合，且有引起溃疡和坏死的危险。

4. 愈后应继续服药以巩固疗效，坚持1～3个月，冬季也可适当服用活血化瘀药物。

5. 劳动时适当变换体位，防止肢体血管长时间受压而影响血液循环。避免应用缩血管药物。

6. 早期患者饮食无特殊禁忌，饮食宜清淡，忌辛辣、生冷。在缓解期，忌食鲤鱼、虾、蟹、公鸡等发物。在急性感染期，饮食宜清淡，富含营养，应戒辛辣、燥热之品。

7. 应定期到医院复查，以了解病情的发展。如患肢疼痛明显加剧，患指（趾）发黑，或原干性坏疽创面变湿、体温升高等继发感染征象时，应及时到医院处理。

血栓性静脉炎

血栓性静脉炎分为血栓性浅静脉炎与血栓性深静脉炎两种，前者多见于四肢和胸腹壁浅静脉；后者多见于下肢和骨盆内静脉，上腔和下腔静脉也可发生（但较少见），上肢静脉最少见。下肢静脉可分为浅静脉和深静脉两类。下肢浅静脉包括大隐静脉、小隐静脉及其分支；下肢深静脉与下肢大动脉相伴而行，深、浅静脉之间有多处分支静脉相互连接；两叶状静脉瓣分布在整个静脉系统内，以控制血流单向流往心脏。其病理特点是先有静脉损伤，后有血栓；主要病因在于静脉血流缓慢，静脉壁的损伤和血液凝固性增高所致。输液、术后、产后、外伤、静脉曲张等易致发病。本病中医属“脉痹”范畴，是由于湿热气滞等因素致气血瘀滞、脉络滞塞不通而成。

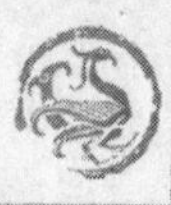

【必备秘方】

1. 生黄芪 30 克，半边莲 20 克，猪苓、茯苓、车前子（包）各 15 克，当归尾、赤芍、地龙、川芎、桃仁、红花、水蛭、片姜黄、川楝子各 10 克。每日 1 剂，水煎，分 2 次服。肿胀者，加虎杖、泽兰、泽泻各 10 克；疼痛剧、腋下条索状物明显、有压痛者，加穿山甲、土鳖虫、王不留行各 10 克；伴低热、口干、便秘、尿赤、血沉增快者，加金银花 30 克，黄芩、玄参各 10 克。主治血栓性静脉炎。

2. 当归、赤芍各 30 克，丹参、红花各 20 克，甘草 10 克。每日 1 剂，水煎，分 2 次服。舌红、局部索条红肿热痛明显者，加玄参、金银花各 30 克，生地黄、牡丹皮各 15 克；索条肿硬不消者，加王不留行 30 克，桃仁 20 克，夏枯草 10 克；湿热者，加黄柏、苍术各 20 克；气虚无力、胃纳不佳者，加黄芪 30 克，党参、白术、茯苓各 20 克；胸肋满闷、呃逆者，加木香、柴胡、白芍、香附各 15 克。主治血栓性静脉炎。

3. 生石膏（先煎）、白茅根、丹参各 30 克，黄柏、苍术、牛膝、重楼各 15 克，甘草 9 克（年老体弱者酌减），大黄 12 克（后下），芒硝 6 克（冲服）。每日 1～2 剂，水煎服。每日大便保持 3～5 次稀便为宜。待患肢肿胀基本消退、体温恢复正常后，去芒硝、大黄、生石膏，酌加桃仁、川芎、桂枝。主治血栓性静脉炎。

4. 当归、赤芍、郁金、金银花各 30 克，丹参、鸡血藤、连翘各 15 克。每日 1 剂，水煎服。热郁型，加瓜蒌、玄参、葛根、柴胡各 15 克：阴虚型，加玄参、白芍各 30 克，生地黄、牡丹皮各 15 克；痰热型，加瓜蒌 30 克，薤白、陈皮各 15 克，半夏 10 克；虚寒型，加党参、黄芪各 15 克，补骨脂、肉桂各 10 克。主治血栓性静脉炎。

5. 黄芪 30 克，忍冬藤 20 克，党参、当归、川芎、皂角刺、赤芍各 15 克，木香、通草、穿山甲、大黄各 10 克。每日 1 剂，水煎，分 2 次服。湿热瘀滞型，加地龙 30 克，金银花 15 克，黄芪、党参减半；气滞血瘀型，加鸡血藤 30 克，桂枝 10 克；疼痛甚者，加川楝子 15 克，延胡索 10 克。主治血栓性浅静脉炎。

【名医指导】

1. 病变早期不宜久站、久坐，应用弹性绷带包裹小腿，以防止下肢水肿发生。

2. 急性期宜卧床休息，抬高患肢超过心脏水平，以减轻疼痛和水肿。

3. 积极治疗下肢静脉曲张，已有静脉血栓形成者应尽早处理，防止血栓向近端延伸。

4. 避免肢体受凉，忌食辛辣刺激性食物。

5. 长期卧床患者应多做背屈活动，必要时可给予小腿肌肉刺激以使小腿肌肉收缩。

6. 活动量应循序渐进，避免久站久行，最长时间控制在 1 小时内，活动后应卧床并抬高患肢。

7. 饮食宜清淡、富含维生素及低脂食物，忌食油腻、肥甘、辛辣之品。

8. 严格戒烟，参加体育锻炼，肥胖者应控制体重。

大动脉炎

大动脉炎又称原发性主动脉炎综合征、无脉症、高安病，是主动脉及其分支的慢性进行性且多为闭塞性的炎症。大动脉和中等动脉壁的炎症和狭窄累及主动脉弓及其分支称主动脉弓综合征，累及锁骨下动脉而造成桡动脉无脉称无脉症。本病多见于东方人，多发于青年女性，多发于 15～25 岁。根据病变部位分为头臂动脉型（含主动脉弓型）、主肾动脉型和广泛型 3 型，均可合并肺动脉狭窄。其病因尚不明确，目前认为可能与感染引起血管壁的变态反应与自身免疫有关，主要为动脉中层和外膜坏死和纤维化，导致病变的动脉节段缩窄和管腔闭塞。本病中医称“脉痹”，多因邪客血脉、气血痹阻不通所致；是以寸口脉或扶阳脉伏、血压不对称，患肢疲乏、麻木或疼痛，下肢可见间歇性跛行等为主要表现的肢体痹病类疾病。

【必备秘方】

1. 忍冬藤 60 克，玄参、当归、丹参、薏苡仁各 30 克，川芎、赤芍、海风藤各 15

克，桃仁、甘草、桂枝各12克，红花9克。水煎15分钟，滤出药液，加水再煎20分钟，去渣，两次煎液兑匀，分服。每日1剂，下肢无脉型，加川牛膝、土鳖虫各10克；胸闷气短型，加厚朴、土茯苓各10克，脾肾两虚型，加淫羊藿、黄芪、桑寄生各20克；阳虚型，加附子10克；阴虚型，加生地黄、熟地黄、何首乌各10克；失眠多梦型，加柏子仁、酸枣仁各10克；肾虚肝旺型，加桑寄生、淫羊藿、天麻、石决明各10克。主治大动脉炎（无脉症）。

2. 黄芪、地龙、丹参各30克，熟地黄、鹿角胶、肉桂、干姜、骨碎补、当归、白芥子各10克，水蛭、甘草各5克。每日1剂，水煎，分2次服。上肢无脉型，加桂枝；下肢无脉型，加牛膝；胸闷苔厚型加瓜蒌、草果；气虚甚型，加红参；阳虚型，加附子、炮姜；阴虚甚型，加制何首乌、枸杞子；心虚寐差型，加酸枣仁、五味子；肾虚肝旺型，加桑寄生、天麻；血瘀甚型加三七；纳呆型，加焦山楂。主治大动脉炎晚期。

3. 忍冬藤、蒲公英、薏苡仁、丹参各30克，生地黄、当归各15克，野菊花、玄参、苍术、路路通各10克，甘草5克。每日1剂，水煎，分2次服。上肢无脉型，加桂枝；下肢无脉型，加牛膝；胸闷苔厚型，加瓜蒌、草果；气虚甚型，加红参；阳虚甚型，加附子、炮姜；阴虚甚型，加制何首乌、枸杞子；心虚寐差型，加酸枣仁、五味子；肾虚肝旺型，加桑寄生、天麻；血瘀甚型，加三七；纳呆型，加焦山楂。主治大动脉炎早期。

4. 丹参、黄芪、地龙、生地黄各30克，桃仁、红花、赤芍、当归、苏木、莪术、炮穿山甲各10克，川芎、土鳖虫各5克。每日1剂，水煎，分2次服。上肢无脉型，加桂枝；下肢无脉型，加牛膝；胸闷苔厚型，加瓜蒌、草果；气虚型，加红参；阳虚甚型，加附子、炮姜；阴虚型，加制何首乌、枸杞子；心虚寐差型，加酸枣仁、五味子；肾虚肝旺型，加桑寄生、天麻；血瘀甚型，加三七；纳呆型，加焦山楂。主治大动脉炎中期。

5. 黄芪60克，党参、丹参各30克，当归、赤芍、牛膝各15克，桃仁、红花、地龙各10克，川芎6克，三七4克（研末，冲服）。每日1剂，水煎15分钟，滤出药液，加水再煎20分钟，去渣，两次水煎液兑匀，分服。伴发热者，加金银花、重楼各15克；抽搐者，加全蝎、蜈蚣各3克；呕吐者，加半夏、竹茹各10克；神志不清者，加石菖蒲、郁金各10克，至宝丹1克。主治大动脉炎。

【名医指导】

1. 加强锻炼，增强身体的抵抗力，调整好自身的免疫功能，平时预防感冒。

2. 居住环境不宜过冷、潮湿。生活起居要有规律，寒温要适宜。平时工作不要太过劳累，生活上不要紧张。

3. 如有原发性高血压，应积极治疗。头臂型的患者，应预防强光照射，起卧动作要缓慢，防止头部贫血。

4. 心、肾功能不全者应防止心力衰竭，防止肾衰竭，防止脑血管意外。

5. 戒烟、酒。宜低脂饮食，少食辛辣刺激之品及海鲜。

6. 服用心血管药物时，忌食柚子。柚子不仅会减弱治疗效果，还有可能会加重其副作用。

破伤风

破伤风是破伤风梭菌自伤口侵入体内繁殖且分泌毒素，引起一种以肌肉阵发性痉挛和紧张性收缩为特征的急性感染。本病中医称“金创痉”，产后破伤风称“产后痉”，新生儿破伤风称“脐风撮口”。

【必备秘方】

1. 蝉蜕、僵蚕各15克，全蝎、地龙各3克，蜈蚣1条。共研极细末，新生儿破伤风开始时用药末3克加开水调匀，慢慢喂服。如出现唇口收缩、舌体强硬、牙关紧闭、口吐白沫、啼声不出、吞咽困难、口眼及面颊不断抽搐时将药末3克用开水60毫升化匀，分3次鼻饲，1～2小时1次。如面唇青紫、颈项强直、角弓反张、四肢抽搐频繁、呼吸气促，即用上方水煎2次，过滤，取汁约180毫升，每小时鼻饲30毫升（1次鼻饲完）。如

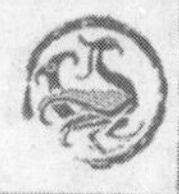

痉挛未缓，继用第2剂；如痉挛已缓，2小时鼻饲1次。主治新生儿破伤风。

2. 红梗蓖麻根、万年青30克，蝉蜕24克，金银花、入地金牛各15克，全蝎、苍耳子各12克，制川乌、川贝母、荆芥各9克。每日1剂，水煎，分3次服（小儿酌减）。痰涎及口腔鼻咽部分泌物多者，可用蛇胆（银环蛇、金环蛇、眼镜蛇任选，以银环蛇最好）1～2个，开水冲服。主治破伤风。

3. 生石膏60克，蝉蜕30克，钩藤24克，全蝎、白附子、桑叶各15克，黄芩9克，天南星6克，蜈蚣2条。每日1剂，水煎服。大便秘结者，加大黄、芒硝各9克；阴虚者，加麦冬、天花粉、南沙参、白芍各9克；阳虚者，加党参、黄芪、当归各12克；咳嗽痰多者，加橘红、半夏、桔梗各9克；产后血虚者，加当归、川芎各12克。主治破伤风。

4. 牡丹皮、全蝎、防风、胆南星、白芷、天麻、钩藤、羌活、鸡矢白末（后下，成人加倍）各6克，蜈蚣3克，黄酒适量。水煎2次，去渣，加入鸡矢白、黄酒搅匀，早、中、晚分服。主治破伤风。如患者牙关紧闭，不能咽下，可保留灌肠；小儿可随年龄增减用量。

5. 橘红、枳壳、天南星、川芎、酸枣仁、远志、石菖蒲各10克，钩藤、赤芍、半夏、薄荷、僵蚕、防风、乳香、没药、天麻、葛根、木香、威灵仙各6克，羌活、独活、全蝎各3克，朱砂、琥珀各0.9克（研，冲服），麝香0.3克（研，冲服）。每日1剂，水煎，分3次服。主治破伤风。

【名医指导】

1. 创口应早期彻底清创，清除坏死组织和异物，用过氧化氢及高锰酸钾溶液反复冲洗。

2. 注射破伤风类毒素，使人体产生自动免疫。受伤后常规使用破伤风抗毒素，最迟伤后不超过24小时，肌内注射破伤风抗毒素1500单位，使之产生被动免疫。

3. 患者隔离监护，保持安静，避免光、声、振动的刺激。

4. 伤口换药器械严格消毒，所用敷料应焚毁。

5. 注意营养（高热量、高蛋白、高维生素）补充和水与电解质平衡的调整。

6. 预防破伤风，防治感染。

肢体动脉硬化性闭塞症

肢体动脉硬化性闭塞症又称闭塞性周围动脉粥样硬化，是指周围的大、中动脉由于阻塞性动脉粥样硬化病变而致血管狭窄、肢体血液供应受阻，表现为肢体缺血症状，好发于60岁以上的老人。高血压、高脂血症、糖尿病及吸烟为其易患因素。

【必备秘方】

1. 丹参、忍冬藤各30克，当归、玄参各15克，赤芍12克，红花9克。每日1剂，水煎，分2次服。阴虚内热者，加生地黄、麦冬、天花粉各15克；气虚者，加黄芪、党参、白术、茯苓各12克；湿热者，加黄柏、苍术、牛膝各9克；疼痛严重者，加蜈蚣、全蝎、延胡索各10克；服后止痛效果不明显者，加犀黄丸。主治肢体动脉硬化性闭塞症和糖尿病性坏疽。

2. 鸡血藤30克，当归、熟地黄、络石藤、黄芪、川芎各15克，苏木、地龙、牛膝、郁金、制川乌、干姜、桂枝各10克，制乳香、制没药、红花各6克，每日1剂，水煎，分2次服。主治下肢动脉硬化性闭塞症早期。

3. 海藻、生牡蛎、虎杖、豨莶草各30克，失笑散15克。每日1剂，水煎，分2次服。心气虚者，加党参、麦冬、五味子各10克；肾阳虚者，加淫羊藿、附子、肉桂各6克；坏疽伴感染者，加制大黄、黄柏、金银花各15克。主治老年下肢动脉硬化性闭塞症。

4. 党参、黄芪各20～30克，鸡血藤、全当归、丹参、红花、桃仁各15克，乳香、没药、肉桂、生甘草各10克。每日1剂，水煎3次，合并药液，分2～3次服，连服1个月为1个疗程。主治肢体动脉硬化性闭塞症。

5. 羊肉200克，肉苁蓉30克，巴戟天20克。分别洗净、切片，加适量大米煮成粥，

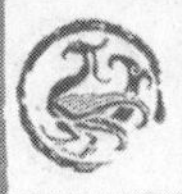

以食盐、味精调味服食。主治下肢动脉硬化性闭塞症。

【名医指导】

1. 控制易患因子：动脉硬化的预防首先是控制易患因子，如有糖尿病应及时控制血糖，包括饮食控制、锻炼及降血糖药的使用；如有胆固醇增高，则应控制胆固醇饮食，对超重者应严格控制热量的摄入；如有高血压，则应给予合理的降压治疗。

2. 饮食的总热量不宜过高，一般以维持正常体重为度。正常人标准体重简单计算公式：身高（厘米）－110＝体重（千克），应避免进食过多的富含胆固醇的食物，如蛋黄、墨鱼等。为补充蛋白质可进食低胆固醇食物如猪（牛）瘦肉、鸡（鸭）肉等，还应避免花生油和椰子油。原有高胆固醇者每日进食胆固醇<300毫克，对超重者（超过标准体重20%）宜减少每日总热量，并限制糖类饮食，控制食量，提倡清淡饮食，多食富含维生素的食物如蔬菜、水果和富含蛋白质的食物如瘦肉、豆类及豆制品。

3. 参加一定的体力活动对预防肥胖、锻炼循环系统的功能和调整血脂代谢均有益，是预防本病的一项积极措施。体力活动应根据原来的身体状况、体力活动习惯和心脏功能状态确定，以不过度增加心脏负担和不引起不适感觉为原则。体育活动要循序渐进，不宜勉强做剧烈运动，对老年人提倡散步（每日1小时左右，分次进行），做保健操、太极拳等。

4. 合理安排生活：应注意劳逸结合，尽量避免情绪激动，生活要有规律，保持心情愉快。

5. 提倡不吸烟，可饮少量低度酒，能提高高密度脂蛋白，有助于防止动脉硬化。如伴有血纤维蛋白原增高可每日饮茶3克。

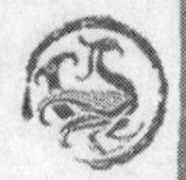

第十章　疮疡科疾病

疮　疡

疮疡泛指多种外科疾病，后世将外科分为疮疡与杂证两大类。疮疡是体表上有形证可见的外科及皮肤疾病的总称，包括所有的肿疡及溃疡（如痈、疽、疔疮、疖肿、流注、流痰、瘰疬等），多由毒邪内侵、邪热灼血致气血壅滞而成。

【必备秘方】

1. 金银花、茯苓各 15 克，制半夏、炒枳壳、生大黄（后下）各 10 克，知母、生甘草、制乳香各 6 克。每日 1 剂，水煎 2 次，合并煎液，上午、下午分服。伴发热、肿甚者，加蒲公英、紫花地丁各 30 克；便闭者，加玄明粉 10 克（分 2 次服）；大便溏者，生大黄改制大黄。主治疖肿。

2. 鲜白茅根、嫩桑枝各 30 克，金银花、忍冬藤、生石膏各 15 克，紫花地丁、黄花地丁各 12 克，苦杏仁、桃仁、龙胆、夏枯草、地骨皮、鸡血藤、知母、滑石各 9 克，芦荟 6 克，六神丸 30 粒（分次吞服）。每日 1 剂，水煎服。主治疮疖。

3. 连翘、金银花、赤芍、天花粉、滑石（飞）、车前子（炒，研）各 15 克，甘草、泽泻各 10 克。每日 1 剂，水煎，分 2 次服。暑伤正气者，加蜜炙黄芪 15～20 克；疖毒溃脓者，加生黄芪 30 克。主治疮疖。

4. 全蝎 1 个，蜈蚣 2 条。共捣碎，装入核桃空壳（去仁）内用线缠紧，黄土泥封；文火上烧至泥壳有声，取出研细末（亦可改为陶器焙烤），每日 1 个（剂量 2 克），睡前服用（小儿体弱者，分 2 次服）。主治疖肿和痤疮继发疖肿。

5. 黄瓜 500 克，乌梢蛇 250 克，土茯苓 100 克，赤小豆 60 克，生姜 30 克，红枣 20 克，精盐适量。将乌梢蛇剥皮去内脏，洗净后放入沸水锅中煮熟，去骨取肉；黄瓜洗净、切块，与洗净的红枣、赤小豆、土茯苓、生姜、蛇肉一同放入沙锅内，加水适量，大火烧沸，改用文火炖 1 小时，加盐调服。每日 1 剂。主治丹毒、湿热疮毒、疥癣、淋浊。

【名医指导】

1. 注意精神调摄，保持情致舒畅，积极配合医师治疗。

2. 饮食宜清淡，忌食油腻、辛燥及鱼腥发物，多饮水。

3. 注意个人卫生，保持创面清洁。

4. 颜面部和颌颌部疮疡患者，应少说话，不食硬物，进食流质；四肢部疮疡患者，宜抬高患肢，固定功能复位等。

毛囊炎

毛囊炎（俗称疖子）是一种生于皮肤浅表的急性化脓性疾病，即单个毛囊及其所属皮质腺的急性化脓性感染，常扩大到皮下组织的炎症，常发无定处。其特点是色红、灼热、疼痛，突起根浅，肿势局限，范围多在 3 厘米左右，出脓即愈。一般认为是外科疾病中的小疮，其毒轻，治疗比较容易；若疖肿反复发作，则称疖病（或多发性疖肿），多由体虚所致，治宜攻补兼施。

【必备秘方】

1. 金银花、紫花地丁各 15 克，黄连、黄芩、野菊花、栀子、连翘、川芎、黄柏、茯苓、绿豆皮各 9 克，生甘草 6 克。每日 1 剂，水煎，分 2 次服。阴虚内热者，加天花粉、鲜地黄；皮损硬结明显者，加大黄或青宁丸（包煎）；痛痒甚者，加苦参、白鲜皮、粉萆薢；热重者，加龙胆、牡丹皮、蒲公英。主治毛囊炎。

2. 金银花、地丁、鱼腥草、千里光各30克，黄芪、党参、连翘各20克，黄连10克，甘草6克。每日1剂，水煎，分2次服。局部可酌给三黄洗剂及芙蓉膏。湿热较重者，加黄芩、黄柏各15克；治疗过程中仍有新发者，加白头翁、丹参各20克；气血两虚者，加白术10克，黄芪增至30克。儿童用量酌减。主治多发性毛囊炎。

3. 蒲公英、紫花地丁、金银花各30克，连翘、当归各15克，川芎、陈皮、桔梗各9克，皂角刺、穿山甲各6克，甘草3克。每日1剂，水煎，分2次服。气虚者，加生黄芪、党参各15克；阴虚者，加生地黄、玄参、天花粉各15克；湿热重者，加黄芩、黄连各9克。主治头部脓肿性穿凿性毛囊炎。

4. 蒲公英50克，紫花地丁、连翘、黄芩、当归、白芍、生地黄、天花粉、白芷各20克，栀子、红花、川芎、苦参各15克，皂角刺、甘草各10克。每日1剂，水煎，分2次服。面红目赤者，加生石膏20克；痒甚者，加防风15克，蝉蜕10克。主治多发性毛囊炎。

5. 金银花20克，蒲公英15克，野菊花、绿豆皮各12克，甘草6克。每日1剂，水煎，代茶饮，连服5～7日。主治毛囊炎初起（或作为预防性治疗）。

【名医指导】

1. 生活规律，注意休息，养成合理的作息习惯；放松心情，努力提高睡眠质量，缓解生活压力。

2. 加强体育锻炼，增强机体抵抗力，防止外伤，积极治疗瘙痒性皮肤病及全身慢性疾病。

3. 注意避免捂、热以及过度流汗，勿经常洗头，不要穿太紧或太硬的裤子，同时注意个人清洁卫生。

4. 饮食上要注意少吃酒类及酸、辣等刺激性食物，反复发作者平时应少吃油腻之物，多食蔬菜、水果，增加维生素，保持大便畅通。

5. 治疗或控制毛囊炎，局部以杀菌、消炎、干燥为原则：轻度患者可外用消炎药、硫黄药水等，较严重者可口服药物治疗。

疔　疮

疔疮（中医病名）是发病迅速而危险性较大的急性感染性皮肤科疾病。其随处可生，但多发于颜面和手足等处。患者除局部有较深感染外，往往伴有高热（甚至昏迷）等症状。如处理不当，发于颜面者，更易走黄而导致生命危险；发于手足者，则可以损伤筋骨而影响功能。本病在中医中名称繁多，如发于颜面者有颧疔、鼻疔、耳部黑疔、反唇疔、锁口疔、舌疔等；发于四肢者有腋部黯疔、合谷疔、蛇头疔、蛇眼疔、蛇背疔、蛇腹疔、蛀节疔、红丝疔等。疔疮之毒进入血液，或在血液中扩散，即成败血症而危及生命。而疔疮走黄，就是败血症集中表现。

疔　疮

【必备秘方】

1. 生大黄60克，雄黄30克，巴豆霜（拣取白肉压去油）12克。共为细末，加飞罗面15～18克、米醋同杵为丸（如凤仙子大）。温开水送服，每次5～7丸（重症不超过12丸），泻1～2次，预备绿豆汤冷服数口即止。小儿痰实证发热、大便不通者，每用2～3丸杵细饮之，泻1次即愈。主治疔疮（虚人、孕妇勿用）。

2. 生石膏、寒水石各60克，金银花、野菊花各30克，红花10克。每日1剂，水煎2次，头煎分2次服，二煎以纱布浸后敷患处。形寒发热等表证明显者，加紫苏叶15克；发热、口渴者，加知母、黑栀子各10克；腋窝、腹股沟淋巴结肿大者，加桃仁、牛膝各10克；大便秘结者，加番泻叶5克。主治红丝疔。

3. 夏枯草、菊花、紫花地丁、金银花、蒲公英各9～15克，重楼6克，生甘草3克。每日1剂，水煎服。可加金石斛9克，清胃腑积热；如营血伤阴，加服犀角地黄汤。主

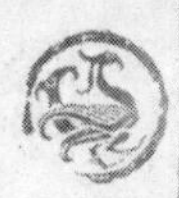

治颜面疔疮、手部疔疮、多发性疖肿。同时配合外用红升丹、一气丹、拔疔散中点敷脓头，加盖千槌膏，固定3日后揭去。

4. 金银花、连翘、牛蒡子15克，天花粉12克，栀子、地骨皮、牡蛎、皂角刺、大黄、乳香、没药各9克，木通6克。每日1剂，水煎至200毫升，饭前服。能饮酒者，水煎，兑入黄酒1杯服，每日2次。主治各种疔毒。

5. 紫花地丁、蒲公英、金银花、连翘各30克，荆芥、防风、麻黄、桂枝、乌药、乳香、没药各9克，甘草6克。每日1剂，以黄酒120克为引，加水500克煎后温服（服后发汗）。4小时后再煎第2剂。疔在下部，加川牛膝9克。主治疔毒初起。

【名医指导】

1. 有全身症状者，卧床休息；全身情况较差者，应予以支持疗法。

2. 疔疮初起切忌挤压、挑刺，患部不宜针刺；红肿发硬时忌手术切开，以免引起感染扩散。

3. 减少患部活动：手部疔疮忌持重物或剧烈活动，以三角巾悬吊固定；手掌疔疮，宜手背向上，减少脓水浸淫筋骨或使脓毒容易流出；足部疔疮宜抬高患肢，尽量少行走。

4. 饮食宜清淡，忌烟、酒及肥甘厚味、鱼肉海鲜等发物。

5. 忌内服发散药，忌灸法、忌早期切开、针挑，忌挤脓，防止患部外伤；忌房事、忿怒、过度思虑、惊恐等。

疔疮走黄

【必备秘方】

1. 川乌、莲须、朱砂各7.5克，乳香、没药各6克，轻粉、蟾酥各3克，麝香1.5克。共为细末，糊丸如豌豆大，每服1丸，重者2丸，用生葱3～5茎嚼烂，包药在内，热酒送服（取汗）。主治疔疮走黄（脓毒败血症）、恶疮、眉疽。

2. 生绿豆100克，党参30克，生黄芪20克，玄明粉、乳香、当归各10克，皂角刺6克，朱砂3克（另包，冲服），穿山甲3克。每日1剂，水煎服。主治疔疮走黄内陷证、疮疡成脓之际。

3. 朱砂30克，龙骨15克，雄黄少许。同研细末，以蟾酥调为丸（如绿豆大），轻者5～7丸，重者9～11丸，冷水送下（汗出为度）。主治疔疮走黄、恶疮。

4. 牡蛎、大黄、栀子、金银花、连翘、牛蒡子、乳香、没药、瓜蒌、地骨皮、皂角刺各10克。同研匀，每剂15克，体质强者，加厚朴、芒硝，水、酒各半煎服。主治疔疮走黄（败血症）。

5. 生绿豆120克，重楼、蜂蜜（冲服）各60克，豨莶草40克，乳香10克，甘草、朱砂（冲服）各3克。每日1剂，水煎服（重者每日2剂）。主治阳证疔疮走黄。

【名医指导】

1. 宜富有营养、高热能、多维生素、易吸收饮食，维持水、电解质平衡。忌食荤腥发物及甜腻之品。

2. 预防疔疮走黄的发生需及时和正确处理一切创伤和各种原发病原，避免发生医源性感染，正确使用抗生素和激素，严格掌握支援疗法的指征，增强身体体质，提高人体对疾病的抵抗力。

3. 发生疔疮（尤其是颜面疔）之后切忌挤压、碰伤、早切和误食辛热之品，并应及时加以治疗。有原发病灶的肢体应予固定。

4. 壮热恶寒无汗者，勿袒露胸腹和当风受凉；壮热不恶寒、头昏烦躁、气急脉数者，头部可用冰袋；壮热汗多、口渴喜冷饮者应大量饮水，可予芭蕉根汁、西瓜汁或菊花叶汁加凉开水冲饮。

痈疽

痈是一种发生于皮肉之间的急性化脓性疾病，即由很多相邻的毛囊和皮质腺形成的急性化脓性感染。其特点为局部红肿热痛，范围多在7～9厘米，发病迅速、易肿、易脓、易溃、易敛。根据发病部位的不同而有不同名称，如对口（脑疽）、偏对口（偏脑疽）、发背、搭手、臀痈、脐痈、唇疽及有头疽。

一般性痈疽

【必备秘方】

1. 制大黄90克，乳香（去油）、没药（去油）、黄芩（酒拌，晒干）各30克，雄精15克，黄连9克，麝香1.5克，牛黄0.6克。将制大黄用酒浸透，隔汤蒸后捣烂，入乳香、没药、雄精、麝香、牛黄、黄芩、黄连同捣成丸（如梧桐子大），每次服15克。主治悬痈（会阴部脓肿）、热毒大痈、杨梅疮（梅毒）、火毒。

2. 荆芥穗、防风、白芷、柴胡、紫花地丁，蒲公英、金银花、连翘、浙贝母、天花粉、瓜蒌、桔梗、当归、玄参、黄芩各10克，黄连、甘草、红花各5克。每日1剂，水煎15分钟，滤出药液，加水再煎20分钟，去渣，两次煎液兑匀，分服。主治痈症初起。

3. 黄芪120克（切碎），金银花60克，甘草30克（切碎），红酒1000毫升。同入小口沙罐内密封，重汤炖煮。取滤清液服，患处注意保暖，其疮渐渐高肿，此转阴为阳，后用托药溃脓。主治脑疽及诸阴疮，色变紫黑者。

4. 金银花10克，天花粉、皂角刺、穿山甲各6克，陈皮、当归、防风、白芷、甘草、浙贝母、没药炭、乳香炭各5克。每日1剂，水煎15分钟，滤出药液，加水再煎20分钟，去渣，两次煎液兑匀，分服。主治痈。

5. 黄芪、枸杞子各30克，乳鸽1只。将鸽子去毛及内脏，纳入黄芪及枸杞子，同隔水炖熟，去渣，调味后服食，2～3日1次，连服3～5次。主治痈症收口期。

【名医指导】

1. 积极治疗原发疾病。

2. 饮食宜清淡、柔软，忌辛辣、炙煿之品。

3. 多饮水，保持大小便通畅。

4. 保持患部清洁，切勿用手乱抓，以免感染。

5. 腋痈患者在疮口收敛后加强上肢功能锻炼；脐痈患者积极治疗脐部先天性疾病；胯腹痈尽量减少患肢行走，愈后及早进行患肢功能锻炼。

有头疽

【必备秘方】

1. 连翘30克，升麻、芒硝（另研）各15克，大黄、炙甘草、射干、玄参、赤芍、白蔹、防风、苦杏仁（去皮尖，炒黄另研）各10克。共研粗末，与苦杏仁、芒硝末搅匀。每服12克，加水240毫升煎至200毫升，去渣，空腹服，利下恶物为效。下恶物后服内托散之类。主治有头疽初起。

2. 何首乌、生川乌各120克，羌活、甘菊、薄荷各90克，川芎、玄参、地榆、麻黄（去节）、防风、天麻、白芷、僵蚕、炒牛蒡子、蔓荆子、旋覆花、荆芥穗各60克，炙甘草45克，蝉蜕15克（去足）。共为细末，炼蜜为丸（如弹子大），细嚼1丸，茶酒送下。主治有头疽、发背肿痛。

3. 连翘、金银花各30克，乳香、没药、天花粉、黄芪、防风各12克，当归、白芷、桔梗、穿山甲各10克，皂角刺、陈皮、牡丹皮、川芎各6克。每日1剂，水煎，饭后服。主治有头疽。

4. 黄芪30克，赤芍20克，党参、皂角刺、浙贝母、桔梗、牛蒡子、玄参、当归、蒲公英、白花蛇舌草、重楼、半枝莲、熟地黄、甘草、穿山甲各10克。每日1剂，水煎15分钟，滤出药液，加水再煎20分钟，去渣，两次煎药液兑匀，分服。主治脑疽。

5. 巴豆仁3粒，鸡蛋1枚。将巴豆仁装鸡蛋内蒸熟，去巴豆仁后服食，每日1次。主治有头疽、脑疽。

【名医指导】

1. 项、背部生疖，忌挤压，消渴病患者特别要注意个人卫生。

2. 高热时卧床休息，多饮开水。

3. 患有头疽之后，切忌挤压、碰伤，以免毒邪走散。在头部者，可用四头带包扎；在上肢者宜用三角巾悬吊；在下肢者宜抬高患肢，减少活动。

4. 外敷药应紧贴患部，掺药宜撒布均匀。疮口皮肤保持经常清洁，可用2%～10%黄柏溶液或生理盐水洗涤拭净，以免并发湿疹、丹毒。

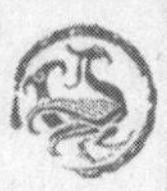

5. 忌食鱼腥、辛辣等刺激发物及甜腻食物。气血两虚患者可适当增加营养食品，如鸡、瘦肉等类。有消渴病者应积极治疗，控制血糖。

败血症

败血症是指病原菌侵入血液并在血液内生长、繁殖，出现全身明显症状者。引起本病的原因较多，其中以各种细菌感染性疾病引起者居多，亦多见于各种创伤、医疗操作与手术及输液输血污染等。临床表现为突然恶寒、高热、热多为弛张热；或在原有疾病基础上症状明显加重；全身疼痛、疲惫；可有皮疹与出血点，血细胞明显增高并核左移；细菌培养阳性；可造成多脏器炎性病变或化脓形成脓肿。本病是一种严重重症感染，需综合抢救治疗，给足量抗生素，以联合用药为佳；输液补充营养，必要时输血；对症治疗、加强护理等。

【必备秘方】

1. 槟榔、连翘、生地黄各12克，玄参、知母、赤芍、麦冬、牡丹皮、紫草、黄芩、金银花、青蒿各10克，柴胡8克，龙胆、甘草、水牛角粉（冲服）各6克。每日1剂，水煎15分钟，滤出药液，加水再煎20分钟，去渣，两次煎液兑匀，分服。热毒盛而大便秘结者，加大黄5克，羚羊角粉0.3克（冲服）；便溏、苔腻者，加广藿香、厚朴各10克；久病体虚者，去水牛角粉、紫草、龙胆，加黄芪、当归各12克。主治变应性败血症。

2. 玄参30克，生地黄、连翘、麦冬、金银花、牡丹皮各10克，黄连、甘草各6克。每日1剂，水煎15分钟，滤出药液，加水再煎20分钟，去渣，两次水煎液兑匀，分服。主治败血症。

3. 生石膏、金银花各30克，连翘、生地黄各12克，赤芍、当归、牡丹皮、黄连、黄芩、栀子、知母各9克，桔梗、薄荷（后下）、大黄（后下）各5克，淡竹叶3克。每日1剂，水煎服。主治金黄色葡萄球菌败血症。

4. 金银花、青蒿、大青叶、蒲公英、紫花地丁各100克，生地黄、玄参、麦冬、生石膏、赤芍各30克，黄芩、黄柏、牡丹皮、知母各10克，黄连、甘草各5克。每日1剂，水煎服。主治脓毒败血症。

5. 生石膏100克，半枝莲、知母、黄连、黄芩、金银花、连翘、蒲公英、紫花地丁各20克，生地黄、玄参、党参、桂枝、生姜各10克。每日1剂，水煎服。主治败血症。

【名医指导】

1. 积极增强患者抵抗力，合理使用抗生素。

2. 败血症患者的体质差，症状重，需注意补充各种维生素，能量合剂，甚至小量多次给予人血白蛋白（白蛋白）、血浆或新鲜全血以补充机体消耗、供给能量、加强营养、支持器官功能，及时纠正水与电解质紊乱，保持酸碱平衡，维持内环境稳定。

3. 有休克、中毒性心肌炎等严重毒血症表现时，可予升压药、强心药及（或）短程肾上腺皮质激素。高热剧烈头痛、烦躁不安者可予退热药与镇静药。

4. 需加强护理，注意防止继发性口腔炎、肺炎、泌尿系感染及褥疮等。

丹毒

丹毒是由于溶血性链球菌引起的皮肤及皮下组织的急性炎症，可伴有发冷、发热及全身不适等症状。因其发病时皮肤突然发红，色如丹涂脂染，故中西医皆称丹毒。如发于头面者称抱头火丹；发于上下眼睑称眼丹；发于躯干者称内发丹毒；发于腿者称腿游风、流火；小儿丹毒称赤游丹。

【必备秘方】

1. 金银花20克，玄参15克，当归10克，甘草6克。每日1剂，水煎服。发于颜面者，加牛蒡子、桑叶、菊花各10克；发于胸腹者，加柴胡、龙胆、郁金、黄芩各10克；发于下肢者，加黄柏、猪苓、赤小豆、牛膝各12克；伴有高热者，加生石膏、知母、天花粉各15克；血热者，加牡丹皮、赤芍、紫草各12克；大便秘结者，加大黄12

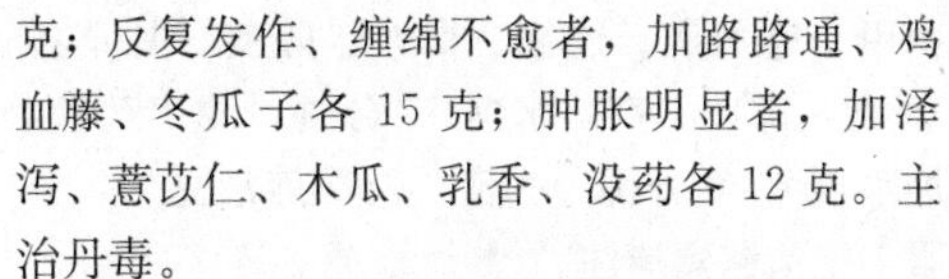

克；反复发作、缠绵不愈者，加路路通、鸡血藤、冬瓜子各15克；肿胀明显者，加泽泻、薏苡仁、木瓜、乳香、没药各12克。主治丹毒。

2. 柴胡、甘草、桔梗、黄连、川芎、防风、黄芩、羌活、连翘、射干、白芷、牛蒡子各10克，荆芥、枳壳各6克。共研为散，加生姜水煎，加竹沥、生姜汁同服。主治颜面丹毒、流行性腮腺炎。

3. 生石膏30克，黄芩（酒炒）、黄连（酒炒）、桔梗、连翘、牛蒡子（另研）、玄参、大黄、荆芥、防风、羌活各10克，甘草6克。共为粗末，加生姜，水煎，饭后分2次温服。主治颜面丹毒。

4. 连翘、紫背浮萍各12克，牛蒡子、玄参、人中黄、菊花、桔梗各9克，黄连、薄荷、僵蚕、升麻各6克，鲜荷叶1小张。每日1剂，水煎服。便实者，加大黄；渴甚者，去升麻，加生石膏、天花粉。主治颜面丹毒。

5. 黄瓜500克，乌梢蛇250克，土茯苓100克，赤小豆60克，生姜30克，大枣20克，精盐适量。将乌梢蛇去皮及内脏，洗净后放入沸水锅中煮熟，去骨取肉；黄瓜洗净、切块，与洗净的大枣、赤小豆、土茯苓、生姜、蛇肉同加水烧沸，改用文火炖1小时，加盐调服，每日1剂。主治丹毒、湿热疮毒、疥癣、淋浊。

【名医指导】

1. 卧床休息，多饮开水。发于小腿的，宜抬高患肢30°～40°，减轻水肿和疼痛。

2. 有皮肤黏膜破碎，应及时治疗，以免感染毒邪。为防止接触性传染，最好不要与家人共用洁具，宜用温水洗脚，切忌用太热的水烫脚。

3. 脚癣、丹毒一起防治：有脚气者，必须治疗彻底，以预防流火复发。

4. 高发季节服预防药，丹毒多发在春秋季，可提前服用一些清热利湿药。

5. 戒酒，补充营养，纠正贫血和低蛋白血症，增强体质，改善免疫功能。

化脓性腮腺炎

化脓性腮腺炎是指腮腺体的急性化脓性感染。临床上，有初发的急性化脓性感染，也有慢性感染急性发作。感染的途径有血源性、逆行性、淋巴源性、外伤性等，比较普通的逆行性感染为最多见。本病多发于成年人，特别是体弱多病者，早期症状轻微不明显。腮腺区以耳垂为中心，疼痛、红肿、压痛明显，明显的肿胀可使耳垂移位抬高，导管开口处有炎性反应，挤压腮腺有脓液溢出，重者可并发腮腺周围组织的蜂窝织炎。由于局部肿胀，面神经受压，可出现暂时性面瘫；全身表现为体温增高，脉搏增快，白细胞总数增加，以中性粒细胞增加为主，核左移。

【必备秘方】

1. 连翘、栀子、羌活、玄参、防风、柴胡、桔梗、升麻、川芎、当归、黄芩、白芍、牛蒡子各10克，红花5克，薄荷3克。每日1剂，水煎服。口渴者，加天花粉15克；面肿者，加白芷10克；项肿者，加威灵仙12克；大便实者，加大黄10克、穿山甲6克；气虚者，加人参9克。主治化脓性腮腺炎。

2. 连翘、陈皮、桔梗、玄参、黄芩、赤芍、当归、栀子、葛根、射干、天花粉、红花各12克，甘草6克。加水300毫升，煎至240毫升，饭后服。便燥者，加大黄12克；有痰者，加竹茹9克。主治急性化脓性腮腺炎。

3. 忍冬藤24克，夏枯草20克，赤芍15克，连翘12克，淡竹叶、牛蒡子、防风、白芷、荆芥各10克，甘草3克。每日1剂，水煎服。主治化脓性腮腺炎。

4. 黄芪、连翘、金银花各15克，羌活、川芎、当归尾、赤芍、防风、桔梗、柴胡、大皂角各10克，甘草6克。每日1剂，水煎服。主治化脓性腮腺炎。

5. 生黄芪30克，连翘、金银花各15克，防风、白芷、川芎、当归、升麻各9克，桔梗、柴胡、甘草各6克。每日1剂，水煎服。主治化脓性腮腺炎。

【名医指导】

1. 热性病后，大手术后的患者尤应注意

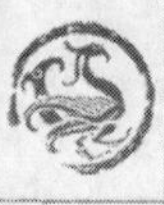

口腔卫生，常用盐水漱口。加强手术前后处理，维持患者正常出入量及体液平衡，纠正机体缺水和电解质紊乱，必要时输少量新鲜血液以增强机体抵抗力。

2. 注意饮食宜清淡、营养。

3. 久病反复发作者，常食酸性食物，如口含乌梅，以增加唾液分泌，冲洗腮腺导管，减轻症状，有利健康。

4. 每日早晚刷牙，饭后漱口，必要时应做牙周洁治术。

5. 体质虚弱、长期卧床、高热或禁食的患者常可发生脱水，应保持体液平衡，加强营养及抗感染治疗。

流　注

流注（中医病名）泛指肢体深部组织的化脓性疾病。由于其毒邪会走注不定、随处可生而命名，常因气血虚弱，使肢体深部发病，肌肉组织结块或漫肿，有单发或多发，久而成脓，溃后脓尽可愈。由于发病原因、部位及表现的不同，又分为湿痰流注、瘀血流注、暑湿流注、缩脚流注等。

【必备秘方】

1. 通草、白芷、桔梗、薄荷、川芎、猪牙皂、红花、连翘、当归、羌活、柴胡各9克，威灵仙、升麻、生甘草6克。每日1剂，水煎，加酒50毫升，饭后2小时服。脉微细者，加人参、黄芪；脉洪大者，加玄参、天花粉。主治流注（多发性肌肉深部脓肿）。

2. 制马钱子、地龙、制附子、姜半夏、五灵脂各200克、制没药、全蝎、制乳香各100克。共研细末服，每日2次，每次3克（儿童用量减半）。主治流注、瘰疬、瘿、附睾结核、肿瘤。

3. 羌活、独活、青木香、赤芍、当归、紫苏、陈皮、香附、白芷、三棱、莪术、枳壳、川芎、桔梗、柴胡、半夏（姜制）、赤茯苓、甘草、生姜、生地黄各9克。每日1剂，水煎服。有热者，加大黄、黄芩；虚者，加人参、黄芪。主治流注（深部肌肉脓肿）初发。

4. 白头翁、金银花各30克，车前子、紫花地丁、川牛膝各12克，当归、赤芍、穿山甲、皂角刺、连翘、白芷、陈皮、甘草各10克。每日1剂，水煎15分钟，滤出药液，加水再煎20分钟，去渣，两次煎液兑匀，分服。主治髂窝流注。

5. 莲藕250克，桃仁15克。将莲藕洗净、切块，加水煮成汤，以食盐少许调味后服食。主治流注。

【名医指导】

1. 及时正确处理疔、疖及皮肤破损等。

2. 卧床休息，以防流注再发他处。热退而肿块未消时，仍需卧床休息以免复发。

3. 宜加强营养，忌鱼腥及辛辣刺激食物，并多饮开水或以新鲜西瓜汁代茶饮。

4. 髂窝流注愈后患肢功能障碍者，应适当作下肢伸屈功能锻炼，或早期进行牵引。

脓疱疮

脓疱疮是常见的化脓性传染性皮肤病。多发于夏秋季，小儿多见，常在托儿所、幼儿园及家庭中传播流行。本病中医称“黄水疮”、“滴脓疮”。

【必备秘方】

1. 土茯苓15克，蝉蜕、赤芍、牡丹皮、金银花、甘草、黄芩各10克，柴胡、当归、白芷各9克，乌梢蛇、荊芥、黄连各6克。每日1剂，水煎15分钟，过滤，加水再煎20分钟，去渣，两次滤液兑匀，分服。主治头部脓疱疮。

2. 薏苡仁30克，粉萆薢15克，泽泻12克，黄柏、茯苓、牡丹皮、滑石、通草各10克。每日1剂，水煎至300毫升，早、晚分服；药渣加水煎至1000毫升外洗，5日为1个疗程。主治掌跖脓疱疮。脾胃虚寒者慎用。

3. 黄连、黄芩、黄柏、栀子各5克。每日1剂，水煎2次，头煎早、晚分服，二煎外洗患部2～3次。阴虚者，加赤芍、牡丹皮；瘙痒严重者，加苦参、泽泻。主治脓疱疮。

4. 铜绿45克，白矾30克，松香20克。共研细末，用3厘米宽、6厘米长的绵纸条裹药面1.2克，卷成卷，两头捻好，缠结实，用筷子夹住药卷蘸上香油，在灯火上烤，另用小碟在灯火一旁接住所滴下的药油，随蘸随烤。用鸡翎蘸药油涂敷患处，连用数次。主治脓疱疮。

5. 松香15克，蛤粉30克，青黛、枯矾、铜绿、血竭、儿茶、冰片各6克，麝香0.9克。用竹筷一根劈开夹松香，把松香燃着，滴入清水内，等松香烧尽滴完，捞出晾干，与后8味共研极细末，密封装瓶。将患处先用淡盐水洗净，再用香油调搽，每日换药1次。主治脓疱疮、小型溃疡。

【名医指导】

1. 夏秋季勤洗澡，保持皮肤清洁干燥。

2. 患者应适当隔离，患者接触过的衣服、毛巾、用具等，应予消毒。

3. 患病后应避免搔抓，有脓汁应立即蘸干以免流他处诱发新的皮损。

4. 幼儿园、托儿所在夏季应对儿童定期检查，发现患儿应立即隔离治疗，患儿接触过的衣服物品要进行消毒处理。

5. 适当调理患儿起居、饮食，增强体质。

颈淋巴结结核

颈淋巴结结核是由于结核分枝杆菌感染引起的淋巴结慢性炎症，是外科较为常见的疾病。本病发生于颈项（甚至连及胸腋），起病缓慢，初起时结核如豆、皮色不变、不觉疼痛，以后逐渐增大、常结核成串，累累如贯珠之状，成脓时皮色转为暗红，溃后脓水清稀，每夹有败絮样物质，往往此愈彼溃，形成窦道。本病中医称“瘰疬”，俗称“疬子颈”、“老鼠疮”。

【必备秘方】

1. 蜈蚣30克。每日1剂，微火焙黄（勿焦），放入200～300毫升凉水中煎15～20分钟，分2次服，婴儿分3～4次服，可连续服用。常用量：婴儿1.5～2.5克；10岁以下2.5～4.5克，成人3～9克，患儿2～3岁肿胀范围大、病情重可用4.5～6克，成人病情较重者可用8～9克。主治颈淋巴结结核。

2. 玄参、忍冬藤各15克，蜈蚣、浙贝母各9克。共为细末，大枣煎汤调服，每次2～6克，每日2～3次，15日为1个疗程。兼红肿热痛者，加连翘、夏枯草各15克；热甚者，加黄芩、黄连、栀子各10克；体虚气弱者，加党参、黄芪各12克；纳差明显者，加炒白术、麦芽各9克；形瘦盗汗者，加麦冬、生地黄、五味子各10克。主治小儿颈淋巴结结核及耳后颈项结核。

3. 牡蛎30克，浙贝母、生地黄各15克，瓜蒌皮、太子参各12克，玄参10克。每日1剂，水煎服（小儿剂量酌减）。偏阴虚者，加地骨皮15克；偏气虚者，加黄芪15克；偏热毒者，加蒲公英30克。主治颈淋巴结结核、颌下淋巴结结核、股淋巴结结核。

4. 白芍、白术各30克，蒲公英、紫背天葵、茯苓各15克，柴胡、天花粉各9克，陈皮、附子各6克，甘草3克。每日1剂，水煎服，连服8日后2日1剂，再服10剂，而瘰疬尽化，再服1个月痊愈，接服六君子汤以善其后。主治颈淋巴结结核。

5. 夏枯草、海藻、牡荆叶各20克。水煎2次，去渣，加入鲜猪瘦肉200克（无猪肉可用两枚鸭蛋代之）煮熟食（不宜放盐，可以放适量冰糖或白糖调味），每日或隔日睡前服。主治颈淋巴结结核。

【名医指导】

1. 保持情绪安定，心情舒畅。

2. 劳逸结合，适当注意营养和休息，节制房事。

3. 加强营养，合理膳食，忌辛燥食物。

4. 积极治疗其他部位的虚劳病变。

5. 全身抗结核治疗。

下肢慢性溃疡

下肢慢性溃疡又称小腿溃疡，多由于静脉曲张症候群引起局部血液循环障碍，造成皮肤深部组织坏死。好发于小腿下1/3的内外侧部位，即踝骨上10厘米内臁或外臁部的一种慢性溃疡。本病中医称“臁疮”，因病位发生在古代穿着的裙边、裤口附近，又称裙边疮、裤口疮。其特点为经久难以收口，或虽经收口，也易因损伤而复发，俗称“老烂腿”。

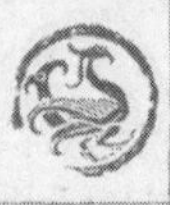

【必备秘方】

1. 鱼腥草500克，土茯苓120克，茯苓、防风各60克，木瓜、黄芪、当归各30克，羊后蹄1只。先煮羊蹄、鱼腥草，滤汤煎药，去渣服。主治下肢慢性溃疡。

2. 黄芪、山药、丹参各12克，川芎、白术、香附、牛膝、桃仁、鸡内金各10克，水蛭、陈皮各6克，桂枝、甘草各3克。每日1剂，水煎15分钟，滤出药液，加水再煎20分钟，去渣，两次煎药液兑匀，分服。主治下肢慢性溃疡。

3. 黄芪50克，当归、桃仁各20克，皂角刺18克，茯苓、川牛膝、蒲公英、地龙各15克，红花12克，人参、白术、赤芍、白芍、连翘、金银花、白芷各10克，柴胡、甘草各6克，全蝎5克。每日1剂，水煎，分2次服。主治下肢慢性溃疡。

4. 茵陈、葛根各30克，木瓜25克，当归20克，黄柏、苦参、连翘、猪苓各12克，炒苍术、防风、羌活、知母各10克，升麻3克。每日1剂，水煎15分钟，过滤取液，加水再煎20分钟，滤过去渣，分2～3次温服。主治下肢慢性溃疡。

5. 鲜黄鳝500克，黄芪50克。将黄鳝去内脏后洗净、切段，与黄芪同炖煮熟服食。主治下肢慢性溃疡久不收口。

【名医指导】

1. 消除病因，局部湿敷，控制感染。

2. 保持良好的精神状态，正确面对现实，积极配合医师治疗，有利于疾病恢复。

3. 注意避免辛辣食品等，多进食富有营养及容易消化的清淡食品。

4. 保持患部清洁，减少活动避免患处渗出，及时换药，无菌操作。

5. 静脉性溃疡要注意抬高患肢。

6. 注意个人卫生，勤换衣物，床单被罩。糖尿病足一定要控制感染。

体表溃疡

体表溃疡是外科临床上常见的皮肤病之一，由于治疗不及时可演化为长期难愈的慢性溃疡。本病中医属外科“疮疡”范畴。

【必备秘方】

1. 血余炭100克，枯矾20克，氯霉素粉3克。将前2味研细末，经密闭高压灭菌后加入氯霉素粉混匀，先以生理盐水清洗创面，再撒敷药粉，然后用无菌纱布覆盖包扎（对于创面较大者，可用暴露疗法而不包扎），隔日换药1次。主治慢性表浅软组织溃疡。

2. 白芷10克，桑枝、大黄、地榆各6克，花椒3克，猪脂膏250克（炼油，去渣）。同煎至焦，去渣，离火，徐徐加入轻粉0.5克（研细）、硼砂1克（研细）和蜂蜡2克搅匀，待冷，收膏，敷患处，每日1次。主治体表溃疡。

3. 白花蛇舌草30克，蒲公英、菊花、金银花、紫花地丁各10克，天葵子6克，蜂房、全蝎各3克。每日1剂，水煎15分钟，滤出药液，加水再煎20分钟，去渣，两次煎药液兑匀，分服。主治体表溃疡。

4. 血竭40克，生石膏、轻粉、赤石脂各30克，龙骨、乳香、樟脑各10克，铅丹、麝香各6克。共研细末，以蒲公英、甘草、当归、白芷各20克煎汤洗患处，后再撒涂药粉，每日1次。主治体表溃疡。

5. 轻粉、白降丹、红升丹、乳香、没药、硇砂各10克，冰片、麝香、蟾酥各5克。共研细末，撒于患处（如有窦道，可用药捻蘸药塞于其内），每日2次。主治体表溃疡、疖痈溃后。

【名医指导】

1. 积极控制原发病，如糖尿病患者的血糖控制。

2. 对于有损伤的环境，应做好皮肤的保护或远离刺激环境。如寒冷注意皮肤的保暖，预防冻疮的发生。

3. 皮肤的定期护理：对于长期卧床的患者，注意翻身拍背，局部皮肤的护理，防止褥疮的发生。

4. 早发现，早治疗，预防皮肤癌变。

褥　疮

褥疮是昏迷、半身不遂或下肢瘫痪的患者长期卧床不起，致使局部组织坏死而成。

好发于易受压迫及摩擦的部位如背脊、尾骶、两髋及足跟等。患处皮肤先起红斑，继而瘀斑、坏死、糜烂，形成溃疡，或有感染化脓，肉芽不新，久治难愈，有的自觉疼痛，有的不痛。本病中医称“席疮”，因久着席褥生疮而命名。

【必备秘方】

1. 黄芪15克，党参、当归、川芎、生地黄、白芍、柴胡、蒲公英、金银花、浙贝母、皂角刺各10克，穿山甲、甘草各5克。每日1剂，水煎服。主治褥疮。

2. 大枣10枚，当归15克，黄芪30克。每日1剂，水煎服。主治褥疮、贫血、头晕。

3. 生地黄、黄精、饴糖（麦芽糖）各100克，黑母鸡1只。将母鸡去毛及内脏，纳入生地黄、黄精、饴糖，加水煮熟服食（勿用盐），每周1～2次。主治褥疮。

4. 枸杞子15克，高良姜10克（捣烂），鸡蛋2枚（去壳），米醋1碗。将高良姜与鸡蛋搅匀，加枸杞子，米醋同煮熟服食。主治褥疮。

5. 蜂蜜、金银花各30克。将金银花水煎，去渣，分次加入蜂蜜溶化后凉服。主治褥疮。

【名医指导】

1. 避免局部组织长期受压，经常更换体位，使骨骼突出部位交替地减轻压迫。

2. 妥善安置患者体位，使用喷气式气垫床可防止摩擦力，减轻对局部表面的压迫，防止血循环障碍，保持皮肤干燥。

3. 促进血液循环，经常进行温水擦浴，局部按摩，可定时用50%乙醇或红花油按摩全背或受压处。

4. 利用茶叶的蓬松、透气散热好，可降低皮温，以防褥疮的发生。

5. 对长期卧床、恶病质、病重者，应注意加强营养，根据病情给予高蛋白、高维生素膳食。

6. 进行心理支持，正确疏导、正性激励，保持积极心态。

冻　疮

冻伤是人体遭受低温侵袭所引起的全身性或局部性损伤。其中全身性冻伤称冻僵；局部性冻伤常根据受冻环境称战壕足、水浸足等，而指、趾、耳、鼻等暴露部位受低温影响，出现紫斑、水肿、炎症，则称冻疮。

【必备秘方】

1. 生薏苡仁、陈皮、猪苓各9克，半夏4克。水煎，代茶频服。冷甚者，加桂枝、细辛、炮附子；年老体弱见脾胃不足、气血亏乏者，酌加黄芪、党参。主治冻疮。

2. 当归15克，桂枝、赤芍、甘草、生姜各9克，大枣5枚。每日1剂，水煎，分2次服。主治冻疮。

3. 熟地黄30克，鹿角胶9克，白芥子6克，麻黄、炮姜、肉桂、甘草各3克。每日1剂，水煎，去渣，温服。主治冻疮。

4. 羊肉、葱各250克。分别切碎，加水1000毫升，煎至600毫升，分2～3次温热服食。主治冻疮。

【名医指导】

1. 加强锻炼，促进血液循环，提高机体对寒冷的适应能力。

2. 注意防冻、保暖防止潮湿，对耳鼻等暴露部位予以适当保护，不穿过紧鞋袜。

3. 受冻后不宜立即用热水浸泡或取火烘烤。

4. 伴有其他相关性疾病时应积极治疗。

5. 对反复发作冻疮者，可在入冬前用亚红斑量的紫外线或红外线照射局部皮肤，促进局部血液循环。

烧伤与烫伤

烧伤按程度可分为3度。一度烧伤为血管扩张、皮肤发红、干燥，很少水肿，无水疱；疼痛，有烧灼感；2～3日症状消退，3～5日有表皮脱落。浅二度烧伤为局部及周围肿胀，起水疱，疱皮脱落后充血的创面渗出严重；由于神经末梢裸露，感觉过敏，疼痛剧烈。深二度烧伤为水疱较少见且小，坏死的真皮敷于创面，表现颜色淡红或白中透红，有点状充血及淤滞的小血管网，渗出较少，感觉迟钝。三度烧伤为全皮成焦痂，坏死组织下血管扩张并有血栓形成；有时透过焦痂

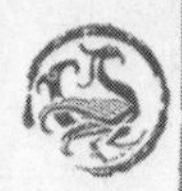

可看到深部组织栓塞的血管网，创面干燥无渗液，但烧伤区及其周围水肿一般比较重，患者无疼痛感。烧伤后的患者往往精神紧张、烦躁、口干舌燥、腹胀、恶心、呕吐。头面部烧伤者可出现声音嘶哑、咳嗽或呼吸困难，严重者甚至休克。

【必备秘方】

1. 黄芪、金银花各30克，党参、生地黄、石斛（先煎）、麦冬、酸枣仁各15克，当归、赤芍、牡丹皮、山茱萸、五味子、远志、淡竹叶、泽泻各9克，红花6克。每日1剂，水煎至100毫升，分3次服（首次剂量加倍）。主治烧伤、烫伤早期。

2. 生地黄、丹参各20克，牡丹皮、金银花各15克，连翘12克，赤芍、白芍、茯苓各9克，知母6克。每日1剂，水煎15分钟，滤出药液，加水再煎20分钟，去渣，两次煎液兑匀，分服。主治大面积烧伤。

3. 荆芥穗（炒）12克，牛蒡子（炒）、生地黄、牡丹皮、地骨皮各9克，连翘、防风、金银花各6克，赤芍、栀子（炒）、当归、黄连（酒炒）各4.5克。每日1剂，水煎15分钟，滤过取液，加水再煎20分钟，去渣，两次滤液兑匀，早、晚分服。主治烧伤、烫伤。

4. 炒大黄6克，连翘、赤芍、羌活、防风、当归、栀子、甘草各3克。用水400毫升水煎取汁，空腹服。主治烧伤、烫伤。

5. 梨汁、荸荠汁、鲜芦根汁、麦冬汁、藕汁（或用蔗浆）各适量和匀凉服（或温服）。主治烧伤、烫伤。

【名医指导】

1. 小面积轻度烧烫伤，用冷水及时冲洗局部，以降温减轻痛感与肿胀。若烧伤局部很脏，可用肥皂水冲洗，不可用力；蘸干水后，涂上烫伤膏、红花油等药品。

2. 不要脱掉衣物以免擦破皮肤，增加创面感染。

3. 正确处理水疱：一般水疱不要弄破，以免留下瘢痕；水疱较大或处在关节处较易破损处的水疱，则需用消毒针扎破；如果水疱已破损，则需用消毒棉签擦干水疱周围流出的液体并严格消毒、涂药膏后包扎。

4. 保护好伤口。烫伤处应避免在阳光下直射，包扎后的伤口不要触水，烫伤的部位也不要过多活动，以免伤口与纱布摩擦，增加伤口的愈合时间。

5. 不要使用冰块冷敷创口处，烫伤后不可立刻涂抹牙膏。

狂犬病

狂犬病是由狂犬病病毒引起的以中枢神经系统病变为主要表现的急性传染病，属于自然疫源性疾病。不少哺乳动物可感染本病，常见于狗、狼、猫。人类通过病兽咬伤、抓伤或伤口接触含有病毒的动物唾液而感染，发病前3～5日和病程中唾液具有传染性。人类感染后是否发病与病毒毒力、损伤部位、伤后处理、人体抵抗力、及时注射疫苗均有关系。咬伤部位愈接近头部、面部，损伤愈多、愈深，则发病率愈高。

【必备秘方】

1. 当归18克，川芎、荆芥、防风、大黄、通草、赤芍、牡丹皮、桂枝、红花各9克，甘草6克，黑丑（炒研）、白丑（炒研）各4.5克，斑蝥1个（去足翅，用红米拌炒，去米）。加水4碗煎至半碗，先服120克黄酒（为引），再服药（服后发汗）。每日1剂，早、晚分服。轻者1剂，重者可连服2剂。服后有轻微腹痛及泄泻，小便赤红，稠似米汁样。忌食狗肉、牛肉、酒及一切辛辣发物。主治狂犬咬伤。

2. 花椒18对（对生的），斑蝥1个（去头足），枯矾9克，黄酒120克。将斑蝥用红米拌炒至微黄，去米，与花椒、枯矾共研细末，用黄酒炖热冲服，服后2小时会感觉腹部酸坠，3～8小时，伤轻者小便赤红，重者小便见血丝。即为毒气排出，不必再服。主治狂犬咬伤，亦治狂犬病。

3. 大黄、麻黄各9克，蝉蜕7个，蜣螂、牛角各1个。将前4味装入牛角内用陈棉絮塞口，再用盐水和泥封固，放入木柴火上烧至牛角之油流出很多时，估计角内之药被油炸焦（存性）时撤火，冷后研细粉，以黄酒120～360克炖热送服（盖被发汗）。主治狂犬咬伤（后 7 日内）。

4. 大腹皮、地肤子、铺地锦、地骨皮各 15 克，黑豆 10 克。每日 1 剂，水煎服，以黄酒 60 克为引（能饮酒者可多喝点）。服第 1 剂后发汗，以后无须发汗，连服 3～5 剂。幼童药量酌减。60 日内避风、忌房事和高声音响，忌食刺激性食物，忌过度劳累及惊恐。主治狂犬咬伤。

5. 大黄、桃仁（去皮、尖）、土鳖虫各 7 个（共研细末），蜂蜜 9 克。加黄酒 1 碗煎数沸，去渣再煎后，同顿服。不能饮酒者黄酒亦可酌减，水酒各半煎亦可。每日 1 剂，儿童酌减。忌房事，孕妇忌服；服后大小便恶浊秽物，服至不见时为止。主治狂犬病（咬伤后1～2 日内连服数剂以防发作）。

【名医指导】

1. 伤口处理：应尽快用 20%肥皂水或 0.1%苯扎溴铵（季胺类消毒液）反复冲洗至少半小时（季胺类与肥皂水不可合用）力求去除狗涎，挤出污血。冲洗后用 70%乙醇擦洗及浓碘酊反复涂拭。

2. 伤口一般不予缝合或包扎，以便排血引流。

3. 如有抗狂犬病免疫球蛋白或免疫血清，则应在伤口底部和周围行局部浸润注射。

4. 注意预防破伤风及细菌感染。

5. 暴露后预防：凡被犬咬伤者或被其他可疑动物咬伤、抓伤者，或医务人员的皮肤破损处被狂犬病患者唾液玷污时均需作暴露后预防接种。

6. 暴露前预防：用于高危人群，即兽医、山洞探险者、从事狂犬病毒研究的实验人员和动物管理人员。目前主要使用安全有效的细胞培养疫苗。

毒蛇咬伤

毒蛇咬伤是被有毒之蛇咬伤后毒液浸入伤口在人体内迅速播散，严重者容易引起循环、呼吸、神经、泌尿等系统障碍，短期内可危及生命；须及时采取缚扎、排毒、解毒等措施进行抢救。

【必备秘方】

1. 五灵脂、威灵仙、茯苓各 15 克，吴茱萸、白芷、细辛、连翘、半夏、秦艽、甘草各 10 克，雄黄 0.1 克（研，冲服）。水煎 15 分钟，滤出药液，加水再煎 20 分钟，去渣，两次煎液兑匀，分服。每日 1 剂，重者每日 2 剂。局部肿胀者，加蝉蜕、车前子、泽泻各 10 克；伤口紫黑者，加当归、赤芍、熟地黄、红花、牡丹皮、金银花、紫花地丁各 10 克；疼痛较著者，加两面针 15 克；痰多者，加天南星、白前各 10 克，抽搐者，加全蝎 5 克，蜈蚣 2 条；下肢被咬者，加牛膝、独活各 10 克；上肢被咬者，加桂枝、桑枝各 10 克；善后者，减雄黄、细辛、吴茱萸用量。同时外敷：五灵脂 30 克，雄黄 10 克。为末，冷水调涂伤口周围（勿涂伤口）。针刺局部放血，再刺八风、八邪等穴。主治毒蛇咬伤。

2. 防风、救必应、青蒿、半边旗、入地金、七星草各 60 克，大黄 30 克，雄黄、重楼、五灵脂各 22.5 克，徐长卿、生半夏、生天南星、生川乌、生草乌、麻黄、山慈菇、半边莲各 15 克，细辛 7.5 克，米酒 2500 毫升。同密封浸泡 7 日以上。冲冷开水服，每次 50 毫升，每日 3 次（小儿用量酌减）；同时用药酒涂擦伤口周围。主治毒蛇咬伤。

3. 半边莲、生地黄各 30 克，白茅根、墨旱莲各 15 克，牡丹皮、桃仁、栀子、白芍、大黄、黄芩、黄柏、薏苡仁、山豆根各 10 克，黄连、蒲黄各 6 克。每日 1 剂，水煎服。主治火毒型毒蛇咬伤。

4. 蓍草 30～60 克（鲜者 60～120 克）。每日 1 剂，水煎，重者每日 2 剂。鲜者捣汁冲服，每日 1 剂，分 2 次服。另可用鲜蓍草嚼烂，敷伤口周围，每日换药 1～2 次；药汁搽伤肢肿胀处，每日 3～4 次。可配合局部切开，扩创，拔毒等治疗。主治蝮蛇咬伤。

5. 半边莲 30 克，菊花、大黄、淡竹叶、生姜、白芷、桃仁、浙贝母、吴茱萸、车前子各 10 克，豆蔻、甘草各 5 克，细辛 3 克。每日 1 剂，水煎服。主治风毒型毒蛇咬伤。

【名医指导】

1. 搞好环境卫生，清除周围杂草，堵塞洞穴。

2. 在野外时，可用棍杖打草驱蛇。夜间

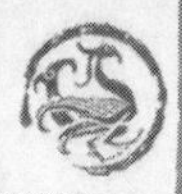

行走有照明工具，防止误踩毒蛇而被咬伤。

3. 被毒蛇咬伤时，避免惊恐慌跑，应该立即现场急救。

4. 急救时包括局部扩创清洗、阻止蛇毒吸收和排除毒液。

5. 应用抗毒素、中草药解毒。

无名肿毒

【必备秘方】

1. 穿山甲120克，牛皮胶30克，当归15克，红花、皂荚、紫草、苏木、黄芩、连翘、防风、羌活、蝉蜕、僵蚕各10克，大黄、荆芥、桔梗、制乳香、制没药各6克，全蝎3克，雄黄2克，蜈蚣4条。共研为末，米醋和丸（如绿豆大），朱砂为衣，每次服3～4克，每日2～3次。主治无名肿毒。

2. 生石膏、金银花、蒲公英、紫花地丁、大青叶各30克，生地黄15克，黄柏、赤芍、牛膝各9克，黄连5克，三七3克（研，分次冲服）。每日1剂，水煎15分钟，滤出药液，加水再煎20分钟，去渣，两次煎液兑匀，分服。主治无名肿毒。

3. 雄羊角200克（煅），血余炭、皂角刺炭各100克，穿山甲50克。共研为末，每次服9克，每日2～3次。主治无名肿毒。

4. 鸡蛋1枚（去壳），芒硝3克。调匀，炖熟服食，饮高粱酒，每日1剂。主治无名肿毒。

5. 蜈蚣1条（为末）。装鸡蛋内煨熟，顿服，每日3次。主治无名肿毒。

【名医指导】

1. 无名肿毒是骤然于体表局部发生红肿的一种证候，因无适当名称，故名。症状或痛或痒，严重者焮赤肿硬，患部附近的淋巴结肿大。可因内有郁热，或感受外邪风毒而发。

2. 无名肿毒因风邪内作而引起者则无头无根；因气血相搏者，则有头有根；风寒而成者，则肿坚色白；因热毒而成者，则肿焮而色赤。并以此作为辨证之依据。其治：有表证者散之，有里证者下之，外治参之以敷贴之剂。

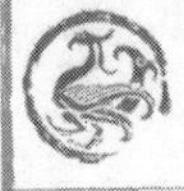

第十一章　肛肠科疾病

痔　疮

痔是指直肠下端、肛管和肛门边缘的静脉丛曲张形成的质软静脉团块，肛管黏膜下层内的血管增生向下滑脱形成痔。其曲张的静脉壁薄，常伴有感染血栓形成，是一种常见的肛肠外科病，发病年龄为20～40岁成年人多见。

【必备秘方】

1. 槐花、槐角、浙贝母、金银花、黄连、胡黄连、穿山甲各9克，黑雄牛胆1个。每日1剂，将前7味水煎15分钟，过滤取液，加水再煎20分钟，滤过去渣，两次滤液兑匀，早、晚分服，每次兑入牛胆汁15克，可连续服用至愈。主治痔疮。

2. 当归、川芎、黄芩、黄柏、黄连、熟大黄、赤芍、牛膝各500克，石莲子、冬青子各150克，象牙骨各100克，蛇蜕、全蝎各15克，陈墨10克。同研为细末，炼蜜为丸，每日早晨吞服10克，连服7日后改为每日7.5克，14日后改为每日7克，21日后改为每日4.5克。主治痔疮下血。

3. 槐花60克，穿山甲（土炒）、僵蚕（炒）、石决明（煅）、胡黄连、熟大黄、金银花、蒲公英各30克。共研为细末，炼蜜为丸（每丸3克重），空腹以温开水送服，每次3丸，每日早、晚各服1次。忌葱、蒜、辣椒、鱼腥等发物。主治痔疮。

4. 皂角刺20克，黄连15克，猪大肠12厘米。将黄连装入猪大肠（两头用麻绳扎紧），将皂角刺钉于肠外（以钉满为度），用黄泥糊围，以红火炭烧干至已变白色则取出，待冷后将肠内黄连取出后研细末，装瓶备用。每次服5克，每晨空腹服1次，3日服完。主治痔疮。

5. 银耳、黑木耳各15克，大枣20枚。每日1剂，将银耳、黑木耳用温水泡发、洗净，与大枣同煮汤服食，连服5～7日。主治痔疮。

【名医指导】

1. 加强锻炼：经常参加多种体育活动如广播体操、太极拳、气功、踢毽子等，有益于血液循环，改善盆腔充血，防止大便秘结，预防痔疮。

2. 预防便秘：

（1）合理调配饮食：可多选用蔬菜、水果、豆类等含维生素和纤维素较多的饮食，少食辛辣刺激性的食物，如辣椒、姜及酒等。

（2）养成定时排便的习惯：养成每天早晨定时排便的习惯，这对于预防痔疮的发生，极其重要。排便时蹲厕时间过长，或看报纸，或过分用力，这些都是不良的排便习惯，应予纠正。

3. 注意妊娠期保健：妊娠期应定时去医院复查，遇到胎位不正时，应及时纠正，以免腹压增高诱发痔疮。另外妊娠期应适当增加活动。避免久站、久坐，注意保持大便通畅，每次大便后用温水熏洗肛门局部。

4. 保持肛门周围清洁：每日温水熏洗，勤换内裤，可起到预防痔疮的作用。

5. 提肛运动：提肛运动是一种有效简便的方法：全身放松，臀部及大腿夹紧，配合吸气，用意念将肛门向上收提，稍闭一下气后呼气，如此反复30次，早、晚各1次。

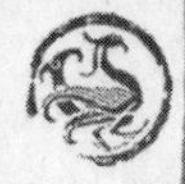

直肠肛管周围脓肿

直肠肛管周围脓肿系直肠肛管周围组织的化脓性感染，多由直肠肛管壁内感染直接蔓延或经淋巴传播所致。临床分肛门旁皮下脓肿、坐骨直肠窝脓肿、直肠黏膜下脓肿、骨盆直肠间隙脓肿、直肠后间隙脓肿等，一般均有疼痛、坠胀感、排尿障碍，对邻近器官有刺激症状和全身炎症反应等。如治疗不当可导致肛管直肠瘘。治疗宜适当应用消炎药物；局部涂消炎膏或湿敷；形成脓肿后切开排脓。

【必备秘方】

1. 鳖甲15克，生地黄12克，青蒿、知母、牡丹皮各9克。加水300毫升，将上药煎至200毫升，分2次温服。主治阴虚型肛周脓肿。

2. 玄明粉、大黄各9克，当归尾、皂角刺、桃仁（泥）、炮穿山甲片、甘草、黄连、枳壳、槟榔、乌药、白芷、天花粉、赤芍、生地黄各6克，红花3克。加水500毫升浸1宿，次日清晨煎沸，空腹服。候大便3次，以薄粥补之。主治直肠肛管周围脓肿初起。

3. 大黄、栀子、生牡蛎、瓜蒌、金银花、皂角刺（火烧）、甘草各15克。共为细末，每次15克，以生姜1大块，酒、水各100毫升煎至1半，去渣，空腹服。主治肛门脓肿。

4. 连翘、防风、栀子（炒）、黄连、黄芩各9克，黄柏、大黄、赤芍各6克，枳壳、甘草各3克。每日1剂，水煎服。主治直肠肛管周围脓肿。

5. 金银花、连翘、甘草、当归各60克。加水750毫升煎至250毫升，去渣，浓缩成膏，空腹以好酒化服，每次9克。主治直肠肛管周围脓肿。

【名医指导】

1. 饮食宜多样化，养成良好的饮食习惯，不偏食，不挑食，不要长期食用高脂肪、高蛋白饮食，经常吃些含有维生素和纤维素的新鲜蔬菜。

2. 积极防治便秘与腹泻，便秘时积存在直肠内的粪块易堵塞肛隐窝致急性肛隐窝炎，最终将形成肛周脓肿。此外，大便干燥硬结，在排便时易擦伤肛隐窝引起肛周感染。腹泻日久，也可刺激肛隐窝发炎，稀便也易进入肛隐窝，诱发肛周感染。因此防治便秘和腹泻对预防肛周脓肿和肛瘘形成有重要意义。

3. 及时治疗肛隐窝炎和肛乳头炎，以防止肛周脓肿及肛瘘的形成。

4. 及时治疗可引起肛周脓肿的全身性疾病，如克罗恩病、溃疡性结肠炎及肠结核等。

5. 坚持每次排便后坐浴，洗净肛门，保持肛门部清洁，对预防肛周感染有重要意义。

6. 如感肛门不适或灼热感，应立即行肛门坐浴并及时就医诊治。

肛　瘘

肛瘘是指肛管（或直肠下部）与皮肤相通的感染性管道，内口多在齿线附近，外口位于肛门周围的皮肤上，经久不愈。可发生于任何年龄，多见于30～40岁。根据瘘管外口位置分外瘘和内瘘。外瘘为瘘管外口在肛门周围皮肤上；内瘘为两个开口均在肛管直肠内（临床很少见）。本病多数起源于肛管直肠周围脓肿，脓肿破溃（或切开排脓）后伤口不愈合形成感染性通道。少数盆腔化脓性炎症其脓液由肛门部穿破，也可由肛门部外伤、先天性发育畸形而致。肛瘘外口常有分泌物、粪液和气体排出，周围皮肤发痒。检查可见肛周有1个或数个外口，按压时有分泌物流出。若不及时治疗可导致局部炎症。

【必备秘方】

1. 忍冬藤、蒲公英、地榆、火麻仁、紫花地丁、槐花、仙鹤草、青木香、黄芩、千里光、白芍各2500克，甘草1000克。水煎3次，合并滤液，浓缩后加乙醇3000毫升（使含醇达60%以上）。放置1夜，滤去沉淀，回收乙醇至无醇味，加蒸馏水稀释至6000毫升，煮沸，加适量防腐剂分装备用。每次服20～30毫升，每日服3次。主治肛瘘术后出血、预防痔疮术后出血。

2. 鸡冠花150克，白矾（烧，令汁尽），绿矾（烧过），瓜蒌（烧存性），刺猬皮（烧

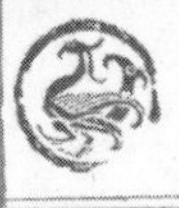

存性），诃子（煨，去核），枳壳（去瓤，麸炒），炮白附子，天南星（姜汁浸1宿，焙），半夏（姜汁浸1宿，焙），炮附子各60克，核桃15个（烧灰）。共研为末，以醋煮糊为丸（如梧桐子大）。临睡前空腹温酒送服，每次20丸。主治肛瘘。

3. 象牙末、猪胰油（打烂）、猪悬蹄（蜜炙）各15克，僵蚕、蝉蜕、木香各6克，地龙（用石头压去血，阴阳瓦焙干）3克，蜂房1个（每孔入盐填满，煅存性）。共为细末，用蜂蜡250克（溶化）捣匀为丸（如枣核大）。空腹好酒送服，每次1丸，连服3日（疮口自消）；隔1日再服1丸，连服7日。主治肛瘘。

4. 刺猬皮150克（煅存性），血竭60克，象牙（醋炒）15克，僵蚕、蝉蜕、木香、硝石、乳香、没药各9克，蜂房（带子者）1只（煅存性）。共研为末，用蜂醋240克（熬黑），待温入药末制成丸（如梧桐子大）。酒送服，每次9克，每日3次，连服7日后每日服1次，半个月后用生肌散。主治痔疮并发肛瘘。

5. 白木耳50克，桃仁15克，蜂蜜50毫升。将木耳用开水泡发、洗净与桃仁同捣烂，加入蜂蜜蒸热吃。主治肛瘘。

【名医指导】

1. 养成正常的膳食习惯。因肛瘘的发生与湿热有关，对于油腻饮食，可以内生湿热，所以不宜多吃。应多吃清淡含丰富维生素的食物，如绿豆、萝卜、冬瓜等新鲜蔬菜、水果。对经久不愈的肛瘘多为虚证，饮食上多吃含蛋白质类食品，如瘦肉、牛肉、蘑菇等。

2. 及时治疗肛窦炎、肛乳头炎，以免发生直肠肛管周围脓肿及肛瘘。

3. 肛门灼热不适、肛门下坠者，要及时查清原因，及时治疗。

4. 防治便秘和腹泻，对预防肛周脓肿和肛瘘有重要意义。因为大便干结容易擦伤肛窦，再加上细菌侵入而感染。腹泻者多伴有直肠炎和肛窦炎的存在，可使炎症进一步发展。

5. 养成良好的排便习惯：每日排便后坐浴保持肛门清洁，对预防感染有积极作用。

6. 为预防和减少新生儿和婴儿发生感染性肛瘘，必须注意肛门卫生。家长习惯在换尿布时顺手用尿布擦一下肛门和外阴，并且误认为尿布很干净，也很柔软，其实对新生儿和小婴儿来讲，尿布还是有些粗糙和不卫生的。

肛 裂

肛裂是指肛管皮肤裂开并在齿线与肛缘间形成一狭长的慢性溃疡，通常由于便秘所致，与内括约肌痉挛有关。肛裂分为急性和慢性两类，急性肛裂是浅表的，相当于肛膜处裂开，周围无纤维化，基底由黏膜层的“砖红色”纵形纤维组成，可自发地或经保守治疗消退；慢性肛裂是真正的肛膜溃疡、乳头状增生和哨兵痔组成的三联征，多发生在肛门后中线处。严重者裂口可达肛门括约肌，在排便时常感肛门后部有割裂样疼痛并伴有少量鲜血，检查可见肛门处有裂口。

【必备秘方】

1. 刺猬皮30克（炙），槐花（炒）、艾叶（炒黄）、枳壳、地榆、白芍、川芎、当归、枯矾、黄芪（盐水炒）、大皂角、贯众各15克，血余炭9克，悬蹄甲（炙焦）10枚。共研为末，炼蜜为丸，空腹以米汤送服，每次10克。主治肛裂。

2. 玄参、当归、炒槐米各15克，麦冬、桔梗、炒荆芥、炒地榆、生甘草各10克，大黄6克。共研细末，灭菌后分装备用。开水冲服，每次半包，每日2次，10日为1个疗程。主治肛裂、内痔出血。

3. 栀子60克，黄芩、黄连、黄柏各30克。共为细末，水泛为丸（如小豆大），凉开水送服，每次30丸。主治燥火便结型肛裂。

4. 柴胡、当归各12克，黄芩9克，大黄、升麻、甘草各6克。每日1剂，水煎15分钟，过滤取液，加水再煎20分钟，滤过去渣，两次滤液兑匀，分2～3次服。主治肛裂。

5. 老鸭半只，南沙参50克，玉竹30克。将老鸭去毛、内脏，洗净后切块，与玉竹、南沙参同加水以文火焖熟服食。主治

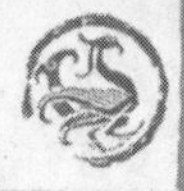

肛裂。

【名医指导】

1. 平时应注意个人的饮食、多进食蔬菜、水果等水分多并含大量粗纤维食品，忌辛辣饮食，忌饮酒及熬夜。

2. 保持大便通畅、防止便秘，避免干硬粪便通过肛门撕裂肛管皮肤，这是预防肛裂发生的重要措施，也是防止肛裂复发的关键。若干硬便已形成，应用开塞露注入肛门或温盐水灌肠润滑排便，避免用力排便。

3. 凡有肛周湿疹、皮炎、瘙痒等病要积极治疗，防止肛周皮肤硬化，弹性减弱而撕裂肛管皮肤。

4. 对有肛管皮肤损伤者，应积极治疗，防止因感染而形成溃疡。

5. 对患有肛隐窝炎和肛乳头炎者，要尽早治愈，防止诱发肛裂。

直肠脱垂

直肠脱垂又称脱肛，指直肠壁或直肠黏膜脱出肛门外，多见于小儿和老人。多次分娩、长期咳嗽、排尿困难、便秘或慢性腹泻等为脱肛主要原因，可分为轻症与重症。轻症排便时直肠从肛门脱出，便后能自行还纳；重症咳嗽、走路、久立（或稍用力时）直肠即可脱出而不能自行还纳。患者常有肛门处坠胀，排便未净等感觉，脱出的直肠如不及时还纳可因刺激而导致慢性炎症，黏膜出现红肿、糜烂和溃疡，严重时可形成绞窄性坏死。

【必备秘方】

1. 芝麻 50 克，升麻 10 克，猪大肠头 150～250 克，精盐适量。每日 1 剂，将猪大肠头洗净，纳入芝麻、升麻（两头用线扎紧），加水及精盐烧沸后改用文火炖熟，去升麻，分 2 次服。主治气虚脱肛。

2. 苍术、柴胡、羌活、防风、升麻、六神曲、泽泻、猪苓各 10 克，炙甘草、陈皮、麦芽各 6 克。每日 1 剂，水煎，空腹服。胃寒肠鸣者，加益智、半夏各 6 克，生姜 3 片，大枣 3 枚。主治脾虚湿盛型脱肛。

3. 罂粟壳、当归、陈皮、秦艽、黄芪、生地黄、熟地黄、黄柏各 9 克，地骨皮、黄芩、人参、苍术、厚朴、升麻各 6 克，甘草 3 克，荷叶蒂 7 个。每日 1 剂，水煎，饭前服。或为细末，空腹温酒调服 6 克。主治脱肛。

4. 郁李仁、皂角末（后下）各 12 克，枳实、秦艽、火麻仁、当归尾、生地黄、苍术各 9 克，煨大黄、泽泻各 6 克。加水 300 毫升，煎至 100 毫升，去渣，入皂角末，空腹服。主治脱肛、痔疮便血。

5. 猪大肠 150～250 克，芝麻 50 克，升麻 10 克，精盐适量。每日 1 剂，将猪大肠头洗净，纳入芝麻、升麻（两头用线扎紧），加水及精盐，以大火烧沸，改用文火炖熟，去升麻，分 2 次服。主治气虚脱肛。

【名医指导】

1. 平时要注意增加营养，生活规律化。切勿长时间蹲坐便盆，养成定时排便的习惯，防止大便干燥，便后和睡前可以用热水坐浴。

2. 妇女分娩和产后要充分休息，以保护肛门括约肌的正常功能。如有子宫下垂和内脏下垂者应及时治疗。

3. 有习惯性便秘或排便困难的患者，除了要多食含纤维素的食物外，排便时不要用力过猛。

4. 经常做提肛运动，促进提肛肌群运动，有增强肛门括约肌功能的效果，对预防本病有一定作用。

5. 积极除去各种诱发因素，如咳嗽、久坐久站、腹泻、长期咳嗽、肠炎等，婴幼儿尤其要注意。

肛门瘙痒

肛门瘙痒多因血虚、风燥所致，是以肛门皮肤顽固性痛痒为主要表现的肛肠类疾病。其临床表现为肛周皮肤瘙痒，逐渐加重，日久可蔓延至阴囊或阴唇（夜间为甚，如虫行蚁走或蚊咬火烤，坐立不安，难以入眠），抓破皮肤可出现糜烂、刺痛，日久可出现头晕眼花、精神不振、食不知味等症。

【必备秘方】

1. 当归、生地黄、防风、蝉蜕、知母、苦参、火麻仁、荆芥、苍术、牛蒡子、生石膏各10克，甘草、木通各6克。每日1剂，水煎，空腹服。主治风湿挟热型肛门瘙痒。

2. 威灵仙、石菖蒲、何首乌、苦参、牛膝、苍术、火麻仁、天花粉各12克，甘草、川芎、当归各6克。共为末，酒泛为丸（如绿豆大）。白汤送服，每次6克。主治血虚风盛型肛门瘙痒。

3. 生地黄12克，当归、赤芍各10克，荆芥、薄荷、蝉蜕、柴胡、川芎、黄芩各6克，甘草3克。每日1剂，水煎，分2次服。主治血虚生风型肛门瘙痒症。

4. 当归、川芎、白芍、生地黄、防风、白蒺藜、荆芥各12克，何首乌、黄芪、甘草各9克。每日1剂，水煎服。主治血虚生风型肛门瘙痒。

【名医指导】

1. 及时治疗引起肛周瘙痒症的局部和全身性疾病，如内痔、肛裂、肛瘘、腹泻、糖尿病、寄生虫病等。

2. 保持肛门清洁干爽，尽可能每晚清洗1次，清洗肛周宜用温水。

3. 内裤不要过紧、过硬，宜柔软松宽，以棉织品为好，应避免将化纤服装贴身穿，并要勤洗勤换。

4. 注意劳逸结合，保持心情愉快，防止过度紧张和焦虑不安，不搔抓肛门，勿用过硬的物品擦肛门。

5. 饮食以清淡、富含维生素的新鲜蔬菜和豆制品为佳，不吃或少吃刺激性食物，如辣椒、浓茶、咖啡、高度酒等。

6. 肛周瘙痒不止但皮肤无破损者，可将纱布或脱脂棉浸入硼酸液体中，水温适宜，取出拧至不滴水，敷于肛周，可止住瘙痒。

肛门湿疹

【必备秘方】

1. 生石膏400克，赤石脂300克，龙骨200克，人中白30克，轻粉、海螵蛸各25克，血竭5克。共研细末，每取250克加青黛粉25克、冰片2.5克，撒于患处。主治肛门湿疹。

2. 苦参、芒硝各60克，白矾50克，蛇床子30克，花椒、艾叶、荆芥各15克。每日1剂，煎水熏洗患处，每次15～20分钟，每日2次。主治肛门湿疹。

3. 金银花20克，牛蒡子、牡丹皮、生地黄、黄芩各15克，荆芥穗、防风、僵蚕、浮萍、生甘草各10克，薄荷、蝉蜕各6克。煎水熏洗患处。主治肛门湿疹。

4. 蛤粉、煅石膏各30克，轻粉、生黄柏（研）各15克。共为细末，凉开水调搽患处（冬季以香油调搽）。主治肛门湿疹。

5. 茯苓30克，当归、生地黄、白芍、苍术、白鲜皮、乌梢蛇各15克，何首乌、蝉蜕各10克。每日1剂，水煎，分2次服。主治肛门湿疹。

【名医指导】

1. 以素食为主，易于消化，不碍肠胃，大便应日日通畅，忌食辛辣刺激、腥发动风的海产品和牛奶、鸡蛋等食物。常用一些健脾除湿的药膳，如冬瓜莲子汤、绿豆赤小豆汤等，对湿疹有较好的预防作用。水塘产品如莲子、藕、荷叶、菱角等对皮肤亦有好处。

2. 要及时医治可能引起肛门瘙痒症的全身性和局部性原发疾病，如痔疮、肛瘘、肛裂、湿疹、接触性皮炎等。

3. 避免食用和接触对自已易产生过敏的饮食物、化学药品、花粉、生漆、辛辣等刺激性食物，以及某些药品。

4. 所穿内裤不可过紧、过硬磨擦皮肤，不要用带化工染料以及带有油墨字迹的纸张、植物叶等揩擦肛门。便纸要柔软，便后或临睡前，宜用温开水或1∶5000高锰酸钾溶液坐浴清洁，保持肛门清爽干净。

5. 避免焦虑情绪和过度紧张，不要用手使力狠抓肛门周围皮肤，以免搔破引起感染。

6. 积极寻找致病因素加以治疗，如痔、瘘、肛裂、直肠炎、肠道寄生虫等病。

7. 愈后避免外界刺激，如热水烫洗、肥皂、高锰酸钾和强烈的刺激性药物外用，尽量不用暴力搔抓等。

8. 积极参加体育活动，增强体质，提高机体抗病能力。

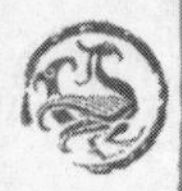

第十二章 皮肤科疾病

痤 疮

痤疮是一种由毛囊皮脂腺引起的慢性炎症性皮肤病，常伴有皮脂溢出。主要发生于青年男女，一般到成年、中年后逐渐减少自愈，但化脓性痤疮或瘢痕性痤疮往往反复难愈。本病中医相类似于“肺风”、“粉刺”。

【必备秘方】

1. 金银花 30 克，连翘、野菊花 15 克，黄芩、川芎、当归各 12 克，桔梗、牛膝各 9 克。每日 1 剂，水煎服。便秘者，加大黄 30 克；头晕目痛者，加龙胆 12 克；胸胁痛者，加柴胡 9 克；尿黄者，加白茅根 30 克；气虚者，加党参 30 克。主治痤疮。

2. 生枇杷叶（去毛）、桑叶、麦冬、天冬、黄芩、杭菊花、生地黄、白茅根、白鲜皮、地肤子、牛蒡子、白芷、桔梗、茵陈、牡丹皮、苍耳子各 9 克。每日 1 剂，水煎，分 3 次服，连服 5 日为 1 个疗程。土治痤疮。

3. 菊花 20 克，夏枯草 15 克，连翘 12 克，大黄、黄连、黄芩、黄柏、知母、皂角刺、牡丹皮各 10 克。每日 1～2 剂，水煎 15 分钟，滤出药液，加水再煎 20 分钟，去渣，两次煎液兑匀，分服。主治痤疮。

4. 生何首乌、苦参、土茯苓各 20 克，牛膝 15 克，荆芥、防风、黄芩、白芷、桔梗、浮萍、牡丹皮、皂角刺各 10 克。每日 1 剂，水煎，分 2 次服。主治痤疮。

5. 昆布（海带）、绿豆各 15 克，甜杏仁 9 克，玫瑰花 6 克，红糖适量。将玫瑰花用布包，与洗净的海带、绿豆、甜杏仁同加水煮熟，去玫瑰花，加入红糖调服，每日 1 剂，连服 20～30 日为 1 个疗程。主治痤疮久治不愈。

【名医指导】

1. 皮脂腺分泌较旺盛的油性皮肤，避免按摩，以免刺激油脂分泌，更容易长痘痘。

2. 如果脸上已有青春痘，要避免使用粉底等化妆品。

3. 脸上已有青春痘时也要注意防晒，尽量不要晒太阳。

4. 没事不要用手去碰脸，因为手上容易携带细菌；更不要用手挤压痘痘，以免引起化脓发炎，脓疮破溃后形成瘢痕和色素沉着，影响美观。未经消毒的皮肤和手指器械、不专业的手法、不正确的判断痘痘的程度，很容易在挤压痘痘的时候伤及真皮层，留下的凹洞（永久性的）和色斑是终身消除不去的遗憾。

5. 保持心情愉快、睡眠充足，避免肝火上升，造成激素失调。另外，养成每日早起排便的习惯，多运动，作息正常，或是多喝优酪乳来改变肠道的易菌生态。

6. 皮肤较油者不只要勤洗脸，还要勤洗头。因为头皮的油性也容易造成发与脸部相接处冒出痘痘。最好不要留长发，或是将头发散在脸上，都容易刺激皮肤造成青春痘。

带状疱疹

带状疱疹是由病毒感染引起的急性疱疹性皮肤病，可发生在任何部位。每多缠腰而生，常沿一定的神经部位分布。初起为成簇的红斑水疱，几日之内增多成带状排列，痛如火燎。本病中医称“缠腰火丹”、“蛇串疮”、“串腰龙”、“蜘蛛疮”。

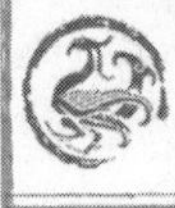

【必备秘方】

1. 白茅根、赤小豆、蒲公英各30克，防风、栀子各15克，黄芩、郁金、香附各12克，车前子10克，甘草6克。每日1剂，水煎15分钟，滤出药液，加水再煎15分钟，去渣，两次煎液兑匀，分服。发于面部者，加马齿苋30克；发于胸胁部者，加柴胡10克；发于腰、腹部者加黄柏10克。主治带状疱疹。

2. 紫花地丁30克，板蓝根、大青叶、紫草、茯苓皮各15克，车前子、甘草、延胡索（打碎）各10克。每日1剂，水煎15分钟，滤出药液，加水再煎20分钟，去渣，两次煎液兑匀，分服。主治带状疱疹。

3. 板蓝根、延胡索各25克，连翘、僵蚕各20克，柴胡、香附、川楝子、薄荷、陈皮、甘草各15克，黄芩10克。每日1剂，水煎，分3次服，连用6日为1个疗程。主治带状疱疹。

4. 金银花、蒲公英、紫花地丁、天葵、菊花各15克，黄连、黄芩、黄柏、栀子各10克。每日1剂，水煎服。同时外敷：雄黄、白矾各10克，冰片3克。共研极细末，凉茶水调涂，每日1～2次。主治带状疱疹。

5. 荸荠200克，金银花、鲜芦根各30克，鲜薄荷叶10克（后下），白糖适量。将前4味水煎，取汁加入白糖，代茶饮用，每日1剂。主治肺胃郁热型带状疱疹。

【名医指导】

1. 1～14岁儿童和某些成年人皆建议接种水痘减毒活疫苗。多数成年人（包括病史阳性者）对水痘皆已免疫，接触儿童的医护和教学人员、出国旅游者、军人和产后妇女，都应作免疫处理。

2. 增强体质，提高抗病能力。老年人应坚持适当的户外活动或参加体育运动，以增强体质，提高机体防御疾病的能力。

3. 预防感染：感染是诱发本病的原因之一。老年患者应预防各种疾病的感染，尤其是在春秋季节，寒暖交替，要适时增减衣服，避免受寒引起上呼吸眉感染。此外，口腔、鼻腔的炎症应积极给予治疗。

4. 防止外伤：外伤易降低机体的抗病能力，容易导致本病的发生。因此老年患者应注意避免发生外伤。

5. 避免接触毒性物质：尽量避免接触化学品及毒性药物，以防伤害皮肤，影响身体健康，降低机体抵抗力。

6. 加强营养：老年人应注意饮食的营养，多食豆制品，鱼、蛋、瘦肉等富含蛋白质的食物及新鲜的瓜果蔬菜，使体格健壮，预防发生与本病有直接或间接关系的各种疾病。

湿　疹

湿疹是一种常见的过敏性、炎症性皮肤病，一般分为急性湿疹、亚急性湿疹和慢性湿疹。临床特征为皮疹具有多形性，易于渗出，自觉瘙痒，常对称分布和反复发作，易演变成慢性。男女老幼均可罹患，可泛发全身，又可局限于某些部位。本病中医根据其发病部位和性质的特点大致分为两类：泛发性的有浸淫疮、血风疮、粟疮；局限性的有旋耳疮、燕窝疮、恋眉疮、呙疮、坐板疮、脚气疮、舐唇湿、乳头顽湿、四弯风、肾囊风（绣球风）。婴儿湿疹称敛疮（或奶癣）。

【必备秘方】

1. 大豆黄卷30～60克，滑石18克，连翘、郁金各12克，佩兰、焦栀子各10克，广藿香、青蒿各9克，通草、石菖蒲各6克。每日1剂，水煎15分钟，过滤取液，加水再煎20分钟，去渣，两次滤液兑匀，早、晚分服。主治急性湿疹。

2. 山楂50克，苍术、生地黄、赤芍各15克，红花12克，防风、桃仁、当归、薏苡仁各10克。每日1剂，水煎服，分2次服。主治慢性湿疹。

3. 苦参60克，黄柏（研末）、金银花各30克，蛇床子15克（研末）。每日1剂，水煎2次，去渣后兑匀，分2次服。主治阴囊湿疹。

4. 浮萍、土茯苓各30克，粉萆薢20克，豨莶草15克，紫苏叶12克，薄荷10克。每日1剂，水煎服。主治急性湿疹。

5. 鲜白茅根、绿豆、赤小豆各50克，

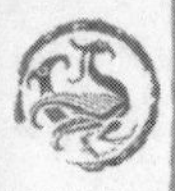

泽泻15克，冰糖适量。每日1剂，将鲜白茅根、泽泻水煎，去渣，入绿豆、赤小豆煮熟，加入冰糖调服，分2次服。主治湿热蕴结型湿疹。

【名医指导】

1. 尽量少用肥皂，不用碱性大的肥皂。尽量不要选用含有西药、化学成分的药品或化妆品。

2. 不穿化纤、羊毛衣服，以柔软浅色的棉布为宜，衣服要宽松，不要穿盖过多。

3. 为避免抓破皮肤发生感染，可用软布松松包裹双手，但要勤观察，防止线头缠绕手指。

4. 清洗患处时，动作要轻揉，不要强行剥离皮屑，以免造成局部感染，如红、肿、热、痛，影响治疗，使病程延长。

5. 在湿疹发作时，不作预防接种，以免发生不良反应。

6. 多食富含维生素类食品，如新鲜水果、蔬菜等。避免可能致敏原和刺激性食物，如辣椒、浓茶、咖啡、酒类。

荨麻疹

荨麻疹是一种常见的过敏性皮肤病，其特点为：发无定处，突然发生并迅速消退，愈后不留任何痕迹；疹为白色或红色风团，有剧痒，可有发热、腹痛、腹泻或其他全身症状。本病中医称“隐疹”、“风疹”，俗称“鬼饭疙瘩”。

【必备秘方】

1. 金银花、白鲜皮、地肤子各15克，苍耳子12克，荆芥穗，防风、苦参各9克，牡丹皮、赤芍各6克，甘草3克。每日1剂，水煎服。皮疹色红、并感灼热者，加蒲公英、紫花地丁各15克；体温增高者，加生石膏、金银花各15克；皮疹色白、遇风冷加剧者，加麻黄、桂枝各3克；颜面肿胀者，加茯苓皮、薏苡仁各15克；恶心、胸闷者，加枳壳、紫苏梗各6克；便秘者，加大黄6克；腹泻者，加白术、山药、广藿香各10克；呼吸困难者，加紫苏子、苦杏仁各6克，麻黄3克。主治荨麻疹。

2. 金银花、苦参各12克，防风、皂荚、牛蒡子、赤芍各10克，白蒺藜、荆芥、蝉蜕各6克，甘草3克。每日1剂，水煎15分钟，滤出药液，加水再煎20分钟，去渣，两次煎液兑匀，分服。主治风热型荨麻疹。风寒型，加羌活10克，附子、桂枝各5克；血虚型，加当归、川芎各10克。

3. 黄芪、龙骨、牡蛎、白术各30克，地肤子12克，防风、紫草、苦参、甘草各10克，蝉蜕6克。每日1剂，水煎服。有热者，加生石膏20克，白鲜皮10克；兼寒者，加浮萍10克，细辛3克；兼瘀者，加赤芍、牡丹皮、生地黄各10克；因药物过敏所致者，甘草加至30克，绿豆30克；因寄生虫所致者，加槟榔、乌梅各10克。主治荨麻疹。

4. 生地黄20克，当归、牡丹皮、僵蚕、牛蒡子、白蒺藜、茯苓、玄参、生何首乌、焦栀子各15克，川芎、赤芍、红花、防风、荆芥各10克，甘草5克。每日1剂，水煎，分3次服。主治荨麻疹。

5. 干芋头茎30～60克，猪排骨500克。将芋头茎洗净，猪排骨洗净、砸碎，同炖煮熟，去芋头茎，加盐调味食用。每日1剂。主治荨麻疹。

【名医指导】

1. 不要抓：一般人对于皮肤痒的直觉反应都是赶紧用手去抓，但是抓不但不能止痒，还可能越抓越痒，主要是因为当你对局部抓痒时，反而让局部的温度提高，使血液释放出更多的组胺（变应原），反而会更恶化。

2. 不要热敷：有些人痒会想用热敷，虽然热可以使局部暂时获得舒缓，但其实反而是另一种刺激。因为热会使血管紧张，释放出更多的变应原，如有些人在冬天浸泡在热的温泉或是澡盆中，或是保暖过度包在厚重的棉被里都很有可能引发荨麻疹。

3. 注意寻找变应原：结合以前病史，如发现对某种食物或药物过敏时，应立即停用，并服缓泻药促进肠道内致敏物质的排泄。

4. 宜食清淡、富含维生素类食物，禁食辛辣刺激性食物及鱼、虾等水产品。多饮水，保持大便通畅。床单被褥要清洁，保持室内安静。

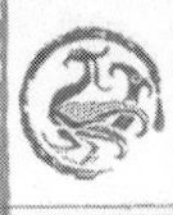

5. 保持健康心态，提高身体抵抗力。慢性荨麻疹的发作和加重，与患者的情绪或心理应激有一定的关系。

皮肤疣

皮肤疣包括扁平疣、寻常疣。其中扁平疣是一种常见的病毒性皮肤病，多见于青年人，故又称青年扁平疣。本病好发于颜面、手背和前臂，是一种粟米至高粱粒大小的扁平丘疹，呈淡褐、灰褐或正常肤色，表面光滑，具有光泽，无炎症，皮疹往往多个散在或密集分布；一般无自觉症状，偶有痒感，病程缓慢，往往可自行消退，但亦可复发。本病中医称“扁瘊”、“千日疮”。寻常疣是由病毒引起的发生于皮肤浅表的小赘生物，其表面粗糙不平，呈肉刺状；一般无自觉症状，好发生于手指、手背、足甲缘的面部。本病中医称“千日疮”、“枯筋箭”，俗称“刺瘊”。

扁平疣

【必备秘方】

1. 板蓝根、大青叶各30克，黄芪、黄芩各15克，当归、红花、青黛、紫草、当归、女贞子各10克，甘草5克。每日1剂，水煎服。另取1剂煎水洗敷，每日3次，每次洗敷20分钟。待皮损消退后改每日1剂，水煎服，连服15～30日。主治扁平疣。

2. 白花蛇舌草、马齿苋、板蓝根、生薏苡仁各30克，土茯苓、牡蛎（先煎）各20克，木贼草、夏枯草、紫草各12克，赤芍10克，红花、生甘草各6克。每日1剂，水煎2次，早、晚分服。主治扁平疣。

3. 党参30克，羌活、茵陈、苦参各15克，防风、当归、黄芩各12克，白术、炙甘草、猪苓、泽泻、知母各10克，升麻、苍术、葛根各6克。每日1剂，水煎，分3次服。主治扁平疣。

4. 薏苡仁、大青叶、牡蛎粉、板蓝根各30克，败酱草、夏枯草各15克，赤芍10克。每日1剂，水煎，分2次服。药渣煎水熏洗患处15～20分钟。主治扁平疣。

5. 白果5～10枚，薏苡仁100克。分别洗净后同煮成粥，加白糖调服，每日1剂。主治扁平疣。

【名医指导】

1. 注意避免搔抓、摩擦疣体，以防自身接种感染。

2. 定期煮洗毛巾、浴巾，清洗日晒生活用品，不用公共脚盆、拖鞋，浴池等。

3. 不要误以为是“老茧”、“鸡眼”而到地摊处修脚，以免造成自身接种或再感染。

4. 积极正确治疗，不可乱搽药。

寻常疣

【必备秘方】

1. 夏枯草、板蓝根各15克，当归尾、熟地黄、赤芍、红花、桃仁、白芍各10克，川芎、白术、炮穿山甲、制何首乌、甘草各6克。每日1剂，水煎，分3次服。主治寻常疣。

2. 茯苓、蒲公英、薏苡仁、紫草、白花蛇舌草、大青叶各30克，苦参、夏枯草、三棱、莪术、红花各10克，甘草6克。每日1剂，水煎服。药渣煎水洗患处。主治严重泛发性寻常疣。

3. 蒲公英、大青叶、薏苡仁各30克，土茯苓25克，菊花15克，马齿苋10克。每日1剂，水煎15分钟，滤过，加水再煎20分钟，去渣，两次滤液兑匀，分服。主治寻常疣。

4. 马齿苋60克，生薏苡仁30克，大青叶15克，蜂房9克。每日1剂，水煎，分2次服。主治寻常疣。

5. 食醋20～30毫升，乌梅4～6克。同浸泡1周，先用热水浸洗患部后用手术刀削平病变处角化组织（以有渗血为度）。将乌梅和食醋放入一玻璃瓶内，取胶布中间剪1小洞，贴皮肤上（暴露病损部位），取乌梅肉研成糊状敷于病变组织上，外用胶布盖严，3日换药1次。主治寻常疣。

【名医指导】

1. 寻常疣的发病与某些食物有密切的关系。在寻常疣患者治疗期间和治愈后的一段时间，都要尽量避免鱼、虾、蟹等海鲜产品，

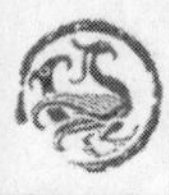

以及葱、蒜、辣椒、烟酒等刺激性食物。这些食物对于寻常疣患者的病情是极为不利的。

2. 寻常疣是自身感染性疾病，预防应注意避免搔抓、摩擦疣体，以防自身接种传染。疣体上敷以胶布有防止播散作用。

3. 应注意个人及环境卫生，避免接触病毒。避免外伤、摩擦等表皮的损伤，积极治疗皮肤创口，减少病毒入侵的机会。防止带有人乳头瘤病毒的渗出物污染公共环境，做好浴盆、浴巾、马桶的清洁、消毒。

4. 家庭内有人患了疣病，其毛巾、脸盆、拖鞋应隔离分开使用，并定期消毒，以免互相传染。

5. 同时也应避免各种物理、机械、化学因素导致皮损而引发疣体的扩展和蔓延。

6. 危害：不仅将严重影响患者容颜美观；另外皮肤大面积的传染寻常疣，在碰触、摩擦后极易出血，导致伤口溃烂感染；通过长期研究还发现，患寻常疣过久还危害到患者身体免疫系统，引发寻常疣患者外伤口久治不愈反复感染，当寻常疣患者肌体免疫系统应答机制被抑制时，患者将对外界各种病毒入侵失去防御能力，如艾滋病、病毒性肝炎、过敏性疾病等病症将集中暴发，寻常疣其实预示着患者的身体出现综合性障碍。

7. 寻常疣一般发展缓慢，部分患者可在发病后2年内自行消退。疣消退预兆有：突然瘙痒、疣基底部发生红肿、损害突然变大、趋于不稳定状态，或个别疣有消退或有细小的新疣发生。寻常疣偶见恶变。

毛发病变

毛发病变包括脱发、斑秃、白发等类型，其中脱发为常见皮肤病，临床上分为脂溢性脱发、斑秃、全秃和普秃。脂溢性脱发，是由于皮脂溢出日久导致毛发脱落，可伴有头屑多、瘙痒等。本病中医属“蛀发癣”范畴。斑秃又称圆形脱发，中医称“油风”，俗称“鬼剃头”，往往不知不觉头发突然成片脱落。头皮部头发有1/3以上区域的脱落兼有长毛的脱落称全秃，如果全秃还有全身毳毛的脱落称普秃。

脱　发

【必备秘方】

1. 制何首乌30克，熟地黄、党参、山药各18克，肉苁蓉、当归、茯苓、枸杞子、女贞子、墨旱莲、巴戟天、菟丝子、杜仲、续断、鹿角胶各12克，血余炭、核桃仁各10克，小茴香6克。共研为末，炼蜜为丸（每丸重10克），每服次1丸，每日3次。主治脱发。

2. 制何首乌、砂仁（拌炒熟地黄9克）、墨旱莲、女贞子、枸杞子、豨莶草各15克，黑芝麻、党参、炙黄芪、桑椹、当归、白芍、龙眼肉、阿胶（烊化，冲服）9克，炙甘草、陈皮各5克，大枣（切开）5枚。每日1剂，水煎，分2次服。主治脱发。

3. 柴胡、何首乌、熟地黄各25克，生地黄、肉苁蓉、山茱萸、山药、白芍、鹿角胶、桑椹各15克，菟丝子、牡丹皮各12克。每日1剂，水煎15分钟，滤出药液，加水再煎20分钟，去渣，两次煎液兑匀，分服。主治脱发。

4. 制何首乌60克，南沙参30克，生地黄、熟地黄、天冬、麦冬、炒酸枣仁、柏子仁各20克，丹参、玄参、墨旱莲、女贞子各15克，当归12克，茯苓、五味子、桔梗各10克，炒远志6克，甘草3克。每日1剂，水煎，分3次服。主治脱发。

5. 当归100克，黄芪50克，白芍30克，黄精20克，丹参、川芎、生地黄、女贞子、墨旱莲、何首乌、枸杞子各15克，赤芍、水蛭各9克，甘草5克，麝香0.1克（冲服）。每日1剂，水煎服。主治脱发及全身脱毛。

【名医指导】

1. 保持饮食中的营养平衡，有益于毛发健康的饮食，应该是维生素和矿物质含量丰富而饱和脂肪酸含量低的食物，如绿色蔬菜、水果及蛋白质含量高的鱼、家禽等。现代研究证明，缺乏铁、铜等矿物质，会引起头发过早变白，应多吃动物肝脏、黑芝麻、核桃等；头发脱落过多应补充蛋白质以及钙、铁、硫等多种微量元素，如黑豆、奶、黑芝麻等食物。此外，过多吃甜食、脂肪，会促使体内血液偏于酸性而导致头发干燥、变黄。

2. 坚持锻炼：这是强健身体的要诀，也是保护头发的要诀。因为有规律的运动是消除紧张最好的方法之一，而紧张是造成头发不良问题的重要原因。

3. 坚持按摩：按摩是保养头发的一个很重要的方法。按摩是将手指在头皮上轻轻揉动。按照头皮血液自然流向心脏的方向，按前额、发际、两鬓、头颈、头后部发际的顺序进行。按摩可以促进油脂分泌，油性头发按摩时用力轻些，干性头发可稍重些。

4. 防止阳光曝晒：过度的日晒会使头发干枯变黄，夏季外出最好戴草帽或打伞。如果要到海边游泳，事先在头发上涂适量的发油，以保护头发，还应戴防水的游泳帽。游泳后一定要将头发冲洗干净。因为海水中的盐分会促进紫外线的吸收，使头发受损伤的程度增加好几倍。

5. 避免伤害头发：不用尼龙梳子和头刷，不用脱脂性强的洗发剂，讲究洗发方法，合理使用吹风机。染发、电烫、卷曲或拉直头发都要仔细按照要求去做，不宜频繁使用。

斑　秃

【必备秘方】

1. 桑椹、蜂蜜各500克，侧柏叶50克，生地黄30克。将生地黄、侧柏叶水煎，去渣，入桑椹煎30分钟后去渣，加入蜂蜜熬成膏。温开水送服，每次2汤匙，每日3次。主治血热生风型斑秃。

2. 何首乌、熟地黄、枸杞子、女贞子各15克，墨旱莲12克，茯苓、当归、阿胶各10克，菟丝子、酸枣仁各9克，升麻、远志各6克。每日1剂，水煎，分2次服，连服10～20日。服药期间，每日取老生姜1片，轻搽患处，每次1～2分钟，每日2次（至头发长满）。主治斑秃。

3. 黑芝麻、桑椹各500克，蜂蜜150克，当归、侧柏叶各50克。将当归、侧柏叶水煎，去渣，加入蜂蜜熬成膏。温开水送服，每次2汤匙，每日3次。主治精血不足型斑秃。

4. 何首乌、当归各30克，杭白芍12克，菟丝子、枸杞子、牛膝各10克，鱼鳔胶（烊化）、补骨脂、淡竹叶各9克，赭石、连翘、炙甘草各6克。每日1剂，水煎，分3次服。主治斑秃。

5. 桃仁、山楂、黑芝麻、黑豆各10克，粳米200克。每日1剂，将桃仁水煎，去渣，入后4味煮成稀粥，分2次服。主治瘀血阻滞型斑秃。

【名医指导】

1. 不用尼龙梳子和头刷：因尼龙梳子和头刷易产生静电，会给头发和头皮带来不良刺激。最理想的是选用黄杨木梳和猪鬃头刷，既能去除头屑，增加头发光泽，又能按摩头皮，促进血液循环。

2. 勤洗发：洗头的间隔最好是2～5日。洗发的同时需边搓边按摩，既能保持头皮清洁，又能使头皮活血。

3. 不用脱脂性强或碱性洗发剂：这类洗发剂的脱脂性和脱水性均很强，易使头发干燥、头皮坏死。应选用对头皮和头发无刺激性的无酸性天然洗发剂，或根据自己的发质选用。

4. 戒烟：吸烟会使头皮毛细血管收缩，从而影响头发的发育生长。节制饮酒，白酒特别是烫热的白酒会使头皮产生热气和湿气，引起脱发。啤酒、葡萄酒也应适量，每周至少应让肝脏“休息”2日（即停止饮酒）。

5. 消除精神压抑：精神状态不稳定，每日焦虑不安会导致脱发，压抑的程度越深，脱发的速度也越快。对女性来说，生活忙碌而又保持适当的运动量，头发会光彩乌黑，充满生命力。男性相反，生活越是紧张，工作越忙碌，脱发的机会越高。经常进行深呼吸、散步、做松弛体操等，可消除当日的精神疲劳。

6. 烫发、吹风要慎重：吹风机吹出的热温度达100℃，会破坏毛发组织，损伤头皮。烫发次数也不宜过多，烫发液对头发的影响也较大，次数多了会使发丝大伤元气。

7. 多食蔬菜：要常年坚持多吃蔬菜、水果。如蔬菜摄入减少，易引起便秘，影响头发质量，得了痔疮还会加速头顶部的脱发。

8. 空调温度要适宜：空调的暖湿风和冷

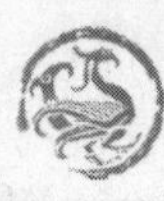

风都可成为脱发和白发的原因，空气过于干燥或湿度过大对保护头发都不利。

9. 注意帽子、头盔的通风：头发不耐闷热，戴帽子、头盔的人会使头发长时间不透气，容易闷坏头发。尤其是发际处受帽子或头盔压迫的毛孔肌肉易松弛，引起脱发。所以应搞好帽子、头盔的通风，如垫上空心帽衬或增加小孔等都可有效预防斑秃的发生。

白　发

【必备秘方】

1. 黑芝麻30克，猪皮25克，何首乌、没食子、女贞子、血余炭各12克，桑椹、熟地黄、墨旱莲各9克。水煎15分钟，滤出药液，加水再煎20分钟，去渣，两次煎液兑匀，分服，每日1～2剂。主治青少年白发。

2. 制何首乌、熟地黄各30克，白酒1000毫升，当归15克。同浸泡10～15日，每日服15～30毫升，宜连续服用。主治青少年白发。

3. 生地黄、何首乌、枸杞、菟丝子各15克，黑芝麻、桑椹、茯苓、山茱萸各12克，龟胶10克（烊化），甘草6克。每日1剂，水煎，分3次服。主治白发。

4. 菟丝子、枸杞子、桑椹各15克，生地黄、赤芍、桑叶各12克，牡丹皮、杭菊花各10克，白芷6克。每日1剂，水煎，分2次服。主治白发。

5. 生地黄30克，何首乌15克。共为粗末，开水浸泡，代茶饮用，每日1剂。主治青少年白发。

【名医指导】

1. 讲究饮食质量，多吃一些富含优质蛋白、微量元素和维生素的食物，可选择鲜鱼、牛奶、动物肝肾、黑芝麻、食用蕈类、海藻类、新鲜蔬菜和水果等。

2. 对生活持乐观的态度和保持愉快的情绪，将有助于使你的头发乌黑韵华。即使遇到不顺心之事乃至不幸，也不要使自己的心理世界陷入绝境。

3. 某些传染病和慢性局部病灶性炎症如龋齿、扁桃体炎、化脓性鼻窦炎等，通过细菌作用和神经反射，也能引起白发。在内分泌方面，脑垂体、肾上腺和自主神经系统都与分泌促进形成黑色素的黑色兴奋激素的分泌功能密切相关。内分泌正常，分泌的黑色兴奋激素多，形成的黑色素就多，头发颜色也就较深；反之，白发就随之丛生。此外，性功能发育不全也能引起白发。因此，为了防止长白头发，对于上述疾病，须及早治疗。

4. 为了防治白发，可坚持在早晨起床后和临睡前用食指与中指在头皮上画小圆圈，并揉搓头皮：先从额经头顶到后枕部，再从额部经两侧太阳穴到枕部。每次按摩1～2分钟，每分钟揉搓30～40次，以后逐渐增加到5～10分钟。这种按摩可加速毛囊局部的血液循环，使毛乳头得到充足的血液供应，这样，毛球部的色素细胞营养得到改善，细胞活性增强，分裂加快，将有利于分泌黑色素和使头发变黑。

5. 勤梳头也是一种物理按摩法，出自于隋代医学家巢元方之手。他在《诸病源候论》和《白发候》中认为，白发的根源是身体虚弱，营养不良，故有“千过梳头，发不白”的设想，意即勤梳头可防止头发变白。这是很合乎科学道理的：勤于梳头，既能保持头皮和头发的清洁，又能加速血液循环，增加毛孔头的营养，从而达到防止头发变白的目的。

银屑病

银屑病（又称牛皮癣）是一种常见的红斑鳞屑性皮肤病，其病程缓慢且具有复发倾向。本病类似中医的“白疕”、“疕风”、“蛇虱”。由风邪客于皮肤，血燥不能荣养所致。

【必备秘方】

1. 乌梢蛇20～30克，金银花、生地黄各25克，白鲜皮20克，苦参、蝉蜕、槐花各15克，牡丹皮、赤芍、生百部、生甘草各10克，蜂房5克。每日1剂，将乌梢蛇研碎成2～3厘米长之小块，放入铁锅内加少许香油，以微火焙至黄脆，研细末。余药水煎2次，滤液兑匀，分3次送服药粉。主治急性银屑病。

2. 白鲜皮20克，板蓝根、苦参、赤芍、

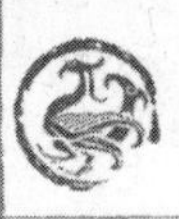

丹参、土茯苓各15克，乌梢蛇、威灵仙、射干、重楼各10克，甘草5克。每日1剂，水煎服。血热型，加紫草、白茅根各20克，生地黄15克，大黄10克；血燥型，加何首乌15克，当归、麦冬各10克；血瘀型，加紫草20克，鸡血藤15克，红花10克，赤芍加至30克，丹参加至30克。主治银屑病。

3. 赤芍、白鲜皮、地肤子、泽兰各20克，当归、丹参、牡丹皮、紫草、桃仁、红花、川芎、苦参各12克，蝉蜕、连翘、炙甘草各10克。每日1剂，水煎服。主治银屑病。

4. 白鲜皮、地肤子各20克，制附子(先煎半小时)、当归、红花各12克，桂枝10克，威灵仙、羌活、刺蒺藜、乌梢蛇、炙甘草各10克，花椒9克，忍冬藤6克。每日1剂，水煎服。主治银屑病。

5. 生地黄、玄参、栀子、板蓝根各15克，浙贝母、土茯苓、紫花地丁各12克，蒲公英、野菊花、桔梗、当归、赤芍、天花粉各10克，甘草6克。每日1剂，水煎服。瘙痒剧烈者，加白鲜皮15克；纳差便溏者，去紫花地丁、野菊花，加山药、焦山楂各10克；皮损干燥者，加鸡血藤15克，何首乌12克。主治银屑病。

【名医指导】

1. 保持乐观的情绪：有人统计，银屑病患者75%以上伴有急躁、激动、易怒的不良情绪。很多患者因精神刺激而发病或加重，也有的患者因心情开朗而自愈。

2. 适当的休息及运动，锻炼自己的体魄，提高身体素质，保持心身健康是预防银屑病的关键。

3. 养成良好的饮食习惯：急性期患者一般忌饮酒及辛辣刺激食物，避免物理、化学物质和药物的刺激，防止外伤和滥用药物。

4. 去除可能的病因：如提高机体免疫力，积极治疗感染伤口及炎症。

5. 银屑病患者洗澡的方式应以淋浴为宜，并且不可过度搔抓皮损，亦不可使用浴巾等用力搓擦。经验证明，凡是因为过度搔抓或搓擦等使皮损遭受刺激者，往往会影响皮损的消退。

6. 寒冷季节发病的患者，应经常进行日光浴。

皮　炎

皮炎是临床常见的炎症性皮肤病，包括神经性皮炎、过敏性皮炎、脂溢性皮炎、稻田性皮炎、接触性皮炎、日光性皮炎、酒渣样皮炎、敏感性皮炎、传染性湿疹样皮炎、药物性皮炎等类型。其中神经性皮炎是由精神与其他各种因素所致的慢性皮炎，以局部剧烈瘙痒、皮肤肥厚、皮沟加深而成苔藓样改变为特征。本病中医称“牛皮癣”、“摄领疮”。脂溢性皮炎又称脂溢性湿疹，是皮脂溢出部位一种红斑、丘疹、干性或潮湿油腻性鳞屑性慢性皮炎。常始见于头部，以后逐渐蔓延至面部、耳部，腋窝、前胸、后背与耻部等皮脂腺分布较多的部位。本病中医类似于“面游风”、“白屑风”。

神经性皮炎

【必备秘方】

1. 乌梢蛇、荆芥、防风、黄连、黄芩、黄柏、当归、赤芍、丹参、白芷、白鲜皮、蝉蜕、柴胡、牡丹皮、浙贝母、甘草各10克。每日1剂，水煎15分钟，滤出药液，加水再煎20分钟，去渣，两次水煎液兑匀，分服。主治神经性皮炎。

2. 生地黄、白鲜皮各15克，当归12克，赤芍、全蝎、厚朴、蛇床子各9克，浮萍、陈皮、炙甘草各6克。每日1剂，水煎，分2次服。主治泛发性神经性皮炎。

3. 薏苡仁15克，党参12克，茯苓、白术、山药、玄参、鸡内金各9克，黄芩、白及、甘草各6克。每日1剂，水煎，分2次服。主治神经性皮炎。

4. 老茶树根30～60克。洗净、切片，加水浓煎，每日空腹1剂，分2次服。主治神经性皮炎。

【名医指导】

1. 避免感情冲动：因情志波动，精神过度兴奋、忧郁、紧张、焦虑、恐惧或神经衰弱，引起自主神经系统功能紊乱，可导致神

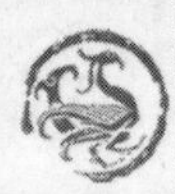

经性皮炎的发生。

2. 不宜穿过硬的内衣，以免刺激皮肤。避免日晒、搔抓、摩擦等热物理和机械性刺激，防治局部多汗。

3. 忌烟、酒、辣椒等刺激性食物，多食清淡食物和水果。如果有过敏史，要注意少吃海鲜、羊肉等食物，多吃水果和蔬菜。

4. 放松紧张情绪：患者要放松紧张情绪，保持乐观，防止感情过激，特别是注意避免情绪紧张、焦虑、激动，生活力求有规律，注意劳逸结合。

5. 减少刺激：神经性皮炎反复迁延不愈、皮肤局部增厚粗糙的最重要原因是剧痒诱发的挠抓，所以患者要树立起这个病可以治好的信心，避免用力挠抓、摩擦及热水烫洗等方法来止痒。这是切断上述恶性循环的重要环节。

脂溢性皮炎

【必备秘方】

1. 山楂60～120克，生甘草15克，荷叶1张。每日1剂，水煎，分3次服，连服3～4周。主治湿热外溢型脂溢性皮炎。

2. 山楂25克，绿茶3克。将山楂水煎，取汁冲绿茶服。每日2剂。主治脂溢性皮炎。

3. 石决明、决明子、何首乌、泽泻、淡竹叶、生地黄各10克，芹菜根3个。每日1剂，水煎服。主治脂溢性皮炎。

4. 山楂、山茱萸、白芷各15克，葱白、大蒜各10克。每日1剂，水煎服。主治脂溢性皮炎。

【名医指导】

1. 营养和饮食：限制多脂多糖饮食，少吃动物脂肪、糖类及刺激性食物，避免烟、酒，多吃新鲜蔬菜水果及富含B族维生素食物。

2. 保持生活规律和充足睡眠，精神愉快，按时服药。

3. 勤洗头：一般每3～5日洗1次，宜用硫黄软皂，禁烫洗和搔抓。勤洗澡，保持皮肤清洁，以减少微生物寄生。皮肤油脂较多者，应每日用温水、硫黄皂洗脸2～3次，少用或不用化妆品。

4. 调节胃肠功能，保持大便通畅，必要时可用适量番泻叶泡水代茶饮。

5. 急性期要避免风吹日晒，不要用强刺激性药物。

6. 脂溢性皮炎临床上变化多端，有的进展缓慢，反复发作。有的可局限于头部。有的分布于其他部位或全身，由于瘙痒、搔抓可造成红皮病、毛囊炎、疖肿、淋巴结炎等。亦有处理不当而引起接触性皮炎或湿疹样变。

过敏性皮炎

【必备秘方】

1. 川芎、羌活各12克，荆芥、薄荷、牛蒡子、独活、苍术、僵蚕、连翘各10克，柴胡、赤芍、枳实、蝉蜕、甘草、生姜各5克。每日1剂，水煎15分钟，滤出药渡，加水再煎20分钟，去渣，两次煎液兑匀，分服。主治过敏性皮炎。

2. 生地黄、生石膏、升麻各30克，玄参20克，地肤子、牛蒡子各15克，黄连、知母、蝉蜕、牡丹皮各10克。每日1剂，水煎服。主治过敏性皮炎。

3. 蒲公英、半边莲各12克，金银花、菊花、黄芩、天葵子、地胆头各9克，白芷6克，甘草3克。每日1剂，水煎，分2次服。主治过敏性皮炎。

4. 蒲公英、车前草、薏苡仁各30克，茯苓皮、金银花、连翘、生地黄、牡丹皮各20克，黄芩10克。每日1剂，水煎服。主治过敏性皮炎。

5. 苦参、紫草各30克，菊花20克，牛蒡子、荆芥、防风各15克。每日1剂，水煎服。主治过敏性皮炎。

【名医指导】

1. 饮食注意营养平衡，可多吃一些牛奶、淡水鱼、豆制品及新鲜蔬菜、水果，以增强皮肤抵抗力。避免吃咸水鱼、虾、蟹等易引起过敏的食物。

2. 平素为过敏体质的人，初次使用某种化妆品应非常慎重，事先应做皮肤斑贴试验，如无反应，方可使用，否则不能用。不能频繁更换化妆品，含香料过多及过酸过碱的护肤品不能用。高档化妆品里含的化学成分和香料复杂，致敏机会较多。如发现自己对化妆品有敏感反应，便应停止使用，切勿因一时贪靓而使肌肤恶化。

3. 过分呵护及忽视过敏都是不对的：过多的产品及太繁复的护肤程序，更不是改善过敏的有效办法。但什么也不涂同样是不行，因为缺乏滋润，可能会出现更严重的脱皮现象，缺乏防晒呵护，可能令肌肤变得粗糙及引致不均匀色素出现。但某些防晒品的成分也是过敏的因素之一，应该选择一些成分简单的物理防晒品，而且尽量避免直接涂抹在皮表上，这样对皮肤的刺激相对要少。

4. 有过敏性皮炎者，不要用太热的水洗脸，以避免刺激皮肤，更不能用香皂（其中的碱会加重过敏性皮炎的症状）。应该用温和的洗面奶洗脸，不涂任何护肤品，可用手指在脸上做一些轻柔的按摩（以手指敲击为好，不要用力过度，以免引起皮炎），使面部肌肉放松，促进血液正常流通，也会加速过敏性皮炎的痊愈。你也可尝试以下一些急救小贴士，如用冰敷发红发热的部位、从冰箱中取出牛奶加入水混和再以清洁的布敷于患处，可降低发炎的危险。

5. 不要经常用手触摸及摩擦患处，这是很危险的。

6. 不要妄自猜测及试验，为自己找来一堆护肤品和药物防过敏，要知道一旦处理不善，就要花很长时间才能使肌肤康复过来。

接触性皮炎

【必备秘方】

1. 人中黄、生石膏各 30 克，玄参 20 克，连翘、升麻、知母、牛蒡子各 15 克，黄连、淡竹叶、赤芍、甘草、荆芥各 10 克，蝉蜕 6 克。每日 1 剂，水煎，分 2 次服。主治接触性皮炎。

2. 生石膏、生地黄、败酱草各 30 克，牛蒡子、土茯苓、泽泻各 12 克，黄柏、知母、玄参、赤芍各 10 克，蝉蜕、苦参、生甘草各 8 克。每日 1 剂，水煎，分 2～3 次服，连服 4 日为 1 个疗程。主治接触性皮炎。

3. 南沙参、百合、山楂各 9 克。水煎，取汁代茶饮用。每日 1～2 剂。主治风盛血燥型接触性皮炎。

4. 山楂 40 克，生大黄 30 克。煎水，敷洗患处，每次 15 分钟，每日 2～3 次。主治接触性皮炎。

【名医指导】

1. 远离致敏因子：对日常生活中容易发生致敏的物质，接触时应保持警惕性，尤其是过敏体质者，尽量远离。若接触后发生反应，应立即隔离，避免继续接触。对已患过接触性皮炎，则应尽量寻找致敏原因，加以除去，不要再接触。当病因不明确或同时有多种物质接触而不能确定时，可以做斑贴试验，以明确病因。

2. 若已发病则应立即进行适当处理，避免搔抓、洗涤或乱用药物等附加刺激使病情恶化。尽量不穿尼龙化纤的贴身内衣，而应穿纯棉白色柔软的内衣裤。

3. 养成良好的饮食习惯：辛辣刺激的食品可使瘙痒加重，容易使湿疹加重或复发，所以在发病期间应该尽量少吃或不吃容易引起或加重过敏的食物（如鱼、虾等海产品）。多食富含维生素类食品以及新鲜的水果、蔬菜。饮食要均衡，最好包括大量含丰富维生素 C 的生果蔬菜，任何含维生素 B 的食物。

4. 注意饮用大量清水，除了各种好处外，它更能在体内滋润皮肤。平时自可以制一些营养面膜，如黄瓜汁面膜、丝瓜汁面膜、鸡蛋清蜂蜜面膜等，以逐步改善皮肤状况，获得皮肤的健美。

5. 注意日常生活细节：接触性皮炎是一种迟发性变态反应，发病有一定潜伏期，首次接触往往几天后才出现症状。因此对于一种新花露水或防晒霜等，第一次使用面积不要太大，几天后未出现皮肤异常，再大面积使用。另外凉席的缝隙中极容易寄生螨虫等，因而凉席除常常用温水擦洗外，还应时常放在阳光下晾晒。身体爱出汗的人，睡前最好在凉席上垫一层吸汗的棉布。有过敏反应的人宜睡竹制或藤制凉席。

6. 患者应避免精神紧张、过度疲劳，生活、工作、学习节奏不可太快，应适当松驰，可参加一些体育运动以促进身心健康。

7. 去除原因和恰当处理后，通常数日或

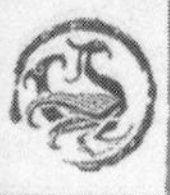

十余日后即可痊愈。但由于搔抓或处理不当、感染或刺激物未能及时除去，致使病程迁延变为慢性皮炎。

日光性皮炎

【必备秘方】

1. 生石膏50克，苍术、甘草各12克，麻黄10克，大枣7枚，生姜3片。每日1剂，水煎15分钟，滤出药液，加水再煎20分钟，去渣，两次煎液兑匀，分服。主治日光性皮炎。

2. 土茯苓50克，玉竹30克，生石膏15克，桑白皮12克，麻黄10克，桑枝、木瓜、阿胶各10克，南沙参、连翘、麦冬、甘草6克。每日1剂，水煎服。主治日光性皮炎。

3. 千里光500克，大黄300克，70%乙醇4000毫升。同浸泡1周，搽患处，每日2～4次。主治日光性皮炎。

4. 荆芥、防风、白芷、当归、川芎、蝉蜕、黄连、黄芩、白鲜皮、蒲公英各10克，甘草5克。每日1剂，水煎服。主治日光性皮炎。

【名医指导】

1. 夏季气候炎热，小儿皮肤娇嫩，严禁晒大阳。

2. 夏季多汗时应勤洗浴，保持皮肤清洁。夏季衣服宜宽松透气，经常洗换。

3. 忌用热水烫洗患处，避免搔抓。患处忌用软膏、糊剂及油类制剂。

4. 室内应通风凉爽，居住环境应通风散热，防止高温。

5. 出大汗时，不要放在冷水池中，以免汗闭生病。

白癜风

本病中医称“白癜”、“白驳风”，是因皮肤色素脱失而发生的局限性白色斑片。

【必备秘方】

1. 赤芍、川芎、桃仁（研碎）、红花、鲜姜（切）各9克，麝香0.15克（布包，后下），老葱3根（切碎），大枣7枚，黄酒350～400毫升。同煎至100～150毫升，去渣，入麝香煎4～5沸，每晚睡前服，服后即睡。1剂连续煎服数晚后停药1晚（以免影响食欲），如此连服10剂。主治白癜风。

2. 蒺藜1000克。筛选干净，水煎2次，过滤后浓缩至500毫升左右，加入1∶4量的糖粉搅拌成湿度适宜的软材，用颗粒机或人工制成颗粒。在60℃～80℃温度下进行干燥，再过12～16目筛（使颗粒均匀整齐），用塑料袋分剂量包（每袋30克）。温开水冲服，每日2次，每次半袋。主治白癜风。

3. 磁石600克，陈皮、蒺藜、赤芍，茜草、鸡血藤、南沙参各200克，甘草120克，补骨脂、当归、牡丹皮各100克，白糖1200克。将补骨脂、当归、牡丹皮、陈皮共研细末，余（除白糖）药水煎至稀膏状，与药末、白糖混匀，制粒、干燥。每次冲服10克，每日3次，2个月为1个疗程。主治白癜风。

4. 蒺藜750克，重楼、白药子、降香、红花、桃仁、何首乌、紫草、白薇各50克，海螵蛸、甘草各35克，龙胆、苍术各20克。共研细末，制成片剂（每片重0.5克）。每次服5克，每日2次。连服3～6个月。主治白癜风。

5. 黑大豆、黑芝麻各500克，桑椹、制何首乌、补骨脂各250克，核桃仁150克。将核桃仁、黑芝麻炒熟后共捣如泥，黑豆炒熟磨粉，桑椹、制首乌、补骨脂烘干后研末，共炼蜜为丸（每丸重10克）。温开水送服，每日3次，每次1丸。主治白癜风。

【名医指导】

1. 进行期慎用刺激性药物，勿损伤皮肤，避免机械性摩擦，衣服宜宽大适身。

2. 注意劳逸结合、心情舒畅，积极配合治疗。焦虑、紧张、均可激发本病，所以患者要性情开朗、要有与世无争的胸怀。

3. 平时尽可能少吃维生素C。因为维生素C能使已形成的DOPA醌还原成DOPA，从而中断了黑素的生物合成。另一方面，维生素C既会减少肠道吸收铜离子，又能降低血中血清铜氧化酶活性，从而影响酪氨酸酶活性，平时宜多进食豆类及其制品。

4. 适当增加日晒，但切忌过度，以防晒伤。

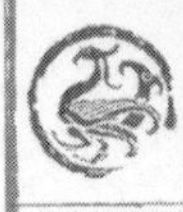

5. 避免皮肤外伤，以免发生同形反应。

6. 不可用刺激性强的化妆品和外用药。

多形性红斑

多形性红斑又称多形渗出性红斑，是一种急性炎症性皮肤病，好发于春秋季节。皮疹表现为多形性红斑、紫斑、丘疹、水疱，常伴黏膜损害。本病中医类似于“雁疮”、“猫眼疮”。

【必备秘方】

1. 当归、防风、赤芍各12克，羌活、川芎、大枣各10克，桂枝、甘草各6克，制川乌、生姜皮各5克，葱白2根。每日1剂，水煎15分钟，滤出药液，加水再煎20分钟，去渣，两次水煎液兑匀，分服。主治寒冷型多形性红斑。

2. 当归、紫草各25克，附子、川芎、红花各15克，高良姜10克，肉桂、甘草各5克。每日1剂，水煎服。瘙痒，加苦参5～10克；有水肿及水疱，加土茯苓15克；口舌溃疡，加金银花、连翘各15克。主治多形性红斑。

3. 生石膏、白茅根各15克，牡丹皮、白芍、大青叶、玄参各10克，青黛、连翘、黄芩、生地黄、牛蒡子各6克，黄连、升麻各3克。每日1剂，水煎服。主治渗出性多形性红斑。

4. 白鲜皮15克，生地黄、紫草、黄芩、茯苓各12克，防风10克，秦艽、白术、牡丹皮各9克。每日1剂，水煎，分2次服。主治多形性红斑。

5. 当归、川芎、红花、赤芍、桃仁、丹参、桂枝、制乳香、制没药、黄芪各30克。共研细末，水泛为丸，每次服10克，每日3次，2周为1个疗程。主治多形性红斑。

【名医指导】

1. 追查病因，予以相应治疗。分析、追溯近期用药史、食物史及接触史；停服可疑致敏食物与药品等。如所用药物是属必需而不能停用者，应设法更换药物。

2. 给予患者高热量、富营养、易消化的流质或半流质饮食，禁食刺激性食物以免刺激口腔溃烂；禁用鱼、虾、牛奶等易过敏的食物，防止发生再过敏而诱发皮疹。勿抽烟饮酒。

3. 本病一般以秋冬寒冷季节发病为多。预防本病应注意避免外界风、湿、寒、热邪气的侵袭。

酒渣鼻

本病是指以鼻尖及鼻翼两侧皮肤潮红、丘疹、脓疱，甚至鼻头增大变厚，为鼻部血管扩张性结缔组织增生性的皮肤损害，与嗜酒、喜食辛辣食物、习惯性便秘、月经不调、围绝经期易怒、毛囊蠕行螨寄生等有关。初期为鼻尖皮肤发亮，可见扩大皮脂腺外口；以后皮肤持久发红呈紫红色，可见毛细血管扩张成网状，常发脓疱疮。后期鼻部高低不平，皮脂腺与结缔组织都增生，部分隆起，成为鼻赘疣。其病因可能与毛囊蠕形螨寄生有关，以男性居多，常在中年以后发病。本病辨证论治常从肺、脾（胃）郁热或血分郁热认识为主，亦有湿热熏蒸、阴虚郁热上扰、阴虚湿热熏蒸，以及寒湿内郁上扰鼻窍等。

【必备秘方】

1. 茵陈30～50克，山楂20～30克，野菊花、丹参、乌梅各15～30克，牡丹皮、凌霄花各10～15克，黄芩、栀子各10克，大黄5～10克。每日1剂，水煎15分钟，过滤取液，加水再煎20分钟，去渣，两次滤液兑匀，早、晚分服，10日为1个疗程。主治酒渣鼻。

2. 当归、生地黄、川芎、赤芍、黄芩、赤茯苓各10克，陈皮、红花、生甘草、五灵脂（研末，后下）各6克，生姜3片。水煎，加酒1杯，调入五灵脂末热服。主治酒渣鼻。

3. 生地黄60克，栀子、赤芍、牡丹皮各20克，香附12克，黄连、丹参、黄芩、大黄、玫瑰花、红花各9克，甘草6克。每日1剂，水煎，分2次服。主治酒渣鼻。

4. 白花蛇舌草30克，生地黄15克，玄参、侧柏叶、生山楂、生石膏各12克，黄

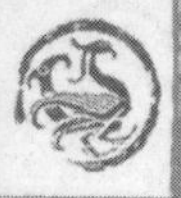

芩、制大黄、桑白皮各9克。每日1剂，水煎，分2次服。主治酒渣鼻。

5. 地骨皮20克，生地黄、赤芍、黄芩、栀子各12克，桃仁9克，当归8克，川芎6克，红花5克。每日1剂，水煎服。主治酒渣鼻。

【名医指导】

1. 注意避免冷、热刺激，避免情绪激动、精神紧张。

2. 保持大便通畅，肺与大肠相为表里，大便不通，肺火更旺。

3. 不宜在夏季、高温、湿热的环境中长期生活或工作。

4. 保持皮肤的清洁卫生：对油性皮肤要经常用肥皂和温水清洗；对干性皮肤则应少用肥皂。同时不要用碱性肥皂洗涮。

5. 一定要避免使用油性或粉质化妆品，尤其注意不要化浓妆。睡前应彻底清除当天的化妆品，并且睡前最好不要涂抹营养霜、药膏等化妆品。应使夜间的皮肤得到轻松、畅通，充分的呼吸。

6. 禁止在鼻子病变区抓、搔、挤压，以防感染。

皮肤癣

皮肤癣为临床常见的真菌感染性皮肤病，分为头癣、体癣、股癣、足癣、手癣、手足癣、顽癣、甲癣、松皮癣以及花斑癣等。其中以手足癣最为多见，为致病性真菌侵入手足部表皮所致，分为手癣与足癣。手癣往往由足癣感染而来，但也可只有手癣而无足癣。手癣中医称“鹅掌风”，足癣中医称“臭田螺”，俗称“脚气”、“湿脚气”。

足　　癣

【必备秘方】

1. 当归、茵陈、黄芩、防风、苍术、白术、苦参各9克，羌活7.5克，葛根、知母、甘草、猪苓、泽泻各6克，升麻3克。每日1剂，水煎15分钟，过滤取液，加水再煎20分钟，去渣，两次滤液兑匀，早、晚分服。主治足癣。

2. 花生米120克，蚕豆（连皮）90克，大蒜（去皮）、大枣各60克。水煎浓汁，分3次服。主治足癣。

3. 冬瓜300克，赤小豆150克。每日1剂，水煎，分2次服。主治足癣。

4. 赤小豆、红糖各60克，木瓜30克。炖烂服食，每日1剂。主治足癣。

5. 苍术30克，木瓜9克。共研末，开水送服，每日3次，每次3克。主治足癣。

【名医指导】

1. 要注意清洁，保持皮肤干燥，每日清洗数次，勤换鞋袜。袜子宜常用肥皂水洗、晒，趾缝紧密的人可用草纸夹在中间，以吸水通气。

2. 鞋子要通气良好，平时不宜穿运动鞋、旅游鞋等不透气的鞋子，以免造成脚汗过多，脚臭加剧。情绪宜恬静，激昂容易诱发多汗，加重脚臭。

3. 积极消除诱发因素，治疗手足多汗和汗疱等。

4. 勿用公用拖鞋或脚布。公用澡堂、游泳池要做到污水经常处理，用漂白粉或氯亚明消毒，要形成制度，以防相互传染。

5. 有些家庭养一些宠物，如小猫、小狗它们身上也常带真菌，由于人与动物接触也容易被感染，所以也要搞好宠物的卫生，切断传染途径及传染源。

6. 脚痒时用热水烫脚的习惯不可取。因其容易扩散癣症，甚至引发淋巴管炎。

手　　癣

【必备秘方】

1. 生地黄、熟地黄各120克，白蒺藜、川牛膝各90克，知母、黄柏、枸杞子各60克，菟丝子、独活各30克。共研细末，炼蜜为丸（如梧桐子大）。黄酒送服，每次9克（夏日用淡盐汤送下），每日早、晚各1次。主治手癣。

2. 生地黄20克，苦参、黄芩、当归各15克，赤芍、白鲜皮、连翘、牡丹皮各12克，蝉蜕、乌梢蛇各10克。水煎15分钟，滤出药液，加水再煎20分钟，去渣，两次煎液兑匀，分服。主治顽固性手癣。

3. 山药30克，泽泻15克，生地黄、茯苓、山茱萸、炒白芍、麦冬各12克，白术、当归、牡丹皮各10克，柴胡、石菖蒲各6克。每日1剂，水煎，分3次服。主治手癣。

4. 昆布（水发海带丝）120克，猪肥肉片100克。煮汤服食，每日1剂。主治手癣。

5. 土茯苓60克，苦参45克，琥珀15克，桂枝12克。共为细末，每次服10克，每日3次。主治手癣。

【名医指导】

1. 积极治疗足癣。

2. 与足癣及手癣患者的日常用品分开使用。

3. 注意皮肤卫生：手癣是有传染性的，为了安全起见，平时还是戴上手套比较好，以免对家人交叉感染。

4. 平时要减少化学性、物理性、生物性物质对手、足皮肤的不良刺激，不用公共拖鞋及毛巾，鞋袜、脚布要定期灭菌，保持足部清洁干燥，夏天尽可能不穿胶鞋。

5. 少饮刺激性饮料，如浓茶、咖啡、酒类等。

6. 尽量避免搔抓和热水烫。避免接触各种洗涤剂、肥皂和有机溶剂等。

手足皲裂

手足皲裂是冬季常见的一种皮肤病，由于经常受机械性或化学性刺激致使手掌足底的皮肤弹性减低而发生燥裂。本病中医称“皲裂疮”。

【必备秘方】

1. 熟地黄30克，当归身、何首乌各15克，白芍、红花、桃仁、天冬、麦冬各10克，蝉蜕6克。每日1剂，水煎，分2次服。主治手足皲裂。

2. 凡士林70克，地龙粉20克，煅月石6克，珍珠粉4克。将煅月石除净杂质，用文火烧至白色泡状，研细末，与地龙粉、珍珠粉和匀，入凡士林加温至8℃左右，调匀成膏，以温开水洗净患处后搽少许药膏，每日2次。主治手足皲裂。

3. 蜂蜜70克，猪油30克。先煎猪油，冷却后与蜂蜜调匀，将患处用热水浸泡10～30分钟，后敷上药膏，每日早、晚各1次。主治手足皲裂。

4. 腊月白鹅油10克，轻粉、红粉各0.5克（研极细末）。调匀成膏。用温葱汤浸泡患手并用刀片削去增厚层，再涂以上药膏于炭火旁烘烤20分钟左右，每日早、晚各1次。主治手足皲裂。

5. 大黄50克（焙黄），白蔹、白及各30克，冰片3克。共研细末，以蜂蜜调搽患处，每日3～5次（必要时包扎）。主治手足皲裂。

【名医指导】

1. 在冬季，在饮食上应该注意多喝水，多吃水果及富含维生素A的蔬菜如菠菜、红薯、胡萝卜等。

2. 在日常生活中，应注意保暖，减少冷水洗手的次数，少用碱性强的肥皂、药皂洗手，洗完手脚后养成涂抹外用护肤品的习惯。

3. 原来患有手、足癣及鱼鳞病等皮肤病的人，要尽早治疗。

4. 经常接触矿物油类、水泥、石灰等工种的人下班后要及时洗净手脚，用干毛巾擦干后再搽些油脂润滑皮肤。

5. 患期可在睡觉前先用温水泡15分钟，擦干后在患处搽上润肤霜然后用手轻轻揉搓患处以协助吸收。最后用塑料薄膜封包8～12小时，晨起拆除。

皮肤瘙痒症

皮肤瘙痒症是一种自觉瘙痒而无原发损害的皮肤病，由于不断搔抓而常有抓痕、血痂、皮肤肥厚以及苔藓样变化等继发损害。本病中医类似于“痒风”、“风瘙痒”。

【必备秘方】

1. 六一散30～45克（包煎），生石膏15～30克（先煎），南沙参15克，生地黄12克，防风、紫草、麦冬、玄参、赤芍、炒牡丹皮各10克，炒知母、荆芥、细辛、红花各6克。每日1剂，水煎服。主治全身性瘙痒症。

2. 茯苓皮15克，党参、黄芪各12克，

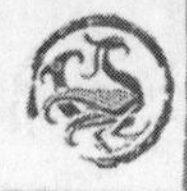

白术（土炒）、陈皮、防风各10克，荆芥、砂仁（后下）、炒枳壳、玫瑰花、木香、甘草各6克，黄连3克。每日1剂，水煎服。主治皮肤瘙痒。

3. 何首乌15克，山茱萸、钩藤、山药、生地黄、枸杞子各12克，白芍、当归、茯苓、肉苁蓉、炒杜仲各10克，炒黄柏、炒知母各6克。每日1剂，水煎服。主治皮肤瘙痒。

4. 生地黄25克，白芍、制何首乌各20克，当归、金银花、连翘、火麻仁、黄柏、牡丹皮各15克，地肤子12克，荆芥、蝉蜕各10克，砂仁、陈皮各6克。每日1剂，水煎服。主治皮肤瘙痒症。

5. 生黄芪、防风、肉桂、天麻、石斛、白芍、当归、白术、木香、淫羊藿、甘草、续断各50克。共研细末，每次取20克以沸水冲泡，代茶饮用。主治皮肤瘙痒。

【名医指导】

1. 积极治疗原发疾病，寻找病因，加以去除。

2. 忌过多食用辛辣鱼腥及酒类等，以免皮肤瘙痒加剧。

3. 避免过度搔抓。不断搔抓不仅可使皮肤增厚，而且皮质变厚后反过来又加重了皮肤瘙痒。

4. 不宜烫洗患处。因为烫洗的方法只能起到暂时的作用，不仅没有治疗效果而且会使病情加重。

5. 早期诊断，及早治疗。

痱子

痱子又称痤痱疮、热痱疹，多因暑热熏蒸、肌肤汗出不畅所致，是以皮肤出现小红丘疹、灼热刺痛、痛痒为主要表现的痱疖类疾病。多发于头面、颈项、胸、背、腋下、肘窝、腹股沟处，初起皮肤发红，渐出现针头大小丘疹，排列密集，轻度痛痒，灼热刺痛。天气闷热时丘疹成批出现。天气转凉后丘疹自然消退脱屑。

【必备秘方】

1. 绿豆、粳米各50克，金银花30克。每日1剂，将金银花水煎，去渣，入绿豆、粳米煮成稀粥，加白糖，分2次服，连服3～5日。主治暑季痱子。

2. 绿豆50克，鲜荷叶1张，冰糖适量。将荷叶洗净、切碎，水煎去渣，入洗净的绿豆煮汤，加入冰糖调服，每日1剂，连服7日。主治暑季痱子。

3. 金银花、蒲公英，赤小豆各30克。每日1剂，将金银花、蒲公英水煎，去渣，入赤小豆煮熟，加入白糖，分3次服，连服5日。主治痱子。

4. 马齿苋25克，冬瓜100克。水煎，取汁加白糖代茶饮用，每日1剂。主治暑季痱子。

5. 鲜丝瓜叶适量。洗净、切碎，捣烂，取汁涂搽患处，每日2次。主治痱子、疖肿。

【名医指导】

1. 保持室内通风、凉爽，衣着宜宽大以便于汗液蒸发，及时更换潮湿衣服。

2. 经常保持皮肤清洁干燥，常用干毛巾擦汗或用温水勤洗澡。

3. 容易出汗部位涂抹痱子粉，预防痱子。

4. 避免搔抓，防止继发感染。

5. 经常擦洗痱子处，然后用专门的去痱产品进行擦涂处理。

黄褐斑

黄褐斑是临床上常见的皮肤病，其发生在面部，呈现对称性淡褐色至深褐色斑，形状及大小不定，无自觉症状，常见于中青年妇女。本病中医类似于“面尘”、“黧黑斑”。

【必备秘方】

1. 黑桑椹100克，黑芝麻50克，何首乌30克，当归、麦冬、生地黄各20克，蜂蜜适量。将前6味水煎3次，每30分钟提取药液1次，合并药液，以文火熬至稠如膏，加入等量蜂蜜煮沸，候冷储瓶。开水冲服，每日2～3次，每次50毫升。主治血燥型黄褐斑。

2. 白花蛇舌草60克，益母草、墨旱莲各30克，夏枯草、谷精草、豨莶草各15克，紫草12克。每日1～2剂，水煎服。肝气郁型，加香附、柴胡、白芍各9～15克；血瘀型，加川芎6～12克；脾虚型，加白术、茯苓各9～15克；肾虚型，加菟丝子、女贞子各9～18克。主治黄褐斑。

3. 白鲜皮15克，生地黄、熟地黄、当归各12克，柴胡、香附、茯苓、川芎、僵蚕、白术、白芷各9克，白附子、甘草各6克。每日1剂，水煎，分3次服。主治黄褐斑。

4. 丹参30克，合欢皮20克，赤芍、白芍各15克，柴胡、当归、川芎、红花、桃仁、炒酸枣仁、生地黄各10克。每日1剂，水煎15分钟，过滤取液，加水再煎20分钟，去渣，两次滤液兑匀，分2～3次服。主治黄褐斑兼有情志抑郁。

5. 面粉200克，白糖100克，白扁豆、莲子、白茯苓、山药各50克，白菊花15克。将后5味研细末，与面粉、白糖调匀，加水和面，制成薄饼蒸熟服食，久食有效。主治黄褐斑。

【名医指导】

1. 寻找病因，加以去除。色斑常与疾病有关系，尤其是妇科病，发现乳腺增生、痛经、月经不调等。

2. 睡眠与饮食对皮肤很重要，特别是睡眠。哪怕闭目养神10分钟也好，只有在不缺氧、不缺水的情况下，皮肤才会光彩照人。同时要多喝水、多喝汤，多吃水果，当然鸡蛋和瘦肉中的优质蛋白质对皮肤的光滑细腻也有帮助。

3. 防晒：因为色斑大部分都因为光老化引起。所以从青少年开始就应该防晒，帽子、遮阳伞、防晒护肤品都是防晒的好帮手。值得提醒的是，不是长时间暴露在阳光下不需要使用防晒系数（SPF）很高的防晒品，一般SPF15就足够了，使用SPF30以上的防晒品应2～3小时后清洗掉，因为太高指数的产品对皮肤也有刺激作用。

4. 保持均衡的营养，注意各种维生素的均衡摄入。

5. 与服用药物有关的色斑患者，应停止服用相关药物。

鱼鳞病

鱼鳞病是一种最常见的先天性角化病，一般对称地发生于四肢伸侧，皮肤干燥、粗糙，摸之涩手，形似鱼鳞状，夏轻冬重。本病中医类似于“蛇身”、“蛇皮”。

【必备秘方】

1. 玄参、天冬各50克，麻黄、桂枝、地龙、苦杏仁、桑叶、水蛭、穿山甲、大黄、蛇蜕、虻虫各15克，蝉蜕10克。每日1剂，水煎服。顽鳞不脱者，加芒硝10克；体质虚弱者，加人参6克。主治鱼鳞病。

2. 玄参50克，桂枝、桃仁、苦杏仁、甘草、桑叶、麻黄、红花、蝉蜕各15克。每日1～2剂，水煎15分钟，滤出药液，加水再煎20分钟，去渣，两次水煎液兑匀，分服。主治鱼鳞病。

3. 生黄芪50克，黑芝麻40克，丹参、地肤子各25克，当归、生地黄、熟地黄、枸杞子、何首乌、白鲜皮各20克，生山药、苦参、防风各15克，川芎、桂枝、蝉蜕、甘草各10克。水煎3次，分4次服，每日早、晚各1次（小儿酌减）。主治鱼鳞病。

4. 桂枝、地龙各30克，桃仁25克，麻黄、苦杏仁、甘草、穿山甲、生水蛭、全蝎各20克，大黄15克。每日1剂，水煎服。主治鱼鳞病。

5. 姜黄60克，当归、白及、生甘草各30克，生槐花25克，紫草10克，香油600克。同浸10日后熬枯，去渣，待温入轻粉、冰片各6克搅匀，加入蜂蜡90克调成膏，搽患处，每日早、晚各1次。主治鱼鳞病。

【名医指导】

1. 加强皮肤护理，冬季是护理的重点，多吃富含维生素A的食物如胡萝卜及猪肝等。冬季洗澡不宜过勤，洗澡后要搽用护肤油脂，可保护皮肤柔润，使鳞屑减少，并保持适当的水分和足够的营养成分。

2. 经常保持心情舒畅，注意劳逸结合，

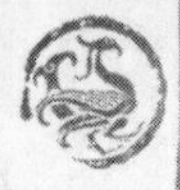

不要太疲劳，工作压力不要太大，不要过分紧张、激动、压抑、急躁等。

3. 平时生活中尽量少接触有刺激性的东西，如香皂、洗衣粉、染发剂等。

4. 少吃有刺激性的和能导致皮肤性过敏的食物，如白酒、海鲜、牛羊肉等；多吃纤维质及鱼类。

5. 清洗患处时，动作要轻揉，不要强行剥离皮屑，以免造成局部感染（如红、肿、热、痛），使病程延长。

疥　疮

疥疮是由疥虫所致的传染性皮肤病。

【必备秘方】

1. 生地黄、生石膏各15克，苦参、地肤子、枸杞子各12克，荆芥、防风、当归、蝉蜕、苍术、百部各10克，知母9克，木通6克，甘草3克。每日1剂，水煎15分钟，过滤，加水再煎20分钟，去渣，两次滤液兑匀，分服。主治疥疮。

2. 地肤子25克，穿山甲15克，土茯苓、焦栀子、黄柏、赤芍各12克，苦参、重楼、荆芥、粉萆薢各10克，牡丹皮9克，僵蚕、甘草、金银花各6克。每日1剂，水煎服。主治疥疮。

3. 花椒60克，苦参、黄柏、百部、白鲜皮各30克，防风、防已、钩藤、地肤子、蛇床子、土荆皮各15克，皂角刺5克。加水2500毫升浸泡6小时后煎30分钟，取液熏洗患处，每次20分钟，每日2次。有糜烂渗出者，可在熏洗后进行局部热敷，每次20分钟，连敷5～6次。主治疥疮。

4. 硫黄500克，食盐10克，斑蝥、红娘、吴茱萸、大风子各3克。上药（除大风子外）同研末，全部放锅内加热至稀释，调匀，灌入竹筒（或玻璃瓶）冷凝成药锭。每次洗澡后以香油研磨涂搽患处，每日1次。主治疥疮。

5. 菜子油60克，硫黄（研极细末）、大风子（去壳，捣烂）各30克，生甘草粉、花椒（焙干，研细末）各20克，鸡蛋1枚（以菜油煎，取油）。调匀，搽患处及周围皮肤，每日2次。主治疥疮。

【名医指导】

1. 疥疮患者应自觉遵守一些公共场所规定，不去游泳池游泳，不去公共浴室洗澡，以免传染他人。

2. 患者的衣物、被褥用开水烫洗灭虫，一般在50℃水中浸泡10分钟即可达到灭虫的目的；对于不能烫洗的，可放置于阳光下暴晒1～2日后再用。勿用患者用过的衣物、被褥等。

3. 帮助患者搔抓、涂药、洗晒衣被后，应用硫黄皂洗手，以防传染。

4. 应避免与患者过性生活，以防不洁性交导致疥疮传播。

5. 人与动物的疥虫可以互相传染，故家里有疥疮患者时，应预防宠物发病；如家里宠物得了疥疮，除及时治疗外还要预防传染。

鸡　眼

鸡眼是一种局限性圆锥状角质增生物。其尖端深入皮内，基底露于表面，呈圆形似鸡眼。本病中医称“内刺”。

【必备秘方】

1. 面粉100克，水杨酸80克，樟脑2克。共研匀装瓶，将胶布中间煎1个与病灶等大的孔，贴在患处（暴露病灶），再用药粉放置孔中，初次可滴1～2滴乙醇，覆盖胶布固定，5日换药1次。每次换药前，须用热水泡患处，再敷上药粉（敷药期间注意不要沾水）。主治鸡眼。

2. 取坐位（或卧位），鸡眼及其周围皮肤用碘酒消毒，在鸡眼的核心处（有点的地方）成直角进针，通过鸡眼根部一直刺到肌层（以感觉疼痛较进针时减轻为止），留针15～20分钟，3分钟捻针1次，共捻7～8次。拔针时再捻2～3下，拔针后挤出少许血液，用碘酒消毒皮肤后用纱布包好，1周内少活动。主治鸡眼。

3. 蜈蚣30条，乌梅9克，菜子油（或香油）适量。将蜈蚣、乌梅焙干后研细末，加入菜籽油（以油浸过药面为度）浸泡7～10

日后，将1%盐水浸泡患处15～25分钟（待粗皮软化后，剪除粗皮，以见血丝为宜），再取适量药膏调敷患处，外用纱布包扎，12小时换药1次。主治鸡眼。

4. 白矾7克，硫酸铜3克，鸦胆子1.5克。将硫酸铜、白矾炒至变白色块状，研细末，将鸦胆子去皮、压碎，与上粉混合。将患部消毒后用刀将中心部挖1小坑，白开水调敷，再用薄棉花盖好，外加胶布固定，每日换药1次。主治鸡眼。

5. 鸦胆子10克（捣碎），白醋50毫升。同浸泡7～10日，先用碘酒消毒患处皮肤，再用消毒的针头（或刀尖）刺破患处皮肤造成1个小小的创口面，取汁滴入创口内或用棉球涂上药液嵌入创口，外用胶布覆盖固定，隔日换药1次。主治鸡眼。

【名医指导】

1. 选择合适、宽松的鞋子，避免造成脚部畸形。

2. 当感觉到脚部某一部位受到挤压和摩擦时，应及时选用鸡眼垫、顺趾器、分趾器、护趾套等足科支具，来减轻摩擦和挤压。

3. 当脚底有鸡眼和脚垫形成以后，可以穿特异性或非特异性矫形鞋垫，来改变足底受力，以达到减轻摩擦的作用。

4. 忌用不干净的刀剪，以防感染。勿自行将鸡眼或厚茧去除，糖尿病患者尤其勿自行处理厚茧或鸡眼，以避免恶化。

5. 坚持每晚热水泡脚，以软化鸡眼和脚垫。

手足多汗症

【必备秘方】

1. 白矾（打碎）、葛根（打碎）各25克。水煎2次，混合煎液（共约1500毫升），浸泡手足，每日3次，每次30分钟（晚间可适当延长）。1剂外洗2日，6日为1个疗程。主治手足多汗症。

2. 白矾30克，干姜6克。水煎30分钟后，去渣后加适量温开水，浸泡双脚（或双手），每晚1次，每次15～30分钟。主治手足多汗症。

3. 白萝卜600克（切片），白矾15克。加水2500毫升煎30～40分钟，去渣，取汁浸泡手足，每次20分钟，每日2次。主治手足多汗症。

4. 硼砂25克，乌洛托品、枯矾粉、滑石粉各20克。共为细末，混匀撒患处。主治手足多汗症。

5. 防风、白芷各20克，细辛、川芎各10克。共为细末，撒入鞋中（可止汗除臭）。主治足多汗症。

【名医指导】

1. 单纯的味觉性多汗应避免饮食辛辣和刺激性食物及饮料。

2. 精神因素所致的多汗症，应积极自我调整心态，避免精神紧张、情绪激动、愤怒、恐惧及焦虑等。

3. 注意个人卫生，勤洗澡、勤换衣。

4. 贴身衣物不要太紧，以免妨碍局部的血液流通。

其他皮肤病

本节内容为风疹、皮肤粗糙，各病症的临床特点从略。

风　疹

【必备秘方】

1. 当归15克，白芍、桂枝、麻黄、苦杏仁各10克，木通、甘草各5克，细辛3克，生姜3片，大枣5枚。每日1剂，水煎服。主治风疹。

2. 桑叶、金银花、牛蒡子、淡竹叶、蝉蜕、赤芍、紫草、生地黄各9克，薄荷5克。每日1剂，水煎服。主治风疹。

3. 浮萍、蝉蜕、地肤子、牡丹皮、赤芍、紫草、柴胡各10克，甘草5克。每日1剂，水煎服。主治风疹。

4. 麻黄、蝉蜕各5克，黄连、甘草各2.5克。每日1剂，水煎服。主治风疹。

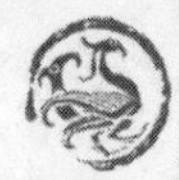

5. 益母草 30 克，黄酒 200 毫升。同煎数分钟，去渣，顿服，每日 1 剂。主治风疹遍布周身。

【名医指导】

1. 隔离检疫：患者应隔离至出疹后 5 日。本病症状轻微，隐性感染者多，故易被忽略，不易做到全部隔离。一般接触者可不进行检疫，但妊娠期特别妊娠早期的妇女在风疹流行期间应尽量避免接触风疹患者。因先天性风疹危害大，可造成死胎、早产或多种先天性畸形，因此预防应着重在先天性风疹。

2. 自动免疫：风疹减毒疫苗安全有效，接种后抗体阳转率在 95%以上，接种后仅个别有短期发热、皮疹、淋巴结肿大及关节肿痛等反应，免疫后抗体持久性大多可维持在 7 年以上。尽管目前关于风疹疫苗病毒株对人体、胎儿的影响了解得不够，但活疫苗的弱病毒确能通过胎盘感染胎儿导致胎儿畸形，因此孕妇不宜接受此类活疫苗。风疹早已与麻疹、腮腺炎疫苗联合使用，取得了良好的效果。目前我国也已制成风疹减毒活疫苗，有的地方已开始使用并将逐步纳入计划免疫执行，重点免疫对象中包括婚前育龄妇女，含高中、初中毕业班女生。

3. 患者宜卧床休息，避免直接吹风，以防止受凉后复感新邪加重病情。发热期间，多饮水。饮食宜清淡、易消化，不吃煎炸、油腻之物。

4. 防止搔破皮肤，引起感染。

5. 精神要愉快，生活要规律，不要过度劳累。适当锻炼，选择适合自己的一些活动，如爬山、散步、跳舞等。并根据自己的身体状况，选择适合自己的保健食品服用，提高免疫功能，改善体质，不生病或少生病，提高生活质量。

皮肤粗糙

【必备秘方】

1. 核桃仁 100 克，蚕蛹 50 克（略炒）。每日 1 剂，加水适量，上笼蒸熟，分 2 次服。主治皮肤粗糙、白发。

2. 粳米 120 克，黑芝麻 50 克（炒熟）。每日 1 剂，将粳米洗净煮粥，快熟时加入黑芝麻煮熟，加盐调味。分 2 次服。主治皮肤粗糙。

3. 猪肝、黄豆各 100 克。每日 1 剂，将黄豆加水浸软，猪肝洗净、切片，同炖熟，加盐调味，分 2 次服。主治皮肤粗糙。

4. 当归、黑芝麻（炒熟）各 250 克。共研细末，于饭后开水冲服，每次 30 克，每日 3 次，连服 2 个月。主治皮肤粗糙。

5. 花生米 50 克，大枣 10 枚。同煎汤服食，每日 1 剂（久服见效）。主治皮肤粗糙。

【名医指导】

1. 补充维生素 A 和 B 族维生素。当体内的维生素 A 和 B 族维生素缺乏时易导致皮肤粗糙，适量补充有助恢复身体健康状态。如果日常饮食中脂肪酸的摄入过少、各种水果的摄取不足或饮水不够等都易造成维生素、水分和油脂的摄取不足，从而导致皮肤粗糙。

2. 晨起空腹饮 1 杯淡盐水或蜂蜜水，配合腹部按摩或转腰，让水在肠胃振动，加强通便作用。全天都应多饮凉开水以助润肠通便。每晚睡前，按摩腹部，养成定时排便习惯。

3. 进行适当的体力活动，加强体育锻炼，如仰卧屈腿、深蹲起立、骑自行车等。

4. 养成良好的作息习惯。白天工作疲劳，如果晚上睡眠时间又不足的话，会让身体遭受更大的伤害，人体的血液循环也变慢。当人体不健康时，我们的肌肤也会失去活力，容易出现肌肤粗糙、干燥的现象。

5. 洗脸时尽量不用热水、碱性肥皂、粗糙毛巾。防止长时间曝晒。春游时，可用宽边防护帽或伞遮挡。

6. 每天做面部美容操。五指并拢，双掌摩擦微热后，轻轻按摩额、颧骨处肌肤以及鼻、耳部，持续 3～5 分钟。

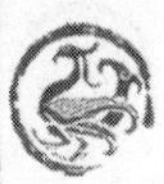

第十三章　骨伤科疾病

骨髓病变

骨髓病变主要是指骨髓炎性、化脓性病变，包括急性骨髓炎与慢性骨髓炎。急性化脓性骨髓炎又称附骨痈，是骨与周围组织的急性化脓性疾病。本病多见于10岁以下儿童，好发于四肢长骨的干骺端，尤以胫骨为最多，股骨、肱骨、桡骨、尺骨、跖骨、指(趾)骨次之，脊柱亦偶有发生。其病因是由致病菌侵入人体引起骨组织（包括骨髓、骨皮质和骨膜）的化脓性炎症。如细菌自人体其他处病灶经血流传播到骨骼（称血原性骨髓炎）；或开放性骨折继发感染以及附近感染病灶直接蔓延。一般起病急骤，全身中毒症状明显（如畏寒、高热、脉速、纳差、血常规增高等）；患肢剧痛，干骺端明显压痛，皮温升高；邻近关节主动活动障碍，而被动活动尚可。骨膜下脓肿形成后，局部出现红、肿、热、痛等炎症反应，局部穿刺可抽出脓液。X线检查：起病2周内摄片一般无异常改变，2～3周后可逐渐出现骨质吸收，呈虫蛀样破坏、骨膜增生肥厚、骺端模糊等，之后可出现死骨和骨壳。急性骨髓炎症消退后若留有死骨、窦道或死腔时即成为慢性骨髓炎，多为急性骨髓炎治疗不当或不及时所致。极少数病例无明显的急性发作史，部分患者可发现有小死骨自窦道排出，病变肢体增粗、变硬或出现畸形；皮肤色素沉着，薄而缺乏弹性，易形成溃疡；病程长者可呈现消瘦、贫血等慢性衰竭状。

一般性骨髓炎

【必备秘方】

1. 紫花地丁120克，金银花、蒲公英、半边莲、重楼、生地黄各30克，野菊花20克，当归、赤芍各12克，黄连、栀子10克。每日1剂，水煎服。热甚者，加生石膏、大青叶、白花蛇舌草各30克，知母10克；口渴者，加天花粉30克；便秘者，加生大黄10克（后下）；痛甚者，加乳香、没药各10克；化脓者，加黄芪30克，炮穿山甲15克，皂角刺10克。主治急性化脓性骨髓炎。

2. 苍术（米泔水浸3宿，洗净、晒干，入花椒21粒、葱白7根煮至黑油出，洗净、焙干）200克，补骨脂（炒），川楝子（锉，炒），茯苓，八角茴香（炒），小茴香，白芷，桃仁（去皮、尖，炒）各100克。共为细末，炼蜜为丸（如梧桐子大）。温酒、盐汤送服，每次50丸。主治化脓性骨髓炎。

3. 当归、生乳香、生没药、血竭、象牙粉各30克，红花15克，全蝎10克，大蜈蚣10条，大龟甲3个（炙黄）。共研细末，炼蜜为丸（每丸重10克），开水送服，每次1丸（小儿酌减），每日2次。发于上肢者，饭后服；发于下肢者，饭前服。主治化脓性骨髓炎。

4. 败酱草、桃仁各60克，大黄30克（锉炒）。共研粗末，先取皂角刺30克（锉碎）加水200毫升煎至150毫升，去渣，入药末9克及芒硝3克，同煎至120毫升，去渣，空腹温服。主治化脓性骨髓炎。

5. 生黄芪30克，生地黄、黄柏各15克，羌活1.5克，当归、土瓜根（酒炙）、柴胡、连翘各10克，肉桂3克。共锉碎，以酒、水各100毫升，煎至100毫升，去渣，空腹热服。主治化脓性骨髓炎。

【名医指导】

1. 注意休息，不可疲劳过度。
2. 适当锻炼，增强机体抵抗力。

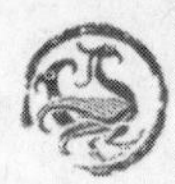

3. 治疗期间切不可滥用或长期使用激素类化学药物，防止骨质的硬化，骨髓腔的硬化及阻塞，造成骨细胞正常代谢功能障碍，甚至引起骨坏死。

4. 注意营养清淡饮食，忌食荤油肥腻、少食辛辣食物。

5. 保持室内空气流通，注意环境卫生和个人卫生，保持皮肤清洁。

急性骨髓炎

【必备秘方】

1. 生黄芪、紫花地丁各30克，连翘15克，黄连、全蝎、生甘草各10克，白芷9克，乳香、没药、生大黄各6克。每日1剂，水煎服。局部红肿有灼热感者，加天花粉15克，赤芍10克；脓水较多、面色㿠白、畏寒者，加鹿角霜20克，当归15克，白芥子6克；发于下肢者，加牛膝6克。小儿酌减。主治急性骨髓炎。

2. 黄芪、土茯苓、蒲公英、丹参各30克，金银花、山药各25克，牛膝、紫花地丁各20克，当归、骨碎补各12克，黄柏10克。每日1剂，水煎服。伴寒战高热、神志不清者，加鲜地黄15克，广角粉6克；脓已成者，加炮穿山甲、皂角刺、天花粉各10克；气血亏损、脓水清稀者，加鹿角胶、熟地黄、白芥子各10克。主治急性骨髓炎。

3. 黄芪50克，金银花40克，牛膝、赤芍、丹参各30克，透骨草、当归、穿山甲、补骨脂各15克，栀子、山茱萸、皂角刺各10克，甘草5克。每日1剂，水煎，分2次温服，连服1个月为1个疗程。儿童酌减，个体虚者配服金匮肾气丸。主治急性骨髓炎。

4. 金银花100克，黄连、白芷、蒲公英、紫花地丁、野菊花各15克，当归、延胡索各12克，川芎10克。每日1剂，水煎服。二煎取汁温洗患部。热毒炽盛型，加牡丹皮、大青叶、连翘；气虚型，加黄芪；血虚型，加白芍、鹿角胶（冲服）。主治急性骨髓炎。

5. 生黄芪、金银花各30克，丹参、赤芍、紫花地丁各15克，当归、天花粉各10克，炙乳香、炙没药、穿山甲、白芷、升麻、生甘草各6克。每日1剂，水煎，早、晚分服。热甚口渴者，天花粉加至15克；湿重者，加薏苡仁30克。主治急性骨髓炎。

【名医指导】

1. 急性骨髓炎多为血行播散感染引起，应积极预防、治疗败血症；积极防治皮肤、黏膜的各种感染性疾病；积极防治上呼吸道感染等。

2. 急性骨髓炎初起时伴有高热、寒战、厌食、烦躁等症状。疼痛、肿胀、活动受限是局部症状，应按危重患者护理，高热时应用物理降温和药物降温、乙醇擦浴等。

3. 患者及家属应了解一般疾病知识与护理方法，信任医护人员，改善心境，提高信心，促进患者身心康复。

4. 急性骨髓炎手术时大多数采取全身麻醉，待返回病区后，一般采取去枕仰卧位，头偏向一侧，以防呕吐物误吸，保持呼吸道通畅。测生命体征每30分种1次，直到全麻清醒。

5. 术后给予易消化、富营养的食物。因制动卧床活动少，易引起便秘，多给予粗纤维食物，多饮水，多吃水果蔬菜，防止便秘。

6. 术后功能锻炼。早期进行伤肢肌肉舒缩活动，防止肌肉萎缩和关节粘连；晚期除继续作肌肉舒缩运动外，活动范围可扩展到各大关节为主的全面功能锻炼。

慢性骨髓炎

【必备秘方】

1. 蒲公英30克，党参、黄芪、当归、制乳香、制没药、穿山甲、木香、陈皮各12克，白芍、焦白术、茯苓各10克，金银花、紫花地丁各9克，川芎、炙甘草、大枣各6克。每日1～2剂，水煎15分钟，滤出药液，加水再煎20分钟，去渣，两次煎液兑匀，分服。脾肾阳虚型，加附子、煨姜各6克；气阴两虚型，去穿山甲，加玄参、丹参各10克；湿热内蕴型，加薏苡仁、泽泻、黄柏各10克；瘀血阻滞型，去茯苓、大枣、白芍，加红花10克，皂角刺、桃仁各9克。主治慢性化脓性骨髓炎。

2. 黄芪、野葡萄根各30克，金银花、熟地黄、生地黄各20克，补骨脂15克，鹿角片、川芎、重楼各10克，当归9克，白芷、炙甘草各5克。加水800毫升，煎至500

毫升，分2次服，每日1剂（重者2剂），2个月为1个疗程。主治慢性骨髓炎。

3. 生黄芪60克，党参、生石膏（先煎20～30分钟）各30克，连翘、金银花、浙贝母、白芷、土茯苓各15克，当归、生大黄、夏枯草各10克，甘草6克。每日1剂，水煎，分3次温服。主治慢性骨髓炎。

4. 黄芪、天花粉各30克，金银花、白芥子各20克，当归、鹿角霜、浙贝母各15克，连翘12克，炮穿山甲、川芎、赤芍、木瓜、白芷各10克，肉桂3克。每日1剂，水煎服。主治慢性骨髓炎。

5. 猪长骨300克，薏苡仁、黄豆各30克，赤小豆10克，黄芪粉6克，精盐、味精、葱、生姜、料酒各适量。将猪长骨打碎后加水烧沸，撇去浮沫，加葱、生姜、料酒去腥；与赤小豆（布包），同炖2小时，去渣，入黄豆、薏苡仁炖熟，加入黄芪粉、食盐、味精调匀，佐餐食用。主治慢性骨髓炎。

【名医指导】

1. 在感冒发热期间，体温不可超过38.5℃，此时要尽快使用抗菌、消炎、退热类针剂静脉滴注或肌内注射，或清热解毒、发汗解表类中成药内服，将有可能感染成骨髓炎的细菌扼杀在萌芽状态中。

2. 在外伤骨折，或跌打损伤，或手术后感染中，疮臃肿毒即褥疮等疾病的发作时，一定要及时准确地对症治疗处理好，控制住细菌进一步的入侵，此时可以使用大剂量的抗感染、抗病毒、消炎类药物静脉滴注（也可以用大剂量的清热解毒、凉血活血、排毒拔毒类中药内服外用），使患者体内感染的病毒及早地排出体外或消散。

3. 在日常生活中，也不可疲劳过度，过于劳累会造成人体抵抗力下降，免疫功能低下，此时细菌可乘虚而入，导致骨髓炎及其他疾病的发生。

4. 日常生活中，如有其他疾病的发生，治疗期间切不可滥用或长期使用激素类化学药物，此类药物使用不当，则易加速骨质的硬化，骨髓腔的硬化及阻塞，造成骨细胞正常代谢功能障碍，甚至引起骨坏死。

5. 治疗期间遵医嘱，治疗之后定期门诊复查和摄X线片复查。

6. 患有急性骨髓炎时应及早治疗，并防止治疗不当。

骨质病变

骨质病变包括骨质疏松症与骨质增生症。其中骨质疏松症病变以原发性为主，原发性骨质疏松症是以骨量降低、骨结构失常、骨骼脆性增加、易于发生骨折为表现的一种多病因性全身骨骼疾病。临床分为绝经后骨质疏松症和老年性骨质疏松症。其基本病理是骨代谢过程中骨吸收和骨形成的耦联出现缺陷，导致钙、磷、胶原代谢失衡，致使骨量减少、骨组织结构破坏而引起临床症状。

骨质疏松症

【必备秘方】

1. 生黄芪30克，熟地黄、炙自然铜、生龙骨、生牡蛎（后3味先煎）各24克，当归15克，仙茅、淫羊藿各12克，知母、巴戟天、炙鸡内金各9克，黄柏6克，每日1剂，水煎，分服，7日为1个疗程。阴虚者，加龟甲、枸杞子各15克；阳虚者，加鹿角胶、肉苁蓉各12克；气血两虚者，加党参、茯苓、阿胶、紫河车各10克；血瘀者，加土鳖虫、三七各6克。同时加强腰背肌功能锻炼，多食富含钙质和蛋白质的食物。主治骨质疏松症。

2. 生牡蛎（先煎）、生黄芪各50克，杜仲20克，淫羊藿、枸杞子、补骨脂各15克，当归、熟地、龟甲各12克，鹿角片10克（先煎）。每日1剂，水煎，分2次温服，30日为1个疗程，连服3～5个疗程。肾阴偏虚者，加女贞子、阿胶、鳖甲各15克；肾阳偏虚者，加仙茅、巴戟天、锁阳、紫河车各12克；腰部痛甚者，加炙乳香、没药、延胡索、细辛各6克。主治骨质疏松症。

3. 熟地黄、紫河车、龟甲胶、山茱萸各30克，续断、巴戟天、桑寄生各20克，骨碎补、五味子各10克。共研末，研制成丸，每次服9克，每日3次，连服10～12周。肾阴虚者，加山药、黄精、枸杞子各15克；肾阳虚者，加用仙茅、杜仲、炮附子各10克；肾

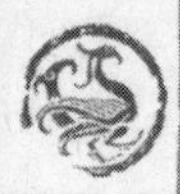

阴阳两虚者，加炮附子、鹿角胶、黄精、山药各10克。主治骨质疏松症。

4. 薏苡仁30克，生黄芪、续断、山茱萸、生牡蛎各20克，落得打15克，五加皮、合欢皮、地骨皮、海桐皮、牡丹皮、威灵仙、浙贝母、炮穿山甲10克，生甘草5克，生麻黄3克。每日1剂，水煎2次，煎液混合，早、晚饭后分服，药渣煎水洗患部，10日为1个疗程。发于上肢加桑枝10克；发于下肢加川牛膝10克。主治骨质疏松症。

5. 熟地黄25克，山药、鹿衔草各20克，淫羊藿、山茱萸各15克，当归、自然铜、菟丝子、炒白术、党参各12克，川芎、茯苓各10克，地龙9克，甘草6克。每日1剂，水煎，分服。肾阳虚型，加肉桂、杜仲；肾阴虚型，加龟甲、枸杞子；气血两虚型，加何首乌、黄芪；痛剧者，加赤芍、鸡血藤。主治骨质疏松症。

【名医指导】

1. 如身体有以下症状，应警惕骨质疏松症，及时去医院检查：

(1) 迈步走动或移动身体时，感到腰部疼痛。

(2) 腰背部无力、感觉疼痛，渐成慢性疼痛，偶尔剧痛。

(3) 脊柱渐弯，形成驼背。

(4) 身高显著变矮。

(5) 骨折。

(6) 呼吸功能下降。

2. 如经检查发现骨量低下，并有绝经期、吸烟喝酒、服用激素药物等任何一项危险因素，都应及时治疗。

3. 从儿童做起，注意合理膳食营养，多食用含钙、磷高的食品。尽量摆脱危险因子，坚持科学的生活方式，如坚持体育锻炼，多接受日光浴，不吸烟、不饮酒、少喝咖啡、浓茶及含碳酸饮料，少吃糖、盐，动物蛋白也不宜过多，晚婚、少育，哺乳期不宜过长，尽可能保存体内钙质，丰富钙库，将骨峰值提高到最大值是预防生命后期骨质疏松症的最佳措施。对有遗传基因的高危人群，重点随访，早期防治。

4. 注意积极治疗与骨质疏松症有关的疾病，如糖尿病、类风湿关节炎、脂肪泻、慢性肾炎、甲旁亢/甲亢、骨转移癌、慢性肝炎、肝硬化等。

5. 对退行性骨质疏松症患者应积极进行抑制骨吸收，促进骨形成（活性维生素D），骨肽片等药物治疗，还应加强防摔、防碰、防绊、防颠等措施。对中老年骨折患者应积极手术，实行坚强内固定，早期活动，体疗、理疗心理、营养、补钙、止痛、促进骨生长、遏制骨丢失，提高免疫功能及整体素质等综合治疗。

6. 仅仅补钙并不能改善骨质疏松症引起的疼痛。补钙只是做基础保养，无法从根子上改善骨量流失及腰背部疼痛症状。继发性的骨质疏松，如钙营养不良等引起的骨质疏松，补充钙剂就非常有效；而对于原发性的骨质疏松就不能依靠补钙来治疗。绝大多数老年人发生的骨质疏松属于原发性骨质疏松，这类老年人应该在医师的指导下进行治疗，盲目补钙没什么作用。

骨质增生症

【必备秘方】

1. 牛膝、鸡血藤、海风藤各30克，威灵仙20克，菟丝子，骨碎补、穿山甲、皂角刺、鹿衔草各15克，补骨脂10克。每日1剂，水煎15分钟，滤出药液，加水再煎20分钟，去渣，两次水煎液兑匀，分服。关节肿胀者，加薏苡仁、防风、粉萆薢各10克；关节冷感者，加桂枝、川乌各10克；关节热感者，加忍冬藤、地骨皮各15克。主治骨质增生症。

2. 海桐皮30克，独活、续断、牛膝、秦艽各15克，巴戟天12克，杜仲、威灵仙、全当归、地龙各10克，狗脊、骨碎补、生甘草各9克。每日1剂，水煎，分2次服。主治腰椎骨质增生症。

3. 白芍、海桐皮各30～40克，秦艽、威灵仙、木瓜各20～30克，独活、续断、巴戟天、狗脊、骨碎补、全当归、地龙、延胡索、生甘草各10～15克。每日1剂，水煎，早、晚分服（重者每日2剂，分4次服），10日为1个疗程，每疗程间隔3～5日。主治腰椎骨质增生症。

4. 牛膝、狗脊、鸡血藤各30克，桑寄生、续断、威灵仙各20克，骨碎补、鹿衔草各15克，乳香、没药各10克，土鳖虫6克。每日1剂，水煎服。压迫下肢伴发坐骨神经痛者，加桃仁、红花、丹参各10克；腰膝无力者，加菟丝子、枸杞子各10克。主治腰椎骨质增生症。

5. 淫羊藿、鹿衔草、鸡血藤各30克，骨碎补、木瓜各15克，熟地黄、当归、鳖甲、龟甲、甘草各10克，桂枝、细辛各5克。每日1剂，水煎服。主治骨质增生症。发于颈椎者，加葛根10克；发于腰椎者，加附子10克；发于下肢者，加牛膝10克。

【名医指导】

1. 可多食含钙多的食品补钙。应以食补为基础，要注意营养的平衡，多食奶制品（如鲜奶、酸奶、奶酪）、豆制品（如豆浆、豆粉、豆腐、腐竹等）、蔬菜（如胡萝卜、小白菜、小油菜）及紫菜、海带、虾、鱼等海鲜类。

2. 应多见阳光及补充维生素D，以促进钙吸收。必要时，适量补充钙剂，如葡萄糖酸钙、巨能钙是临床常用物美价廉的补钙品。维生素D是钙离子被骨髓吸收的载体，钙之缘片加入了维生素D，使人体对钙离子吸收能成倍增加。但应注意一定要在医师指导下补钙。

3. 坚持适量体育锻炼，防止骨质疏松。有规律的运动能够通过加强肌肉，肌腱和韧带的支持作用而预防骨质病变。

颈椎病变

颈椎病变指因颈椎间盘退行性变及其继发病理改变（包括器质性和动力性）刺激（或压迫）邻近的神经根、脊髓、椎动脉等组织而引起的一系列临床症状。其病因与发病机制尚未明确，一般认为与颈椎退行性变、颈部的急性创伤与慢性劳损、颈部炎症、先天性畸形等因素有关。因椎间盘退行性变致颈椎间隙狭窄与纤维环外突形成纤维、软骨与骨质增生以及椎间关节囊、黄韧带增厚、皱叠等病理改变使神经根受压、交感神经受刺激以至颈髓受压发病。一般分为颈型、神经根型、脊髓型、椎动脉型等类型。其起病缓慢，多发于40岁以上中老年人；症状多变，常反复发作，自觉头、颈项、肩胛、臂及手部疼痛麻木，可出现颈部运动障碍，上肢无力，感觉异常及脊髓症状，渐致行走不稳，软弱无力，但瘫痪者少见。

【必备秘方】

1. 白芍30克，葛根、秦艽、威灵仙、当归各20克，延胡索、川乌、独活各10克，天麻6克（研，冲服），蜈蚣3条。每日1剂，水煎服。主治颈椎骨质增生。颈项强直疼痛、麻木，头晕，失眠。偏寒型，加细辛、桂枝、白芥子、制附子、淫羊藿各10克；偏热型，加板蓝根、金银花、连翘各15克；偏湿型，加薏苡仁30克，茯苓、苍术各10克；气虚血瘀型，加黄芪、党参、丹参各10克；肾虚型，加枸杞子、巴戟天各15克。

2. 白花蛇4条，威灵仙60克，当归、土鳖虫、血竭、透骨草、防风、川芎、白芍、茯苓、泽泻、石决明各30克，白术18克，天麻15克，半夏、丹参、桂枝各9克，生姜、炙甘草各6克。每日1剂，水煎，早、晚温服，7日为1个疗程。舌謇者，加石菖蒲、郁金各10克；肢麻者，加钩藤15克、全蝎6克。主治颈型眩晕。

3. 白芍30克，葛根25克，威灵仙、鸡血藤各15克，甘草6克，蜈蚣2条（研，冲服）。每日1剂，水煎服。气虚者，加黄芪20克；血虚者，加当归20克；偏寒者，加淫羊藿、桂枝、附子各10克；偏热者，加生地黄、知母、黄柏各10克；痛甚者，加川乌、草乌各5克。主治颈椎病。

4. 葛根、骨碎补各120克，生白芍90克，鸡血藤、巴戟天各80克，羌活、当归、桂枝各60克，甘草、炮穿山甲、制乳香、制没药各30克，金钱蛇3条。共为细末，水泛为丸（如绿豆大），开水送服。每日3次，每次6克。主治颈椎病。

5. 枸杞子15克，海参2只，鸽蛋12只，黄酒、猪油、花生油、生姜、葱白、胡椒粉、食盐、酱油、味精、淀粉、鸡汤各适量。将

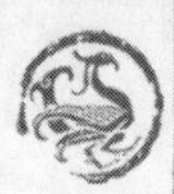

枸杞子洗净；海参用凉水泡发后去内壁膜，用沸水氽2遍，洗净后用刀尖在腹壁上切成菱形花；生姜、葱白洗净后切碎；鸽蛋用小火煮熟后去壳；将鸽蛋滚满淀粉，用花生油炸成金黄色，另置碗中；将猪油50克烧至八成热时，下葱、姜煸炒，倒入鸡汤煮2～3分钟，捞出葱、姜，加酱油、黄酒、胡椒粉、海参烧沸，撇去浮沫，以小火煨40分钟，加入鸽蛋、枸杞子煨10分钟；取出海参摆入盘内（背朝上），鸽蛋放在周围；原汁内加入味精后用湿淀粉勾芡，再淋热猪油50克，最后浇在海参和鸽蛋上，佐餐服食。主治肝肾精亏型颈椎病。

【名医指导】

1. 加强颈肩部肌肉的锻炼，在闲暇时，做头及双上肢的前屈、后伸及旋转运动，既可缓解疲劳，又能使肌肉发达，韧度增强，从而有利于颈段脊柱的稳定性，增强颈肩顺应颈部突然变化的能力。

2. 纠正不良姿势和习惯，避免高枕睡眠，不要偏头耸肩、谈话、看书时要正面注视。要保持脊柱的正直。

3. 注意颈肩部保暖，避免头颈负重物，避免过度疲劳，坐车时不要打瞌睡。

4. 及早彻底治疗颈肩、背软组织劳损，防止其发展到颈椎病变。

5. 劳动或走路时要避免挫伤，避免急刹车时头颈受伤，避免跌倒。

脊椎病变

脊椎病变主要为强直性脊柱炎与增生性脊柱炎两种。其中强直性脊柱炎是一种慢性、进行性炎性疾病，主要累及骶髂关节、脊柱、脊柱旁软组织和四肢关节。表现为椎间盘纤维环和纤维附近结缔组织的骨化，椎间可动关节和四肢关节滑膜炎症和增生。还可累及眼睛、心血管、肺和神经系统，分别表现为虹膜炎或葡萄膜炎、上行性主动脉瓣下纤维化、主动脉瓣关闭不全、心脏传导障碍、肺上叶纤维化、肺大疱、肾淀粉样变、马尾综合征等；具有明显家族聚集发病趋势，90% HLA-B27阳性，多见于年轻男性，其发病年龄为4～90岁，以15～20岁多见。增生性脊柱炎又称腰椎肥大性脊柱炎、腰椎退行性脊柱炎、腰椎老年性脊柱炎、腰椎骨关节病。其特点是关节软骨的退行性改变，并在椎体边缘有骨刺形成。退行性改变发生在椎体、椎间盘和椎间关节。本病可分为原发性和继发性两种。原发性骨质增生主要是生理性退行变，多见于老年人；继发性腰椎骨质增生大多继发于腰椎损伤、慢性劳损、长期过度运动以及外伤等。

强直性脊柱炎

【必备秘方】

1. 狗脊、鹿角霜、淫羊藿各25克，威灵仙、牛膝、没药、土鳖虫各15克。每日1剂，水煎至200毫升，早晚温服，4周为1个疗程。偏寒盛者，加制川乌、制草乌、炮附子各6克；偏湿盛者，加苍术、木瓜、薏苡仁各12克；偏风盛者，加羌活、防风、透骨草、乌梢蛇各10克；偏热盛者，加黄柏、忍冬藤、僵蚕各15克；虚者，加续断、杜仲、黄芪、当归各15克；痛久不愈者，加制马钱子1.5克。主治强直性脊柱炎。

2. 淫羊藿、威灵仙、生地黄、枸杞子、狗脊、杜仲、牛膝、骨碎补、独活、陈皮各15克，僵蚕、熟地黄、当归各12克，桂枝9克，蜈蚣2条。每日1剂，水煎，分2次温服，30日为1个疗程，连服2个疗程。阳虚明显者，加鹿角胶9克；阴虚明显者，加女贞子15克；寒盛者，加制附子9克；湿盛者，加薏苡仁12克；热盛者，加忍冬藤15克。主治强直性脊柱炎。

3. 忍冬藤、白花蛇舌草、重楼、鸡血藤、桑枝、地龙各30克，薏苡仁15克、防风、秦艽、赤芍、牡丹皮、川芎各10克。每日1剂，水煎，分2次温服。疼痛较剧者，加制川乌、红花各10克；烦渴者，加生石膏20克，知母10克；兼脘腹胀满、倦怠乏力者，加苍术15克，云茯苓、豆蔻各10克。主治强直性脊柱炎。

4. 当归、赤芍、木瓜、伸筋草、杜仲、青风藤、乌梢蛇、五加皮各15克，麻黄、桂枝、独活、甘草各10克。每日1剂，水煎，分2次温服，3个月为1个疗程。遇冷痛甚者，加制川乌、制草乌各6克；内有热象、苔黄脉数者，加连翘30克，栀子10克。主治强直性脊柱炎。

5. 制草乌、桑寄生、桃叶、接骨木、牛膝、续断、五加皮各1000克，威灵仙、络石藤、菝葜、制何首乌、丹参、木瓜各500克，虎杖、油松节、大血藤各750克，炒苍术、伸筋草、川芎、麻黄、红花各250克，干姜125克，白酒适量。同泡制成药酒，每次服用15～25毫升，每日2次。主治强直性脊柱炎。

【名医指导】

1. 采用正确的工作姿势，特别是长期从事同一姿势工作的人要注意适当的活动。为防止驼背畸形，患者应避免长期从事弯腰工作，并加强姿势训练。

2. 防止过度疲劳：除少数患者因全身症状严重和疼痛明显需短期卧床休息外，大多数患者都能坚持工作，但应避免过度劳累。

3. 正确的睡眠姿势：大多取仰卧位，避免促进屈曲畸形的体位。睡眠时宜用低枕，一旦出现上胸椎及颈椎受累，应停用枕头。这样不但可以避免畸形，还能减轻夜间疼痛和僵硬感觉。

4. 防止风寒、潮湿的侵袭：由于久居湿冷之地，或冒雨涉水，劳汗当风，衣着湿冷，或气候剧变，冷热交错而致风湿寒之邪侵袭人体，注于经络，留于关节，气血痹阻而致本病。

5. 睡硬板床，使用合理、符合健康要求的寝具。不良的寝具是许多脊椎病的祸根。

6. 加强锻炼：特别是颈部和腰部的活动。每日应按时进行锻炼，锻炼应循序渐进，持之以恒。其目的是维持脊柱生理曲度、防止畸形；保持良好的胸廓活动度，避免影响呼吸功能；防止或减轻肢体因废用而致肌肉萎缩并维持骨密度和强度，防止骨质疏松。其重要性不亚于药物治疗。运动应包括：保持脊柱灵活性的运动，如颈、腰各个方向的运动、转动等；维持胸廓活动度的运动，如深呼吸、扩胸运动；肢体运动，种类繁多，如散步、体操等。我国的太极拳和气功，其动作缓慢、轻柔，对本病有一定的帮助。

增生性脊椎炎

【必备秘方】

1. 龟甲30克，熟地黄15克，白术10克，大枣10枚。每日1剂，水煎4次，每日服2次。痛甚者，每日1剂，分3次温服。阳虚者，加淫羊藿15克，续断10克；阴虚者，加枸杞子10克；臀部及下肢痛甚者，加木瓜、牛膝各10克；屈伸不利者，加鸡血藤20克，白芍10克；外伤有血瘀者，加三七6克；寒邪诱发者，加独活6克；服药后胃脘胀满者，加砂仁4克。主治增生性脊椎炎。

2. 杜仲、山药、骨碎补、当归、续断、黄芪、熟地黄各60克，千年健、补骨脂、五加皮、伸筋草、白鲜皮、石南藤、石菖蒲、前胡、牛膝、寻骨风、威灵仙各30克，肉桂、附片、制川乌、生石膏、土鳖虫、甘草各15克。白酒2500毫升。同浸泡7日，即可饮服，每日3次，每次15毫升，连服1个月为1个疗程。主治增生性脊椎炎。

3. 鸡血藤、淫羊藿各600克，鹿衔草、骨碎补各500克，熟地黄350克，制乳香、炮穿山甲、杜仲炭、桂枝、麻黄各300克，鹿角胶200克，制马钱子100克。共研细末，炼蜜为丸（每丸重3克）。口服，每次9克，每日2次，连服3周，停药3日后行第2个疗程，连服2～3个疗程。主治增生性脊椎炎。

4. 黄芪20克，补骨脂、骨碎补、菟丝子、生地黄、白芍各15克，当归、陈皮各10克，甘草6克。每日1剂，水煎，分2次温服，1个月为1个疗程。主治增生性脊椎炎。颈椎病变，加枸杞子15克；腰椎病变，加续断、狗脊、肉苁蓉各15克，重用生地黄。服药期间停用其他药物及非药物治疗（包括针灸、推拿、封闭）。

5. 骨碎补、金毛狗脊、赤芍、当归、熟地黄各15克，没药、制川乌、木香、甘草各6克。每日1剂，水煎，分2次温服。风寒湿型，制川乌加至10克；肝郁型，加重赤芍、当归、木香用量；肾虚型，重用熟地黄、制川乌；瘀血型，重用赤芍、没药、骨碎补。主治增生性脊椎炎。

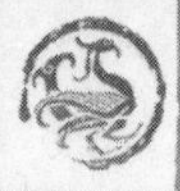

【名医指导】

1. 避免肥胖：肥胖会给脊椎带来过大的负荷，同时由于腹肌松弛而不能起到对脊柱的支撑作用，大腹便便，会迫使脊柱发生变形。

2. 养成每日运动的习惯：原则上，能让关节活动的运动，如游泳、柔软操、舞蹈都可以。不能活动脊椎的运动如骑自行车，或会冲撞及接触性的运动如柔道、篮球则应避免。至于慢跑则不被鼓励，因为慢跑有可能导致脚底或脚后跟肌腱发炎，以致行走困难。

3. 保持良好的立姿及坐姿、每日定时做深呼吸、扩胸、挺直躯干等强化背肌与腹部柔软度的动作与伸展操都很重要。这些运动可以软化僵硬处，维持关节伸展性，延缓病变的发展。

4. 由于患者的负重能力下降，因此应避免强力负重，使病变加重。避免长时间维持一个姿势不动（如躺在沙发上看电视，或长时间上网），若要长时间坐着时，至少每小时要起来活动10分钟。勿用腰背束缚器（会减少活动），使脊椎炎恶化。

5. 睡眠干扰是常见的主要问题之一。睡眠时避免垫枕头且不睡软床，睡觉时最好是平躺保持背部直立。

6. 清晨起床背脊僵硬时，可以热水浴来改善。热敷对于缓解局部疼痛亦有部分疗效。

腰椎病变

腰椎病变主要为腰椎间盘突出与腰椎椎管狭窄两种。腰椎间盘突出症是因腰椎间盘变性、破裂后髓核突（脱）出向后方（或突至终板内），致使相邻组织遭受刺激（或压迫）而出现的一系列临床症状，分为椎体型和椎管型两大类。前者分为前缘型和正中型，后者分为中央型、中央旁型、侧型、外侧型和最外侧型。本病多见于青壮年，以第4～第5腰椎最为多发，第5腰椎～第1骶椎次之；主要由于腰椎间盘退行性改变合并不同程度的外伤所致。腰椎椎管狭窄症，是指腰椎的中央椎管（主椎管）和侧椎管（侧隐窝），由于各种原因引起的管腔狭窄和容积减少，压迫其内的马尾神经（或神经根）所出现的一组临床综合征。由先天性骨发育异常所引起的椎管管腔狭小者，又称原发性椎管狭窄症，包括椎体发育不良、半椎体、椎弓根崩裂合并滑脱等（临床不常见）。后天性者又称继发性椎管狭窄症，主要由于椎管结构的退行性改变、脊柱不稳和假性滑脱及管壁各种组织的增生、肥厚、结构改变等所致。

腰椎间盘突出症

【必备秘方】

1. 土鳖虫、川牛膝、甘草、麻黄、乳香、没药、全蝎、僵蚕、苍术各720克，生马钱子3000克。将马钱子置铁锅中水煎，8小时，去皮、切片，晾干，炒至呈棕褐色；再将乳香、没药置铁锅内加热、去油，烘干；全部药物混合粉碎后过100～120目筛，粗渣炮制后马钱子约占总量的40%。米糊为丸，每晚临睡前用黄酒30～60毫升加适量白开水送服3～6粒（不饮酒者可酌减酒量），忌茶水。药量自小量（3粒）开始，每晚增加1粒，至服药后出现腰痛加重或腰背有紧麻感反应时不再增量，最多1次不超过6粒。服药后应安静卧床，当晚不宜饮多量开水。连服2周为1个疗程，每个疗程间隔2～3日。病情完全缓解后，每晚可减服1粒，续服2～3周（服药期间，不宜做剧烈运动）。主治腰椎间盘突出症。

2. 地龙、川芎、秦艽、赤芍、当归、威灵仙、川牛膝各9克，陈皮6克，麻黄、三七末（冲服）各3克。每日1剂，水煎，分2～3次温服，14日为1个疗程。下肢疼痛剧烈者，加制川乌6克，独活9克；兼有游走窜痛者，加木瓜6克，防风9克；下肢麻木者，加土鳖虫9克，蜈蚣2条；夜寐不安者，加合欢皮、远志、茯苓各9克；胃脘胀闷纳呆者，加生山楂、佛手、鸡内金各9克。主治腰椎间盘突出症。

3. 郁金、穿山龙、白芍、牛膝各25克，三棱、莪术、杜仲各20克，木香、僵蚕各15克。每日1剂，水煎，分次温服，15日为1个疗程。血瘀型，加鸡血藤、赤芍、红花各10克；寒湿型，加附子、骨碎补10克；肝肾亏虚型，加熟地黄、山茱萸各12克。主治腰椎间盘突出症。

4. 黄芪30克，川牛膝20克，当归、土鳖虫、地龙、威灵仙、木瓜、木香、伸筋草、桑寄生各15克，炒穿山甲、炒没药各10克，制川乌6克。每日1剂，水煎，分2次温服（黄酒为引）。主治腰椎间盘突出症。

5. 鲜羊腿肉500克（煮熟、切块），制附片10克（洗净），猪油30克，葱、姜、米酒、味精、花椒粉各适量。取大瓷碗放入羊腿肉（上铺附片、葱节、生姜片），入猪油、料酒及清汤，蒸2小时，去葱节、姜片，撒上葱花、味精、花椒粉，即可服食。主治腰椎间盘突出症。

【名医指导】

1. 腰的保护：睡床要软硬适中，避免睡床过硬或过软，使腰肌得到充分休息；避免腰部受到风寒湿侵袭，避免腰部长时间处于一种姿势，肌力不平衡，造成腰部劳损。

2. 正确用腰：搬抬重物时应先下蹲，用腰时间过长时应改变腰的姿势，多做腰部活动，防止逐渐发生劳损，因工作性质而用腰过度或已产生轻度劳损时，应避免劳损进一步加剧而最终引起腰椎退变。

3. 腰部保健运动：坚持腰的保健运动，经常进行腰椎各方向的活动，使腰椎始终保持生理应力状态，加强腰肌及腹肌练习。腰肌和腹肌的力量强可增加腰椎的稳定性，对腰的保护能力加强，防止腰椎发生退行性改变。

4. 体育运动适度：体育运动可能对脊柱形成冲击力、挤压力，极度旋转、屈曲等运动都会给腰椎造成损伤，引起退变早发或加重。明白了这些机制，有助于人们选择和调节体育运动。

腰椎椎管狭窄症

【必备秘方】

1. 黄芪、桑寄生各30克，党参、当归、赤芍、牛膝、杜仲各15克，川芎、地龙、独活各9克，桃仁、红花各6克。每日1剂，水煎，分2次温服。腰腿痛甚者，加制川乌、制草乌各6克；下肢麻木甚者，加全蝎、乌梢蛇各9克；间歇性跛行者，黄芪加至60克。主治腰椎椎管狭窄症。

2. 鹿角霜、鹿衔草、狗脊、杜仲、当归、黄芪、牛膝、丹参、地龙各50克，五加皮、骨碎补、三七、乌药各30克，天麻、乌梢蛇、泽泻、延胡索、没药、红花各25克。共为细末，炼蜜为丸（每丸重10克），白开水送服，每次1丸，每日3次（孕妇忌服）。主治腰椎椎管狭窄症。

3. 黄芪、丹参、鹿角片各18克，狗脊12克，杜仲、当归、没药、地龙、苏木、泽兰各9克。每日1剂，水煎，分2次服。主治退行性腰椎椎管狭窄症。

4. 人参片25克，当归片20克，猪肾2只（洗净，切块）。每日1剂，同加水及葱、生姜、食盐，以大火烧沸后转用文火炖1小时，分2次食。主治腰椎椎管狭窄症伴自汗、气促。

5. 黄芪片30克，乌骨鸡1只。将乌骨鸡去毛及肠脏，纳入黄芪片，隔水炖熟，加食盐、味精调味服食。主治腰椎椎管狭窄症。

【名医指导】

1. 保持良好的生活习惯，防止腰腿受凉，防止过度劳累。

2. 站或坐姿要正确：脊柱不正，会造成椎间盘受力不均匀，是造成椎间盘突出的隐伏根源。正确的姿势应“站如松”、“坐如钟”，胸部挺起，腰部平直。同一姿势不应保持太久，适当进行原地活动或腰背部活动，可以解除腰背肌肉疲劳。

3. 腰椎间盘突出是运动系统疾病，预防原则要求减少运动，放松休息。但平时应针对性地加强腰背肌锻炼。锻炼时压腿弯腰的幅度不要太大，否则不但达不到预期目的还会造成椎间盘突出。

4. 提重物时不要弯腰，应该先蹲下拿到重物，然后慢慢起身，尽量做到不弯腰。从生物力学的角度上看，第4腰椎～第5腰椎及第5腰椎～第1骶椎椎间盘所承受的压力最大，其活动度也最大，而位于这两个节段的后纵韧带却相对较窄（只有上部宽度的1/2)，因而第4腰椎～第5腰椎及第5腰椎～第1骶椎椎间盘是最容易受损的部位，临床

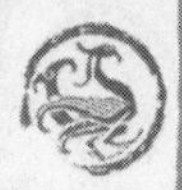

上也是以腰4～腰5及腰5～骶1椎间盘突出最为常见。

5. 饮食均衡，蛋白质、维生素含量宜高，脂肪、胆固醇宜低，防止肥胖，戒烟控酒。

6. 睡床要软硬适中，避免睡床过硬或过软，使腰肌得到充分休息；避免腰部受到风、寒侵袭，避免腰部长时间处于一种姿势，肌力不平衡，造成腰部劳损。

肩关节周围炎

肩关节周围炎又称肩周炎，是肩周肌肉、肌腱、滑囊和关节囊等软组织的慢性炎症，50岁左右的人比较常见（故有五十肩之称）。本病中医称“冻结肩”，主要为肩关节外展、上举及内旋运动障碍，致使梳头、穿衣等动作受到限制，但拉锯运动（向前后方向的运动）及较轻的关节旋转运动时无痛（此点可与关节炎鉴别）。

【必备秘方】

1. 黄芪30克，羌活25克，当归、防风各20克，姜黄、赤芍各15克，甘草、生姜各5克。每日1剂，水煎，分2次服。肩部恶风怕寒者，加桂枝、川乌、草乌各10克；疼痛著者，加乳香、没药各10克；屈伸受限者，加木瓜、防风各10克；气虚者，加重黄芪用量；血瘀者，加桃仁、红花各10克；肾阳亏者，加巴戟天、补骨脂各10克。主治肩关节周围炎。

2. 茯苓、桑枝、白术、半夏、白芥子各15克，枳壳、姜黄、生姜各10克，玄明粉6克。每日1剂，水煎，分2次服。掣痛引臂、遇寒冷加重者，加川乌10克，细辛5克；重着麻木、拘急痉挛者，加地龙、伸筋草各10克；气血虚者，加黄芪、鸡血藤各20克；久不愈者，加白花蛇1条，蜈蚣2条。主治肩关节周围炎。

3. 威灵仙18克，丹参、桂枝各15克，羌活、姜黄各12克，蜈蚣4条。每日1剂，水煎，分2次温服。寒盛者，加川乌、麻黄各6克；血瘀重者，加红花、赤芍各10克；气虚明显者，加黄芪30克；游走性疼痛者，加乌梢蛇、防风各10克。主治肩关节周围炎。

4. 黄芪、当归、白芍、薏苡仁各15克，海桐皮、片姜黄、木瓜、桑枝各12克，羌活、防风、白芥子各10克，香附、川乌（先煎）各6克，甘草3克。每日1剂，水煎，分2次温服，14日为1个疗程，连服1～2个疗程。主治肩关节周围炎。

5. 生黄芪30克，枸杞子15克，牛膝、海桐皮各12克，秦艽、当归、片姜黄、威灵仙、赤芍、桑寄生、桂枝、北沙参、茯神、杜仲各9克，炙甘草、独活、川芎、防风各6克，白酒1000克。同浸泡10日后服，每次9克，每日2次。主治肩关节周围炎。

【名医指导】

1. 注意防寒保暖：由于自然界的气候变化，寒冷湿气不断侵袭机体，可使肌肉组织和小血管收缩，肌肉较长时间的收缩，可产生较多的代谢产物，如乳酸及致痛物质聚集，使肌肉组织受刺激而发生痉挛，久则引起肌细胞的纤维样变性，肌肉收缩功能障碍而引发各种症状。因此，在日常生活中注意防寒保暖，特别是避免肩部受凉，对于预防肩周炎十分重要。

2. 加强功能锻炼：对肩周炎来说，特别要注重关节的运动，可经常打太极拳、太极剑、门球，或在家里进行双臂悬吊，使用拉力器、哑铃以及双手摆动等运动。但要注意运动量，以免造成肩关节及其周围软组织的损伤。

3. 纠正不良姿势：对于经常伏案、双肩经常处于外展工作的人，应注意调整姿势，避免长期的不良姿势造成慢性劳损和积累性损伤。

4. 注意相关疾病：注意容易引起继发性肩周炎的相关疾病，如糖尿病、颈椎病、肩部和上肢损伤、胸部外科手术以及神经系统疾病，患有上述疾病者要密切观察是否产生肩部疼痛症状，肩关节活动范围是否减小，并应开展肩关节的主动运动和被动运动，以保持肩关节的活动度。

5. 对健侧肩积极预防：对已发生肩周炎的患者，除积极治疗患侧外，还应对健侧进行预防。有研究表明，有40%的肩周炎患者患病5～7年后，对侧也会发生肩周炎；约12%的患者，会发生双侧肩周炎。所以，对健侧也应采取有针对性的预防措施。

肋软骨炎

肋软骨炎又称非化脓性肋软骨炎、肋软骨增生病，是指肋软骨的非化脓疼痛性局限肿胀。本病中医属“胸肋骨痹”范畴。其病因尚不明确，多数患者在发病前曾有上呼吸道感染病史。

【必备秘方】

1. 蒲公英30克，赤芍、丹参、瓜蒌根各15克，郁金、延胡索、白芍各12克，柴胡、枳实各10克，炮穿山甲、红花、甘草各8克。每日1剂，水煎，分2次温服，5日为1个疗程。药渣以文火炒热，加食醋50克拌匀，布包热熨患部。患左侧者，加当归尾15克，川芎8克；患右侧者，加浙贝母、白芥子各10克；胀痛甚者，加香附、川楝子各10克；刺痛者，加桃仁、制乳香、制没药各10克；肿而坚硬者，加生牡蛎30克，昆布15克；咳嗽者，加桔梗、紫菀各10克；血阴虚者，加生地黄15克。主治肋软骨炎。

2. 青风藤40克，制附子20克（先煎），生石膏18克，生麻黄、桂枝、生姜各10克，木通、甘草各6克。每日1剂，水煎，分2～3次温服，30日为1个疗程，每疗程间隔2日。寒盛者，重用附子，加细辛3克；热盛者，去附子、肉桂，加知母、黄柏各10克；风盛者，加葛根15克，蜈蚣2条；湿盛者，加薏苡仁、土茯苓各15克；挟瘀血者，加土鳖虫、水蛭各10克；痛甚者，加刘寄奴15克。主治肋软骨炎。

3. 紫花地丁、板蓝根、穿山甲、丹参、透骨草、芒硝各30克，桃仁20克，乳香、没药、红花、川芎各15克，柴胡10克。每日1剂，加水浸泡30分钟后煮沸，以文火煎40分钟，熏洗热敷患处，每次30～50分钟，每日2次，7日为1个疗程。疼痛剧烈者，加延胡索30克，郁金20克。主治肋软骨炎。

4. 丹参30克，金银花、郁金、柴胡、当归、延胡索各15克，穿山甲、桃仁、红花、桂枝各6克。每日1剂，水煎15分钟，滤出药液，加水再煎20分钟，去渣，两次煎液兑匀，分服。气虚者，加黄芪、太子参各20克；咽痛者，加板蓝根30克；腹胀者，加厚朴、枳壳各10克；失眠者，加远志、柏子仁各10克。主治肋软骨炎。

5. 板蓝根、蒲公英各30克，金银花24克，赤芍15克，瓜蒌12克，牡丹皮、没药、紫苏梗各9克。每日1剂，水煎，分2次温服。肿胀有热感者，加黄芩12克，秦艽9克；病久而无热象者，加丹参21克，桃仁9克；局部刺痛者，加乳香、延胡索各9克；体虚者，加黄芪15克，当归9克。主治肋软骨炎。

【名医指导】

1. 由于本病的发生可能与上呼吸道感染有关。因此，作好预防首先要避免上感。经常开窗通气，使室内空气新鲜。少去公共场所，多参加体育活动，增强自身的抵抗力。必要时注射流感疫苗。

2. 日常注意保暖，防止受寒身体出汗时不宜立即脱衣，以免着凉。衣着松软、干燥。避免潮湿。注意劳逸结合，切勿过于劳累。

3. 劳动操作时，提高防护意识，搬抬重物姿势要正确，不要用力过猛，提防胸肋软骨、韧带的损伤。

4. 多吃蔬菜、水果，多食增强免疫作用的食物（如牛奶、鸡蛋、鱼类等，忌食辣椒等辛辣刺激的食物及含大量动物脂肪的食品），不喝烈性酒。

5. 戒烟：吸烟易引起肋软骨炎严重并发症。研究发现，肋软骨炎的危险性与吸烟成正比，而与性别、种族、年龄、高血压和糖尿病无明显相关性。因而吸烟是肋软骨炎发生严重并发症的重要因素。

骨与关节结核

骨与关节结核又称骨痨病，是由结核分枝杆菌经血流传播而引起的继发性、慢性感染性疾病；常继发于肺结核、肠结核和淋巴结结核，也可由邻近的结核病灶直接侵袭而成，好发于儿童和青少年。结核分枝杆菌通过血液循环进入骨与关节，脊柱、髋、膝关

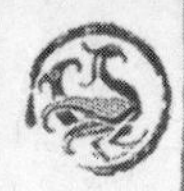

节等处最易受累，病变处首先形成结核结节，引起小血管堵塞，发生缺血性坏死，形成脓汁、坏死肉芽并使关节的滑膜软骨和骨端受累。进一步发展，使骨质破坏、关节软骨游离形成全关节结核，当脓汁增多，压力增大时破溃形成经久不愈的窦道和瘘管，继发混合性感染。其组织病理变化可分为渗出期、增殖期和干酪样变性期，可同时存在于同一病灶中。根据病变发展过程和病灶发生部位又可分为单纯骨结核、单纯滑膜结核和全关节结核。

【必备秘方】

1. 龟甲（先煎）、山茱萸、猫爪草、百部、白及各15克，续断、骨碎补、鹿角胶（烊化，兑服）各12克，白芥子10克。每日1剂，水煎，分2次温服，1个月为1个疗程。寒象明显者，加炮姜、肉桂（后下）、麻黄各6克；气血两虚者，加黄芪、党参、当归、白芍、熟地黄各15克；阴虚火旺者，加鳖甲（先煎）、地骨皮、知母、黄柏各12克；出现湿热征象者，重用金银花，加黄柏12克；脓肿形成者，加皂角刺、炮穿甲珠、白芷各10克；腰背酸痛者，加杜仲、狗脊各15克；小便失禁者，加桑螵蛸、益智各10克；便秘属寒者，加肉苁蓉15克；便秘属热者，加玄参15克。主治脊柱结核。

2. 金银花30克，黄芪、熟地黄、续断、龟甲各15克，当归、生地黄、牡丹皮、女贞子、骨碎补、枸杞子各12克，土鳖虫10克。每日1剂，水煎，分2次温服。3个月为1个疗程。阴虚潮热者，加黄柏、鳖甲各12克，柴胡10克；脓肿形成者，加白芷、皂角刺各12克，穿山甲10克；关节漫肿、脓肿平坦、肤色白或暗淡者，加肉桂、白芥子各10克，麻黄5克；瘘管久不愈合、脓汁淡稀量多者，加阿胶、何首乌、党参各12克，白术10克；病变关节疼痛重者，加乳香、没药各10克（或田三七粉3克）。主治骨与关节结核。

3. 黄芪、金银花、木瓜、薏苡仁、猫爪草各30克，熟地黄、夏枯草、威灵仙各15克，牡丹皮12克，延胡索10克，鹿角胶9克，白芥子、甘草各6克，麻黄3克。每日1剂，水煎，分2次饭后温服。药渣煎水敷洗患处（加醋100毫升），连服2个月后观察疗效。疼痛剧烈者，加全蝎6克；潮热盗汗者，加地骨皮30克；厌食者，加焦三仙各15克；消瘦者，加山药19克；五心烦热者，加五味子10克。主治膝关节滑膜脊柱结核。

4. 白花蛇、乌梢蛇各35克，蜀黍炭（高粱全株，煅存性）25克，百草霜7.5克，珍珠、血余炭各5克。将白花蛇、乌梢蛇用滑石粉烫至微黄，凉后粉碎（白花蛇去头、皮）；将珍珠研细水飞，同调匀。每日晚饭后2小时用温开水冲服。窦道久不愈合者，可配合外用药条（或药粉）分别放于窦道（或创面上）。主治骨结核。

5. 乌鸡肉、鸭肉各500克，鸡血藤30克，仙鹤草25克，狗脊、首乌藤各20克，菟丝子、墨旱莲、桑寄生、女贞子各15克，合欢皮10克，白术、生地黄、熟地黄、续断各8克，人参6克，姜块、葱结、味精、绍兴酒、食盐、胡椒面、花椒各适量。将诸药水煎取汁；将鸡肉、鸭肉洗净后切块，置沙锅内加入鲜汤，入生姜、葱、酒、花椒及煎汁，改用小火炖至鸡、鸭肉熟烂，加盐、胡椒、味精调味，佐餐食用。主治气血两虚型骨结核。

【名医指导】

1. 关键是早期诊断和早期治疗：对骨与关节结核患者只有早期诊断、早期治疗才能获得最理想的效果，既能治愈结核病变，又能保留正常或接近正常的关节功能，在儿童还能保证患肢的正常发育。

2. 宜多食富含维生素A、维生素B和C的食物，多食绿叶蔬菜、水果以及杂粮，可补充多种维生素和矿物质，宜多食海产品，如紫菜、深海鱼、对虾等。忌食刺激性食物及辛燥生痰之物，禁烟酒，忌油炸、油腻之物。

3. 对有肺结核、消化道结核病例应正规、全程应用抗结核药。

4. 积极改善生活，卫生条件。

5. 卫生医疗部门应形成强有力监控体系，做好预防，隔离工作，对广大农村地区更应高度重视，加大普查、防治力度。

6. 因结核病是一种消耗性疾病，在药治

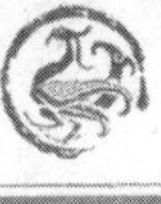

和饮食调治并用的同时，还应注意充分休息及适当的户外活动。

股骨头缺血性坏死

股骨头缺血性坏死又称股骨头骨软骨炎、扁平髋、潘西病等，学龄期儿童多发，单侧多见，属慢性损伤性关节病。股骨头以骨松质为主，在儿童及少年时期，血液供应主要依靠旋股内外动脉分支所组成的血管环，通过关节囊附着于股骨颈基底处，而进入的血管维持股骨头血液循环，在受到外伤或某些疾病的基础上，易出现供血障碍而致股骨头缺血性坏死。如在儿童外伤后未能得到及时治疗而贻误时机，可发展成晚期难治之症。

【必备秘方】

1. 熟地黄 20 克，骨碎补、续断各 15 克，鹿角胶（烊化）、川牛膝、地龙、黄芪各 10 克，蜈蚣 1 条。每日 1 剂，水煎，分 2 次温服。服药后食欲欠佳者，加砂仁 5 克；适当活动疼痛略减者，加巴戟天 10 克，桂枝 6 克；五心烦热、盗汗、舌红少苔者，加龟甲、鳖甲各 10 克；气滞血瘀者，加赤芍、鸡血藤各 10 克；湿阻经络者，加薏苡仁 20 克，木瓜 10 克。主治股骨头缺血性坏死。

2. 黄芪 30 克，鹿角胶（烊化）、当归、生地黄、红花、骨碎补、女贞子、木瓜各 15 克，丹参、牛膝、鹿角霜、五味子各 12 克，川芎、桂枝各 10 克，三七（冲服）6 克。每日 1 剂，水煎，分 2 次温服，3 个月为 1 个疗程。气滞血瘀者，加乳香、没药、延胡索各 10 克；患肢肿胀重着者，加防风、泽泻、薏苡仁、苍术各 12 克；伴风寒性疼痛者，加独活、炙川乌、炙草乌各 6 克。主治股骨头缺血性坏死。

3. 黄芪 40 克，丹参、补骨脂各 30 克，泽泻、制何首乌各 15 克，血竭 10 克。每日 1 剂，水煎，分 2 次温服。早期，加制穿山甲片、红花各 10 克；中后期，加龟甲、鳖甲、煅龙骨、煅牡蛎、当归、熟地黄各 15 克。主治股骨头缺血性坏死。

4. 当归、山茱萸、山药、独活各 12 克，生地黄、熟地黄、赤芍、川芎、仙茅、补骨脂、骨碎补、淫羊藿各 9 克，附子、肉桂各 6 克。每日 1 剂，水煎，分 2 次温服，1 个月为 1 个疗程。主治股骨头缺血性坏死。

5. 牛筋 100 克，当归、丹参、香菇、火腿、碱各 15 克，生姜、葱白、绍兴酒、味精、食盐各适量。将牛筋用温水洗净；把 500 毫升清水煮沸后入碱，倒入牛筋焖 2 分钟，捞出用热水洗去油污，反复多次至牛筋胀发，切段（放入蒸碗中），将当归、丹参入纱布袋，放于周边，香菇、火腿摆于其上，放入生姜、葱白及调料，上笼蒸 3 小时左右，挑出药袋、葱、姜，佐餐食用。主治劳损型股骨头缺血性坏死。

【名医指导】

1. 给予高蛋白、高维生素、富含钙质和铁质且易消化的食物，饮食应多样化，保持均衡并富于营养。

2. 在生产活动及日常生活中，注意避免严重外伤及累积性的应力性损伤，如大运动量训练、过度长跑等。

3. 参与航空或深水作业等工作者，应严格掌握操作规程，防止减压病引起骨坏死。

4. 在国防、工业、医疗领域经常接触或应用放射性物质者，应加强对放射性物质的管理及建筑物和个人的防护设施。

5. 临床对某些必须应用肾上腺皮质类固醇或吲哚美辛类药物治疗的患者，应严格掌握适应证及用药原则、剂量（切勿滥用），并定期摄骨盆片。

6. 在医护人员的陪同下，患者可以通过骑自行车、三轮车来增强股骨头的愈合能力。

7. 在手扶物体的情况下，做抬腿运动，每日 3 次，每次 20～30 分钟。一旦听到“咯吱”的声响，立即停止运动。

8. 患者平躺在床上，两只手放在身体两侧，髋关节和膝关节一起弯曲，小腿放在半空中，做髋关节交替屈伸的动作，每日 3～5 次，每次 3～5 分钟。

9. 患者可以躺在床上，做蛙泳状锻炼，每日 3 次，每次 20～30 分钟。

骨性关节炎

骨性关节炎又称增生性关节炎、退行性

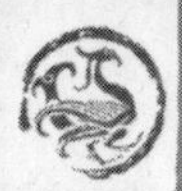

关节炎，是一种关节软骨的非炎症性退行性变，且在关节边缘有骨赘形成。临床以关节疼痛、活动受限和关节畸形为主要表现，根据病因分为原发性和继发性。原发性骨性关节炎主要与年龄、关节载荷传导紊乱、骨内压增高、肥胖、遗传（H 型胶原遗传缺陷等）、免疫异常等有关，多发于中年以上，尤其是绝经期妇女和老年人。继发性骨关节炎，常继发于关节畸形、创伤和炎症之后。

【必备秘方】

1. 山药 250 克，鹿肉 200 克，生姜、料酒、精盐、味精各适量。将山药洗净、切块，入六成热的油中炸至金黄色；鹿肉切块，加生姜、料酒及适量水，以小火炖烂，加入山药块炖 10 分钟，加入精盐、味精调味，佐餐服食，常食有效。主治肾虚型骨性关节炎。

2. 粳米 300 克，鸡血藤 30 克，丹参 15～20 克，三七 10～15 克。将三七、丹参、鸡血藤水煎，去渣，入粳米煮成粥食，每日 1 剂。主治瘀血内阻型骨性关节炎。

3. 黄酒 200 毫升，黑鱼 1 条，精盐、生姜片、味精、葱花各适量。将黑鱼洗净、切段，加适量水及精盐、生姜片、黄酒，以旺火煮沸后改用小火煮 45 分钟，加味精、葱花调匀，佐餐服食，常食有效。主治骨性关节炎。

4. 核桃仁 250 克，蟹壳 100 克。将核桃仁炒研细，蟹壳煅（存性）研细末，混匀，淡盐水送服，每次 3 克，每日早、晚各 1 次，主治骨性关节炎。

5. 五加皮 30 克，当归、牛膝各 15 克，白酒 500 毫升。同密封浸泡 7 日，每次服 10～30 毫升，每日 2 次。主治风寒阻络型骨性关节炎。

【名医指导】

1. 不要长时间处于一种姿势，更不要盲目地做反复屈伸膝关节、揉按髌骨、抖晃膝关节等运动。

2. 锻炼股四头肌功能，让股四头肌强壮有力，可减轻膝关节疼痛。

3. 多晒太阳，注意防寒湿，保暖，使膝关节得到很好的休息。

4. 在疼痛期间，要给予膝关节的加压固定，以防止关节的活动用力和摩擦，减少周围组织的充血水肿慢性炎症；特别是在平时走路活动用力时，要给予必要性的保护措施如弹性绑带或护膝。

5. 疼痛缓解后，每日平地慢走 1～2 次，每次 20～30 分钟。尽量减少上下台阶、跑步等使膝关节负重的运动，避免、减少关节软骨的磨损，不得已上下台阶时最好扶楼梯或手杖。

膝关节病变

膝关节病变主要有膝关节骨性关节炎与膝关节损伤性滑膜炎两种，其中前者又称膝关节骨质增生、退行性关节炎，分为原发性和继发性两种。原发性者多由关节软骨变性和关节遭受慢性损伤所致，遗传和体质因素也有一定影响；继发性者可继发于关节畸形损伤和炎症以后。本病的病理变化多从关节软骨退化开始，进而侵犯至骨质，增生形成骨赘，晚期可出现滑膜增生现象。近年有学者提出膝关节骨质增生的发生，其根本原因是膝关节周围软组织抗应力以及膝关节内部的压应力平衡失调，与年龄的变化关系不大，应用这一理论指导临床治疗收到满意疗效。膝关节损伤性滑囊炎又称黏液囊炎或黏液囊肿，中医属“痹症”范畴，常由于急、慢性损伤，劳损或关节内炎症引起滑囊炎性渗出、肿胀、疼痛而影响关节的活动。

膝关节骨性关节炎

【必备秘方】

1. 杜仲、熟地黄、骨碎补、白芍、狗脊、五加皮、木瓜、秦艽、牛膝、姜黄各 10 克，甘草 6 克。每日 1 剂，水煎，分 2 次温服。阴虚者，改熟地黄为生地黄，加知母、菊花、黄柏各 10 克；病位在上者，去牛膝，加桑枝 30 克；关节肿胀、疼痛甚者，加地龙、土鳖虫各 10 克，制川乌 6 克。主治膝关节骨性关节炎。

2. 熟地黄 30 克，丹参、黄芪、白芍各 20 克，炙甘草 10 克，砂仁 6 克。肝肾虚甚者，加淫羊藿、牛膝、杜仲各 15 克；痛甚者，加鸡血藤、延胡索各12克，蜈蚣3条。主治膝关节骨性关节炎。

3. 丹参、鹿角片、猴骨、黄芪各18克，油松节、延胡索各15克，补骨脂、鸡内金、骨碎补各9克，炮穿山甲6克，每日1剂，水煎，分2次温服，连服15日为1个疗程。主治膝关节骨性关节炎。

4. 生黄芪、薏苡仁各15克，防风、羌活、姜黄、当归、茯苓、赤芍、红花、老鹳草、牛膝各12克，制天南星、炙甘草各9克。每日1剂，水煎，分2次温服。主治膝关节骨性关节炎。

5. 鲜百合100克，薏苡仁50克，绿豆25克。将百合掰成瓣，撕去内膜，用少量精盐腌后，洗净；绿豆、薏苡仁洗净，加水烧开，以文火煎熟，入百合熬至汤稠，加入少许白糖调服，每日早、晚各食1小碗。主治膝关节骨性关节炎。

【名医指导】

1. 注意关节保暖：关节受凉常诱发本病的发生，所以注意保暖对于这一点很重要。

2. 避免长时间站立及长距离行走：因为会增加关节承受力及加速关节退变。在站起和坐下时，注意先把膝关节轻微适当的反复屈曲几下，然后站起或坐下，有利于保护膝关节。

3. 坚持做双则股四肌等收缩的静力训练，即取卧或坐姿，双下肢伸直，用力绷紧大腿前方肌肉群，持续10～20秒，放松5～10秒，重复20～30遍，每日4～5次，连做3周有效，并自我按摩双腿。

4. 关节肿胀，疼痛加重时应休息。避免深蹲，负重，上下楼梯等活动，同时请医师配合理疗和药物治疗。

5. 多食含钙多的食品：以食补为基础，要注意营养的平衡，多食奶制品（如鲜奶、酸奶、奶酪）、豆制品（如豆浆、豆粉、豆腐、腐竹等）、蔬菜（如胡萝卜、小白菜、小油菜）及紫菜、海带、虾、鱼等海鲜类。同时应多见阳光及补充维生素D，以促进钙吸收。必要时适量补充钙剂。

6. 及时和妥善治疗关节外伤、感染、代谢异常、骨质疏松等原发病。

膝关节损伤性滑膜炎

【必备秘方】

1. 薏苡仁、生黄芪、益母草、土牛膝、土茯苓、茯苓皮、车前子各30克，粉萆薢10克。每日1剂，水煎，分2次温服。主治膝关节损伤性滑膜炎。急性者，加生地黄、牡丹皮、黄柏各12克；慢性滑膜炎、色素绒毛型，加三棱、莪术各10克；炎消肿退、积液减少、压痛减轻者，加山茱萸10克；继发感染见伴有身热者，加金银花、连翘各15克，大黄、牡丹皮各10克。

2. 夏枯草、十大功劳叶、女贞子、防风、薏苡仁、土茯苓、丝瓜络、豨莶草、丹参、当归、黄芪、泽兰各60克。同加工成颗粒状冲剂（每袋含生药12克），饭前服，每次1袋，每日3次，6日为1个疗程。主治膝关节损伤性滑膜炎。

3. 当归、白芍、川芎、紫苏梗、桔梗、黄芪、枳壳、乌药、陈皮、半夏、茯苓、防风、青皮各6克，槟榔、枳实、泽泻、木香、甘草、生姜、大枣各3克。每日1剂，水煎服。主治膝关节损伤性滑囊积液。

4. 赤小豆30克，乌梢蛇25克，生地黄、茯苓皮各15克，赤芍、三棱、莪术各12克，牡丹皮、制川乌、制草乌、寻骨风、生甘草各9克。每日1剂，水煎，分2次温服。7日为1个疗程。主治膝关节损伤性滑膜炎。

5. 薏苡仁30克，土茯苓、槟榔各18克，当归、赤芍、桃仁、红花、生地黄、牛膝、泽兰、黄柏、牡丹皮、姜黄各9克。每日1剂，水煎服。主治膝关节损伤性滑膜炎。

【名医指导】

1. 在患者可忍受的情况下，尽可能活动膝关节，蹲下、站立活动，每日3次，每次10分钟。

2. 可做医疗体操保健，如打拳等，以免发生关节僵硬。既不能因疼痛放弃主动活动，又不能急于求成而活动过度。

3. 自我按摩多用搓、揉、擦等手法，能改善症状。注意保暖，防止患部受潮湿、受风寒。

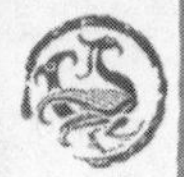

足跟痛

足跟痛是指跟骨结节周围由慢性劳损所引起的疼痛，常伴有跟骨结节部骨刺。其起病缓慢，多发于40岁以上的中老年人，常伴有平足畸形。足跟下疼痛，晨起站立时较重，行走片刻后减轻，行走过久疼痛又加重。跟骨结节前方压痛，有时可触及骨性隆起；跟骨侧位片常显示跟骨结节前骨刺形成，不一定发生疼痛，疼痛者不一定有骨刺。

【必备秘方】

1. 生白芍、炒白芍、生赤芍、炒赤芍、生甘草、炙甘草各15克。每日1剂，水煎，分2～4次温服。重者，加延胡索15克；舌质有瘀者，加川牛膝15克；舌苔白腻有湿者，加木瓜15克；年老、体弱者，加生地黄、熟地黄各15克。主治足跟痛。

2. 当归、女贞子、菟丝子、枸杞子各12克，续断、威灵仙、赤芍、牛膝各9克，秦艽、土鳖虫、地龙各6克，甘草3克。每日1剂，水煎15分钟，滤出药液，加水再煎20分钟，去渣，两次煎液兑匀，分服。主治足跟痛。

3. 熟地黄25克，肉桂、牛膝、木瓜、杜仲、枸杞子、当归各9克，防风、甘草各6克。每日1剂，水煎服。主治足跟痛。

4. 生地黄、桑寄生、大枣各15克，当归12克，桂枝9克，黄鳝5条。将黄鳝去鳃、肠杂，当归、生地黄、大枣（去核）、桂枝、桑寄生分别洗净，同加适量清水，以文火煎2小时，调味后服。主治足跟痛。

5. 羊肉90克，枸杞子15克，淫羊藿9克。将羊肉洗净、切块，淫羊藿、枸杞子洗净，同加适量清水，以文火煮2小时（至羊肉熟烂为度），调味后服食。主治寒湿型足跟痛。

【名医指导】

1. 尽量避免穿着软的薄底布鞋。

2. 在足跟部应用厚的软垫保护，也可应用中空的跟痛垫来空置骨刺部位，以减轻局部摩擦、损伤。

3. 经常做脚底蹬踏动作，增强跖腱膜的张力，加强其抗劳损的能力，减轻局部炎症。

4. 温水泡脚，有条件时辅以理疗，可以减轻局部炎症，缓解疼痛。

5. 青少年跟骨骨骺炎多数由于跟骨外伤，长期跑跳引起，因而在此期患者应避免跑跳，尤其是高处跳下。在症状早期应注意此点。

软组织损伤

软组织损伤是指各种外来暴力或慢性劳损等原因造成筋的损伤（又称筋伤或伤筋）。按病因分为挫伤、扭伤、挤压伤、断裂伤、碾伤；按时间分为急性筋伤和慢性筋伤；按程度分为断裂伤、撕裂伤；按受伤后皮肤黏膜有无破裂分为开放性损伤、闭合性损伤。临床以急性腰扭伤、关节扭伤和腰肌劳损最为常见。

一般性软组织损伤

【必备秘方】

1. 生地黄、茯苓皮、泽泻各12克，赤芍、丹皮、当归尾、延胡索、陈皮、制大黄（后下）、忍冬藤各9克，木瓜、红花、生甘草各5克。每日1剂，水煎，分2次温服。上肢病变者，加川芎6克；下肢病变者，加牛膝9克。主治软组织损伤。

2. 全当归、泽泻各12克，红花、桃仁、川芎、赤芍、香附各9克，苏木、甘草各6克。每日1剂，水煎，早、晚分服（煎药时可兑入白酒30毫升）。胸背以上病变者，饭后1～2小时服；腰腹以下病变者，饭前1～2小时服。主治软组织损伤。

3. 牡丹皮、自然铜、木瓜、桃仁、侧柏叶、川乌、草乌各9克，田三七、甘草各3克。每日1剂，水煎，分2次温服。主治软组织损伤。服药期间，忌食辣椒、萝卜、竹笋及油炸之品；孕妇、妇女经期忌用。

4. 制川乌、制草乌各30克，当归、肉桂、血竭、木香各24克，川芎、乳香、没药、桃仁、红花、土鳖虫、丁香各18克。共为细末，水泛为丸，每次服3克，每日3次。主治软组织损伤。

5. 杜仲60克，当归20克，桂枝15克，母鸡1只，生姜、食盐各适量。将当归、杜仲、桂枝装纱袋（扎紧袋口），与鸡、生姜同炖熟，去纱袋，加食盐调味，分4～5次服食，连服10～15日。主治软组织损伤后期。

【名医指导】

1. 早期即伤后24小时后48小时以内，冷敷非常重要，可控制出血和渗出，减轻肿胀、疼痛等症状；中后期可采用理疗、按摩、活血药物治疗等，结合功能锻炼，促进淤血与渗出的吸收、组织修复。

2. 忌烟及烈酒，应少吃甜食、油腻与辛辣刺激性食品。

3. 要多饮水，常饮绿豆汤、金银花茶、菊花茶，有清热解毒、清心消暑之功。

4. 养成良好的卫生习惯，做到勤洗澡、勤洗手、勤剪指甲、勤换衣被。保持皮肤干燥清爽，汗腺通畅，是防止机体发生化脓性感染的有效措施。

5. 防止蚊虫叮咬，避免玻璃、钉子割伤、刺伤以及水火烫伤等，防止感染。

6. 患有瘙痒性皮肤病者，一定要积极治疗，避免搔抓，不可任意挤压排脓，以免炎症扩散。

急性腰扭伤

【必备秘方】

1. 白芍30克，八角枫根、炙甘草、丹参各20克，熟地黄18克，伸筋草、钩藤、当归尾各15克，延胡索、续断、制乳香、制没药、香附各10克，生麻黄、红花各6克。每日1剂，水煎，分2次服。主治急性腰扭伤。

2. 延胡索、穿山甲、丹参各30克，赤芍、白芍各24克，陈皮15克，甘草、土鳖虫各12克，三七、牵牛子各6克。每日1剂，水煎，分2次服。主治急性腰扭伤。

3. 木香、香附各15克，三棱、莪术、牛膝各10克，桔梗5克。每日1剂，水煎15分钟，滤出药液，加水再煎20分钟，去渣，两次煎液兑匀，分服。主治急性腰扭伤。

4. 炒杜仲15克，红花、桃仁、羌活、续断、木瓜、小茴香、补骨脂各9克。每日1剂，水煎，分2次（以黄酒为引）饭后服。主治急性腰扭伤。

5. 泽兰、当归尾、赤芍、牡丹皮、牛膝、续断、乌药、延胡索、桃仁各9克，红花6克。每日1剂，水煎，分2次温服。痛甚者，加乳香、没药、三七各9克。主治急性腰扭伤。

【名医指导】

1. 急性期应卧硬板床休息1～2周，以防再伤，并可减轻肌肉痉挛和疼痛。

2. 急性疼痛缓解后，应加强体育锻炼，以促进血液循环，加速出血和渗血的吸收，防止粘连和肌肉萎缩，增强肌力。

3. 按摩对本病有一定疗效，但要在大夫提示下进行。不可自行其是，因为反复的按揉，过度的刺激，反而会使局部充血、水肿而加重病情。

4. 进行体力劳动或体育活动前，要作好准备活动，或采取必要的防护，如扎阔腰带等。

5. 需要搬重物时，应取正确姿势，即屈膝弯腰搬起。

关节扭伤

【必备秘方】

1. 生大黄60克，葱白头5根，生姜汁半杯。将大黄研为细粉，调入生姜汁，加入适量开水，使成糊状备用。将葱白捣烂、炒热，用布包好在痛处揉擦至局部皮肤发红，再将药糊敷上，并以消毒纱布或厚纸盖，每日1次。主治关节扭伤。

2. 当归、苏木、红花各30克，续断、黄柏、羌活、秦艽、防风、伸筋草、川芎、乳香、没药、桃仁、蒲公英各20克，白芷、牛膝、独活、艾叶、茜草、透骨草、夏枯草各15克。煎水，乘热熏洗，每日2～3次。主治关节扭伤、骨折后功能障碍。

3. 五倍子60克，醋100毫升。将五倍子研细末，加入食用醋调匀，稍置片刻（即成深褐色黏膏），将药膏摊于不吸水纸上（2～3毫米厚），敷患处，外用绷带包扎，2～3日换药1次。主治关节扭伤。

4. 苏木、川芎、丹参、赤芍、鸡血藤、

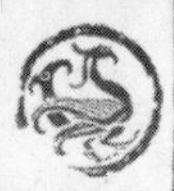

木瓜、金银花、连翘各30克，牛膝20克，当归、红花、大黄、甘草各15克，土鳖虫10克。煎水，加硫酸镁200克，浸洗患处，每日2次。主治关节扭伤。

5. 大黄、黄柏各60克，黄连、甘草各30克，生石膏20克，金银花、白芷各15克，冰片3克。共研为末，以凡士林共调敷患处，每日换药1次。主治关节扭伤、跌打损伤。

【名医指导】

1. 掌握关节扭伤紧急救治要领："关节扭伤固定住，先冷后热敷患处，化瘀止痛喷药物，肢体抬高一周足。"具体步骤为：

(1) 停止运动：扭伤后马上停止运动，坐下或躺下休息，松开扭伤部位的衣物以免压迫患处。

(2) 急固定：用夹板固定受伤部位可以用布条绷带固定伤处。

(3) 先冷敷：用冰水冰袋冷敷伤处持续15～20分钟，在24小时内间隔冷敷3～5次。这样可以缓解炎性渗出，有利于控制肿胀。

(4) 后热敷喷药：受伤24小时候热敷加速血液循环，喷活血化瘀药，可消肿止痛。

(5) 抬高肢体：坚持睡觉时候抬高患肢1周左右，可将被子枕头放在脚下，可减少炎性物质渗出，缓解肿胀。

2. 禁用热水或者烧热的白酒揉搓扭伤处，因为刚扭伤的关节内部含有很多的毛细血管正在出血，此刻热水或者热酒的作用会加快血液循环，使扭伤处淤血增加，肿胀的情况就会加剧。

3. 禁忌用手揉搓扭伤部位：揉搓患部，会使肌肉间的组织液渗出增多，使扭伤的关节更加肿胀疼痛，加重伤情。

4. 切忌在扭伤的急性期不休息并有较多活动，造成软组织得不到修复时间，新鲜扭伤变成陈伤，局部持续疼痛、瘀肿不退。

5. 检查关节的活动度，如果关节的伸直弯曲都受限或者关节远端呈下垂样，可能是发生了撕脱性骨折，一定要去医院诊治。

6. 踝关节扭伤后，为防止再度发生踝关节扭伤，要在鞋底外侧后半段垫高0.5厘米（即在外侧钉一片胶皮或塑料），以保护韧带或佩带护膝2～3周。

7. 腰扭伤者最好睡硬板床，扎宽腰带，并锻炼腰背肌。

腰肌劳损

【必备秘方】

1. 骨碎补、金毛狗脊、赤芍、当归、熟地黄各10克，没药、川乌、木香、甘草各5克。每日1剂，水煎15分钟，滤出药液，加水再煎20分钟，去渣、两次水煎液兑匀，分2次服。感风寒湿邪、阴雨天气加重者，加重川乌、金毛狗脊用量；肝郁气滞型，加重赤芍、当归、木香用量；肾虚型，加重骨碎补、熟地黄用量；血瘀型，加重没药用量，加红花10克。主治腰肌劳损。

2. 当归、续断、乌药各12克，延胡索、制乳香、制没药各10克，地龙、苏木、桃仁、土鳖虫各9克，麻黄、黄柏、甘草各6克。每日1剂，水煎，分2次服。主治腰肌劳损。

3. 当归15克，地龙、苏木、桃仁各10克，麻黄、黄柏、肉桂、甘草各5克。每日1剂，水煎服。主治腰肌劳损。

4. 薏苡仁、何首乌各150克，白酒500毫升。同浸泡3日，去渣，每次服20毫升，每日3～4次。主治腰肌劳损。

5. 侧柏叶、柳叶、桂枝、杜仲、牛膝各12克，甘草6克。每日1剂，水煎服。主治腰肌劳损。

【名医指导】

1. 寻找并纠正腰肌劳损的原因，如工作时姿势不良、弯腰过久、身体肥胖、腹肌力弱等，积极予以纠正。

2. 注意保护腰部，防止腰外伤、过劳。作重体力劳动腰部剧烈运动时，要预先活动腰部，或用宽腰带保护，以免腰肌劳损。

3. 注意腰部保暖，适当休息，并可进行腰部热熨、按摩。

4. 积极进行腰背肌锻炼，以增强腰部肌肉的血液循环，提高肌肉及韧带的张力。

5. 急性腰扭伤或腰外伤时，应及时、有效地治疗，且彻底治愈，以免转成慢性腰痛。

6. 不要睡在寒冷潮湿的地上，避免风寒湿邪侵犯腰部，使气机收敛，牵引作痛。

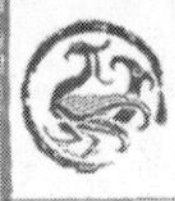

跌打损伤

跌打损伤是骨伤科病症的泛称，包括伤筋、骨折、关节脱臼和各种内伤。凡因各种外来暴力或慢性劳损等原因造成筋的损伤称筋伤（即软组织损伤）；凡骨的完整性或骨小梁的连续性中断称骨折；凡关节遭受外力作用使构成关节的骨端关节面脱离正常位置而引起功能障碍者，称外伤性脱位；凡因外力作用引起的机体气血、经络、脏腑损伤（或功能紊乱）而产生一系列症状者，称内伤。根据病理不同分为伤气、伤血、伤经络、伤脏腑；根据受伤程度分为轻伤、重伤；根据受伤时间分为新伤、旧伤（又称宿伤）；根据受伤过程及外力作用的性质分为急性损伤和慢性损伤；根据受伤部位分为头部内伤、胸部内伤、腹部内伤、腰部内伤等。各种外伤肿痛或外伤出血，均属跌打损伤范围。

一般性跌打损伤

【必备秘方】

1. 当归60克，土鳖虫30克，自然铜18克，乳香、朱砂（研细末）、血竭各12克，冰片6克（研细末）。共研极细末，装瓶（每瓶0.5克），蜂蜡封口储存。成人每次1瓶，小儿每次半瓶，用黄酒或白开水送下（必须一口气吃完）。牙关紧者，撬开门齿灌之，下喉即苏，1次见轻，可继续服之。主治跌打损伤。

2. 当归15克，防风12克，红花、白芷、天南星各9克。同酒洗、焙干、研细末，热黄酒送服，成人每日早、晚各服3克。重者，每次6～9克。主治跌打损伤、风湿性关节痛及周身神经痛。

3. 螃蟹2只。洗净、焙干，研细末，热白酒送服，每服20克，每日2次。主治骨折瘀血红肿及跌打损伤。

4. 生地黄、山柰、桑白皮（炒微黄）、生蒲黄、柏叶炭各9克，甘草5克，莲房4个，藕节4个。水煎服，每日1～2剂。主治跌打损伤。

5. 玫瑰花根25克。每日1剂。洗净、切片，兑黄酒煎汤，分2次服。主治跌打损伤、吐血。

【名医指导】

1. 运动前进行热身运动，如走、踏步、分并跳、伸展等，尽量将身体各关节活动开。同时护腕、护膝、护踝等是必要的。

2. 保持有氧运动和无氧运动的锻炼均衡。同时参加一些柔韧练习，防止受伤。

3. 运动前不要空腹，运动的前中后要饮足够的水。

4. 应学会摔倒时的各种自我保护方法，如落地时用适当的滚翻动作以缓冲外力等。

5. 不要过度劳累，防止肌肉因肌肉疲劳导致的损伤。

6. 凡遇到损伤后压痛较局限，疼痛较剧烈，或局部有叩击痛者，须到医院摄X线片，以排除骨折。

外伤肿痛或出血

【必备秘方】

1. 赤芍15克，土鳖虫、荔枝核、落得打各12克，川芎、乌药、橘核、乳香、当归、没药各9克，青皮、红花、陈皮各6克，小茴香3克。每日1剂，水煎，分1～2次服，药渣煎水熏洗患处，每日1～2次。主治阴部挫伤肿痛。

2. 鲜九里香150克，凤仙花全草50克，黄酒100毫升，糯米酒渣适量。将九里香叶、凤仙花全草加水4000毫升，煎至2000毫升，兑入黄酒，熏洗患处后拭干；再以九里香、凤仙花全草各等份，与适量糯米酒渣同捣烂，文火焙热敷患处，每日1次。主治外伤肿痛。

3. 生木瓜、生大黄、土鳖虫、天花粉、蒲公英、橘叶、栀子、乳香、没药各50克。共研极细末，以凡士林调涂在敷料上，贴患处，外以纱布包扎固定。主治外伤局部血肿。

4. 赤石脂9克，五倍子、松香各6克。将松香研末，放在两层草纸中间，用两块烧热的砖从两面挤压，使油脂浸纸上，取剩下的白霜与前2味共研粉，撒敷患处，并包扎。主治外伤出血。

5. 生栀子30克，姜黄15克，黄柏、生大黄各12克，红花3克。共研极细末，以食

油调成敷在患处，每日1次。主治跌伤肿胀。

【名医指导】

1. 掌握日常的医学常识，才不会在意外情况下惊慌失措，才能得到安全救助，就能为患者或者伤者赢得宝贵的生命。

2. 外伤止血常用方法：

(1) 一般止血法：针对小的创口出血。需用生理盐水冲洗消毒患部，然后覆盖多层消毒纱布用绷带扎紧包扎。注意：如果患部有较多毛发，在处理时应剪、剃去毛发。

(2) 指压止血法：只适用于头面颈部及四肢的动脉出血急救，注意压迫时间不能过长。

(3) 屈肢加垫止血法：当前臂或小腿出血时，可在肘窝、膝窝内放以纱布垫、棉花团或毛巾、衣服等物品，屈曲关节，用三角巾作8字形固定。但骨折或关节脱位者不能使用。

(4) 橡皮止血带止血：常用的止血带是约1米长的橡皮管。注意使用止血带要加垫，不要直接扎在皮肤上。每隔45分钟放松止血带2～3分钟，松时慢慢用指压法代替。

(5) 绞紧止血法：把三角巾折成带形，打一个活结，取一根小棒穿在带子外侧绞紧，将绞紧后的小棒插在活结小圈内固定。

(6) 填塞止血法：将消毒的纱布、棉垫、急救包填塞。

3. 常见到有人直接把创可贴覆在伤口上，这样非常容易导致伤口感染。应先将伤口清理干净，是创可贴使用前必不可少的一个步骤。而且由于创可贴的结构所限，一般只能用于较为表浅、伤口整齐干净、出血不多而又不需要缝合的小伤口，从而起到暂时止血、保护创面的作用。但应该注意的是，使用时间不宜过长。另外，如果贴在伤口上的创可贴被水浸湿，要立刻更换。如果置之不理，伤口等于直接泡在水里，反而成了细菌孳生的温床。

骨　折

骨折是指骨的完整性或骨小梁的连续性中断。根据骨折处是否与外界相通分为闭合性骨折和开放性骨折；根据骨折的稳定程度分为稳定性骨折和不稳定性骨折；根据骨折线的形状分为横断骨折、斜形骨折、螺旋骨折、粉碎性骨折、嵌插骨折、压缩骨折、裂纹骨折、青枝骨折、骨骺分离；根据骨折的损伤程度分为单纯性骨折、复杂性骨折、不完全性骨折、完全性骨折；根据骨折后的时间分为新鲜骨折、陈旧骨折；根据受伤前骨折是否正常分为外伤性骨折和病理性骨折。

【必备秘方】

1. 骨碎补、当归身各15克，土鳖虫（研，分3次冲服），自然铜（醋淬7次，研，分3次冲服）各12克，制乳香、没药各9克，血竭6克，儿茶3克。每日1剂，水煎服。主治外伤骨折。

2. 当归、乳香、蟹壳、自然铜、没药、地龙、红花、土鳖虫、骨碎补各15克，苏木、大黄、续断各9克，三七、硼砂各6克，冰片3克，古铜钱3枚。共研细末，黄酒送服，每次3克，10小时内可服3～4次。主治骨折。

3. 土鳖虫、自然铜、南瓜子、乳香各9克。将土鳖虫醋浸炒干，自然铜醋淬7次，乳香去油，南瓜子炒后去皮，然后共研极细末。白开水送服，成人每日6克（小儿减半），连服7日。主治骨折。

4. 全当归、丹参、香附各90克，郁金、制半夏各60克，川芎、延胡索、青皮、生枳壳各30克，木香、八角茴香各15克。共为细末，温开水送服，每日2次，每次3克。主治骨折。

5. 血竭30克，自然铜15克（烧红，醋煅），藏红花12克，乳香、没药、儿茶、地榆各9克，土鳖虫6克，珍珠3克。共研极细末，白开水送服，每次6克，每日1～2次。主治骨折。

【名医指导】

1. 日常生活及工作中以安全第一，时刻注意就能减少骨折发生。儿童走路不稳，容易摔倒，尤其不能到高处玩耍，要教育和看好儿童，避免摔伤。老年人手脚活动不便，雨雪天及夜晚尽量不外出。外出时要有人搀扶或持拐杖，夜晚外出要有照明工具。

2. 骨折患者需要吃些易消化、富有营养、清淡的食物，宜采用高热量，高蛋白，高维生素饮食，要多食用些动物的肝、肚、排骨汤、鸡、蛋、鱼肉及豆制品、牛奶，并且多吃些蔬菜、水果等：

3. 皮肤的护理：对长期卧床、特别是对石膏固定和截瘫的患者尤为重要。石膏固定的患者，应保持皮肤清洁、干燥，床单需要平整无皱折。截瘫的患者应每 2 小时翻身一次，并用 50% 乙醇或滑石粉按摩受压部位，以预防褥疮的发生。

4. 便盆的使用：卧床的患者大小便需在床上用便盆来接，使用便盆时，用枕头垫高上身；如果需长期卧床可将床边开洞口，大便时便盆放在洞孔下，臀部下方垫一小油布或塑料布，自洞口上缘下垂于便盆，保持洞口及其周围清洁。

5. 预防垂足：注意保持伤肢功能位置，床上应备支被架，防止局部受压。

6. 在不影响骨折固定愈合的情况下，患者可他人扶持或借助双拐的力量，早期下床，早活动，晚持重，活动量由小到大逐渐进行，切忌急躁。

脑震荡后遗症

脑震荡（又称脑气震动或脑海震动）为轻型脑损伤、头部外伤后出现短暂性脑功能障碍，脑皮质、延髓及上段颈髓可出现轻度组织学病理变化，24 小时后逐渐消失，预后良好。头部外伤后立即出现一过性昏迷，持续数秒至 10 余分钟不等，一般不超过 30 分钟，患者多有短暂面色苍白、瞳孔改变，呼吸浅而不规则，脉搏弱而慢及血压下降等；清醒后则有逆行性遗忘，头昏、头痛、畏光、耳鸣、恶心、呕吐、心悸、无力、烦躁、记忆力减退等，如持续数个月以上称脑外伤后综合征，神经系统检查均无阳性体征。

【必备秘方】

1. 当归、生地黄各 30 克，牛膝、桃仁各 20 克，红花、枳壳，川芎、桔梗、乳香、没药、柴胡各 15 克，土鳖虫 10 克。每日 1 剂，水煎服。短气乏力、面色苍白者，加黄芪 60 克；做过开颅手术或有颅骨骨折者，加自然铜 30 克。主治脑震荡后遗症。

2. 紫河车、鸡内金各 24 克，土鳖虫、当归、枸杞子各 20 克，人参、制马钱子、川芎、地龙各 15 克，乳香、没药、全蝎各 12 克，血竭、甘草各 9 克。共为细末，每次冲服 3 克，每日 3 次。主治脑震荡后遗症。

3. 牛膝、龙骨、牡蛎各 20 克，朱茯苓、丹参各 15 克，当归、川芎、赤芍、石菖蒲各 12 克，钩藤、白芷、薄荷各 10 克。每日 1 剂，水煎服。头痛剧烈者，加三七 6 克（研，冲服）；胸闷恶心、烦躁易怒、口苦者，加菊花、豆蔻、半夏各 6 克。主治脑震荡后遗症。

4. 柴胡、升麻、青皮、地龙、丹参各 15 克，乳香、没药各 5 克。每日 1 剂，水煎 15 分钟，滤出药液，加水再煎 20 分钟，去渣，两次水煎液兑匀，分服。主治气滞血瘀型脑震荡后遗症。

5. 党参、枸杞子、龙齿、白芍各 15 克，大腹皮、桑白皮、桃仁各 12 克，赤芍 9 克，荆芥穗、柴胡、制香附、木香各 6 克，琥珀 3 克。每日 1 剂，水煎，分 2 次服。主治头颅外伤后遗症。

【名医指导】

1. 脑震荡发生后，不要暗示患者有发生脑震荡后遗症的可能。

2. 脑震荡后遗症形成后应积极治疗，切忌草率从事，更不可用轻蔑、嘲讽的态度对待患者，应解除患者的疑虑，多给予体贴和鼓励，以增强患者治愈的信心。

3. 端正认识，树立战胜疾病的信心。有证据表明，心理因素可成为脑震荡患者病情迁延不愈的重要因素。

4. 在脑震荡的恢复期，患者应适当地参加娱乐活动或进行体育锻炼，这样不但可以增强体质，还可以分散对脑震荡的注意力，促进疾病的康复。

5. 脑震荡后有部分患者存在长期头昏、头痛、失眠、烦躁、注意力不集中和记忆力下降等症状，其中有部分是属于恢复期症状，若逾时 3～6 个月仍无明显好转时，除考虑是否有精神因素之外，还应详加检查分析，有无迟发性损害存在，切勿用“脑震荡后遗症”

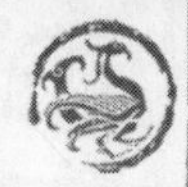

一言以蔽之，反而增加患者的精神负担。

其他骨与关节疾病

本节内容为肱骨外上髁炎与桡骨茎突炎、梨状肌综合征、髌骨软骨软化症与胫骨结节骨软炎、腓肠肌痉挛，各病症的临床特点从略。

肱骨外上髁炎与桡骨茎突炎

【必备秘方】

1. 海风藤、石南藤、青风藤、宽筋藤、鸡血藤、四方藤、十大功劳叶各15克，桑枝12克，苍耳子、艾叶、乳香、没药、大黄、七叶莲、穿破石、苏木各10克。煎水熏洗患处，每日3～4次。主治肱骨外上髁炎、桡骨茎突炎。

2. 当归、延胡索、没药、续断各15克，土鳖虫、桂枝各10克。每日1剂。水煎15分钟，滤出药液，加水再煎20分钟，去渣，两次煎液兑匀，分服。主治肱骨外上髁炎、桡骨茎突炎、桡骨茎突腱鞘炎。

3. 公丁香、母丁香、冰片、滑石各3克，生穿山甲7片，大蜘蛛、全蝎、蜈蚣、僵蚕各7个。共为细末，每次取3克，食醋调敷患处。主治肱骨外上髁炎、桡骨茎突炎。

4. 斑蝥1克（研末），绿豆末少许。混匀置患处，外敷胶布，8小时揭去（即起一小水疱，刺破，涂紫药水），7日1次。主治肱骨外上髁炎、桡骨茎突炎。

5. 川乌、草乌、半夏各15克，花椒、苏木、天南星、细辛、桂枝各12克。煎水熏洗患处，每日3～4次。主治肱骨外上髁炎、桡骨茎突炎。

【名医指导】

1. 在患者可忍受的情况下，尽可能活动膝关节，蹲下，起立活动，每日3次，每次10分钟。

2. 可做医疗体操、健美操、打拳等，以免发生关节僵硬。既不能因疼痛放弃主动活动，又不能急于求成而活动过度。自我按摩多用搓、揉、擦等手法，能改善症状。

3. 注意保暖，防止患部受潮湿、受风寒。

4. 急性期休息制动1～2周，必要时用夹板，局部湿热敷或外贴伤湿止痛膏。

梨状肌综合征

【必备秘方】

1. 活鸡1只（去毛、杂物、头、足）（约1000克），黑豆、黑枣、百合各50克，酱油30克，葱花5克，生姜片3克，味精1克，食盐适量。将鸡处理干净，放冷水中煮开捞出，洗净，纳入黑豆、黑枣、百合，加入酱油、葱、生姜煮熟去生姜片，加味精、食盐即成。主治梨状肌综合征。

2. 粳米50克，生川乌3～5克，生姜汁10滴，蜂蜜适量。将川乌研极细末；粳米煮粥，加入川乌末改用小火煎熟，加入生姜汁及蜂蜜搅匀即可。主治梨状肌综合征。忌与半夏、瓜蒌、浙贝母、白及、白蔹同服。

3. 生地黄、玄参、赤芍、白芍、牛膝、杜仲各15克，羌活、独活、当归、黄芪、鸡血藤、牡丹皮各10克，川乌、木瓜各5克。每日1剂。水煎15分钟，滤出药液，加水再煎20分钟，去渣，两次水煎液兑匀，分服。主治梨状肌综合征。

4. 针刺环跳、秩边、居髎、臀部压痛点。中等刺激手法，根据疼痛部位可加针阳陵泉、丘墟、足三里、委中、昆仑和背部俞穴。主治梨状肌综合征。

5. 金银花、连翘、党参、白术、黄芪各20克，淫羊藿、巴戟天、乳香、没药各5克。每日1剂，水煎服。主治梨状肌综合征。

【名医指导】

1. 宜清淡为主，多吃蔬果，合理搭配膳食，注意营养充足。

2. 梨状肌综合征患者放物时注意用力姿势，避免扭伤。

3. 积极参加体育锻炼。需要长时间弯腰或蹲、立工作者，应注意腰和臀部肌肉的锻炼。

4. 梨状肌综合征可进行局部理疗热敷、针灸、轻按摩等；痛点封闭或服消炎镇痛药、活血化瘀药，必要时可做松解手术。

5. 患者在日常工作劳动中，应避免再次

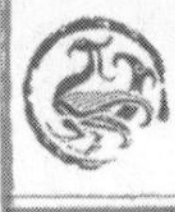

受伤，同时应避风寒侵袭，以免加重病情。

髌骨软骨软化症与胫骨结节软骨炎

【必备秘方】

1. 伸筋草30克，透骨草、海桐皮、苏木各20克，桂枝15克，生栀子、生天南星、艾叶各10克，红花、生川乌、生草乌各6克。煎水熏洗患处，每日2～3次，同时配合患肢功能锻炼。主治髌骨软骨软化症。

2. 葛根、牡蛎各15克，桂枝、白芍、玄参各10克，桃仁、红花各6克，甘草5克，大枣3枚，生姜3片。每日1剂。水煎，分2次温服，药渣布包热敷患处，14日为1个疗程。主治胫骨结节软骨炎。

3. 熟地黄25克，大伸筋、野南瓜各20克，鹿角霜、水蛭、穿山甲、皂角刺、香附、甘草、牛膝各10克。每日1剂，水煎，分2次服。主治髌骨软骨软化症。

4. 当归20克，桂枝、半夏各15克，白芷12克，麻黄、枳壳、甘草、厚朴各10克。每日1剂，水煎，分2次温服，1个月为1个疗程。主治髌骨软骨软化症。

【名医指导】

1. 主动充分活动关节，要在不负重条件下进行。如平卧在床上主动伸、屈膝关节。坚持每日早、晚各1次，每次10分钟。充分活动关节可使髌骨关节面各个部分都受到刺激，滑液营养成分能均匀渗透到软骨组织中去，并能增强关节的润滑作用。

2. 防止髌骨关节面持续受压：屈膝位髌骨所受压力较大，容易损伤关节面。要避免持续性蹲位对髌骨关节面的压力。对于素有膝关节病的患者，不宜登坡度过陡的山或上下大的台阶。

3. 石膏固定或下肢牵引治疗时，要主动行股四头肌锻炼，股四头肌舒缩时能带动髌骨上下移动，有利于软骨的营养渗透及减轻髌股关节面的持续受压。

4. 膝关节出现不适或不定位疼痛时，要考虑到早期髌骨软化症的可能，要及时休息、及时治疗，防止关节软骨退行性变加重。

5. 在病变早期，应减少膝关节活动量，用绷带或轻便支架保护，如症状持续数月不能缓解而影响工作或生活时，可考虑手术。

6. 加强关节保护：如果要锻炼应带护膝，且不要超负重，可由小渐大，匀速省力。途中适当休息，并补充水分。

腓肠肌痉挛

【必备秘方】

1. 当归100克，白芍45克，川芎15克，伸筋草12克，甘草10克。每日1剂，水煎15分钟，滤出药液，加水再煎20分钟，去渣，两次滤液兑匀，分服。主治腓肠肌痉挛。

2. 白芍30克，牛膝、桂枝各15克，木瓜、独活，五加皮、甘草、秦艽各10克。每日1剂，水煎服。主治腓肠肌痉挛。

3. 向日葵秆白髓、伸筋草各30克，猪爪1个。同炖熟，去渣服，每日1剂。主治腓肠肌痉挛。

4. 薏苡仁60克，猪瘦肉100克。同煮熟，顿服，每日1剂。主治腓肠肌痉挛。

5. 木瓜60克，黄酒50毫升。每日1剂，水煎，去渣，顿服。主治腓肠肌痉挛。

【名医指导】

1. 注意下肢保暖，尤其是在睡眠时。睡前热水烫脚，平时加强体育锻炼和运动，每日对小腿肌肉进行按摩，促进局部血液循环。

2. 为预防夜间小腿抽筋，老人在膳食方面要多吃些含钙量高的营养食品，如牛奶、大豆、虾米、芝麻酱、海带等，也可在食品中加骨粉、乳酸钙等钙盐。为老人烹制的菜和汤中加点醋或放几枚山楂、梅子，可促进食物钙溶化，易为人体所吸收。

3. 必要时补充一些维生素E。另外，身体过度疲劳者，应适当休息，减少运动量。

4. 运动前要做充分准备活动；天热又大运动量活动时，应在运动前或运动中及时补充含盐类的饮料。

5. 在游泳时如果水温过低，应做好热身活动。游泳时一旦在水中发生小腿肌肉痉挛，应立即改成仰泳姿式，并迅速游回岸边，暂时停止游泳。

6. 轻者适当活动下肢即可自行缓解，若发生在卧床时，应当下床，扶床站立使血液充盈下肢。疼痛剧烈者可热敷并按摩腓肠肌，

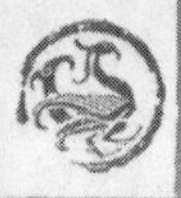

也可用松节油揉擦局部。

7. 迅速地掐压合谷穴（即手臂虎口、第一掌骨与第二掌骨中间陷处）和人中穴（即上嘴唇正中近上方处）。掐压 20～30 秒之后，疼痛即会缓解，肌肉会松弛，其有效率可达 90%。

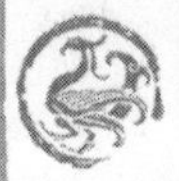

第十四章　妇科疾病

月经不调

月经不调是指女性月经周期量、色、质发生异常以及伴随月经失调出现的全身性病变，是一种多发病。多为机体正气不足，抗病能力低下，肾气亏损，六淫侵袭；七情太过，饮食不节，营养不良，房劳多产，太胖太瘦，跌仆损伤，机械刺激及全身性疾病等因素，使卵巢、体内激素调节功能紊乱，导致冲任空虚，血海不能按期满溢，行经规律失常而成病。其临床表现有月经先期、后期，经量过多、过少，崩漏、闭经、痛经、经前期综合征，经行吐衄、经行泄泻、经行发热、经前乳胀、经前头痛、经前便血，经行浮肿、经前皮疹，经期中间出血，经期精神失常，经行腹痛等多种类型，广义上统称月经病。

【必备秘方】

1. 生地黄、炙鳖甲（先煎）各 12 克，当归、白芍、荆芥炭、栀子、黄芩、阿胶（烊化，冲服）各 9 克，川芎、银柴胡、炙甘草各 4.5 克。每日 1 剂，水煎服。主治月经不调。

2. 吴茱萸、当归、麦冬各 9 克，白芍、川芎、人参、桂枝、牡丹皮（去心）、生姜、甘草、半夏各 6 克。加水 1000 毫升煎至 300 毫升，去渣，分 2 次温服。主治月经不调。

3. 杜仲 24 克，党参、白术各 15 克，茯苓、白芍各 12 克，生地黄、当归、阿胶各 9 克，地榆炭、荆芥穗、甘草各 6 克，川芎 4.5 克。每日 1 剂，水煎服。主治月经不调。

4. 生地黄、墨旱莲、白茅根各 15 克，炒黄芩、炒白芍、炒海螵蛸各 10 克，牡丹皮炭、血余炭、茜草炭各 6 克。每日 1 剂，水煎沸 15 分钟，过滤取液，加水再煎 20 分钟，过去渣，两次滤液兑匀，早、晚分服。主治月经不调。

5. 牡丹花 2 朵，鸡蛋 5 枚，牛奶 250 克，白面 200 克，白糖 150 克，小苏打少许。将牡丹花洗净，摘下花瓣切丝；鸡蛋去壳，同牛奶、白面、白糖、小苏打搅匀，倒一半于开了锅的湿布上，摊平，撒上牡丹花丝，再倒入余下的一半摊平，蒸 20 分钟，取出扣在案板上，再撒上牡丹花丝，即可服食。主治月经不调、行经腹痛。

【名医指导】

1. 防止受寒：经期一定注意勿冒雨涉水，无论何时都要避免使小腹受寒。

2. 多吃含有铁和滋补性的食物：补充足够的铁质，以免发生缺铁性贫血。多吃乌鸡、羊肉、鱼子、青虾、对虾、猪或羊肾脏、黑豆、海参、核桃仁等滋补性的食物。

3. 调整心态：如果你的月经不调是由于受挫折、压力大而造成的，那么你必须调整好自己的心态。而且如果你已经月经不调，保持良好的心态非常必要。

4. 生活规律：熬夜、过度劳累、生活不规律都会导致月经不调。尽量让你的生活有规律，你的月经可能就会恢复正常。

5. 如果持续出血 24 小时后没有减少，而且出血量大，或者月经少到没有，应立即就医。

月经过多

月经过多是指月经周期正常或基本正常

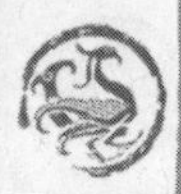

而经量明显增多。本病与内分泌失调所致性激素过度分泌，子宫内膜反应性增生过厚，或子宫内膜中螺旋小动脉收缩功能不佳等有关。还有子宫器质性病变如子宫肌瘤（特别是黏膜下肌瘤）、子宫肌腺症、子宫内膜炎、子宫内膜结核（因增生过度或溃疡存在）以及全身性疾病如白血病、再生障碍性贫血、肝脏疾病等，亦可引起月经增多。中医认为，本病多由素体虚弱，或饮食劳倦损伤中气，或过食辛辣温燥之品，或外感热邪，或五志化火，或手术损伤等，而致冲任不固，经血妄行。临床常见气虚证、血热证和血瘀证等型。

【必备秘方】

1. 党参20克，白术、阿胶、墨旱莲、血余炭、陈棕炭、益母草、贯众炭各10克，甘草6克。每日1剂，水煎，分2次服。挟瘀者，加蒲黄炭，重用益母草；量多无块者，加海螵蛸、煅牡蛎。气虚下陷者，重用党参，加黄芪、升麻；血热者，加生地黄、地榆、炒黄芩。主治血热型月经过多。

2. 益母草、血见愁各400克，当归300克，生蒲黄、炒蒲黄各100克，红糖200克。将前3味药加水3000毫升，浸泡2小时，用文火煎至800毫升，去渣，加入后3味煎匀成膏，每次服25克，每日3次。主治月经过多。

3. 贯众炭30克，当归、麦冬、桂枝各15克，白芍、吴茱萸、半夏、川芎、牡丹皮、淫羊藿、艾叶、生姜各10克，甘草6克，三七粉5克（吞服）。经前1周起，每日1剂，水煎，分2次服。主治血寒挟瘀型月经过多。

4. 鸡血藤、益母草、白茅根各30克，炒栀子15克，川楝子、生甘草各12克，鹿角霜10克，红花炭9克。经前1周起，每日1剂，水煎，分2次服，7日为1个疗程。主治血瘀型月经过多。

5. 鲜牡蛎250克，猪瘦肉100克，淀粉、精盐各适量。每日1剂，将牡蛎、猪肉洗净后切片，拌上淀粉，放开水中煮沸后改用文火炖熟，加精盐调味，分2次服。主治阴虚内热型月经过多。

【名医指导】

1. 对育龄妇女定期体检时，应仔细询问月经史，以利早期发现病况和予以规范治疗，并做好随访工作。

2. 如有不规则出血、经间出血、性交后出血，或经血的突然增加，或盆腔痛、经前腹痛，则提示可能有器质性疾病。

3. 无器质性疾病的有排卵妇女出现异常子宫出血的原因，可能是排卵功能的轻微异常所致，由子宫内膜成熟或脱落不规则或雌、孕激素比例不当引起。

4. 劳逸结合：要积极从事劳动（体力和脑力劳动），但不宜过度劳累和剧烈运动，过则易伤脾气，可导致统摄失职或生化不足而引起的月经疾病。

5. 节育和节欲：要重视节制生育和节欲防病，避免生育（含人流）过多过频及经期、产后交合，否则损伤冲任、精血、肾气，导致月经疾病。上述各项在平时应多加注意，在经期、产后更要重视，即可减少或防止本病的发生。

月经过少

月经过少是指月经量明显减少或经期缩短不足3日，甚至点滴即净，而月经周期正常或基本正常，多由幼稚子宫、子宫发育不良、垂体-卵巢功能低下、雌激素分泌不足、子宫内膜增殖不充分或内膜过薄等所致。结核性子宫内膜炎为结核感染破坏了子宫内膜的基底层所致，子宫腔手术时对子宫内膜搔刮过度致内膜损伤或子宫腔部分粘连均可导致。

【必备秘方】

1. 当归、白芍、山药、枸杞子、炙甘草、牡丹皮、生地黄、知母、麦冬12克，西洋参、五味子各3克。每日1剂，水煎，分2次服。主治月经过少。

2. 白茯苓15克，陈皮、当归身、川芎、枳壳、炒香附、半夏各10克，甘草、滑石各6克。每日1剂，水煎服（生姜为引）。主治月经过少。

3. 益母草60克，红糖50克。每日1剂，水煎，取汁顿服（服后用热水袋暖腹）。主治血瘀型月经过少。

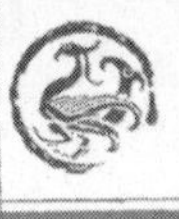

4. 人参、川芎、白芍、当归身、生地黄各12克，炙甘草、炒香附各6克。每日1剂，水煎服（生姜、大枣为引）。主治月经过少。

5. 羊肉250克，大米120克，当归30克，生姜5片，桂皮少许。每日1剂，将羊肉洗净、切块，大米洗净，备用；将当归、生姜、桂皮水煎，去渣，入羊肉块、大米煮成粥，分2次服。主治血虚型月经过少。

【名医指导】

1. 保证充足的睡眠：有道是“女子以血为本，以肝为先天”。养肝血对女人来说至关重要。肝血不足，月经量容易变少，皮肤容易粗糙、发暗、长斑、长痘痘。很多女性都想知道吃什么最养肝血，其实最养肝血的不是食物而是睡眠。最迟也要在晚上11点以前入睡，才能使肝血得到滋养。

2. 调整心态：调整好自己的心态。有些时候，心理上的压力会导致月经异常。精神上受挫折、压力大等负面情绪，均会造成月经异常。所以女性朋友必需调整好自己的心态，保持良好的心态非常必要。

3. 多吃含铁和滋补性的食物：多吃含有铁和滋补性的食物，补充足够的铁质，以免发生缺铁性贫血。多吃乌鸡、羊肉、鱼子、青虾、对虾、猪或羊肾脏、黑豆、海参、核桃仁等滋补性的食物。

4. 不要太劳累：月经期最好不要让自己太劳累。身体过度劳累会影响身体器官的功能，同时会影响新陈代谢。月经期间，最好保持休闲的生活，放松身心上的劳累。

5. 对多囊卵巢综合征或卵巢早衰等病表现月经过少要予以重视，如果单纯中药治疗效果不佳时可采用中西药同时治疗。

6. 月经过少伴月经后期者要与流产或宫外孕鉴别，不可疏忽，以免耽误病情。

月经先期

月经先期（又称月经频发）是指月经周期短于21日。与卵泡期过短、卵泡发育迅速而致排卵提前有关，黄体功能不全及黄体过早萎缩均可导致。本病多见于生育期妇女，多因先天禀赋不足，或早婚早育，或房劳多产，或饮食不节、思虑过度而致脾气亏损，或恣食辛辣温燥之品，或肝郁化火，或大病久病失养，或手术损伤而致冲任虚损，经血失于固摄。临床常见肾虚不固证、脾虚证、血热证、血瘀证等型。

【必备秘方】

1. 鹿衔草30克，墨旱莲15克，生地黄、玄参、赤芍、失笑散（包煎）各12克，牡丹皮9克，甘草6克。每日1剂（经前7日始），水煎，分2次服，连服7日为1个疗程。主治月经先期。

2. 茯苓15克，麦冬、白芍各12克，黄芩、栀子各10克，泽泻9克，酒大黄、升麻各6克。每日1剂（净后5日起），水煎，分2次服，10日为1个疗程。主治月经先期。

3. 黄芪、熟地黄、生地黄各15克，柴胡、白术、苍术、当归、白芍各10克，炙甘草、陈皮各6克。每日1剂，水煎，分2次服。主治月经先期。

4. 丹参20克，当归、党参、玫瑰花、女贞子、益母草、木香各15克，赤芍、墨旱莲、延胡索、香附各10克，红花、核桃仁（捣碎）各9克。主治月经先期。

5. 墨旱莲30克，鸡蛋2枚。每日1剂（经期内），同煮至蛋熟后去壳，再煎20分钟，分2次服，连服3日。经后服八珍益母丸，每日2次，每次1丸，连服20日。主治月经先期。

【名医指导】

1. 月经先期即月经周期提前7日以上，或20日左右一行，连续发生2个周期或以上。如仅提前3～5日，且无其他明显症状者，属正常范围。或偶然超前1次者，亦不作月经先期病论。

2. 注意饮食：月经先期的发病与饮食失节伤脾、过食辛辣助热的食品和药物有关，故气虚者应调节饮食，要清淡可口，富于营养。血热阳盛体质者尽量避免服用辛辣刺激及膏粱厚味食物。

3. 调节情绪：情绪易激动，经常暴怒也可引起月经先期，甚至月经量增多，故平时要调节情绪，减少抑郁或暴怒，可促使月经周期逐渐恢复正常。

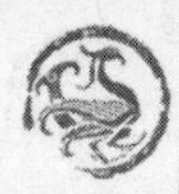

4. 及时治疗月经先期：如及时治疗，一般来说预后良好，都能恢复正常月经周期；如不及时治疗，或不按医嘱用药，本病常可诱发月经量多或淋漓不净，甚至发展为崩漏，治疗也较困难，并可进一步影响全身体质状况和脏腑、气血功能。

5. 查清病因：治疗月经先期也应遵循月经病的治疗原则，即全身疾病与月经失调的关系，若经过较长时期治疗，月经先期仍不能治愈，应进一步寻找原因。有盆腔炎者，应同时治疗盆腔炎；有放环史的患者，应检查对节育环的适应性以及节育环的位置是否正常，必要时可以换另一种类型的节育环或暂时取环，待月经正常后置换另一种类型的节育环。此外，还须考虑是否有内科疾病影响月经周期，如血液病、肝炎等，均需积极治疗。

月经后期

月经后期（又称月经稀发）是指月经周期超过40日的不规则子宫出血，可发生在有排卵性月经周期中，也可发生在无排卵性月经周期中。发于前者，多因卵泡发育成熟时间延长，与甲状腺功能不足、新陈代谢过低有关；发于后者，则由于下丘脑-垂体-卵巢轴功能失调，排卵功能受到抑制，卵泡发育不良而致。本病多由素体虚弱，或思虑劳倦过度，或先天禀赋不足，或久病伤肾等，而致阴血亏虚，血海不能按时满盈；或因经期、产后感受寒邪，或情志不畅，或素体肥胖，或恣食肥甘厚味，而致瘀血、痰湿阻滞血海，经血不得畅行。临床常见气血虚弱证、肝肾不足证、寒凝血滞证、气滞血瘀证、痰湿证等型。

【必备秘方】

1. 熟地黄20克，当归、枸杞子、杜仲、牛膝各15克，炙甘草5克，肉桂粉3克（冲服）。每日1剂，水煎，取汁分2次服。主治虚寒型月经后期。

2. 熟地黄20克，当归、白芍、川芎各15克，冬虫夏草、续断各10克。每日1剂，水煎，分2次服。主治血虚型月经后期。

3. 熟地黄25克，山药20克，当归、枸杞子、白芍各15克，炙甘草5克。每日1剂，水煎，分2次服。主治血虚型月经后期。

4. 党参、香附、桑寄生各12克，当归9克，川芎、乌药、吴茱萸、延胡索各6克。每日1剂，水煎，分2次服。主治月经后期。

5. 粳米100克，黄芪20克，当归10克，大枣5枚。每日1剂，将黄芪、当归水煎，取汁备用；大枣、粳米洗净，同煮成粥，调入药汁稍煮沸服。主治血虚型月经后期。

【名医指导】

1. 月经后期经行量少时要与妊娠出血鉴别，尤其是宫外孕出血（未破裂期）。可做尿妊娠试验、血人绒毛膜促性腺激素β亚单位及盆腔B超、妇科检查等可以鉴别。

2. 选择正确方式适度减肥：过度减肥使体内脂肪含量过低会导致内分泌失调。许多女性为了控制体重，服用一些减肥药物或者过度节食，从而导致月经推迟。这种情况如果时间短暂可以自然恢复正常的月经周期，但对于时间较长者，往往需要进行药物调理才可恢复正常的月经周期。

3. 月经后期及时治疗，一般情况预后良好，可恢复正常月经周期。如不按计划治疗，本病可发展成闭经，尤其是40岁以上妇女，或多次人流手术患者，影响子宫内膜功能和卵巢功能，久而卵巢早衰，提早绝经。

4. 不宜饮浓茶：浓茶中咖啡碱含量高，刺激神经和心血管，容易产生痛经、月经后期和经血过多。同时，茶中的鞣酸会引起缺铁性贫血。

5. 不宜穿紧身裤：臀围小的紧身裤会使局部毛细血管受压，从而影响血液循环，增加会阴摩擦并造成会阴充血水肿。

闭　经

闭经是妇科疾病的常见症状，分为生理性闭经、病理性闭经。生理性闭经包括妊娠期、哺乳期和绝经后。病理性闭经是指年满18岁月经尚未来潮，或月经已经来潮而连续6个月月经不行者。前者又称原发性闭经，后者又称继发性闭经。正常月经周期的建立，

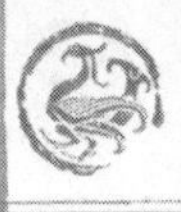

依赖于下丘脑-垂体-卵巢轴功能完善，以及子宫内膜对性激素的周期性反应，其中任何一个环节发生功能或器质性病变均可引起闭经。中医认为，其病因病机不外虚实两端。虚者即冲任不足，血海空虚；实者则为冲任瘀阻，胞脉阻痹，经血不得下行。临床常见有肾气不足证、肝肾亏损证、阴虚血燥证、气血虚弱证、气滞血瘀证、痰湿阻滞证和津血枯涸证。

【必备秘方】

1. 熟地黄 15 克，当归、白芍各 12 克，川芎 10 克。每日 1 剂，水煎，分 2 次服。脾虚气弱（食少、疲倦、气短）者，加党参、黄芪各 30 克；肾气亏损（腰酸腿软）者，加枸杞子 18 克，牛膝 15 克，菟丝子 10 克。血瘀气滞者，加益母草 30 克，丹参 15 克，泽兰、红花、桃仁各 10 克。主治闭经。

2. 当归、益母草各 15 克，泽兰、牛膝、白芍、赤芍、桃仁各 9 克，红花、川芎各 6 克，炙甘草 4 克。每日 1 剂，水煎，分 2 次服，14 日为 1 个疗程。气滞型，加香附 9 克，青皮 6 克；气虚型，加党参 15 克，炙黄芪 12 克；血虚型，加丹参，鸡血藤各 20 克。主治闭经。

3. 滑石 30 克，山楂 20 克，生甘草、石斛各 15 克，生地黄、牛膝、当归各 12 克，柏子仁、香附、牡丹皮、白芍、赤芍各 10 克，泽兰 9 克，柴胡、黄连各 6 克。2 日 1 剂，水煎 2 次，头煎当日服，二煎次日服，24 日为 1 个疗程。主治有机磷中毒型闭经。

4. 生山楂 30～45 克，紫石英 15 克，刘寄奴 12 克，石楠叶 9～12 克，枸杞子、肉苁蓉、续断、淫羊藿、巴戟天、菟丝子、黄芪各 9 克，鸡内金 6 克，肉桂 3 克。每日 1 剂，水煎服。主治闭经。

5. 大枣 50 克，炙鳖甲、炙龟甲各 30 克，柏子仁 25 克，牛膝 20 克，白鸽 1 只。将鳖甲和龟甲水煎半小时，入牛膝和柏子仁同煎，去渣，入收拾干净的白鸽、大枣炖熟，每日分 2 次服食。主治肝肾虚型闭经、月经过少。

【名医指导】

1. 注意摄生：经期产后，血室正开，邪气易侵，应注意保暖，避免淋雨、涉水、感受寒邪等。过冷易引起卵巢功能紊乱而导致闭经。

2. 月经过少或月经后期都可发展为闭经，积极治愈月经过少或后期，可以减少闭经的发病率。

3. 明确闭经的病因和部位，对治疗闭经的效果与预后估计有一定的参考价值。如下丘脑性闭经，由精神因素、环境改变、营养不良等引起，药物治疗预后较佳；由结核分枝杆菌引起的子宫性闭经，子宫内膜已被破坏，恢复月经的可能性较少；用孕激素试验阳性的，预后较好。

4. 做好计划生育工作，减少或避免流产手术损伤，正确使用口服避孕药，哺乳时间不宜过长等，都是预防闭经所必须注意的。

5. 注意饮食营养，调整饮食习惯，不挑食、不偏食，多吃一些高蛋白食物，以保证足够的营养物质的摄入。增强体质。要多食营养丰富，具有益肾补脾、补气养血、易于消化之类食品。勿过食生冷、油腻食物。以免损伤脾胃。

6. 肥胖者还应控制饮食，少吃甜食及含脂肪类丰富的食物，同时要采取各种有效措施来达到科学减肥的目的。目前服用减肥药的妇女为数不少，有部分妇女由此而闭经，也有因肥胖而节食，导致厌食而闭经，均需引起注意。

痛　经

痛经是指每次行经期或行经前后出现下腹疼痛或腰部酸痛，分为原发性和继发性两类。原发性痛经多缘于功能性原因，无明显生殖器官病变。继发性痛经多系器质性病变所致，如子宫内膜异位症、盆腔炎、宫腔粘连、宫内异物等。引起原发性痛经有多种因素，如分泌因素，即分泌期的子宫内膜合成和释放了较多的前列腺素，使其在月经血中含量增高，作用于子宫肌层，使之收缩甚至引起痉挛；子宫因素，子宫过度倾曲、子宫颈口或颈管狭窄、子宫畸形、子宫腔粘连、膜样月经等，均使经血外流受阻，刺激子宫，

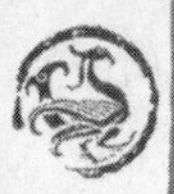

使之收缩加强；精神神经性因素，因每个人耐受性不同，神经过敏及对月经生理认识不足而产生恐惧心理者亦可发生。

【必备秘方】

1. 当归30克，白芍、川芎、延胡索各20克，甘草9克。每日1剂，水煎，分2次服（经前5日服至经净日）。气滞血瘀型，加香附、乌药、桃仁、五灵脂各10克；血瘀挟热型，加生地黄、牡丹皮各10克；寒凝血瘀型，加吴茱萸、桂枝各6克；气血亏虚型，加黄芪、生地黄、熟地黄各15克；头痛者，加白芷、全蝎各9克；乳房痛者，加王不留行、麦芽各10克。主治痛经。

2. 人参、白术、当归身、茯苓、川芎、白芍、生地黄各10克，炙甘草、木香、青皮、香附（醋炒）各6克，生姜3片，大枣3枚。每日1剂，水煎，分2次服。经前5日起连服6日，1个周期为1个疗程。寒重者，加附子。腰痛者，加续断、桑寄生；恶心呕吐者，加赭石、旋覆花。主治痛经。

3. 全当归、续断、杜仲、泽兰各15克，延胡索（酒炒）、柏子仁、香附、赤芍各12克，红花、桃仁、牛膝各6克，生甘草5克。每日1剂，水煎3次，合并药液，分早、中、晚温服（黄酒为引）。正值月经期，连服3～5日为1个疗程。主治痛经。

4. 延胡索、白芍（醋炒）、五灵脂各30克，川芎、当归、甘草各20克。每日1剂，水煎，分2次服（经前3日服至经净日）。主治原发性痛经。气滞血瘀加柴胡、香附、桃仁各10克；寒凝血瘀加艾叶、吴茱萸各10克；气虚血瘀加黄芪、党参、熟地黄各20克。

5. 粳米60克，白芍30克，马齿苋25克，香附、乌药、小茴香各20克，白糖、山楂片各15克，川楝子、延胡索、银柴胡、赤芍、炮姜各10克，延胡索9克，甘草6克，大枣10枚。每日1剂，将柴胡、赤芍、马齿苋、延胡索、山楂片水煎，去渣，入大枣、粳米煮成稀粥，加入白糖，顿服。主治湿热下注型痛经。

【名医指导】

1. 学习掌握月经卫生知识：月经的来临，是女子进入青春期的标志，然而有些女青年由于对月经出血现象缺乏了解，会产生不必要的恐惧、紧张与害羞等心理变化。这些不良的心理变化过度持久的刺激，则易造成气机紊乱，血行不畅而诱发痛经。因而女青年多学习一些有关的生理卫生知识，解除对月经产生的误解，消除或改善不良的心理变化，是预防痛经的首要问题。

2. 生活起居要有一定规律：妇女由于特殊的生理现象，在生活与起居、劳作方面必须要合理安排，一定要规律。不宜过食生冷，不宜久居寒湿之地，不宜过劳或过逸等，尤其是月经期更需要避免寒冷刺激，淋雨涉水，剧烈运动和过度精神刺激等。

3. 积极做好卫生保健：做好月经期、妊娠期、产褥期、哺乳期的卫生保健。无论是个人卫生，还是饮食起居，情志调养，劳动锻炼等，都要恪守一定的保护措施，方不致引起妇女病，从而保证身体健康。

4. 锻炼身体提高健康水平：经常锻炼身体，能增强体质，减少和防止疾病的发生。妇女经常地参加一些体育锻炼，对于预防和治疗月经期腹痛也是有好处的。

5. 积极进行妇科病的诊治：积极正确地检查和治疗妇科病，是预防痛经的一项重要措施。首先月经期应尽量避免做不必要的妇科检查及各种手术。若行放环、通液术，以及妇科检查等，均应在月经干净后3～7日内进行，这样可防止细菌上行感染。再则在行剖宫产、子宫切开术时，缝合肌层，缝线不要穿过子宫内膜，避免造成子宫内膜异位。发现患有妇科疾病，要积极治疗，以祛除引起痛经的隐患。

倒　经

经期或行经前后周期性吐血、衄血者称倒经，可发生于鼻、胃、肠、肺、膀胱、视网膜等处。其中以鼻黏膜出血多见，由于鼻黏膜等器官对卵巢分泌的雌激素较为敏感，而使其毛细血管扩张、脆性增加，因此破裂出血。本病多见于青春期女性，其发病机制或由于情志不遂，或由于素体阴虚，经行之际冲气旺盛，造成或虚或实的血中伏热，随冲气上逆，灼伤血络，血随气升，而上逆为吐血、衄血。临床常见有肝经郁热证、胃火炽盛证、肺肾阴虚证等型。

【必备秘方】

1. 生地黄30克，赤芍、牛膝、大黄各15克，黄芩、栀子、牡丹皮、丹参、三七（冲服）各10克，竹茹、荆芥穗、当归、甘草各6克。每日1剂（经前6日起至经期），水煎，分2次服，主治倒经。肝肾阴虚型，加枸杞子、女贞子；肝郁型，加川楝子。

2. 鲜生地黄、珍珠母（先煎）各30克，牛膝炭15克，牡丹皮炭12克，焦栀子、荆芥炭、黄芩各6克，生甘草3克。每日1剂，水煎，早、晚分服（于周期性吐衄前服完5剂，如无效果，可于下个月周期性吐衄前服5剂）。主治倒经。

3. 鸡血藤、白芍各30克，茯苓15克，益母草、香附、当归、菟丝子各12克，桃仁、红花、泽兰、牛膝、甘草各10克，柴胡、川楝子各9克，血竭5克（冲服）。每日1剂（经前10日），水煎，分2次服，连服10日为1个疗程。主治倒经。

4. 赭石、珍珠母各20克，玄参、生地黄各15克，牛膝、益母草、香附、赤芍、白茅根各12克，当归、黄芩各10克，红花6克。每日1剂，水煎，分2次服（经前7日起至经净）。主治倒经。

5. 鸡血藤20克，党参15克，当归身、酸枣仁、茺蔚子、大枣各10克，炒白术9克，炙甘草6克，远志、木香各3克。每日1剂（经前5日），水煎，分2次服。主治脾虚型倒经。

【名医指导】

1. 有衄血史者平时饮食宜清淡，不可嗜服辛辣煎烤食物，以免伤阴津，引血妄行。

2. 保持心情舒畅，尤其经前或经期更须稳定情绪，防止经血上道而致衄血。

3. 有子宫内膜异位症者应同时治疗该病。

4. 平时多吃些含维生素丰富的食物，如水果、新鲜蔬菜，或服用维生素A、B族维生素、维生素C等，以增强血管的抵抗力。

5. 临床上发现有“倒经”现象的姑娘，随着年龄的增长，往往不治而愈。如果代偿性月经只发生1～2次，不严重者可不进行治疗。以后会自愈。

崩　漏

崩漏又称崩中漏下，多因脏腑气血失调、冲任受损，不能制约经血所致；是以非行经期阴道大量出血或持续下血，淋漓不断为主要表现的月经类疾病。其临床症状为：非行经期阴道不规则出血，来势急、出血量多者为崩；出血量少、淋漓不断者为漏。血崩日久，可转成漏；久漏不止，亦能成崩。一般无腹痛。暴崩出血过多，可出现面白肢冷、大汗淋漓、口鼻气冷、脉微欲绝等危象。

【必备秘方】

1. 仙鹤草、黄芪、太子参各30克，生地黄、墨旱莲各20克，白术、菟丝子各15克，山茱萸、淫羊藿、仙茅各12克。每日1剂，水煎服，经前服2剂，经期服3剂。阴虚型，加枸杞子、女贞子，去淫羊藿、仙茅；阳虚型，加沙苑子、益智、生地黄、墨旱莲；血热型，加牡丹皮、小蓟，去仙茅、淫羊藿；虚寒型，加艾叶、阿胶，重用淫羊藿、仙茅；气滞血瘀型，加延胡索、蒲黄、三七粉（冲服），去生地黄、墨旱莲。主治围绝经期崩漏。

2. 炙黄芪50克，党参30克，桑寄生24克，泽泻、白芍各20克，白术、巴戟天、淫羊藿、苦杏仁、茯苓、猪苓各15克，车前子12克。每日1剂，水煎15分钟，过滤取液，加水再煎20分钟，去渣，两次滤液兑匀，早、晚分服。气虚甚者，加红参10克（另煎，冲服）；血崩如水决堤势者，加仙鹤草30克，煅海螵蛸50克；心悸、不眠者，加酸枣仁30克，当归8克；瘀块多者，加三七粉6克（冲服）。主治崩漏。

3. 熟地黄20克，重楼、阿胶（烊化）各15克，红参18克，海螵蛸、制香附、艾叶炭各10克，炮姜炭6克，三七粉3克（冲服）。每日1剂，水煎，分2次服，5日为1个疗程。脾肾阳虚型，加淫羊藿12克，吴茱

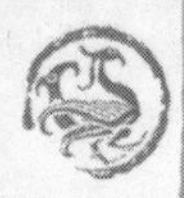

萸5克，肉桂3克；肝肾阴虚型，去炮姜、艾叶炭，加生地黄、墨旱莲各15克，茜草12克，龟甲30克（先煎）；气虚挟瘀型，加益母草20克，焦山楂15克，泽兰12克。主治崩漏。

4. 煅龙骨、牡蛎各25克，黄芪、续断、生地黄、海螵蛸各20克，白术15克，茜草10克。每日1剂，水煎3次，取液混合，每次服150毫升（止血后3日停药）。热甚型，加地骨皮、南沙参、炒栀子各15克，地榆炭、藕节各20克；肝郁型，加柴胡、香附、白芍各15克，川楝子10克；气虚型，加人参、山药、艾叶炭、炙升麻；阴虚型，加女贞子、墨旱莲、山药；阳虚型，加附子、肉桂、枸杞子。主治崩漏。

5. 母鸡半只（去头、爪），艾叶15克，阿胶15克。将母鸡去内脏、洗净，煮熟，取汁煎艾叶5分钟，下阿胶至溶化后服，每日1次。主治崩漏。呕逆、食欲不振、消化不良及腹泻者忌用。

【名医指导】

1. 注意身体保健：要增加营养，多吃含蛋白质丰富的食物以及蔬菜和水果。在生活上劳逸结合，不参加重体力劳动和剧烈运动，睡眠要充足，精神愉快，不要在思想上产生不必要的压力。

2. 治崩要以止血为先，以防晕绝虚脱，待血少或血止后，可审因论治，亦即急则治其标，缓则治其本的原则。

3. 应用药物止血：药物止血的方法如下：一种是使子宫内膜脱落干净，可注射黄体酮；一种是使子宫内膜生长，可注射苯甲酸雌二醇。再用些止血药物，如云南白药、安络血、维生素K、止血芳酸和止血敏等，一般都可以达到治疗功血崩漏的目的。

4. 恢复卵巢功能，调节月经周期。一般连续服用已烯雌酚等药物，每日0.5～1克，连用20日，用药最后5日增加注射黄体酮每日20毫克。一般青春期功能失调性子宫出血，随着年龄的增长和合理治疗，可以很快痊愈。对于有排卵性功能失调性子宫出血，在排卵前期注射绒毛膜促性腺激素，可望调节月经周期。

功能失调性子宫出血

功能失调性子宫出血（简称功血）多见于青春期和围绝经期。见于青春期者，是由于中枢成熟缺陷，下丘脑、垂体对雌激素的正负反馈机制尚未健全，不能释放足够促黄体生成激素，故卵巢中虽有卵泡生长发育，但不能出现排卵。见于围绝经期者，是由于卵巢自然衰老、卵泡缺乏、卵巢功能减退，对垂体促性腺激素敏感性降低，垂体促性腺激素分泌增多，促卵泡生成激素多于促黄体生成激素，后者在月经周期中期的高峰消失以致无法排卵，导致孕激素缺乏，子宫内膜受雌激素的单一影响并随雌激素水平的波动而出现闭经或不规则出血。当雌激素水平偏高时，子宫内膜呈增生状态，临床表现为闭经；当雌激素水平下降，不足以支持子宫内膜时，则子宫内膜发生脱落而阴道出血。由于缺乏孕激素的作用，不能抑制子宫内膜中酸性黏多糖的合成，酸性黏多糖持续存在或增加使子宫内膜不易完全脱落，不完整的剥脱阻碍了子宫内膜的迅速再生，而造成不规则出血且持续时间长。

【必备秘方】

1. 黄芪、贯众炭各30克，熟地黄、益母草各15克，当归、白芍、三七（研，冲服）各10克。每日1剂，水煎，每次月经来潮3日后服，连服3～6日。量少、色黯、有块者，加炮姜炭6克，乌药、橘核、荔枝核各10克，肉桂3克；出血或多或少、色淡、气短、面色苍白者，加党参30克；量少、色红、手脚灼热者，加地骨皮、牡丹皮、麦冬各10克，黄柏6克；量或多或少、色黑有块、小腹呈针刺痛者，加三棱、莪术各10克，桃仁20克；经来淋漓不断伴腰酸腿软、头昏耳鸣、加续断15克，巴戟天、枸杞子各10克。主治功血。

2. 藕节45克，墨旱莲30克，生山药、生麦芽各25克，生地榆20克，茯苓、炒白芍、黑栀子各12克，墓回头、黄芩炭、炒枳壳、陈皮各10克，生甘草6克。每日1剂，水煎15分钟，过滤取液，加水再煎20分钟，去渣，两次滤液兑匀，早、晚分服。腰痛者，加女贞子、桑寄生、菟丝子、续断各10克；心脾气虚者，加党参、黄芪各15克，升麻3克；白带赤者，加海螵蛸、茜草、土茯苓各12克；月经来潮，去炒枳壳、墓回头、山药，加贯众炭、茜草、柴胡各10克。主治功血。

3. 黄芪20克，熟地黄、白芍、党参、山茱萸、菟丝子、肉苁蓉各15克，白术、当归各10克，陈皮、炙甘草各6克。每日1剂，水煎，分2次服，1个周期服7剂为1个疗程。血热型，加仙鹤草、焦栀子，去黄芪、陈皮，生地黄易熟地黄；血瘀型，加红花、血竭、失笑散，香附易陈皮；气虚甚型，加红花；气虚下陷型，加升麻、柴胡、荆芥；脾阳虚型，加炮姜、附子；肾阳虚型，加墨旱莲、生地黄，去白术、陈皮；肾阴虚型，加附子、肉桂、枸杞子，去白术。主治围绝经功血。

4. 黄芪30克，益母草、生地榆各20克，贯众炭、枳壳、墨旱莲各15克，党参、白术各12克，升麻、荆芥炭各6克，甘草、三七粉（冲服）各3克。每日1剂，水煎服。暴崩如注、气虚明显者，重用黄芪；偏于血瘀而致出血不止者，服药2剂时出血量增多、排出大血块数枚，出血自止；服3剂后出血尚未干净者，加海螵蛸、芡实、煅龙骨、煅牡蛎各12克。主治青春期功血。

5. 黄芪、山药各30克，菟丝子25克，炒杜仲、生地黄、熟地黄、煅龙骨、牡蛎各15克，党参、白芍、海螵蛸各12克，炒白术、阿胶各10克，柴胡、陈皮各6克。每日1剂，水煎，分2次服，6日为1个疗程。阴虚有热者，加白茅根、墨旱莲、麦冬、炒黄芩各15克，去白术，党参易太子参；出血量多者，加赤石脂、棕榈炭各15克；血止后，加枸杞子、山茱萸、续断、淫羊藿各10克，去龙骨、牡蛎。主治脾虚型功血。

【名医指导】

1. 要保证足够营养（蛋白质、维生素、铁）的摄入，避免生冷饮食。多食鱼类、肉类、禽蛋类及牛奶、蔬菜类，忌辛辣刺激食品；用铁锅炒菜、服含铁的药物如硫酸亚铁口服液等，改善贫血状况。

2. 出血期间避免过度疲劳和剧烈运动，保证充分的休息。

3. 预防感染：出血时子宫腔内外相通，细菌因有很好的生长环境，将会迅速繁殖而致病。因此不但要预防全身疾病的发生，而且必须注意经期卫生。出血时要注意外阴清洁，每日要清洗会阴部1～2次，以去除血污，并勤换月经垫及内裤。可用一些外阴清洁剂，也可用温开水清洗，但应避免盆浴；已婚妇女在出血期要避免性生活。

4. 若出血量大，可致贫血及机体抵抗力降低，应加强止血措施及酌情抗感染以防炎症及急性传染病的发生。

经间出血

经间出血又称排卵期出血，是指发生在月经中期有规律的阴道出血。多由于排卵期雌激素高峰波动，子宫内膜失去雌激素的支持而出现部分子宫内膜脱落引起撤退性出血；也可由排卵期成熟的卵泡分泌雌激素较多导致子宫内膜充血，引起红细胞漏出而致阴道内有血性分泌物。本病多见于生育期妇女。本病中医称“经间期出血”，由于经间期是胞宫由虚至盛、由阴向阳转化的特殊时期，若禀赋不足，或房劳损伤，或脾胃虚弱，或情志所伤，均可引动阳气，损伤血络，迫血妄行而致出血。临床常见肾阴虚证、湿热内蕴证和肝郁化火证等型。

【必备秘方】

1. 墨旱莲、槐花炭各15克，生地黄、白芍各12克，桑叶、菟丝子各10克，枸杞子、焦栀子、茜草炭各9克，柴胡、牡丹皮各6克。每日1剂，水煎，分2次服，经前10日，连服15日。主治肝郁化热型经间出血。

2. 熟地黄、党参、山药、杜仲、淫羊藿、炙龟甲、赤石脂、煅海螵蛸各15克，补骨脂、枸杞子各10克，山茱萸9克，鹿角霜6克。每日1剂，水煎，分2次服，经前5日起连服15日。主治下焦虚寒型经间出血。

3. 墨旱莲30克，党参、白术、地榆炭、侧柏炭、女贞子各15克，炒槐花12克，十

灰散10克（包煎），茜草炭9克，炒升麻6克。每日1剂，水煎，分2次服，经前连服5日。主治气阴两虚型经间出血。

4. 地榆炭、侧柏叶、椿皮各15克、生地黄、菟丝子各12克，续断、大黄炭、车前子、黄芩、焦栀子各9克，柴胡6克。每日1剂，水煎，分2次服。经前10日起连服15日。主治湿热下注型经间出血。

5. 白茅根30克，地骨皮、地榆炭各15克，生地黄、熟地黄各12克，赤芍、白芍、川芎、红花、桃仁各10克，黄芩6克，生甘草3克。每日1剂，水煎，分2次服，5剂为1个疗程。主治经间出血。

【名医指导】

1. 应注意除外器质性疾病及医源性出血（如放置避孕环）再给予相应处理。

2. 保持精神愉快，避免精神刺激和情绪波动，个别在月经期有下腹发胀、腰酸、乳房胀痛、轻度腹泻、容易疲倦、嗜睡、情绪不稳定、易怒或易忧郁等现象，均属正常，不必过分紧张。

3. 排卵期注意卫生，预防感染。注意外生殖器的卫生清洁，月经期绝对不能性交。注意保暖，避免寒冷刺激。避免过劳。经血量多者忌食红糖。

4. 排卵期内裤宜柔软、棉质，通风透气性能良好，要勤洗勤换，换洗的内裤要放在阳光下晒干。

5. 排卵期不宜吃生冷、酸辣等刺激性食物。多饮开水，保持大便通畅。血热者经期前宜多食新鲜水果和蔬菜，忌食葱蒜韭姜等刺激之物。

经行乳胀

经前或经期出现乳房、乳头胀痛甚至不能触衣，经行或经后自然消失者，称经行乳胀。肝脉布胸胁，肝经别支络乳头。若情志不畅，郁怒伤肝，肝气郁滞，经前冲脉充盛，两因相感，气滞乳络，故经前乳房胀痛；若素体阴虚，经行阴血益虚，乳络失于濡养，而致经行乳胀。临床常见有肝郁气滞证、肝肾阴虚证。

【必备秘方】

1. 枳壳、白芍、山楂各12克，当归、木香、牡丹皮、牛膝、香附、栀子、王不留行、橘叶、路路通各10克，柴胡8克，薄荷6克。将橘叶、路路通、山楂同煎汁浓缩至1∶20作为黏合剂，余药物低温干燥后研细末，过80目筛，最后以黏合剂拌药粉成丸（18粒1克），干燥后装瓶备用。经前10～15日服，每日3次，每次6克（约100粒），经后水煎服。主治经前乳胀。

2. 白芍、山楂、茯苓各15克，当归12克，栀子、郁金、王不留行、香附、牡丹皮、柴胡各10克，青皮、陈皮各9克，路路通6克，薄荷3克。每日1剂，水煎，分2次服，经前10日服至月经来潮，3个周期为1个疗程。心烦口干者，加太子参15克，石斛、百合各12克；有肿块者，加败酱草15克，海藻、昆布、炮穿山甲各10克；水肿、便溏者，加党参、白术、山药各15克。主治经前乳胀。

3. 香附、合欢皮、苏罗子、路路通各9克，炒枳壳6克，郁金、焦白术、炒乌药、陈皮各3克。每日1剂，水煎服，经前3日至经净2日，连服5剂。乳房结块者，加王不留行、炮穿山甲各3克（研末，吞服）；小腹痛、白带多者，加大血藤、白头翁各12克。主治肝气郁结型经前乳胀。

4. 路路通、橘叶各10克，山楂、郁金、白芍、枳壳各12克，王不留行、栀子、香附、牛膝、牡丹皮、木香、当归各10克，柴胡8克，薄荷6克。将前3味水煎，取液浓缩成1∶20的黏合剂，余药焙干、研细末，用黏合剂揉制成丸，经前10日起服，每次6克，每日3次。主治经前乳胀。

5. 瓜蒌、乌药、没药、当归、穿山甲、皂角刺、延胡索、香附、木香、郁金、甘草各12克。每日1剂，水煎，分2次服。经前7日服至经净日，连服10剂。主治气滞血瘀型经前乳胀。

【名医指导】

1. 若肝气郁结或肝肾亏虚，遇经前、经期冲脉气血充盛，郁滞更甚，令乳络不畅，可致本病发生。

2. 肝经布胸胁，过乳头，肝郁则乳络不畅，故经行乳胀以疏肝养肝，通络止痛为大法。

3. 本病有虚实之殊，实者宜疏肝理气通络，常于经前开始用药；虚者宜滋养肝肾，并注意平时调治。

4. 调节情志，缓解经期紧张情绪，促进肝的疏泄和调达功能，有效减轻乳胀。

经行头痛

经行头痛是指每于经期或经行前后3～5日，头痛剧烈（或胀痛或掣痛），痛处可局限于头部一处并伴恶心、呕吐，连续2个月周期以上者。头为诸阳之会，五脏六腑之气血皆上荣于脑，足厥阴肝经上巅络脑。若素体虚弱，肝血不足，脑失所养，或肝阴不足，肝阳上亢，或经期遇寒饮冷，跌仆外伤，瘀血内阻，皆会引致经行头痛。临床常见有血虚证、肝阳上亢证、瘀血内阻证。

【必备秘方】

1. 夏枯草15克，白芍12克，牡丹皮、蒺藜、栀子、瓜蒌皮各10克，当归身9克，茯苓、白术、柴胡各6克，甘草、薄荷（后下）各3克。每日1剂，水煎，分2次服。经前连服3日。主治肝郁化火型经行头痛。

2. 熟地黄30克，钩藤、当归、菊花各20克，炙黄芪、白芍、牡丹皮各15克，茯苓、炒酸枣仁、蔓荆子各12克，川芎、山茱萸各9克。每日1剂，水煎，分2次服，经前7日，连服7剂。主治血虚型经行头痛。

3. 白茅根30克，生地黄20克，墨旱莲、女贞子、菊花各15克，牡丹皮、桃仁、赤芍各12克，白芷、白蒺藜、桂枝、茯苓各10克，龙胆6克。每日1剂，水煎，分2次服，经前连服6剂。主治经期头痛。

4. 芦根20克，菊花、玄参各15克，党参12克，白芷10克，广藿香、清半夏、荆芥炭、防风、薄荷、桑叶各9克，吴茱萸6克。每日1剂，水煎，分2次服，经前3日，连服5剂。主治经前经期头痛。

5. 炙黄芪18克，太子参、蔓荆子各15克，川芎12克，白蒺藜10克，白术、当归、枸杞子、陈皮、牛膝、菊花各9克，甘草6克。经前6日，每日1剂，水煎，分2次服。主治脾虚气弱型经行头痛。

【名医指导】

1. 女性要记住月经到来的日期，因为经期保健要从经期前开始。经前期紧张综合征的典型症状开始于月经来潮前7～14日，症状逐渐加重，行经期前2～3日达到高峰，行经后明显消失，而且症状伴随月经周期每月出现1次。在这期间，保持心情轻松愉快，就可以使症状减轻一些。

2. 在月经期内，女性不要从事重体力劳动、接触冷水。因经期由于盆腔水肿、充血，子宫韧带松弛，子宫颈口不紧闭，子宫内膜形成创面，全身和局部抵抗力下降，很容易引起卵巢功能紊乱而致经量增多或经期延长等月经失调的疾病。在经期睡足、睡好、休息好。抵抗力增强了，症状自然就会缓解，消失。

3. 对顽固性头痛伴恶心呕吐，尤其经净后持续头痛者应进一步检查，可做脑电图、CT或MRI、眼底检查等，明确有否器质性病变。

4. 情绪抑郁或急躁发怒都可诱发或加重本病，平素应调节情绪，乐观舒畅，促进肝的疏泄和调达功能，防止肝火或肝旺引起的头痛。

5. 中医认为久痛属瘀，凡头痛病程长者存在不同程度的瘀血人络症状，如头痛如锥刺状，或头部阵发性胀痛如拆裂状，此时应用搜风剔络、化瘀止痛的虫类药如蜈蚣、全蝎等方能止痛，但虚证头痛者不宜使用。

经行水肿

经行水肿是指经行前后或经期反复出现面目及四肢水肿者。若饮食不节，劳倦过度，损伤脾阳，经行气血下注，脾气益虚，不能制水，水湿不运，泛溢肌肤，则面目水肿；若先天不足，或房劳多产伤肾，经行精血下注胞宫，肾虚益重，不能化气行水，而致水肿。七情郁结，肝失调达，致气机郁滞，气滞经行不畅，则滞而为肿。临床常见有脾虚

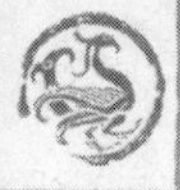

证、肾虚证、气滞证。

【必备秘方】

1. 当归20克，白芍12克，桂枝、山木通各10克，甘草5克，细辛3克。每日1剂，水煎，分2次服，经前7日起连服7剂（经来停药），3个周期为1个疗程。肿甚者，加黄芪30克，泽兰12克；寒甚者，加制川乌10克；瘀血者，加穿山甲10克；血虚者，加阿胶12克。主治经行水肿。

2. 黄芪、益母草各30克，桑白皮、陈皮、大腹皮、茯苓、生姜皮各10克，桂枝3克。每日1剂，水煎服。呕吐者，加半夏10克；大便溏者，加薏苡仁、白扁豆各12克；胸脘闷胀者，加苍术、厚朴各10克；咳嗽者，加五味子9克，细辛3克；腰胀、冷痛者，加枸杞子、菟丝子各15克。主治行经水肿。

3. 黄芪、茯苓、茯苓皮各15克，当归、泽泻、白术各12克，防风、仙茅、淫羊藿各10克，白芍、桔梗各9克，川芎、麻黄各6克。每日1剂，水煎，分2次服。经前5日连服5剂。主治经行水肿。

4. 薏苡仁30克，茯苓皮20克，白术18克，白芍、泽泻各15克，柴胡、枳壳、陈皮各12克，桔梗10克，香薷6克，甘草5克。经前5日起，每日1剂，水煎，分2次服。主治肝气郁结型经行水肿。

5. 赤小豆500克，薏苡仁250克，鲜鲤鱼1条（约300克，去鳞杂）。同炖烂，分次服食，隔口1剂。主治经行水肿。

【名医指导】

1. 经期前忌咸食：由于咸食会留住体内的水分，易于出现水肿现象，所以在月经周期来潮前10日开始吃低盐食品。

2. 经期可吃些利水的食品，帮助身体排水，如车前子、绿豆、冬瓜汤等。

3. 禁酒：饮酒会加重经期水肿问题。如果非喝不可，则限制在1～2杯。

4. 勿使用利尿药。很多女性以为利尿药能减轻月经周期的肿胀不适，但利尿药会将重要的矿物质连同水分，一起排出体外，对身体不利。

5. 调节、控制情绪：中医认为，情绪异常是重要的致病因素之一，而精神情绪的突然变化对月经的影响尤为明显。故月经期一定要保持良好的情绪，心情舒畅，避免肝郁气滞，血行不畅，滞而作胀。

经前期紧张综合征

妇女在月经前期有规律地出现的一系列异常征象称经前期紧张综合征，其发病与卵巢功能失调、雌激素较孕激素相对增高、水钠潴留、自主神经系统功能紊乱、催乳素升高及某些化学物质、乙酰胆碱与组织胺增加有关。本病周期性发作，于经前1～2周出现，经后消失，主要表现为经行发热、头痛、口舌糜烂、乳房胀痛、泄泻、浮肿、风疹块、身痛等。中医认为，本病与经前机体脏腑功能失调有关。若素体虚弱，或因七情所伤、饮食起居不当、劳累过度而损伤了机体的正常气血运行，造成肝郁气滞、心脾两虚、肝肾阴虚等情况，经期来临，经血下注血海，全身阴血不足，冲脉盛实，血海满盈，如此上虚下盛，阴阳失调，故而出现一系列症候。月经过后，冲脉平复，症状即消失。

【必备秘方】

1. 柴胡30克，黄芩、半夏、生姜各9克，人参6克，炙甘草5克，炙大枣4枚。每日1剂，水煎，分2次服。乳胀者，加川楝子、白芍、夏枯草各15克；烦躁发热者，去半夏、人参，加牡丹皮、栀子、生地黄各10克；泄泻者，加炒白术、薏苡仁各15克；水肿者，加茯苓、泽泻、车前子各12克；心悸、失眠者，加远志、酸枣仁、当归各10克；恶心者，加竹茹、紫苏梗各9克；头晕者，加川芎、菊花各10克；血瘀者，加丹参、鸡血藤各15克；气虚、乏力者，加黄芪30克。主治经前期紧张综合征。

2. 黄芪、大枣、党参、刺五加各30克，茯神、五味子各15克，酸枣仁、当归、白术各12克，远志、木香各10克。每日1剂，水煎服。主治经前期紧张综合征。

3. 熟地黄30克，山药、何首乌、石决明、龟甲各24克，白芍、续断、枸杞子各12克，麦冬、吴茱萸各9克，五味子6克。每日1剂，水煎，分2次服，10日为1个疗程。主治肝肾阴虚经前期紧张综合征。

4. 当归、党参、赤芍、白芍、鸡血藤、柴胡、杜仲、牛膝、枸杞子、五味子、茯苓各10克，陈皮、川芎各3克。每日1剂，水煎，分2次服（经前5日服至经净）。主治阴虚肝旺型经前期紧张综合征。

5. 芹菜250克，益母草30克，佛手片6克，鸡蛋1枚，同煎汤，加食盐、味精各少许，经前服，每日1剂，连服4～5日。主治经前期紧张综合征。

【名医指导】

1. 心理预防：做好心理准备，保持乐观、自信的态度可帮助你应付甚至预防出现一些不适的症状。

2. 注意饮食：少饮酒及甜食、动物脂肪，多吃蔬菜、豆类、全麦、荞麦以及大麦（不仅纤维丰富，也含有大量的镁）等食品，你会收到意想不到的结果。

3. 补充维生素 B_5、维生素 B_6、维生素C及生物类黄酮、维生素E、钙及镁。

4. 运动锻炼：每日在新鲜的空气中快走、游泳、慢跑、跳舞等，都对身体的健康非常重要。而且在月经来之前的1～2周增加运动量，会缓解不适。

5. 深呼吸：深呼吸可以使心情放松，患者应练习缓慢地深呼吸。

6. 天然药草当归、番椒、海带、覆盆子叶均可减轻患者的疼痛、腹胀、阴道干涩、忧郁等症。

围绝经期综合征

围绝经期又称更年期，是女性一个必经的生命阶段，可达20余年。国际公认开始于41岁，而老年期的开始时间发达国家规定为65岁，发展中国家则定为60岁。在此期间出现一系列症状如月经不规律以至停止、性器官进行性萎缩、自主神经系统功能紊乱，以至出现精神、神经症状等，统称围绝经期综合征（又称更年期综合征）。卵巢功能减退是引起临床症状的主要因素，还与社会、文化及精神因素（妇女个体性格）等有关。据统计，围绝经期妇女中75%～85%出现雌激素缺乏症状，其中10%～15%症状严重。本病中医称“经断前后诸证”（又称绝经前后诸证），是由肾气渐衰、天癸将竭、肾之阴阳平衡失调而影响到心、肝、脾脏所出现诸多证候。临床常见有阴虚内热证、精亏血枯证、阴虚血燥证、肾虚肝郁证、心肾不交证、肾阳虚证、肾阴阳俱虚证。

【必备秘方】

1. 紫石英、制何首乌各20克，生地黄15克，白芍、当归、山茱萸、枸杞子、淫羊藿各10克，白蒺藜、无花果、绿萼梅各6克。每日1剂，水煎2次，早、晚分服。肝肾阴虚型，加女贞子、墨旱莲、决明子、菊花各12克；心脾两虚型，加浮小麦、百合、大枣、炙甘草各10克；脾肾两虚型，加仙茅、菟丝子、山药、党参、白术各10克；肝气郁结型，加柴胡、川楝子各9克；气滞血瘀型，加红花、桃仁、琥珀各6克；心肾不交型，加酸枣仁、茯神、五味子各10克。主治围绝经期综合征。

2. 生地黄、丹参、浮小麦、大枣各30克，当归、白芍、茯苓、白术、甘草各10克，柴胡6克。每日1剂，水煎服。气虚型，加黄芪30克，党参10克；血虚型，加熟地黄、熟何首乌各10克；阴虚型，加南沙参、麦冬各15克；失眠者，加柏子仁、酸枣仁各10克；纳差者，加麦芽、谷芽各15克，六神曲、山楂各10克；便秘者，加大黄10克；汗多者，加防风、黄芪各15克；眼睑水肿者，加车前子、泽泻各10克。主治围绝经期综合征。

3. 菟丝子、生地黄、熟地黄、淫羊藿、炒知母、黄柏、巴戟天、丹参各12克，炒白芍10克。每日1剂，水煎服。肝肾阴虚偏于肝旺阳亢者，去淫羊藿、巴戟天，加生牡蛎、紫草各30克，墨旱莲、嫩钩藤各15克，女贞子、枸杞子、菊花各12克；脾肾阳虚偏于气不行水者，去知母、黄柏，加黄芪20克，党参15克，白术、泽泻、茯苓各12克，肉桂6克。主治围绝经期综合征。

4. 熟地黄18克，枸杞子、白芍、当归身、合欢花各12克，柴胡、香附、甘草各9

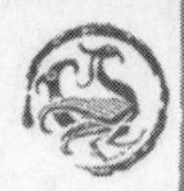

克，川楝子8克，沉香、路路通各6克，川芎5克。每日1剂，水煎2次，早、晚分服。主治围绝经期综合征。腰膝酸软者，加杜仲、续断各12克；身寒肢冷者，加附子、肉桂各9克；五心烦热者，加龟甲15克，山茱萸9克；头晕耳鸣者，加珍珠母30克，天麻、钩藤各12克。

5. 乌鸡肉200克，制何首乌20克，黄芪15克，大枣10枚。每日1剂，将何首乌、黄芪用纱布包好，乌鸡肉洗净、切块，大枣洗净，同炖1小时，去药袋，调味后分2次服。主治围绝经期综合征。

【名医指导】

1. 正确认识围绝经期的生理特点：患者应有充分的思想准备，及时发现围绝经期的"信号"，并采取必要的治疗措施。对于妇女来说，还应特别注意月经变化，如果经期延长太久，经量太多，或停经后又出现阴道流血，或白带增多时，应及早就医，以便及早发现更年期宫颈息肉、宫颈癌等常见器质性病变。

2. 讲究心理卫生：工作的繁忙，家庭的负担，以及孩子的升学、就业和婚姻问题都会带来许多烦恼。在这种情况下，大脑皮质长期处于紧张状态，就会加重精神、内分泌以及内脏功能的紊乱，使原有的围绝经期严重和复杂化。因此，应当努力控制自己，保持情绪的稳定，陶冶自己的情操，遇事不烦、不急、不怒，切不可焦虑不安。

3. 注意合理的饮食和营养：围绝经期由于脏腑功能渐衰，脾胃运化无力，饮食减少，营养欠佳，常引起记忆减退，体倦乏力等症。因此，要注意围绝经期的营养。总的要求是"三低两高一适"，即低热量、低脂肪、低糖类，高蛋白、高维生素，适当的无机盐类。

4. 坚持适当的体育锻炼：中年人尤其是中年知识分子最大的问题是脑力劳动过多、体力活动过少。而体育活动能增强体质，使人精神爽朗，是缩短围绝经期、减轻各种不适症状的有效措施。在进入中年期后，要根据自己的身体条件，选择合适的运动项目，并做到循序渐进、量力而行和持之以恒。

5. 注意安排好工作、生活与休息：在围绝经期中，饮食起居要有规律，劳逸适度，保持充分的睡眠时间，并要节制性生活，以每周1次较为合适。妇女进入围绝经期后，阴道酸性降低，黏膜变薄，局部抵抗力减弱，容易受细菌、滴虫和真菌感染，所以更应注意阴部清洗卫生。

其他月经期病症

本节内容为经期精神异常、经前便血、经期痒疹、经行呕吐，各病症的临床特点从略。

经期精神异常

【必备秘方】

1. 生山楂100克，丹参30克，桃仁、红花各15克，桂枝12克，益母草、木香、生甘草各10克，芒硝、大黄各6克。经前10日起每日1剂，水煎，分2次服。腹胀者，加乌药15克。主治经期精神异常。

2. 煅牡蛎、磁石各30克，珍珠母、龙齿各20克，茯神12克，当归、柏子仁、炒酸枣仁各10克，赤芍、柴胡、小麦各5克，石菖蒲、甘草各3克。每日1剂，水煎，分2次服。主治经前精神异常。

3. 竹茹15克，赤芍、鳖甲、白薇、益母草、桃仁、红花、枳壳、半夏、黄芩、青蒿、茯苓各10克，牡丹皮、青皮、陈皮各6克，甘草3克。每日1剂，水煎，分2次服。主治经期精神异常。

4. 龙齿、珍珠母各30克（先煎），牡丹皮、栀子、杭菊花、朱茯苓、竹茹、磁朱丸（包煎）各9克，远志5克，黄连3克。每日1剂，水煎服。主治肝郁火旺型经前精神异常。

5. 生龙骨、牡蛎、栀子、党参、半夏、柴胡各12克，黄芩、玫瑰花、淡豆豉各9克，干姜6克，大枣6枚，炙甘草3克。每日1剂，水煎，分2次服，5日为1个疗程。主治经期精神异常。

【名医指导】

1. 失眠时易多思多想，甚至想入非非，一旦情志不遂或受七情刺激，可诱发本病，

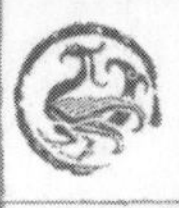

故应重视失眠证的治疗。

2. 平素多善猜疑，或个性内向，不愿合群，一旦遇事不顺，抑郁不解，百般猜疑，郁久情志失控而致经期脏腑失养，心脑功能失调而致病。故应多参加集体活动和户外活动、旅游等，以开阔胸怀，舒展心情，对本病有较好的辅助治疗作用。

3. 学会舒缓压力，保持心情愉快。经期的情绪拨动是因为体内雌激素和黄体素下降影响了大脑中负责支配情绪的复合胺等生物物质的合成，再加上工作繁忙、压力大，心情简直是糟透了。这个时候要学会舒缓压力，保持心情愉快，这样才能战胜经期综合征。研究发现，保持人体正常的钙质水平，可保证激素维持较高水平，从而确保情绪的稳定。

4. 经期精神异常病之本在脏腑气血功能不足或失调，当月经期时脏腑气血下注冲任，促使脏腑功能更加不足，气血失调更为明显，而诱发经期精神异常。经期治疗仅是治标，经后治疗才是治本，因此提示病员经后持续治疗才可治愈。

经前便血

【必备秘方】

1. 炙黄芪 20 克，党参 15 克，炒白术 12 克，白芍、茯苓、补骨脂、桑螵蛸各 10 克，大黄炭、制附子（先煎）、炙甘草各 6 克，升麻 3 克。每日 1 剂，水煎，分 2 次服，6 日为 1 个疗程。主治脾肾气虚型经前便血。

2. 白芍 20 克，生地黄、南沙参、菟丝子、麦冬、地榆各 15 克，黄芩、白术、荆芥炭、茯苓各 12 克，牡丹皮 10 克，当归 6 克。每日 1 剂，水煎，分 2 次服。主治阴虚火炽型经前便血。

3. 黄芪 40 克，杜仲、槐角各 15 克，当归、白芍、白术各 12 克，荆芥炭、地榆炭、山茱萸各 10 克。每日 1 剂，水煎，分 2 次服。经前 7 日连服 5 剂。主治经前便血。

4. 白茅根 30 克，生地黄、茜草、槐实、甘草各 12 克，当归、栀子、牡丹皮、白芍、柴胡、白术、茯苓各 10 克。每日 1 剂，水煎，分 2 次服。主治肝郁化火型经前便血。

5. 炒淫羊藿 30 克，炒白芍、牡丹皮各 12 克，炒白术、生栀子、当归、茯苓、荆芥炭各 10 克，柴胡 9 克，炙甘草 6 克。每日 1 剂，水煎，分 2 次服。主治经前便血。

【名医指导】

1. 注意卫生：每日用温水清洁外阴，不宜盆浴，尽量用淋浴，以防感染。勤换卫生巾，一般 2 小时换 1 次。内裤和毛巾用开水烫洗，最好是置于太阳下晒干。

2. 注意保暖：温水洗澡，少喝冷水，少吃冷饮，少碰冷水。注意休息。养成规律的作息习惯，保证良好的睡眠。特别是经期，睡眠一定要充足，多卧床休息。

3. 马桶勿蹲太久：每次坐在马桶上的时间最好不要超过 5 分钟，尤其不要一边上厕所一边看书，这是极不卫生的习惯。

4. 忌烟、酒及刺激之物：烟酒或刺激性食品可加重肠黏膜充血水肿，使便血加重，故便血的患者治疗期间应忌烟酒，宜食清淡易消化食品。

5. 起居调养：便血的患者应注意休息，避免剧烈活动。便血量大者要卧床休息，吃流食或少渣饮食，必要时应禁食，以减少对消化道的刺激。

6. 忌活血药：便血患者在治疗过程中应避免使用活血化瘀药，以免造成出血不止的现象。一些高血压、动脉硬化、栓塞患者常年服用活血化瘀药如丹参片、阿司匹林及某些抗凝血药等，当出现便血时应暂缓使用活血及抗凝血药；否则止血效果不佳。

7. 便血发生时安静卧床，减少活动，观察出血量，适当使用止血药，发生晕厥、休克及时就医。

经期痒疹

【必备秘方】

1. 当归 15 克，白芍 12 克，黄芪、党参、熟地黄、白术、茯苓、远志、五味子、荆芥、陈皮、桂心、紫苏叶各 10 克，蝉蜕、蛇蜕各 6 克。每日 1 剂，水煎，分 2 次服，经期 3 日至行经期连服 6 剂。主治血虚型经前痒疹。

2. 生地黄、当归、白芍各 12 克，防风、白蒺藜、苦杏仁、茯苓、焦栀子、牡丹皮各

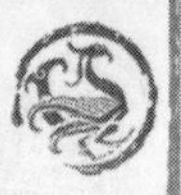

10克，柴胡、蝉蜕、蛇蜕、生甘草各6克。每日1剂，水煎，分2次服，经前7日，连服6剂。主治肝郁化火型经期痒疹。

3. 忍冬藤、生地黄各20克，蒲公英15克，野菊花12克，赤芍、牡丹皮、紫草、防风、连翘、凌霄花、白鲜皮各10克，生甘草6克。每日1剂，水煎，分2次服，经前连服5剂。主治热毒型经行痒疹。

4. 丹参20克，芦根、赤芍各18克，生地黄、茯苓各15克，蝉蜕12克，荆芥、生甘草各10克，地肤子、白鲜皮各9克，生大黄5克。经前5日起每日1剂，水煎，分2次服。主治血虚型经前痒疹。

5. 生地黄15克，淫羊藿、仙茅、女贞子各12克，知母、巴戟天各10克，黄柏、蛇蜕、蝉蜕各6克，炙甘草3克。每日1剂，水煎，分2次服，经前5日，连服6剂。主治肝肾亏损型经前痒疹。

【名医指导】

1. 尽量寻找病因，予以根治。防止虫咬，对有腹泻和便秘等胃肠功能失调症状者宜纠正，有病灶者宜处理。

2. 注意改善营养及卫生状况：补充新鲜蔬菜及水果，对营养不良者宜加强营养。要勤换内裤，不穿紧身、化纤质地内裤。居处宜保持干燥，空气流畅。生活规律，有充足休息。

3. 增强体质，加强身体锻炼，增强机体抗病能力。

4. 平时要保持身心愉快，心情放松，不要太过压抑，要乐观向上，使身体的免疫系统功能正常。

经行呕吐

【必备秘方】

1. 赭石18克，生姜10克，三棱、川芎、地榆、当归、黄连、桂枝、肉豆蔻、厚朴、白术各9克，黄芩、桑白皮各6克。每日1剂，水煎15分钟，过滤取液，加水再煎20分钟，去渣，两次滤液兑匀，早、晚分服。主治经前呕吐。

2. 山楂、枳壳（麸炒）、茯苓、厚朴（姜制）、苍术各9克，淡豆豉、木香、陈皮各6克，草果1个。共研为末，姜汤调服，每次6克，每日2次。主治经行呕吐。

3. 白芍12克，生地黄、当归、牛膝、泽兰、红花、天麻各9克，川芎、荆芥穗、甘草各6克。每日1剂，水煎服。主治经行呕吐。

4. 栀子、茯苓、黄芩、白术各10克，陈皮、甘草各6克。每日1剂，水煎，分2次服。主治经行呕吐。

5. 何首乌、红花、桃仁、竹茹、橘红各9克，降香、炒紫苏子各6克。每日1剂，水煎服。主治经行呕吐。

【名医指导】

1. 保持心情舒畅，避免精神过度紧张，以及忧郁恼怒刺激。

2. 养成良好的卫生习惯，不要暴饮暴食和偏食，对于刺激性食物不宜多用。

3. 劳逸结合，适当运动以增强胃肠运化功能。

4. 注意保暖。温水洗澡，少喝冷水，少吃冷饮，少碰冷水。

5. 注意休息。养成规律的作息习惯，保证良好的睡眠。特别是经期，睡眠一定要充足，多卧床休息。

外阴炎与外阴溃疡

外阴炎包括非特异性外阴炎、真菌性外阴炎、幼女外阴炎、前庭大腺炎等类型。非特异性外阴炎是指不由某种特定细菌所引起的外阴炎症，多由阴道分泌物增多刺激外阴局部所致。如阴道、宫颈炎性白带，或经血、产后恶露的刺激，或糖尿病患者的糖尿，尿瘘、粪瘘患者大、小便刺激，或外阴不洁、继发感染等。真菌性外阴炎是由类酵母菌引起的外阴炎症，常见致病菌为白假丝酵母菌，多与真菌性阴道炎并存。多见于长期应用抗生素、身体虚弱者，尤其是孕妇、糖尿病和接受大量雌激素治疗者。幼女外阴炎是由于婴幼儿外生殖器发育未成熟防御能力低下，或因忽视局部卫生，或阴道异物而引起阴道炎性病变；分泌物过多刺激外阴也可造成外阴炎症。前庭大腺又称巴氏腺，因解剖部位的特点有利于细菌的隐存，常因性交、分娩、月经及外阴接触其他污物时病原体侵入腺体引起感染；多发生于生育期的妇女。外阴溃疡多由于外阴炎症所致，非特异性外阴炎、单纯疱疹病毒感染、白塞病、外阴结核、梅毒、性病淋巴肉芽肿及部分早期外阴癌等均可伴外阴溃疡；好发于中、青年妇女，当机体抵抗力下降（如贫血、营养不良）时发病。本病中医归“阴蚀”、“阴疮”、“外阴痈肿”等范畴，多因经期、产后摄生不慎，或房事不洁，或经期性交、热毒外侵，或过食辛辣、肥甘厚味，或七情化火，火热相煽，与气血相搏，而致外阴红肿疼痛。

外阴炎

【必备秘方】

1. 熟地黄 24 克，丹参、何首乌各 15 克，菟丝子、龟甲胶、牛膝、枸杞子、山药、山茱萸各 12 克。每日 1 剂，水煎，分 2 次服。50 日为 1 个疗程。外阴干燥者，加玄参 15 克，天冬 12 克，知母 10 克；外阴瘙痒者，加白鲜皮 15 克；大便干结者，去菟丝子，加肉苁蓉 10 克；失眠多梦者，加柏子仁 12 克，酸枣仁 10 克。主治萎缩性外阴炎。

2. 滑石 30 克，金银花 20 克，生地黄、大黄、泽泻各 15 克，柴胡、当归、黄柏各 12 克，黄芩、车前子、栀子各 10 克，龙胆 6 克，甘草 3 克。每日 1 剂，水煎，分 2 次服。主治外阴炎。

3. 生地黄 20 克，金银花、车前草、当归各 15 克，栀子、柴胡、泽泻、龟甲胶各 10 克，龙胆、炙甘草各 6 克。每日 1 剂，水煎，分 2 次服。主治肝肾阴虚型外阴炎。

4. 生地黄、黄芪、党参、白术、香附、牡丹皮、黄芩、柴胡、白芍、当归各 10 克，栀子、生甘草各 6 克。每日 1 剂，水煎，分 2 次服。5 日为 1 个疗程。主治外阴炎。

5. 泽泻 12 克，黄芩、栀子、车前子、生地黄各 9 克，当归、龙胆、柴胡、生甘草各 6 克。每日 1 剂，水煎，分 2 次服。主治外阴炎。

【名医指导】

1. 戒烟、酒、浓茶、咖啡及一切辛辣刺激食物，避免刺激性药物。

2. 洗澡时不要过度搓洗皮肤，忌用热水烫洗，不用碱性肥皂。

3. 内衣以棉织品为宜，应宽松舒适，避免摩擦。

4. 注意个人卫生，尽量避免用手去搔抓痒处，以防细菌感染。

5. 及时彻底治疗早期病变，防止病变发展到晚期阶段。

6. 加强宣传教育，严禁卖淫。由性传播性疾病导致的外阴溃疡早期应有效地控制感染皮损并追踪传染源，性伴侣不论有无症状均应治疗。注意与其他性病混合感染，尤其是否同时合并人类免疫缺陷病毒感染。目前最有效的预防方法是避免接触传染性皮损。阴茎套可减少疾病的传播。感染期间不宜性生活。

外阴溃疡

【必备秘方】

1. 白芍、牛膝、鸡血藤、威灵仙各 15 克，生地黄、牡丹皮、当归、黄芩各 12 克，玄参 9 克，栀子、甘草各 6 克。每日 1 剂，水煎，分 2 次服。心烦失眠者，加龙骨 20 克，麦冬 15 克；头晕者，加枸杞子 15 克，菊花 12 克；腰痛者，加续断 15 克，巴戟天 12 克。主治外阴溃疡。

2. 菊花、白术、柴胡各 10 克，当归、川芎、茯苓、栀子、甘草各 6 克。每日 1 剂，水煎 15 分钟，滤出药液，加水再煎 20 分钟，去渣两次煎液兑匀，分服。主治外阴溃疡。

3. 泽泻 12 克，当归、红花、黄芩、栀子、车前子、生地黄、知母、黄柏各 9 克，龙胆、柴胡、生甘草各 6 克。每日 1 剂，水煎，分 2 次服。主治外阴溃疡。

4. 茯苓 20 克，白术、苍术、黄芪各 15 克，附子 12 克，党参、白芍各 10 克。每日 1 剂，水煎，分 2 次服。主治外阴溃疡。

5. 蛇床子、地肤子、白鲜皮各 15 克，黄柏 10 克，秦皮 6 克，花椒 5 克，薄荷 3 克。水煎，取液坐浴，每次 20 分钟，每日 2 次，10 日为 1 个疗程。慢性湿疹，加苍耳子 15 克；外阴破溃，去枯矾，加徐长卿 15 克；合并真菌性阴道炎，加野菊花、葎草各 30 克；合并

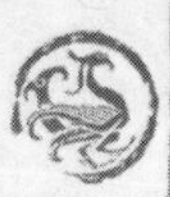

滴虫性阴道炎，加铁苋菜30克，百部15克；合并宫颈糜烂，加千里光、艾叶各30克。主治外阴溃疡。

【名医指导】

1. 加强宣传教育，严禁嫖娼卖淫。

2. 注意个人清洁卫生，保持外阴清洁、干燥，减少摩擦。用1∶5000高锰酸钾溶液坐浴。

3. 及时彻底治疗早期病变，防止病变发展到晚期阶段。

4. 婚前、妊娠期常规梅毒血清学检查。

5. 严格挑选血源，供血者一律做梅毒血清试验。

6. 由性传播性疾病导致的外阴溃疡早期应有效地控制感染皮损并追踪传染源，性伴侣不论有无症状均应治疗。注意与其他性病混合感染，尤其是否同时合并人类免疫缺陷病毒感染。目前最有效的预防方法是避免接触传染性皮损。感染期间不宜性生活。阴茎套可减少疾病的传播。

7. 生殖器结核多为继发性感染，原发病灶以肺结核为主。因此积极防治肺结核，对预防生殖器结核有重要意义。其预防措施除加强防痨宣传教育外，应加强儿童及青少年的保健工作。体重2200克以上的新生儿，出生24小时后即可预防接种卡介苗，必要时可在3个月内补种。3个月以后的婴儿直至青春期少女结核菌素试验阴性者应行卡介苗接种。结核病活动期应避免妊娠。此外，生殖器结核患者其阴道分泌物及月经血内可能有结核分枝杆菌存在，应加强隔离，避免传染。

外阴瘙痒

外阴瘙痒多因湿热下注、血虚风燥所致，多见于外阴炎，滴虫阴道炎、真菌性阴道炎。症见外阴及阴道瘙痒，甚则痒痛难忍，或伴有带下增多。有时可波及肛门周围，常伴胸胁痛、心烦易怒、食欲不振等。本病中医称“阴痒”。

【必备秘方】

1. 党参、生地黄、熟地黄、赤芍、山药、茯苓各15克，生甘草、乌梅、川芎、防风各9克。每日1剂，水煎服，腰酸、头晕者，加续断、杜仲、枸杞子、钩藤（后下）各9克；瘙痒、失眠者，加磁石（先煎）、珍珠母（先煎）各30克，首乌藤、鸡血藤各15克，远志9克。主治外阴瘙痒。

2. 龙胆、栀子、黄芩、柴胡、当归、生地黄、泽泻、车前子（包煎）、木通各9克，生甘草6克。每日1剂，水煎服。心烦、失眠者，加首乌藤、合欢皮各15克，赤茯苓9克；便秘者，加生大黄9克（后下）。主治外阴瘙痒疼痛。

3. 白芍30克，黄芩、蛇床子各18克，香附、丹参、泽泻、炙甘草各15克，白芷、龙胆、防风、车前子各12克，荆芥10克。每日1剂，水煎15分钟，过滤取液，加水再煎20分钟，去渣，两次滤液兑匀，早、晚分服。主治外阴瘙痒。

4. 蒺藜、生地黄、白术（土炒）、白薇各30克，黄芩（酒炒）、远志（酒炒）、车前子各15克，焦栀子、泽泻、柴胡、龙胆、姜半夏、胡芦巴、芦荟、豆蔻、荆芥（炒焦）、牡丹皮各10克。每日1剂，水煎服。主治外阴瘙痒。

5. 猪肝60克，马鞭草30克。将猪肝、马鞭草洗净后切碎，加入少许食盐及水，蒸熟服食，每日1剂。主治外阴瘙痒。

【名医指导】

1. 内衣和内裤要保持清洁，内衣应柔软松宽，以棉织品为好，应避免将化纤服装贴身穿。

2. 注意调整胃肠功能，以清淡、富含维生素的新鲜蔬菜和豆制品为佳；忌烟、酒、辣椒、浓茶、咖啡等刺激性食品；保持大便通畅。

3. 皮肤敏感者应适当减少活动，要注意洗澡不宜过勤、水温不宜过高，否则皮肤表面的皮脂就会被洗掉，使皮肤更为干燥而易于瘙痒。沐浴后可在体表涂搽些30%～50%甘油。

4. 发生瘙痒别乱挠，以防表皮细胞发生增殖性变化，变得粗糙、肥厚，其结果是越挠越痒，形成恶性循环。

5. 平日大小便或性交之后，只用冷水冲洗外阴即可，但勿将水冲入肛门或阴道内，以免影响机体组织的自洁作用。

非特异性阴道炎

非特异性阴道炎是由一般病原菌如葡萄球菌、链球菌、大肠埃希菌、变形杆菌等引起的阴道炎。常见于身体衰弱及个人卫生条件差的妇女。本病相关因素很多，如阴道创伤、阴道内异物（如子宫托以及遗留棉球、纱布）、接触具有腐蚀性的药物、使用避孕工具不当、刺激性的阴道冲洗、子宫内膜炎、宫颈炎、流产或分娩后分泌物增多、长期子宫出血、手术损伤等，致使阴道正常防御功能遭到破坏，而为病原菌的生长繁殖创造了条件。近年研究表明，除了上述各种常见的病原菌外，尚与嗜血杆菌、支原体、各种厌氧菌等感染有关。本病中医归入“阴痛”、“带下病”、“淋证”等范畴，其主要病机是肝脾肾功能失调，邪气内侵，经络阻滞，带脉失约，任脉不固。临床常见有肝肾阴虚证、肝郁脾虚证、湿热下注证等。

【必备秘方】

1. 熟地黄、山茱萸各 30 克，党参、白术、桑螵蛸各 15 克，补骨脂、淫羊藿、苦参、黄柏各 10 克，制附片 6 克。每日 1 剂，水煎，分 2 次服。带下黄稠者，加黄芩、白头翁；带下不禁者，加芡实、金樱子；腰痛者，加杜仲、菟丝子；阴痒者，加蛇床子、白鲜皮；体虚者，加人参、鹿茸。主治非特异性阴道炎。

2. 生石膏 15 克，柴胡、黄芩、荆芥、前胡、茯苓、升麻、桑白皮各 9 克，甘草 6 克。每日 1 剂，水煎，分 2 次服。主治非特异性阴道炎。

3. 虎杖 100 克，地肤子、蛇床子、苦参各 60 克，白鲜皮 45 克，百部、金银花、苍术各 30 克，黄柏、花椒、白矾各 15 克，全蝎 3 克。加水 3000 毫升煎 30 分钟，去渣，滤液 2000 毫升，用 1800 毫升熏洗患处，用 200 毫升以棉球蘸搽阴道，3 日 1 剂。主治阴道炎。

4. 金银花、白鲜皮各 50 克，苦参、黄柏、蛇床子各 30 克。加水，浸泡 30 分钟后再煎 40 分钟，去渣，熏洗坐浴（以不烫伤皮肤为准），每日 2 次，每次 15 分钟。主治非特异性阴道炎。

5. 蛇床子、苦参、黄柏、青黛各 6 克，炉甘石、樟脑、雄黄、硼砂各 2 克，冰片 1 克。共研细末，装 0.3 克胶囊中，每晚睡前冲洗阴道后取 2 粒塞入阴道深处，7 日为 1 个疗程（经前、经后 3 日停用，禁房事）。主治非特异性阴道炎。

【名医指导】

1. 保持外阴清洁：尤其是幼女及绝经后妇女，由于雌激素缺乏，阴道上皮菲薄，细胞内糖原含量减少，阴道 pH 值高达 7 左右，故阴道抵抗力低下，比青春期及育龄妇女易受感染。

2. 治疗期间禁止性生活。

3. 饮食宜清淡，忌辛辣油腻。

4. 盲目用药会给自身带来很大的危害，盲目选择错误的冲洗剂会使女性已脆弱的自我防护系统雪上加霜。

5. 女性阴道内有许多菌群共同存在，菌群间的相互制约作用在某种程度上能够抑制某种菌过度增长而致病，这是人体的一道自然防御系统。过度的清洗会破坏菌群间的相互制约关系，从而失去平衡致使阴道抗病力下降。

滴虫阴道炎

滴虫阴道炎由阴道毛滴虫感染引起。滴虫对不同环境的适应力很强，易寄生于阴道内并可侵入尿道及尿道旁腺，甚至膀胱、输尿管及肾盂；滴虫能消耗或吞噬阴道细胞内的糖原，阻碍乳酸的形成，改变阴道酸碱度，使其防御能力降低而继发细菌感染。滴虫阴道炎属性传播疾病之一，其传播途径除由性交直接传播外，尚可通过各种不同的途径如被污染的浴池、浴巾、游泳池、衣被、器械、坐式马桶边等间接传播。本病可见于各年龄组的女性，3%～15%阴道内有滴虫，但无炎症表现，但常在月经前后、妊娠期或产后等阴道 pH 值改变时，引起炎症发作。本病中医属“阴痒”、“带下病”、“淋证”等范畴，多

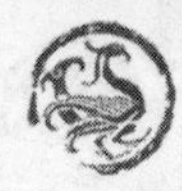

由脾虚湿盛，湿热下注，或感染病虫所致。临床常见有湿热下注证、肝经湿热证、湿毒蕴结证。

【必备秘方】

1. 粉萆薢、百部、苦参、野菊花、土茯苓各15克，黄柏、赤芍、牡丹皮、贯众各12克，滑石10克（包），生甘草6克。每日1剂，水煎，分2次服。主治湿毒型滴虫性阴道炎。

2. 苦参、百部、地肤子、蛇床子各20克，花椒15克，生甘草9克。每日1剂，水煎40分钟，取液一半内服，一半熏洗阴道，每日2次，6日1个疗程。带下色黄者，加黄柏、粉萆薢各15克；带下清稀者，加薏苡仁、防风各15克。阴痒者，加桉叶30克。煎水外洗。主治滴虫阴道炎。

3. 龙胆15克，黄芩、生地黄、苦参各12克，车前子（包）、柴胡、当归、栀子、泽泻各10克，生甘草6克。每日1剂，水煎，分2次服。主治肝经湿热型滴虫阴道炎。

4. 薏苡仁、芡实、白薇、莲子各20克，栀子、龙胆、百部、柴胡、白术各15克，黄芩10克。共研细末，按制丸操作手续制丸（每丸重4克）。每日3次，每次服1丸。主治滴虫阴道炎。

5. 青头白萝卜1000克，昆布150克，猪泡泡肉（即猪的肚皮肉）50克，花椒20粒，食盐少量。每日1剂，炖汤，分2次服，连服3日为1个疗程。服药期间忌食辛辣，每晚更换内裤并用开水烫洗，不宜同房。主治滴虫阴道炎。

【名医指导】

1. 消灭传染源：由于本病极易感染，流行极广，而且有相当比例的健康带虫者，因此，应尽可能做到对妇产科门诊及住院患者常规进行白带阴道毛滴虫检查，争取早期发现和及时治疗，消灭传染源。要达到防治目的，更应在工厂、学校、乡镇企业和居民中，定期开展普查和治疗，并要注意对患者配偶的防治。

2. 杜绝传播途径：改善公民生活福利，提倡淋浴，废除公共浴池，改坐式便所为蹲式，严禁滴虫患者入游泳池，不出租公共游泳衣及毛巾。医院用过的检查器械及被服应严格消毒，检查台上的消毒巾必须每人一块，用过随即更换。

3. 做好卫生宣教工作，提高人们的预防意识。

4. 严格管理隔离治疗患者及带虫者。

5. 配偶患生殖道滴虫病时最好不要进行性生活，性生活时要使用避孕套。

6. 妊娠早期服用甲硝唑有引起胎儿畸形的可能，故在妊娠前20周不可服药，应以局部治疗为主。

真菌性阴道炎

真菌性阴道炎多由白假丝酵母菌（白色念珠菌）引起，少数患者可分离出其他假丝酵母菌及球拟酵母属菌。白假丝酵母菌是一种腐物寄生菌，存在于人体的皮肤、黏膜及消化道等，当机体抵抗力降低、假丝酵母菌达到相当数量时可致病。当阴道内糖原增多、酸度增加，或因用药而使菌群失调、真菌迅速繁殖，则可引起炎症。本病多见于孕妇、糖尿病及接受雌激素或长期应用广谱抗生素及肾上腺皮质激素者，其他如严重的传染性疾病、消耗性疾病及复合维生素B缺乏等均为假丝酵母菌生长的有利环境。本病中医属"阴痒"、"阴痛"、"带下病"等范畴，乃素体阴虚或久病伤阴，阴窍失养；或脾虚肝郁，湿浊下注；或感染邪毒致虫蚀阴中，湿热蕴结而致。临证常见有湿热蕴结证、阴虚挟湿证等。

【必备秘方】

1. 熟地黄、山茱萸各30克，党参、白术、桑螵蛸各15克，补骨脂、淫羊藿、苦参、黄柏各10克，制附子6克。每日1剂，水煎15分钟，过滤取液，加水再煎20分钟，去渣，两次滤液兑匀，早、晚分服。带下色黄黏稠或呈脓状者，加黄芩、白头翁各10克；带下滑脱不禁者，加芡实、金樱子各12克；腰痛甚者，加杜仲、菟丝子各10克；痒甚者，加蛇床子、白鲜皮各9克；体极虚者，加鹿茸、人参各6克。主治真菌性阴道炎。

2. 苦参、蛇床子各30克，龙胆20克，黄芩15克，花椒10克。每日1剂，水浓煎，分2次服，同时用药液涂搽外阴和阴道。主治真菌性阴道炎。

3. 苦参、蛇床子、生百部各30克，白鲜皮、地肤子、土荆皮各15克，花椒10克，龙胆、白矾各9克。每日1剂，加水2000毫升煎20～30分钟，去渣，用纱布或棉球蘸搽外阴及阴道，早、晚各1次。主治真菌性阴道炎。

4. 苦参、生百部、虎杖、乌梅、蛇床子、土茯苓、鹤虱各30克，重楼20克，雄黄、白矾、龙胆、花椒、黄柏各15克。加水2000毫升煎20～30分钟，用棉球蘸搽外阴及阴道，每日早、晚各1次。10日为1个疗程。主治真菌性阴道炎。

5. 黄连、黄柏各30克，炉甘石15克，青黛9克，儿茶3克，乳香、没药、冰片各1.5克，红粉0.3克。共研细末，用窥阴器暴露阴道，先用0.02%呋喃西林液搽后再用消毒棉签蘸药粉撒于阴道内，每日1次，每次3～5克。主治真菌性阴道炎。

【名医指导】

1. 勿过度清洗阴道：在正常的情况下，阴道会自己保持酸碱值的平衡，尽量不要以清洁剂或是消毒药水清洁阴道，甚至过度刷洗。这样不仅可能破坏阴道环境的平衡，也有可能造成阴道伤害，所以平时只要以温水冲洗即可。

2. 穿棉质通气的裤子：平时尽量穿棉质通风的内外裤，保持干爽，平时尽量不要用卫生护垫。如果使用就一定要勤更换，以免孳生细菌。

3. 少吃刺激性食物：正常情况之下，我们的天然免疫系统会自动去应付这些入侵的菌种，所以我们平时就要有健康均衡的饮食，少吃刺激性的食物，让免疫系统正常运动。

4. 切勿滥用抗生素：使用抗生素一定要经过医师的同意与处方，因为抗生素虽然可以杀死细菌，却会助长真菌的孳生，所以千万不要滥用抗生素。

5. 性生活正常单纯：许多阴道疾病的感染途径都是从性行为所传递的，如果性伴侣过多，就较难掌控是否感染的情况，所以只要性生活单纯，感染特定的阴道疾病的概率就会大大减少。

6. 心情保持愉快：保持心情愉快也是一种增进免疫力的好方法。另外，平常的生活作息也要正常，这样才能让免疫系统正常运作。

老年性阴道炎

老年性阴道炎是由于妇女绝经后卵巢功能衰退、雌激素缺乏，阴道黏膜萎缩、变薄，上皮细胞糖原含量减少，阴道内pH值上升，局部抵抗力减弱，受细菌感染而引起炎症。常见于老年妇女，也可发生于卵巢功能衰退、卵巢切除或盆腔放疗后的中、青年妇女。本病中医属“带下病”、“阴痒”等范畴，多由阴血不足、阴窍失养，或脾虚湿阻、湿热下注、任脉不固、带脉失约所致，多属虚证或本虚标实证。

【必备秘方】

1. 蛇床子30克，地肤子、白鲜皮、龙胆、苦参各15克，花椒、防风各12克。加水2000毫升煎20分钟，熏洗患处，每日3次，1～2日1剂，6日为1个疗程。脓性白带者，加黄柏15克。主治老年性阴道炎。

2. 牡蛎15克（先煎），墨旱莲12克，生地黄、熟地黄、赤芍、麦冬、知母、地骨皮、牛角鳃、女贞子各9克，甘草6克。每日1剂，水煎15分钟，过滤取液，加水再煎20分钟，去渣，两次滤液兑匀，早、晚分服。主治老年性阴道炎。

3. 苦参、生百部、蛇床子、地肤子、白鲜皮、紫荆皮各30克，龙胆、黄柏、花椒、苍术、枯矾各10克。每日1剂，加水2000～2500毫升煎10～15分钟，熏洗患处，早、晚各1次，10日为1个疗程。也可用大小消毒棉球缚以长线、吸饱药液，于睡前坐浴后塞入阴道，次晨取出。主治老年性阴道炎。

4. 生地黄12克，山药、山茱萸、泽泻、牡丹皮、茯苓、知母、黄柏各9克。每日1剂，水煎服。表热汗出、形寒者，加仙茅、淫羊藿、巴戟肉各9克；心悸失眠者，加浮小麦30克，炙甘草12克，柏子仁9克；带多不止者，加煅牡蛎30克（先煎），芡实12

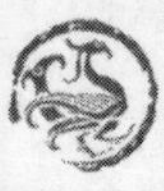

克，莲须 9 克。主治肝肾不足型老年性阴道炎。

5. 海螵蛸、白芷各 60 克，血余炭 30 克。共研细末，饭前黄酒送服，每次 4.5 克，每日 3 次。主治老年性阴道炎。

【名医指导】

1. 发生老年性阴道炎时不要因外阴瘙痒而用热水烫洗外阴，虽然这样做能暂时缓解外阴瘙痒，但会使外阴皮肤干燥粗糙，之后不久瘙痒会更明显。清洗外阴时宜使用弱酸配方的女性护理液。

2. 每日换洗内裤，内裤要宽松舒适，选用纯棉布料制作。

3. 外阴出现不适时不要乱用药物：因为引起老年性阴道炎的细菌多为大肠埃希菌、葡萄球菌等，不像育龄期女性以真菌性阴道炎、滴虫阴道炎最多见。因此不要乱用治疗真菌或滴虫的药物，更不要把外阴阴道炎当作外阴湿疹而乱用激素药膏，这样会适得其反。

4. 平时注意卫生，减少患病机会。不要为了"消毒杀菌"就使用肥皂或各种药液清洗外阴。因为老年妇女的外阴皮肤一般干燥、萎缩，经常使用肥皂等刺激性强的清洁用品清洗外阴，会加重皮肤干燥，引起瘙痒，损伤外阴皮肤。清洗外阴时应用弱酸配方的女性护理液。勤换内裤。自己的清洗盆具、毛巾不要与他人混用。

5. 由于老年妇女阴道黏膜菲薄，阴道内弹性组织减少，因此过性生活时有可能损伤阴道黏膜及黏膜内血管，使细菌乘机侵入。性生活前可以在阴道口涂少量油脂，以润滑阴道，减小摩擦。

宫颈炎

宫颈炎是育龄妇女生殖道常见的疾病，有急、慢性之分。临床以慢性宫颈炎为多见，约占已婚妇女的半数以上。病原体多为一般化脓菌如葡萄球菌、链球菌、大肠埃希菌及厌氧菌等，亦可是淋病奈瑟菌、结核分枝杆菌及滴虫、真菌、病毒等。其中急性者多因分娩、流产时宫颈裂伤（或手术时器械损伤子宫颈），病原体直接感染子宫颈，也可继发于子宫内膜炎或阴道炎。本病常与尿道炎、膀胱炎、阴道炎、子宫内膜炎同时发生。慢性者可由急性宫颈炎转来，也有并无急性炎症过程。由于子宫颈管内膜的柱状上皮薄、抵抗力弱而且皱襞多，一旦病原体侵入后不易根治，往往转变成宫颈糜烂、宫颈肥大、宫颈息肉、宫颈腺体囊肿、宫颈管炎等。急性者，多由经期、产后摄生不慎，或妇科手术损伤，或房事不洁，以致湿毒、病虫直犯胞宫；亦可湿热下注，湿热遏久成毒，以致气血壅滞，化腐成脓而发病。慢性发生的主要原因是湿邪为患；主要病机为任脉不固，带脉失约，胞脉血气失和；表现为局部气血壅滞、邪瘀致腐等病变。

【必备秘方】

1. 杜仲、续断各 15 克，牛膝、丹参、赤芍各 12 克，肉桂、小茴香、延胡索各 10 克，没药 6 克，干姜 3 片。水煎 15 分钟，过滤取液，加水再煎 20 分钟，去渣，两次滤液兑匀，于月经周期的 1～2 周，早、晚分服，每日 1 剂。阳虚者，如党参、黄芪各 12 克，焦白术 10 克；阴虚者，加麦冬、山茱萸、菟丝子各 10 克。主治宫颈炎、宫腔粘连。

2. 炒山药、海螵蛸各 180 克，萹蓄、瞿麦、车前子各 150 克，生黄芪、党参、白术各 120 克，琥珀、牛膝、乳香、没药、苍术、黄柏、当归各 90 克，柴胡、陈皮各 70 克，甘草 60 克，肉桂 30 克。共研细末，炼蜜为丸。以茯苓 30 克煎汤送服，每次 6 克，每日 3 次，30 日为 1 个疗程，每疗程间隔 3 日。主治慢性宫颈炎。

3. 猪苓、土茯苓、赤芍、牡丹皮、败酱草各 15 克，栀子、泽泻、车前子（包）、川牛膝各 10 克，生甘草 6 克。每日 1 剂，水煎，分 2 次服。主治湿热下注型宫颈炎。

4. 丹参 15 克，益母草、赤芍、红花各 12 克，当归、桃仁、川楝子各 10 克。每日 1 剂，水煎，于月经周期第 3 周早、晚分服。有感染者，加连翘、败酱草各 12 克，黄芩、生地黄各 10 克。主治宫颈炎、宫腔粘连。

5. 鲜蘑菇 60 克（洗净，切块），薏苡仁 50 克，精盐、味精各适量。将薏苡仁煮成粥，

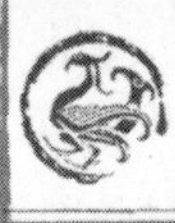

加入蘑菇煮 3～5 分钟，调味后食用，每日 1 剂。主治慢性宫颈炎。

【名医指导】

1. 搞好计划生育，避免计划外妊娠，尽量减少人工流产及其他妇科手术对子宫颈的损伤。

2. 注意流产后及产褥期的卫生，预防感染。

3. 经期暂停子宫颈上药，治疗期间禁房事。

4. 卧床休息，宜取半卧位，以使炎性渗出物局限在盆腔最下部，并有利于恶露的排出。

5. 保持外阴清洁，每日清洗外阴并更换内裤，防止重复感染。

6. 在饮食调养方面要多饮水，进食含蛋白质、维生素丰富的饮食。

宫颈糜烂

宫颈糜烂系慢性宫颈炎的一种病理表现，表现为子宫颈部因炎症而鳞状上皮脱失，局部组织呈细颗粒状的红色区。可由各种病体感染所致，也可由长期刺激损伤而致。

【必备秘方】

1. 山药、海螵蛸各 180 克，当归、黄柏、苍术、没药、乳香、牛膝、琥珀各 90 克，萹蓄、瞿麦、车前子各 150 克，白术、党参、生黄芪各 120 克，柴胡、陈皮各 70 克，甘草 60 克，肉桂 30 克。共研细末，炼蜜为丸，以土茯苓 30 克煎汤送服，每次 6 克，每日 3 次，1 个月为 1 个疗程。主治轻、中度宫颈糜烂。

2. 益母草 60 克，车前子 30 克，熟地黄 15 克，当归、川芎、白芍、赤芍、甘草各 10 克。每日 1 剂，水煎 15 分钟，过滤取液，加水再煎 20 分钟，去渣，两次滤液兑匀，早、晚分服。主治宫颈糜烂、子宫发育不良。

3. 炙甘草、炒枳实、柴胡、白芍各等份。共为细末，开水调服，每次 3 克，每日 3 次。主治宫颈糜烂、慢性附件炎。

4. 马齿苋 3500 克，甘草 500 克。水煎 2 次，去渣，取液浓缩成 300 克，加淀粉 2000 克揉制成丸，每次服 3 克，每日 2 次。主治宫颈糜烂。

5. 黄柏、煅石膏、煅龙骨、青黛各 30 克，珍珠、血竭、象皮各 15 克，冰片 5 克，牛黄 1.5 克。共研细末。经净后 3 日，用 1‰ 苯扎溴铵冲洗阴道后，再用橡皮洗耳球装药粉吹入子宫颈处，隔日 1 次，10 日为 1 个疗程。脾肾两虚型，用完带汤加杜仲、菟丝子、山茱萸、海螵蛸各 15 克；湿热下注型，用金鸡冲剂 1 袋，每日 3 次；湿毒型，加蒲公英、败酱草各 30 克，每日 1 剂，分 2 次服。主治重度宫颈糜烂。

【名医指导】

1. 保持精神愉快，适当运动增强免疫力。

2. 做好避孕节育，避免人工流产。注意性生活的卫生，避免同时与多个性伴侣接触。

3. 保持外阴清洁，每日用清水清洗。没有感染时，不要用各种冲洗液，以免破坏阴道天然防护屏障。

4. 如果有轻度的宫颈糜烂，若出现白带增多、颜色由透明状变成白色或黄白色、脓性或带血、有异味等症状，应及时治疗。

5. 在治疗期间，由于创面尚未完全修复好，是不宜有性生活的。治疗后性生活也不宜过度频繁。

6. 遵医嘱复诊：不少患者在经过一段时间的治疗后发现症状消失便以为已经痊愈，而忘记了需定期复诊的医嘱，治疗半途而废。

子宫内膜炎与子宫内膜异位症

子宫由外向内依次为浆膜层、肌层、内膜层，这 3 层组织均可发生炎症。炎症仅局限于子宫内膜层称子宫内膜炎，可分为急性和慢性两种。急性者多由病原菌感染引起，病原菌可为需氧菌、厌氧菌，或两者混合感染，其发病与月经、分娩、流产、子宫腔内操作等关系密切。如分娩期胎膜早破、产后胎盘或胎膜残留、恶露或血块残留、不完全流产和药物流产后等致使寄生于阴道及子宫颈管内的病原菌上行感染；月经期和妊娠末期性交、盆浴、消毒不严的阴道检查致使外

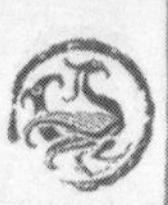

界病原体乘机入侵，当产妇贫血、慢性消耗性疾病等导致抵抗力下降时更易发病。急性子宫内膜炎多累及子宫内膜功能层，严重时可向深层发展，形成子宫肌炎。慢性者多由急性子宫内膜炎转变而来。因为子宫腔通过子宫颈口向外开放，有良好的引流条件，在发生子宫内膜炎后，炎性分泌物及时排出；同时子宫内膜（功能层）周期性脱落使病变的内膜脱落而使病变消失，有些轻型子宫内膜炎可以不治而愈。当炎症累及子宫内膜基底层，导致炎症长期不愈而转成慢性。具有生长功能的子宫内膜组织生长在子宫腔以外的部位，称子宫内膜异位症；生长于子宫肌层内者称子宫肌腺症。异位的内膜在女性激素作用下，出现增生、分泌等周期性变化，使病灶发生充血、渗血、出血及剥脱，从而产生诸多症状。本病好发于育龄妇女，尤其以30～40岁者多见；好发部位为卵巢和盆腔腹膜，也可见于子宫颈、直肠阴道隔、腹壁切口等处，发病率为5%～20%。

子宫内膜炎

【必备秘方】

1. 苎麻根、败酱草各20克，益母草、蒲公英、海螵蛸、茜草各15克，桃仁、山楂、泽泻各10克，血竭6克。每日1剂，水煎2次，早、晚分服。主治子宫内膜炎。腹痛者，加金银花15克，延胡索10克；赤、白带下者，加马鞭草20克，生薏苡仁10克；腰酸者，加续断15克，桑寄生10克；血虚者，加当归、阿胶各10克。

2. 半枝莲、白英各30克，冬瓜子、车前草各15克，牡丹皮、炒赤芍、墓回头各10克，柴胡、龙胆、桃仁、制大黄各6克，生甘草5克。每日1剂，水煎，分2次服。主治急性子宫内膜炎。

3. 大血藤、败酱草各30克，当归20克，丹参、延胡索各15克，三棱、香附、乌药各10克，甘草6克，每日1剂，水煎2次，早、晚分服，12日为1个疗程。主治子宫内膜炎及输卵管炎。

4. 香附、三棱、乌药、大血藤、败酱草各30克，当归20克，丹参、延胡索各15克，赤芍12克，甘草6克。每日1剂，水煎，分2次服，10日为1个疗程。主治子宫内膜炎及输卵管炎。

5. 忍冬藤、大血藤各30克，大黄、牡丹皮、大青叶、紫草根、赤芍、川楝子、延胡索各9克，生甘草3克。每日1剂，水煎2次，早、晚分服。主治子宫内膜炎及附件炎。

【名医指导】

1. 提高抵御力：女性患者应积极节制原病发，注意提高自身的抵御力，注意观察身体其他部位变化，避免诱发感染。

2. 适量的运动：产后要注意减少盆腔瘀血、避免子宫后倒，应该做适量的运动，如膝胸卧位。产后还应该要注意休息，干重活，使腹压增加，子宫就会从正常位置沿着阴道向下移位，诱发疾病加重。

3. 不可纵欲乱性：女性患者不可纵欲乱性，性生活不洁导致病原体可经阴道进入子宫腔内，引起子宫内膜感染，是造成子宫内膜炎的主要原因。患者还要注意避孕，频繁堕胎会加重疾病。

4. 注意卫生：女性应该要加以注意个人卫生，避免细菌感染。患者的内裤，用过的浴盆、毛巾等利用热水煮沸消毒。要注意私处卫生，要勤换内裤，应选择宽松的棉质内裤。

5. 避免在临近月经期进行不必要的、重复的或过于粗暴的妇科双合诊，以免将子宫内膜挤入输卵管，引起腹腔种植。

6. 妇科手术尽量避免接近经期施行。必须进行时，术中操作要轻柔，避免用力挤压宫体，否则有可能将内膜挤入输卵管、腹腔。

子宫内膜异位症

【必备秘方】

1. 失笑散15克（包煎），炒当归、丹参、牛膝、赤芍、香附、延胡索各9克，桂枝、没药各4.5克，血竭3克。经前4日起每日1剂，水煎，分2次服。1个周期为1个疗程。主治痛经性子宫内膜异位症。肝郁气滞型，加柴胡、川楝子、牡丹皮、乌药、木香；气虚型，加黄芪、山药；阴虚型，加生地黄、麦冬、女贞子，去桂枝；肾虚型，加杜仲、狗脊、桑寄生；寒凝型，加吴茱萸、炮姜、艾叶；湿热型，加鸭跖草、薏苡仁、大血藤；带下，加椿皮、木槿花、鸡冠花。

2. 黄芪18克，党参、白芍、独活各10克，桂枝、徐长卿各9克，土鳖虫，血竭、制川乌各6克，甘草、大黄各5克，柴胡、升麻各3克，山羊血50毫升。每日1剂，水煎，分2次服，1个周期服10剂。主治热郁瘀阻型子宫内膜异位症。

3. 党参15克，赤芍、川芎各12克，三七粉2克（分次冲服）。经期，加琥珀粉1克（冲服）；经后，加黄精10克；经前，加三棱、莪术各10克。第1个月每日1剂，水煎，分2次服，之后减为隔日1剂，3个月为1个疗程。主治子宫内膜异位症。

4. 王不留行100克，牡蛎50克，紫苏子30克，熟地黄20克，阿胶15克（烊化），当归、白芍、艾叶各10克，川芎、炙甘草各5克。每日1剂，水煎2次，早、晚分服。主治血虚瘀结型子宫内膜异位症。

5. 当归、白芍、牡丹皮、红花、香附、郁金、川楝子、莪术、乌药、延胡索各10克，川芎5克。经前5日起每日1剂，水煎，分2次服，连服10剂。主治子宫内膜异位症。

【名医指导】

1. 避免在临近月经期进行不必要的、重复的或过于粗暴的妇科双合诊，以免将子宫内膜挤入输卵管，引起腹腔种植。

2. 妇科手术尽量避免接近经期施行。必须进行时，术中操作要轻柔，避免用力挤压宫体，否则有可能将内膜挤入输卵管、腹腔。

3. 及时矫正过度后屈子宫及子宫颈管狭窄，使经血引流通畅，避免淤滞，引起倒流。

4. 严格掌握输卵管通畅试验（通气、通液）及造影的操作规程，不可在月经刚干净或直接在刮宫这一周期进行，以免将内膜碎片经输卵管压入腹腔。

5. 剖宫产及剖宫取胎术中应注意防止宫腔内容溢入腹腔，在缝合子宫切口时，勿使缝线穿过子宫内膜层，缝合腹壁切口前应用生理盐水冲洗，以防内膜种植。

6. 在平时要注意保暖，避免寒凉。女孩子在青春期的时候要避免受到惊吓，以免导致闭经或形成溢流。

7. 月经期一定要做好自己的保健，注意控制自己的情绪，否则会导致内分泌的改变；月经期间禁止性生活。

子宫脱垂

子宫从盆腔正常位置沿阴道下降，子宫颈外口低于坐骨棘水平甚至子宫体全部脱出于阴道口，称子宫脱垂。其发病原因大多与分娩损伤、长期腹压增高、盆腔脏器筋膜及支持组织薄弱等多种因素有关，常伴有不同程度的膀胱及直肠膨出且易合并泌尿系感染、输尿管及肾盂积水等，还可伴有阴道后穹疝（即小肠，少数为大网膜）自阴道后穹脱出。严重者，受到衣物摩擦常可继发感染。本病中医称阴挺，又称子肠不收等。历代医家据其脱出的形状、溃烂后的不同形态，尚有阴脱、阴痔等名称；认为是分娩用力太过、产后劳动过早，或长期便秘，临圊努责，损伤中气，气虚下陷；或房劳产众，肾气亏虚，带脉失约所致。临床常见有中气下陷证、肾虚不固证等。

【必备秘方】

1. 枳壳（麸炒）、鲜椿根、油树根各15克，炮穿山甲、夜明砂、乳香（布包）各10克。水煎2次，头煎加水500毫升煎至120毫升，两煎加水300毫升煎至120毫升，两次煎液混合，加黄酒200毫升、红糖100克隔水炖15分钟，中午、晚上睡前分服（睡前将子宫托入阴道内），隔日1剂，10剂为1个疗程。主治重度子宫脱垂。

2. 黄芩、栀子、车前子、生地黄各9克，泽泻12克，龙胆、柴胡、生甘草各6克，当归3克。每日1剂，水煎，分2次服，10日为1个疗程。腹胀下坠者，加黄芪；子宫脱出者，加升麻，重用柴胡；咳嗽者，加苦杏仁、桔梗；便秘者，去车前子，加大黄。主治未婚子宫脱垂。

3. 黄芪15克，当归、白术各12克，党参9克，陈皮、甘草、柴胡各6克，升麻3克，大枣3枚，生姜3片。每日1剂，水煎

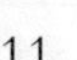

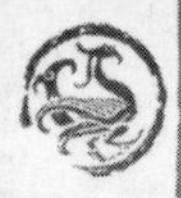

15分钟，过滤取液，加水再煎20分钟，去渣，两次滤液兑匀，早、晚分服。主治子宫脱垂。

4. 党参、白芍、肉桂、附片、白胡椒各20克，红糖30克。共研细末，分作30包，每日早、晚饭前各服1包（服前饮黄酒1小杯），15日为1个疗程（服药期忌食生冷，避免疲劳）。主治子宫脱垂。

5. 枸杞叶250克，粳米150克，羊肉100克，羊肾1只，葱白2个，精盐适量。每日1剂，将羊肉洗净、切块，羊肾去筋膜、洗净、切块，葱白洗净、切碎，粳米洗净，枸杞叶洗净；将枸杞叶水煎，去渣，入羊肾、羊肉、葱白、粳米煮成稀粥，加盐调味，分2次服。主治肾虚型子宫脱垂。

【名医指导】

1. 围绝经期及老年期的妇女，应特别注意劳逸结合，避免过度疲劳。同时，注意保持心情舒畅，减少精神负担，排除紧张、焦虑、恐惧的心情。

2. 积极防治老年性慢性支气管炎和习惯性便秘，定期进行全身及妇科检查，及早发现并治疗围绝经期和老年期妇女的各种常见病。

3. 产后不过早下床活动，特别不能过早地参加重体力劳动。

4. 要注意营养，适当进行身体锻炼，坚持做提肛运动锻炼，以防组织过度松弛或过早衰退。

5. 注意卧床休息，睡时宜垫高臀部或脚部（抬高2块砖的高度）。

6. 应适当减轻工作，避免参加重体力劳动。

子宫发育不良

子宫发育不良（又称幼稚子宫）系由于两侧副中肾管在会合后短时间内即停止发育而致子宫较小，可极度前屈或后屈；子宫颈长，呈圆锥形，外口小。临床表现为月经少、痛经、不孕。

【必备秘方】

1. 菟丝子、阿胶（烊服）各12克，吴茱萸、当归、熟地黄、桑寄生各9克，川芎、桂枝各6克，生姜3片，大枣4枚。每日1剂，水煎服。经前5日连服4剂，经净后连服4剂。主治子宫发育不良。肾阳虚型，加淫羊藿、巴戟天、肉苁蓉、补骨脂、紫石英，去麦冬、丹皮；肾阴虚型，加何首乌，去桂枝，吴茱萸减为6克；肝郁型，加郁金、柴胡、香附、川楝子、佛手，去桂枝、阿胶，吴茱萸减量为6克；血瘀型，加桃仁、王不留行、延胡索、红花，去麦冬、阿胶。

2. 黑豆90克，紫石英30克，荠菜花15克，补骨脂、菟丝子、肉苁蓉、益母草、当归各10克，艾叶、炙甘草各3克，鸡蛋3枚。经行时每日1剂，将鸡蛋煮熟后去壳，与余药同煎，分3次服食，经净停药，3个周期为1个疗程。主治肾虚宫寒型子宫发育不全。

3. 益母草、丹参、葛根各30克，续断、炒杜仲各24克，菟丝子、当归、制香附各15克，牡丹皮12克，红花、牛膝、沉香（分次吞服）各10克。经前7日起，每日1剂，水煎，分2次服，同时配合注射胎盘组织液，3个周期为1个疗程。主治肝郁气滞型子宫发育不全。

4. 熟地黄、山药、茯苓各20克，山茱萸、杜仲、枸杞子、黄芪、当归、香附、陈皮、续断各12克，鹿角胶8克（分次冲服），紫河车6克（分次冲服）。每日1剂，水煎，分2次服，经来时停药，3个月为1个疗程。（服药期宜减少性生活）。主治子宫发育不全。

5. 月季花30克，公鸡1只（去毛除杂）。经后3日每日1剂，同炖熟分2次服食，连服3剂，3个周期为1个疗程。主治子宫发育不良。

【名医指导】

1. 应及时进行生殖器发育异常的检查。排除或及早发现异常。

2. 注意养成良好的生活习惯，饮食要有规律，不要暴饮暴食，也不要挑食、偏食，应注意营养的合理搭配。

3. 在发育期切莫盲目节食减肥，尤其是发育期瘦弱的女子更应注意。因为脂肪是生成多种激素，尤其是性激素的必备物质，所以如果女性体内的脂肪含量较少，对身体健

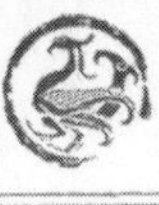

康也极为不利。如果雌激素没有得到正常水平时，生殖器官的发育也会受到影响，可能会出现子宫发育不良的情况。

4. 子宫发育异常患者因缺乏典型症状，常不易早期发现。因此，对原发性闭经、月经过多、经期延长、周期性下腹痛、习惯性流产、不孕、多次产胎位均异常或胎盘滞留等患者，应想到有子宫发育异常的可能，应进一步检查确诊。

盆腔炎

盆腔炎包括女性内生殖器官（子宫、输卵管、卵巢）、盆腔腹膜及盆腔结缔组织炎症，可局限于一个部位，也可几个部位同时发病；主要病原体为葡萄球菌、链球菌、大肠埃希菌、厌氧菌、结核分枝杆菌以及性传播疾病的病原体，分为急性和慢性两种。急性炎症有可能引起弥漫性腹膜炎、败血症及感染性休克；慢性炎症久治不愈、反复发作，也会给患者带来痛苦，影响身心健康。对急性盆腔炎应予积极而彻底的治疗，以防炎症变为慢性。

【必备秘方】

1. 金银花、菟丝子各30克，生栀子、赤芍、桃仁、薏苡仁、延胡索各12克，牡丹皮、川楝子各9克。每日1剂，水煎服。高热恶寒者，加荆芥、防风各6克，薄荷3克（后下）；大便溏薄、热臭者，加葛根、黄芩各9克，黄连6克；便秘者，加生大黄9克（后下）；热毒盛者，加紫花地丁、蒲公英、鸭跖草、白花蛇舌草各30克，黄连6克。主治急性盆腔炎。

2. 连翘、金银花、大血藤、败酱草各30克，薏苡仁、栀子、桃仁各12克，牡丹皮、延胡索、川楝子各9克，赤芍、乳香、没药、甘草各6克。每日1剂，水煎15分钟，过滤取液，加水再煎20分钟，去渣，两次滤液兑匀，早、晚分2次服。便秘者，加大黄9克；带下秽臭者，加黄柏、茵陈、茯苓各12克；有炎性包块或附件增厚者，加三棱、莪术各10克；腹痛者，加延胡索、香附、木香各10克。主治急性盆腔炎。

3. 紫花地丁20克，生地黄、蒲公英各15克，赤芍12克，当归、黄芩、柴胡各10克。每日1剂，水煎，分2次服，15日为1个疗程。发热者，去当归，加金银花15克，连翘10克；腹痛者，加延胡索10克，蒲黄6克；便秘者，加生大黄、桃仁各10克；带下如脓者，加薏苡仁20克，鹅不食草6克；经多色红者，加黄芪15克，阿胶10克，蒲黄炭6克。主治急性盆腔炎。

4. 大血藤、败酱草各30克，桃仁、延胡索各12克，三棱、莪术、丹参、赤芍、牡丹皮各9克，炙乳香、炙没药各6克。每日1剂，水煎服。盆腔内包块较大者，加生蒲黄（包煎）、五灵脂各9克；经量多者，加鲜地黄15克，侧柏叶、生地榆各12克。主治急性盆腔炎。

5. 大米150克，白糖、薏苡仁30克，冬瓜子仁20克，槐花10克。每日1剂，将槐花水煎，去渣，入薏苡仁、冬瓜子、大米同煮成稀粥，加入白糖，分2次服。主治湿热型急、慢性盆腔炎。

【名医指导】

1. 杜绝各种感染途径，保持会阴部清洁、干燥，每晚用清水清洗外阴，做到专人专盆，切不可用手掏洗阴道内，也不可用热水、肥皂等洗外阴。盆腔炎时白带量多，质黏稠，所以要勤换内裤，不穿紧身、化纤质地内裤。

2. 月经期、人工流产术后及上、取环等妇科手术后阴道有流血，一定要禁止性生活，禁止游泳、盆浴、桑拿浴，要勤换卫生巾。因为此时机体抵抗力下降，致病菌易乘机而入，造成感染。

3. 急性或亚急性盆腔炎患者，一定要遵医嘱积极配合治疗。患者一定要卧床休息或取半卧位，以利炎症局限化和分泌物的排出。慢性盆腔炎患者也不要过于劳累，做到劳逸结合，节制房事，以避免症状加重。

4. 要注意观察白带的量、质、色、味。白带量多、色黄质稠、有臭秽味者，说明病情较重，如白带由黄转白（或浅黄），量由多变少，味趋于正常（微酸味）说明病情有所好转。

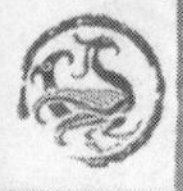

5. 急性或亚急性盆腔炎患者，要保持大便通畅并观察大便的性状。若见便中带脓或有里急后重感，要立即就医，以防盆腔脓肿溃破肠壁，造成急性腹膜炎。

6. 盆腔炎患者要注意饮食调护，要加强营养。发热期间宜食清淡易消化饮食，对高热伤津患者可给予梨汁或苹果汁、西瓜汁等饮用，但不可冰镇后饮用。忌食煎烤油腻、辛辣之物。

其他盆腔疾病

本节内容为盆腔结核与盆腔脓肿。盆腔结核又称结核性盆腔炎（或生殖器结核）是指输卵管、子宫、卵巢、子宫颈、阴道及外阴的结核病。其中输卵管结核发病率最高，其次为子宫内膜结核，多见于20～40岁女性。病原菌为结核分枝杆菌，分人型和牛型两种。人型者，首先感染肺部；牛型者，首先感染消化道。传播途径为血行传播、腹腔内蔓延、淋巴传播、性传播等。本病中医属“痨瘵”范畴，多因正气不足，痨虫乘虚侵入人体而致病。

盆腔脓肿包括输卵管脓肿、卵巢脓肿、输卵管卵巢脓肿以及急性盆腔腹膜炎型与急性盆腔结缔组织炎型脓肿。输卵管脓肿是由急性输卵管炎发展而来，当输卵管峡部及伞端因炎症粘连而封闭，管腔内的脓液愈积愈多，可以形成较大的腊肠形肿块（大者可达拳头大小或更大）；输卵管脓肿穿破后，脓汁流入卵巢逐渐形成输卵管卵巢脓肿；输卵管内的脓汁或盆腔腹膜炎渗出液流入盆腔底部，其上方为输卵管、卵巢、肠曲所覆盖而形成盆腔脓肿；急性盆腔结缔组织炎化脓后形成脓肿，虽可局限于子宫一侧，但其下方位置往往较低，有时脓液也可流入阴道直肠窝中形成肿块。

盆腔结核

【必备秘方】

1. 丹参、猫爪草各30克，鳖甲、龟甲、生地黄各15克，百部12克，牡丹皮、麦冬、青蒿、白芍各9克。每日1剂，水煎2次，早、晚分服，1个月为1个疗程。压痛明显者，加野菊花12克，鱼腥草9克，金银花6克；结核包块者，加夏枯草、鸡内金各15克，海藻、昆布各12克；月经过少者，加鸡血藤、丹参各15克，枸杞、女贞子各15克，淫羊藿9克；局部腹水者，加黄芪15克，防风9克，桂枝6克。主治阴虚血热型结核性盆腔炎。

2. 红花、丹参、延胡索、枳壳、山楂、五灵脂、泽泻各12克，当归、桂枝、制香附、土鳖虫各10克，吴茱萸、陈皮各6克，炮穿山甲粉5克（冲服）。每日1剂，水煎2次，早、晚分服，3个月为1个疗程。主治气滞血瘀型结核性盆腔炎。

3. 牡蛎、鳖甲、冬瓜子各24克，地骨皮、地榆、百部各15克，牡丹皮、麦冬、知母、浙贝母、银柴胡各9克。每日1剂，水煎，分2次服，1个月为1个疗程。主治阴虚火旺型结核性盆腔炎、周围淋巴结核、原发性肺结核。

4. 何首乌24克，地榆18克，百部15克，熟地黄14克，枸杞子、菟丝子、赤石脂、杜仲、狗脊各12克，桑螵蛸、广藿香各9克，砂仁3克。每日1剂，水煎，分2次服，1个月为1个疗程。主治阴阳两虚型结核性盆腔炎。

5. 夏枯草、紫金牛各30克，连翘12克，甘草10克，柴胡、黄芩、赤芍、苍术、浙贝母各9克，三棱、莪术、当归各6克，黄连5克。每日1剂，水煎，分2次服，1个月为1个疗程。主治气滞血瘀型慢性盆腔炎。

【名医指导】

1. 加强锻炼，增强体质，提高机体免疫力，预防盆腔结核。

2. 做好卡介苗接种，积极防治肺结核、淋巴结核和肠结核病等。

3. 防患未然，有病早治。患原发不孕症，月经稀少或闭经，慢性盆腔炎久治不愈，曾有肺结核和肠结核史患者，都可能患上此病，可请医师取子宫内膜做病理学检查。如确认诊，应在医院接受正规治疗。

4. 盆腔结核与其他器官结核一样，是一慢性消耗性疾病，机体免疫功能的强弱对控

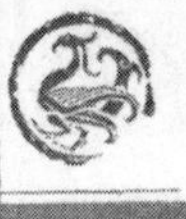

制疾病的发展，促进病灶愈合，防止药物治疗后的复发等起很重要作用，故急性期患者至少需卧床休息 3 个月。病变受到抑制后可以从事轻度活动，但也要注意休息，增加营养及富于维生素的食物，夜间要有充足睡眠，精神须愉快。特别对不孕妇女更要进行安慰鼓励，解除思想顾虑，以利于全身健康状况的恢复。

盆腔脓肿

【必备秘方】

1. 赭石 45 克，茯苓 15 克，桂枝、赤芍各 10 克，牡丹皮、桃仁 9 克。每日 1 剂，水煎 2 次，早、晚分服，连服 10 剂为 1 个疗程。气虚者，加党参、黄芪各 15 克；血虚者，加熟地黄 12 克，当归 10 克；血热者，加生地黄、墨旱莲各 12 克；寒甚者，加附子 8 克。主治盆腔脓肿。

2. 白英 15 克，鳖甲（先煎 20 分钟）、橘核、蛤壳粉各 12 克，海藻、昆布、夏枯草、当归、赤芍、川楝子、延胡索、茯苓各 10 克，香附 6 克。每日 1 剂，水煎 2 次，取液混合，早、晚分服（经期停药）。主治瘀滞型盆腔脓肿。

3. 蒲公英、益母草各 30 克，茯苓 12 克，桂枝 9 克，甘草 6 克。每日 1 剂，水煎 2 次，早、晚分服，10 日为 1 个疗程。腹痛者，加延胡索；腰痛者，加山药、薏苡仁；高热者，加青蒿、牡丹皮、黄柏、连翘、金银花。主治盆腔脓肿。

4. 生黄芪 30 克，丹参、薏苡仁各 20 克，冬瓜子、山药、茯苓、泽泻各 15 克，桂枝、桃仁、赤芍各 12 克，王不留行、路路通各 10 克。每日 1 剂，水煎，分 2 次服，1 个月为 1 个疗程。主治水湿内停型盆腔脓肿。

5. 赤芍、薏苡仁各 15 克，瞿麦 12 克，白芍、当归、三棱、莪术、黄芩、萹蓄、川楝子、车前子各 10 克，陈皮 9 克，柴胡、川芎、乳香、没药、生甘草各 6 克。每日 1 剂，水煎，分 2 次服。主治盆腔脓肿。

【名医指导】

1. 要勤换内裤，不穿紧身、化纤内裤。慢性盆腔炎患者采用中药保留灌肠治疗效果甚好，它具有活血化瘀、软坚散结、清热解毒或暖宫散热之功效。

2. 月经期、人工流产术后及上、取环等妇科手术后阴道有流血，一定要禁止性生活，禁止游泳、盆浴、桑拿浴，要勤换卫生巾。因为此时机体抵抗力下降，致病菌易乘机而入，造成感染。

3. 严格遵医嘱用药，及时彻底地治疗。用药后症状消失并不等于治愈，应继续巩固治疗一段时间，待各项指标都正常后，才算治愈。

4. 做好避孕工作，尽量减少人工流产，避免性生活不洁。杜绝各种感染途径，保持会阴部清洁、干燥，每晚用清水清洗外阴，做到专人专盆。

5. 加强体育锻炼，提高机体抵抗力进行适当的体育锻炼，有利于增强体质，改善血液循环，加速炎症吸收。注意气候变化，防止因受凉而使机体抵抗力下降，诱发感染。

6. 盆腔囊肿患者因病情迁延不愈，反复发作，往往处于焦虑、沮丧的情绪状态，尤其是并发不孕症患者，会产生孤独无助、不愿与人交往等心理。家属及医护人员应用良好的言语，热情、和蔼及真诚的态度与患者进行交谈，针对存在的心理问题，进行疏导、劝解和安慰，使患者增强康复信心，积极配合治疗。

输卵管阻塞

输卵管阻塞主要由输卵管进行绝育术及因炎症等疾病形成输卵管内腔粘连而阻塞。施绝育术后可因独生子死亡或伤残，经计划生育部门核准，发给再生育证，可在指定医疗单住进行输卵管再通术，如因疾病引起者，又有生育许可证，查清病变部位后亦可施行输卵管再通术。不孕妇女检查后不能确定病因，可行输卵管通畅试验，方法有输卵管通气术、输卵管通液术、输卵管碘油造影术，其中输卵管碘油造影术后可在 X 线下清晰观察输卵管阻塞程度。

【必备秘方】

1. 炮穿山甲、路路通各 15 克，蒲黄、

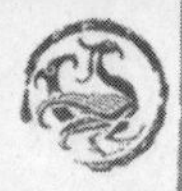

五灵脂、桃仁、当归、赤芍、制香附各10克，川芎6克。每日1剂，水煎服。偏寒者，加细辛、干姜各3克，小茴香6克；偏热者，加紫花地丁、蒲公英、败酱草各20克，牡丹皮10克；偏虚者，加党参、黄芪各15克，白术10克；偏实者，加三棱、莪术各12克，昆布10克。主治输卵管阻塞。

2. 熟地黄、紫石英各30克，金樱子15克，山茱萸、鹿角胶、阿胶各12克，皂角刺、路路通各10克，艾叶、小茴香、炮姜各5克。每日1剂，水煎，排卵期后服，连服2周，1个周期为1个疗程。同时取芒硝敷下腹部，每次30分钟，每日2次。主治输卵管阻塞。

3. 当归、赤芍各12克，五灵脂、川芎、桃仁、香附、艾叶、小茴香各10克，没药5克，肉桂3克。每日1剂，水煎，分2次服。输卵管积水者，加茯苓皮、大腹皮；输卵管粘连者，加三棱、莪术、王不留行；附件增厚有压痛者，加紫花地丁、蒲公英、川楝子。主治输卵管阻塞。

4. 蒲公英、紫花地丁、王不留行各30克，败酱草、车前子（布包）各20克，丹参、茺蔚子各15克，制香附、炒赤芍各12克，炮穿山甲10克，熟大黄6克（后下）。每日1剂，水煎，经前10日服。经净隔日1剂。主治输卵管阻塞。

5. 生地黄、熟地黄、枸杞子、何首乌、续断、桑寄生各30克，泽泻、茯苓、蒲黄各15克，香附、延胡索、没药、补骨脂、小茴香、炮姜、山楂各9克，红花6克。共研细末，炼蜜为丸（每丸重9克），每日早、晚各服1丸。主治输卵管痉挛性阻塞。

【名医指导】

1. 多以清淡食物为主，注意饮食规律，合理饮食。

2. 注意生殖系统的清洁卫生，预防各种病原体（特别是性传播疾病）的感染是最关键的，人工流产术、分娩术、取放置宫内节育器，及其他子宫腔手术时，应进行严格消毒，避免不适当的子宫腔操作，避免不洁性生活，避免经期同房，反复输卵管通液术等。

3. 积极根治肺结核、淋巴结结核，以防感染盆腔结核。

4. 彻底治疗，尽快控制病情，防止转为慢性。

5. 加强锻炼，增强抗病能力。

其他输卵管与卵巢疾病

本节内容为多囊卵巢综合征、输卵管积水。其中多囊卵巢综合征是由于下丘脑、垂体及卵巢间的相互调节功能异常引起月经失调、无排卵、多毛、肥胖、不孕及双侧卵巢多囊性增大等综合征，其病因可能与精神因素、雄激素水平增高及遗传因素有关。本病好发于20～40岁育龄妇女，多由先天禀赋不足，或后天肝肾亏损，或痰湿壅滞，或内伤七情等，冲任失调，不能摄精成孕而发生不孕。近年由于宫内节育器的广泛应用及性传播疾病的蔓延，急性附件炎的发病率有所升高。急性附件炎治疗不彻底或不及时，迁延日久可转为慢性。慢性附件炎的病理改变为输卵管增粗、变硬，黏膜多处发生粘连，导致管腔闭塞不通，也有少数输卵管狭窄者，仍保持通畅；当管腔两端因慢性炎症而粘连阻塞，炎性分泌物或黏膜细胞分泌液积存于管腔而形成输卵管积水。

多囊卵巢综合征

【必备秘方】

1. 海藻30克，荔枝核、败酱草各20克，山慈菇、白术、茯苓、当归各15克，地龙、土鳖虫、法半夏、桂枝、甘草各10克，三棱、莪术、香附各12克，吴茱萸6克。每日1剂，水煎2次，早、晚分服，3个月为1个疗程。主治多囊卵巢综合征。

2. 山药、补骨脂、淫羊藿、黄精、桃仁、石菖蒲、皂角刺、冰球子各12克，熟地黄9克，山茱萸、巴戟天各6克。每日1剂，水煎，分2次服，3个月为1个疗程。畏冷者，加附子9克，肉桂3克。主治痰实型多囊卵巢综合征。

3. 当归、熟地黄、栀子各12克，蜂房、淫羊藿各9克，柴胡、牡丹皮各6克。每日1剂，水煎，分2次服。另用生麦芽30克煎水代茶频饮，每日1剂，1个月为1个疗程。主治肝郁型多囊卵巢综合征。

4. 生地黄12克，当归、车前子、泽泻、焦栀子、炒黄芩各9克，龙胆、柴胡各6克，生甘草3克。每日1剂，水煎2次，早、晚分服，3个月为1个疗程。主治多囊卵巢综合征。

5. 淫羊藿、覆盆子、菟丝子、浙贝母、皂角刺、炮穿山甲、夏枯草、昆布各12克，熟地黄、仙茅各9克。每日1剂，水煎，分2次服，1个月为1个疗程。主治肾虚痰湿型多囊卵巢综合征。

【名医指导】

1. 预防多囊卵巢综合征要从妊娠期做起，准妈妈应该有意识地控制饮食，宝宝体重正常就可以预防很多成年期疾病，体重正常的女宝宝也会少发生一些内分泌疾病。

2. 多囊卵巢综合征是生殖内分泌紊乱和代谢异常，因此可能会对内分泌产生影响的坏习惯都应该尽量避免。保持正常的生活，保持心情愉快，最好能规律作息，不要黑白颠倒。但如果工作性质不允许，只要本身能够耐受也没有问题。生活规律对于预防妇科疾病十分重要。

3. 不要暴饮暴食：现代人都提倡健康饮食，少辛辣，少饮酒，虽然也并非绝对，如有些嗜辣的人长期吃辣，身体也无大的不良影响，但至少健康的生活方式对疾病的预防也是有益的。

4. 雌激素不宜乱补：有些女性为了年轻，吃很多含有雌激素的保健品或者补品，这些都可能会扰乱原本平衡的内分泌，导致其失常。

5. 需要注意的是，压力过大也会导致内分泌失常，因此女性们要注意调节好自己的心态，学会释放压力，看淡一些事情，以免无形中给自己增添压力。

6. 女孩长期满脸痘痘，可能患多囊卵巢综合征。青春痘常被一些人当做是青春永驻的表现，其实这很有可能是多囊卵巢综合征的信号。不孕只是该病的其中一个危害，紊乱的内分泌环境与子宫内膜癌、糖尿病和心血管疾病都有密切的关系。因此长期青春痘的女生要特别注意，注意检查及早发现及早治疗。

输卵管积水

【必备秘方】

1. 大血藤、败酱草各30克，枳实20克，白芍15克，延胡索、乌药各12克，柴胡、赤芍、青皮，香附各10克，炒小茴香9克，甘草3克。每日1剂，水煎15分钟，过滤取液，加水再煎20分钟，去渣，两次滤液兑匀，早、晚分服。主治输卵管积水。

2. 香附12克，生甘草、当归、赤芍、牛膝、防风各9克，川芎、延胡索、红花、生桃仁各6克，肉桂、通草各3克。水煎3次，煎液混合，每晚空腹分2次温服。气虚者，加黄芪、党参；纳呆者，加砂仁、鸡内金。主治输卵管积水。

3. 白芍、金银花各30克，丹参20克，桂枝、甘草各15克，乌药、黄芪各10克。每日1剂，水煎服。腰酸痛者，加狗脊10克；肢冷者，加附子4克；腹部压痛明显者，加重金银花用量，加延胡索10克。主治输卵管积水。

4. 蒲公英30克，当归12克，皂角刺、白芍、穿山甲、红花、乌药、香附、陈皮、青皮各10克，柴胡、路路通各6克。每日1剂，水煎，分2次服，2个月为1个疗程。主治输卵管不通及积水。

5. 女贞子、何首乌各15克，党参、枸杞子、粉萆薢各12克，白术、白芍、猪苓、茯苓、泽兰、泽泻各9克，枳壳6克，细辛3克。每日1剂，水煎服。主治输卵管积水。

【名医指导】

1. 女性在过性生活时，应注意自己及性伙伴的个人卫生。行房事前，需清洗男女双方的外生殖器，防止病菌的顺利入侵。女性当阴道有出血症状时，应自我克制禁止性生活。女性应注意自己的外阴卫生及个人清洁卫生；注意防止来自洁具及卫生间内的感染。

2. 广大妇女应注意自身的营养保健，加强月经期、人工流产后、分娩后的营养；增强自身体质，增加抵抗力、免疫力，减少患病的机会。

3. 需进行人工流产术、分娩术、取放宫

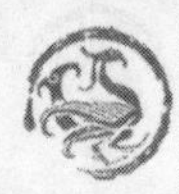

内节育器术，及其他官腔术时，应进行严格消毒，避免经手术将病菌带入阴道及子宫，人为造成感染。

4. 患有急性输卵管损伤病症的女性患者，要取半卧位休息，防止和限制炎性液体因体位变化而流动。进食高营养、易消化，富含维生素的食品。女性一旦患有附件疾病，应遵守治疗原则，采取积极态度，彻底治疗，尽快控制病情，防止转为慢性。

5. 女性生活中一定要防止滥用抗生素、消炎药。抗生素使用会扰乱阴道的自然生态平衡，改变阴道的微环境使得致病细菌病原体繁殖，最终导致假丝酵母菌阴道炎发作，进而分泌出炎性液体而引起输卵管积液。

6. 严重输卵管积水会引起女性不孕的发生，女性输卵管积液患者怀孕后需要严格注意，以免诱发宫外孕。因此，预防输卵管积液是最为重要的。

带下病症

白带是指女性阴道分泌的一种液体，正常情况下有润滑、保护阴道的作用，当颜色、质量、数量出现异常时则是某种疾病的表现。中医称“带下”、“赤白带”。正常白带是由子宫颈腺体、阴道、子宫腔腺体、阴道前庭大腺分泌出的乳白色或蛋清样，稍带腥酸味的液体；是女性青春期卵巢发育，分泌雌激素的正常生理现象。白带异常表现如下。①无色透明黏性白带：多因应用雌激素药物或体质虚弱所致，表现为白带量多，伴腰酸乏力。②脓性白带：常由滴虫阴道炎、慢性宫颈炎、老年性阴道炎、子宫内膜炎、宫腔积液、阴道异物等化脓性细菌感染所引起，表现为黄色或黄绿色，有腥臭味。③豆腐渣样白带：是真菌性阴道炎所致，呈豆腐渣样或凝乳状小碎块，伴外阴瘙痒。④血性白带：多由宫颈息肉、老年性阴道炎、重度慢性宫颈炎、宫颈癌或宫内节育器不良反应等因素引起，表现为白带中混有血液伴头晕。

【必备秘方】

1. 煅牡蛎30克，海螵蛸20克，枸杞子15克，生地黄、菟丝子、黄柏、白扁豆、女贞子、山茱萸各10克。每日1剂，水煎服，5剂为1个疗程。湿热型，加白头翁、蒲公英、栀子炭、龙胆，去牡蛎、山茱萸；脾虚型，加人参、白术、黄芪、茯苓，去黄柏、女贞子、生地黄、海螵蛸、山茱萸；肝郁型，加柴胡、白芍、当归，去黄柏、女贞子；肾阳虚型，加肉桂、巴戟天、附片、仙茅、补骨脂，去黄柏、生地黄、女贞子。主治宫颈炎、尿道炎所致带下。

2. 女贞子、墨旱莲、何首乌各30克，枸杞子、巴戟天（或淫羊藿）各15克，麦冬、山茱萸各12克，陈皮3克。每日1剂，水煎服。便溏者，何首乌减半，加白术6克或砂仁3克；阴虚有热者，加黄柏、知母各3克；赤、白带者，加栀子炭6克。主治带下。

3. 生地黄、白花蛇舌草、败酱草、当归各15克，龙胆、酒黄芩、栀子、泽泻、柴胡、车前子各10克，甘草5克。每日1剂，水煎15分钟，过滤取液，加水再煎20分钟，去渣，两次滤液兑匀，早、晚分服。腹痛甚者，加香附、延胡索各10克；兼见脾虚者，加山药、薏苡仁各15克。主治湿热型带下。

4. 何首乌、墨旱莲、女贞子各30克，枸杞子、巴戟天各15克，麦冬、山茱萸各12克，陈皮3克。每日1剂，水煎服，6日为1个疗程。脾虚便溏者，加白术、砂仁，何首乌减半；阴虚内热者，加知母、黄柏；赤、白带者，加栀子炭。主治带下。

5. 生龙骨、牡蛎各30克，蒲公英、薏苡仁、土茯苓、椿皮各15克，黄柏、苍术各10克，柴胡8克。每日1剂，水煎服。湿热甚者，加龙胆、熟大黄；腹痛者，加延胡索、乌药；肾虚者，加菟丝子、续断。主治带下。

【名医指导】

1. 平时应积极参加体育锻炼，增强体质。

2. 下腹部注意保暖，防止风冷之邪入侵。

3. 饮食要有节制，免伤脾胃。

4. 经期禁止游泳，防止病菌上行感染。

5. 浴具要分开；有脚癣者，擦脚布与擦会阴布分开。

6. 提倡淋浴，厕所改为蹲式，以防止交

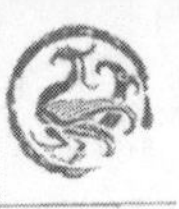

叉感染。

女性性欲低下

女子性欲低下是指妇女不能或不能良好地进行、完成所期望的性活动，如性欲低下、性厌恶、性高潮障碍、阴道痉挛等。人类的性活动除外生理本能外，受着诸多方面的支配和影响。如性知识的了解程度、夫妻双方的相互感情状况、身体健康状况、有无盆腔脏器的病变、性活动经历、有无性的创伤，以及文化水平、民俗习惯、生活环境与社会、心理、精神因素等。此外，酗酒、过劳、药物的影响，亦可造成性功能障碍。

【必备秘方】

1. 合欢花30克，当归、生地黄、熟地黄各20克，龙骨、牡蛎、女贞子、枸杞子各18克，淫羊藿、白芍各15克，桂枝9克，炙甘草6克，生姜3片，大枣5枚。每日1剂，水煎，分3次服。主治女性性功能异常。

2. 生黄芪、生甘草各15克，淫羊藿、菟丝子、制附子各12克，人参、巴戟天、锁阳各9克。每日1剂，水煎，分3次服，20日为1个疗程。主治产后垂体前叶功能减退、性功能异常。

3. 女贞子、墨旱莲、何首乌各30克，枸杞子、巴戟天各15克，麦冬、山茱萸各12克，陈皮3克。每日1剂，水煎，分2次服，6日为1个疗程。主治女子性欲低下。

4. 熟地黄30克，鹿角胶、阿胶（烊化，兑）各12克，淫羊藿、仙茅、当归、巴戟天、麻黄、白芥子各10克，炙甘草、炮姜、肉桂各5克。每日1剂，水煎，分3次服。主治产后大出血所致性欲低下。

5. 焦山楂、焦六神曲、车前子（包煎）各15克，山药、炒白术、泽泻、茯苓、枳壳各10克，苍术、法半夏各6克，陈皮5克，制天南星、肉桂各3克。每日1剂，水煎，分2次服。主治痰湿内阻型性欲低下。

【名医指导】

1. 学习有关性知识，消除对性生活的错误认识和观念。维护和促进夫妇间正常的、健康与和谐的性生活，保障家庭的幸福欢乐。

2. 配偶的支持与体贴，是治疗的主要基础与根本措施。

3. 应该到较正规的医院作全面的妇科检查，首先除外器质性病变。

4. 诱发性欲与减少痛苦，如性生活前的亲昵与同步；夫妇谈心、畅谈过去美好的恩爱生活，取得更深的理想与支持；夫妇共同阅读与提高性和谐有关的书籍、画册与录像。

妇科杂病

妇科杂病包括阴吹、外阴痛、性交痛、性交惊厥、梦交。阴吹是指妇女阴道内有气体排出，簌簌有声，如转矢气，是妇女常见多发病，多见于40岁以上经产体弱妇女，常与其他疾病并存。多由津亏肠燥，腑气不通；或因气虚下陷，谷气下行；或因肝郁气滞，气机紊乱；或因痰湿中阻，谷气失循，逼走前阴而发病。临床常见有热盛肠燥证、阴虚津枯证、中气不足证、肝郁气滞证、淡湿中阻证等。外阴痛是指妇女外阴及阴道的疼痛。阴中抽掣疼痛甚至牵引少腹、上连两乳者称吊阴痛，性交时阴户作痛者称小户嫁痛等。本病与肝有密切关系。因肝藏血、主筋，阴部乃为宗筋之所聚，肝之经脉循阴器。凡内伤七情，肝郁气滞；或六淫之邪外侵，客于肝脉；或肝经湿热下注；或肝肾阴血不足等均可导致阴部气血运行不畅，或阴部失于濡养而发生阴痛。临床常见有肝郁气滞证、肝经湿热证、寒凝肝脉证及肝肾阴虚证等。

阴　吹

【必备秘方】

1. 党参、黄芪各15克，白术、炒杜仲、续断、当归、海螵蛸各9克，陈皮、炮姜炭、升麻、柴胡、炙甘草各6克。每日1剂，水煎15分钟，过滤取液，加水再煎20分钟，去渣，两次滤液兑匀，早、晚分服。主治阴吹。

2. 当归、白术各90克（研细末），山药、杜仲各60克（研细末），糯米500克（研粉），羊肉30克（捣烂）。同捣成饼，晒干，研细末，炼蜜成丸，每次服10克，每日

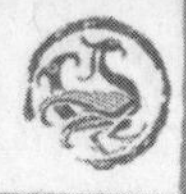

3次。主治血虚型阴吹。

3. 丹参、续断、益母草各30克，赤芍、乌药、当归、延胡索、小茴香各12克，五灵脂、干姜、蒲黄（包煎）各10克，川芎、肉桂各6克。每日1剂，水煎，分2次服。主治气滞血瘀型阴吹。

4. 山药、薏苡仁、乌梅各30克，白芍20克，甘草15克，当归、党参各9克，花椒、黄柏、桂枝、干姜各6克，黄连、细辛各4.5克。每日1剂，水煎，分2次服。主治胃实型阴吹。

5. 党参、黄芪各30克，当归18克，升麻、白术、陈皮各12克，甘草6克。每日1剂，水煎，分2次服，连服6剂为1个疗程。主治阴吹（阴虚型，加熟地黄；阳虚型，加附子、肉桂、炮姜）。

【名医指导】

1. 正确处理异常分娩，正确助产，避免会阴重度裂伤；缝合会阴切开伤口或会阴深撕裂伤口时，注意缝线勿穿透直肠黏膜，一旦发现缝线穿透直肠壁应立即拆除，重新缝合；行妇科手术缝合盆底腹膜时亦应注意勿穿透肠壁。

2. 注意产后调理，食用一些益气健脾活血的中药，让产道尽快恢复；此外，要注意外阴清洁，避免不洁性生活，以防感染病菌；饮食上，可食用党参、茯苓、山药、陈皮、白扁豆等健脾的食物，经常饮鸡汤，鸡汤有扶正的功效，对产妇恢复身体非常有益。

3. 做骨盆肌肉锻炼，有助于锻炼阴道、肛门括约肌及盆底肌肉的收缩力，产后可每日做2～3次，每次以15分钟为宜。具体做法：深吸气，紧缩肛门10～15秒，然后深呼气，放松肛门，如此重复。

4. 保持大便畅通：便秘会加重阴吹症状，使得患者腹压升高，腹部像一个充气的气球一样积压阴道。如果患者阴道中本来就有少量气体，这时就会被挤压出来并发出明显的声响。

5. 阴道感染厌氧菌、滴虫或某些会产生气体的杆菌后，也会出现“阴吹”的情况。在这种情况下，阴道排出的气流多较微弱，而更主要的是有白带增多、外阴瘙痒或阴道不适的感觉。这是由于感染阴道的微生物在繁殖过程中会产生气体并存于阴道内，当体位改变或增加腹压时，这些气体即从阴道里排出。当出现这种情况时，应及时看妇科并治疗。

外阴痛

【必备秘方】

1. 冰糖30克，枸杞子、龙眼肉各15克，当归身、延胡索各10克，香附8克，川芎、小茴香各6克，白酒750毫升。上药布包，放酒中浸泡15日，每次服15毫升，每日3次（感冒、泄泻时停服）。主治外阴痛。

2. 当归身9克，川芎、小茴香、香附各6克。大枣3枚，鸡蛋2枚。布包，水浓煎至200毫升，入鸡蛋（去壳）煮熟，顿服。每日1剂（感冒发热、腹泻时停服），7剂为1个疗程。主治外阴痛。

3. 小茴香、八角茴香、白术、乌药、乳香、延胡索各10克、川楝子、猪苓、泽泻、槟榔各6克，麻黄、木香各3克，生姜3片，葱1根。每日1剂，水煎，取液对着火炉服。主治经行外阴痛。

4. 川楝子、白术、延胡索、柴胡、木香、乌药、路路通、白蒺藜、肉桂、小茴香、炙甘草、青皮各9克。经前5日，每日1剂，水煎，分2次服，1个周期为1个疗程。主治经行外阴痛。

5. 当归12克，乌药、郁金、柴胡、小茴香各10克，桂枝9克，吴茱萸8克，青皮、炙甘草、干姜各6克。每日1剂，水煎2次，取液混合，分2次服。主治外阴痛。

【名医指导】

1. 了解外阴痛方面的知识：患者需要了解她们自己的问题不是由性传播的，也并非恶性的体征，或是她们自己的过错造成的；还需要了解刺激并非是慢性复发性的、顽固性的真菌感染，而且虽然不能迅速控制症状，但仍有可能治疗并达到满意的性交。

2. 穿白色全棉、柔软合适的内衣裤；穿过踝或过膝袜；不要穿紧身袜；尽快换掉湿的浴衣。用医师认可的洗衣剂；接触外阴的衣裤要洗后用清水淘洗2次；不要使用纤维软化剂。

3. 厕所准备和使用白色柔软无味的卫生纸；避免把浴液粘到外阴部；不要使用浴盆泡澡，不要使用女性卫生产品或带香料的清洗皂或乳液；外阴部只使用凉水或温水清洗；不要憋尿，尿后清水清洗外阴部；预防便秘：多喝水和多吃纤维食物；使用全棉的月经用品。

4. 性生活使用水性润滑剂（不含丙二醇的润滑剂），不要使用避孕膏或杀精剂，请使用医师提供的外用止痛、外阴护肤剂，性生活后冰敷外阴 10～15 分钟，性生活后排尿并用冷水或温水清洗外阴。

5. 避免自行车运动，避免那些容易伤到外阴部的运动。学会拉伸和松弛运动。不要在高氯的泳池游泳，避免泡热水澡。

6. 长时间坐姿时，使用泡沫橡胶圈。如果你需要整天坐着工作，应该经常站起来走走。学会一些可以日间做做的松弛技巧。

性交痛

【必备秘方】

1. 生地黄 20 克，知母、山药各 15 克，牡丹皮、茯苓各 1 2 克，泽泻、五味子各 10 克，黄柏 6 克。每日 1 剂，水煎，分 2 次服。20 日为 1 个疗程，愈后继服知柏地黄丸 3 个月。主治阴虚气滞型性交痛。

2. 党参 18 克，当归、菟丝子、枸杞子、玉竹、炙甘草各 15 克，山药、山茱萸、熟地黄、紫河车各 12 克，淫羊藿 9 克。每日 1 剂，水煎，分 3 次服，1 个月为 1 个疗程。主治阴虚气滞型性交痛。

3. 薏苡仁 30 克，金银花、茯苓各 18 克，通草、牡丹皮各 15 克，滑石、瞿麦各 12 克，黄柏 10 克。每日 1 剂，水煎 2 次，取液混合，分 2 次服，10 剂为 1 个疗程。主治湿热下注型性交痛。

4. 牡蛎 30 克，白芍、生地黄、女贞子、钩藤各 12 克，炒枳壳、制香附、郁金、菊花、桑叶、陈皮、青皮各 10 克，生甘草 3 克。每日 1 剂，水煎，分 2 次服。主治阴虚气滞型性交痛。

5. 丹参、牛膝、生蒲黄、赤芍、延胡索、川芎、当归各 10 克，五灵脂 6 克，小茴香、没药、干姜、官桂各 3 克。每日 1 剂，水煎，分 2 次服。10 剂为 1 个疗程。主治瘀血内阻型性交痛。

【名医指导】

1. 克服恐惧心理：可采用渐进放松训练，通过对肌肉进行反复“收缩-放松”的循环训练，消除紧张，达到松弛的目的。

2. 树立男女平等心理：性交疼痛和困难，常因心理不平等造成。一些性心理学专家强调：成功的交媾必须打破缄默和隔膜的重围，抛弃传统的和令人压抑的羞怯感。提倡交媾中男女心理平等，即平等的性欲要求，平等的性欲表示方式，平等的主动权等。

3. 创造好的性爱环境氛围：做爱的环境是否合适，对于治疗交媾障碍是必不可少的条件。人类交媾不但是合法的也是文明的，但也要选择适宜的环境来作爱。适宜的环境是交媾成功的重要条件之一。

4. 合理进行性爱抚：许多妻子的性交困难与疼痛就是因丈夫第一次粗暴进入造成。性爱抚可以造成女性的高度性兴奋，稍微的疼痛常觉察不到。性爱抚的快感并无衡定标准，与心理因素以及生活经历、教养等有关，因人而异。

5. 进行阴道肌肉松弛技术练习：这一行为治疗方法对阴道痉挛所引起的性交疼痛尤为有效。阴道痉挛是阴道周围肌肉发生的不自主反射性痉挛，甚至包括股内收肌群。阴道肌肉松弛技术：让女方作腹部、大腿内侧和阴道口肌肉的连续收缩和放松活动，使其对肌肉的松紧有控制感。方法是女方将手指尖插入阴道口，体验阴道肌肉的收缩与松弛。

6. 掌握一定的性教育知识，以正确的心理态度对待性生活，不要滥交。注意卫生，特别是在交媾之前，双方都要注意生殖器的卫生，以免细菌感染。

7. 如果有生殖器疾病或泌尿系统的疾病，要及时治疗。选择正规的医院治疗疾病，对消毒方面也要严格进行。

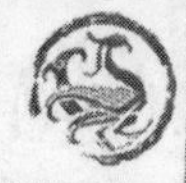

性交惊厥

【必备秘方】

1. 熟地黄、小麦、磁石各60克，当归30克，炙甘草24克，赤芍、白芍各18克，桃仁、红花、石菖蒲各15克，枳壳、桔梗、川芎、牛膝、防风各10克，大枣15枚，全蝎、蜈蚣各3条。每日1剂，水煎2次，取液混合，分3次服，10剂为1个疗程。主治血管抑制型性交惊厥。

2. 牡蛎、党参、黄芪各25克，菟丝子、熟地黄各20克，淫羊藿15克，白术、当归、茯神、远志、麦冬、龙骨、酸枣仁各10克，生姜5克，朱砂1克，琥珀末0.5克（冲服），大枣5枚。每日1剂，水煎，分2次服，10剂为1个疗程。主治心肝肾虚型性交惊厥。

3. 熟地黄18克，党参、黄芪、酸枣仁各15克，白芍12克，远志、茯神、当归各10克，白术、生姜各9克，木香、陈皮、甘草各6克，大枣6枚。每日1剂，水煎，分3次服，20日为1个疗程（用药期间禁止性交）。主治心肝血虚型性交惊厥。

4. 菟丝子、淫羊藿各15克，当归身、白芍、覆盆子、炒白术、女贞子、大枣、茺蔚子、巴戟天各9克，车前子5克。每日1剂，水煎，分2次服。主治肾虚型性交惊厥。

5. 炙黄芪、党参、山药、黄精、肉苁蓉各15克，锁阳、当归身各9克，炙甘草5克。每日1剂，水煎，分2次服，6剂为1个疗程。主治肾虚型性交惊厥。

【名医指导】

1. 平时体质虚弱的新娘，在同房时心情有高度的紧张，如出现头晕目眩、面色苍白、身体虚汗等现象时，那可能是房事惊厥的前兆。这时最好停止性交，稳定情绪，然后再喝些糖水，吃些点心。

2. 如发生惊厥，经急救脱险后，也应及时去医院就诊，以便查明原因，及时治疗。

3. 当进行初次性交时，男方要体贴女方，性交需缓慢进行，切勿急躁鲁莽；一次不成，可多试几次，如屡次不成，则应请医师查出原因。

4. 掌握一定的性教育知识，以正确的心理态度对待性生活，克服恐惧。

梦交

【必备秘方】

1. 龙骨、牡蛎、党参、黄芪各30克，白术、当归、酸枣仁各15克，茯苓、白芍、大枣各12克，远志、桂枝、炙甘草各9克，辰砂6克（分次冲服）。每日1剂，水煎，分3次服，15日为1个疗程。主治梦交。

2. 生龙骨、生牡蛎各30克，首乌藤、合欢花各25克，珍珠母20克，党参、黄芪、当归、茯神、远志、炒酸枣仁、山茱萸各15克。每日1剂，水煎，分3次服。主治心脾两虚型梦交。

3. 丹参、山药各30克，白芍、枳壳各12克，桃仁、麦冬各10克，牡丹皮9克，炒大黄、淡竹叶各6克，桂枝、甘草各3克。每日1剂，水煎，分2次服。主治瘀热伤阴型梦交。

4. 石莲心、生甘草各16克，龙骨15克，柴胡12克，茯神、栀子、党参、黄芩各10克，半夏5克，生姜3片，大枣3枚。每日1剂，水煎，分2次服。主治肝胆郁热型梦交。

5. 生姜30克，白芍24克，煅牡蛎、白薇、炮附子各18克，龙骨、炙甘草各12克，大枣14枚。每日1剂，水煎，分2次服。主治梦交。

【名医指导】

1. 青少年不宜看黄色小说和色情电视、电影，晚上不宜穿紧身衣裤睡觉，入睡前应排空膀胱，避免被子太重太厚，这样便可以减少梦交发生。

2. 应正视自己过去和现在的一切，无论是曾经受到性凌辱，还是在性爱方面受过重大伤害，都不应蒙上一层永远难以驱散的阴影，背上包袱。要让自己平静地对待过去已经发生了的事情，过去的事就让它永远过去吧！重要的是现在，不应对过去存有恐惧，不要让过去的阴影永远笼罩着现实生活。

3. 要坚持戒掉手淫，还应该与性伴侣坦诚地谈这个问题。另外，在性生活上，做丈夫的应耐心、热情对待妻子，切忌粗鲁和野蛮；作为妻子应心胸宽广，善于在遇到精神

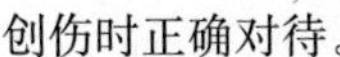

创伤时正确对待。

4. 夫妻之间应建立密切的性关系，共同商讨性冷淡、性恐惧及有关的心理创伤等问题。或一同接受性心理医师咨询提示治疗，不要盲目四处求医问药，花费不少，却竹篮打水一场空，无济于事。

5. 性梦与食物和药物也有一些关系。如晚餐吃较多韭菜、虾、鲤鱼等，或临睡前吃了鹿茸、海马等壮阳药，可能做与性有关的梦。饮食宜清淡，不要过食辛辣之物及酒等。可多食一些具有清热解毒作用的食物。

6. 大多数学者认为，梦交是自慰行为的一种方式，是正常的生理、心理现象，是机体自身调整过于紧张的性张力的一种心理防御机制，也是一种自我保护机制。梦交并非病态，对身体不会带来损害，出现梦交者不必紧张和焦虑。需要指出的是，一些神经过敏的女性，可能会在现实中产生反响，把梦境当成现实，且坚信不疑，梦醒之后感到恐慌、痛苦，有的导致自杀，有的还点名指控“梦中男人”，这需要从科学上和心理上给予解释和疏导。

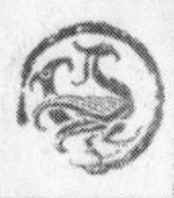

第十五章 产科疾病

妊娠呕吐

妊娠呕吐是指妊娠后出现厌食、恶心呕吐甚则食入即吐者。其病因未明，多认为与激素作用机制及精神状态的平衡失调有关。研究发现，妊娠呕吐严重时血 HCG 明显增高，而妊娠剧吐可引起脱水、缺氧及电解质平衡失调而造成肝、肾功能异常，以及心脏搏动异常甚至停搏。本病多发生于妊娠 6～12 周，妊娠 3 个月后症状逐渐好转、消失。本病中医称“妊娠恶阻”，主要由于妊娠后阴血聚下养胎，冲脉之气较盛，循经脉上逆犯胃，胃失和降所致。临床常见有脾胃虚弱证、肝胃不和证、痰湿阻滞证等。

【必备秘方】

1. 赭石 20 克，党参、半夏各 10 克，旋覆花、生甘草各 6 克，大枣 5 枚，生姜 3 片。每日 1 剂，水煎，分 2 次服。脾胃虚型，加焦白术、黄精、山药、砂仁、木香各 10 克；肝胃不和型，加川楝子、黄连、黄芩、竹茹各 9 克；痰湿阻滞型，加茯苓、焦白术各 10 克，砂仁、陈皮各 6 克；气阴两虚型，加西洋参、乌梅、五味子、玄参、麦冬各 9 克。主治妊娠呕吐。

2. 太子参、生地黄、麦冬、白术、南沙参、茯苓、芦根各 15 克，五味子、陈皮各 10 克，砂仁 6 克（后下），生姜 3 片。每日 1 剂，水煎，分 2 次服。主治气阴两虚型妊娠呕吐。

3. 乌梅 20 克，砂仁、半夏、续断、炒杜仲、枇杷叶、炒紫苏子各 10 克，生姜 3 片。每日 1 剂，水煎，分 2 次服。腹痛者，加炒白芍 15 克，炒白术 12 克；脾胃气虚者，加党参 15 克，炒白术 10 克；血虚者，加熟地黄 24 克，炒白术 15 克，当归 10 克；胃寒者，加炮姜 12 克，吴茱萸 6 克；胃热者，加黄连、黄芩各 10 克。主治妊娠呕吐。

4. 醋白芍、半夏、焦山药各 12 克。每日 1 剂，水煎，分 2 次服。偏热者，加生地黄、竹茹、麦冬、紫苏叶各 10 克，黄连 6 克；肥胖痰湿者，加陈皮、广藿香、茯苓各 10 克；脾胃虚弱者，加党参 12 克，麦冬、砂仁 6 克；药引用生姜 3 片、大枣 4 枚（或加白术 10 克）。主治妊娠呕吐。

5. 粳米 100 克，茵陈 10 克，青蒿、陈皮 5 克，大枣 10 枚，白糖适量。每日 1 剂，将茵陈、青蒿、陈皮水煎，取汁备用；大枣、粳米洗净，加水煮粥，快熟时兑入药汁，煮至粥熟，加入白糖，分 2 次服，连服 3～5 剂。主治肝热气逆型妊娠呕吐。

【名医指导】

1. 对妊娠及妊娠后的早孕反应有正确的认识。妊娠是一个正常的生理过程，在妊娠早期出现的轻微恶心呕吐属于正常反应，不久即可消失，不应有过重的思想负担，保持情志的安定与舒畅。

2. 减少诱发因素，如烟、酒、厨房油烟的刺激，居室尽量布置得清洁、安静、舒适。避免油漆、涂料、杀虫剂等化学品的异味。呕吐后应立即清除呕吐物，以避免恶性刺激，并用温开水漱口，保持口腔清洁。

3. 注意饮食卫生，饮食除注意营养及易消化之外，还应避免进食不洁、腐败、过期的食物，以免损伤肠胃。

4. 要多饮水，以及时补充体内因呕吐而丢失的水分。

5. 保持大便的通畅：妊娠后容易出现大便秘结，应多饮水，或用凉开水冲调蜂蜜，

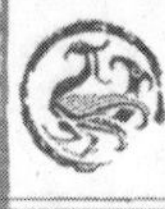

还可以多食新鲜的蔬菜、水果，如橘子、香蕉、西瓜、生梨、甘蔗等。

妊娠水肿

妊娠水肿又称胎肿、子肿，多因脾肾虚弱或气机不畅，使水湿运化失常所致；是以妊娠期间肢体面目水肿为主要表现的妊娠类疾病。其临床症状乃妊娠数月，肢体面目水肿，先足背渐及下肢乃至全身，伴神疲乏力、气短纳呆、胸闷胁胀、腰膝酸软、小便不利等症。

【必备秘方】

1. 大腹皮、茯苓皮各 15 克，白术 10 克，生姜片、陈皮、青皮各 5 克。每日 1 剂，水煎，分 2 次服。肿而不温者，加生黄芪 15 克，猪苓 9 克，桂枝 5 克；胃脘胀闷者，加木瓜 9 克，苍术、枳壳各 5 克；胸胁胀痛者，加枳壳、紫苏叶各 5 克，木香 3 克。主治妊娠水肿。

2. 当归、川芎、炒白芍、熟地黄、土炒白术、茯苓、泽泻各 10 克，黄芩、栀子（酒炒）、炙甘草、姜厚朴、麦冬（去心）各 6 克。每日 1 剂，水煎，分 2 次服。主治妊娠水肿。

3. 党参、炒白术、炙黄芪各 15 克，冬瓜皮、泽泻、茯苓各 12 克，制附片、桂枝各 10 克，大腹皮、白扁豆、升麻、当归、陈皮各 9 克。每日 1 剂，水煎，分 2 次服。主治脾胃虚弱型妊娠水肿。

4. 桑寄生、泽泻、车前子（包煎）各 15 克，白芍、茯苓、陈皮各 12 克，当归、淫羊藿各 10 克，白术 9 克，川芎 6 克。每日 1 剂，水煎 2 次，取液混合，分 2 次服。主治血虚型妊娠水肿。

5. 杜仲、枸杞子各 30 克，干姜 10 克，鲤鱼 1 条（约 500 克）。每日 1 剂，将前 3 味洗净、布包，鲤鱼去鳞及内脏后洗净、切块，同炖熟，去药袋，分 2 次服。主治肾虚型妊娠水肿。

【名医指导】

1. 妊娠水肿需多卧床休息，适当抬高下肢，特别是左侧卧位，可改善胎盘血液供应，减轻水肿。

2. 一定要避免食用高盐、加工、腌渍或罐头食物，但不必限制水分。

3. 散步也很重要，因为散步的时候，通过小腿肌肉的调节，可以改变一些静脉被压迫现象。另外，须避免长时间地站或坐，以免加重水肿的发生。如长时间站立，则两侧下肢轮流休息，收缩下肢肌肉，以利血液回流。

4. 不要穿会压迫到脚踝及小腿的过紧的袜子，以免影响血液回流。如想穿可预防或治疗水肿的弹性袜时，应选择高腰式，并在早晨醒来离开床之前先穿好。

5. 多进食蛋白质和蔬果，每日一定要保证食入肉、鱼、虾、蛋、奶等富含优质蛋白质的动物类及豆类食物。贫血的孕妇，每周还要注意进食 2～3 次动物肝脏以补充铁，因为贫血及营养不良是病理性水肿的原因之一。

妊娠腹痛

妊娠腹痛又称胞阻，多因胞脉失养、阻滞不通所致；是以妊娠期小腹疼痛反复发作为主要表现的妊娠类疾病。其临床症状乃孕妇自觉小腹疼痛、冷痛或酸痛或绵绵隐痛伴有神疲乏力、头晕目眩、呕吐食少、胸胁胀满等症。

【必备秘方】

1. 当归、白芍、陈皮、茯苓、白术各 15 克，柴胡、薄荷（后下）、枳壳、川楝子、青皮、紫苏梗、甘草各 10 克。每日 1 剂，水煎，分 2 次服。主治肝气郁结型妊娠腹痛。

2. 水牛角（先煎）、绿豆、黑芝麻各 30 克，茵陈、生薏苡仁各 15 克，鲜地黄 12 克，牡丹皮、赤芍、鲜芦根、土茯苓、栀子、车前草各 9 克，防风 6 克。每日 1 剂，水煎，分 2 次服。主治实热型妊娠腹痛。

3. 炒白术、当归、白芍（酒炒）、茯苓、香附（酒炒）、紫苏梗、续断（酒炒）、杜仲（酒炒）各 12 克，木香、炒砂仁各 6 克。每日 1 剂，水煎，分 2 次服。主治妊娠腹痛。

4. 大枣 20 克，党参 12 克，白芍、姜半夏、当归、紫苏梗、茯苓、白术（土炒）各

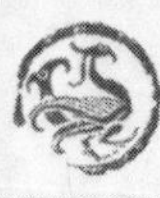

10克，砂仁壳6克，川芎、炙甘草各3克。每日1剂，水煎，分2次服。主治脾虚型妊娠腹痛。

5. 粳米100克，猪瘦肉50克，陈皮15克，木香5克。每日1剂，将木香、陈皮水煎，取汁备用；猪肉洗净、切块，粳米洗净，同煮为稀粥，兑入药汁煮服，分2次食。主治肝气郁结型妊娠腹痛。

【名医指导】

1. 如果没有阴道出血、破水的症状出现，胎动正常的话，孕妇不要过于紧张，这只是正常的子宫收缩。腹痛来临的时候，孕妇正在上班的话，先放下手头的工作，休息一下就可以了。

2. 如果腹痛剧烈，而且伴有阴道出血、破水，必须迅速就医。

3. 妊娠期胃酸分泌过多引起胃痛者须注意饮食调养，膳食应以清淡、易消化为原则，少食多餐，少吃太甜、太辣、太黏的食物；饭后不宜平卧在床上、也不要躺得太低，尽量少弯腰以减轻胃部反酸；保持大便通畅。如果发现有胃部反流症状，可设法将上半身抬高20°左右。

4. 妊娠4～5个月的时候，孕妇的肚子一下子大起来，然后皮肤就有一种紧绷的感觉，运动后会感到腹部隐隐的牵拉痛。有些孕妇因子宫增大不断刺激肋骨下缘，可引起肋骨钝痛或因耻骨联合松弛分离而疼痛。这些情况属于怀孕后正常的生理反应，不需要特殊治疗，注意休息，亦可通过左侧卧位睡来缓解疼痛。

5. 孕妇应该少活动、勿行房事（尤其是妊娠早期、妊娠晚期）、勿提重物。

6. 因为妊娠期腹痛有很多原因的可能性，且病症腹痛与因妊娠而引起的腹部不适难以区别，根据腹痛的部位、时间、疼痛程度等，不经检查很难知道腹痛的原因。生理性腹痛虽不需要治疗，但也必须排除病理性疾病的因素。所以为了使母婴平安，应及早去医院诊治。

胎动不安

胎动不安多因气血亏虚或阴虚生热，或跌仆损伤，使冲任不固，胎元失养所致。是以腰腹酸痛、胎动欲坠为主要表现的妊娠类疾病。其临床症状乃妊娠后突然阴道少量流血，继而腰酸腹痛，胎动欲坠，或有气短乏力、头晕目眩、口干等症。

【必备秘方】

1. 山药、冰糖各50克，白参10克，莲子10枚（去心）。每日1剂，将人参、莲子、山药水浓煎，调入冰糖令溶，分2次服，连服5～7剂。主治气虚型胎动不安。

2. 茜草炭30克，当归、人参、白术、白芍、红花、牛膝各9克，升麻、甘草各6克。每日1剂，水煎，分2次服。主治气滞血瘀型胎动不安。

3. 天冬50克（连皮），红糖15克。将天冬水煎，取汁加入红糖服，每日1剂，连服3～5剂。主治血热型胎动不安。

4. 荷叶蒂7枚，南瓜蒂2枚。每日1～2剂，水煎服。主治血热型胎动不安。

5. 猪肘子500克，葱、生姜、食盐、花椒、砂仁、料酒、香油各适量。将肘子洗净、沥干，葱切段，生姜切片，砂仁研细粉；花椒、食盐同炒至微黄色，在肘上揉搓后放瓷盆内腌12小时，翻过来再腌12小时；把腌好的肘子再刮洗1次、沥干水分，在肘子上涂抹砂仁粉，用净布包好卷成筒形，再用绳勒紧，盛入瓷盆内，撒上葱、生姜、料酒置旺火上蒸半小时；取出晾凉，解去绳布，重新卷紧捆好，上笼蒸1小时；取出晾凉，解去绳布，抹上香油，切片食。主治胎动不安。

【名医指导】

1. 妊娠期应适当休息，不可过劳，严禁孕后房事。

2. 饮食宜清淡且富有营养，不可过食辛辣厚味，保持大便通畅。

3. 注意不要跌仆闪挫。

4. 对于有流产史的患者，一旦怀孕便须保胎，以防患于未然。

5. 情志不畅，郁而化火，也可致胎动不安，故须保持情志条达。

流　　产

流产是指妊娠在第20周以前、胎儿体重

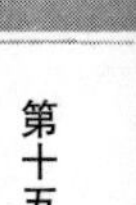

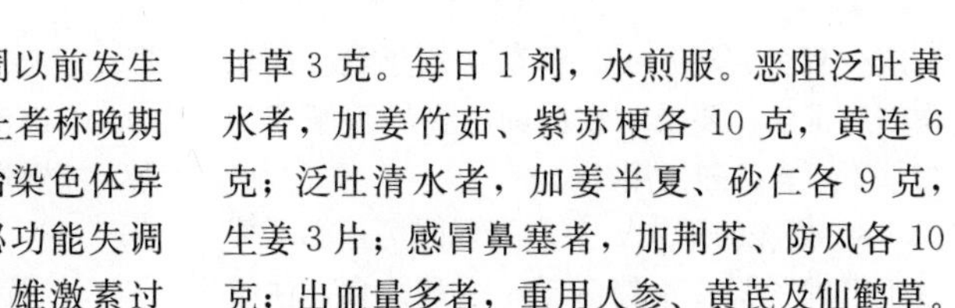

不足500克而终止者。其中第12周以前发生者称早期流产，第12～第20周终止者称晚期流产。导致流产的主要原因有胚胎染色体异常、精液含有细菌，或母体内分泌功能失调如黄体功能不足、高催乳素血症、雄激素过高、糖尿病等；子宫畸形、子宫发育不良、子宫位置极度后屈等，亦可造成流产；母体营养不良或有严重疾病以及某些物理、化学物质影响也能造成流产。孕妇年龄越大，流产率越高。妊娠第16周以前的流产属自然淘汰，多因遗传基因异常所致；第17周以后胎儿大多正常，给予母体及时正确的治疗，可继续妊娠至足月分娩。根据流产的经过、特点及其转归分为先兆流产、难免流产、不全流产、完全流产、习惯性流产、稽留流产及感染性流产；病因包括胎元和母体两方面因素。胎元方面多因夫妇精气不足，两精虽能结合，但胎元不固；或胎元有缺陷，不能成实而殒堕。母体方面因先天不足，肾气虚弱，或孕后房事不慎，损伤肾气；或脾胃虚弱，化源不足；或七情郁结；或感受外邪；导致冲任气血不调，胎气不固，胎元失养。或由于跌仆外伤及接触毒物，直接损及胎元，引发本病。本病中医称“胎漏”、“胞漏”、“漏胎”，多由肝肾不足或外伤扑击，使冲任经脉损伤，不能摄血所致。

先兆流产

【必备秘方】

1. 苎麻根30克，山药20克，菟丝子、桑寄生、太子参、炒杜仲各15克，炒续断、阿胶（烊化，冲服）各12克，炙甘草、炒白术、炒黄芩各10克。每日1剂，水煎15分钟，过滤取液，加水再煎20分钟，去渣，两次滤液兑匀，早、晚分服。肾气虚亏较甚者，加鹿角胶12克；气虚明显者，加黄芪15克，太子参易党参；脾虚甚者，重用山药、白术；气陷者，加升麻6克；气滞者，加紫苏梗10克，砂仁6克；漏红不止者，加墨旱莲、地榆炭各10克。主治先兆流产。

2. 仙鹤草30克，熟地黄15克，党参、黄芪、杜仲各12克，白芍、白术、阿胶（烊化，冲服）各9克，陈皮、升麻各6克，炙甘草3克。每日1剂，水煎服。恶阻泛吐黄水者，加姜竹茹、紫苏梗各10克，黄连6克；泛吐清水者，加姜半夏、砂仁各9克，生姜3片；感冒鼻塞者，加荆芥、防风各10克；出血量多者，重用人参、黄芪及仙鹤草。主治先兆流产。

3. 苎麻根50克，菟丝子、桑寄生各30克，女贞子、墨旱莲各15克，杜仲、续断、白术、黄芩各10克。每日1剂，水煎，分2次服。气虚者，加党参、黄芪各15克；血虚者，加制何首乌、阿胶各15克；阴道出血者，加仙鹤草15克，荆芥炭、血余炭各10克；呕吐剧烈者，加姜竹茹、姜半夏各10克；腹痛者，加苏梗、炒白芍各10克，炙甘草5克；便秘者，加火麻仁15～30克。主治先兆流产。

4. 党参、山药各15克，菟丝子、熟地黄各12克，白术、续断、桑寄生各10克，甘草6克。每日1剂，水煎服。腰酸痛者，加杜仲、枸杞子各15克；胀痛甚者，加炒白芍、陈皮各10克；阴道下血者，加阿胶、仙鹤草、地榆炭各10克；恶心呕吐者，加竹茹10克，陈皮、黄连、紫苏叶、砂仁各6克；偏阴虚胎热者，加生地黄、麦冬、黄芩各10克；偏气虚胎寒者，加黄芪15克，艾叶炭10克。主治先兆流产。

5. 桑寄生30克，菟丝子、棕榈炭各15克，山药12克，续断、阿胶、白术、炒白芍各10克，艾叶炭9克，炙甘草3克。每日1剂，水煎，分2次服。气血虚弱者，加太子参、黄芪、升麻炭、何首乌、熟地黄各12克；肾虚者，去棕榈炭、艾叶炭，加巴戟天、杜仲、砂仁、鹿角胶各9克；血热者，加生地黄、苎麻根、黄芩、麦冬各10克；外伤者，加党参、黄芪、仙鹤草、海螵蛸各12克。主治先兆流产。

【名医指导】

1. 对于有过流产史的夫妇，应及时到医院检查，查清引起流产的原因，无论是夫妇哪一方有问题，都应及时治疗，治愈后再要孩子。

2. 已经怀孕的妇女，要避免接触有害化学物质，如苯、砷、汞、放射线等。怀孕早

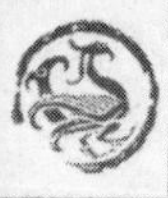

期应少到公共场所去，预防病毒感染。如果孕妇患了病，要及时在医师的指导下服药治疗，不可自己随便用药。

3. 妊娠的最初3个月不要同房，亦不要过于精神紧张或情绪激动，注意饮食，注意休息。

4. 习惯性流产孕妇妊娠期最好长期禁欲。禁欲期不看性感书刊、杂志和影视，以免造成性紧张。有性要求时不能自慰，因为自慰对子宫的刺激强度远远超过性高潮时所引起的宫缩强度。

5. 流产后注意避免感染：

(1) 禁止性生活：在未行经之前都禁止性交。

(2) 药物流产后1个月内不洗盆浴，不做阴道冲洗，禁止游泳。

(3) 所用卫生巾、卫生纸要选用合格产品；卫生巾要勤换；不穿化纤面料的内裤；内裤每日换洗。

6. 注意饮食调补：多食优质蛋白以增强体质，但不要过食油腻。

习惯性流产

【必备秘方】

1. 菟丝子、覆盆子、杜仲、续断、桑寄生、熟地黄、白芍、党参各15克，阿胶12克（烊化），甘草6克。每日1剂，水煎15分钟，过滤取液，加水再煎20分钟，去渣，两次滤液兑匀，早、晚分服。偏于阳虚者，加鹿角霜20克，艾叶12克；偏于阴虚者，加麦冬15克，黄芩10～12克；大便干者，加制何首乌15克，肉苁蓉12克；腹痛或小腹下坠、阴道出血者，加陈棕榈炭15克，升麻炭6克；呕吐较重者，加半夏、竹茹各15克；纳差者，加砂仁6克（后下）；心烦、急躁、眠差梦多者，加龙骨25克，炒酸枣仁15克。主治习惯性流产。

2. 巴戟天、菟丝子、鹿角霜、熟地黄各20克，党参、枸杞子各15克，续断、杜仲各10克。每日1剂，水煎，分2次服，每月服5剂。脾虚者，加黄芪15克，柴胡、升麻各12克，砂仁、紫苏梗、陈皮各9克；胃阴不足者，加生地黄20克，石斛15克，黄芩、竹茹、乌梅、南沙参各12克，黄连、半夏各9克；阴道流血者，加血余炭15克，阿胶12克，棕榈炭、艾叶炭各10克。主治习惯性流产。

3. 菟丝子、白术各15克，桑寄生、杜仲各10克，砂仁、炙甘草各6克。每日1剂，水煎，分2次服，连服5剂。腹痛甚者，加白芍15克，甘草6克；小腹下坠者，加党参、升麻各12克；出血者，加苎麻根、阿胶、焦艾叶各12克；血热者，加黄芩、生地黄、地榆炭各10克。主治习惯性流产。

4. 炙黄芪、山药各15克，党参、熟地黄各12克，鹿角片、巴戟天、淫羊藿、山茱萸、杜仲各10克。每日1剂，水煎服。主治习惯性流产（流产后未见成孕和孕后未见阴道出血者，均每月服5剂左右，服至前几次流产的月份后递减；如已见阴道出血，则佐入止血药）。

5. 白术、党参、黄芪、熟地黄、当归、白芍（酒炒）、阿胶、肉桂各15克，巴戟天10克，黄芩、川芎、木香各6克，老母鸡1只，糯米200克。每日1剂，将母鸡去毛除脏，纳入糯米（用线缝合），与余味同炖熟，分两日服，每月3剂。主治习惯性流产。

【名医指导】

1. 以预防为主：在受孕前，男女双方都应到医院做仔细的检查，包括生殖器检查及必要的化验。有条件的可做染色体检查，如能找到原因，针对原因进行治疗。已经妊娠者也要按照医师的指导针对原因进行不同的安胎处理。

2. 生活规律，合理饮食。孕妇一定要养成良好的生活习惯，作息要有规律，并适当活动，养成定时排便的习惯，衣着应宽大，腰带不宜束紧，平时应穿平底鞋。多吃富含纤维素的食物，注意选食富含各种维生素及微量元素、易于消化的食品，慎服性味寒凉，上火的食物。注意个人卫生，特别是阴户的卫生，要特别防止感染。勤洗澡，但不宜盆浴、游泳等。

3. 定期做产检：产前检查非常重要，从妊娠早期到妊娠晚期都要进行相关检查，包括一些必要的常规检查等。定期做产检，及

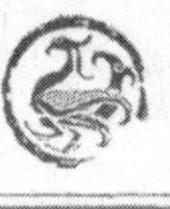

时发现和处理妊娠中的异常情况，确保胎儿健康发育。

4. 保持良好的情绪：孕妇保持良好的情绪，避免各种刺激，消除紧张、烦闷、恐惧心理，对预防习惯性流产具有重要的作用。

5. 禁止性生活：对有自然流产史的孕妇来说，妊娠3个月以内、7个月以后应避免进行性生活。

6. 有些流产是不可避免的：绝大部分自然流产是胚胎不健全所致，这类流产恰恰起着一种自然淘汰作用，帮助把不健康的胎儿淘汰掉。而本身属于习惯性流产的患者，在出现流产先兆时又很想要这个孩子，在开始保胎治疗前，一定要进行B超及其他辅助检查，以明确胚胎或胎儿是否存活。

7. 孕妇在流产后切忌恼怒、担忧或受到惊吓，应保持心情舒畅，避免一些不良的刺激性的情绪出现，丈夫应多安抚。如果有习惯性流产的女性在短期内最好是不要过性生活。

胎位不正

正常胎位为枕前位，其余的胎位均为异常胎位。胎位异常是造成难产的主要原因之一，可分为胎头位异常和胎先露异常两类。胎头位异常包括持续性枕后（横）位、颜面位、高直位（正顶位）；胎先露异常分为臀先露（臀位）、肩先露（横位）及复合先露等。胎头位置异常可能与骨盆形态异常、骨盆狭窄、头盆不称、胎头俯屈不良等有关；胎先露异常可能与孕妇腹壁过松、羊水过多或过少、胎儿活动度过大、双胎或多胎、子宫畸形等因素有关。中医认为，本病多因素体虚弱，或孕后过度安逸，气虚无力转正胎位；或胎体长大，气机升降不利；或肾虚阴亏，胎元失于和顺。临床常见有气血虚弱证、气机郁滞证、肾阴亏虚证等。

【必备秘方】

1. 炒黄芪、炒当归头、菟丝子（酒炒）、川芎各12克，白芍（酒炒）、炒荆芥、全紫苏、厚朴（姜汁炒）、艾叶（醋炒）、川贝母各9克，枳壳（麸炒）、川羌活、炙甘草各6克。共研细末，每次冲服6克，每日1～2次。体虚者，加红参6～10克。主治胎位不正。

2. 当归15克，川芎9克，枳壳、紫苏梗各6克，砂仁3克。每日1剂，水煎2次，取液混合，分2次服。气虚者，加党参、黄芪、甘草各10克；肾虚者，加杜仲、续断、桑寄生各15克；血热者，加炒黄芩9克；血寒者，加艾叶12克。主治胎位不正。

3. 黄芪15克，当归、白芍、菟丝子各10克，川贝母、荆芥穗、厚朴、艾叶、枳壳、羌活、甘草各6克。每日1剂，水煎15分钟，过滤取液，加水再煎20分钟，去渣，两次滤液兑匀，早、晚分服。主治胎位不正。

4. 黄芪15克，当归10克，川芎、荆芥穗、艾叶、厚朴、羌活、枳壳、川贝母、甘草各6克，生姜3片。每日1剂，水煎，分2次服。气虚者，加党参；腰膝酸软者，加杜仲、桑寄生；胎热者，去生姜、艾叶，加金银花。主治胎位异常。

5. 生黄芪各15克，当归（酒洗）、川芎、白芍（酒洗）、菟丝子、川贝母、艾叶（醋炒）、厚朴、荆芥穗、炒枳壳、羌活、甘草各6克，生姜3片。每日1剂，水煎，分2次服。同时配合做膝胸卧位，每日2次。主治胎位不正（臂先露）。

【名医指导】

1. 孕妇要及时去医院进行妊娠期检查，以来确定胎位是否异常。

2. 早期发现异常胎位，及时给予矫正，可降低难产发生率，从而也降低了围生期孕妇及胎儿死亡率。

3. 若为臀先露或肩先露，应在妊娠30周前可以自行转位而至正常，倘若妊娠30周后不能自动复位者，应加以矫正。

4. 做好产前检查，如未转为头位，则先作好分娩方式选择，提前住院待产，可以预防分娩时胎位不正及避免因胎位不正造成的严重后果。

胎儿生长受限

胎儿生长受限又称宫内发育迟缓、宫内

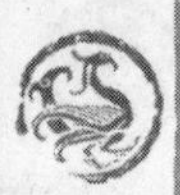

发育不良，是指妊娠37周后，胎儿出生体重小于2500克，或低于同孕龄正常体重的第10百分位数，或低于同孕龄平均体重的两个标准差，是围生期的主要并发症状。其病因与母体遗传因素、孕妇营养因素、慢性血管性疾病、妊娠并发症及烟、酒和某些药物影响有关；胎儿方面的因素包括胎儿发育缺陷、胎儿宫内感染、营养不良、放射线照射等；胎盘绒毛广泛性损伤、胎盘血管异常或子宫及胎盘血流量减少、脐带附着部位异常，或脐带过长、过细、扭转等均可导致。根据发生时期、胎儿体型及发病原因分为内因性匀称型、外因性不匀称型和外因性匀称型。宫内发育迟缓的产儿死亡率高于正常胎儿的4～6倍。本病中医称“胎萎不长”，多因夫妇双方禀赋不足、胞脏虚损（或孕后调养失宜）致气血不足或心情抑郁、气机不畅，或素体阴虚内热，虚火熏灼胎元而致。临床常见有脾肾不足证、气血虚弱证、气滞血瘀证、阴虚内热证等。

【必备秘方】

1. 白术、当归各9克，川芎、乌药、淡黄芩各6克。每日1剂，水煎，分2次服。腰腿酸软者，加桑寄生、续断各15克；食欲不振者，加党参、黄芪各12克；贫血者，重用当归、白术各12克；阴虚火旺者，加生地黄、地骨皮各15克；阳虚者，加肉桂6克。主治胎儿生长受限。

2. 熟地黄、白术、白芍、党参、黄芪、菟丝子、枸杞子、续断、桑寄生、山药、黄芩、墨旱莲、茯苓、炙甘草各适量。共研细末，炼蜜为丸，温开水送服，妊娠后90～150日，每次6克，每日3次，1个月为1个疗程。主治胎儿生长受限。

3. 熟地黄15克，当归、黄芪、白术各10克，山药12克，白芍、茯苓各9克，人参、川芎、杜仲、炙甘草、大枣各6克。每日1剂，水煎，分3次服，10剂为1个疗程。主治血虚型胎儿生长受限。

4. 熟地黄12克，党参、黄芪、丹参、茯苓、续断、狗脊、谷芽、麦芽各9克，白术、鸡内金、砂仁（后下）各6克。每日1剂，水煎，分2次服，10剂为1个疗程。主治胎儿生长受限。

5. 炙党参、炙黄芪、桑寄生各15克，炒白术、当归、续断各9克，熟地黄、菟丝子、阿胶（烊化）各6克，砂仁3克（后下）。每日1剂，水煎，分2次服。主治胎儿生长受限。

【名医指导】

1. 孕妇应加强营养，不可偏食，应多食富含蛋白质、维生素的食物，以防止对胎儿生长发育影响。

2. 左侧卧位休息可使肾血流量和肾功能恢复正常，从而改善子宫胎盘的血流，促进胎儿生长发育。

3. 对妊娠期吸烟可影响胎儿生长发育情况，要加强宣传。

4. 因妊娠期高血压疾病、多胎妊娠、慢性肾炎或其他内科疾病合并妊娠引起生长受限者，应加强对妊娠期并发症的防治或使其情况稳定，不致影响胎盘血供而引起宫内生长受限。

5. 由染色体病变或胎儿病毒感染引起者，应及早作出诊断，可于妊娠16周做羊膜腔穿刺、羊水培养、染色体核型分析或甲胎蛋白测定等，防止畸形胎儿的出生。

羊水过多

羊水过多是指妊娠期间羊水量超过2000毫升者。羊水量在数日内急剧增多称急性羊水过多，大多发生在妊娠第4～第6个月；羊水量在数周内或更长时间内逐渐增多称慢性羊水过多，常常发生在妊娠后半期。本病可能与多胎妊娠、胎儿畸形、母儿血型不合、母体疾病（如糖尿病、妊娠期高血压疾病）等有关。一旦明确胎儿畸形者，应及时终止妊娠；若未发现胎儿畸形者，在治疗的同时，应严密观察，可使其足月分娩。本病多因素体脾虚，孕后气血聚以养胎，脾气益虚，或肾阳虚，命门火衰，孕后阴血聚下养胎，肾阳不得敷布，致水湿泛溢，停聚胞中。临床常见有脾虚证、脾肾阳虚证等。

【必备秘方】

1. 茯苓皮、大腹皮各15克，白术10

克，生姜皮、陈皮各5克。每日1剂，水煎，分2次服，10剂为1个疗程。面肢水肿者，加生黄芪15克，猪苓9克，桂枝5克；食欲不振者，加木瓜9克，苍术、枳壳各5克；胸胁胀痛者，加紫苏叶、枳壳各5克，木香3克。主治羊水过多。

2. 淫羊藿30克，黄芪、菟丝子、白术、党参、茯苓、续断、桑寄生各15克，砂仁、鹿角霜、知母、附子各10克，桔梗5克。每日1剂，水煎15分钟，滤出药液，加水再煎20分钟，去渣，两次煎液兑匀，分2次服。主治羊水过多。

3. 大腹皮、茯苓各15克，白术、泽泻、桑白皮、麦冬各10克，木瓜、木香、砂仁、紫苏、灯心草、槟榔各6克。每日1剂，水煎2次，取液混合，分2次服。10日为1个疗程。主治慢性羊水过多。

4. 大腹皮、冬瓜皮、茯苓皮、山药、白扁豆、葫芦瓜各15克，石莲子、车前子、续断、桑白皮各10克，防己3克。每日1剂，水煎，分2次服。主治羊水过多。

5. 山药、茯苓皮、穞豆衣、淫羊藿、补骨脂、菟丝子、当归身、炒白术各12克，肉苁蓉、大腹皮、白芍各10克，陈皮6克，生姜皮3克，鲤鱼1条（约500克）。每日1剂，将鲤鱼去鳞，加水煮熟，取汤煎余味，分3次服，每月服7剂。主治羊水过多。

【名医指导】

1. 注意休息，低盐饮食。

2. 治疗孕妇合并症。如糖尿病、母儿血型不合、肝炎等和并发症如妊娠期高血压疾病。

3. 分娩期警惕脐带脱垂和胎盘早剥。

4. 羊水过多合并胎儿畸形，应及时终止妊娠。

5. 羊水过多合并正常胎儿，应根据羊水过多的程度与胎龄而决定处理方法，症状较轻可以继续妊娠，严密观察羊水量的变化。

异位妊娠

孕卵在子宫腔外着床发育称异位妊娠（俗称宫外孕），其中输卵管妊娠占95%，以壶腹部最多见，其次是峡部及伞部，间质部较少见。输卵管妊娠主要为输卵管炎、输卵管发育异常、输卵管子宫内膜异位症、输卵管结扎后再通等引起。由于管腔狭窄、管壁薄，又缺乏完整的蜕膜，故而限制了孕卵的继续发育，妊娠到一定阶段便发生输卵管妊娠破裂或流产，可造成腹腔内出血甚至危及生命。本病多为宿有少腹瘀滞，冲任不畅，使孕卵运行受阻；或先天肾气不足，运送孕卵乏力、迟缓，而使孕卵滞留子宫腔外，阻于胞脉，气机阻滞，致气血运行不畅，或脉络受损，血溢于外，血不循经而成瘀，蓄于少腹，渐成包块；可出现气血暴脱、阴阳离决而危及生命。

【必备秘方】

1. 丹参、焦山楂各30克，三棱、莪术、赤芍各15克，桃仁12克，川楝子10克。每日1剂，水煎，分2次服，10日为1个疗程。气血两虚者，加黄芪30克，党参20克，当归15克；阴虚发热者，加龟甲、牡蛎各15克，鳖甲12克；腹痛剧烈者，加延胡索、乳香、没药各9克；便秘者，加大黄、厚朴各9克；发热者，加金银花，败酱草各10克；孕卵存活者，加牛膝、三棱、龟甲各15克，蜈蚣5条。主治不稳定型异位妊娠。

2. 丹参15克，赤芍、桃仁各10克，乳香、没药各6克。每日1剂，水煎，分2次服，5日为1个疗程。有包块者，加三棱、莪术各10克；腹胀便秘者，加枳壳、生大黄各10克；合并感染者，加金银花、黄芪、蒲公英各15克；休克者，加参附汤，配合输液、输血、给氧。主治异位妊娠。

3. 五灵脂（炒）、当归、川芎、桃仁（研泥）、牡丹皮、赤芍、乌药、延胡索各10克，甘草、香附、红花、枳壳各6克。每日1剂，水煎，分2次服。痛轻者少服，病重者多服，病去药止。主治异位妊娠。

4. 党参60克，熟地黄30克，阿胶20克，山茱萸15克，仙鹤草、白芍、当归各12克，三七粉10克（冲服），川芎、艾叶各3克。每日1剂，水煎至80毫升，顿服，3小时后服第2剂。主治异位妊娠急性破裂出血。

5. 生地黄、白芍、当归、阿胶各12克，

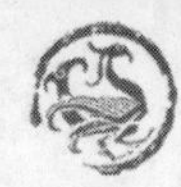

贯众炭、延胡索、炒艾叶、制附片（先煎）各9克，荆芥炭，乳香、没药各8克，炙甘草、三七粉（冲服）各6克，川芎3克。每日1剂，水煎，分2次服，配合输血、输液。主治异位妊娠急性期。

【名医指导】

1. 注意经期、产期和产褥期的卫生，防止生殖系统的感染。

2. 选择双方心情和身体状况俱佳的时机怀孕。如暂不考虑做母亲，就要做好避孕。良好的避孕从根本上杜绝了宫外孕的发生。

3. 及时治疗生殖系统疾病。炎症是造成输卵管狭窄的罪魁祸首，人工流产等子宫腔操作更是增加了炎症和子宫内膜进入输卵管的概率，进而导致输卵管粘连狭窄，增加了宫外孕的可能性。子宫肌瘤、子宫内膜异位症等生殖系统疾病也都可能改变输卵管的形态和功能。

4. 尝试体外受孕：如果曾经有过一次宫外孕，那么再次出现宫外孕的可能性足以摧毁女人做母亲的信心。一个健康宝宝的诱惑当然值得女人为此铤而走险，但科学也为女人提供了更多帮助，如可以选择体外受孕。精子和卵子在体外顺利“成亲”之后，受精卵可以被送回到母体的子宫安全孕育。

5. 已经发病应及时去医院输液、输血，同时立即做剖腹探察手术。

6. 防止震动，减少患者体位变动，要平卧。

妊娠期高血压疾病

妊娠期高血压疾病又称妊娠高血压综合征（简称妊高征），是指妊娠第20周以后发生的以高血压、水肿、蛋白尿为特征的一组症候群，严重时可出现抽搐、昏迷，常并发肝、肾、心、肺与胎盘的功能衰竭，甚至造成母儿死亡。其基本病理特点为全身小动脉痉挛，引起心、脑、肝、肾等脏器缺血、缺氧，而导致一系列临床症状。本病的发生与气候变化、孕妇营养状况、文化水平及家族史有关。当患者出现头痛、眼花、胸闷、恶心时称先兆子痫；进一步发展，突然发生抽搐、昏迷则称子痫，是本病最严重阶段，可导致孕妇死亡。本病中医属“子肿”、“子晕”、“子痫”等范畴，多由肝阳上亢、肝风内动或痰火上扰所致。

【必备秘方】

1. 泽泻30克，柴胡24克，白术、茯苓、黄芩、清半夏（洗）、生姜各15克，人参、猪苓、桂枝、炙甘草各10克，炙大枣8枚。药焙干研末，炼蜜为丸，每服9克，饭前服，每日3次，7日为1个疗程。主治妊娠期高血压疾病，改善胎盘血流不全，抗纤维蛋白溶解，活性氧生成抑制。

2. 石决明45克，龙齿、钩藤各15克，川贝母、白薇各10克，天竺黄、半夏、天麻、橘络、胆南星各5克，石菖蒲、羚羊角各2克。每日1剂，加水煎沸15分钟，滤出药液，再加水煎20分钟，去渣，两煎药液兑匀，分服。主治妊娠期高血压疾病。

3. 党参24克，茯苓12克，半夏、桑白皮、大腹皮、紫苏叶各9克，白术、炙甘草、陈皮、砂仁、白蔻仁、生姜皮各6克。每日1剂，水煎服。主治妊娠期高血压疾病，水肿。下肢浮肿加木瓜9克；上肢肿加杏仁9克；小便少加泽泻9克。

4. 当归18克，生地黄15克，杭菊花、白术、清半夏、天麻、蔓荆子、石决明、白茅根各9克，黄芩、甘草各6克，川芎4.5克，钩藤3克。每日1剂，水煎服。主治妊娠期高血压疾病，昏迷、抽搐时加服至宝丹或牛黄清心丸、安宫牛黄丸。

5. 白芍、钩藤、石决明、桑寄生各30克，生地黄20克，桑叶、菊花、杜仲各12克，川贝母、甘草各10克，羚羊角粉3克（冲服）。每日1剂，水煎服，抽搐频发者，加僵蚕、天麻各10克，地龙9克，全蝎6克。主治妊娠期高血压疾病。

【名医指导】

1. 各级妇幼保健组织应积极推行妊娠期健康教育，切实开展产前检查，做好妊娠期保健工作。定期检查，及时发现异常，给予治疗及纠正，从而减少本病的发生和阻止其发展。

2. 适当减轻工作，保证充分睡眠。在家

休息，必要时住院治疗。

3. 休息及睡眠时取左侧卧位。左侧卧位可减轻右旋的子宫对腹主动脉和下腔静脉的压力，增加回心血量，改善肾血流量增加尿量，并有利于维持正常的子宫胎盘血液循环。

4. 注意摄入足够的蛋白质、维生素，补足铁和钙剂。食盐不必严格限制，长期低盐饮食可引起低钠血症，易发生产后血液循环衰竭。此外，低盐饮食影响食欲，减少蛋白质的摄入，对母儿均不利。全身水肿者应限制食盐。近来，认为从妊娠 20 周开始，每日补充钙剂 2 克，可降低妊娠期高血压疾病的发生。

5. 保持情绪愉快，有助于抑制妊娠期高血压疾病的发展。

其他妊娠病症

本节内容为妊娠咳嗽、妊娠便秘。其中妊娠咳嗽比较常见。妊娠期咳嗽不已称妊娠咳嗽。本病中医称“子嗽”，其病变在肺。多因孕妇素体阴虚，孕后阴血聚下以养胎，阴津益感不足，阴虚肺燥，失于濡润，或痰火犯肺，或脾虚痰饮内停，使肺气失宣，发为咳嗽。若久嗽不愈或咳嗽剧烈，可损伤胎气以致堕胎或小产。

妊娠咳嗽

【必备秘方】

1. 黄芪、连翘各 15 克，白芍、知母、赤芍、桔梗、白术、人参、当归、滑石、地骨皮、栀子、柴胡各 9 克，川芎、薄荷各 6 克。每日 1 剂，水煎，分 2 次服。主治妊娠咳嗽。

2. 浙贝母、炒白术、木瓜、黄芩各 12 克，秦艽、玄参、枳壳、茯苓、麦冬各 9 克，知母、炒紫苏子各 6 克，灯心草 3 克。每日 1 剂，水煎，分 2 次服。主治阴虚肺燥型妊娠咳嗽。

3. 天冬、紫菀各 6 克，竹茹 3 克，桔梗、炙甘草、桑白皮、苦杏仁（研末）各 2 克。每日 1 剂，加水 500 毫升煎至 200 毫升，冲入蜂蜜 50 克，分 2 次温服。主治妊娠咳嗽。

4. 麦冬、生石膏、炙枇杷叶各 10 克，参须、淡竹叶各 6 克，黄芩、半夏各 4.5 克，乌梅、甘草各 3 克。每日 1 剂，水煎，加雪梨汁分 2 次服。主治肺胃燥热型妊娠咳嗽。

5. 苎麻根 30 克，川贝母 12 克，柿饼 3 个。将川贝母研末，柿饼切开，纳入川贝母末，置饭上蒸熟食，另以苎麻根煎水送服。主治妊娠咳嗽。

【名医指导】

1. 妊娠期的妇女应注意休息，保持心情舒畅，注意适时添加衣物顺应寒温变化，加强锻炼，保持强壮的身体。在疾病流行期间，注意个人卫生，不到人口密集的场所，不接触感冒患者，家中居室通风换气，保持温、湿度适宜，经常用醋熏蒸房间，保持良好的心境。一旦患了感冒也不要乱服药物，应及时到医院咨询。

2. 本病因咳嗽发生于妊娠期，须注意胎孕情况，治疗必须止嗽与安胎并举。遇腰酸胎动不安者，须加补肾固腰安胎之品，如续断、杜仲、菟丝子、苎麻根、南瓜蒂等。而对过于降气、豁痰、滑利等碍胎药物必须慎用。孕妇咳嗽期间，不要吃糖果、饼干等甜食和易上火的食物如花生、瓜子、油炸物等，忌食生冷食物。应多喝温开水，将温开水含在口中也有很好的止咳效果。

3. 本病系因妊娠期阴虚、痰火及胎火上找所致，食物宜清淡、凉润，忌服辛燥酸辣之品，以免耗伤肺阴。

4. 热敷止咳：背部热敷具有使上呼吸道、气管、肺等部位的血管扩张，血液循环加速，增强新陈代谢和白细胞的吞噬能力等作用。具体方法：根据个体差异选用不同型号的热水袋，装盛 60 ℃～70 ℃的热水，置放于患者背部，白天和晚上均可进行，持续时间视病情而定，一般 2～5 日，平均为 3.5 日。注意事项：①热水袋不可直接放在患者背部，应隔 1～2 件内衣，或将热水袋外包一块毛巾；②水温一般以 50 ℃为宜；③如有发热者忌用。

5. 蒸汽吸入祛痰止咳：妊娠咳嗽发作期间，自感有咳嗽不爽、胸闷气阻、烦躁不安

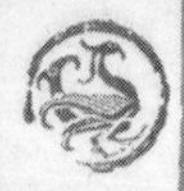

时，可以用直经为10～15厘米的深桶杯，盛半杯热开水，将口鼻入杯口用力吸蒸汽。待水稍冷再换开水，反复2～3次。

妊娠便秘

【必备秘方】

1. 草豆蔻（去皮）、人参、柴胡、白术各30克，陈皮、炙甘草各15克。共研为末，每取12克，加生姜3克，大枣3枚，水煎，去渣温服。主治妊娠便秘。

2. 核桃仁、黑芝麻各50克，红糖、甜杏仁各30克。将甜杏仁、核桃仁浸泡后去皮，同黑芝麻捣烂，稍加水以文火煮熟，以红糖调服。主治妊娠便秘。

3. 炒白芥子60克，茯苓45克，黑丑、制半夏、木香、橘红各30克，甘草15克。共研为末，每服3～6克，水煎，去渣温服。主治妊娠便秘。

4. 大黄、炒诃子各90克，赤茯苓60克，槟榔、炒枳壳、大腹皮各45克。共研为末，每服6～9克，葱白汤煎，去渣温服。主治妊娠便秘。

5. 生地黄、山茱萸各24克，泽泻、茯苓、山药各9克，黄柏、炒知母各6克。每日1剂，水煎，分2次服。主治妊娠便秘。

【名医指导】

1. 多吃蔬果杂粮：孕妇往往因进食过于精细而排便困难，因此要多食含纤维素多的蔬菜、水果和粗杂粮，如芹菜、绿叶菜、萝卜、瓜类、苹果、香蕉、梨、燕麦、杂豆、糙米等。

2. 早晨定时排便：每日早上和每次进餐后最容易出现便意，其中以早上醒来排便最好。因此，起床后先空腹饮1杯温开水或蜂蜜水，再吃早餐，促进起床后的直立反射和胃结肠反射。这样，很快就会产生便意，长期坚持就会形成早晨排便的好习惯。

3. 注意饮水技巧：每日注意多饮水，但要掌握饮水的技巧，否则即使喝了水也不一定有什么效果。如每日在固定的时间里饮水，要大口大口地饮（但忌暴饮），使水尽快到达结肠，而不是很快被肠道吸收到血液。这样，就可使粪便变得松软，容易排出体外。

4. 每日坚持活动身体：妊娠晚期时，很多孕妇常会因身体逐渐笨重而懒于活动，所以便秘在妊娠期更为明显。而适量的运动可以增强孕妇的腹肌收缩力，促进肠道蠕动，预防或减轻便秘。因此，孕妇即使在身体日益沉重时，也应该做一些身体力所能及的运动（如散步、适当轻家务等），以增加肠道的排便动力。

5. 不可补钙太过：孕妇补钙太多导致便秘，现在很多孕妇比较注重钙剂的补充，到底多少才合理？中国营养学会推荐的营养素参考摄入量，妊娠中期是每日1000毫克，妊娠晚期是1200毫克，钙元素的上限是2000毫克。如果补充上量后孕妇还有腿抽筋的现象，可考虑维生素D供给和冬季日照时间是否足够，而不要一味地补钙。

6. 治疗妊娠便秘也要小心，不恰当的治疗也会对胎儿造成伤害。孕妇属于特殊的群体，在治疗便秘时不要口服润滑性的泻药（如蓖麻油、液状石蜡等），这样影响肠道对营养成分的吸收，胎儿的营养得不到很好的保障。而服用导泻药或者强刺激作用的润肠药，会使胃肠蠕动增强引起子宫收缩，导致流产或早产。润滑性泻药（液状石蜡）可减少孕妇对脂溶性维生素（A、D、E、K）的吸收，使新生儿易发生低凝血酶无血症（因缺乏维生素K）而致出血。

产褥感染

产褥感染是指产褥期生殖器官的炎症，分为自身感染和外来感染。自身感染是由产妇体内原有的病原菌所引起。正常生育期妇女阴道、子宫颈内有寄生细菌，在机体抵抗力低下时，病原菌可大量繁殖而致病；或身体其他部位病原菌经血液循环、淋巴系统或直接播散至生殖器道。外来感染为外界病原菌进入产道而致病。病原菌包括需氧菌和厌氧菌，其中乙型溶血性链球菌易引起炎症扩散，致严重败血症；大肠埃希菌易引起感染性休克；葡萄球菌易形成脓肿；厌氧类杆菌脓液有异常恶臭味；淋病奈瑟菌常沿黏膜上行扩散至输卵管。炎症可局限于创伤部位，

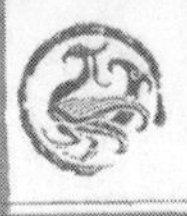

亦可通过淋巴系统、血液系统或直接蔓延扩散。在引起产妇死亡的原因中，产褥感染居第3位，其发病率为1%～7.2%。本病中医属“产后发热”、“产后恶露不绝”等范畴，多因助产用品消毒不严，或产褥用品不洁，感染邪毒，加之产伤和出血、正气受损，邪毒乘虚侵入胞中、胞脉所致。临床常见有热毒炽盛证、热盛津伤证、热入营血证、热陷心包证。

【必备秘方】

1. 金银花、菊花、蒲公英、紫花地丁各30克，紫背浮萍15克，熟地黄、当归、白芍各10克，川芎6克。每日1剂，水煎15分钟，滤出药液，加水再煎20分钟，去渣，两次煎液兑匀，分服。气虚者，加党参、黄芪各12克；热甚者，加黄芩、黄连、黄柏各6克；血瘀者，加赤芍药、桃仁、红花、丹参各10克；阴虚者，加生地黄、麦冬各10克。主治产褥感染。

2. 白芍、金银花、党参各20克，柴胡、半夏、黄芩、当归、生地黄、没药、桂枝、木瓜、钩藤各15克，川芎、甘草各10克，琥珀粉5克（冲服）。每日1剂，加水500毫升浸泡30分钟后煎30分钟，取液200毫升，反复煎2次，混合药液，分3次温服。主治产后高热。

3. 金银花、连翘各20克，黄柏、丹参、当归、白芍各10克。每日1剂，水煎，分2次服。气虚者，加黄芪15克，党参10克；壮热者，加生石膏30克；气滞者，加柴胡、香附各10克；血瘀者，加赤芍、桃仁、红花各10克；腰痛者，加桑寄生、续断各10克；阴道出血者，加三七粉3克（冲服）。主治产褥感染。

4. 金银花、野菊花、蒲公英、紫花地丁各30克，紫背天葵15克，当归、熟地黄、白芍各10克，川芎6克。每日1剂，水煎，分2次服。热甚者，加黄芩、黄柏、黄连各9克；血瘀者，加赤芍、桃仁、红花、丹参各9克；气虚者，加黄芪、党参各12克。阴虚者，加生地黄、麦冬各10克。主治产后发热。

5. 龙眼肉24克，生地黄18克，生牡蛎、生龙骨、柏子仁、酸枣仁各15克，合欢花、天冬各12克，生麦芽、银柴胡、郁金各9克，炙远志、甘松、石菖蒲各6克，甘草5克。每日1剂，水煎2次，取液混合，早、晚分服。主治肝郁阴虚型产后发热。

【名医指导】

1. 加强妊娠期卫生宣传，保持全身清洁，妊娠晚期避免盆浴及性交。

2. 尽可能祛除身上存在的感染灶，治疗急性外阴阴道炎及宫颈炎等合并症，避免胎膜早破、滞产、产道损伤与产后出血。妊娠最后2个月停止一切阴道治疗，尤其是阴道冲洗。

3. 产前纠正贫血，补充营养，增强体质。

4. 临产以后，应抓紧时间休息，尽量进食和饮水；若饮食摄入不足，必须接受静脉补充。

5. 产后汗多，下身又有恶露不断流出，因此必须注意清洁卫生。除洗澡和揩身外，必须每日用温开水洗涤外阴1～2次，尤其在大便后。卫生巾勤换。产褥期间，特别在恶露尚未干净时，绝对不能性交，因此时子宫里的创面尚未愈合，性交会带入细菌使子宫发炎，也会使恶露淋漓不净。

产后痉证

产后发生四肢抽搐、颈项强直甚则口噤、角弓反张者称产后痉证，其病因包括产后破伤风、产后一过性脑缺血，或电解质平衡失调、低血糖等。其中产后破伤风，为产后危急重症。中医认为，本病多由产后亡血伤津，筋脉失养；或邪毒直窜筋脉，筋脉拘急而致。临床常见有阴血亏虚证、感染邪毒证。

【必备秘方】

1. 生地黄、白附子各20克，当归15克，白芍、川芎、防风、僵蚕、天麻、天南星各10克，全蝎5克，蜈蚣3条。每日1剂，水煎15分钟，滤出药液，加水再煎20分钟，去渣，两次煎液兑匀，分服。主治产后痉证。

2. 当归、荆芥各12克，防风、柴胡、秦艽各9克，川芎6克，红花、桂枝、羌活

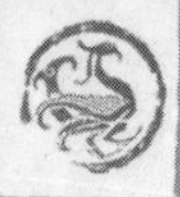

各4.5克，薄荷、甘草各3克，生姜3片，荔核2个。每日1剂，水煎，分2次服，服药后盖被发汗。主治产后痉证。

3. 当归45克，川芎24克，益母草、天麻、茯神各15克，牛膝、葛根、木瓜各12克，五灵脂、牡丹皮、肉苁蓉、荆芥各9克，甘草3克。每日1剂，水煎2次，取液混合，早、晚分服。主治产后痉证。

4. 鸡血藤、何首乌各24克，黄芪15克，白芍、木瓜、当归、桂枝各10克，炙甘草6克，细辛5克，生姜3片，大枣3枚。每日1剂，水煎，分2次服。主治产后痉证。

5. 淡竹叶15克，葛根12克，防风、桂枝、桔梗各9克，人参、甘草各6克，附子3克，生姜3片，大枣3枚。每日1剂，水煎，每两小时灌服或鼻饲1次。主治产后痉证。

【名医指导】

1. 忌生冷、油腻、辛辣刺激性食物，忌食坚硬粗糙、过咸及酸性食物，忌吸烟喝酒，忌营养单一或过饱。

2. 分娩手术时一定要注意无菌手术操作，注意产褥期卫生，防止邪毒内侵。

3. 对急产、滞产或产道有污染者和损伤者，要及时处理，预防性注射破伤风抗毒素。

4. 对破伤风患者要尽量避免声、光、触动等外界刺激，注意口腔清洁，保持呼吸道通畅，及时吸出口、鼻、喉咙的分泌物，定时翻身擦背，以防褥疮和其他并发症的发生。

产后腹痛

产后以小腹疼痛为主症者称产后腹痛。产后子宫收缩可出现阵发性小腹疼痛，一般1～2日后逐渐减弱（属正常生理现象，不需治疗）。本病主要为冲任、胞脉气血运行不畅所致，包括感受寒邪或素体阳虚，阴寒内盛，寒凝内瘀；或情志不遂，气机不畅，气滞血瘀；或产后血少气弱，运行无力，血流迟滞而致。临床常见有血虚证、血瘀证、寒凝证、虚寒证。

【必备秘方】

1. 柴胡12克，当归、黄芩、半夏、炮姜、甘草各10克，党参、川芎、桃仁、赤芍各6克，大枣5枚。每日1剂，水煎，分2次服。腹痛剧烈者，加延胡索、香附各10克；恶露不尽者，加黄芪15克，杜仲、续断各10克。主治人工流产术后腹痛。

2. 党参、黄芪各25克，生地黄、当归、赤芍各15克，川芎、延胡索、炒蒲黄、阿胶、艾叶各10克。每日1剂，水煎2次，取液混合，分2次服。发热者，加金银花30克，蒲公英20克，虎杖15克。主治产后宫缩痛。

3. 当归、川芎、生地黄、枳壳、牛膝、炒蒲黄（包煎）、白芍、五灵脂各12克，陈皮、青皮各10克，桃仁8克，柴胡、延胡索、红花、甘草各6克。每日1剂，水煎，分2次服。主治血瘀型产后腹痛。

4. 白芍、赤芍、桃仁、川芎、当归尾各10克，枳实、红花、木香各6克，炮姜5克，小茴香、肉桂各3克。每日1剂，水煎，分2次服。主治产后因寒腹痛。

5. 羊肉250克，胡萝卜1个，高良姜、草果、荜茇、陈皮、胡椒各5克，葱白3根，生姜少许，精盐、味精各适量。将羊肉去筋膜、洗净，沸水氽去血水，用凉水洗净、切丁，胡萝卜洗净、切片，高良姜、草果、荜茇、陈皮同用纱布包好，胡椒、生姜拍碎，葱白切段；同加水适量，以大火烧沸，撇去浮沫，改用文火炖熟，拣出布袋、葱、姜，调味后食，每日1剂。主治肾阳虚型产后腹痛。

【名医指导】

1. 产后腹痛是产后的自然现象，因为胎儿、胎盘娩出后，空虚增大的子宫，通过逐渐缩复而恢复至妊娠前大小，子宫缩复时宫内血流暂时阻止，可出现腹痛。但这种腹痛较轻，可以耐受，无须治疗。如果腹痛较剧，可按中医辨证治疗。

2. 腹痛时忌滥服西药四环素等抗生素以及去痛片、安乃近等止痛药片。一则无助于恢复子宫排出恶露淤血，二则会通过乳汁给婴儿带来不良反应。

3. 临产时注意保暖，防止因受寒而致腹痛。

4. 临产及产后要预防出血而致的产后腹痛。

5. 饮食宜清淡，少吃生冷食物。山芋、

黄豆、蚕豆、豌豆、零食、牛奶、白糖等容易引起胀气的食物，也以少食为宜。

产后恶露不绝

恶露不绝又称恶露不尽，多因产后气虚不摄、血瘀胞络、火热不迫，或冲任受损所致；是以产后恶露持续20日以上为主要表现的产后类疾病。其临床症状，乃产后恶露过期不止，量多色淡，或淋漓不断，伴面色苍白、咽干口燥、五心热、小腹痛等症。本病中医属“产后血崩”、“产血晕”、“产后恶露不绝”等范畴，多由产后胞衣残留，瘀血内阻，冲任瘀滞，血不归经；或产生过食辛辣，感受热邪，情志不舒，郁而化热，热伏冲任，迫血妄行；或素体虚弱，产后劳作过早，损伤中气，气虚冲任不固，血失统摄而致。出血过多可导致产后血晕。临床常见有血瘀证、血热证、气虚证、血虚气脱证等。

【必备秘方】

1. 当归15克，益母草12克，川芎、炮姜、桃仁、牡丹皮、丹参、血余炭、生蒲黄、熟蒲黄各10克，炙甘草6克。每日1剂，水煎15分钟，滤出药液，加水再煎20分钟，去渣，两次煎液兑匀，分服。主治产后恶露不绝。

2. 生山楂18克，桑寄生15克，白芍12克，党参、茵陈、生地黄炭、女贞子、墨旱莲、远志、阿胶各15克，胡黄连6克。每日1剂，水煎2次，取液混合，早、晚分服。主治血虚型产后恶露不绝。

3. 煅牡蛎、墨旱莲各30克，龙骨15克，续断、山药、炙黄芪、党参、炒白芍、生地黄各12克，炒黄芩、炒黄柏各10克，炙甘草6克。每日1剂，水煎2次，取液混合，分2次服。主治气阴两虚型产后恶露不绝。

4. 黄芩、南沙参各20克，黄柏15克，佩兰、茯苓、升麻、车前子（包煎）、陈皮各10克，广藿香、厚朴、苍术、法半夏各6克，甘草3克。每日1剂，水煎2次，早、晚分服。主治湿热型产后恶露不绝。

5. 山楂炭、夏枯草、香附炭各12克，黄芩、郁金、白芍、菊花各9克，大腹皮、槟榔各6克，黄连3克。每日1剂，水煎2次，取液混合，早、晚分服。主治肝郁型产后恶露不绝。

【名医指导】

1. 分娩前积极治疗各种妊娠病，如妊娠期高血压疾病、贫血、阴道炎等。

2. 坚持哺乳，有利于子宫收缩和恶露的排出。

3. 分娩后绝对卧床休息，恶露多者要注意阴道卫生，每日用温开水或1：5000高锰酸钾溶液清洗外阴部。选用柔软消毒卫生纸，经常换月经垫和内裤，减少邪毒侵入机会。

4. 卧床休息静养，避免情绪激动，保持心情舒畅，安慰患者，消除思想顾虑，特别要注意意外的精神刺激。

5. 产后未满50日绝对禁止房事。

6. 加强营养，饮食宜清淡，忌生冷、辛辣、油腻、不易消化食物。为避免温热食物助邪，可多吃新鲜蔬菜。气虚者，可予鸡汤、桂圆汤等。血热者可食梨、橘子、西瓜等，但宜温服。

产后便秘

产后便秘中医称“产后大便难”，是指产后大便艰涩、数日不解，或粪便干燥、难于解出。为产后常见病，多因血虚津亏，肠道失濡；或肺脾气虚，传导不利。临床常见有血虚肠燥证、肺脾气虚证。

【必备秘方】

1. 生地黄、当归、党参、火麻仁各15克，枳壳、桃仁各10克，川芎、柏子仁各8克，甘草、槟榔各5克。每日1剂，水煎15分钟，滤出药液，加水再煎20分钟，去渣，两次煎液兑匀，分服。便后肛门疼痛者，加生地榆、防风各10克；数日不大便者，加生麦芽15克，肉苁蓉10克；腹痛胸痞者，加木香5克，炮姜3克；食后呃逆者，加陈皮、砂仁各10克；大便带血者，加槐花、阿胶各10克；阴虚血热者，加地骨皮10克，重用生地黄。主治产后便秘。

2. 党参、生地黄、当归、火麻仁各15

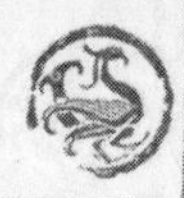

克，枳壳、桃仁各10克，川芎、柏子仁各7.5克，甘草5克，槟榔2.5克。每日1剂，水煎，分2次服。便秘日久者，加麦芽25克，肉苁蓉10克；便后肛痛者，加地榆10克，防风7.5克，腹痛胸痞者，加木香5克，炮姜3克；大便带血者，加炒槐花、阿胶（烊化）各10克。主治产后便秘。

3. 肉苁蓉30克，当归、熟地黄各20克，玄参、麦冬各15克，郁李仁、火麻仁各10克。加水1000毫升浸泡1小时，以文火煎至500毫升，去渣，加适量蜂蜜，分2次服。主治产后便秘。

4. 当归、党参、生地黄、火麻仁各15克，枳壳、桃仁各10克，川芎、柏子仁各7.5克，甘草5克，槟榔3克。每日1剂，水煎，分2次服。主治产后便秘。

5. 火麻仁10克，粳米50克。将麻仁捣烂、水煎，过滤，取汁与粳米煮成粥，每日早、晚分服。主治产后血虚便秘、小便不利、关节凝涩、经闭。

【名医指导】

1. 适当下地运动：不要长期卧床休息，在室内要多走动走动，以促进肠道的蠕动，可以很有效的促进便意。

2. 腹部按摩和缩肛运动：在肚脐周围沿顺时针或逆时针方向打圈按摩，每次5～10分钟，每日3～5次。不能在床下运动时，先在床上做产后体操，进行缩肛运动，锻炼骨盆底部肌肉，以促使肛门部血液回流。

3. 注意饮食：尽量做到主食的多样化，要多喝汤，多饮水。粗细粮的搭配要合理化，吃肉类以及蛋白质的同时，也要注重多吃点水果以及蔬菜，不要食一些辛辣的有刺激性的食物。

4. 保持平和的心态，避免产生过多的不良情绪。因为不良情绪会导致胃酸的分泌量下降，很有可能导致便秘。

5. 养成良好的排便习惯：女性在产后最好每日清晨起床在喝1杯清水，滋润肠道之后进行排便。

产后尿潴留和尿失禁

产后尿潴留是指产后尿液在膀胱内积聚不能排出，多见于第二产程延长的产妇。因胎先露对膀胱颈部长时间的压迫引起膀胱组织水肿和神经功能障碍，致排尿困难；或因会阴部手术后局部伤口疼痛产生反射性的盆底肌肉痉挛，而致尿液潴溜；或因惧怕疼痛、不习惯卧床排尿等原因。本病中医属“产后小便不通”范畴，多因素体虚弱，因产劳伤气；或产后情志不遂，气机阻滞；或因滞产，膀胱受压，膀胱气化不利。临床常见有气虚证、肾虚证、气滞证、血瘀证等。

尿失禁是指产后尿液失去控制不能约束而滴沥漏出。因妊娠分娩使盆底肌肉筋膜组织松弛、尿道阻力降低，一旦腹内压增加即可诱发不自主排尿；或因产后膀胱炎症对膀胱黏膜刺激导致逼尿肌收缩所引起；或因产伤致膀胱阴道瘘，尿液经瘘道而外溢。多由产后肾虚、气虚，或下焦湿热，致膀胱气化失司；或由产时直接损伤膀胱。临床常见有气虚证、肾虚证、湿热蕴结证、膀胱损伤证。

产后尿潴留

【必备秘方】

1. 益母草30克，泽泻、旋覆花各15克，赤芍12克，厚朴10克，当归、川芎、桃仁、红花、青皮各9克，生大黄6克。每日1剂，水煎2次，取液混合，早、晚分服。便秘日久者，加麦芽25克，肉苁蓉10克；便后肛痛者，加地榆10克、防风7.5克；腹痛胸痞者，加木香5克，炮姜3克；大便带血者，加炒槐花、阿胶（烊化）各10克。主治产后尿潴留。

2. 黄芪、茯苓各20克，白术、泽泻、猪苓各15克，当归、苦杏仁、桂枝各10克，甘草3克。每日1剂，水煎，分2次服。湿热盛者，加苍术、薏苡仁、黄连；肺热盛者，加桑白皮、柴胡、黄芩；阴虚者，加生地黄、女贞子、地骨皮；会阴伤口疼痛者，加金银花、大红藤、蒲公英、败酱草。主治产后尿潴留。

3. 生谷芽、焦谷芽、黄芪各15克，党参、车前草、益母草、当归各12克，白术、泽泻、乌药各10克，升麻、通草、桂枝各5克。每日1剂，水煎2次，取液混合，早、

晚分服。血瘀者，加鼠妇虫；消化不良者，加鸡内金；便结者，加火麻仁。尿闭重者，加瞿麦、冬葵果；发热者，加白茅根。主治产后尿潴留。

4. 党参、白术、黄芪各15克，茯苓、甘草、当归、生地黄、白芍、川芎、车前子、冬葵果、知母、黄柏各10克，肉桂3克。每日1剂，水煎15分钟，滤出药液，加水再煎20分钟，去渣，两次煎液兑匀，分服。主治产后尿潴留。

5. 桑白皮、当归各15克，桃仁、紫菀各12克，川芎、炮姜各10克，甘草、通草各6克。每日1剂，水煎服。气虚者，加党参、黄芪各15克；阳虚者，加桂枝9克；口渴者，加麦冬10克；发热者，加金银花12克。主治产后尿潴留。

【名医指导】

1. 妊娠期合理饮食，尽量不要生巨大儿，一般4千克以上的孩子就是巨大儿。

2. 分娩过程当中，在医师的指导下正确地用劲，保护会阴，防止盆底有额外的裂伤。

3. 产后及时解决小便，一般产后4小时内有意识地解一下小便，不至于膀胱充盈过度，解不出小便。

4. 产后要及早下地，不要长期的卧床休息，在室内要多走动走动，有利于体力恢复，且能使骨盆底及腹肌张力恢复，从而促进排尿。

5. 尿失禁要做缩肛运动，锻炼盆底功能，对产后尿失禁、便秘、脱肛都有一定的治疗作用。

产后尿失禁

【必备秘方】

1. 牡丹皮、白及各20克（共研细末），黄丝绢（桑蚕黄丝）12克。将丝绢放草灰水中煮沸20分钟，取出放清水中漂洗20分钟，再用清水3000毫升煎至250毫升，每晚睡前冲服药末。主治产后尿失禁。

2. 覆盆子、党参各12克，当归、黄芪、益智、桑螵蛸各10克，茯神、白芍、柏子仁各9克，炙甘草5克，升麻3克，猪尿脬1具（洗净，切片）。每日1剂，水煎，分3次食。主治气虚型产后尿失禁。

3. 黄芪20克，益母草、党参各15克，生地黄12克，乌药、金樱子、益智、当归、白术、芡实、升麻各10克，甘草6克。每日1剂，水煎2次，取液混合，早、晚分服。主治气虚血亏型产后尿失禁。

4. 炙黄芪20克，党参15克，补骨脂、金樱子、五味子、益智各12克，炒白术、当归、陈皮各9克，炙甘草6克，柴胡、升麻各4.5克。每日1剂，水煎，分2次服。主治产后尿失禁。

5. 桑螵蛸、制附子各15克，白芍、茯苓、白术、续断各12克，红参10克。每日1剂，水煎15分钟，滤出药液，加水再煎20分钟，去渣，两次煎液兑匀，分服。主治产后尿失禁。

【名医指导】

1. 做好产前保健，正确处理分娩，不到子宫口开全就不要过早的用力。会阴切开或有裂伤时，要配合医生及时修补。产后避免过早负重和使用腹压，做好产后保健操，促进盆底组织的修复。

2. 产后尿失禁发生在产后1周左右，应及时诊断和治疗。如瘘孔较小而瘘孔周围有肉芽形成补脖状，可给予补脖的中药治疗，以促进组织再生与修补，也有止血、止痛与镇静的作用。治疗期间必须绝对卧床休息，可在一定程度上减轻或消除患者的痛苦，甚至可能避免手术。

3. 盆底肌运动：仰卧在床，双脚屈膝微开7～8厘米，收紧肛门、会阴及尿道5秒钟，然后放松，心里默数5下再重做，每次运动做10次左右，同时有规律地抬高臀部离开床面，然后放下，每次也在10次左右。起初，收紧2～3秒即可，逐渐增至5秒，此动作也可站立或坐立时进行。一般产后尿失禁经由盆底肌运动后，多可在3个月内复原。若没有改善的话，应找妇产科或泌尿科医生做进一步的检查及治疗。

4. 不同产科因素对产后尿失禁的影响：剖宫产与产钳助产和阴道顺产相比具有明显的保护作用，可以显著降低产后42日内尿失禁的发生率；产钳助产、妊娠期发生尿失禁、

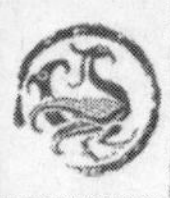

孕前高体重指数和产后出现下尿路症状可增加自娩后尿失禁发生的概率；产后尿失禁以轻度为主，加强妊娠期和产后盆底肌肉训练可以预防和治疗产后尿失禁。

5. 产后尿失禁现象虽是轻微、短暂的，但发生时难免令人尴尬。为了避免此困扰，有此困扰的妈妈最好常备卫生护垫或卫生巾，情况严重者还可使用成人纸尿裤。好的成人纸尿裤（布/垫）的外观应干净整洁，无异味，表面应无破损和污迹，不干胶无撕开痕迹。揭开无纺布面观察，其绒毛吸收层应呈现蓬松状，洁白无浸渍。当然，这些只是紧急措施，不能从根本解决尿失禁的问题，想恢复正常生活的妈妈还是应多加锻炼，或寻求医师的帮助。

产后汗症

产褥1～3日内可有少量出汗，为褥汗，属正常现象。若汗出过多或涔涔汗出、持续不止、动则益甚者称产后自汗，多由素体虚弱、产后耗气伤血、气虚腠理不密（或阴血骤虚，阳气外越，迫津外泄）而致。临床常见有气虚自汗证。若睡后遍身汗出甚至湿衣，醒来自止者，为产后盗汗。

产后自汗

【必备秘方】

1. 浮小麦30克，当归、人参各12克，炙黄芪、炒白术、牡蛎、麻黄根各9克，桂枝、甘草各6克。每日1剂，水煎2次，取液混合，早、晚分服，10日为1个疗程。虚脱、汗多者，加炮姜、熟附子各6克；口渴欲饮者，加麦冬、五味子各10克；肥胖、多汗者，加竹沥10毫升，姜汁5毫升。主治产后自汗。

2. 煅牡蛎30克，南沙参20克，炙黄芪18克，煅龙骨、生地黄、熟地黄各15克，炒白术、炒白芍、党参、酸枣仁、枸杞子、麦冬各12克，炒防风、炙甘草各6克，大枣6枚，生姜3片。每日1剂，水煎，分2次服。主治产后阴虚自汗。

3. 鲜枇杷叶、糯米各适量。将糯米用清水浸泡1夜，鲜枇杷叶去毛、洗净、浸软，以叶包糯米为粽，蒸熟食，每日1次，连服3日。主治产后气血双亏型自汗。

4. 小米50克，淡豆豉10克（捣碎），桑叶6克。水煎后2味1小时，去渣，加入小米煮成稀粥，睡前温服，每日1次，10日为1个疗程。主治产后自汗。

5. 黄芪30克，当归、白芍、柴胡、郁金、桂枝、甘草各10克，桃仁6克，大枣4枚，生姜3片。每日1剂，水煎2次，取液混合，早、晚分服。主治产后气血虚弱型自汗。

【名医指导】

1. 素体虚弱的产妇要注意休息，不宜穿过厚的衣服或盖过厚的被子。

2. 平时坚持体育锻炼，在妊娠期也要注意适当的活动和运动。增强体质可使气血通畅，为减少分娩创伤奠定基础。产后适度锻炼，不宜进行剧烈的活动。

3. 避免在高温环境中活动，以免加重出汗。

4. 暑日不可过捂，居处通风适宜。

5. 适量增加营养，并要经常调换食物品种，使营养全面平衡，以富有营养又易消化为原则。忌食肥甘油腻、辛辣刺激食物。忌用煎炸、熏烤等烹饪方法。

产后盗汗

【必备秘方】

1. 浮小麦20克，太子参、生地黄、熟地黄、玄参各15克，百合12克，麦冬10克，地骨皮、白芍、当归身各9克，甘草6克，五味子5克。每日1剂，水煎，分2次服。主治阴虚内热型产后盗汗。

2. 煅牡蛎20克，党参、生地黄各15克，南沙参、麦冬各12克，五味子、白芍、浮小麦、麻黄根各10克。每日1剂，水煎2次，取液450毫升，分3次服。主治阴虚内热型产后盗汗。

3. 吴茱萸100克，米酒700毫升。同浸泡24小时后煎至600毫升，去渣服，每次100毫升，隔日1次。主治产后盗汗。

4. 龙骨、牡蛎各20克，白芍15克，桂枝、炙甘草各10克，生姜3克，大枣5枚。

每日1剂，水煎2次，早、晚分服。主治产后盗汗。

5. 浮小麦、黑豆各100克，炙甘草15克，桂枝10克，大枣10枚。每日1剂，水煎3次，饭前分服。主治血虚型产后盗汗。

【名医指导】

1. 多补充饮水和盐分：产妇出汗多时，水分和盐分丢失很多，一定要及时补充，以免造成体内脱水和电解质紊乱。切不可惧怕出汗而减少汤汤水水的摄入，否则会影响到哺乳，甚至影响到乳腺的健康。

2. 适当增加运动：除了服用药物和食疗，爱出汗的产妇还应该适当增加运动和锻炼。四肢肌肉的运动，有助于产妇增强脾胃功能和改善循环。气虚的产妇虽然运动之后出汗增多，但不应该因此而放弃运动。只要注意出汗后及时擦干汗液，换上干爽的衣物，避免直接吹风，即可阻止外邪的侵袭。

3. 劳逸结合，起居有常，心情愉悦。产妇要调整好自己的作息时间，与宝贝同步，不要把自己搞得太累。规律的生活可使自主神经功能得到逐渐恢复，减轻异常出汗。同时，还要注意保持愉快的心情，这样也助于好转。

4. 产后出汗多需要防缺钙：据研究，每1000毫升汗液中含钙1毫克，而平时每日由汗液中丢失的钙仅15毫克，并不十分重要，但是产妇妊娠期被胎儿摄取了很多钙。为了防止出汗后低血钙，应当在生活中摄取足够的钙，含钙丰富的食物有牛奶、乳制品、绿叶蔬菜、鱼类、海产品等食物。维生素D有促进钙质吸收的作用，含维生素D丰富的食物有鱼肝油、动物肝脏、蛋黄等。增加日光照射，也可提高体内维生素D含量。

5. 异常排汗是一种外在表现的症状，绝大多数产妇出虚汗都是由于产后虚损所致，但也不排除由其他内在疾病引起，如甲亢、结核病、风湿病以及多种慢性消耗性疾病等。如果经过适当的调理，出虚汗的情况没有明显改善，就要请医师帮助找找原因了，以免耽误诊治时机。

产后出血和贫血

产后出血是指分娩24小时后至产后6周内发生的子宫大量出血。其原因主要为胎盘、胎膜残留；或胎盘附着部因感染而复旧不全；或剖宫产术后，子宫壁切口感染、坏死，伤口愈合不良，或肠线溶解，血管重新开放。此外，产妇患有子宫黏膜下肌瘤、子宫内膜炎、子宫滋养细胞肿瘤等也可引起产后出血。本病多发生在产后1～2周，也有产后6周发病者，失血过多可导致严重的贫血或休克。

产后出血

【必备秘方】

1. 当归12克，川芎6克，毛鸡蛋（即孵化未出的已长毛的鸡胚胎）3枚，食盐、味精各适量。将毛鸡蛋洗净，与当归、川芎加清水1碗，以中火烧开后改用文火煨炖1小时，加食盐及味精，食蛋饮汤。主治产妇出血过多。

2. 益母草、五灵脂、蒲黄各12克，当归、桃仁、丹参、牡丹皮、血余炭各10克，川芎6克，炮姜5克，炙甘草3克。每日1剂，水煎，分2次服。主治产后血崩。

3. 炮姜9克，陈墨1块。将墨放炭火上烧红后放醋中淬，再加开水研匀；炮姜另煎，取液与墨水混合，加红糖灌服。主治产后血崩。

4. 益母草10克，生地黄6克，黄酒200毫升。隔水蒸20分钟，饮服，每次50毫升，每日2次。主治产后出血。

5. 贯众20克。放醋中浸泡4小时，烘干、研末，每次服10克，每日2次。主治产后出血。

【名医指导】

1. 产后避免贫血，最好从妊娠期开始就预防，孕妇要注意饮食，保证在妊娠期不发生贫血。如果发生贫血，可以适当服用红枣，有助于孕妇在妊娠期能量的摄取和铁的补充。为预防或减轻贫血，在早孕阶段，就应该多吃营养丰富的食品，千万不能偏食、挑食。如果孕妇贫血特别严重的话，还是应该及时

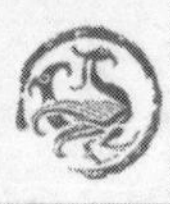

去医院就诊，防止并发症的发生。

2. 做好计划生育，避免生育过多，或多次人流、刮宫，增加出血风险。

3. 妊娠期要定期做产前检查。

4. 分娩时不要过分紧张；有高危因素者应当提前住院待产。

5. 分娩前，做好产后流血的预防及分娩时的抢救工作。

产后贫血

【必备秘方】

1. 酸醋 10 份，猪蹄、生姜各 3 份，鸡蛋 2 枚，红糖适量。将生姜去外皮、切片，置于木板上晾干。将铁锅内放入油、盐，加入生姜用文火炒至半干；将鸡蛋连壳煮熟，去壳；猪蹄去毛、煮熟，切块备用。将酸醋煮沸，加入生姜片、鸡蛋煮 15 分钟，加入红糖（至酸甜适口为度），浸渍 15～30 日，将醋煮沸，入猪蹄煮 15 分钟左右，再浸渍 5～6 日后，即可食用（猪蹄不宜过早加入，否则醋会将皮肉溶化）。主治产后血虚诸症。

2. 冰糖 50 克，龙眼肉 20 克，制何首乌 15 克，当归 6 克，大枣 9 枚。每日 1 剂，将制何首乌、当归去净灰渣，烘干、研末，大枣洗净、去核、切粒，龙眼肉剁细。净锅置中火上加清水 750 毫升、何首乌、当归末煎沸，加入龙眼肉、大枣、冰糖煮至浓稠，分 2 次服。主治产后贫血。

3. 花生米 100 克，大枣、红糖各 50 克。将大枣洗净后用温水浸泡，花生米略煮、去皮，同入小铝锅内加入煮花生米的水，以文火煮 30 分钟，捞出花生米皮，加红糖溶化收汁，产褥期常服。主治产后贫血或血常规偏低。

4. 黄芪 30 克，当归 6 克，大枣 12 枚，鸡蛋 4 枚。将鸡蛋煮熟，去壳；当归、黄芪、大枣（去核）洗净；同加水适量烧开后改用文火炖 30 分钟，调味后服，每日 1 剂。主治气血不足型产后贫血。

5. 羊肉 250 克，山药 30 克，当归、生姜各 15 克。将羊肉洗净、切块，生姜和山药洗净后切片，当归用纱布包好，同炖 1 小时，拣出药袋，调味后食用，隔日 1 剂，连服 15 剂。主治产后贫血。

【名医指导】

1. 产妇要避免贫血，最好从妊娠期开始就预防，要注意饮食，保证在妊娠期不发生贫血。如果产妇在怀孕时就检查出贫血，应该及时找医师咨询治疗。可以适当服用红枣，有助于产妇在妊娠期能量的摄取和铁的补充。为预防或减轻贫血，在早孕阶段，就应该多吃些流质或半流质食物，如猪肝汤、豆腐、水蒸蛋、蔬菜汤等，少食多餐，多吃营养丰富的食品，千万不能偏食、挑食。如果产妇的贫血特别严重，应该及时就诊，防止并发症的发生。

2. 产后贫血会使人全身乏力、食欲不振、抵抗力下降，严重时还可以引起胸闷，心慌等症状，并可能产生许多并发症，所以一旦被确诊贫血应及时治疗。轻度产后贫血是指血红蛋白在 90 克/升以上，一般可以通过饮食来加以改善；中度产后贫血是指血红蛋白在 60～90 克/升，患者除了注意改善饮食外，还需根据医师建议服用一些药物；严重的贫血，如血红蛋白低于 60 克/升，单靠饮食及药物纠正作用缓慢，常常需要少量多次输新鲜血。但是否需要输血要听从医师的意见。若输血，则需要有医护人员的监护，以免发生输血反应。

3. 产后贫血的女性，可以在饮食上多摄入一些含铁丰富的食物。据了解，猪肝、鸡肝和海带、紫菜、黄豆、黑木耳等，都具有十分丰富的铁元素，是很好的补血食品。与此同时，适于产后补血的食物还包括有金针菜、红枣、阿胶、龙眼肉、面筋、胡萝卜等。

4. 产后贫血不宜哺乳：产妇产后发生贫血时，自身的营养得不到补充，身体虚弱的时候，也会引起乳汁分泌不足，同时乳汁的含铁量减少，影响宝宝对营养成分的吸收。一般贫血严重的产妇，进行母乳喂养常使宝宝营养不良，抵抗力下降，进而引发宝宝腹泻及感染性疾病，影响宝宝体格及智力发育，对身体健康尤为不利。

5. 产后贫血不利身体恢复：分娩消耗了产妇很多能量，造成产后身体虚弱。这种情况下，如果产妇又出现贫血的话，必定会导致产褥期延长，身体恢复减慢，甚至还会使产妇抵抗力下降，发生产褥期感染、发热等疾病。产妇在产后发生贫血会导致乏力、低热、身体虚弱、头晕、指甲、嘴唇及眼皮苍白、烦躁或忧郁、昏昏欲睡等症状，贫血严重的产妇还可能发生子宫脱垂、产后内分泌紊乱、经期延长等疾病。

难　产

难产是以妊娠足月临产而胎儿不能顺利娩出为主要表现的产前类疾病，多因气虚血滞、交骨不开或胎位异常所致。其临床症状乃孕妇足月临产，腰腹阵发疼痛超过1昼夜，或胎儿脐带先露、脱垂，或手足先露，孕妇出现喘急、汗出、眼花甚至面唇青黑等症。

【必备秘方】

1. 生黄芪、菟丝子各15克，川贝母、川芎、白芍各9克，荆芥、甘草、厚朴、枳壳、羌活、大腹皮、艾叶各6克，生姜3片。每日1剂，水煎服。主治难产、胎位异常。

2. 全当归30克，川芎20克，龟甲12克（醋炙），桃仁（泥）、益母草各9克，三棱（醋煅）、莪术（醋炙）各6克，红花、血余炭、王不留行各5克。每日1剂，水煎，早、晚分服。主治难产。

3. 全当归（酒炒）、生黄芪各15克，菟丝子10克（酒泡），川贝母（去心）、白芍、天冬、荆芥穗、厚朴、艾叶（醋炒）、羌活、枳壳各6克。每日1剂，水煎服。主治难产。

4. 黄芪、全当归、红花12克，川芎、川贝母、厚朴、甘草、荆芥穗、菟丝子、枳壳、羌活各6克。每日1剂，水煎服。主治难产。

5. 当归30克，川芎24克，龟甲18克，赤芍12克，川牛膝、桑寄生、红花、桃仁各9克，香附、甘草各6克。每日1剂，水煎服。主治难产。

【名医指导】

1. 即将分娩的产妇，应该对分娩要有正确的认知。

2. 妊娠期合理饮食，尽量不要生巨大儿，一般4千克以上的孩子就是巨大儿。

3. 定期产检有助于降低或消除此种情形，是最有效且最积极的作法。

4. 分娩过程当中，在医师的指导下正确地用劲，避免临产用力过度，耗气太过，无力推送胞衣。

5. 孕妇要以一个健康及平和的心态来面对怀孕、生产这自然且宝贵的人生经验，如此一来，怀孕与生产将不再会是一件害怕的事了。

6. 高龄产妇自然分娩的难度更大，需要提前做好准备。高龄孕妇剖宫产适应证较高，通常有90%的高龄产妇选择剖宫产。高龄孕妇的骨盆比较坚硬，韧带和软产道组织弹性较小，子宫收缩力相应减弱，容易导致产程延长，甚至难产、胎儿产伤和窒息。

产后缺乳与乳汁不下

哺乳期产妇乳汁缺少称产后缺乳；乳汁甚少或全无称产后乳汁不下。乳汁的分泌与乳腺的发育、精神因素、哺乳方式及全身情况密切相关。垂体功能低下或妊娠期胎盘功能不全均影响乳腺的发育及产后乳汁分泌。产后如营养不良、精神恐惧或抑郁可直接影响丘脑下部，使垂体催乳素分泌减少而影响乳汁分泌。哺乳次数太少或乳汁不能排空，造成乳汁淤积，也将影响乳汁分泌。本病多发生在产后2～3日至半个月以内。乳汁乃气血所化生，资于冲气、赖肝气疏泄与调节，故脾胃虚弱，产后失于调摄，化源不足，致气血亏虚；或情志抑郁，肝失条达，乳络郁阻，均可导致缺乳。临床常见有气血虚弱证、肝气郁滞证。

产后缺乳

【必备秘方】

1. 王不留行、通草各15克，当归、柴胡各12克，路路通、桔梗、穿山甲、漏芦各10克，川芎6克。每日1剂，水煎2次，取液混合，早、晚分服。乳房肿硬者，加皂角刺、青皮；乳胀发热者，加蒲公英、连翘、重楼。主治产后缺乳。

2. 熟地黄、黄芪各16克，当归、王不留行各9克，路路通、漏芦各6克，炮穿山

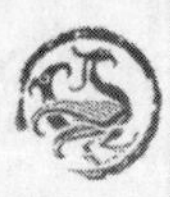

甲、通草各4.5克。每日1剂，水煎15分钟，过滤取液，加水再煎20分钟，去渣，两次滤液兑匀，早、晚分服。主治产后缺乳。

3. 黄芪40克，党参30克，生地黄、当归、麦冬各15克，炒王不留行、桔梗各10克，炮穿山甲、通草、皂角刺、漏芦、天花粉各6克。共研细末，猪蹄汤送服，每次30克（酌加红糖少许），每日2次。主治产后缺乳。

4. 党参、黄芪各20克，当归、白术、麦冬、王不留行各10克，桔梗、木通各3克。每日1剂，水煎服。气滞者，党参、黄芪减半，加柴胡、赤芍、黄芩各10克，陈皮6克。主治产后缺乳。

5. 熟地黄、生黄芪各16克。王不留行、当归各9克，路路通、漏芦、炮穿山甲、通草各6克。每日1剂，加水1500毫升煎至200毫升，反复煎3次，取液600毫升，分3次服。主治产后缺乳。

【名医指导】

1. 早期母乳有无及泌乳量多少，在很大程度上与哺乳开始的时间及泌乳反射建立的迟早有关。有人通过比较，发现产后1日内即予哺乳，产妇的泌乳量较多，哺乳期也较长。

2. 养成良好的哺乳习惯。按需哺乳，勤哺乳，一侧乳房吸空后再吸另一侧。若乳儿未吸空，应将多余乳汁挤出。

3. 要保证产妇充分的睡眠和足够的营养，但不要滋腻太过。应鼓励产妇少食多餐，多食新鲜蔬菜、水果，多饮汤水，多食催乳食品，如花生米、黄花菜、木耳、香菇等。

4. 产妇宜保持乐观、舒畅的心情，避免过度的精神刺激，以致乳汁泌泄发生异常。

5. 发现乳汁较少，要及早治疗，一般在产后15日内治疗效果较好。时间过长，乳腺腺上皮细胞萎缩，此时用药往往疗效不佳。

6. 哺乳期的妇女应多喝汤水，忌维生素及微量元素摄入不够，忌辛辣、酸涩。

产后乳汁不下

【必备秘方】

1. 瓜蒌30克，黄芪15克，王不留行12克，当归、炮穿山甲、漏芦、茜草各10克，通草、白芷各6克，葱白3寸（为引）。每日1剂，水煎服。体弱气虚者，加党参、熟地黄各15克，茯苓12克；自汗出表虚者，倍用黄芪，加地骨皮10克；肝郁偏重者，加青皮、柴胡各9克；大便秘结者，加火麻仁10克。主治乳汁不下。

2. 当归15克，王不留行、漏芦各12克，川芎、天花粉、陈皮、瓜蒌子、炮穿山甲、党参、柴胡、黄芪、鹿角霜各9克，通草、白芷、浙贝母、甘草各6克。每日1剂，水煎2次，早、晚饭后分服。主治气血两虚型产后乳汁不下。

3. 王不留行12克，当归、川芎、黄芪、丹参、穿山甲、鹿角霜各6克，白芷、甘草各3克，生虾仁8个（捣烂，冲服）。每日1剂，水煎，分2次服。主治气滞型产后乳汁不下。

4. 当归、黄芪、王不留行、通草、瞿麦、穿山甲各6克，甘草3克，猪蹄1只。每日1剂，同炖熟，分2次服（黄酒为引）。主治产后乳汁不下。

5. 生黄芪、当归各20克，川芎、漏芦、穿山甲、王不留行各10克，柴胡、通草各6克。每日1剂，水煎2次，取液混合，早、晚分服。主治产后乳汁不下。

【名医指导】

1. 母婴同室，及早开乳。一般认为，早期母乳有无及泌乳量多少，在很大程度上与哺乳开始的时间及泌乳反射建立的迟早有关。有人通过比较，发现产后1小时内即予哺乳，产妇的泌乳量较多，哺乳期也较长。

2. 养成良好的哺乳习惯：按需哺乳，勤哺乳，一侧乳房吸空后再吸另一侧。若乳儿未吸空，应将多余乳汁挤出。

3. 保证产妇充分的睡眠和足够的营养，但不要滋腻太过。应鼓励产妇少食多餐，多食新鲜蔬菜、水果，多饮汤水，多食催乳食品，如花生米、黄花菜、木耳、香菇等。

4. 产妇宜保持乐观、舒畅的心情，避免过度的精神刺激，以致乳汁泌泄发生异常。

5. 发现乳汁较少，要及早治疗，一般在产后15日内治疗效果较好。时间过长，乳腺腺上皮细胞萎缩，此时用药往往疗效不佳。

6. 鼓励乳母，使其对母乳喂养充满信心，情绪乐观，即使奶量少，也要坚持按需喂奶；同时取得家庭成员的支持；饮食起居安排得当，不要过度劳累。同时配合中西药物或针灸外关、少泽、足三里、合谷及艾灸膻中穴等治疗。

溢乳症与断乳

溢乳症是指非妊娠期与哺乳期妇女体内血清催乳素水平增高所引起的内分泌失调。其病因主要为催乳素水平升高，通过反馈抑制下丘脑促性腺激素释放激素的分泌，致使垂体促性腺激素水平下降，从而影响卵巢功能，出现溢乳、月经失调及生殖器官萎缩等。哺乳期乳汁不经婴儿吸吮而自然流出者称乳汁自出，又称漏乳或乳汁自涌。乳汁充足之孕妇，当乳房满时有少量溢乳；或值哺乳时间，欲授乳而乳汁自出；或断乳之初，乳汁时有漏出者，均不属溢乳症之列。本病主要因脾胃虚弱，阳明胃气不固而致；或情志不畅，肝经郁热，肝之疏泄太过所致。临床常见有气虚证、肝经郁热证。断乳（又称回乳）是指哺乳期母亲因病不能继续哺乳或婴儿已超过哺乳期无须哺乳者所采取的措施。

溢乳症

【必备秘方】

1. 墨旱莲15克，当归12克，柴胡、白芍、炒白术、茯苓、生栀子各9克。每日1剂，水煎2次，取液混合，早、晚分服，15日为1个疗程。乳腺囊性增生，加菟丝子、淫羊藿、锁阳各12克；大导管乳头瘤，加白花蛇舌草30克，急性子9克，黄药子12克（有肝病者禁用）；溢乳色淡红，加薏苡仁15克，泽泻9克。主治溢乳症。

2. 川贝母、桃仁各9克，川芎6克。每日1剂，水煎，分2次服，20日为1个疗程。腰痛、足跟痛者，加杜仲、续断、骨碎补；口干、咽燥者，加麦冬、知母；五心烦热者，加知母、生地黄；有经前征兆者，加红花、益母草。主治精神药物性溢乳症。

3. 生地黄15克，黄芪、党参、牛膝、泽泻各12克，女贞子、墨旱莲、赤芍、白芍、牡丹皮、川楝子、白术、当归、丹参各10克。每日1剂，水煎，分2次服。主治溢乳症。

4. 牡蛎20克（包煎），黄芪、莲子各15克，人参、当归、五味子、白术各10克，陈皮6克，炙甘草5克，升麻、柴胡各3克。每日1剂，水煎，分2次服（或作丸剂，每服10克，每日3次）。主治溢乳症。

5. 熟地黄、山药、黄芪各30克，党参、菟丝子、女贞子各20克，白芍、五味子各15克，山茱萸10克，炙甘草9克，远志5克。每日1剂，水煎，分2次服。主治产后失血过多所致溢乳症。

【名医指导】

1. 患有溢乳症的女性应及时去医院作详细的检查，如溢液涂片、空腹抽血查催乳素，甚至乳腺钼靶，已明确病因，对症治疗。

2. 溢乳如果带血或完全是血性的，就要警惕乳腺癌的可能。

3. 产后连续多次人工流产，长期服用镇静药、安眠药者，有肺结核或肠结核在治疗中长期服用抗结核药者，婚后女性因带环不适，需要长期口服避孕药者等均会导致溢乳，须引起警惕。

4. 一般孩子到10个月时断乳最合适，最迟不超过1周岁。因为母乳的营养虽然丰富，但是随着孩子的生长发育对营养的要求也起了变化。同时，母乳的质量也逐渐下降，单靠母乳的营养已经不能满足孩子生长发育的需要。

5. 断乳须循序渐进，自然过渡。断奶的时间和方式取决于很多因素，每个妈妈和宝宝对断奶的感受各不相同，选择的方式也因人而异。

其他产后病症

本节内容为产后休克、产后感冒、产后风湿性关节炎、产后肥胖症，各病症的临床特点从略。

产后休克

【必备秘方】

1. 人参60克，黄芪、丹参、煅龙骨各30克，当归15克，荆芥炭10克，川芎6克。每日1剂，水煎2次，取液混合，早、晚分

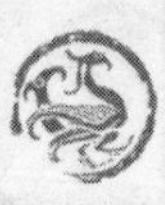

服。小腹胀痛者，加红花、赤芍、桃仁；血热妄行者，加蒲黄炭；重者配合针灸百会、关元穴。主治产后休克。

2. 熟地黄、酸枣仁各15克，当归、龙眼肉各12克，人参、黄芪、白术、阿胶（烊化）各9克，木香、炙甘草各6克，远志3克。每日1剂，水煎2次，取液混合，早、晚分服。主治创伤性产后休克。

3. 丹参24克，桃仁、红花、川芎、泽兰、荆芥、人参各9克。每日1剂，水煎，分2次服。出血者，加三七、阿胶；痒疹者，加地肤子、蝉蜕；咳喘者，加葶苈子。主治血瘀气脱型产后休克。

4. 当归9克，天麻、木香、赤芍、荆芥、红花、熟地黄各6克。每日1剂，水煎15分钟，滤出药液，加水再煎20分钟，去渣，两次煎液兑匀，分服。主治产后休克。

5. 茯苓、茯神、菊花各12克，天麻、白术各10克，黄芩、枳壳、竹沥、半夏、竹茹、陈皮各9克，甘草6克。每日1剂，水煎，分2次服。主治痰湿内阻型产后休克。

【名医指导】

1. 产后休克的发生是由于在分娩活动中受到某些因素的强烈刺激，使产妇的中枢神经由过度兴奋状态转为抑制状态，引起全身调节机制发生障碍所致。中医认为，是因产时用力过度、下血过多、过度疼痛、营养不良、寒冷刺激、瘀血内攻、羊水栓塞等因素而引起。

2. 休克的治疗和预防原则：尽快除去导致休克病因，补充血容量，纠正微循环，增进心功能，恢复正常代谢。

3. 病因治疗：控制并消除出血因素、及时补充血容量。

(1) 子宫破裂：出血＋创伤，补充血容量同时手术。

(2) 感染性：大量抗生素、感染病灶清除、引流。

(3) 心源性：强心药。

(4) 羊水栓塞：大量激素、升压药、利尿、改善肺循环。

4. 准确及时处理产科并发症，预防感染。

5. 对于休克患者一定要注意，在用担架抬往救治处时，患者的头部应靠近后面的抬担架者。这样便于对休克者随时密切观察，以应对病情恶化。

产后感冒

【必备秘方】

1. 黄芪100克，龙骨、牡蛎各30克，当归20克，人参15克。每日1剂，水煎5分钟，滤出药液，加水再煎20分钟，去渣，两次煎液兑匀，分服。主治产后感冒。

2. 白花蛇舌草、荆芥穗、金银花、防风、川芎、白芷、当归、党参、柴胡、薄荷、桂枝、生姜各10克。每日1剂，水煎服。主治产后感冒。

3. 穿山龙15克，当归、威灵仙各9克，川芎、羌活、独活、防风各6克。每日1剂，水煎服。主治产后感冒。

4. 黑豆100克，葱白6根。将黑豆炒至有烟味，与葱及黄酒50毫升同水煎，去渣顿服（取汁）。主治产后感冒。

5. 谷子100克（炒黄）。水煎，去渣，顿服，每日1～2剂。主治产后感冒。

【名医指导】

1. 为了防止感冒，必须抵御风寒。产妇穿衣要适当，不要穿得过少也不要穿得过多，更不要一会儿穿一会儿脱，造成身体对外界的抵抗力的降低。不要夜间又踢开被子，造成汗后受寒。

2. 不要接触感冒患者，以免被传染，卧室要通风，保持室内空气新鲜。养成卫生习惯。不同感冒的患者握手，勤洗手、勤换手帕，改掉用手摸鼻、眼的习惯。

3. 流感流行期间，可对房间进行消毒。每立方米空间用5～10毫升食醋加等量水加热蒸发。此法简便易行，可预防感冒。

4. 科学使用空调。不要贪一时舒服而忽视了自身的健康，尽量少用、不用空调。

5. 讲究吃的学问。合理搭配饮食，少吃油炸、盐制食品、戒烟限酒，特别是在炎热的夏季，可以预防感冒。

6. 保持良好心态。心胸豁达、情绪乐观是预防感冒的有效方法。

7. 严禁滥用药物。可在医生指导下服用一些毒副作用轻微的中成药，如板蓝根、银翘等。

产后风湿性关节炎

【必备秘方】

1. 白芍（酒炒）、生姜各20克，党参、桂枝各15克，甘草10克，大枣5枚。每日1剂，水煎，分2次服。肢体肿胀、疼痛剧烈者，加牛膝、杜仲各10克，细辛3克；腰膝酸痛者，加木瓜、牛膝各15克；手足拘挛者，加当归、钩藤、牛膝各10克；肢体麻木者，加黄芪25克，地龙6克。主治产后关节痛。

2. 薏苡仁30克，党参、炙黄芪、当归、白芍、葛根各20克，鸡血藤15克，威灵仙、桂枝、防风、炙甘草各10克，大枣5枚。每日1剂，水煎，分3次服，连服5剂为1个疗程（服药期间注意保暖）。主治气血瘀阻型产后关节痛。

3. 鸡血藤30克，木瓜、石斛、地龙各15克，茯苓12克，黄连、竹茹、当归、枳实、制半夏各10克，陈皮6克，大黄5克，甘草3克。每日1剂，水煎2次，取液混合，早、晚分服。主治产后下肢关节痛。

4. 蜂蜜25克（兑服），黄芪15克，白芍、川芎、当归、茯苓各12克，乌头、麻黄、白术、炙甘草各10克。每日1剂，水煎，分2次服。主治产后急性风湿性关节炎。

5. 熟地黄、黄芪、羌活各15克，当归、炒白芍各12克，桂枝8克，川芎6克，蜈蚣1条。每日1剂，水煎2次，取液混合，早、晚分服。主治产后关节痛。

【名医指导】

1. 颈部疼痛：平时可在椅子上坐稳，上半身固定，以360°轻柔、缓慢地活动头、颈部。避免长时间低头。避免半倚在床沿和沙发扶手上。枕头宜低且柔软。避免颈部吹风、受凉。

2. 肩部疼痛：用手指指揉痛点或手掌掌揉疼痛区域进行治疗，以局部酸胀或温热为度。可以配合用热毛巾或布包热水袋做局部热敷治疗，温度不宜过高以防烫伤皮肤。还可适当做摇肩锻炼。

3. 手部疼痛：抱孩子过度活动和劳累所致；受凉，尤其是劳作后立即接触凉水。热水泡浴后用指揉法治疗，1～3分钟。平时可以适当活动手指和手腕部。

4. 臂部疼痛：用另一只手拇指指揉曲池穴。若疼痛范围比较大，可以用手掌进行掌揉，3～5分钟。平时不要过于劳累，并注意保暖。可配合做肘部外展、外旋锻炼。

5. 背腰部疼痛：双手掌心贴于两侧腰肌上，掌擦腰肌，感觉微烫即可。此法亦可自己操作，操作时可用少许粉或油涂在皮肤上，不要擦破皮肤。平时可做扩胸运动缓解背部疼痛；做弯腰、晃腰运动缓解腰部疼痛。睡觉时使用硬板床，并注意腰部保暖。适当、适量运动和锻炼。

产后肥胖症

【必备秘方】

1. 白芍、乌梅、茯苓、荷叶、泽泻各10克，柴胡6克。每日1剂，水煎，分2次服，1个月为1个疗程。闭经者，加益母草30克，当归10克，香附6克；白带多者，加苍术10克，黄柏6克；心烦易怒者，加牡丹皮10克，炒栀子6克。主治产后肥胖症。

2. 川芎、红花各12克，生大黄、生蒲黄、乳香各10克。每日1剂，水煎2次，早、晚饭前分服，15剂为1个疗程。气短乏力者，加党参、黄芪；小便不利者，加车前草、猪苓；腰膝酸软者，加枸杞子、女贞子。主治产后气滞血瘀型肥胖症。

3. 海藻60克，薏苡仁、夏枯草各30克，生山楂、茵陈各20克，木贼、瓜蒌皮各15克，柴胡3克。每日1剂，水煎，早、晚饭前分服，4个月为1个疗程。主治产后肥胖症。

4. 熟地黄、黄芪、生石膏（先煎）各30克，白芍、太子参、麦冬各15克，当归、淡竹叶、黄芩、半夏各12克，川芎、甘草各6克。每日1剂，水煎，分2次服，1个月为1个疗程。主治产后脾湿痰浊型肥胖症。

5. 防风、薏苡仁、决明子、茯苓、泽泻各15克，白术、荷叶各12克，陈皮10克。

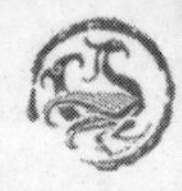

每日1剂，水煎2次，早、晚分服，15日为1个疗程。痰多者，加苦杏仁、枇杷叶；头痛者，加菊花。主治产后脾湿痰浊型肥胖症。

【名医指导】

1. 控制好妊娠期的体重：在妊娠期时维持标准体重，产后才能轻松减重。基本上以初次怀孕的妇女而言，整个妊娠期体重平均增12～15千克即可；第2胎以上的妇女，平均增加10～12千克即可。

2. 产后的饮食摄取以低脂肪、高蛋白食物为主：产后的体重恢复需要尽量摄取低脂肪、高蛋白的食物，如去皮鸡肉、牛肉、猪瘦肉、鱼、鲍鱼、海参等。另外，要配合月子料理及药膳服用。

3. 产后1个月后，只要进食维持体能消耗的热量，加上一定的运动，会很好的帮助瘦身。如果哺喂母乳的话，瘦身效果会更快，但是哺乳期不建议刻意瘦身，对宝宝等都不好的。

4. 不管有多难受，记得生产过后一定要绑收腹带、骨盆带，这也是医生一定会给你的建议，最好连睡觉的时候都不例外。这样可以预防内脏下垂和皮肤松弛，还可以淡化妊娠纹。如果你不想将来肚子上有一圈轮胎，记得一定要绑腹带，将下垂的腹部完全提起、塑形。但是需要注意的是不能过于捆裹挤压，不仅不舒服，还会影响血液循环；产后收胃也是非常错误的，胃肠受挤压，会直接影响胃肠功能的，产后只需要收腹矫正骨盆就行了；不要随意跟风，一定要多了解、多看，充分了解收腹带、产后收腹带、骨盆矫正带、产后护理等相关知识后再正确购买，以免错过了生理恢复最佳时机。

5. 切忌急功近利心态和懒惰好逸心态的交替。产后健身的信念一旦树立，不要轻易打破自己的心理防线，不可“放纵”。一方面不能半途而废，偶尔贪吃贪睡；另一方面也不要急于成功，有时候扎进健身房一呆就是几小时。要心态平和地面对产后减肥。

女性不孕症

夫妇同居2年未采用避孕措施而未曾妊娠者称不孕症，分为原发不孕与继发不孕、相对不孕与绝对不孕。夫妇任何一方有问题即可造成不孕，其中女方原因包括营养不良、精神紧张、甲状腺或肾上腺疾病影响下丘脑-垂体-卵巢轴，或其本身功能原发不健全、卵巢发育不全或功能衰竭导致排卵障碍；生殖道不通畅或严重的炎症干扰卵子和精子的结合；幼稚子宫，子宫内膜分泌功能不良，或粘连或炎症等影响受精卵的着床；女性生殖道产生抗精子抗体等免疫因素及性生活失调也可导致不孕。本病是妇科常见病之一，其发病率约占育龄妇女的10%。原发不孕中医称“无子”、“全不产”、“绝嗣”、“无嗣”；继发不孕称“断续”、“断绪”。多因先天肾气不足，或情怀不畅，或饮食调摄失宜，或感受外邪，致冲任病变，胞宫不能摄精成孕。临床常见有肾阴虚证、肾阳虚证、血虚证、肝郁证、宫寒证、痰湿证、血瘀证。

【必备秘方】

1. 菟丝子25克，当归18克，肉苁蓉、蛇床子、益母草、山茱萸、补骨脂、桑寄生、泽泻、覆盆子各15克，赤芍、泽兰各12克，川芎、红花、丹参各10克。每日1剂，水煎，经期第1日开始服，连服18日为1个疗程，连服2～3个疗程。肾阳虚者，去红花、赤芍，加鹿角霜15克，巴戟天10克；肾阴虚者，去补骨脂，加生地黄、何首乌、女贞子各12克；脾虚者，去赤芍、泽兰，加党参、白术、枸杞子、鸡血藤各12克；肝郁者，去肉苁蓉、补骨脂，加制香附、郁金各12克，天花粉6克；宫寒者，去泽兰、红花，加肉桂、巴戟天、乌药各10克；血热者，去肉苁蓉、补骨脂，加栀子15克，牡丹皮10克；瘀血者，去补骨脂、蛇床子，加延胡索、制土鳖虫各12克；气滞者，去肉苁蓉，加莪术、薤白各10克，木香6克；血虚者，去红花、赤芍，加枸杞子、阿胶、黄精各12克；痰湿者，去补骨脂、蛇床子，加茯苓20克，紫石英15克，天南星、天花粉、天竺黄各10克。主治不孕症。

2. 熟地黄60克，地骨皮30克，牡丹皮、南沙参、麦冬、玄参各15克，白术、陈皮各9克，石斛6克，五味子3克。每日1

剂，水煎，分2次服。服时以药汁冲服猪花肠末15克（即取猪之子宫1具，洗净焙干研末）。当月经之期、色、量均正常停服汤剂，继用猪花肠末，每日早、晚各以温开水冲服15克。主治胞宫奇小不孕。

3. 蒲公英20克，桃仁、茯苓、莪术各15克，赤芍、牡丹皮各12克，桂枝6克，甘草3克。经净后每日1剂，水煎服，连服10～12剂为1个疗程（经前1周至经期停服）。主治输卵管炎或盆腔子宫内膜异位症、小型子宫肌瘤等所致之不孕症。

4. 夏枯草、粉萆薢、冰球子各15克，皂角刺、昆布各12克，穿山甲、浙贝母、赤芍、延胡索各9克。每日1剂，水煎，分2次服，1个月为1个疗程。肾旧虚型，加淫羊藿12克，胡芦巴、鹿角霜各9克；肾阴虚型，加女贞子15克，熟地黄12克；黄体水平低下者，加龟甲、肉苁蓉各12克。主治卵巢囊肿所致不孕。

5. 菟丝子25克，当归18克，蛇床子、益母草、肉苁蓉、山茱萸、补骨脂、桑寄生、泽泻、覆盆子各15克，赤芍、泽兰各12克，川芎、丹参、红花各10克。月经来潮起每日1剂，水煎，分2次服，连服18剂为1个疗程。主治幼稚子宫、输卵管不通、子宫内膜炎、卵巢囊肿所致不孕。

【名医指导】

1. 月经初潮莫忧虑：有些缺乏生理知识的少女对此都感到害羞，并由此背上思想包袱，每逢经期忧心忡忡，甚至食不下、卧不眠。长此以往，就会发生“气滞”，气滞则血瘀、血瘀就会损伤胞系细胞系受损，婚后则不孕。因此少女月经初潮时，应注意了解这方面的生理知识及处理方法，这样就会消除顾虑，婚后自然容易受孕。

2. 讲究经期卫生：在精神上要保持乐观舒畅；在身体上要注意适当休息避免劳累；在饮食上宜温热，忌寒凉；在起居上宜规律、舒适，忌坐卧湿地或冒雨涉水。另外，月经期内裤和卫生纸要勤换，全身淋浴不宜过频，以免着凉感冒。

3. 月经不调应早治：月经不调是指经期、经色、经量发生变化或发生闭经、痛经、崩漏等，不孕妇女大都不同程度地存在着这些现象。因此，可以说月经不调是难以受孕的信号。少女患月经不调的原因比较单纯，治疗比较容易。所以少女患月经不调时，要及早治疗，争取一次治好莫留后患。

4. 月经迟来要晚婚：有的少女月经初潮时间较晚，直到18～20岁以后才见月经，并且量少色淡、质稀。这说明生殖系统的功能比较低下，婚后不但不能怀孕，而且月经情况每况愈下，直到闭经或并发其他病症。因此，凡是月经迟来、发育比较迟缓的少女应认真锻炼，适当辅以药物调理。

女性与计划生育有关的疾病

本节内容为放环术后并发症、输卵管术后并发症，各病症的临床特点从略。

放环术后并发症

【必备秘方】

1. 煅龙骨、牡蛎各50克，山茱萸、苎麻根（先煎，代水）各30克，炒白芍15克，补骨脂、赤石脂、海螵蛸、阿胶、茜草各12克，荆芥炭5克。每日1剂，水煎，分2次服，5日为1个疗程。阳虚宫寒者，加地骨皮12克，女贞子10克，炮姜、炒艾叶各5克；瘀血内滞者，加酒大黄9克，三七粉3克（分次吞服）；热毒内侵者，加土茯苓30克，地榆15克。主治上环后阴道不规则出血。

2. 当归、炒蒲黄、牛膝、益母草各12克，炒五灵脂、柴胡、赤芍、桃仁各10克，川芎9克，枳壳8克，甘草6克。每日1剂，水煎，分2次服。小腹疼痛伴发热者，加白花蛇舌草、鱼腥草、白英各15克；赤白带下者，加樗白皮、鸡冠花各15克；阴道流血伴腰痛者，加炒杜仲、阿胶、茜草各12克。主治人工流产术后子宫出血。

3. 益母草45克，丹参24克，炮穿山甲、当归、炒香附各15克，蚕蜕、桃仁、牛膝、川芎各12克，红花5克，麝香0.25克（冲服）。每日1剂，水煎2次，早、晚分服，20剂为1个疗程，经期间歇5日后续服。主治人工流产术后闭经。

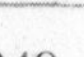

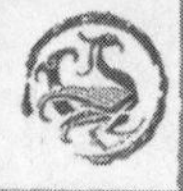

4. 党参30克，黄芪、菟丝子、当归各20克，白术15克，川芎12克，香附、路路通、续断、补骨脂各9克，柴胡、牛膝各6克。经净后每日1剂，水煎2次，早、晚分服，连服3剂。主治人工流产术后月经稀发。

5. 牡蛎、山药、海螵蛸各30克，仙鹤草、茜草、炒白芍、生地黄炭各15克，远志、香附、地榆炭、甘草各10克，三七粉6克（吞服）。每日1剂，水煎2次，早、晚分服。主治上环后子宫出血。

【名医指导】

1. 上环的最佳时间是月经干净后3～7日，人工流产或引产后可考虑当时放环，产后42日之内部分子宫复旧好的妇女也可放环。但一般产后3个月放环，剖宫产后半年放环。

2. 上环后可能有少量阴道流血及下腹部不适，3个月内可能月经不太正常，这不是异常情况，无须治疗。如流血较多，下腹剧痛就应到上环的单位找医师看看，是否需要治疗或处理。术后要注意卫生，不能盆浴，半个月内不能同房，以免感染发炎，术后1周内避免重体力劳动，注意观察有无环脱出。

3. 上环禁忌证：患有严重的全身慢性疾患，如心力衰竭、重度贫血及各种疾病的急性阶段；月经过多、过频或有不规则阴道出血等月经不调的人不宜上环。否则无法辨别哪些是疾病症状，哪些是节育器带来的副作用，而且放节育器也可能使症状加重；生殖器官炎症，如急性盆腔炎、阴道炎、重度宫颈糜烂；子宫位置异常如Ⅱ～Ⅲ度子宫脱垂；子宫颈口过度松弛或重度陈旧性宫颈裂伤；生殖器患有肿瘤的患者，应待治愈后根据情况选择避孕法。

4. 感染多由于操作不当或放置后未注意卫生引起，所以操作过程中要严格遵守无菌原则。一旦合并感染，积极给予抗炎治疗。定期随诊，确保健康，并提高节育效果。

5. 多数和手术者的技术熟练程度、选用节育器的大小及制作的材料有关。受试者宫口过松、体力劳动过强、过大及放置节育器后月经过多也易造成节育器脱落。节育器未放置到宫底或节育器过小，位于子宫腔的下方或一侧，节育器异位及子宫畸形，哺乳期放置均可导致带器妊娠。若多次脱落或带器妊娠应劝其改用其他避孕方法。

输卵管术后并发症

【必备秘方】

1. 桑寄生18克，党参、生地黄各15克，茯苓、当归各12克，淫羊藿、枸杞子各10克，白芍、防风、秦艽、牛膝、杜仲、独活各9克，川芎、桃仁、红花、甘草各6克，细辛、桂心各3克。每日1剂，水煎2次，早、晚分服，5剂为1个疗程，每疗程间隔5日。主治输卵管术后痛性结节。

2. 鸡血藤、炙龟甲各15～30克，丹参、熟地黄各15～20克，菟丝子，山茱萸、女贞子、佛手各10～15克，三七5～10克，炮穿山甲5～8克。每日1剂，水煎服，经前7～10日连服10剂。主治输卵管结扎术后月经失调。

3. 黄芪、丹参各30克，滑石20克，通草、车前子（包煎）各15克，白术、陈皮各12克，当归、党参各10克，升麻、柴胡、甘草各6克。每日1剂，水煎，分2次服。主治输卵管术后尿闭。

4. 生黄芪60克，党参、金樱子各30克，桑螵蛸18克，白术、益智各15克，当归、柴胡、升麻、陈皮各10克，甘草6克。每日1剂，水煎2次，早、晚分服。主治输卵管术后尿失禁。

5. 甘草15克，香附12克，当归、赤芍、牛膝各9克，川芎、延胡索、红花、生桃仁各6克，肉桂3克。每日1剂，水煎服。主治输卵管结扎后腹痛。

【名医指导】

1. 注意保证充足的营养摄入：一般来说，首先要满足蛋白质的需要，其次是补充适当的糖分、脂肪、维生素与无机盐。受术者可根据各人的具体情况食用，切忌偏食。不宜吃过多的甜食，容易影响食欲，进而影响蛋白质的摄入，对组织修复、伤口愈合及体力恢复都可能产生不良影响。况且吃甜食过多，糖类会很快进入血液，引起胰岛素分泌增加，有诱发糖尿病的可能。

2. 结扎术后不滥用补药：有的人怕手术

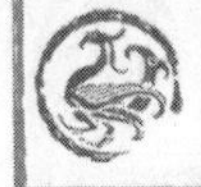

后身体虚弱，就吃人参来补养，也有人把黄芪、党参、当归、三七、阿胶之类的中药同鸡肉、猪肉甚至狗肉同煮，结果口腔起疱，黏膜溃烂，鼻孔出血，反而不利于康复。

3. 消除过度紧张的心理状态：结扎前后要保持心情愉快，避免过度劳累。术后要卧床休息1～2日。这样有利于伤口愈合，预防感染。术后3～4日，可逐步恢复室内活动。

4. 强化无菌操作观念，术前的必要检查，掌握手术的适应证和禁忌证，与术者的沟通，术中的仔细检查、认真操作，术后的细心护理是减少输卵管结扎术后并发症发生的关键。并且对于并发症预防比治疗更加重要，而治疗也是要抓住要点进行处理的。

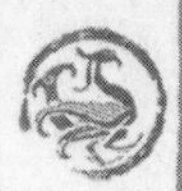

第十六章　男科疾病

勃起功能障碍

勃起功能障碍中医称“阳痿”，是指阴茎不能勃起，或硬度不足，无法插入阴道进行性交，且连续性交失败率越过25%者。据国外性诊疗所的统计，本病占全部男性性功能障碍的37%～42%。

【必备秘方】

1. 熟地黄20克，炙黄芪18克，巴戟天、阳起石（打碎，先煎）各15克，肉苁蓉、枸杞子、鹿角胶（烊化）、龟甲胶（烊化）各12克，淫羊藿、益智（打碎）各9克。每日1剂，加水800毫升煎至250～300毫升，分2～3次饭前服。或浸酒服，则取2剂加三花酒3000毫升，密闭浸泡15日，即可服用。每日2次，每次30～40毫升，2个月为1个疗程。腰痛甚者，加杜仲12克，菟丝子10克；肾阳虚明显者，鹿角胶加倍量，或以鹿茸3～4.5克易鹿角胶；兼血虚者，加何首乌12～15克，当归12克；气虚者，加山药15克，党参12克；浸酒服者，加狗鞭1～2条，麻雀（去毛及内脏焙干入药）2～4只。主治阳痿。

2. 制何首乌40克，熟地黄20～40克，阳起石15～30克（包煎），枸杞子20克，山药15克，淫羊藿5～10克，麻黄1～3克，黄狗肾粉1克（睡前吞服）。每日1剂，水煎15分钟，过滤取液，加水再煎20分钟，去渣，两次滤液兑匀，早、晚分服。腰痛膝软者，加杜仲、黄精各15克；失眠者，加炒酸枣仁15克，远志12克；形寒肢冷者，加炙附子、干姜各10克，肉桂5克；气怯、乏力、自汗者，加党参、黄芪、山茱萸各15克；头晕胀痛者，加菊花12克，生白芍10克；睾丸潮湿、发凉，加巴戟天、菟丝子各15克；若服药8剂效果不明显者，每晚临睡前黄狗肾粉增服至2克。服药期间禁房事，忌烟酒，忌食辛辣刺激性食物。主治阳痿。

3. 熟地黄、阳起石、巴戟天、淫羊藿、肉苁蓉、覆盆子各90克，生黄芪、当归、白芍、麦冬、枸杞子、柏子仁、石菖蒲、鹿衔草、鸡内金各80克，海龙3条，韭菜子、九香虫、蜈蚣、甘草各30克。将淫羊藿（羊脂炙）、鹿衔草（温水洗净）、阳起石（煅透，白酒淬碎）、海龙（白酒浸1～2小时，炭火烤黄）与其他药晒干，研细末，饮前温开水送服，每次3～6克，每日3次。主治肾虚型阳痿。

4. 菟丝子、枸杞子、当归、生白芍各15克，炙刺猬皮12克，淫羊藿、仙茅各10克，五味子6克，蜈蚣2条。每日1剂，水煎服，半个月为1个疗程。肾阴虚者，加生地黄、龟甲、鳖甲各15克；命门火衰者，加附子、肉苁蓉、鹿角片、巴戟天各10克；脾肾气虚者，加生黄芪、山药、炒白术各15克；肝郁气滞者，加柴胡、郁金、枳壳各10克；湿热下注者，加生地黄、龙胆、牡丹皮、栀子各10克；心神不宁者，加麦冬、酸枣仁、龙骨、牡蛎各12克。主治肝肾亏虚型阳痿。

5. 鹿肉250克，人参、黄芪、芡实、枸杞子、白术、茯苓、熟地黄、肉苁蓉、白芍、益智、仙茅、泽泻、酸枣仁、山药、远志、当归、菟丝子、牛膝、淫羊藿各6～9克，肉桂、生姜各3克，葱、胡椒面、食盐各适量。将鹿肉去筋膜、洗净，入沸水泡后切块，把骨头拍破待用；上药用袋装好（扎口），与鹿肉、鹿骨放入锅内，加适量水及葱、姜、胡

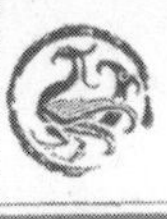

椒面、食盐，以武火烧沸，去泡沫，改用文火煨 3 小时。分餐服食。主治命门火衰型阳痿。

【名医指导】

1. 切勿恣情纵欲，贪色无度。

2. 普及性知识教育，正确对待性的自然生理功能，减轻对房事的焦虑心理，消除不必要的思想顾虑，避免精神性勃起功能障碍的发生。

3. 避免服用或停止服用可能引起（或经查证确能引起）勃起功能障碍的药物。

4. 避免各种类型的性刺激，停止性生活一段时间，以保证性中枢和性器官得以调节和休息，有利于意志的调节和疾病的康复。

5. 积极治疗可能引起勃起功能障碍的各种疾病。夫妻双方都有责任，女方要体贴，谅解男方，切不可指责或轻视男方，使患者在谅解、理解的基础上增强信心，以有益于精神调养，可以促进海绵体血液循环。

6. 当出现勃起功能障碍时，应向医师介绍全部疾病及其发展变化的情况，以有助于早期治疗，切忌隐瞒病情。

7. 情绪要开朗，清心寡欲，注意生活调摄，加强身体锻炼，以增强体质，提高抗病能力。勃起功能障碍一旦发生，男女双方都应正确对待，认真查清病因，积极治疗。

早 泄

性交过程中射精过早称早泄。早泄是男子性功能障碍中最常见的一种症状，也是对正常性功能误解最多的一个问题。临床所见绝大多数为心因性，受大脑病理性兴奋或脊髓中枢兴奋增强影响；少数为器质性疾病引起。临床表现为：一有同房意愿（或念头）马上射精；准备同房或刚刚开始同房即射精；同房不到半分钟即射精。

【必备秘方】

1. 党参、山药、淫羊藿各 15 克，白术、女贞子、枸杞子、桑寄生、补骨脂、车前子（包）各 10 克，山茱萸、鹿角胶各 9 克，陈皮、茯苓、仙茅各 6 克，五味子 4.5 克，每日 1 剂，水煎，分 2 次温服；晨起时用淡盐水送服全鹿丸 10 克，每晚睡前服河车大造丸 15 克。服药期间多食精肉，1 个月不同房。主治早泄。

2. 珍珠母 15 克，生地黄 12 克，金樱子 10 克，龙胆、栀子、柴胡、金铃子、当归各 9 克，甘草、黄连、车前子（包煎）各 5 克。每日 1 剂，水煎，分 2 次服。主治肝经湿热型早泄。

3. 熟地黄 15 克，枸杞子、菟丝子各 12 克，肉苁蓉、当归、杜仲、牛膝、五味子、益智、覆盆子各 10 克，炒刺猬皮 6 克（研末，冲服）。每日 1 剂，水煎，分 2 次服，15 日为 1 个疗程。主治肾阳虚衰型早泄。

4. 金樱子 500 克，党参、续断、淫羊藿、蛇床子各 50 克，白酒 2500 毫升。同密封浸泡半个月（可浸白酒 2～3 次），每日早、晚各服 25 毫升，连用 10 日为 1 个疗程。主治早泄。

5. 枸杞子、巴戟天、肉苁蓉、金樱子、芡实、淫羊藿各 50 克，仙茅 25 克，鸡内金 20 克。共为细末、炼蜜为丸（每丸重 9 克），每日服 2～3 次，每次服 1 丸，连服 30 日为 1 个疗程。主治肾虚型早泄及不育。

【名医指导】

1. 如果想远离早泄，男性朋友首先要戒酒，避免辛辣刺激。多食海鲜、豆制品、鱼虾等助阳填精食品，增强体质。

2. 避免手淫，节制房事，有利于防治早泄。

3. 一定要注意不能在疲劳后进行性交，也不要勉强性交，这是防治早泄最忌讳的。

4. 积极地参加户外的体育锻炼，特别是气功的修炼，主要是可以提高身体和心理的素质，增强意念的控制能力，跑步、游泳都是不错的选择。

5. 调整自己的情绪，消除因为担心女方会怀孕，或者是担心自己的性器官太小、性能力不够等而引起的紧张、自卑与恐惧的心理。性生活时要放松。

6. 积极治疗可能引起早泄的各种器质性疾病，从根本上避免早泄的发生。先治疗疾病，再攻克早泄，将其复发的可能性降为零。

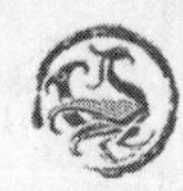

遗 精

遗精泛指非性交或无手淫状态下发生的射精，常见于夜间睡眠时。中医认为，有梦而遗称遗精，无梦而遗称滑精。据统计，80%以上青春期未婚男性青年均有遗精，纯属生理现象。除正常遗精外，也有一小部分遗精次数增加并伴随某些性功能改变及神经精神症状者，属病理现象。

【必备秘方】

1. 制何首乌 50 克，党参 25 克，黄芪、生杜仲（淡盐水炒至焦黄）、续断（淡盐水炒至焦黄）各 20 克，山药（用麸皮炒黄）、生蒺藜（炒至焦黄）、附子（先煎 1 小时）、巴戟天（淡盐水炒黄微黑）各 15 克，黄精（黄酒蒸）10 克，当归身、炒白术、肉桂（吞服）各 9 克，炙甘草 6 克。每日 1 剂，水煎，分 2 次服。主治遗精。

2. 炙龟甲 18 克，生牡蛎、菟丝子各 12 克，牡丹皮、茯苓、鹿角胶（蛤粉炒）、熟地黄、石莲子各 9 克，炒白芍、益智（盐水炒）、炒山药、山茱萸、五味子、金樱子、泽泻各 6 克，蛤蚧 1 对。共研极细末，饴糖为丸（如绿豆大）。白开水送服，每晚 6 克，主治肾虚型遗精。

3. 楮实子 45 克，磁石（煅，酒淬 5 遍），鹿茸（去毛，酥炙）各 30 克，五味子、枳实各 15 克，附子（炮，去皮、脐），煅牡蛎，肉苁蓉（酒浸，去皮，焙），山药，巴戟天各 10 克。共研为末，炼蜜为丸（如梧桐子大）。每日空腹酒送服 20 丸（可加至 30 丸）。主治肾虚型遗精。

4. 五倍子 250 克，白茯苓、山药各 120 克，熟地黄、黄芪、山茱萸、煅龙骨、莲须、韭菜子、益智、覆盆子、金樱子、五味子、黄柏炭各 60 克，砂仁 20 克。共炒研末，炼蜜为丸（如梧桐子大），空腹开水送服，每次 50 丸，每天 3 次，30 日为 1 个疗程。主治肾虚型遗精。

5. 人参、磁石、赤石脂各 45 克，肉苁蓉、五味子、巴戟天、当归、泽泻、熟地黄、地骨皮、韭菜子、龙骨、炙甘草、牡丹皮各 30 克，禹余粮 15 克，桑螵蛸（炙）40 枚。共研为末，炼蜜为丸（如梧桐子大）。牛奶送服，每次 20 丸，每日 3 次。主治肾型遗精。

【名医指导】

1. 勿将生理现象视为疾病，增加精神负担。成年人未婚或婚后久别 1～2 周出现一次遗精，遗精后并无不适，这是生理现象。千万不要为此忧心忡忡，背上思想包袱，自寻烦恼。

2. 患病之后，不要过分紧张。遗精时不要中途忍精，不要用手捏住阴茎不使精液流出，以免败精储留精宫，变生他病。遗精后不要受凉，更不要用冷水洗涤，以防寒邪乘虚而入。

3. 消除杂念：不看色情书画、录像、电影、电视，适当参加体育活动、体力劳动和文娱活动，增强体质，陶冶情操。

4. 慎起居：少进烟、酒、茶、咖啡、葱蒜辛辣等刺激性物品。不用烫水洗澡，睡时宜屈膝侧卧位，被褥不宜过厚，内裤不宜过紧。

5. 遗精发生后，应在医生提示下进行有关检查，找出致病原因，及时治疗。

男性性欲过亢

性欲过亢是指阴茎在轻微刺激下迅速勃起，有强烈性交欲望。本病中医称“阳强”，多为体质强壮，欲火亢盛所致；亦由肝肾不足，虚火内炽而成。

【必备秘方】

1. 丝瓜络 60 克。焙干、研末，温开水送服，每次服 20 克，每日 1 次。主治性欲过亢。

2. 龟甲 24 克，生地黄 15 克，天冬、人参、茯苓、女贞子、牡丹皮、杜仲、墨旱莲各 9 克，黄柏、泽泻、牛膝各 6 克，大枣 5 枚。每日 1 剂，水煎，分 2 次服。主治性欲过亢。

3. 生地黄 30 克，牛膝 15 克，杜仲、白芍各 12 克，当归、枸杞子各 9 克，黄柏、酸枣仁各 6 克。每日 1 剂，水煎，分 2 次服。主治性欲过亢。

4. 柴胡、青皮、龙胆、栀子、大黄、白

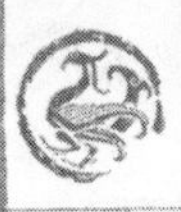

芍、连翘各10克，黄连、滑石各6克。每日1剂，水煎服，分2次服。主治性欲过亢。

5. 黑豆120克，甘草梢30克。每日1剂，将黑豆用温水浸泡1夜，与甘草水煎，分2次服。主治性欲过亢。

【名医指导】

1. 加强体育锻炼，增加文娱活动，不看黄色录像、小说，常使情志调畅，精神内守，保持气血和顺，阴平阳秘，自无阳亢之病。

2. 忌食补肾壮阳之品，以免倍力行房，导致阴虚阳亢。

3. 节制饮食，少吃油腻坚果葱蒜洋葱韭菜等易上火，高营养食品和不当补药，多吃天然清淡粗食，不过饱，不饮酒。

4. 平时要常把精力用在学习和工作中去，用正念善行和有意义的活动占据自己的心。自制行为规范，并经常诵阅，自我警惕。

5. 对于能够引起性欲亢进的疾病要积极治疗，以防止性欲亢进。

阴茎异常勃起

阴茎异常勃起源于希腊文或拉丁文，原意为“无情欲，无性兴奋，持续性、疼痛性勃起”。本病中医称“强中症”。各年龄均可发生，以20～50岁青壮年居多。本病常为于酒后或性交后，或睡眠醒来，阴茎迅速异常增大，比平时勃起体积大1～2倍以上（疼痛而无情欲），用手淫或性交方法，均不能使阴茎疲软，可持续数日或更长。患者一般排尿正常，若侵及尿道海绵体则有尿道刺激症状，尿频、尿急、排尿困难，甚或尿潴留；即使强行性交射精，阴茎肿胀反加剧。

【必备秘方】

1. 当归尾、皂角刺、红花、苏木、僵蚕、连翘、石决明、乳香、穿山甲、浙贝母各10克，大黄9克，牵牛子6克。每日1剂，水、酒各半煎，分2次服，30日为1个疗程。主治外伤型阴茎异常勃起。

2. 地骨皮30克，牡丹皮、南沙参、麦冬、玄参各15克，白术10克，五味子、石斛各6克。每日1剂，水煎，分2次服。20天为1个疗程。主治阴虚血热型阴茎异常勃起。

3. 生地黄、丹参、甘草各15克，龙胆、栀子、黄芩、当归各10克，柴胡、木通、泽泻、车前子各6克。每日1剂，水煎15分钟，过滤取液，加水再煎20分钟，去渣，两次滤液兑匀，分早、晚服。主治阴茎异常勃起。

4. 生地黄、地骨皮、天冬各20克，玄参、知母、赤芍、桃仁各15克，黄柏、淡竹叶、路路通、地龙各12克，通草10克，每日1剂，水煎，分2次服，连服6剂为1个疗程。主治阴虚火旺型阴茎异常勃起。

5. 黑豆90克，生甘草梢60克。黄柏、知母、生地黄、栀子、黄芩、炒泽泻、车前子（包煎）、当归各10克，龙胆、柴胡、通草各6克。每日1剂，水煎服，7日为1个疗程。主治湿热蕴结型阴茎异常勃起。

【名医指导】

1. 保持乐观豁达的心境，善于调节控制不良情绪。

2. 节制房事避免强烈的性刺激。

3. 少吃肥甘厚味，少饮酒，多吃粗粮、萝卜、青菜。

4. 不要滥用各种滋肾壮阳的补品。

5. 及时治疗，阴茎异常勃起与性欲无关，排精后阴茎仍持续勃起。若不及时治疗，可引起永久性勃起功能障碍。

6. 发现孩子的阴茎勃起异常，大可不必紧张，应仔细寻找一下原因。如注意局部器官的卫生，勿穿过紧内衣，勿与下半身保暖太过等，阴茎也就不会勃起了。

男性性欲减退

性欲减退又称性欲低下，主要指情欲淡漠，在同样条件刺激下未做出相应性反应，无性交愿望，阴茎勃起程度弱。性欲减退多凭男方直觉，如以每周性交次数为度，还应排除女方因素。其病因有精神性和器质性两类，有时则可相互渗透。

【必备秘方】

1. 生地黄、熟地黄、麦冬、人参各120克，当归、枸杞子各90克，五味子、白术、黄芪、茯苓、炙川芎、甘草、白芍、巴戟天、

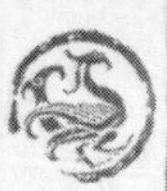

补骨脂、山茱萸、天冬、肉苁蓉、川牛膝、陈皮、黄柏、知母、杜仲、山药各30克，老母鸡1只（蒸熟，去皮、油，取肉骨焙燥）。共研为末，炼蜜为丸，每次服6～9克，每日2次。主治老年性欲减退。

2. 早稻米250克，黑芝麻50克，紫河车2具。共焙干、研末，炼蜜为丸（每丸重6克），淡盐水送服，每次1丸，每日早、晚各1次。主治中气不足型性欲减退。

3. 熟地黄180克，山茱萸、山药、鱼鳔胶（蛤粉炒成球）各120克，芡实、牡丹皮、茯苓各60克，莲须30克，生龙骨15克（研，水飞）。共为末，炼蜜为丸（如梧桐子大），白开水送下，每次9～12克，每日早，晚各1次。主治性欲减退。

4. 紫石英30克，淫羊藿、续断、桑螵蛸各15克，巴戟天、胡芦巴、菟丝子各10克，花椒、肉桂、九香虫各6克。每日1剂，水煎，分2次服。主治性欲减退。

5. 熟猪油100克，水发香菇30克，熟火腿20克，香菜10克，鳜鱼1条（约750克），葱条2根，生姜8片，清汤300毫升，精盐、味精、胡椒粉、香油、绍酒、湿淀粉各适量。将鱼洗净，用洁布吸干水分，用少许精盐里外擦遍；将火腿、香菇切片。把葱条横放在长形碟上（两根葱条相距约10厘米），鱼放在上面，再依次将香菇片、火腿片、生姜片互相间隔排在鱼上面，然后，用少许猪油淋在鱼上，用旺火蒸15分钟，取出后撇去原汁、去掉葱条，将鱼转至另一碟中。用中火烧热炒锅，下猪油40克烧至六成熟，淋在鱼上面，将炒锅放回炉上烹入绍酒、味精、胡椒粉、精盐，用湿淀粉调稀勾芡，最后下入香油和猪油（40克）推匀，淋鱼上，撒上香菜即成。主治久病体弱型性功能减退。

【名医指导】

1. 优化性环境：调适自已的审美情趣，加强自身的性文化艺术修养，采取不同的方式来优化家庭的性环境。

2. 科学锻炼身体：健康的性功能离不开健康的身体。根据自身体质，选择适宜的体育锻炼项目，坚持运动，以增强体质。在进行全身锻炼的同时，要有意识地坚持锻炼耻骨尾骨肌。

3. 合理饮食，适当进补。应注意膳食平衡，营养合理，除了饮食要荤素搭配外，可常吃些鲜鱼，牛奶、蛋类、兔肉、牛羊肉、豆制品、海产品、时令蔬菜瓜果，保证满足身体对各种营养素的需求，身体好了性功能才旺盛。听从医师提示，合理进补，滋养身体，增强性功能。

4. 要有规律的生活，劳逸结合，弛张有度，保证睡眠；不酗酒，不吸烟；保持好心态。

5. 良好的夫妻感情会产生性欲，促使性生活和谐；而配合密切的性生活，又会反过来促进夫妻的感情。所以，夫妻之间千万不要单纯为了性爱而造爱，要明白：情产生性，性促进情的道理。

6. 寻找病因，对因治疗，积极治疗原发病。

不射精症

不射精症（又称射精不能）是指性交时没有精液射出，是造成男子不育的原因之一。

【必备秘方】

1. 淫羊藿30克，生地黄、山茱萸、白花蛇舌草、山药、补骨脂、覆盆子、菟丝子各15克，路路通、石菖蒲、仙茅、白术、枸杞子、韭菜子各12克，石斛10克，牛膝9克，马钱子1克，蜈蚣1条。每日1剂，水煎服，半个月为1个疗程。肾虚型，加黄狗肾粉6克分次冲服，羊睾丸1个；痰湿型，加法半夏、焦山楂、薏苡仁各15克，白芥子、穿山甲、王不留行各9克；阴虚阳亢型，去淫羊藿、仙茅、枸杞子、补骨脂，加龙胆、黄柏各12克，柴胡、栀子、知母各9克，黄连6克。主治脾肾两虚型不射精症。

2. 生龙骨、生牡蛎各30克，大枣20克，炒蜂房、牛膝各15克，桂枝、白芍、生姜、急性子各10克，生甘草5克。每日1剂，水煎服。偏阳虚型，加淫羊藿、肉苁蓉各15克；偏阴虚型，加生地黄、玄参各10克，减少桂枝、生姜用量；气虚型，加黄芪、党参各15克；血虚型，加熟地黄、当归各12克；

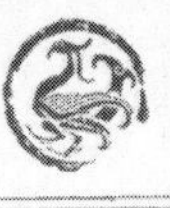

血瘀型，加土鳖虫、莪术各10克；肝郁型，加柴胡、路路通各9克；湿热型，加车前子、黄柏各10克。主治功能性不射精症。

3. 黄芪20克，茯苓、车前子、菟丝子、肉苁蓉各15克，滑石12克，甘草、扁豆花、王不留行各9克。每日1剂，水煎服。阴血不足者，加柏子仁、女贞子、杜仲各10克；湿热型，加蒲公英20克，土茯苓10克；气虚型，加党参、淫羊藿、巴戟天各12克。主治功能性不射精症。

4. 路路通30克，炮穿山甲、地龙、王不留行各20克，石菖蒲、女贞子各15克，郁金、赤芍各12克，炙麻黄、车前子（包）各10克，柴胡、当归各9克，蜈蚣3条（研末，冲服）。每日1剂，水煎服，18日为1个疗程。性欲低下者，加淫羊藿、锁阳各15克；气虚型，加党参、黄芪各12克。主治不射精症。

5. 路路通、菟丝子、黄芪各15克，王不留行、肉苁蓉各12克，柴胡、牛膝各9克，炮穿山甲（捣碎）、甘草各6克，蜈蚣2条。每日1剂，水煎2次，取汤混匀，早、晚空腹分服，15日为1个疗程，服药期间戒烟、酒，少食萝卜、白菜。主治不射精症。

【名医指导】

1. 调节情志，避免不良精神刺激，保持心情舒畅。

2. 加强身体锻炼，增强体质。

3. 饮食宜清淡，不宜过食肥甘厚味及辛辣之品；避免使用有损性功能和易致不射精的药物。

4. 性生活方面双方要互相理解关心体贴；房事时双方密切配合，不能互相责怪，防止性交中的精神过度紧张，避免过频的性生活和手淫习惯。

5. 阴茎包皮过长者，应尽早进行手术。

男性不育症

男性不育症是指婚后同居3年以上有正常性生活、未采用避孕措施，女方不怀孕（或虽有过妊娠但早期自行流产后女方未再受孕），且排除女方疾病所致者。不育因素中男方占30%～50%。根据精子有无及数量多少，分为绝对不育与低受孕育之相对不育；按过去有无分娩或流产史，分作原发不育或继发不育。男性不育症的原因通常分为3类：一是精子发生障碍及精液异常；二是输精管道阻塞；三是精液不能进入阴道。其中以第一类最为重要，约占85%以上。

【必备秘方】

1. 枸杞子30克，当归、党参、茯苓、菟丝子、五味子、女贞子、车前子、覆盆子、熟地黄、白芍、川芎、白术各10克。每日1剂，水煎服。阴虚火旺型，加知母、黄柏、牡丹皮、地骨皮、墨旱莲各10克；命门火衰型，加淫羊藿、巴戟天各10克，附子片、肉桂各6克；湿热内蕴型，加广藿香、佩兰、豆蔻、厚朴各10克；气滞血瘀、精子畸形者，加路路通、桃仁、红花、牛膝各10克。主治男性不育症。

2. 沙苑子、菟丝子各30克，韭菜子、枸杞子、车前子、牛膝、北沙参各15克，五味子、覆盆子各10克。每日1剂，水煎服。阴虚精少者，加鱼鳔、黄精、熟地黄各15克；阳虚精液清稀者，加附子、肉佳、淫羊藿、巴戟天、鹿角胶各10克；气虚乏力者，加黄芪、党参或红参各10克；下焦湿热者，加黄柏、苍术、粉萆薢各10克；精液中有红白细胞或脓细胞者，加黄柏、知母、金银花、败酱草各12克；头晕眼花、腰酸耳鸣者，加熟地黄、何首乌、龙骨、牡蛎各15克；畏寒肢冷、腰酸阳痿者，加附片、肉桂、白术、鹿茸、蜂房各6克。主治男性不育症。

3. 熟地黄30克，枸杞子、山药、茯苓、党参、补骨脂、仙茅、淫羊藿、山茱萸、巴戟天各15克，蜂房、蛇床子各10克。每日1剂，水煎，分2次服，20日为1个疗程。主治男性不育症之无精子症、少精子症。

4. 覆盆子、枸杞子、菟丝子、熟地黄各15克，五味子、车前子（包）、当归、牡丹皮、白芍各10克，石菖蒲9克。每日1剂，水煎服。大便溏者，去当归；滑精者，去车前子；性欲减退者，加淫羊藿、仙茅各10克，失眠者，加合欢花，远志各10克；腰膝酸软者，加续断、桑寄生各12克；气虚者，

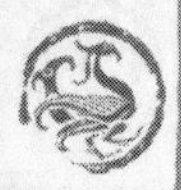

加黄芪、党参各15克；小腹坠胀者，加乌药、橘核各10克；尿频尿急尿痛者，加盐黄柏、猪苓各10克；阴痒者，加粉萆薢、蛇床子各10克。主治男性不育症。

5. 牛鞭、羊肉各100克，母鸡肉50克，枸杞子、菟丝子、狗鞭各10克，肉苁蓉6克，花椒、生姜、料酒、猪油、味精、食盐各适量。将牛鞭泡发、洗净、去表皮，顺尿道剖成2块，清水洗净后用冷水漂半小时；将狗鞭用砂炒酥，用温水浸泡半小时后洗净；将羊肉洗净，入沸水氽去血水，入冷水漂洗备用。把牛鞭、狗鞭和羊肉加清水烧开，去浮沫，放入花椒、生姜、料酒及母鸡肉烧沸，改用文火炖至六成熟，用净纱布滤去花椒和生姜，再置火上将菟丝子、肉苁蓉、枸杞子用纱布包好，放入汤中，再将牛鞭、狗鞭、羊肉切条（或节），羊肉切片，鸡肉切块，去药包，加食盐、猪油、味精，单食或佐食。主治男性不育症。

【名医指导】

1. 掌握一定的性知识，了解男性生理特征和保健知识。如果发现睾丸有不同于平时的变化（如肿大、变硬、凹凸不平、疼痛等），一定要及时诊治。

2. 按时接种疫苗，养成良好的个人卫生习惯，以预防各种危害男性生育能力的传染病（如流行性腮腺炎、性传播疾病等）。

3. 如果经常接触放射性物质、高温及毒物，一定要严格按照操作规定和防护章程作业，千万不要疏忽大意。如果近期想要孩子，最好能够脱离此类工作半年后再生育。

4. 睾丸是一个很娇嫩的器官，它的最佳工作温度要比人的体温低2℃左右。如果温度高，就会影响精子的产生。所以任何能够使睾丸温度升高的因素都要避免，如长时间骑自行车、泡热水澡、穿紧身裤等。

5. 改变不良的习惯，戒烟、酒，不要吃过于油腻的东西，否则会影响你的性欲。另外还要注意避免接触生活当中的有毒物品，如从干洗店拿回来的衣服要放置几日再穿。

6. 重视婚前体检，早期发现异常，可以避免婚后的痛苦。结婚以后要经常和妻子交流性生活中所遇到的问题，互相配合、互相谅解，这样很多精神性勃起功能障碍或早泄就可以避免。

少精症

少精症可降低生育能力，甚或导致不育；然与无精症之绝对不育截然不同，属相对不育之范畴。通过体外排精或手淫方法取得精液，连续3次离心沉渣涂片检查均未发现精子，称无精症。无精症分真、假两种。真无精症是指睾丸生精细胞萎缩退化、不能产生精子，又称先天性无精症；假无精症是指睾丸能产生精子，但因输精管道阻塞而不能排出精子，又称阻塞性无精症。

【必备秘方】

1. 鱼鳔珠20克（冲服），当归、炙龟甲（先煎）、肉苁蓉、杜仲、菟丝子、沙苑子、淫羊藿各15克，牛膝、补骨脂各12克，紫河车（冲服）、炙狗肾（冲服）、何首乌各10克，枸杞子、茯苓各9克，附子6克。每日1剂，水煎服。死精子占50%～100%者，加锁阳12克，肉桂、鹿角胶（烊化）、仙茅各10克，附子增至10克；精子活动不良，加巴戟天10克，雀脑5个，肉苁蓉增至25克，紫河车增至15克，加服海马鹿鞭丸。服药期间禁房事，忌食猪肉、动物油、生冷饮食，戒烟酒。主治少精症。

2. 枸杞子、黄芪各30克，制何首乌、茯苓各20克，菟丝子、山药、肉苁蓉、当归、泽泻各15克，覆盆子、车前子各12克，五味子、陈皮、路路通、鹿角胶（烊化）、红参（另煎，兑服）各10克。每日1剂，水煎，早、中、晚3次饭前1小时温服，1个月为1个疗程。服药期间，控制烟酒及辛辣香燥之品，适当节制房事。主治少精症。

3. 熟地黄45克，淫羊藿30克，覆盆子、枸杞子各25克，山茱萸、山药、菟丝子、五味子、龟甲胶、鹿角胶、牡丹皮、泽泻、车前子各15克。每日1剂，水煎服。主治少精症。精子数目减少者，加肉苁蓉、何首乌、女贞子、墨旱莲各10克；精液清稀者，加党参、韭菜子各12克，附子、肉桂、巴戟天，鹿茸各6克；精液中有红细胞或脓细胞者，加小蓟、炒蒲黄、知母、黄柏、金银花各15克。

4. 黄芪18克，枸杞子、续断、何首乌、党参各15克，当归、淫羊藿、熟地黄各12克，菟丝子、覆盆子、五味子、桑椹、车前子（包）、陈皮各9克。每日1剂，水煎，分2次服，30日为1个疗程。主治少精症。

5. 猪骨髓200克，牛鞭100克，鹿角胶、鱼鳔胶各30克，黑豆20克，枸杞子15克，精盐、味精各适量。每日1剂，将牛鞭发胀，刮净表皮，洗净、切段；骨髓剁成段，黑豆用温水浸软。将牛鞭、骨髓、黑豆、枸杞子、鹿角胶、鱼鳔胶同炖烂，加精盐、味精调味，分2次服。主治少精症。

【名医指导】

1. 节制性生活：适度的性生活对男性身心都有好处，但是如果性生活过于频繁，则容易使男性精神委靡，精力不集中，还可能引起多种疾病。

2. 饮食有度：很多男性喜欢吃一些辣的东西，不过辛辣刺激饮食一定要有所节制，尤其是当机体提示出某些不良症状时，更要有所控制。除此之外，吸烟、酗酒都不利于精子的生长发育，男性朋友一定要敬而远之。

3. 注意温度：睾丸是一个很娇嫩的器官，它的最佳工作温度要比人体温度低1℃左右。如果温度高，就会影响精子的产生，所以任何能够使睾丸温度升高的因素都要避免。如长时间骑自行车、泡热水澡，穿牛仔裤等。

4. 远离化学品和不良药物：化学品中的有毒物质，是有名的“杀精”高手，男性一定要注意。另外，诸如衣物干洗剂、厨房油烟等，也会对精子造成不同程度的伤害。此外，男性朋友要慎服药物，尤其是助阳助性的药物，很多都对精子有不良影响。

5. 养成良好的生活习惯：男性一定要保证充足的睡眠和积极参与体育锻炼，现代男性工作繁忙，熬夜更是家常便饭，加之素日缺乏运动，身体素质急剧下降，给了疾病入侵机体的机会。因而，改变生活习惯，保证睡眠充足，勤于体育锻炼是必不可少的。

死精症

通过体外排精或手淫方法取得精液，连续3次离心沉渣涂片检查均发现精子是死的，称死精症。男子生育能力不仅建立于正常精子量的基础上，同时很大程度取决于精子质量的高低。死精症自然会导致男性不育症。

【必备秘方】

1. 菝葜12克，茯苓、车前子、丹参、泽兰、淡竹叶各9克，黄柏、白术、甘草各6克。每日1剂，水煎服，30剂为1个疗程。每疗程毕，观察临床症状、体征、前列腺液和精液化验各项指标等情况，根据病情辨证加减用药，连用1～3个疗程。主治死精症。

2. 熟地黄30克，淫羊藿、黄芪各15克，菟丝子、当归各12克，桃仁9克，红花、川芎各6克。每日1剂，水煎，分2～3次服，30日为1个疗程。每疗程毕，观察临床症状、体征、精液常规化验等情况，连服1～3个疗程。主治死精症。

3. 生地黄、赤芍、菝葜、肉苁蓉、菟丝子各15克，车前子、淫羊藿、枸杞子各12克，黄柏、牡丹皮各10克。每日1剂。水煎服，1个月为1个疗程。阴虚明显者，加重生地黄用量；阳虚甚者，倍用威灵仙；湿胜者，重用菝葜；热甚者，重用黄柏。主治死精症。

4. 熟地黄30克，淫羊藿、黄芪各15克，菟丝子、当归各12克，桃仁9克，红花、川芎各6克。每日1剂，水煎服，30日为1个疗程。肾虚甚者，加制何首乌、锁阳各15克；气虚甚者，加党参、山药各12克；瘀血甚者，加三棱、莪术各9克。主治死精症。

5. 淫羊藿500克，锁阳、熟地黄、黄芪、巴戟天、肉苁蓉各250克，枸杞子、桑椹、菟丝子、茺蔚子各150克，甘草、龟甲、鹿角胶各100克，山茱萸、附片、当归、韭菜子各90克，车前子60克（包煎），60°白酒1500毫升。同浸泡7～15日，饭前服，每次25～50毫升，每日3次（1剂药可泡2次酒）。主治死精症。

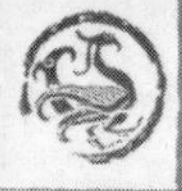

【名医指导】

1. 尽量不要穿紧身裤，要穿的话最好一次不要超过2个小时，处于青春期的男孩子最好不要穿。

2. 洗澡水温最好控制在30℃左右，最好每日用冷水清洗阴部，这样对预防包皮垢引起的炎症也是很好的。另外注意不要用香皂等洗阴部，这样很容易破坏尿道自身免疫环境，容易引起炎症反应，香皂中的某些成分还可能杀死精子，所以最好用清水或者男性专用洗液等。

3. 尽量不要长时间坐在软绵沙发或者老板椅上，使自己陷在里面的感觉很好，但是时间长了很危险啊。

4. 内裤尽量选纯棉宽松的，另外最好裸睡，使身体充分呼吸，利于健康。

5. 尽量减少使用化妆品，在化妆品中含有一种称邻苯二甲酸酯的物质，可干扰内分泌，使男性精子数量减少，导致少精症和死精症。

精液不液化症

影响男子生育力的另一种变化，便是射出之离体精液黏稠度高，长时间不液化，使陷入精液凝块网络中的精子无法移动，女方难以受孕。精液黏稠如胶冻状，甚或呈块状，精液常规黏稠度在（++）以上，即为黏稠度过大；精液排出体外后1小时以上不液化，称精液不液化。有长达2～3日不液化者，从而大大束缚了精子的活动力，或者因为精子运动费力，消耗过多能量而死亡，造成男子不育。由于精液黏稠度高，有时出现射精费力或射精痛，有时兼有滴白或血精。

【必备秘方】

1. 丹参30克，鸡血藤、虎杖各20克，赤芍、白芍、女贞子、墨旱莲、菟丝子、车前子各15克，粉萆薢、鱼腥草、玄参、麦冬、天花粉、生地黄、柴胡各12克，生甘草6克。每日1剂，水煎服，20日为1个疗程。湿热偏盛型，加龙胆、黄柏、知母各10克；痰湿偏盛者，加苍术、生薏苡仁、陈皮各10克；肾气不足者，加淫羊藿、肉苁蓉、沙苑子各12克；阴血偏虚者，加龟甲、阿胶、枸杞子各15克；瘀血偏重者，加红花、穿山甲、三七粉各6克。主治精液不液化。

2. 南瓜子30克，丹参20克，淫羊藿18克，牡丹皮15克，知母、生地黄、熟地黄、麦冬、天花粉各12克，玄参、赤芍、白芍各9克，黄柏6克。每日1剂，水煎服。寒盛者，加附子、鹿角胶、巴戟天各9克；湿盛者，加泽泻、茯苓各10克；湿热互结者，加金银花、蒲公英各15克，滑石12克，通草6克；久病血瘀者，加丹参30克，红花10克；气血两亏者，加当归、党参、黄芪、五味子、菟丝子各10克。主治精液不液化症。

3. 生地黄200克，粉萆薢、车前子、淫羊藿各150克，石菖蒲、泽泻、黄柏、菟丝子各100克，牡丹皮50克。将生地黄、车前子、菟丝子水浓煎，过滤，取汁浓缩成膏；余药研细末，纳入膏中，炼蜜为丸（每丸重10克），每日早、晚各服1丸。1个月为1个疗程。主治精液不液化症。

4. 南瓜子30克，丹参20克，淫羊藿18克，牡丹皮15克，天花粉、知母、生地黄、熟地黄各12克，仙茅、栀子、麦冬、枸杞子、车前子（包煎）各10克，玄参、赤芍、白芍各9克，黄柏6克。每日1剂，水煎，分2次服，10日为1个疗程。主治精液不液化症。

5. 银耳15克，知母、黄柏、天冬、女贞子各10克，甲鱼1只，生姜、葱、精盐、味精各适量。将甲鱼用开水烫死，去甲、头、爪、肠杂，洗净，加入生姜片、葱段及适量水，以大火烧沸，改用小火煨至七成熟，加入发好的银耳和装有知母、黄柏、天冬、女贞子的药袋，烧至甲鱼肉熟烂出锅，加入精盐、味精即成。主治精液不液化症。

【名医指导】

1. 远离药物污染：经常使用镇静药、激素类药物，可引起精子生长障碍，精子染色体损害和断裂，所以要禁止使用。

2. 远离放射线：放射线是一种辐射污染，它的危害也是不可小视的，因为大量受放射线照射可引起精子染色体畸变。

3. 注意居室装修：装饰材料对细胞内的

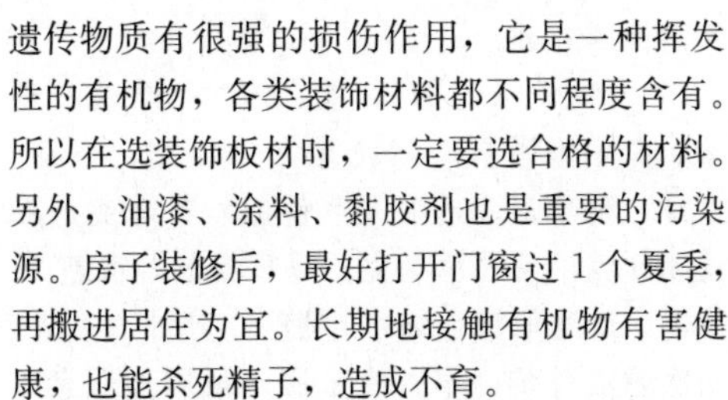

遗传物质有很强的损伤作用，它是一种挥发性的有机物，各类装饰材料都不同程度含有。所以在选装饰板材时，一定要选合格的材料。另外，油漆、涂料、黏胶剂也是重要的污染源。房子装修后，最好打开门窗过1个夏季，再搬进居住为宜。长期地接触有机物有害健康，也能杀死精子，造成不育。

4. 多锻炼，多吃绿色蔬菜。男性过度肥胖，会导致腹股沟处的温度升高，损害精子。绿色蔬菜中含有的维生素C、维生素E、锌、硒等利于精子成长。

5. 放松心态，戒烟戒酒。精神压力过大也对精子的成长有负面影响。吸烟、饮酒会使得精子数量、质量下降。

6. 少去桑拿房、蒸气浴室：高温蒸浴直接伤害精子，还抑制精子生成。

血　　精

精液镜检时发现红细胞或肉眼见到血性精液称血精症，有轻、重之分。重者肉眼就能看到精中有血称肉眼血精；轻者需借助显微镜检查，在精液中发现红细胞，称镜下血精。古医书中的血精多指肉眼血精。重症血精表现为排精（包括遗精、滑精、手淫或性交排精）时看到血性精液，其中鲜红、淡红、暗红不等，其量或多或少者精中偶见血丝或血迹，多者每次排精均见血液，有的夹有血块。若大量血精形成血凝块，可影响排尿。血精有急性、慢性之分。急性者常有寒战、发热等全身症状；下腹部疼痛，放射至腹股沟、会阴部及痛性射精；并有尿频、尿急、尿痛、排尿困难，终末血尿，尿道分泌物等局部症状。延久可转为慢性，其症易与慢性前列腺炎相混淆，且常同时存在；但肉眼或镜下血精是精囊炎的特征。

【必备秘方】

1. 生黄芪20克，熟地黄、墨旱莲、女贞子、小蓟、车前子、蒲公英各15克，黄柏、牛膝、茜草各12克，生甘草6克。每日1剂，水煎服，15日为1个疗程。阴虚火旺型，加知母、栀子、牡丹皮、龟甲；下焦湿热者，加龙胆、栀子、通草、白茅根；脾肾两虚者，加归脾丸；瘀血阻络型，加桃仁、红花、川芎、三七粉。主治血精症。禁房事、烟酒，忌辛辣刺激食物。

2. 白花蛇舌草30克，金银花、粉萆薢、连翘、生地榆、茜草各15克，虎杖、金钱草、白茅根各20克，车前子、赤芍、牡丹皮、知母、黄柏各12克，三七粉（冲服）、生甘草梢各10克。每日1剂，水煎服，20剂为1个疗程，连服3个疗程。主治湿热阻滞型血精。

3. 白茅根30克，盐知母、盐黄柏、土茯苓各20克，女贞子15克，牡丹皮、大蓟、小蓟、地榆炭、车前子、莲子心、太子参、生黄芪、川楝子各10克。每日1剂，水煎服，15日为1个疗程。双侧睾丸疼痛，酌加荔枝核、延胡索、乌药各12克；夜眠差者，可加首乌藤15克，远志6克；阳痿者，加急性子、阳起石各10克。主治阴虚火旺型血精。

4. 龟甲35克，生地黄、麦冬、白及、火麻仁、黄精、女贞子、墨旱莲、牡丹皮、夏枯草、百合、阿胶（蒸化，兑服）各25克，酸枣仁20克，炙甘草15克，西洋参12克。每日1剂，水煎，分2次服，5日为1个疗程。主治阴虚火型血精。

5. 猪肚200克，苦参、牡蛎、重楼各30克，血余炭、大血藤、车前子（布包）各20克，白术、黄柏、粉萆薢各10克。每日1剂，将猪肚洗净、煮烂，与诸药煎液同服，戒烟酒、肥甘之品，10日为1个疗程。主治血精。

【名医指导】

1. 注意卫生：生殖器官的感染主要是因为生殖泌尿系统不卫生导致的。

2. 患者在治疗期间需要多运动。运动可以增加身体的免疫能力，对于生殖感染的抵抗力会增强，但是不要长距离骑车骑马。

3. 饮食中患者不能够吃辛辣以及刺激性强的食物，像生姜、辣椒，特别是生活中的烟、酒尤其需要避免，因为烟酒会加重前列腺以及精囊的负担。

4. 禁忌房事：血精消失后仍应休息1～2周，恢复后性生活也不宜过频过激烈。

5. 每周1次精囊、前列腺按摩有助于排

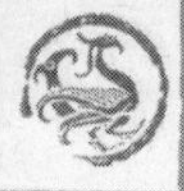

出炎性分泌物。

6. 热水坐浴每日1次，每次15～20分钟（水温41 ℃～42 ℃）。30日为1个疗程，休息10日后再进行下一个疗程。

睾丸炎与睾丸肿痛

睾丸炎是由多种致病因素引起的睾丸炎性病变，分为急性化脓性睾丸炎和腮腺炎性睾丸炎。中医前者称“子痈”，后者称“卵子瘟”。一般预后尚可，少数可引起睾丸萎缩和男性不育症。诸如生物性（包括各种细菌、病毒、寄生虫）、物理性、化学性及机械性等多种因素皆可引起急性睾丸炎，使睾丸组织血管扩张、充血、水肿，白细胞浸润，睾丸体积增大，细菌性感染有化脓可能。感染途径有自输精管附睾逆流、经血液淋巴播散、由附睾炎扩散成睾丸附睾炎，常继发于尿道炎、膀胱炎或精囊炎。各种败血症如筛窦炎、骨髓炎、甚或阑尾炎、血丝虫病等皆可并发急性睾丸炎。睾丸肿痛主要由睾丸炎引起，也有由睾丸附近的病变或其他非炎性病变所致。

睾丸炎

【必备秘方】

1. 葎草60克，车前子、海藻各30克，昆布、生地黄各20克，龙胆、荔枝核（打）、川楝子、地龙各15克，橘核、枳实、五灵脂、柴胡、桃仁、木香各12克，大黄9克（后下）。每日1剂，水煎，分3次于饭后频服，15日为1个疗程，主治湿热流注，气血阻滞型急性睾丸炎。

2. 鲜芦根24克，金银花、连翘、葛根、生天花粉、生石膏各15克，板蓝根12克，赤芍、郁金、牡丹皮、龙胆、川楝子各9克。每日1剂，水煎，分2次服，15日为1个疗程。主治流行性腮腺炎合并睾丸炎。

3. 制附子（先煎1.5小时）、干姜各30～60克，白芍、甘草各30克，大黄、桂枝、细辛、路路通、橘核、当归各10克。每日1剂，水煎，早、晚分服；药渣晚上煎汁熏洗患处。30日为1个疗程。主治血脉瘀滞型急性睾丸炎。

4. 牡蛎（先煎）、蒲公英各30克，党参、白术、泽泻、紫花地丁、连翘、谷芽、麦芽、制半夏、逍遥丸（包煎）各9克，陈皮4.5克，炙甘草3克。每日1剂，水煎15分钟，过滤取液，加水再煎20分钟，去渣，两次滤液兑匀，早、晚分服，每周连服药5日，每月20剂。主治睾丸炎。

5. 板蓝根25克，黄芩12克，延胡索、川楝子、龙胆各10克，橘核、荔枝核、柴胡各9克，甘草5克。每日1剂，加清水600毫升煎至200毫升，分2～3次服。主治流行性腮腺炎并发睾丸炎。

【名医指导】

1. 中年男性要注重自己的睾丸保养。睾丸保养是解决男人性功能障碍的重要手段。男性可在洗澡时或睡前双手按摩睾丸，拇指轻捏睾丸顺时、逆时按摩各10分钟，长期坚持必有益处。

2. 如在按摩时发现有异常疼痛感，可能为睾丸炎或附睾炎，请及时到医院检查。

3. 应该多吃新鲜蔬菜与瓜果，增加维生素C等成分的摄入，以提高身体抗炎能力。

4. 少吃猪蹄、鱼汤、羊肉等所谓的发物，以免因此而引起发炎部位分泌物增加，睾丸炎进一步浸润扩散和加重症状。

5. 注意不要吃辛辣刺激食物，不要吸烟喝酒，不要久站久坐，不要过度性生活，不要频繁手淫等。

睾丸肿痛

【必备秘方】

1. 通草18克，大黄12克，金银花、连翘、木香、砂仁、厚朴、荔枝核、橘核、川楝子、川牛膝各9克，枳壳、小茴香、乳香（炒）、蒲公英各6克，肉桂、甘草各3克。每日1剂，水煎2次，滤液兑匀后先服一半，4小时后再服一半，连服6剂。主治睾丸肿痛。

2. 粉萆薢、茯苓、泽泻、石斛、车前子各12克。每日1剂，水煎服，连服5剂。服药后用大葱1把煎水熏洗患处；若阴囊溃破流水，用伏龙肝研细敷之。主治阴囊肿痛。

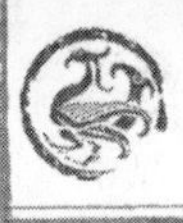

3. 木香、小茴香、穿山甲（土炒）、全蝎（炒）各6克。共研细末，用黄酒30毫升、白开水半碗冲服，每日2次，成人每次6克，小儿3岁以内每次用0.6克（3岁以上每岁加药0.6克），主治睾丸肿痛。

4. 木香9克，车前子、荔枝核各6克。共研细末，面糊为丸（如绿豆大）。白开水送服，每日早、中、晚空腹分服，服后饮温烧酒适量。主治睾丸肿痛。

5. 蜈蚣1条，全蝎1个，白胡椒10粒。将蜈蚣（去头、尾）、全蝎用文火轻焙，与白胡椒同研细末，用温黄酒送服，重者3日1次。主治睾丸肿痛。

【名医指导】

1. 急性期应卧床休息，提高阴囊位置，避免摩擦；早期应局部冷敷。

2. 急性者应尽早彻底治愈，以防成为慢性睾丸炎，日久致睾丸萎缩，影响生育。

3. 注意饮食调理，忌食辛辣油腻食物，以防加重病情。多饮水，以加快毒素的排泄。

4. 经常清洗外生殖器，勤换内裤，保持阴部的清洁卫生。

5. 除正常性生活外，应减少性刺激，未婚者戒除手淫，以防睾丸长期充血形成炎症。

附睾炎

附睾炎为阴囊内最常见的炎性疾病，包括有特异性和非特异性两种，分为急性和慢性两类。本病多见于20～40岁中青年（儿童少见）。常继发于前列腺炎、精囊炎或后尿道炎，易伴发睾丸炎。慢性附睾炎较多见，表现为阴囊呈下坠感，附睾胀痛，沿精索向下腹部及同侧大腿根部内侧放射，数日后疼痛多能自行缓解；常于过度疲劳或尿路感染而反复发作。

【必备秘方】

1. 金银花、蒲公英、土茯苓各20～50克，连翘、败酱草、萹蓄各15～30克，黄柏、虎杖、车前子各10～15克。每日1剂，水煎服，7日为1个疗程（忌烟酒、辛辣食物）。热重型，加紫花地丁、野菊花、鱼腥草、大黄、生地黄、白茅根各15克；湿重型，加瞿麦、石韦、粉萆薢、滑石各12克：湿热兼瘀型，加赤芍、牡丹皮、川牛膝、炮穿山甲、王不留行各9克；湿热兼虚型，加枸杞子、菟丝子、蛇床子、淫羊藿各10克。主治附睾炎。

2. 虎杖20克，夏枯草、粉萆薢、乳香、没药、川芎、白芍、桃仁、当归各10克。每日1剂，水煎服，10日为1个疗程。舌红苔黄型，加滑石、瞿麦、金银花各15克；肾阴不足者，去粉萆薢、夏枯草，加熟地黄、石斛、续断各15克。主治湿热下注、瘀血阻滞型慢性附睾炎。

3. 金银花、黄柏、夏枯草、蛇蜕各150克，千里光145克，蒲公英、大黄、地榆各90克。加水2000毫升，煎至1200毫升，滤渣服，每日3次，每次100毫升。同时用桉叶、松树叶、千里光各适量，煎汤，用纱布或药棉浸敷患处。主治急性附睾炎。

4. 土茯苓50克，车前子30克，滑石20克，泽泻、石菖蒲各15克，龙胆、柴胡各12克，栀子10克，川楝子、甘草各5克，连用7日为1个疗程。同时用如意金黄膏外敷患处，并用阴囊托固定。主治淋菌性附睾炎。

5. 茵陈20克，秦艽、车前子各15克，荔枝核、橘核、泽泻各12克，柴胡、赤芍、川楝子、龙胆各10克，生甘草6克。每日1剂，水煎2次，合并煎液，分2次服，10日为1个疗程。主治附睾炎。

【名医指导】

1. 改善饮食结构，防止高胆固醇类食物的摄入。鼓励少吃“红色肉”（指猪、牛、羊等含胆固醇较高的肉类），多吃“白色肉”（指鸡、鱼类等含胆固醇较低的肉类），对预防前列腺增生的发生有一定的意义。

2. 避免食用辛辣刺激之品及饮酒，以绝内生湿热之源。因下身受凉、房事过度、忍尿等易引起交感神经兴奋而诱发排尿困难，也应注意避免。有些患者呈隐袭性发展，就诊时即出现尿毒症症状，因此老年男性出现排尿异常需检查治疗。

3. 生活有规律，保持大便通畅。

4. 保持心情舒畅，勿过度劳累，应适当参加体育活动（如气功、太极拳等）增强体

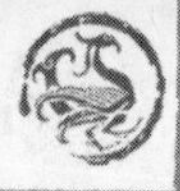

质，防止感冒，切忌忍尿。

5. 治疗中的患者要注意做好私处的卫生工作，特别是有包皮过长的男性要尤为注意。

6. 生活中性生活要节制，不可纵欲。在闷热的天气下，要注意穿宽松的裤子，闷热的环境会让生殖器温度变高，影响附睾炎患者的精子生成，严重的会引起男性不育问题。

睾丸鞘膜积液

睾丸鞘膜积液是指睾丸鞘膜囊内积液增多或腹膜鞘突闭合反常造成囊腔内积液，可分为多种类型：如精索部鞘膜未闭合，仅正常睾丸鞘膜囊内积液增多；先天性鞘膜积液又称交通性鞘膜积液，即精索部鞘膜未闭合、睾丸鞘膜囊与腹腔相通。婴儿型鞘膜积液，仅腹股沟内环处的鞘膜闭合，内环以下精索部的鞘膜未闭合而与睾丸鞘膜相连，形成一个大的囊腔所形成的精索鞘膜积液；或精索部的鞘膜未完全闭合，保留一囊腔所形成的精索鞘膜积液。

【必备秘方】

1. 橘核30克，丹参15克，茯苓、泽泻、猪苓、白术、荔枝核各10克，桂枝6克。每日1剂，水煎服，1个月为1个疗程。局部肿硬、重坠涉及少腹者，加小茴香、乌药各9克；外伤者，加当归、泽兰、赤芍各10克；湿热者，加粉萆薢、通草各10克；阳虚者，去桂枝，加附子、肉桂各6克；局部疼痛、坠胀者，加延胡索、川楝子各10克。主治睾丸鞘膜积液。

2. 生牡蛎、鳖甲、三棱、莪术、鸡内金、青皮、茯苓、枳壳、穿山甲、柴胡、赤芍、红花、茵陈各6克，党参3克。每日1剂，水煎至50～100毫升，分3～4次服。或研细末成散剂，积液程度轻、年龄小者，每日早晨服1包。主治睾丸鞘膜积液。

3. 芒果核、茯苓各20克，荔枝核15克，黄芩、党参、当归各12克，橘核10克，陈皮、炒柴胡、白芍、胡芦巴各9克，白术、升麻、小茴香、甘草各6克，川楝子3枚，大枣5枚，生姜3片。每日1剂，水煎，分3次服。主治睾丸鞘膜积液。

4. 苍术500克，车前子250克，牵牛子60克（微炒），肉桂、小茴香各30克。共为细末，陈米粉打糊为丸（如梧桐子大），空腹白开水或清米汤送服，每次50丸，主治睾丸鞘膜积液、阴囊水肿。

5. 茯苓、泽泻、猪苓、白术、桂枝、车前子、小茴香、陈皮、青皮、槟榔、木香、乌药各10克，荔枝核、橘核各30克。每日1剂，水煎服，10日为1个疗程。主治睾丸鞘膜积液。

【名医指导】

1. 初生婴儿有睾丸鞘膜积液时，常在2岁前自行消失，故不急于进行治疗。若2岁后尚不消失，也有相当多的在4～5岁都可自愈。如6岁后还没好，则行穿刺抽液，多数经抽吸后，不再复发。此法不适用于成年人。成年人抽液后均在短期又长大如初。

2. 睾丸鞘膜积液患者治疗期间要减少活动，用阴囊托带兜起阴囊，以利积液吸收。

3. 积极治疗原发病，如丝虫病、血吸虫病、睾丸炎、附睾炎等。

4. 治疗期间尽可能以半流质食物为主，吃容易消化的食物，减轻胃肠的负担。但营养一定要全面，高蛋白、高维生素、低脂低盐饮食、辛辣刺激、肥甘厚腻、烧烤、腌制等食物尽量不吃。

5. 平时进食要定时、定量，合理营养。

阴囊脓肿

阴囊脓肿系阴囊部常见的非特异性感染。本病中医相当于“囊痈”，分为原发性和继发性两类。前者浅表，较轻，常见；后者发病率较低，但病情较重，病因复杂，多需住院处理。原发性脓肿，局部红肿隆起，有波动及压痛，虽有疼痛、行走不便，但全身症状较轻微。继发性脓肿，阴囊肿痛明显，活动加剧，全身伴有畏寒高热等中毒症状。检查阴囊发红、水肿，皮肤增厚，皱褶消失，有深压痛及波动感，穿刺可得脓液，腹股沟淋巴结肿大，有轻压痛，血常规白细胞计数显著增多。

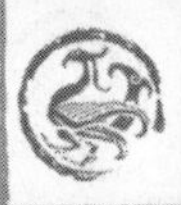

【必备秘方】

1. 当归尾、生地黄各 15 克，赤芍、桃仁、泽兰、牡丹皮、白芷各 10 克，红花、三七各 6 克，川芎、甘草各 5 克。每日 1 剂，水煎服。肿胀痛甚者，加乳香、没药各 5 克；局部灼热、体温升高者，加金银花 30 克，蒲公英 20 克，黄柏、天花粉各 10 克；便秘者，加生大黄 10～15 克；腹胀、肠鸣者，加党参 15 克，白术、山楂、陈皮各 10 克。主治阴囊脓肿。

2. 炙黄芪、当归 30 克，人参、白术各 20 克，茯苓、薏苡仁、白芍各 15 克，泽泻、黄柏、炒栀子、龙胆、葛根各 9 克。每日 1 剂，水煎服。主治阴囊脓肿。

3. 川芎、当归、白芍、生地黄、柴胡、龙胆、栀子、天花粉、黄芩各 10 克，泽泻、甘草各 6 克，灯心草 20 根。每日 1 剂，水煎服。主治阴囊脓肿、阴囊蜂窝织炎。

4. 延胡索 60 克，当归、川楝子、小茴香、附子各 30 克（黄酒浸泡后晒干），全蝎 22 个，丁香 5 克。每次 6 克，每日 2 次，共为细末，水泛为丸，温白开水送服。主治阴囊脓肿。

5. 金银花 30 克，当归、川芎、白芍、生地黄、黄芪各 12 克，皂角刺、泽泻、穿山甲各 9 克。每日 1 剂，水 300 毫升煎至 240 毫升，饭前服。主治阴囊脓肿、阴囊蜂窝织炎。

【名医指导】

1. 去除病因，寻找原发病并积极治疗。

2. 忌辛辣、油腻等刺激性食物，多吃新鲜水果、蔬菜。

3. 在夏天少吃冷饮等会引起腹泻、便秘的食物。

4. 注意个人卫生，患病期每日必须清洗肛门处，保持肛门处清洁、无感染。在条件允许的情况下，可在便后用温水进行清理，避免肛门处受到感染。

阴囊湿疹

阴囊湿疹（俗称绣球风、肾囊风）是常见的顽固性瘙痒性皮肤病。临床分急性、亚急性、慢性 3 期。急性和亚急性期相当于“糜烂期”，慢性期相当于“干燥期”。本病多因误用药物而触发，或因阴囊潮湿、汗液浸渍、内裤摩擦所致，或由肝经湿热下注、聚于阴囊而成，湿热久稽，伤血耗津，化燥生风，后期可见皮肤粗糙、增厚。

【必备秘方】

1. 车前子 30 克、赤茯苓、地肤子各 12 克，柴胡、栀子、龙胆、白鲜皮各 10 克。每日 1 剂，水煎服。30 日为 1 个疗程。热甚者，加黄芩、黄柏各 10 克；苔腻者，加苍术、白术各 9 克；湿水多者，加泽泻、炒薏苡仁各 10 克；外阴糜烂、肿痛者，加金银花、连翘各 15 克，甘草 6 克；有红色湿疹者，加赤芍、牡丹皮、生地黄各 10 克。主治阴囊湿疹。

2. 火麻仁、炒苍术、牛膝、石菖蒲、苦参、何首乌、天花粉、威灵仙各 12 克，当归、川芎、甘草各 6 克。每日 1 剂，水煎服，30 日为 1 个疗程。主治慢性阴囊湿疹。

3. 乌梢蛇、防风、当归各 15 克，荆芥、黄芪、赤芍、柴胡各 12 克，白芍 10 克，黄连、甘草各 6 克。每日 1 次，水煎，分 2 次服，连服 7 日为 1 个疗程。乏力少气者，加党参 12 克；饮食无味者，加焦三仙各 10 克；大便不畅者，加枳壳、青皮各 9 克；便秘者，加大黄、芒硝各 10 克。主治阴囊湿疹。

4. 生薏苡仁 15～30 克，车前草 30 克，车前子 15 克，菊花、生枳壳各 9～15 克，荆芥穗、防风各 6～12 克，蝉蜕 3～9 克，生白术 9 克。每日 1 剂，水煎，分 2 次服。主治阴囊湿疹。

5. 木香、砂仁、厚朴、荔枝核、橘核、川楝子、川牛膝、金银花、连翘各 9 克，小茴香、炒乳香、蒲公英各 6 克，枳壳、肉桂、甘草各 4 克。每日 1 剂，水煎服。主治阴囊湿疹。

【名医指导】

1. 选择通风透气性和散热好的内裤（如阴囊袋内裤），不要穿过紧的内裤。

2. 注意卫生，及时换洗内裤。尤其是运动后，要及时清洁换洗内裤。

3. 有阴囊瘙痒时，忌搔抓、揉搓、摩擦、烫洗等。凡热水、肥皂、盐水、碱水等

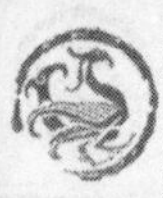

皆不宜应用，也不宜外用碘酊、癣药水、大蒜等刺激性物品，只要能保证做到不抓痒、不刺激皮肤，多数患者可迅速好转。

4. 饮食上，多食新鲜的蔬菜和水果。忌烟、酒、咖啡、可可，忌辛辣、燥热动血的食物，忌霉变、油煎、肥腻食物。

5. 阴囊湿疹是阴囊最常见的皮肤病，属于过敏反应，也是男子常见的性器官皮肤病，不是性传播性疾病，无须恐慌。

龟头与阴茎疾病

龟头炎多为阴茎头及包皮同时感染，又称阴茎头包皮炎。既有原发与继发之分，又有一般性与坏疽性之别。本病中医属“疳疮”范畴。急性期，阴茎头及包皮黏膜红肿潮湿，有浅表溃疡及大量脓性分泌物，阴茎头肿大发硬，包皮肿胀，有压痛，脓性分泌物有特殊臭味；慢性期，阴茎头显露，红肿糜烂，有单发或多发浅表溃疡，鼠蹊部淋巴结肿大，行走不便；炎症控制后，晚期阴茎头包皮常粘连固定。

龟头炎

【必备秘方】

1. 薏苡仁 50 克，生黄芪、金银花各 45 克，太子参、土茯苓各 30 克，玄参、腊梅各 15 克，赤芍 12 克，重楼、皂角刺各 10 克，白芷、牡丹皮各 9 克，蝉蜕、甘草各 6 克。每日 1 剂，水煎，分 2 次空腹服，20 日为 1 个疗程。主治中、后期龟头炎。

2. 生石膏 20 克（先煎），生地黄 15 克，荆芥、防风、通草、蝉蜕、知母、苦参、炒苍术、当归各 10 克，僵蚕、甘草各 5 克。每日 1 剂，水煎服，7 日为 1 个疗程。局部渗出较多者，药渣煎水湿敷患处，每次 30 分钟，每日 2 次（待干用纱布包扎）。局部渗出较少者，仅用纱布包扎即可。主治龟头炎。

3. 荆芥、防风、通草、蝉蜕、苦参、炒苍术、当归、知母各 10 克，生地黄 15 克，生石膏 20 克，僵蚕、甘草各 5 克。每日 1 剂，水煎服，5 日为 1 个疗程。局部有渗液者，用第 3 次煎液湿敷患处，30 分钟，再搽双料喉风散（用消毒纱布松松包扎）。血热盛者，加牡丹皮 10 克；湿热盛者，加地肤子、蛇床子各 15 克；血燥者，加火麻仁 10 克。主治龟头炎。

4. 鱼腥草、白头翁、蛇床子、当归、枸杞子各 12 克，柴胡、车前子、生地黄、香附各 10 克，甘草梢 6 克。每日 1 剂，水煎服。待症状改善后作散剂或丸剂服用，20 日为 1 个疗程。主治慢性龟头炎、慢性前列腺炎、慢性睾丸炎、附睾炎、慢性精囊炎。

5. 炒苍术、土茯苓各 30 克，金银花、蒲公英各 20 克，黄柏、当归各 15 克，连翘、紫花地丁、赤芍、牡丹皮各 12 克，苦参 10 克，甘草 6 克。每日 1 剂，水煎服，20 日为 1 个疗程。主治药物过敏性龟头炎。

【名医指导】

1. 注意局部卫生，经常清洗包皮和阴茎头，保持包皮腔内清洁和干燥。

2. 包皮过长或包茎要及时治疗，必要时作包皮环切术，及时清洁包皮垢很有必要。

3. 避免不洁性交，洁身自好。

4. 夫妇一方患性器官疾病要暂停性生活，及时治疗。如患有滴虫或白假丝酵母菌感染要夫妇同时治疗。

5. 遇有不适，应早期检查、早期确诊。

阴茎疾病

【必备秘方】

1. 白茅根 50 克，蒲公英 15 克，川楝子 12 克，通草、延胡索、蒲黄炭、五灵脂、大黄、火麻仁、黄柏各 10 克，橘核 6 克，甘草 5 克。每日 1 剂，水煎服。主治老年阴茎肿痛。

2. 忍冬藤 30 克，鸡血藤 20 克，丹参、玄参各 12 克，白芥子、山药、丝瓜络、橘核、生地黄、熟地黄、莪术各 10 克，肉桂 6 克。每日 1 剂，水煎，分 2 次服。主治阴茎硬结症。

3. 当归 15～20 克，白芍 20 克，蜈蚣 10 克，红花 10 克，牛膝 12 克，夏枯草 15 克，牡蛎 15 克，甘草 10 克。每日 1 剂，水煎，分 2 次服。主治阴茎硬结症。

4. 当归 12 克，广藿香 10 克，桂枝（去皮）、白芍各9克，炙甘草、肉桂各6克，沉香、通草、细辛各3克，大枣8枚。每日1剂，水煎服。主治阴茎肿痛。

5. 茯苓、僵蚕各10克，陈皮、制半夏、川黄柏各9克，青皮、生甘草梢、牛膝各6克，白芥子3克，荷叶1.5克。每日1剂，水煎服。主治阴茎痰核（结节）。

【名医指导】

1. 病情较重者宜平卧休息，较轻者以纱布带将阴茎头悬起系于腰部（勿使下垂），以利减轻局部摩擦。

2. 保持外阴清洁，尿失禁患者要勤洗勤换。如包皮能上翻，必须将包皮内渗液及脓液清洗干净，保持干燥。

3. 包皮过长、包茎者，宜早行包皮环切术。包皮水肿严重者，勿将包皮强力上翻，以免生嵌顿。

4. 勤洗澡，勤换内裤。内裤应柔软且不宜过紧，避免局部的刺激与摩擦。

5. 患病后忌性生活，以防传给对方。妻子患阴道炎必须同时治疗；如性交应戴避孕套，同房后认真清洁阴部。

6. 局部用药要适当，切忌使用腐蚀性大、刺激性强的药物，急性期禁止使用皮质类固醇软膏，只有感染控制后，方可使用。形成溃疡者，每日换药1次，

精索静脉曲张与阴囊象皮肿

精索静脉曲张是指精索蔓状静脉丛的扩张、迂曲，多见于青壮年（在男性不育症中占15%～20%）。中医相当于"筋疝"。主要由于静脉丛瘀胀、充盈致使阴囊局部温度增高，不利于曲细精管精子生成；睾丸内供血含氧量降低，左肾静脉内抑制精子生成的有毒性代谢物质如5-羟色胺皮质类固醇、儿茶酚胺等反流入精索内静脉，从而抑制精子生成。主要表现为偶有下腹牵拉不适，下坠感，站立时明显，休息后减轻。立位检查发现，阴囊松弛下垂，可摸及迂曲成团的静脉，卧位后缩小或消失。如不消失则可能是继发性精索静脉曲张。阴囊象皮肿的临床特点从略。

【必备秘方】

1. 黄芪20克，制何首乌、女贞子、肉苁蓉、丹参、生鳖甲、王不留行、荔枝核各15克，党参、生地黄、熟地黄、紫河车、鹿角霜、地骨皮各10克，升麻、枳壳各6克，三七末3克（冲服）。每日1剂，水煎，分2次服，3个月为1个疗程。主治精索静脉曲张。

2. 丹参、莪术、川牛膝、土鳖虫、当归尾、熟地黄、续断、淫羊藿、肉苁蓉各10克，鹿角霜6克，大枣5个。每日1剂，水煎，分2次服，4周为1个疗程。主治精索静脉曲张。

3. 丹参30克，紫石英20克，刘寄奴、鸡血藤各15克，王不留行、川牛膝、桃仁、红花、车前子、栀子、菟丝子各10克。每日1剂，水煎服，24日为1个疗程，连服2～3个疗程。肾气不足型，加补骨脂、蛇床子、淫羊藿各12克；气虚者，加黄芪、党参、白术各12克；湿热者，加龙胆、黄柏、薏苡仁各10克。主治精索静脉曲张。

4. 丹参30克，生地黄、熟地黄、鹿角霜、肉苁蓉、鸡血藤、泽兰、益母草、川牛膝各15克，牡丹皮、杜仲、当归各12克，川芎6克，甘草3克。每日1剂，水煎至300毫升，早、晚分服，3个月为1个疗程。主治精索静脉曲张。

5. 熟地黄30克，菟丝子、山药20克，牛膝、枸杞子、丹参各15克，红花、益母草、土鳖虫、王不留行各10克，桂枝9克，蜈蚣4条。每日1剂，水煎服，连服2周为1个疗程。主治精索静脉曲张。

【名医指导】

1. 及时治疗泌尿生殖系统感染如前列腺炎、尿道炎等，减少炎症发生的机会，是预防精索静脉曲张发生的重要手段。

2. 青壮年性功能较旺盛，阴囊内容物血液供应旺盛。所以有些精索静脉曲张可随年龄增长而逐渐消失。另外，长久站立，增加腹压也是发病因素。

3. 防治阴囊象皮肿，须积极有效地治疗丝虫病患者，切断传染源，消灭蚊虫与蚊虫孳生地，切断其传播媒介。

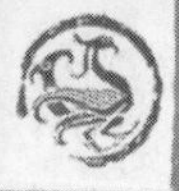

4. 阴囊象皮肿流行地区的流行季节全民大面积服用0.3%枸橼酸乙胺嗪盐（海群生盐）6个月，药量小副作用少，群众易于接受。

缩阴症与性交疾病

缩阴症中医又称缩阳症，是以阴茎突然内缩为主要特征，临床极为罕见。本病偶可见于儿童及成年男子，儿童病前有吹风受寒，过久游泳史；成年人有大怒史或有排精后受凉史。临床表现为起病急剧，阴茎突然内缩，外观状如女阴，少腹或大腿内侧拘挛剧痛；盛怒引起者，可见气急面青、胸胁胀满；有的呈发作性，每遇风冷辄发作如前，每日或间日发作1～2次；全身多伴形寒畏冷、面色晦暗、四肢清冷、饮食减少、小便清长等症。轻者自觉阴茎上缩，小腹痛，腰酸乏力，并不影响性生活；检查可见阴茎海绵体勃起组织健全，近似神经症。性交疾病的临床特点从略。

缩阴症

【必备秘方】

1. 制附子片（先煎）、酒白芍、炒干姜各30～60克，吴茱萸、炙甘草各15克，桂枝、细辛、当归、小茴香各10克。每日1剂，水煎15分钟，过滤取液，加水再煎20分钟，去渣，两次滤液兑匀，早、晚分服。药渣煎水熏洗患处，每晚1次。若伴四肢厥冷、大汗淋沥，心慌气短、脉微欲绝，加山茱萸、乌药、肉苁蓉各10克，黄芪15克；素有阳痿、早泄，或四肢厥逆、汗出心悸者，加肉桂、菟丝子、茯苓、党参各12克。主治缩阴症。

2. 茯苓12克，黄芪、白术、附子各9克，人参、干姜各6克，高良姜、厚朴各3克，每日1剂，水煎，分2次服，30日为1个疗程。主治缩阴症。

3. 山楂、黄芪、茵陈、云茯苓、秦艽各15克，黄芪、前仁、当归、川芎各10克，广藿香9克，防风6克。每日1剂，水煎，分2次服，7日为1个疗程。主治缩阴症。

4. 附子30克（先煎），肉桂20克，人参、干姜、吴茱萸各15克，白术、小茴香各10克。每日1剂，水煎服，30日为1个疗程。另以生葱白50克，局部热敷。主治缩阴症。

5. 熟地黄、山茱萸各15克，枸杞子、党参、菟丝子、茯苓、山药、麦冬、巴戟天各10克，炒香附、泽泻各8克，肉桂3克。每日1剂，水煎服，连用3～5剂。主治缩阴症。

【名医指导】

1. 学习有关性知识，消除对性生活的错误认识和观念。消除顾虑树立信心是治疗缩阴症的灵丹妙药。

2. 尽快做全面检查，以排除器质性病变所引起的性交疾病。

3. 注意生活起居情况。如果身体阳气不足，平时多进温补药物与食物，少吃生冷，坐卧宜暖，尤其妇女在经期与产后，要防止风寒之邪从下部入侵。

4. 以正确的心理态度对待性生活，不要滥交。

5. 注意卫生，特别是在性交之前，双方都要注意生殖器的卫生，以免细菌感染。

性交疾病

【必备秘方】

1. 乌药、延胡索、杜仲、桃仁、青皮、柴胡、穿山甲、牛膝各10克，红花6克，甘草3克，生姜3片。每日1剂，水煎，分2次服。主治男子性交疼痛。

2. 白芍、生地黄各30克，茯苓、当归各15克，车前子、栀子各9克，木通、黄柏、萹蓄各6克。每日1剂，水煎，分2次服。主治男子性交疼痛。

3. 川芎、熟地黄各30克，山茱萸、山药15克，茯苓、牡丹皮、泽泻9克，肉桂3克。每日1剂，水煎，分2次服。主治房事头痛。

4. 白芷15克，桑白皮、干姜各10克，桂心6克，大枣5枚。每日1剂，加黄酒煎服。主治房事头痛。

5. 枸杞子30克，麦冬15克，茯苓、白术、陈皮各 9 克，人参、生地黄各 6 克。每日 1 剂，加水 300 毫升煎至 240 毫升，去渣温服。主治房事腰痛。

【名医指导】

1. 平时注意外阴卫生，减少感染机会。

2. 饮食清淡，多吃水果、蔬菜，忌烟、酒及辛辣刺激食物。

3. 急性期禁止房事，慢性期节制房事。平时性生活要规律，性交即射精，性交不宜过频，更不能禁欲。除正常性生活外，避免频繁的性刺激。

4. 及时治疗尿道炎、膀胱炎、前列腺炎、精囊炎等泌尿生殖系统的炎症。

男性乳房发育症

男性乳房发育症系以男性乳房增大为特征的一种内分泌障碍病症，主要为雌激素过多伴乳腺组织对其敏感度增高而引起。本病分生理性与病理性两类。生理性可见于新生儿，由母体雌激素影响所致；发育期男性发病，与生长素、性激素、肾上腺素等刺激有关，中年以后发病与睾丸功能低下及雌激素相对增多有关。病理性可见于睾丸疾病、肾上腺皮质疾病、垂体疾病、甲状腺疾病、性发育异常、肝脏疾病、神经系统疾病、肺部疾病、淋巴疾病、药物作用等。表现为乳房单侧或双侧增大（对称或不对称），可有胀痛、压痛或触痛。

【必备秘方】

1. 蒲公英 30 克，炒瓜蒌 18 克，生牡蛎、金银花、夏枯草各 15 克，天花粉 12 克，炮穿山甲、炙僵蚕、全当归、赤芍、青皮、陈皮、制乳香、制没药、连翘各 9 克，生甘草 3 克。每日 1 剂，水煎，分 2 次服，30 日为 1 个疗程。主治男性乳房发育症。

2. 生牡蛎 30 克（先煎），丹参 15 克，莪术、浙贝母、淫羊藿、香附、橘核、荔枝核各 10 克，柴胡 6 克。每日 1 剂，水煎服，15 日为 1 个疗程，每疗程间隔 3～5 日。肿块较硬者，加王不留行、炮穿山甲；疼痛较著者，加延胡索、川楝子；痰瘀明显者，加白芥子、当归；肝肾阴虚者，加枸杞子、熟地黄；肾阳虚者，加仙茅、巴戟天。主治男性乳房发育症。

3. 海藻、菟丝子各 30 克，瓜蒌 24 克，荔枝核、鳖甲各 15 克，三棱、莪术、川贝母各 12 克，柴胡、橘叶、当归、赤芍、仙茅各 9 克。每日 1 剂，加水 1000 毫升煎至 300 毫升，分 2 次服，30 日为 1 个疗程，连服 1～4 个疗程。同时用白芷粉、蜂蜜调敷（或用阳和解凝膏外敷），每周换药 1 次。主治男性乳房发育症。

4. 丹参、海藻、生甘草、生麦芽各 20 克，柴胡、香附、枳壳、半夏、浙贝母、白芥子、川芎、三棱、莪术各 10 克。每日 1 剂，水煎，分 2 次服。10 日为 1 个疗程，同时将山慈菇、黄药子、细辛、生川乌、芒硝、生天南星各 10 克（共研细末），黄酒调敷患处，每日 1 次。主治男性乳房发育症。

5. 桃仁、青皮、赤芍各 15 克，枳实、当归各 12 克，大黄、柴胡各 10 克，甘草 9 克。每日 1 剂，水煎服。乳房肿痛者，加夏枯草 18 克，郁金 12 克，香附 9 克；乳房刺痛者，加三棱、莪术各 9 克；咳嗽有痰者，加浙贝母、瓜蒌各 15 克，半夏 9 克。主治男性乳房发育症。

【名医指导】

1. 饮食多以清淡食物为主，注意规律。平时应戒烟、酒，饮食上不宜过食油腻辛辣之品。

2. 男性如果发现自己有乳房肥大，应尽早去医院确诊。

3. 停服和停止使用可能引起男性乳腺发育的药物。必要时应在医师指导下使用，并定期做检查。

4. 在治疗中调节情绪，保持心情愉快，避免恼怒忧思，注意劳逸结合。患病期间更要情志舒畅，对疾病的治疗要有信心，坚持必要的体育锻炼及功能锻炼。

5. 注意局部乳房的清洁卫生，防止乳头及皮肤破损以防合并感染。

输精管结扎术后并发症

输精管结扎术是通过手术结扎并切除一

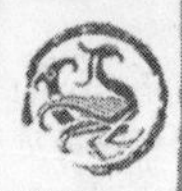

段输精管，以阻止精子与卵子结合。凡已婚男性健康状况良好、夫妇双方同意即可施行输精管结扎术。凡患有严重神经症、精神病、急性或慢性严重疾病或已丧失生育能力者；有慢性睾丸、附睾、精索、前列腺炎、阴囊皮炎、湿疹、象皮肿，重度精索静脉曲张，巨大腹股沟疝和鞘膜积液者；对于手术疑惑不解或有性功能障碍者，均应拒绝或暂缓手术。

【必备秘方】

1. 丹参、毛冬青各 30 克，黄芪、全当归各 24 克，制乳香、制没药各 18 克，党参 15 克，蒲黄、茜草各 12 克，五灵脂（包煎）、橘核、全蝎、鹿角胶（烊化）各 9 克，生甘草 6 克。每日 1 剂，水煎 2 次，合并煎液，分 2 次服。7 日为 1 个疗程。必要时配合外洗方熏洗患处，或外敷生肌玉红膏。主治输精管结扎术后并发血肿、痛性结节、附睾瘀积症。

2. 川楝子、荔枝核、橘核、小茴香、赤芍、桃仁、牡丹皮、乳香、没药各 10 克。每日 1 剂，水煎服，连服 7 日为 1 个疗程。外阴灼热、精索肿胀者，加蒲公英、紫花地丁各 30 克，黄柏 15 克；肿块质硬者，加夏枯草、生牡蛎各 30 克，黄药子 10 克；外阴冷感、热敷痛减者，加胡芦巴 10 克，肉桂 5 克；精神抑郁者，加柴胡、香附、郁金各 10 克。主治输精管结扎术后并发症。

3. 当归尾、生地黄各 15 克，赤芍、桃仁、牡丹皮、白芷各 10 克，红花、三七各 6 克，甘草、川芎各 5 克。每日 1 剂，水煎，分 2 次服，20 日为 1 个疗程。主治输精管结扎术后阴囊血肿。

4. 姜黄片、大青叶、白花蛇舌草各 30 克，金银花、当归各 20 克，鸡血藤、生黄芪各 15 克，重楼、延胡索各 10 克。每日 1 剂，水煎，分 2 次服，20 日为 1 个疗程。主治输精管结扎术后感染及痛性结节。

5. 全当归、牛膝各 20 克，郁金、延胡索、路路通、柴胡各 15 克，赤芍、小茴香、川芎、泽泻、茯苓各 10 克，生甘草 6 克。每日 1 剂，水煎，早、中、晚分服（服时加黄酒 5～10 毫升），连服 5 剂为 1 个疗程。主治输精管结扎术后并发症。

【名医指导】

1. 饮食宜清淡为主，多吃蔬果，合理搭配膳食，注意营养充足。忌烟、酒，忌辛辣，忌油腻，忌生冷食物。

2. 输精管结扎术后 2 周内，避免性生活。

3. 患者在结扎后出血一般会发生在 24 小时内，包括外出血和内出血两种。这种情况需要及时的处理，重要的是预防。患者在术后要注意休息。术后留院观察 1～2 小时，没有异常现象就可回家。回家后也要注意多休息，不要过分活动。根据工作性质不同，术后休息 7～14 日。

4. 术后会出现切口感染和生殖系统的炎症。所以，患者在术后应该格外注意保护好伤口，不要洗擦伤口。出现症状及时就医。

5. 有些患者术后在结扎局部会出现痛性结节。如果说在术后 1 个月以上，症状还没有消失，可诊断为痛性结节，主要是由于术中的结扎线头和感染所导致的。

阴茎硬结症

阴茎硬结症是指阴茎海绵体纤维化，海绵体白膜与阴茎筋膜之间产生纤维化硬结。多见于中老年人。起病缓慢，常为偶然发现。除影响性生活外一般无其他不良后果。

【必备秘方】

1. 玄参、续断各 15 克，夏枯草、川楝子、白芍、连翘、云茯苓、伸筋草、甘草各 10 克。每日 1 剂，水煎服。脾虚者，加猪苓、山药、白术；湿盛者，加土茯苓、泽泻、粉萆薢、通草、白茅根；气滞者，加香附、青皮、延胡索、白芷、川芎；肾虚者，加鸡血藤、首乌藤、补骨脂、枸杞子、女贞子、墨旱莲、生地黄、牛膝；解毒软坚，加赤芍、三棱、莪术、僵蚕、川芎；初期硬结小者，外敷紫色消肿膏；有炎症者，加血竭、冰片少许；肿块大且突出皮肤者，外贴消化膏。外敷药前用当归尾 15 克，小茴香 30 克，红花、桂皮各 10 克，伸筋草 20 克煎水熏洗。主治阴茎硬结症。

2. 当归尾、赤芍、丹参、红花、枳实、

柴胡、陈皮、香附、青皮、穿山甲、橘核、全蝎、蜈蚣、土鳖虫、僵蚕、白花蛇舌草各30克。共为细末，每次服5克，每日2次，1个月为1个疗程，每疗程间隔10日。主治阴茎硬结症。

3. 黄芪15克，丹参、山茱萸、桑椹各12克，当归、牛膝、赤芍、柴胡、香附各10克，乳香、没药、莪术、荔枝核、茯苓、川芎、橘核、枳实各9克，甘草3克。每日1剂，水煎，分2次服，连服10剂为1个疗程，每疗程间隔1周。药渣煎汤，每晚睡前熏洗阴茎。主治阴茎硬结症、阴茎海绵体炎。

4. 大青叶、白花蛇舌草、姜黄片各30克，当归20克，鸡血藤、生黄芪各15克，金银花、重楼、延胡索各10克。每日1剂，水煎服，6日为1个疗程。伴腰痛者，加桑寄生15克；伴排尿困难者，加茯苓10克。主治阴茎硬结症。

5. 当归尾、赤芍、丹参、红花、枳实、柴胡、陈皮、香附、青皮、穿山甲、橘核、全蝎、蜈蚣（不去头）、土鳖虫、僵蚕、白花蛇舌草各30克。共研细粉，每次服5克，每日2次，1个月为1个疗程，每疗程间隔10日。主治阴茎硬结症。

【名医指导】

1. 积极治疗动脉粥样硬化、高血压、糖尿病等。

2. 适当补充各种维生素，尤其是维生素E，长年服用，对本病有预防作用。

3. 调畅情志，免受寒湿，改正酗酒的不良习惯。

4. 性交时应动作轻柔，避免粗暴用力，避免阴茎损伤和器械刺激阴茎。

5. 保持局部清洁，内裤宜宽松、柔软。

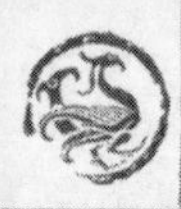

第十七章 儿科疾病

小儿呼吸系统疾病

本节内容为小儿感冒、小儿发热、小儿夏季热、小儿急性呼吸道感染、小儿支气管炎、小儿支气管哮喘、小儿肺炎，各病症的临床特点从略。

小儿感冒

【必备秘方】

1. 大青叶、芦根各30克，生石膏、六神曲、山楂、青蒿各15克，天花粉12克，连翘10克，柴胡、荆芥、黄芩各9克，黄连、赤芍各6克。每日1剂，水煎2次，混合滤液，分2次服。热甚烦躁者，加牛黄清心丸或紫雪丹；恶寒无汗者，加香薷10克；汗出热不退者，加桑叶10克；咽喉肿痛者，加金银花12克，牛蒡子、射干各9克；便秘者，加槟榔10克；反复发热者，加草果、厚朴各10克，槟榔9克；惊厥抽风者，加钩藤15克，龙胆10克。主治小儿感冒高热。

2. 青蒿、连翘、黄芩、焦三仙各10克，柴胡、金银花、苦杏仁各6克，甘草1.5克。加水300毫升浸泡30分钟，以武火煎30分钟，取液200毫升。1～3岁每次服50毫升，每日3次；3～5岁每次服75毫升，每日2次；5～6岁每次服200毫升，每日1次；10～15岁每日服2剂。便秘者，加大黄2～3克（后下）；里热甚者，加生石膏10克；呕吐者，加清半夏1.5克，竹茹3克；夏天生病者，加滑石3克。主治小儿病毒性感冒。

3. 大青叶、贯众、板蓝根各250克，射干、黄芩各200克，细辛100克，糖浆50毫升，硫酸锌5克。将板蓝根、贯众、射干、黄芩水煎1小时，滤取药液，复煎1次，再将大青叶、细辛浓煎15分钟，去渣，煎液合并，浓缩至1000毫升，加入糖浆与硫酸锌调匀，饭后服，1岁服15毫升，依此类推，10岁以上服25毫升。连服4次。主治小儿感冒。

4. 生石膏15克，天花粉、青蒿、白薇、桑叶、赤芍、柴胡、荆芥、黄连、山楂、建曲、槟榔、板蓝根各6克。每日1剂，水煎5～10分钟，去渣，取汁适量频服。服后宜休息，取微汗。主治小儿感冒。

5. 连翘15克，紫苏叶、广藿香、白芷、黄连、黄芩各10克，薄荷、甘草各5克。每日1剂，水煎至150毫升，1岁以内每次服20毫升，2岁以内每次服30毫升，3岁以内每次服40毫升，2小时1次，每日4次；3岁以上150毫升，分3次服。主治小儿感冒。

【名医指导】

1. 平日要让小儿有计划的锻炼身体，增强体质是防病的第一主要因素。

2. 室内保持空气清新、温度适宜，充分利用日光浴，空气及水浴，增强体质。

3. 讲卫生、避免交叉感染，不带小儿到人群密集，通风不良的影剧院，百货公司，超市等处去。

4. 尽量避免接触患儿，有病就近就医，少跑大医院，缩短候诊时间。

5. 外出归来或接触患儿及患儿玩具物品后，要用流动水加肥皂认真冲洗手部。

6. 随气候变化为孩子增减衣服，但不得捂得过厚，以免孩子增加活动就大汗淋漓，再遇风寒最易患上呼吸道感染，支气管炎及肺炎。

7. 应特别提醒注意的是不让小儿被动吸

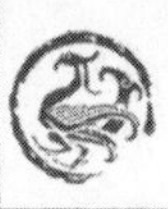

烟，被动吸烟是增加小儿患呼吸道疾病的重要原因。

小儿发热

【必备秘方】

1. 连翘、栀子各 10 克，薄荷 6 克，大黄 5 克。每日 1 剂，水煎，分 2 次服，重者，每日 2 剂，分 4 次服。咳嗽者，加苦杏仁、橘红各 6 克；无汗流涕者，加葱白、淡豆豉各 6 克；目赤者，加桑叶、菊花各 6 克；头痛者，加蔓荆子 6 克；呕吐者，加半夏、广藿梗各 3 克；食滞者，加焦山楂、枳壳各 6 克；乳滞者，加炒麦芽 9 克；痰滞者，加莱菔子 6 克；惊厥者，加石决明、钩藤各 9 克；咽红肿痛者，加桔梗、山豆根、甘草各 6 克；口舌生疮者，加金银花、黄连各 6 克；腹痛者，加木香 3 克；泄泻者，去大黄。主治小儿外感高热。

2. 生石膏 20 克，重楼、大青叶、板蓝根、射干各 10 克，连翘、黄芩各 5 克。每日 1 剂，水煎 15 分钟，滤出药液，加水再煎 20 分钟，去渣，两次煎液兑匀，分服。热不退者，加栀子、知母各 10 克；恶寒者，加荆芥、防风各 6 克；头身困重、恶心、呕吐者，加薏苡仁、厚朴、苦杏仁各 6 克；咳嗽剧烈者，加川贝母、杏仁、桑白皮各 10 克。主治小儿高热。

3. 金银花、连翘各 10～15 克，柴胡、黄芩各 5～10 克，牛蒡子、薄荷各 5 克。每日 1 剂，水煎，分 2 次服。畏寒者，加荆芥、防风各 6 克；头痛者，加白芷、蔓荆子各 6 克；呕吐者，加广藿香、竹茹各 6 克；身痛者，加葛根 9 克；腹痛者，加川楝子、陈皮各 6 克；咽痛者，加板蓝根、射干各 6 克；咳喘者，加瓜蒌、前胡、葶苈子各 6 克；尿频者，加淡竹叶、车前草各 6 克。主治小儿发热。

4. 生石膏 20 克，青蒿、知母各 10 克，甘草 5 克。每日 1 剂，水煎服。恶寒、面赤身热、流涕者，加荆芥、防风、薄荷各 10 克；烦躁、便秘者，加栀子、生地黄、大黄各 5 克；但热不恶风寒者，加连翘、菊花、紫草、黄芩、鱼腥草、板蓝根、白花蛇舌草各 5 克。主治小儿高热。

5. 连翘、黄芩、焦三仙各 10 克，青蒿、柴胡、金银花、苦杏仁各 6 克，甘草 1.5 克。每日 1 剂，加水 300 毫升浸泡 30 分钟后用武火煎 15 分钟，去渣，滤液 200 毫升，1～3 岁每服 50 毫升，3～5 岁每服 75 毫升，5～6 岁每服 150 毫升，每日 2 次。主治小儿发热（表里同热）。

【名医指导】

1. 室内保持安静、清洁，空气新鲜流通，以温度 18 ℃～20 ℃、湿度 60%为宜，若干燥可在室内地上洒水。

2. 保持皮肤清洁，衣着要宽松，经常翻身、拍背，清除鼻腔分泌物，注意侧卧位，以利于保持呼吸道通畅。

3. 由于发热呼吸增快，水分丢失较多，因此，要多喝开水、米汤、菜汤、淡果汁等，以便补充水分。

4. 饮食要营养丰富、易消化、高热量、富含维生素。

小儿夏季热

【必备秘方】

1. 山药、玄参、白术各 10 克，鸡内金、牛蒡子各 5 克。每日 1 剂，水煎服。吐泻重者，加重山药、白术用量至 15 克，加薏苡仁、广藿香各 10 克；手足心热、盗汗者，加地骨皮、麻黄根、黄柏、莲子各 5 克；咳嗽重者，加重牛蒡子用量至 10 克，加五味子、麦冬、百部各 5 克；夜间哭闹、少睡者，加龙骨、牡蛎、钩藤各 10 克；夜间发热、腹胀满者，加银柴胡、青蒿、木香各 5 克。主治小儿夏季热。

2. 广玄参、山药各 12 克，白术 9 克，牛蒡子、鸡内金各 6 克。每日 1 剂，水煎，分 2 次服。呕吐者，加广藿香、薏苡仁各 6 克；虚热盗汗者，加黄柏、地骨皮、麻黄根、莲子各 6 克；咳嗽者，加五味子、麦冬、百部各 6 克；夜哭不宁者，加生龙骨、牡蛎、钩藤各 9 克；夜热腹胀者，加银柴胡、青蒿、木香各 3 克。主治小儿夏季热。

3. 生石膏 15 克，党参、山楂各 10 克，麦冬、苦杏仁、六神曲、广藿香各 6 克，桔

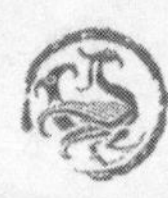

梗、五味子、甘草各3克。每日1剂，水煎，分2次服，6剂为1个疗程。便秘者，加莱菔子、枳实各6克；烦躁不安者，加蝉蜕、钩藤各6克（或白芍、地龙各6克）；咳嗽者，加黄芩、枇杷叶各6克。主治小儿夏季热。

4. 广藿香、香薷、连翘、白茅根、焦白术各10克，熟附片、肉桂、五味子各5克。每日1剂，水煎2次，去渣，取液200毫升，浓缩成100毫升。1岁以内每服10毫升，1～2岁每服15毫升，2岁以上每服20毫升，每日3次，5日为1个疗程。主治小儿夏季热。

5. 熟地黄9～12克（煨），玉竹、麦冬、葛根、益智、乌梅、桑螵蛸各9克，熟附片（先煎）、山药各6克，广藿香、黄连各3克。每日1剂，水煎，分2次服。病久体虚者，加枸杞子9克。食欲不振者，加麦芽、山楂各6克。主治上盛下虚型小儿夏季热。

【名医指导】

1. 注意营养，饮食宜清淡；可用西瓜汁等代茶饮；注意皮肤清洁。

2. 注意房屋通风，保持凉爽。高热者可用冷水浴等方法物理降温。

3. 对患过本病的小儿，次年春天可用简易方药或食疗方药服用以预防。

小儿急性呼吸道感染

【必备秘方】

1. 金银花、连翘各15克，黄连、生石膏各10克，黄芩、栀子、桔梗、甘草各5克。每日1剂，加水400毫升，浸泡20分钟后煎30分钟，取液药渣，复煎1次，取液混合，分2次服。鼻塞、流涕者，加防风12克，荆芥10克；咳嗽痰多者，加黄芩、桑白皮、桔梗各10克；铜绿假单胞菌感染者，加虎杖10克；病毒感染者，加板蓝根20克。主治上呼吸道感染发热、肺炎、气管炎。

2. 白花蛇舌草30克，生石膏、瓜蒌子各15克，苦杏仁、紫苏子、葶苈子、黄芩、桔梗、陈皮各6克，橘络、甘草各3克，麻黄2克。水煎，1岁以下每服1/3剂，1岁以上每服1/2剂，2岁以上每服1剂，分2次服。主治小儿急性呼吸道感染。

3. 金银花、玄参各15克，白前、苦杏仁各12克，荆芥、薄荷、甘草各6克。每日1剂，水煎2次，取液200毫升，分2次服。便秘者，加大黄3克；挟湿者，加滑石18克。服药期间忌食辛辣、冷饮。主治小儿急性呼吸道感染。

4. 金银花、赤芍各12克，连翘、栀子、黄芩、牛蒡子、天花粉、龙胆、六一散各6克，薄荷、荆芥穗各4.5克，枳壳、青黛各3克。每日1剂，水煎2次，分3次服（年长儿顿服）。主治上呼吸道感染。

5. 僵蚕、金银花各15克，车前子、六神曲各10克，黄芩、黄连、黄柏、桂枝、生地黄各6克，通草、蝉蜕各5克（7岁以下用量酌减）。每日1剂，水煎，分3次服。主治小儿上呼吸道感染。

【名医指导】

1. 充分休息，多饮开水，给予易消化富含维生素的清淡饮食。

2. 注意隔离，保持呼吸道通畅。婴儿鼻塞严重吃奶困难的，要注意经常清理鼻腔，保持呼吸道通畅。

3. 感冒流行季节要避免带孩子到人群密集的地方去。可以给孩子服用板蓝根冲剂，每次0.5～1包，每日2次。

4. 加强锻炼，冬天每日要有1～2小时的户外活动，增强孩子对寒冷刺激的抵抗力。

小儿支气管炎

【必备秘方】

1. 生石膏100克，鱼腥草、金银花各50克，前胡、苦杏仁、蛤壳粉、北沙参各30克，川贝母20克，橘红10克，木蝴蝶5克。水煎2次，取液混合，过滤后加白糖、蜂蜜各10%，防腐剂1%，浓缩至400毫升。1岁以下每服5～7毫升，每日3～6次；5岁以下每服10～15毫升，10岁以下每服20～25毫升，每日3～4次。1周为1个疗程，服药期间禁食油腻厚味。主治小儿急性支气管炎。

2. 苦杏仁、前胡、紫苏子各9克，桔梗、葶苈子各6克，麻黄3克。每日1剂，水煎15分钟，滤出药液，加水再煎20分钟，去渣，两次煎液兑匀，分服。风寒者，加荆芥、防风、紫苏叶各10克；口干、口渴者，加金银花、薄荷、桑叶各10克；咽喉肿痛者，加生石膏、板蓝根、蒲公英、生地黄各10克。主治小儿急性支气管炎。

3. 生石膏、鲜白茅根各12克，半夏、瓜蒌子、玉蝴蝶各6克，苦杏仁4.5克，胆南星、甘草各3克，麻黄1.5～3克，黄连1.5克。每日1剂，水煎至100毫升，分2～4次温服。咳痰不利者，加前胡6克，紫菀4.5克，白前3克；高热者，加羚羊角粉1克（分次冲服）；痰多者，加川贝母6克；便秘者，加大黄3克。主治急性支气管炎。

4. 麻黄、紫苏子、苦杏仁、桑白皮、橘红、茯苓、甘草各3克，生姜3片，大枣2枚。每日1剂，水煎，分4～6次服（2岁以下麻黄用量减半），连服3～4剂。热象明显者，去生姜，加黄芩、板蓝根（或大量叶）各3克；呼吸急促、咳嗽不爽者，加桔梗、白前各3克；喉间痰鸣者，加竹沥9克。主治小儿支气管炎。

5. 半夏15克，葶苈子、川贝母、熟大黄、竹沥汁各6克。将前4味药研细末，与竹沥混合，用纱布包，1岁以下每服1/3剂，2～3岁服1/2剂，4～5岁服2/3剂，6～10岁服1剂。水煎10分钟，去药包，取汁加糖，分2次服。主治急性支气管炎合并肺炎。

【名医指导】

1. 多饮开水，注意休息，经常更换体位，以利痰液排出。

2. 饮食宜清淡、易消化，忌食肥甘厚腻及辛辣刺激之品。

3. 保证居室空气新鲜，避免烟、煤气等不良刺激。

4. 经常到户外活动，加强锻炼，提高抗病能力。

小儿支气管哮喘

【必备秘方】

1. 百部15克，地龙、川楝子、地骨皮、黄芩、桑白皮、苦杏仁、炙麻黄各10克，蜈蚣2条。水煎，3岁以下每日服1/3剂，3～6岁每日服1/2，6～9岁每日服2/3剂，9～15岁每日服1剂，分3次服，5日为1个疗程。咳甚者，加紫菀、款冬花各10克；痰不易咳出者，加蛤壳粉10克，远志6克；胸闷者，加瓜蒌、郁金各10克；发热者，加柴胡10克，荆芥6克。主治小儿支气管哮喘。

2. 生石膏18克（捣碎，包煎），苦杏仁9克（去皮、尖），麻黄（去节）、炙甘草各5克。每日1剂，水煎，分3次服。外寒内热者，加紫苏、款冬花、防风、桔硬、葶苈子、蝉蜕各6克；风热闭肺者，加鱼腥草、金银花、大青叶、薄荷、葶苈子、大黄、天竺黄各5克；邪热炽盛者，加金银花、栀子、桑白皮、天竺黄、大黄、瓜蒌、羚羊角各3克。主治小儿支气管哮喘。

3. 佛耳草10克，僵蚕、车前子、紫苏子、地龙各6克，姜半夏5克，炙麻黄、五味子各3克。每日1剂，水煎，分3次服。寒重者，加干姜2克，细辛1.5克；有热者，加生石膏10克，黄芩3克；痰多者，加海浮石15克，苦杏仁、前胡各6克；肾虚者，加山药10克，山茱萸6克。主治小儿支气管哮喘。

4. 党参、黄芪各10克，黄芩、黄精、仙鹤草各6克，甘草4克。每日1剂，水煎，分3次服，2个月为1个疗程。咳喘者，加紫苏子、桑皮；有外感者，去党参、黄芪，加板蓝根、荆芥、桑叶；腹泻者，去黄精，加白术、茯苓；食欲减退者，加焦山楂、陈皮。主治小儿支气管哮喘。

5. 葶苈子15克，苦杏仁、浙贝母、紫苏子、生大黄各10克，橘红5克，炙麻黄2克。每日1剂，水煎频服。便溏者，去大黄；腹胀者，加焦山楂、莱菔子各9克；咽肿者，加桔梗、山豆根、甘草各6克；发热者，减麻黄，加连翘、薄荷、栀子各6克。主治小儿支气管哮喘。

【名医指导】

1. 发作时应卧床休息，回避或控制哮喘的触发因素。及时清除鼻腔分泌物，经常变换体位以促进痰液排出。

2. 注意室内温度、湿度的调整。及时治疗隐性病灶，如过敏性鼻炎、荨麻疹、湿疹、慢性扁桃体炎等。

3. 饮食宜清淡，忌食生冷、过酸、过咸、鱼虾、辛辣之品，保证患儿水分及食物

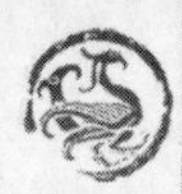

的合理摄入量。

4. 加强小儿身体锻炼，增强抗病能力，天气变化时注意保暖，冬天多晒太阳。

小儿肺炎

【必备秘方】

1. 金银花、鱼胆草、野菊花、芦根各15克，连翘、黄芩各10克，桔梗、瓜蒌、桃仁、红花各6克。每日1剂，水煎，分3次服。咳甚者，加百部、枇杷叶各6克；痰黏者，加南沙参9克、川贝母3克；痰清稀者，加茯苓、半夏各6克；脓痰者，加薏苡仁9克；腹泻者，去桃仁、瓜蒌，加茯苓、白术各6克；阴虚者，去桔梗、桃仁，加麦冬、南沙参、生地黄、牡丹皮各6克；气虚者，加党参、黄芪各6克。主治小儿迁延性肺炎。

2. 金银花、连翘、大青叶、车前子各15克，玄参9克，重楼、桔梗、生地黄、麦冬、甘草各6克，胆南星3克。1～1.5岁用1/2剂，1.5～3岁用1剂，水煎2次，去渣，分4次服。两肺有喘鸣音者，加蝉蜕、地龙、苦杏仁各9克；表虚自汗者，加黄芪、淫羊藿各9克；高热不退者，加黄芩9克，黄连、黄柏、山栀各6克；咳嗽剧烈者，加百部、橘红各9克，竹茹6克。主治小儿病毒性肺炎。

3. 鱼腥草、芦根、生石膏各15克，地龙、苦杏仁各6～9克，黄芩、炒葶苈子、炙紫苏子各4.5～6克，炙麻黄3～6克，生甘草3克。每日1剂，水煎2次，取液混合，分3次服。高热者，加金银花、连翘各6～9克；咳甚、呕吐者，加竹沥、半夏各6克；脾虚肝旺者，加茯苓、黛哈散各6克；痰鸣、喘促者，加猴枣散3克。主治哮喘性支气管炎并发肺炎。

4. 生石膏25克，黄芩、栀子、金银花、连翘、生地黄、牡丹皮、丹参、玄参、紫苏子、地龙、前胡、川贝母各10克，黄连5克。每日1剂，水煎服。喘甚者，加沉香、麻黄各5克；面唇青紫者，加郁金、桂枝各6克；热甚者，加柴胡、寒水石各6克；咳甚者，加紫菀、款冬花、半夏各6克；痰多者，加天竺黄、瓜蒌各6克。主治小儿病毒性肺炎。

5. 天麻、黄连各12克，冰片、胆南星、甘草、全蝎、僵蚕各3克，牛黄1.5克。共研细末，分成小包（每包1克），用薄荷、灯心草煎汤送下（也可用白开水送服）。5个月以下小儿每服0.2克；5个月以上至1岁每服0.5克，1岁以上至2岁每服0.6克。主治小儿病毒性肺炎。

【名医指导】

1. 居室内应安静、清洁、阳光充足，室温以18℃～20℃为宜。室内过分干燥时可在火炉上放一烧开的茶壶，或在地板上经常洒点水。同病原的患儿。尽可能分别隔离，防止交叉感染。

2. 保证患儿充足睡眠与休息，避免过多的哭闹以减少耗氧。须经常给患儿变换体位，必要时取半卧位，以利于炎症的消散与吸收，以及呼吸道分泌物的排出。

3. 应喂食易于消化吸收、高热量、高营养又及富含维生素的流质或半流质饮食，如牛奶、鸡汤等，要少量多次进食，给予足量维生素、蛋白质和水分。保证患儿充分休息，避免过多的治疗措施。

4. 保持口腔及皮肤清洁，用药棉蘸生理盐水擦拭口腔，唇干裂者可涂甘油。经常更换衣服，保持皮肤清洁。保持呼吸道通畅，及时清除上呼吸道分泌物，及时变换体位，以利痰液的排出。

5. 体温过高时，可采用对症治疗，如服退热药、物理降温等。保持呼吸道通畅，及时清除上呼吸道分泌物，及时变换体位，以利痰液的排出，要少量多次进食，给予足量维生素、蛋白质和水分。

6. 宜采用头高位或半卧位，以减轻肺部淤血。应注意观察患儿病情，如出现呼吸困难、口唇及口周围紫及伴有烦躁时，说明病情严重，需立即送医院治疗。

小儿循环系统疾病

本节内容为病毒性心肌炎，临床特点从略。

病毒性心肌炎

【必备秘方】

1. 紫石英20克，生地黄、党参、丹参、

炙甘草各15克，板蓝根、麦冬各12克，苦参、玄参各9克，甘松6克。每日1剂，水煎2次，取液混合，分3次服，3个月为1个疗程。心动过速，加琥珀3克；早搏频繁，加茶树根、常山、生姜各6克；胸闷者，加失笑散、郁金、檀香各5克；不眠者，加五味子、莲子心、浮小麦各6克；热重者，加金银花、黄芩、开金锁各6克；痰多者，加半夏、茯苓各6克。主治小儿阴虚火旺型病毒性心肌炎。

2. 黄芪、党参、白芍、当归、柏子仁、炙甘草各10克，麦冬、五味子、丹参各6克。每日1剂，水煎，分3次服，1个月为1个疗程。阴虚者，加玄参10克；阳虚者，加桂枝3克；血瘀者，加红花、赤芍、川芎各3克；心悸者，加磁石、龙骨、牡蛎各10克；胸闷者，加薤白、瓜蒌、陈皮、木香各6克；热重者，加生石膏、黄芩、板蓝根、金银花、连翘各9克。主治病毒性心肌炎。

3. 生地黄250克，炙甘草、火麻仁各60克，麦冬、生姜45克，党参、大枣、阿胶（烊化，兑服）各30克，桂枝15克，黄酒1000毫升。加水1600毫升浸泡2小时后以武火煎沸，改用文火煎3小时，取药液600毫升，每次服10～15毫升，每日3次，1剂为1个疗程。主治小儿病毒性心肌炎。

4. 党参、丹参、黄芪、炒酸枣仁各15克，龙眼肉12克，当归、川芎、薤白、茯神、白术、柏子仁、瓜蒌、枳壳、厚朴各9克，郁金、远志、茯苓各6克，炙甘草3克，大枣5枚。每日1剂，水煎，分3次服，1个月为1个疗程。外感者，加板蓝根、连翘各9克；胸闷者，加合欢皮、佛手各6克。主治小儿病毒性心肌炎。

5. 黄芪、丹参各30克，玉竹、蝉蜕各20克，麦冬15克，生地黄12克，僵蚕10克（研末，冲服），甘草9克。水煎，分3次服（3～6岁每服1/3剂，6～9岁服2/3剂，9～12岁服1剂）。发热者，加连翘、黄芩；腹胀者，加神曲、鸡内金；眼睛水肿者，加车前子。主治心阴不足型小儿病毒性心肌炎。

【名医指导】

1. 儿童期不宜偏食。因为偏食会造成食物中的造血营养素不足，若再因外伤出血等易导致贫血，血液中的含氧量降低。组织中的氧气缺乏，会影响儿童的生长发育。

2. 为保证血液循环的通畅，儿童宜穿比较宽松的衣服。一日活动要做到动静交替、劳逸结合。

3. 科学组织体育锻炼和户外活动。活动量要适当，活动程度要符合小儿生理要求，剧烈运动后不宜马上喝大量的水。

4. 父母要观察孩子有没有心脏疾病。母亲在妊娠期前3个月内，若患病毒感染性疾病（如风疹、流行性感冒等）或滥用药物者，孩子出生后体重增长缓慢、呼吸急促、面色青紫、多汗、烦躁不安、吵闹及易反复发生呼吸道感染者有可能患先天性心脏病。

小儿消化系统疾病

本节内容为疳积、小儿消化不良、小儿厌食症、小儿呕吐、小儿腹泻、小儿肝炎、小儿腹痛、小儿黄疸、小儿便秘，各病症的临床特点从略。

疳　积

【必备秘方】

1. 黄芪（土炒）、党参（米炒）、山药、莲子（去心）、炒麦芽各20克，六神曲10克。茯苓、白术（土炒）、当归身、使君子各15克，桔梗9克，木香、陈皮、青皮、炙甘草各5克，砂仁3克。共研末，加青荷叶汁、蜂蜜各适量，炼制为丸，温开水送服，每次3克，每日2次。服药期间忌食生冷、辛辣、肥腻食物。主治疳积重症。

2. 煅炉甘石60克，赤石脂、使君子各36克，鸡内金、滑石、蟑螂末各30克，胡黄连24克，槟榔15克。共研细末，用猪肝50克（切碎），加水浓煎（不加盐），取汁冲服，每日3次，3日为1个疗程（1～2岁每次1克，3～5岁每次服1.5克，6岁以上每次服2克）。主治疳积。

3. 白术15克，使君子12克，人参、茯苓、山楂、炙甘草各9克，芦荟（酒蒸）、胡黄连、黄连（姜汁炒）各4克，干蟾蜍1只

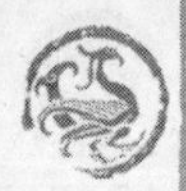

（约10克）。共研细末，取鸡蛋1枚敲1小孔，去蛋清，纳入药粉1克，用小棍搅匀，以细纸浸湿封口，放火灰中焖熟，1岁日服1枚，2岁日服2次共2枚；3岁日服3次共3枚。主治疳积。

4. 黄精60克，使君子50克，山楂、六神曲各35克，山药、白扁豆各30克；党参、白术各25克，槟榔、茯苓各20克，砂仁、陈皮各15克，甘草10克，香附6克。共研细末，温开水冲服，每日2次（3岁以下每次3克，3～5岁每次4克，6～10岁每次5克）。主治脾胃虚弱型疳积。

5. 党参12克，炙黄芪、薏苡仁、茯苓、生谷芽、生麦芽、生山楂各9克，陈皮4.5克。每日1剂，水煎，分3次服。10日为1个疗程。面黄、贫血者，加当归、何首乌各9克；便秘者，加枳实、当归各6克；泄泻者，加山药、白扁豆各10克；夜寐不安者，加五味子6克。主治疳积。

【名医指导】

1. 儿童消化管的黏膜非常细嫩，血管较多，消化功能较差，因而要特别注意饮食卫生，防止消化不良和发生胃肠道疾病。

2. 小儿吃过辣过烫的食物，易烫伤食管壁；吃坚硬的食物如鱼刺、碎骨片等易刺破食管黏膜引起炎症；边吃边说笑容易把米粒、黄豆、花生仁等呛入喉腔或气管引起剧烈咳嗽，严重者甚至造成窒息、死亡。

3. 消化系统运行得正常与否，与牙齿有着很大的关系。儿童从小应讲究口腔卫生，要养成饭后漱口、早晚刷牙的习惯，不吃过冷食物，不喝冷水。要多吃些需要多咀嚼的食物如水果、烤馒头片等，以利牙齿的正常发育。食物中应少含糖，多含磷、钙、维生素D等。

4. 儿童的肠管比成人的要长些，肠道蠕动也比成人弱，腹肌的推动力更是不足，这些原因造成食物通过比较慢，很容易引起消化不良、便秘、厌食等症状。

5. 要合理安排进餐时间和营养素的分配，要养成按时进餐的习惯，不偏食、不吃零食、不暴饮暴食。此外，因营养不良而患便秘的儿童要多饮水，多吃粗粮和含膳食纤维多的蔬菜（如芹菜、丝瓜等）。消化管和消化腺的活动都是在神经调节下进行的，因此进食时保持儿童的精神愉快，对促进消化吸收具有非常重要的作用。

小儿消化不良

【必备秘方】

1. 焦三仙30克，秦皮、车前草各9克，木香、砂仁、豆蔻、陈皮、泽泻各6克，鸡内金、甘草各4.5克，白术、茯苓、香附各3克。加水500毫升煎至100毫升，7～12个月每次服10毫升，1～1.5岁每次服15毫升，1.5～3岁每次服20～30毫升，每日3次，7日为1个疗程。主治迁延性消化不良。

2. 白术、车前子、诃子各适量（1岁以内，白术、车前子各6克，诃子3克；1岁以上，白术、车前子各10克，诃子6克）。水煎2次，早、晚分服。主治消化不良。

3. 大皮风（珍珠枫）750克，野南瓜、地茄子各1000克，鸡内金250克，黄荆子500克。加水2000毫升煎至1000毫升，加白糖调服，每次15毫升，每日4次。主治中毒性消化不良。

4. 党参、白术，山药、白扁豆、莲子各20克，薏苡仁、茯苓、泽泻、桔梗、陈皮、砂仁、鸡内金、甘草各10克。共为粗末，每取30克，水煎，去渣，分1～2次服。主治消化不良。

5. 山药120克，薏苡仁100克，芡实60克（腹泻者加至100克）。共研细末，半岁至1岁每服1克，1～2岁每服2～4克，2～5岁每服4～6克，每日1次，加瘦猪肉或鸡蛋蒸服。主治消化不良。

【名医指导】

1. 应以蛋白质食物为主，除母乳外，可添加牛奶、代乳粉、蛋类、豆浆、鱼，同时补充多种维生素、微量元素及蔬菜、水果等。

2. 对重度营养不良患儿母乳不足者可给予脱脂乳、豆浆或母乳化奶粉，以后随消化功能好转再逐渐添加全乳、肝泥、肉末等。植物油（熟豆油、花生油、麻油）有必需的脂肪酸和脂溶性维生素，可逐步增加。

3. 每日带孩子到户外活动，接受阳光照

射，呼吸鲜空气，增强体质。注意气温变化和居住环境，随时增减衣服。消瘦和长期卧床患儿的被褥，应柔软干燥，经常变换体位，防止发生褥疮。

4. 营养不良小儿易因缺乏多种维生素出现口腔疾病，因此必须做好口腔清洁卫生；并在2次喂奶间给予少量开水，防止口腔炎与霉菌感染。发现鹅口疮，可涂甲紫；发现口腔黏膜溃疡，可吹敷锡类散。

小儿厌食症

【必备秘方】

1. 炙黄芪12克，山药10克，党参8克，焦山楂、麦芽、白术、白芍、焦六曲各6克，砂仁5克。每日1剂，水煎，分3次服。胃阴不足者，加乌梅、南沙参、白芍、麦冬各5克，牡丹皮3克；脾虚湿阻者，加党参、茯苓、焦六神曲各8克，苍术、陈皮、广藿香各5克；肝脾不调者，加柴胡、香附各8克，郁金、白芍各6克，钩藤、远志各5克；虫毒扰脾者，加使君子10克，白芍、乌梅各8克，槟榔、陈皮各5克。主治脾胃气虚型小儿厌食症。

2. 白糖250克，太子参、薏苡仁、鸡内金、苍术、陈皮、青皮、茯苓、山药、山楂、六神曲各90克，肉豆蔻30克，尼泊金乙酯7.5克，苯甲酸40克。将太子参、薏苡仁、鸡内金及肉豆蔻用45%乙醇浸湿，渗滤，余药水煎浓缩，两液合并、沉淀、过滤，去除乙醇再浓缩，加防腐剂与白糖制成1000毫升糖浆服，3岁以下每次10毫升，3～6岁每次15毫升，6岁以上每次20毫升，每日3次。主治小儿厌食症。

3. 佛手、竹茹、广藿香、天花粉、荷叶各10克，焦山楂8克，六神曲、紫苏梗各6克，砂仁1.5克。每日1剂，水煎2次，取液混合，分3次于饭前温服，1周为1个疗程。口渴舌干者，加石斛、北沙参各10克；大便秘结者，加决明子10克，熟大黄1.5克；腰痛者，加香附6克；夜卧不安者，加蝉蜕6克；尿黄赤少者，减砂仁，加莲子心3克；消瘦、贫血者，加黄精、莲子各10克。主治小儿厌食症。

4. 首乌藤15克，茯苓10克，甘草8克，广藿香、半夏、厚朴、山楂、六神曲、砂仁（后下）各6克。每日1剂，加水浸泡20分钟后煎30分钟，复煎2次，取液混合，分4～6次服。腹胀者，加木香8克，莱菔子6克；食积甚者，加谷芽、麦芽、鸡内金各6克；大便溏稀者，加莲子6克，干姜3克；虫积者，加使君子肉、榧子各6克。主治胃阴不足型小儿厌食症。

5. 白萝卜1000克（捣烂，取汁），太子参、山药（其中100克研粉）各300克，白糖（后下）、贯众、广藿香各250克，前胡120克，荷叶10张。将后6味药水煎2次，去渣，取液浓缩至1500毫升，加入萝卜汁与白糖，浓缩至滴水成珠，加入山药末及适量香料调匀服，每次5～15克，每日3次，7日为1个疗程。主治小儿厌食症。

【名医指导】

1. 纠正患儿不良的偏食习惯，定时进食，禁止患儿饭前吃零食和糖果，建立良好的生活习惯；发现患儿厌食，应及时检查，找出病因。

2. 平时父母不要经常打骂、恐吓孩子。孩子做对的事情要给予鼓励，做错的事情应多劝导。

3. 让孩子多在自然环境中活动，如跑步、游戏等，可促进身心健康，增加食欲。让厌食的孩子与其他小朋友一起进食，对增进食欲也有所帮助。

4. 饭菜要新鲜，美味多样化、有色彩，从而促进食欲，以利于病情恢复。

5. 饮食应清淡、柔软、易于消化而富有营养。忌不易消化及生冷、油腻的食物，忌零食，两餐之间使胃肠道功能很好休息，使消化液按时分泌。

小儿呕吐

【必备秘方】

1. 炒白术、炒山药各100克，枣树皮（炒黄）、车前子（盐炒）各75克。共研细末，饭前温开水冲服，每次1～2克，1周为1个疗程。忌食生冷、油腻物，感染腹泻时停服。主治婴幼儿呕吐。

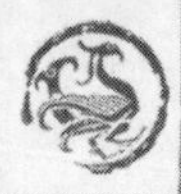

2. 党参、炒白术各10克，干姜、半夏、吴茱萸各6克，陈皮、甘草各5克。每日1剂，水煎，分2次服。主治脾胃虚寒型小儿呕吐。

3. 车前子、炒山楂各10克，木瓜8克。每日1剂，水煎，3～8岁分4～5次温服（2岁以下药量减半）。主治小儿呕吐腹泻。

4. 炒白术、苍术（土炒）、茯苓各12克，陈皮、吴茱萸各10克，草果5克，丁香、泽泻各3克，白胡椒2克。每日1剂，水煎服。主治小儿呕吐。

5. 粳米100克，冰糖30克，枇杷叶10～15克（鲜品30～60克）。每日1剂，将枇杷叶用纱布包好，水煎，去渣，入粳米煮为稀粥，加入冰糖令溶，分2次服。主治胃热型小儿呕吐。

【名医指导】

1. 给药时药液不要太热，服药宜缓，可采用少量多次服法。

2. 呕吐时宜令患儿侧卧，避免吐物呛人气管；并及时清除口腔呕吐物。

3. 哺乳不宜过急，以防吞进空气。饮食宜定时定量，不宜过饱，食物宜新鲜、清洁，不要过食辛辣、炙煿和肥腻之物。

4. 密切观察病情，注意呕吐特点及伴有症状，及时排除急症、中枢感染性疾病等急性病。

5. 呕吐时应将患儿头置于侧位，以免呕吐物吸入气管。呕吐频繁或因伤食呕吐，应予以禁食；待病情缓解后，酌情给予流质、半流质饮食。

6. 中药宜少量多次，频频呷服，以免胃不受纳而吐出；沾湿的衣服、被子，要及时更换。

7. 孩子呕吐后，可用温开水漱口。应注意改善婴儿喂奶方法（如体位、排气、奶嘴大小）。乳食有节制，不可食入过快或过饱。

小儿腹泻

【必备秘方】

1. 白头翁、薏苡仁、白扁豆、莲子、白术、茯苓、党参、滑石、车前子、瞿麦、萹蓄各9克，黄连、甘草各5克，通草、罂粟壳各3克，木香2克。共研细末，6个月以内婴儿每次5克，温开水送服，每日1次，6日为1个疗程。呕吐者，加砂仁、竹茹各6克；泻重者，加石榴根皮、五倍子、芡实各3克；腹痛者，加砂仁2克；黏液血便者，加苦参、地榆、山楂各3克；惊风抽搐者，加全蝎、木瓜、钩藤各3克。主治湿热型小儿腹泻。

2. 茯苓、泽泻各15克，苍术12克，厚朴、陈皮、白术、猪苓各10克；甘草6克，桂枝5克。每日1剂，水煎2次。取液混合，分4次服。恶心呕吐者，加砂仁、法半夏各3克；外感风寒者，加广藿香、紫苏叶各3克；腹胀、肠鸣者，去白术，加木香、炒莱菔子各3克；宿食内停者，去甘草，加六神曲、炒麦芽、焦山楂各6克；湿热互结者，去桂枝，加黄连、黄芩各3克；小便短少者，加车前子、薏苡仁各3克。主治流行性小儿腹泻。

3. 党参、仙鹤草、白术、茯苓、赤石脂、葛根各10克，升麻、木香、广藿香、乌梅、甘草各5克。每日1剂，水煎15分钟，滤出药液，加水再煎20分钟，去渣，两次煎液兑匀，分服。畏寒怕冷、大便稀者，加肉豆蔻、炮姜各5克；肛门灼红、便黄气臭夹有黏液者，加黄芩、黄连各5克；呕吐、乳食不化者，加半夏、鸡内金各5克；伴外感者，加柴胡、紫苏叶各5克。主治小儿秋季腹泻。

4. 葛根、茯苓、党参、白术各6克，广藿香3克，丁香、甘草各1.5克。共研末，每次服1～3克，每日3次。表寒重者，加防风、荆芥穗、羌活各3克；咳重者，加苦杏仁、紫苏、桔梗各3克；湿热者，加黄连、黄芩各2克；肢寒者，加炮姜3克，附片2克；呕吐者，加半夏、干姜各3克，吴茱萸1.5克；腹胀者，加炒莱菔子、枳壳各6克，砂仁3克；口渴者，加石斛、玉竹、乌梅各6克。主治小儿腹泻。

5. 党参、茵陈各12克。姜半夏、陈皮、板蓝根、连翘、白术、茯苓各10克，木香、六神曲各9克，甘草、钩藤、蝉蜕各6克，人工牛黄2克（分2次冲服）。水煎，1岁以下每日服1/4剂，1～2岁每日服1/3剂，2～

3岁每日服2/3剂，分2次服。呕吐减轻后，去半夏、陈皮各3克；镇吐作用不显，加广藿香6克，生姜3片；转氨酶增高，加郁金、栀子、黄芩各3克。主治小儿秋季腹泻伴中度脱水。

【名医指导】

1. 注意必要的消毒隔离和便后的清洁护理；勤换尿布，以防止发生肛门周围糜烂。

2. 不强调禁食，但应避免进食不易消化的食物。吐泻严重者可禁食6～8小时，但不禁水。呕吐好转，逐渐恢复进食。饮食以易消化为原则，一般经3～7日恢复正常饮食。

3. 迁延性或慢性腹泻者，尽量寻找病因，针对病因治疗。忌长期滥用抗生素。注意调整饮食，对某种食物过敏或不耐受者，避免摄入该类食物。

4. 肠内双糖酶缺乏者，暂停喂食糖类和乳类，改用豆制代乳品。也可配合推、捏脊、针灸或其他物理疗法。

5. 先天性免疫功能低下的幼儿，使用人体丙种球蛋白或转移因子等制剂，以改善机体免疫功能。

6. 吐泻严重的患儿，应禁食6～12小时，吐泻好后逐渐恢复饮食。母乳喂养者要缩短每次哺乳时间，限制哺乳次数。混合喂养和人工喂养的患儿，可先给米汤、稀牛奶、脱脂牛奶等，由少到多，由稀到浓，逐渐恢复到正常饮食，并暂停增加辅食。

7. 腹泻小儿因肠蠕动增加，在排便前常因腹痛哭闹不安，可轻揉其腹部或用热水袋给予热敷。有腹胀时，可在其右侧腹部放置热水袋，能减轻胀气。

8. 每日要用筷子包纱布蘸冷开水清洁患儿口腔2次，保持其口腔湿润与清洁。对腹泻较久或使用抗生素多日的婴儿，要用苏打水洗口腔，以预防鹅口疮和黏膜溃疡。

9. 勿使小儿着衣过多或过少，避免过热和受凉，以减少发病机会。到了恢复期，要让婴儿增加户外活动，呼吸新鲜气，多晒太阳，提高其抗病能力，防止腹泻复发，促进早日康复。

小儿肝炎

【必备秘方】

1. 白茅根、板蓝根、木贼、郁金、枳壳、金钱草、滑石各10克。每日1剂，水煎15分钟，滤出药液，加水再煎20分钟，去渣，两次煎液兑匀。便秘者，加大黄3克；便稀者，加白术、茯苓各10克；有热者，加黄芩、栀子各5克；腹胀者，加大腹皮、莱菔子各5克；腹水者，加半枝莲、车前子各10克；纳差者，加山楂、麦芽、鸡内金各5克；肝大者，加丹参、三棱、莪术各5克；肝大质硬者，加大黄䗪虫丸0.2克（冲服）。主治新生儿黄疸性肝炎。

2. 白茅根30克，板蓝根、木贼各15克。每日1剂，水煎2次，取上液，加白糖50克溶化，分4次服。呕吐者，加半夏、竹茹各10克；腹泻者，加茯苓、猪苓各10克；便秘者，加大黄10克，炒枳实6克；纳差者，加炒麦芽、六神曲各10克；肝大者，加丹参15克，郁金10克；质硬者，加鳖甲15克，三棱、莪术各6克；体弱者，加党参、黄芪各15克。主治小儿梗阻性、黄疸性、急性肝炎。

3. 茵陈、连翘、板蓝根各20～30克，白茅根、丹参、蒲公英各15～20克，当归12～15克，焦三仙各12克，龙胆6～9克，甘草6克。每日1剂，水煎，分3次服（7岁以下小儿剂量酌减）。发热者，加柴胡、葛根；恶心者，加半夏、藿香；黄疸重者，加金钱草、赤芍；转氨酶高者，去丹参、当归、龙胆，加葛根、升麻、白芍。主治小儿急性肝炎。

4. 白茅根30克，忍冬藤、麦芽各15克，垂盆草、滑石、萹蓄各10克，通草、猪苓、茯苓各6克，甘草3克。每日1剂，水煎，加适量冰糖调服。黄疸重者，加积雪草10克；偏热者，加连翘、淡竹叶各10克；偏湿者，加薏苡仁20克；泄泻者，加车前子10克；呕吐者，加竹茹10克；厌食者，加麦芽、山楂各10克。主治小儿急性黄疸型肝炎。

5. 金钱草30克，六神曲15克，郁金12

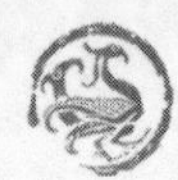

克，栀子、甘草各10克。每日1剂，水煎2次。取液混合，分3次服。肝区痛者，加柴胡、丹参、延胡索各6克；呕吐者，加广藿香、半夏各3克；黄疸重者，加海金沙、茵陈、木香各6克；食欲不振者，加鸡内金、山楂各6克；腹泻者，加白术、茯苓、车前子各6克。主治急性黄疸型肝炎合并胆囊炎。

【名医指导】

1. 急性黄疸型肝炎患儿应卧床休息，至黄疸基本消失。

2. 按时进餐，饮食有节；应注意蛋白质和维生素的摄入，以鱼类、瘦肉、蛋类、豆制品、蔬菜、水果等为主，总热量以维持正常为度，避免过胖并发脂肪肝。

3. 糖类摄入要适当，不宜过多，以免诱发糖尿病。

4. 忌高脂肪、辛辣、酒类食物。

5. 避免使用对肝肾功能有损害的药物。

小儿腹痛

【必备秘方】

1. 榧子、川楝子、山楂、茯苓各10克，使君子、六神曲、槟榔、白芍各8克，木香6克，乌梅3克。每日1剂，水煎15分钟，滤出药液，加水再煎20分钟，去渣，两次煎液兑匀，分服。大便干者，加大黄3克；大便中屡见蛔虫者，加苦楝根皮3克；大便稀者，加石榴皮5克；疳积者，加爵床5克。主治小儿虫积腹痛。

2. 炒槟榔、鸡内金、白术、炮穿山甲、制鳖甲各15克，焦三仙各10克，砂仁6克，番泻叶1.5克。共研细末，2岁每服2克（每增1岁递增0.5克），加少量糖水煮沸5～10分钟，温服，每日2次。主治小儿功能性腹痛。

3. 使君子、川楝子、山楂各10克，榧子、六神曲、白芍各8克，木香6克，乌梅3克。每日1剂，加温水浸泡30分钟后用文火浓煎，去渣，分3次于饭后1小时服。主治食积、虫积腹痛。

4. 槟榔50～80克，雷丸粉15～20克。雷丸粉每服0.4克/体重千克，每日3次，在饭后两小时温开水冲服。槟榔加水浓煎，去渣，次晨空腹服。主治顽固性虫积腹痛。

5. 桂枝、白芍、木香、香附、莲子、白扁豆、山楂、鸡内金、厚朴、香橼、砂仁、草豆蔻、郁李仁、荷叶、炮姜、甘草各2克。每日1剂，水煎服。主治小儿腹痛。

【名医指导】

1. 小儿腹痛原因较多，主要是腹部内脏器官出现各种病或受全身疾病的影响，在没有明确诊断以前，不要随意应用止痛药，以免延误诊治。

2. 注意观察腹痛的时间和部位，是隐痛还还是剧痛？是持续性痛还是阵发痛？有无向其他部位放射的现象，大小便有无改变，以及与饮食的关系。

3. 腹痛多与饮食失调有关，患儿家长应合理安排饮食，忌暴饮暴食，忌食生冷、不洁食物，少食过于辛辣、油腻之品；饮食以清淡、易消化、营养足够为原则。

4. 小儿应注意保暖，防止因受寒而致腹痛。应保持大便畅通。

小儿黄疸

【必备秘方】

1. 茵陈蒿12克，金钱草、生麦芽各9克，穿肠草6克，炒栀子、黄柏各4克，龙胆3克，青黛、血竭各0.3克（分3次冲服）。每日1剂，水煎，分2～3次服，3剂为1个疗程。腹胀者，加大腹皮4克，木香3克；腹壁静脉曲张者，加丹参9克，红花4克；热盛者，加紫草9克；黄疸重者，加熊胆0.3克；烦躁不安者，加淡竹叶、灯心草各0.6克；呕吐者，加黄连3克，紫苏叶1克；小便痛者，加萹蓄、瞿麦各6克；丙氨酸氨基转移酶偏高者，加马齿苋、败酱草各9克，绿茶3克，生铁落30克。主治新生儿黄疸。

2. 丹参、赤茯苓、焦白术、茵陈各15克，制附片、葶苈子、泽泻各10克，党参、桂枝、炙甘草各5克。每日1剂，水煎，分3次服，20剂为1个疗程。肝区痛者，加延胡索、川楝子；上肢肿者，加五加皮；咳喘重者，加紫苏子、浙贝母；发热者，加黄芩、板蓝根；纳呆者，加焦山楂、麦芽；唇面发绀者，加当归、红花。并配服西药强心、保

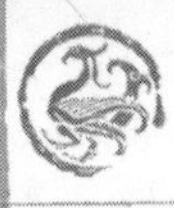

肝剂。主治心源性黄疸。

3. 金钱草15克，茵陈10克，白英、生栀子各6克，黄柏、郁金各3克。每日1剂，水煎2次，取液混合，分3次温服。发热者，加柴胡、黄芩；呕吐者，加鲜竹茹、陈皮；大便秘结者，加大黄。小便不利者，加滑石、车前草；腹胀者，加枳实、厚朴。主治小儿黄疸伴感染发热。

4. 茵陈15克，金钱草、生麦芽各9克，穿肠草6克，通草、黄柏各3克。每日1剂，水煎，分3次服。20日为1个疗程。呃逆、呕吐者，加竹茹、丁香各6克；腹胀者，加大腹皮、橘核各6克；黄疸重者，加青黛、血竭各6克；肝脾肿硬者，加柴胡、丹参、海藻、昆布各6克。主治湿邪内蕴型小儿黄疸。

5. 生薏苡仁、生山楂、茵陈各15克，赤芍、郁金、虎杖、车前子各10克。每日1剂，水煎2次，取液混合，分3次服，10日为1个疗程。偏热型，加板蓝根、蒲公英、黄柏、金银花各9克；偏湿型，加土茯苓、广藿香、通草、六一散各6克。主治小儿黄疸。

【名医指导】

1. 妊娠期应注意避免感染，不可滥用药物，饮食上注意忌酒和辛热之品。如孕母有肝炎病史，应积极治疗。

2. 婴儿出生后，即应密切观察皮肤黄疸情况，注意过早出或过迟消退，或黄疸逐渐加深，或黄疸退后复现等情况，以便早考虑病理性黄疸之诊断。

3. 注意观察黄疸婴儿的全身证候，有无精神委靡、嗜睡、吸吮困难、惊惕不安、两目斜视、四肢强直或抽搐等症，以便及早发现，及早治疗。

4. 注意保护婴儿皮肤、脐部及臀部的清洁，防止破损感染。

小儿便秘

【必备秘方】

1. 蒲公英30～60克。每日1剂，水煎3次，合并药液，浓缩至50～80毫升，顿服。年龄小、服药困难者，分2～3次服，疗程视病情而定。主治小儿便秘。

2. 核桃仁、黑芝麻各15克，生何首乌20克，蜂蜜20毫升。将前2味研末；何首乌水浓煎，去渣，取液浓缩，加蜂蜜和药调制成膏，每次服10克，每日3次。主治小儿便秘。

3. 决明子6克，蜂蜜10毫升。每日1剂，将决明子火炒后打碎，水煎15分钟，去渣，取液入蜂蜜调匀，分2次服。主治小儿便秘。

4. 大腹皮、槟榔、莱菔子、陈皮、鸡内金、赤芍、当归各10克。每日1剂，水煎，分3次服。主治小儿便秘。

5. 焦山楂9克，炒牵牛子2.5克。共研细末，加红糖少许，用开水调成糊，顿服。主治小儿食积便秘。

【名医指导】

1. 多食含纤维素多的蔬菜、水果和粗杂粮，如芹菜、绿叶菜、萝卜、瓜类、苹果、香蕉、梨、燕麦、杂豆、糙米等。

2. 早晨定时排便：每日早上和每次进餐后最容易出现便意，其中以早上醒来排便最好。长期坚持就会形成早晨排便的好习惯。

3. 每日注意多饮水，但要掌握饮水的技巧。每日在固定的时间里饮水，要大口大口地饮，使水尽快到达结肠，而不是很快被肠道吸收到血液。这样就可使粪便变得松软，容易排出体外。

4. 不可补钙太过：小儿补钙太多可导致便秘。治疗小儿便秘要小心，不恰当的治疗会对小儿造成伤害。在室内要多走动走动，有效地促进肠道的蠕动，可以有效地促进便意。

5. 腹部按摩有利于排便：在肚脐周围沿顺时针或逆时针方向打圈按摩，每次5～10分钟，每日可作3～5次。

小儿泌尿系统疾病

本节内容为小儿肾炎、肾病综合征、小儿蛋白尿、小儿遗尿症、小儿血尿症、小儿尿频尿急症、小儿泌尿系统感染、小儿水肿症、新生儿尿闭，各病症的临床特点从略。

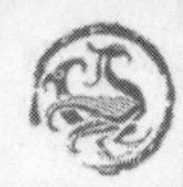

小儿肾炎

【必备秘方】

1. 白茅根30克，车前草、益母草、半枝莲、鱼腥草各15克，倒扣草30克，灯心草1克。每日1剂，水煎2次，取液混合，分3次服，1个月为1个疗程。发热恶风寒者，加浮萍、麻黄各3克；身痛倦怠者，加秦艽10克，羌活5克；发热、口干者，加生石膏25克（后下），栀子2克，黄连1.5克；小便不利者，加猪苓、茯苓、泽泻各10克，姜皮1克；水肿甚者，加陈葫芦瓢30克，花椒目3克；腹胀肿者，加大腹皮、五加皮各10克，枳壳5克，陈皮3克；二便不利者，加商陆6克，大黄5克（后下），葶苈子、牵牛子末（冲服）各3克；食欲不振者，加山药15克，党参、黄芪、白扁豆各10克；便溏者，加广藿香10克，煨木香、炒厚朴、苍术各3克；便稀者，加肉桂、附子各6克，干姜1克；血尿久不愈者，加墨旱莲15克，女贞子10克，琥珀1克（冲服）。主治小儿急、慢性肾炎，肾病综合征。

2. 白茅根15克，车前草12克，益母草、小蓟各9克。每日1剂，水煎，分3次服，15日为1个疗程。风寒型，去小蓟，加麻黄、紫苏叶、苦杏仁各3克；风热型，加金银花、连翘、桑叶、山豆根各9克；热重型，加赤小豆、冬瓜皮、泽泻、墨旱莲各9克；湿重型，去小蓟，加茯苓皮、大腹皮、生姜皮、白术各6克；扁桃体炎，加玄参、桔梗、板蓝根、金银花、蒲公英各9克；高血压，加夏枯草、牛膝、决明子各9克；皮肤疮疱者，加紫花地丁、金银花、野菊花各10克；蛋白尿久患不愈者，去小蓟、车前草，加党参、黄芪、芡实、金樱子、山药、白术、鹿角霜各6克。主治小儿急性肾炎。

3. 白茅根30克，浮萍15克，黄芩、金银花各10克，黄连、黄柏、连翘、蝉蜕各6克。每日1剂，加水400毫升煎至200毫升，复煎1次，取液混匀，加白糖50克，分4次服。血尿者，加侧柏叶15克，生地黄、大蓟、小蓟各10克；血压高者，加石决明、磁石各15克，夏枯草、杜仲各10克；水肿甚者，加半枝莲15克，牛膝、车前子、泽泻、茯苓、猪苓各10克；腹胀者，加厚朴、大腹皮各10克；下肢脓疱者，加野菊花、蒲公英、紫花地丁各15克，天葵子10克；大便干燥者，加大黄6克，牵牛子3克。主治小儿急性肾小球肾炎。

4. 益母草、白茅根、丹参、白花蛇舌草、连翘、牡丹皮、泽泻各9～15克。每日1剂，水煎，分3次服。风热者，加金银花12克；风寒者，加麻黄、苦杏仁、紫苏叶各3克；湿重者，加茯苓、大腹皮各9克；扁桃体炎，加板蓝根12克；皮肤感染者，加紫花地丁、蒲公英各12克，尿血者，加藕节各10克，重用牡丹皮、白茅根；蛋白多者，加玉米须、蝉蜕各6克；血压高者，加夏枯草、黄芩各6克，重用泽泻；气喘者，加葶苈子6克；少尿性氮质血症，加姜半夏、紫苏梗、六月雪各6克；管型尿者，加生地黄、枸杞子各9克。主治小儿急性肾小球肾炎。

5. 忍冬藤15克，广藿香、佩兰、紫苏叶、连翘各10克，黄芩、淡竹叶各6克。每日1剂，水煎，分3次服。兼有表证者，加荆芥、桑叶、牛蒡子、蝉蜕各6克；热重或有疮疡者，加蒲公英、菊花、金银花、紫花地丁、黄柏、重楼各6克；湿重者，加茯苓、泽泻、车前子各10克；血尿明显者，加凤尾草、牡丹皮、赤芍、鹿衔草、大蓟、小蓟各10克；水肿显著、气急咳嗽、不能平卧者，加大黄、莱菔子、牵牛子、槟榔各10克；肾功能不全者，加生大黄10克。主治小儿急性肾炎。

【名医指导】

1. 假如婴幼儿没有出现其他感冒症状的发热和精神不振（或者反复发热），首先要怀疑是否存在泌尿系统感染，应立即去医院儿科就诊。

2. 急性出血性膀胱炎一般在大小孩，特别是男孩中多见，发病原因是感染了腺病毒11型或21型。“突然出现排尿疼痛和尿频”是急性出血性膀胱炎的主要症状，小儿在小便时会叫痛，4～5日后排尿结束时小便会呈现出咖啡色或红色。

3. 护理时保持小儿情绪稳定，多喝水，

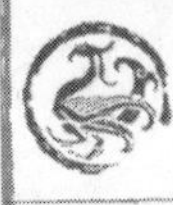

这种疾病会慢慢自愈。要是怀疑存在其他疾病，需到医院请专家鉴别。

4. 膀胱炎需要口服抗生素治疗，要是细菌感染逆行而上出现肾盂肾炎的症状，需要住院治疗，直到完全康复为止。成人所患的急性肾盂肾炎，如果治疗得当肾功能一般不会受影响；但未满1岁的婴儿得了此病有可能造成不可逆转的细胞损伤，所以需要尽早治疗。

5. 小儿时期反复感染者，多伴有泌尿系结构异常，应认真查找原因，解除先天性梗阻，防止肾损害及瘢痕形成。

肾病综合征

【必备秘方】

1. 炙黄芪、白术、生山药、益母草、白茅根各15克，生地黄、制黄精、枸杞子、菟丝子各10克，太子参、山茱萸各6克。每日1剂，水煎2次，取液混合，分3次服，1个月为1个疗程。水肿者，加茯苓、泽泻、前仁各10克，重用益母草；尿蛋白多者，加蝉蜕、石韦、芡实、金樱子各6克；血压高者，加夏枯草、牛膝、菊花、钩藤各9克；血尿者，加仙鹤草、墨旱莲各12克；合并感染者，加金银花、连翘、黄芩各6克；激素副作用重者，加黄柏、知母、淫羊藿各9克。主治小儿肾病综合征。

2. 丹参、蝉蜕、车前子各30克，地龙、玄参各15克，炮穿山甲12克，茜草、生地黄、白术、甘草各9克，乌梢蛇6克，细辛3克，三七3克（研末，分次冲服）。水煎，3～6岁每日1/3剂，7～9岁每日2/3剂，9～12岁每日1剂。分2次服。头痛、头晕者，加菊花、钩藤；血压上升、烦躁不安者，加人工牛黄12克（分次冲服）。主治阴虚阳亢型小儿肾病综合征。

3. 黄芪、丹参、蝉蜕、车前子、地龙各15克，泽泻、红花、制附子、茯苓、白术、甘草各9克，僵蚕末3克（分次冲服）。3～6岁每服1/3剂，6～9岁服2/3剂，9～12岁服1剂。咳嗽者，加麻黄、百部各9克，川贝母6克，细辛3克；恶心、食欲不振者，加姜半夏、六神曲、鸡内金、陈皮各6克。主治阳虚血瘀型小儿肾病综合征。

4. 附子、茯苓皮、白术、白芍各10克，生姜皮3克。每日1剂，水煎2次，取液混合，分3次服，1个月为1个疗程。肾阳虚型，加补骨脂10克，肉桂1.5克（后下）；脾阳虚型，加黄芪15克，益智10克，砂仁3克（后下）；大便溏薄者，加炒白扁豆10克，苍术6克。主治脾肾阳虚型小儿肾病综合征。

5. 制附子、僵蚕、地龙、胆制何首乌各30克，炮穿山甲、水蛭、甘草、乌梢蛇各20克，冬虫夏草、麻黄、细辛各15克，大黄5克。共研末，姜汤送服，每日3次，3～6岁服1～1.5克，6～9岁服1.5～2克，9～12岁服2～2.5克。主治复发型肾病综合征。

【名医指导】

1. 水肿期应卧床休息，限制钠盐，其他时间保持正常生活。

2. 饮食增加蛋白质（每日3克/千克体重或更多），以预防或减少蛋白质营养不良。有氮质血症者，应限制蛋白质入量（按每日0.5克/千克体重），供给足够的钙盐及维生素B、维生素C、维生素D。

3. 避免去公共场所及接触传染病患者。接触水痘、风疹或合并感染时，应将肾上腺皮质激素减量，停用免疫抑制药，并注射丙种球蛋白。

4. 各种预防接种可使本病复发，应推迟到肾病完全缓解2年后进行。

小儿蛋白尿

【必备秘方】

1. 黄芪20克，茯苓、薏苡仁、麦芽、六神曲、泽泻各12克，苍术、黄柏、鸡内金、牛膝各6克。每日1剂，水煎，分3次服。风热表证，加金银花、连翘各9克；风寒表证，加防风、羌活各3克；咽红肿痛者，加牛蒡子、桔梗各6克；脾虚者，加太子参、白术、山药各10克；血尿者，加小蓟炭、蒲黄炭、白茅根、益母草各30克，丹参、鱼腥草、白花蛇舌草各15克，石韦12克。主治小儿蛋白尿。

2. 白术8～12克，党参8～10克，茯苓6～8克，陈皮、甘草各2～4克。每日1剂，

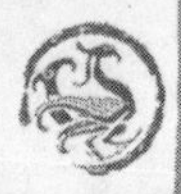

水煎2次，取液混合，分3次服，20日为1个疗程。外感者，去党参，加苦杏仁、紫苏叶、香附各6克；食滞者，加焦三仙各6克；水泻者，白术加倍。主治小儿蛋白尿。

3. 熟地黄、茯苓、金樱子各12克，山药、泽泻、山茱萸、芡实各10克，淫羊藿9克，山楂、牡丹皮各6克，砂仁2克。每日1剂，水煎2次，取液混合，分3次服，20日为1个疗程。主治肾虚型小儿蛋白尿。

4. 黄芪、白术各15克，党参、芡实各12克，薏苡仁10克，山楂、蝉蜕各6克，升麻、柴胡各5克，陈皮3克。每日1剂，水煎2次，取液混合，分3次服，1个月为1个疗程。主治脾虚型小儿蛋白尿。

5. 乌龟250克，猪肚200～250克。每日1剂，分别洗净、切块，同以文火炖烂成糊状（不放食盐），分3次服食，3日为1个疗程。主治小儿蛋白尿。

【名医指导】

1. 清除感染灶，积极控制感染。如经常患化脓性扁桃体炎，可考虑手术摘除。

2. 定期复查尿常规和肾功能。

3. 注意休息，避免疲劳，安定患儿情绪，消除恐惧和紧张心情。

小儿遗尿症

【必备秘方】

1. 麻黄40克，菟丝子、五味子各25克，益智20克。共研细末，分作7包（5～8岁每服半包，9～12岁每服1包，13岁以上加倍），每晚睡前温开水冲服，7日为1个疗程。肢凉怕冷、腰腿酸软者，加山茱萸28克，附子、桂枝各20克；神疲乏力、食欲不振者，加党参42克，山药20克；尿少色黄者，加龙胆40克，泽泻20克。主治小儿遗尿症。

2. 黄芪12克，覆盆子6克，金樱子、五味子、益智、乌药、山药各5克。每日1剂，水煎15分钟，滤出药液，加水再煎20分钟，去渣，两次煎液兑匀，分服。畏寒怕冷、小便清白者，加熟附子3克；自汗、少气懒动者，加党参10克；大便稀者，加白术10克。主治小儿遗尿症。

3. 桑螵蛸、黄芪各15克，党参、菟丝子各12克，补骨脂、金樱子、覆盆子各9克，甘草5克，蚕茧10只。每日1剂，水煎服。睡眠深、不易醒者，加麻黄、石菖蒲各9克，远志5克；阴虚者，加当归9克，五味子5克；阳虚者，加肉桂3克。主治小儿遗尿症。

4. 黄鱼鳔胶200克，沙苑子100克，五味子40克。将鱼鳔胶放炒热的牡蛎粉中拌炒，呈圆珠样时取出，同余药共研细末，炼蜜为丸（如黄豆大），10岁以下每服7～10丸，10岁以上每服15丸，饭前分2次服。主治小儿遗尿症。

5. 黑豆150克，熟地黄20克，补骨脂、菟丝子、覆盆子、金樱子、黄芪、芡实各18克，桑螵蛸、陈皮各12克，五味子4克。除黑豆外煎2次，取液合并，与黑豆同煮至豆熟汤尽即成。每次嚼服黑大豆100粒，每日3次。主治小儿遗尿症。

【名医指导】

1. 患儿常有害羞、恐惧、自卑心理，家人和同伴不当众对他进行责怪和讥笑，以免因精神负担加重而使遗尿次数增多。

2. 下午4点以后尽量少喝水，晚上宜吃干饭，不要喝汤，不要吃过咸的菜。这样做的目的就是为了减少夜间膀胱的尿量。但不限制患儿白天的饮水量。

3. 在患儿遗尿的钟点（一般在前半夜）喊醒孩子起床排尿，对于较大的儿童可用闹钟唤醒其上厕所。须让孩子在完全清醒时排尿，以加强印象，建立夜间定时起床排尿的条件反射。

4. 切勿让孩子在半醒半睡中排尿，因为这同夜间遗尿感觉一样难以建立自主的排尿功能。

5. 建立合理的生活制度，注意环境的和谐，不可让小儿受惊，减少患儿白天活动量，安排午睡1～2小时，避免过度疲劳，以免夜间熟睡后不易觉醒。

小儿泌尿系统感染

【必备秘方】

1. 赤芍、金钱草、茯苓各20克，石韦、牛膝、冬葵果各15克，海金沙、红花、通草各10克。水煎，分3次服，3～6岁每日1/3剂，6～9岁每日1/2剂，9～12岁每日2/3剂。尿频、小腹急痛者，加墨旱莲30克，王不留行15克；小便浑浊者，加粉萆薢、射干各10克；排尿困难者，加杜仲15克，猪苓10克；排尿热痛者，加黄柏、生地黄各10克；腰痛者，加茯苓、牛膝；发热者，去茯苓、通草，加板蓝根30克，石菖蒲10克；血尿者，去牛膝、红花，加当归炭20克，琥珀3克。主治小儿泌尿系感染。

2. 滑石、白茅根、金钱草各20克，白芍15克，海金沙、石韦、车前子各10克，鸡内金、琥珀（冲服）、甘草各6克。每日1剂，水煎，分3次服，5剂为1个疗程。小便带血者，加小蓟、当归、藕节各10克；小便涩痛、尿中有砂石者，加石韦、金钱草、海金沙各12克；小腹胀痛者，加沉香、乌药、青皮各3克；乳糜尿者，加粉萆薢、茯苓、白术各9克；口干少津者，去滑石、车前子、蒲公英，加玄参、知母、熟地黄各12克。主治邪毒内伏型小儿泌尿系统感染。

3. 石韦、蒲公英、车前子各30克，黄柏、紫花地丁、萹蓄、瞿麦各15克，甘草9克。水煎，分4次服，1～3岁每日1/3剂，3～6岁每日1/2剂，6～9岁每日1剂（服药期间忌辛辣、腥冷食品）。恶心、呕吐者，加竹茹、陈皮各6克；烦躁不安者，加钩藤、蝉蜕、僵蚕各6克；腹痛、腹胀者，加木香、细辛、延胡索各3克；腹泻者，加白术、茯苓各6克。主治蕴结下焦型小儿泌尿系统感染。

4. 黄芪、金钱草各30克，粉萆薢、车前子各15克，萹蓄、瞿麦各12克，白术、甘草各9克。水煎，分3次服。3～6岁每日1/3剂，6～9岁每日1/2剂，9～12岁每日2/3剂，连服14剂。食后腹胀者，加鸡内金12克，木香9克。主治邪毒内伏型小儿泌尿系统感染。

5. 白茅根25克，金银花、车前草各15克，瞿麦、萹蓄各10克，甘草梢5克，琥珀粉1.5克（冲服）。每日1剂，水煎，分3次服，5剂为1个疗程。热重型，加黄芩、黄柏各10克；湿重型，加苍术、陈皮各10克；阴虚型，加太子参、麦冬各15克。主治小儿泌尿系统感染。

【名医指导】

1. 急性期应卧床休息，发热者饮食宜清淡忌辛辣，多饮水。

2. 及时排尿，可减少细菌在膀胱内的停留。

3. 注意外阴清洁，勤换内裤，尽量不穿开裆裤。女童要养成由前向后擦大便的习惯。

4. 避免不必要的导尿、长期保留导尿管或尿道机械检查。防治营养不良及其他疾病。

5. 治疗要彻底，停药后每周复查尿常规及尿培养，连续2次阴性后改为每月复查1次，至少追踪6个月，以便及时发现复发。尿培养持续阴性者，则每月复查1次，追踪2～3年。

新生儿尿闭

【必备秘方】

1. 大葱白1根。每日1剂，水煎，去渣，分服。主治新生儿尿闭。

2. 大葱3根（叶、根、须俱全），麝香0.15克。将大葱洗净、捣烂，加入麝香调匀后放铁勺内以文火炒热，取出用消毒纱布包裹2～3层，压成饼状，贴于气海穴（随即用布带束于外，围绕腰背后束紧，勿使药物移动位置）。主治小儿尿闭。

3. 生大葱60克（去叶），生姜15克。同捣烂成饼状，放锅内加热，洒酒水少许以助蒸气，翻炒至甚热，取出放手巾上包好，敷关元穴。主治新生儿尿闭。

4. 乳香、没药各2克，生姜末3克。共为末，以酒调匀，敷脐部，每日2次。主治新生儿尿闭。

5. 生半夏、独角莲叶各20克。同捣如泥，敷背部，每日1～2次。主治新生儿尿闭。

【名医指导】

1. 限制食盐量，给予充分营养及各种维生素。

2. 尿毒症患者要限制蛋白质，给予足够糖类。

3. 控制感染，积极治疗原发病。

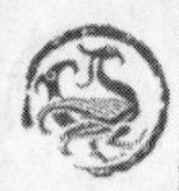

小儿血液系统疾病

本节内容为贫血、急性白血病、血小板减少性紫癜、过敏性紫癜，各病症的临床特点从略。

贫 血

【必备秘方】

1. 黄芪、丹参、鸡血藤、补骨脂、菟丝子、骨碎补、益母草各15克，当归、枸杞子各12克，川芎10克。水煎，分3次服，3～6岁每日1/3剂，6～9岁每日2/3剂，9～12岁每日1剂。并配服雄激素（或康力龙）2毫克，每日3次。2个月为1个疗程。肝肾阴虚型，加生地黄、熟地黄各15克，女贞子、墨旱莲、牡丹皮各10克；脾肾阳虚型，加党参30克，仙茅、淫羊藿各10克，肉桂3克；肾阴阳两虚型，加何首乌、生地黄、熟地黄、党参各12克，巴戟天10克，山茱萸6克。主治小儿再生障碍性贫血。

2. 丹参30克，制何首乌、黄芪各15～30克，淫羊藿15～20克，党参20克，熟地黄、茜草、白术、茯苓各9克，炙甘草6克。水煎2次，取液混合，分3次服，3岁以下每日1/3剂，3～6岁每日1/2剂，6～12岁每日2/3剂，12岁以上每日1剂。出血明显者，加仙鹤草、大蓟、小蓟各15克；合并感染者，加金银花、连翘、大青叶各10～15克。主治小儿贫血。

3. 制何首乌、鸡血藤、熟地黄、当归、黄芪、谷芽、麦芽各30克，焦白术25克，五味子、鸡内金、陈皮各18克，大枣15枚。水浓煎，去渣，取液500毫升，加入紫河车粉10克，防腐剂、白糖各适量。1岁以下每服10～15毫升，1～3岁每服20～30毫升，4～6岁每服30～40毫升，每日3次，1个月为1个疗程。主治小儿营养不良性贫血。

4. 黑豆500克，当归10克，绿矾5克。将黑豆用清水泡发，加入当归煮熟，去当归，晾干，炒至脆黄色，用绿矾饱和溶液拌匀，文火焙干，研细末，白糖水冲服，每次3～10克，每日2～3次，1个月为1个疗程。主治小儿缺铁性贫血。

5. 白木耳、猪皮各50克，枸杞子30克，豆油25克，糖10克，白酒9克，葱、生姜、食盐、香油各适量。将木耳泡发，猪皮煮烂、切碎，豆油沸后稍炒枸杞子，入猪皮及作料拌炒，出锅即食，每日1次。主治小儿贫血。

【名医指导】

1. 不要过多的接触X射线和其他有害的放射线。

2. 不要滥用药物。使用氯霉素等化学药品、免疫抑制药等药物要小心谨慎，必须有医师指导，切勿长期使用或滥用。

3. 特别注意要减少苯的接触，慢性苯中毒主要损伤人体的造血系统。

4. 小儿生长发育期，造血物质需要量大，应加强营养，如食物补充不够，可在医生指导下口服铁剂和叶酸。

5. 适度锻炼，增强机体免疫力。

急性白血病

【必备秘方】

1. 半枝莲、板蓝根、白英、土大黄各30克，紫草、重楼各15克，干蟾皮、射干各9克。水煎，分3次服，3～6岁每日1/3剂，6～9岁每日1/2剂，9～12岁每日2/3剂，1个月为1个疗程。气血虚者，加黄精30克，黄芪、熟地黄各15克，党参、当归各9克；感染者，加蒲公英、大青叶各30克，紫花地丁、金银花各15克；高热者，加生石膏30克。主治急性粒细胞白血病。

2. 猪殃殃30克，忍冬藤15克，半枝莲、板蓝根、黄精、天花粉、生地黄、半边莲、熟地黄、太子参、石斛各12克，白术、麦冬、人中黄、人中白各9克，马勃4.5克。每日1剂，水煎2次，取液混合，分3次服（9岁以下用量酌减，服药期配合化疗），1个月为1个疗程。主治急性淋巴细胞白血病与急性粒细胞白血病。

3. 鸡血藤、生地黄、白芍、党参、当归、黄芪、黄精各30克，桃仁、郁金、夏枯草、丹参、昆布、牡丹皮、何首乌、阿胶、白术、补骨脂各20克，山豆根15克，紫河

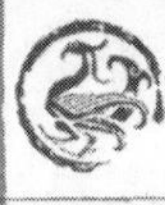

车粉10克。共研细末，炼蜜为丸，每次服6克，每日3次，20日为1个疗程。主治急性白血病。

4. 白花蛇舌草、半枝莲、夏枯草、黄芪各20克，党参30克，何首乌12克，生地黄、熟地黄、补骨脂、山慈菇、甘草各10克，青黛3克。水煎，分3次服，3～6岁每日1/3剂，6～9岁每日2/3剂，9～12岁每日1剂。主治急性淋巴细胞白血病。

5. 乌梢蛇、僵蚕、蜈蚣各50克，制马钱子2克。共研细末，1～3岁每次0.15～0.5克，3～6岁每次0.5～1克，6～9岁每次1～1.5克，9～12岁每次1.5～2克，每日3次（忌茶水）。20日为1个疗程。主治急性淋巴细胞白血病。

【名医指导】

1. 争取早期确诊，及时治疗。

2. 患儿要严格预防感染，尤其在化疗期间，应入无菌隔离室。

3. 饮食要营养丰富，容易消化，并注意清洁卫生。

4. 被褥衣物要勤换洗，勤消毒，防止皮肤感染。

5. 避免到公共场所，减少呼吸道感染。

血小板减少性紫癜

【必备秘方】

1. 水牛角30克（削成碎屑），生地黄、金银花各15克，连翘、丹参、牡丹皮、赤芍、玄参、麦冬、侧柏叶、紫草、茜草叶各9克，淡竹叶心4.5克，黄连3克。每日1剂，水煎2次，取水煎液混合，分3次服，20日为1个疗程。口渴喜饮者，加生石膏30克；便秘者，加生大黄3克；出血不止者，加三七粉2克。主治血热发斑型血小板减少性紫癜。

2. 龙眼肉18克，仙鹤草、党参、黄芪、生地黄、熟地黄、阿胶（烊化）各15克，当归、赤芍、牡丹皮、紫草、山茱萸各9克，陈皮、甘草各6克，三七粉3克（冲服）。每日1剂，水煎服。或研细末，每次服3～6克，每日3次。10日为1个疗程。主治原发性血小板减少性紫癜。

3. 生地黄、熟地黄、瓜蒌各12克，黄芩、桑叶、枇杷叶、阿胶（烊化）、麦冬、六神曲各10克，南沙参、当归、龟甲胶各6克，川贝母、紫河车各5克。每日1剂，水煎2次，取液混合，分3次服，20剂为1个疗程。主治热毒内蕴型血小板减少性紫癜。

4. 茜草、藕节、炙鳖甲、生地黄各15克，黄芪、地骨皮各12克，知母、当归、柴胡、秦艽各9克，乌梅6克。每日1剂，水煎2次，取液混合，分3次服，1个月为1个疗程。主治阴虚火旺型小儿血小板减少性紫癜。

5. 丹参、仙鹤草各15克，生地黄10克，阿胶、炒栀子、黄柏、侧柏叶、牡丹皮、紫草各9克，甘草5克，青黛、木香各3克。每日1剂，水煎，分3次服，15日为1个疗程。主治特发性小儿血小板减少性紫癜。

【名医指导】

1. 在急性期或出血量多时，应绝对卧床休息，避免各种创伤，消除紧张情绪。

2. 饮食宜清淡，富于营养，易于消化，忌香燥辛辣。

3. 积极防治上呼吸道感染，避免应用可引起血小板减少的药物如头孢菌素、奎宁、对氨柳酸钠、利福平、阿司匹林等。

4. 平时要加强体育锻炼，增强体质，增高抗病能力。

过敏性紫癜

【必备秘方】

1. 白茅根20克，生地黄、牡丹皮各9克，紫草、丹参、威灵仙、焦山楂各6克，乳香、木香各3克。每日1剂，水煎2次，取液混合，分2次服，15日为1个疗程。关节肿痛者，加丝瓜络、牛膝、红花各6克；腹痛者，加枳壳、延胡索、赤芍、甘草各6克；肾炎者，加大蓟、小蓟、薏苡仁、凤尾草、倒扣草各9克。主治过敏性紫癜。

2. 水牛角30克，生地黄15克，赤芍、牡丹皮各10克。每日1剂，水煎2次，取液混合，分4次服。风热表证，加蝉蜕、牛蒡子、防风、野菊花、山豆根各6克；合并关节炎者，加虎杖、桑枝、秦艽、地龙各9克；兼肠胃症状者，加白茅根、黄柏、知母、大

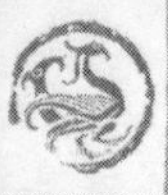

蓟、小蓟、蒲黄各6克。主治过敏性紫癜。

3. 白茅根15克，生地黄、白茅根炭各15克，火麻仁12克，大蓟、小蓟、牛膝、藕节炭、猪苓、滑石、盐泽泻各10克，炒栀子、牡丹皮、赤芍、焦大黄各6克，桃仁5克。每日1剂。水煎，分3次服，15剂为1个疗程。主治小儿过敏性紫癜合并肾炎、关节结核。

4. 紫草、生甘草、大枣各30克，蒲公英20克，黄芪15克，蝉蜕、地肤子各6克。水煎，分3次服，3～6岁每日1/3剂，6～9岁每日1/2剂，9～12岁每日1剂。腹痛者，加延胡粉5克（冲服）；蛋白尿、血尿者，加益母草、白茅根各12克。主治过敏性紫癜合并肾炎。

5. 金银花15克，连翘、生地黄各12克，川芎、牡丹皮、当归各9克。每日1剂，水煎，分3次服，20日为1个疗程。腹痛呕吐者，加姜竹茹、清半夏各6克；尿血者，加白茅根15克；便血者，加藕节炭12克；蛋白尿者，加黄芪、石苇各10克。主治过敏性紫癜。

【名医指导】

1. 有致病原因者，应及时去除病因。如系某种药物引起，应立即停用该药；系化学物质或放射性物质所致者，应停止接触。

2. 适当休息，加强营养，注意饮食卫生，对重症患者进行保护隔离，防止交叉感染。

3. 注意皮肤及口腔护理，每日清洗皮肤，大便后用消毒液清洗肛门，经常用氯己定漱口。

小儿营养缺乏与代谢障碍疾病

本节内容为小儿营养不良、小儿佝偻病、小儿肥胖症，各病症的临床特点从略。

小儿营养不良

【必备秘方】

1. 制何首乌、鸡血藤、熟地黄、当归、炒白术、炒谷芽、炒麦芽各30克，陈皮、五味子各18克，大枣15枚。水浓煎至500毫升，加白糖及适量防腐剂，温开水送服，每日3次，1岁以内每次10～15毫升，1～3岁每次20～30毫升，4～6岁每次30～40毫升。主治小儿营养不良、贫血。

2. 爵床15～30克，炒白术、茯苓、炒鸡内金各9克。共研细末，分成20～30包。开水冲服，每次1包，每日3次。用药前须先治疗并发症；用药期间要根据患儿饮食习惯选加米粉、豆粉、鱼、鸡蛋等食物。主治小儿营养不良。

3. 茯苓、焦麦芽、炒鸡内金、使君子、玉竹各10克，焦槟榔、炒白术、芦荟、党参、当归各6克，赤芍5克，胡黄连1.5克。每日1剂，水煎2次，取液混合，分3次服。主治小儿营养不良。

4. 熟地黄24克，炒山药、枸杞子、鹿角胶、菟丝子、杜仲（姜汁炒）各12克，山茱萸、当归各9克，制附子、肉桂各6克。每日1剂，水煎，分3次服，30剂为1个疗程。主治小儿营养不良。

5. 炒白术250克，炙鸡内金、干姜、大枣各100克。将前3味共研细末；大枣蒸熟后去皮、核，与药粉共捣成泥状，揉制成小圆饼，蒸熟服食，每次3块，每日2次。主治小儿营养不良。

【名医指导】

1. 加强营养指导，鼓励母乳喂养，母乳不足或无母乳者，应补以含优质蛋白的代乳品（牛、羊奶、豆浆、鱼肉等），防止单纯以淀粉类食品，炼乳或麦乳精喂养。

2. 较大儿童应注意食物成分的正确搭配，适当供应肉、蛋、豆制品，补充足够的蔬菜。

3. 积极防治疾病，预防传染病，消除病灶，矫治先天性畸形等。

4. 重视体格锻炼，纠正不良卫生及饮食习惯，饮食定时，保证充足睡眠。

5. 据目前对儿童膳食中营养素的摄入调查及儿童保健门诊遇到的患者，以维生素D、钙、维生素B_1及锌的亚临床缺乏比较多见，应引起家长们的重视。

小儿佝偻病

【必备秘方】

1. 熟地黄13克，生龟甲10克，续断

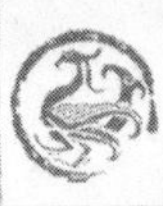

6.5克，枸杞子、菟丝子、山茱萸、当归身、肉苁蓉各6克，巴戟天、木瓜各4克，鹿角霜、炙甘草各3克。每日1剂，水煎，分2次服。连服3个月为1个疗程。第2疗程按原方加量10倍，龟甲与鹿角霜改用龟鹿二仙膏代替，炼蜜为丸，每日晨起、睡前各服6克，连服8个月，除感冒、咳嗽外不宜间断。主治小儿佝偻病。

2. 黄精、苍术、夜明砂、生石决明、生牡蛎、五谷虫（醋炒）、四叶菜各10克，望月砂6克。每日1剂，共研细末，1～3岁用30克，3～5岁用60克，纱布包，以第2遍淘米水煮沸，加猪瘦肉30～50克、白糖10克同炖熟，每日1剂，分2次服，10日为1个疗程，每疗程间隔10日。服药期间忌食生冷、酸辣、鱼腥、油炸面食。主治小儿佝偻病。

3. 猪骨头、海螵蛸各250克，精盐少许。每日1剂，将猪骨头、海螵蛸洗净砸碎，同水炖汤至白色黏稠时，去渣，加盐调服，宜常服。主治小儿佝偻病。

4. 羊骨50克，山楂10克，杜仲6克。每日1剂，将羊骨洗净、捣碎，与山楂、杜仲同水炖1小时，去渣，分2次服，连服15日为1个疗程。主治小儿佝偻病。

5. 龟甲、鳖甲、百合、人参、山药各40克，龙骨、牡蛎、地骨皮、桑白皮、苦杏仁、天冬各20克，枳壳15克，浙贝母6克，鸡内金5克。共为细末，每次冲服5克，每日3～4次。主治小儿佝偻病。

【名医指导】

1. 多到户外活动，接受日光和新鲜空气，必要时可在医师指导下用紫外线灯照射。

2. 婴幼儿衣服应松软，裤带不要束得太紧，不要过早让婴幼儿坐立和行走。同时注意走路、坐立的姿势要正确，以防骨骼变形。

3. 每日辅助患儿做一些床上体操，动作要轻，活动量要小，主要活动胸、上肢、肩部、腿部等，以增进食欲并有利于肌肉和骨骼的发育。

4. 为了预防鸡胸，可让患儿每日俯卧抬头吃奶2～3次，每次时间以患儿能耐受为度。根据小儿的消化能力，多吃含钙丰富的食物如牛奶、豆腐、蛋黄、肝等。提倡母乳喂养，因母乳中含钙多而且易吸收。

5. 婴儿期佝偻病畸形，多数在治疗过程中可自行矫正。畸形严重者，于活动期停止后可考虑矫形手术。

小儿肥胖症

【必备秘方】

1. 黄芩、茯苓、生薏苡仁各10克，胆南星、半夏、陈皮各6克，黄连3克。每日1剂，水煎，分2次服。主治痰热蕴阻型小儿肥胖。

2. 薏苡仁50克，苦杏仁10克（去皮、心），桃仁10克，白糖适量。每日1剂，将杏仁、桃仁水煎，去渣，入薏苡仁煮为稀粥，加入白糖，分2次服。主治小儿肥胖症。

3. 陈皮10克（研末），萝卜50克，粳米50克。每日1剂，将粳米加水煮粥，将熟时调入陈皮末、萝卜丝，煮至粥熟即成。主治小儿肥胖症。

4. 党参30克，茯苓15克，薏苡仁30克，粳米100克。每日1剂，将党参、茯苓水煎，去渣，入薏苡仁、粳米煮粥，分2次服。主治小儿肥胖症。

5. 冬瓜（连皮）100克（切片），党参、黄芪各30克。每日1剂，将党参、黄芪水煎，去渣，入冬瓜片煮熟，加盐调味，分2次服。主治小儿肥胖症。

【名医指导】

1. 适当限制饮食和增加活动，是治疗肥胖症的基本原则。限制饮食既要达到减肥目的，又要保证生长发育的需要。

2. 应以糖类为主，多吃蔬菜，维生素、矿物质不应减少，蛋白质不宜过少，脂肪应加以限制，不吃零食。在家长和患儿的合作下，持之以恒，才能获得满意的效果。

3. 体育活动应多样化，以提高患儿的兴趣，养成经常运动的良好习惯，活动量及活动时间宜逐渐增加及延长。但忌剧烈运动及运动间断，以免更加肥胖。

小儿神经系统疾病

本节内容为脑积水、小儿惊风、新生儿

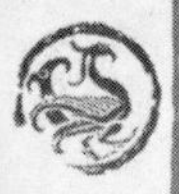

破伤风、注意缺陷障碍（又称儿童多动症）、小儿癫痫、小儿麻痹后遗症、小儿弛缓性麻痹、小儿夜啼，各病症的临床特点从略。

脑积水

【必备秘方】

1. 丹参15克，白芷、生地黄、红花、桃仁、川芎、赤芍各10克，生姜3片，大枣3～5枚，葱白10厘米（切碎），黄酒60～90克。每日1剂，将黄酒洒在干药上（3岁以下用酒量酌减），用纸紧密封包20分钟，水煎2次，分2次服。解颅者，加白茅根30克，泽泻、茯苓、牛膝各10克，琥珀3克；头痛且晕者，加僵蚕15克，菊花、天麻各10克；血瘀者，加当归、牛膝各10克，三七粉3克（冲服）；头痛随情绪变化而加剧者，加郁金12克，川楝子、延胡索各10克；胸闷心悸者，加瓜蒌15克，薤白10克；遇寒痛甚者，加姜黄10克，草乌3克（先煎）；劳累痛甚者，加女贞子、沙苑子各10克。主治脑积水及顽固性头痛。

2. 鹿角胶、熟地黄、山药、黄精、肉苁蓉、全当归、生黄芪、牡丹皮、猪苓、车前子、牛膝、生甘草各15克。共研极细末，炼蜜为丸（每丸重2克），每日早、晚各服1丸。4个月以下的小儿每次服半丸。主治脑积水。

3. 肉苁蓉、车前子、牡丹皮、猪苓、茺蔚子、黄精、茯苓、牛膝、鹿角胶、山药、熟地黄各10克，当归6克。共研细末，炼蜜为丸，3个月以下的小儿每次服1克，3个月以上的小儿每次服1.5克，每日2次，6个月为1个疗程。主治脑积水。

4. 何首乌、龟甲（先煎1小时）各15克，黄精、生地黄（或用生地炭9克）、党参、白术各9克，陈皮5克，甘草3克。去渣，混合后稍浓缩，分6次服，每日3次。主治脑积水。

5. 覆盆子、狗脊、党参、熟地黄各12克，山药、炒白术、玉竹各9克，茯苓、补骨脂6克，甘草3克，大枣5枚。每日1剂，水煎，分3次服。主治脑积水。

【名医指导】

1. 加强营养，增强体质，避免着凉，防止反复感染。

2. 增强信心，坚持治疗，及时采取有效的治疗方法以阻止病情的发展。

3. 积极治疗颅内感染性疾病，防止脑膜粘连；加强对婴幼儿的护理，防止中枢神经系统的感染。

4. 对脑积水患儿，应注意头部保护，避免碰撞，抱起患儿时必须托住头颈部，以防止颈部损伤。

小儿惊风

【必备秘方】

1. 金银花、大青叶、荆芥、薄荷、桔梗、芦根、广藿香、六神曲、蝉蜕、甘草各10克。每日1剂，水煎，去渣，分服。高热不退、舌质红绛者，加生石膏20克，重楼5克；咳嗽者，加前胡、苦杏仁各10克；舌苔黄燥、大便干硬者，加大黄5克；口腔糜烂者，加黄连5克；全身散在皮疹者，加升麻5克；咽部白膜者，加射干、山豆根各5克；纳呆、便溏者，加白扁豆、党参各10克。主治小儿惊风。

2. 生石膏50克，金银花、连翘、蒲公英、牡丹皮、紫草、黄芩各15克，川贝母、苦杏仁各10克。每日1剂，水煎服。咳嗽、喘息者，加前胡、桔梗各10克；呕吐者，加陈皮、半夏、厚朴、竹茹各5克；腹泻者，加黄连、葛根各10克；下痢者，加白头翁、秦皮、大血藤各10克；痉厥者，加石决明、钩藤、天麻各10克；神昏者，加紫雪散半粒。主治小儿惊风。

3. 生麦芽30克，槟榔、山楂、白糖各10克。每日1剂，将槟榔打碎，山楂洗净、切片，同加水烧沸，加入生麦芽改用文火煎20～30分钟，去渣，取汁加入白糖拌匀，分3～4次服。2岁以下药量酌减。主治小儿惊风。

4. 胆南星、天麻（姜炒）、乳香各100克，附子（土炒）、全蝎（去尾、足）、煅赭石、炒僵蚕各50克，冰片3克。共研细末，以母乳调服，1岁以下每服0.12～0.15克，重者及年龄稍大者用量酌加，每日 3 次，5 日为 1 个疗程。主治小儿急惊风、慢脾风。

5. 僵蚕、黄连各 10 克，牛胆 1 枚。将僵蚕放牛胆中浸泡 1 个月后取出烘干，与黄连共研细末，饮后 30 分钟温开水冲服，1 岁以下每服 0.3～0.5 克，1～3 岁每服 0.5～1 克，3～6 岁每服 1～1.5 克，6～9 岁每服 1.5～2 克，每日 3 次，15 日为 1 个疗程。主治小儿高热惊厥。

【名医指导】

1. 保证合理的营养：婴幼儿正值脑细胞发育的高峰期，如果缺乏必需的营养物质，如优质蛋白质、脂类、无机盐等，将影响神经细胞的数量及质量。

2. 保证空气新鲜：成人脑的耗氧量约占全身耗氧量的 1/4；婴幼儿脑耗氧量几乎占全身耗氧量的 1/2。因此，婴幼儿生活的环境应空气新鲜。新鲜空气含氧多，可以确保婴幼儿发育对氧气的需求。

3. 保证充足的睡眠：睡眠可使全身各系统、器官，特别是神经系统得到充分休息，消除疲劳，积蓄养料和能量。睡眠时脑垂体分泌的生长激素多于清醒时的分泌量。长时间睡眠不足，会影响婴幼儿身体和智力的发育。睡眠时间有明显的个体差异，总的要求是年龄越小，睡眠时间越长；体弱儿睡眠多一些。

4. 制订并执行合理的生活制度：托幼园所应根据幼儿的年龄特点，合理安排好不同年龄班一日活动的时间和内容。生活有规律，形成良好习惯，可以更好地发挥神经系统的功能。

5. 创设良好的生活环境，使幼儿保持愉快的情绪。幼儿园所保教人员要热爱、关心幼儿，为幼儿创设良好的生活环境与社会环境；与幼儿建立良好的师生关系，帮助和引导幼儿与同伴友好相处；坚持正面教育，不伤害幼儿的自尊心；不歧视有缺陷的幼儿；更不能体罚及变相体罚幼儿，以保证孩子在幼儿园中生活愉快。

6. 安排丰富的活动及适当的体育锻炼：丰富的活动，特别是适合幼儿年龄特点的体育锻炼，能促进脑的发育，能提高神经系统反应的灵敏性和准确性。为使大脑两半球均衡发展，应使幼儿的动作多样化，如两手同时做手指操、攀爬及各种幼儿基本体操等。

7. 日常活动中注意让幼儿多动手，尽早用筷子进餐，学会使用剪刀、玩穿珠子游戏等。让幼儿在活动中“左右开弓”，以更好地促进大脑两半球的发育。

新生儿破伤风

【必备秘方】

1. 蝉蜕 6 克，吴茱萸、木瓜、鸡血藤、牛膝、川芎、当归、葛根、钩藤各 5 克，全蝎、僵蚕、地龙、天南星各 3 克。每日 1 剂，水煎，分 2 次服。并配合静脉滴注地西泮。抽搐甚者，加白花蛇、琥珀、酸枣仁各 3 克；颈强者，加蜈蚣、羌活各 3 克；牙关紧闭者，加乌梅 6 克；喉痉挛者，加射干、山豆根各 6 克；高热者，加生石膏、知母、金银花、连翘各 10 克；口干欲饮者，加栀子、竹茹、麦冬、天花粉各 6 克。主治新生儿破伤风。

2. 蝉蜕、天麻、全蝎、僵蚕各 3 克，钩藤 2 克，天南星 1 克，冰片 0.3 克（研末，分次冲服）。每日 1 剂，水煎 15 分钟，滤出药液，加水再煎 20 分钟，去渣，两次水煎液兑匀，分服。主治新生儿破伤风。

3. 木瓜、烟叶各 9 克，全蝎、吴茱萸各 6 克，黄芪、蝉蜕各 3 克，珍珠 0.6 克。用纸卷成香烟状，医者点燃吸烟入口，喷入患儿口鼻，出汗时止，每日 2 次（药后避风 3 日）。主治小儿破伤风。

4. 木瓜 20 克，吴茱萸 15 克，蝉蜕 12 克，防风、藁本各 10 克，僵蚕、天麻、桂枝各 8 克，全蝎 6 克，白蒺藜 3 克，猪胆 1 个（炖，冲服）。每日 1 剂，水煎，分 2 次服。主治小儿破伤风。

5. 全当归、生地黄、赤芍、防风各 6 克，红花、川芎、苏木、炙甘草各 3 克，生姜 3 片，大枣 1 枚。每日 1 剂，水煎，分 2 次温服。主治小儿破伤风。

【名医指导】

1. 保持安静，减少刺激。应把患儿放在安静的环境中，室内保持光线柔和，无噪声，应少扰动患儿，各种护理操作尽可能集中进

行并做到动作轻柔。

2. 注意保温：患儿在痉挛时常大汗淋漓，应及时用毛巾擦干。患儿双手常呈紧握状态，应注意保持掌心干燥。定期翻身，以防坠积性肺炎和褥疮。患儿牙关紧闭不能进食，故需每日进行口腔护理。

3. 脐部护理：可用3%过氧化氢溶液或1∶4000高锰酸钾溶液清洗脐部，以改变局部无氧环境；洗后涂以2.5%碘酊或1%甲紫，每日1次，直至创口愈合。

注意缺陷障碍

【必备秘方】

1. 石菖蒲、五味子、僵蚕各30克，益智、地龙各20克，白芷10克。共研细末，1～2岁每服0.3～0.4克，2～4岁每服0.4～0.6克，4～6岁每服0.6～0.8克，6～8岁每服0.8～1克，8～10岁每服1～1.2克，于饭后服，每日3次，1个月为1个疗程。主治注意缺陷障碍。

2. 熟地黄、龟甲、黄柏、知母、山药、远志、石菖蒲、龙齿、山茱萸、茯苓各10克。每日1剂，水煎15分钟，滤出药液，加水再煎20分钟，去渣，两次煎液兑匀，分服。主治注意缺陷障碍。

3. 白芍、天麻、珍珠母（先煎）各10克，枸杞子、女贞子、首乌藤、柏子仁、生牡蛎（先煎）各15克，大枣5枚。每日1剂，水煎3次，合并药液，早、中、晚分服，10剂为1个疗程。主治注意缺陷障碍。

4. 牡蛎15克，熟地黄、山药、牡丹皮、石菖蒲各9克，地骨皮、远志、茯苓、山楂各6克，陈皮3克。每日1剂，水煎2次，去渣，取液浓缩至90毫升，每次服15毫升，每日3次，20日为1个疗程。主治肾阴虚型注意缺陷障碍。

5. 生龙骨30克，熟地黄20克，炙龟甲、丹参各15克，石菖蒲、栀子各9克，鹿角粉、益智仁各6克，砂仁4.5克，炙远志3克。每日1剂，水煎2次，取液混合，分4次服，2个月为1个疗程。主治注意缺陷障碍。

【名医指导】

1. 减少家庭、学校过重的学习压力。根据孩子的实际情况提出正确的要求，并配合适当的体育锻炼，注意保持充足的睡眠，合理安排好学习。

2. 对患儿要关心体贴，要有耐心，多拿出一些时间和患儿一起活动，使他们时刻感到父母的爱和家庭的温暖。

3. 家长应让孩子按时吃饭、睡觉、学习和游戏，但不要过分迁就，让他在生活中得到锻炼，使他的行为逐渐能适应社会。

4. 不可给患儿服用镇静药，防止铅、汞等中毒，不要让孩子过多接触油漆、含铅食品及玩具。不要给孩子吃胡椒、辣椒等刺激性调味品，少吃富含甲基水杨酸盐类食物如西红柿、苹果、橘子等。

小儿癫痫

【必备秘方】

1. 西洋参、姜半夏、远志（去心蜜炙）、琥珀、橘红、天麻、当归各45克，茯神、炒酸枣仁各75克，钩藤、天竺黄各60克，胆南星、朱砂各30克，柴胡8克，牛黄、麝香各4克，金箔50张。共研极细末，炼蜜为丸，金箔为衣（每丸重2克）。3个月以上每次服1/6丸，4～5个月每次服1/5丸，6～10个月每次服1/3丸，1.5～2岁每次服1/2丸，每日3次；2.5～3.5岁每次服1丸，每日2次；4～6岁每次服1丸，每日3次，7～10岁每次服2丸，11～15岁每次服3丸，每日2次。服药期间忌食肉及辛辣刺激食物，患病初期高热或并发症时忌服本方。主治小儿风痫、痰痫、惊痫。

2. 太子参、茯苓、石菖蒲、胆南星、天麻、半夏、橘红、枳壳、青果、六神曲、琥珀、川芎、羌活、沉香各10克。共研细末，1岁以下服0.5克，1～2岁服1克，2～4岁服1.5克，4～9岁服2克，9～12岁服2.5克。痰浊痫者，加天竺黄、瓜蒌各9克；风痰痫者，加钩藤、生铁落、赭石各15克；风痰火痫者，加栀子、薄荷、黄连、大黄各6克；风痰瘀痫者，加香附、牛膝、益母草各9克；风痰惊痫者，加首乌藤、龙齿各12克；风痰虚痫者，加黄芪、白术各9克。主治小儿癫痫。

3. 当归150克，天麻72克，全蝎、炙甘草各60克，胆南星20克。共研细末，温开水送服，每次3克，每日2～3次。发作期可用1/10量作汤剂，冲服药粉。20日为1个疗程。顽痰不化者，加乌豆衣9克，青礞石4.5克；肝火旺、心烦易怒者，加生石决明15克，白芍、生地黄各12克；腰酸肾虚者，加续断15克，菟丝子、女贞子各9克；血虚者，加何首乌、桑寄生、鸡血藤各15克；心悸、失眠者，加生龙齿15克，麦冬9克，五味子4.5克。主治小儿癫痫。

4. 马钱子120克，生绿豆60克，全蝎、地龙、石菖蒲、制半夏、僵蚕、乳香、没药、生甘草各40克。将马钱子与绿豆共煮至绿豆开花时，取马钱子去皮、切片、焙干，同余药研末。3岁以下每日0.5克，1～7岁每日0.7～1.2克，8～15岁每日1.2～1.8克，16岁以上者每日1.8～2.4克，分3次服。服药期间忌食绿豆、茶叶、肥肉、海鱼、辛辣生冷。主治小儿癫痫。

5. 丹参、天麻各240克，何首乌、钩藤各150克，蝉蜕、地龙、石菖蒲、石决明（孔脊部分）各90克，天竺黄9克，牛黄、珍珠各1.5克（研末）。将前8味水煎，取液制成浸膏，入余药末和匀，干燥后研成粉。3岁以下每次服0.5～1克，3～6岁每次服1～1.5克，6～12岁每次服1.5～2克，每日3次，1个月为1个疗程。主治小儿癫痫。

【名医指导】

1. 保持心情舒畅，情绪稳定，合理安排生活，保证充分休息，避免过于疲劳。

2. 注意安全，禁止单独游泳和攀高，不宜骑自行车，避免特殊理化刺激等。

3. 饮食有节，忌食辛辣、油腻、肥甘、厚味等不易消化之物，禁止饮用酒、茶、咖啡等兴奋性饮料。

4. 发作期患者有意识障碍时，严禁强行喂药、食物和水，以防吸入气管窒息或造成吸入性肺炎。要定期复查：治疗开始时每2～3周复查1次，半年后可3～6个月复查1次。

5. 调整药物剂量，注意有无药物毒副反应，还可以通过疗效观察来寻找发病的诱因；应详细观察和记录每次发作的背景、发作日期、时间，每次发作持续时间和发作时的表现，以达到预防和善后治疗的目的。

小儿麻痹后遗症

【必备秘方】

1. 党参、玉竹各50克，黑犬胫骨（香油炙酥）、黄芪、龟甲（盐水炙）各30克，茯苓、杜仲、当归、白术、地龙各20克，黄柏、牛膝、马钱子（盐水浸10日，去毛，香油炸焦，去净油气）各15克，蜈蚣15条，全蝎10克，桂枝、红花各8克。共研细末，炼蜜为丸，每服5克，每日3次，1个月为1个疗程。主治小儿麻痹症。

2. 当归、川芎、赤芍、熟地黄、羌活、桂枝、五加皮、防风、续断、杜仲、红花、木瓜、牛膝各10克，甘草5克。每日1剂，水煎15分钟，滤出药液，加水再煎20分钟，去渣，两次煎液兑匀，分服。主治小儿麻痹后遗症。

3. 人参、炒白术各60克，当归、乳香、没药、炮穿山甲、马钱子（温水浸10日，去毛，香油炸酥）各30克，蜈蚣10条。共研细末，炼蜜为丸，每服3克，每日2次，1个月为1个疗程。主治小儿麻痹症、多发性神经根炎。

4. 制附子90克，制马钱子3克。共研末，3～6岁每次服0.5～1克，6～9岁每次服1～1.5克，9～12岁每次服1.5～2克，每日3次，温开水下，1个月为1个疗程。走路接近正常时药量减半。主治小儿麻痹症。

5. 黄柏、薏苡仁各40克，苍术、牛膝各20克，桑枝、伸筋草各10克。共研细末，水泛为丸，每服6克，每日3次。主治湿热流注型小儿麻痹症。

【名医指导】

1. 防止妊娠期母体感染和外伤，避免早产、难产。

2. 新生儿要防治脑缺氧、脑损伤等脑伤害，如窒息、低血糖、高胆红素血症等。

3. 做好瘫痪护理，管理好饮食、生活，防止营养不良、消化不良，防止褥疮。咽下困难者，缓慢进食，给予易于下咽的食物。

4. 重视心理护理，防止患儿发生孤独和

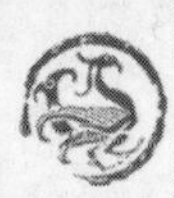

自卑情绪。根据患儿的行动能力及智力水平，建立一定的活动制度和教育方法，锻炼动作和语言，给予瘫痪肢体按摩，加强功能锻炼，防止肌肉萎缩。

小儿弛缓性麻痹

【必备秘方】

1. 熟地黄、山茱萸、石斛各10克，肉苁蓉、巴戟天、制附子、茯苓、远志、石菖蒲、麦冬各6克，五味子、肉桂、薄荷各3克。每日1剂，加水500毫升，浸泡2小时后以文火煎50分钟，取液150毫升，复煎1次，取液100毫升，混合煎液，分3次服。食欲不振者，加焦三仙10克，鸡内金3克；大便秘结者，加火麻仁6克；气虚者，加黄芪15克；烦躁者，加淡竹叶3克。主治小儿弛缓性麻痹。

2. 黑犬胫骨（香油炙酥）、黄芪、龟甲（盐水炙）各30克，黄柏、牛膝、马钱子（温水浸10日，去皮毛，香油炸黑，去净油气）各15克，蜈蚣15条，党参50克，白术、地龙、当归、杜仲、茯苓各20克，红花、桂枝各8克，全蝎10克。共研末，炼蜜为丸，每日服3次，每次服5克。不能服丸者，改作散剂，每次3克。主治小儿弛缓性麻痹。

3. 制附子、乌梢蛇、僵蚕各60克，全蝎10克，龟甲、白附片、制天南星、冬虫夏草各30克，甘草10克，制马钱子6克。共研细末，3～6岁每服1～2克，6～9岁每服2～3克，9～12岁每服3～4克，每日3次，温开水送服，连服2周间歇5日。3个月为1个疗程。主治小儿弛缓性麻痹。

4. 忍冬藤15克，络石藤、牛膝、当归、赤芍、秦艽、苍术各9克，丝瓜络、黄柏各6克，全蝎3克，制马钱子0.1克（冲服）。每日1剂，水煎，分3次服。口眼㖞斜者，加天麻、蜈蚣、钩藤各6克；上肢瘫痪者，加桑枝、姜黄各10克；下肢瘫者，加杜仲、千年健各10克。主治小儿弛缓性麻痹瘫痪期。

5. 伸筋草、侧柏叶、牛膝、生地黄、忍冬藤各10克，僵蚕、续断、秦艽各6克，天麻、防风、钩藤各5克，红花3克。每日1剂，水煎，分3次服。同时配服定搐化风锭，每日2次，每次1丸，连服6日。主治小儿弛缓性麻痹。

【名医指导】

1. 本病经过较缓慢，有的可有数月至数年的缓解期，有的缓解一阶段后因呼吸道感染或其他原因而又复发，预防感染是十分重要的。

2. 合理膳食，加强锻炼，增强体质，预防感冒。注意肢体的功能锻炼，防止肌肉萎缩。肌肉松弛药为绝对禁忌药，麻醉药、止痛药、地西泮应慎用。奎宁、普鲁卡因酰胺、普萘洛尔、卡那霉素等均属禁忌，四环素、庆大霉素和磺胺类药也应慎用。

小儿夜啼

【必备秘方】

1. 粳米30克，干姜5克，乳汁100毫升。每日1剂，将干姜、粳米洗净，加水煮成粥，兑入乳汁煮沸，分3～4次服。主治脾虚型小儿夜啼。

2. 淡竹叶心6克，灯心草1克，母乳100毫升。将前2味水煎2次，取汁50毫升，兑入乳汁调服，每次30～50毫升，每日1剂。主治心热型小儿夜啼。

3. 浮小麦15克，大枣6克，炙甘草、蝉蜕各3克，葡萄糖适量。将前4味水煎，取汁加入葡萄糖，代茶饮用，每日1剂。主治小儿夜啼。

4. 酸枣仁、黄连、乌梅、焦山楂各9克，生大黄6克（后下），麦冬3克。每日1剂，水煎，分3次服，连服3剂为1个疗程。主治小儿夜啼。

5. 生地黄、通草、蝉蜕各6克，淡竹叶、栀子各4克，黄连、甘草各3克，灯心草1克。每日1剂，水煎，分2次服。主治心经炽热型小儿夜啼。

【名医指导】

1. 防止受凉，勿穿过热，乳母不过食寒冷辛辣食物，勿受惊吓，不抱在怀中睡眠，不通宵开灯，养成良好的睡眠习惯。

2. 注意周围环境安静，检查衣服、被褥有无异物刺激皮肤。

3. 婴儿无故啼哭不止，要注意寻找原因

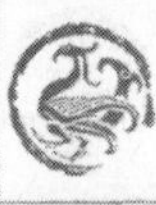

（如饥饿、过饱、闷热、寒冷、虫咬等）并及时除去啼哭原因。

小儿结缔组织病

本节内容为小儿风湿性关节炎、小儿系统性硬化病，各病症的临床特点从略。

小儿风湿性关节炎

【必备秘方】

1. 当归、杜仲、赤芍、茯苓各10克，牛膝、木瓜、川芎、秦艽、羌活各7.5克，粉萆薢、乳香各5克。每日1剂，水煎2次，取液混合，分3次服，15日为1个疗程。风邪重者，加防风、当归、川芎各6克；寒邪重痛甚者，加附子、肉桂、延胡索各3克，去秦艽、粉萆薢；湿邪重者，加苍术、薏苡仁各6克；气虚者，加黄芪、党参各9克；瘀血重者，加桃仁、红花各5克；关节红肿者，加茯苓皮、赤小豆各10克。主治小儿风湿性关节炎。

2. 桂枝、黄芪各20克，炙川乌、炙附子、当归、白芍、防风各10克，炙甘草5克。3～6岁每日1/3剂，6～9岁每日1/2剂，9～12岁每日2/3剂，水煎，分3次服，20日为1个疗程。风邪偏重者，加秦艽6克；湿邪偏重者，加苍术、鸡血藤各6克；上肢痛者，加姜黄（或羌活）3克；腰腿痛者，加续断、狗脊各9克；血瘀者，加山楂、五灵脂各6克；游走性疼痛者，加海风藤9克。主治小儿风湿性关节炎。

3. 生石膏120克，生地黄60克，知母20克，山药15克，制川乌5克，乳香、没药、三七各3克。每日1剂，水煎2次，取液混合，分2次服。热毒盛者，加生大黄、金银花各6克；便秘者，加生大黄6克；关节不利者，加油松节、威灵仙、地龙各6克；口渴者，加石斛、玄参、枸杞子各10克；恶风者，加桂枝、白芍各6克；气虚、自汗者，加黄芪12克。主治小儿急性风湿性关节炎。

4. 防风、黄芪各15克，白术12克，甘草10克。3～6岁每日1/3剂，6～9岁每日2/3剂，9～12岁每日1/2剂，水煎，分2次服，15日为1个疗程。湿热痹痛型，加金银花、野菊花各15克，昆明山海棠、薏苡仁、牡丹皮各12克，秦皮9克；寒湿痹痛型，加乌梢蛇、白芍各12克，川乌、草乌、附子、桂枝、细辛3克。主治小儿风湿性关节炎。

5. 生石膏30克，桑寄生、忍冬藤各20克，鸡血藤15克，地肤子、蚕沙各12克，知母、黄柏、僵蚕、栀子、赤芍各10克，威灵仙、羌活、独活、乳香各5克，细辛、麻黄各2.4克，羚羊角粉0.6克（分次服），蝉蜕5克。每日1剂，水煎2次，取液混合，分3次服。主治小儿风湿性关节炎。

【名医指导】

1. 有家族结缔组织病史者要高度警惕，及时上医院进行诊断。

2. 患者一般宜进高蛋白、高热量、易消化的食物，少食辛辣刺激及生冷、油腻之物。

3. 早期加强保暖，避免外伤，内服皮质激素和活血通络的药物，及时到医院检查治疗。忌寒冷、潮湿刺激。结缔组织病患者在寒冷、潮湿环境下，经常会感觉到关节疼痛加剧；出现雷诺现象或手足出现瘀点、疼痛加剧等表现的时候，应及时到医院就诊。

4. 应尽量避免创伤。如果进行手术，必须谨慎地止血。仔细地缝合伤口，避免拉紧组织。

6. 妊娠期和分娩期必须强制执行产科监护。应该提供遗传咨询。

小儿系统性硬化病

【必备秘方】

1. ①海藻、夏枯草、昆布各15克，生牡蛎12克，蒲公英、菊花、丹参各10克，郁金、炮穿山甲、地龙各6充，僵蚕、白附子各5克，全蝎1.5克。②前方去蒲公英、菊花，加白芥子6克，制天南星5克。③上方加生黄芪10克，太子参、玄参各7克，去夏枯草、地龙。每日1剂，水煎，分3次服。①方连服3剂，②方连服6剂，③方连服6～10剂。主治小儿局限型系统性硬化病。

2. 当归、川芎、牡蛎各20克，龟甲、鳖甲、炮穿山甲、土鳖虫、僵蚕各10克，蝉蜕、生甘草各6克。共研细末，温开水送服，

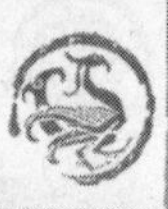

3～6岁每次1～2克，6～9岁每次2～3克，9～12岁每次3～5克，每日3次，1个月为1个疗程。主治小儿系统性硬化病。

3. 威灵仙、郁金、丹参、泽兰、当归、生黄芪、牡丹皮、玄参、淫羊藿、防风各6～9克，桂枝、生甘草各1～3克。每日1剂，水煎2次，取液混合，分3次服，2个月为1个疗程。主治小儿弥漫型系统性硬化病。

4. 生地黄、白芍各12克，当归（酒浸，炒）10克，川芎8克。3岁以下每日1/3剂，3～6岁每日1/2剂，6～9岁每日2/3剂，9～12岁每日1剂，水煎，分3次服，2个月为1个疗程。主治小儿局限型系统性硬化病。

5. 黄芪、丹参各15克，茯苓、鸡血藤、生牡蛎各12克，鹿角胶、白芥子各6克，桂枝、生甘草各3克，麻黄2克。每日1剂，水煎，分3次服。30剂后加肉苁蓉10克。主治小儿系统性硬化病。

【名医指导】

1. 遵医嘱合理用药，不可随意停药。
2. 注意保暖，避免寒冷刺激。
3. 少食多餐，以软食为主。

小儿常见外科疾病

本节内容为小儿急性阑尾炎、小儿蛔虫性肠梗阻、小儿肠痉挛、小儿脱肛、小儿颈淋巴结结核、小儿脓疱疮、新生儿丹毒、新生儿脐炎、小儿疝气，各病症的临床特点从略。

小儿急性阑尾炎

【必备秘方】

1. 败酱草、金银花各30克，紫花地丁、蒲公英各15克，牡丹皮10克，连翘、黄芩、百部、生地黄、甘草各9克，木香、茯苓各6克。3～6岁每日1/3剂，6～9岁每日1/2剂，9～12岁每日2/3剂。水煎，分3次服。呕吐者，加半夏、陈皮各3克；腹痛剧烈者，加延胡索6克；便秘者，加生大黄6克。主治小儿急性阑尾炎。

2. 生薏苡仁100克，败酱草、炮附子（先煎30分钟）各30克。水煎3次，去渣，取液加糖浓缩至500毫升，每服20～60毫升，每日4～6次，5日为1个疗程。大便干者，加大黄6克（后下）；腹痛甚者，加白芍15克；发热者，加金银花15克（后下）。主治小儿急性阑尾炎。

3. 败酱草、金银花、蒲公英各20克，虎杖15克，茯苓10克，赤芍、桃仁、牡丹皮各6克，桂枝、大黄（后下）各3克。每日1剂，水煎2次，取液混合，分3次服。主治小儿单纯性急性阑尾炎。

4. 生石膏、生薏苡仁、蒲公英、金银花各10～15克，大黄、败酱草、牡丹皮、桃仁各6～12克，延胡索、川楝子各6克。每日1剂，水煎2次，取液混合，分3次服。主治小儿急性阑尾炎。

5. 川楝子、黄芩、柴胡各6～9克，金银花、木香、桃仁、延胡索、牡丹皮、生大黄（后下）各5～8克。每日1剂，水煎，分3次服。主治小儿急性阑尾炎。

【名医指导】

1. 小儿外科与成人外科疾病的不同之处：小儿以先天性畸形为主，而成人则以后天性疾病多见。

2. 为了减少小儿外科先天性畸形的发生率以达到优生优育的目的，小儿的父母应掌握有哪些因素可以导致先天性畸形。常见的因素包括遗传因素和环境因素。只有避免这些因素，才能预防发生小儿先天性畸形。

3. 小儿时期各系统发育尚不完善，机体处于不稳定状态，调节功能和对外界环境的适应能力均差，婴幼儿时期更为明显。小儿皮肤屏障薄弱，局部抵抗力低，免疫功能不足，炎症局限能力差，容易向周围组织和全身扩散，演变为脓毒血症或败血症。局部病灶区对感染反应的程度依据细菌的毒力作用和机体抵抗力强弱而不同。对患有小儿内科的感染性疾病，也不应拖延治疗，避免转变或并发小儿外科感染性疾病。小儿外科的感染性疾病，即使轻微的局部感染，也应及早治疗，不可忽视。

4. 创伤性疾病的预防：小儿自控能力低，常因打闹时误伤所致。因此家长必须照看好小儿，避免发生创伤。

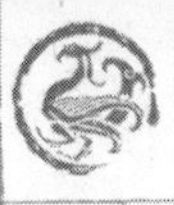

5. 小儿创伤发生后常诉说不清，检查时必须全面彻底，免得遗漏病变部位。

小儿蛔虫性肠梗阻

【必备秘方】

1. 槟榔、炒莱菔子各 15 克，生大黄、橘核、厚朴、当归、枳壳各 6～10 克，甘遂末 1～1.5 克（冲服）。每日 1 剂，水煎 2 次，取液混合，分 3 次服。腹胀者，加木香、砂仁、青皮、陈皮各 3 克；大便秘结者，加生地黄、生何首乌各 9 克；食滞者，加山楂、六神曲各 6 克；痛甚者，加乌药、延胡索各 6 克；呕吐甚者，加姜半夏、竹茹、赭石各 6 克；蛔虫阻塞者，加川楝子、使君子、乌梅各 6 克。主治小儿蛔虫性肠梗阻。

2. 莱菔子 15～35 克，大黄 10～15 克，芒硝 6～15 克，蜂蜜 30～100 克。将前 2 味加水 200～300 毫升以武火煎 20 分钟，去渣，加入后 2 味煮沸，频服。主治小儿蛔虫性肠梗阻。

3. 葱汁、生花生油各 100 毫升。混合后加温，顿服。服药后若排出油便，即加服足量驱蛔灵。主治小儿蛔虫性肠梗阻。

4. 鲜石菖蒲、橘叶各 100 克，莱菔子 60 克，白酒 50 毫升，葱白 5 根。将前 3 味切碎、捣烂，炒热，加入葱白、白酒混匀（装入纱布袋内），热熨脐部四周（凉后炒热再熨）。每日 4～6 次。主治小儿蛔虫性肠梗阻。

5. 生姜 1 块，艾绒 10 克，冰片 1 克。将姜切 0.3 厘米厚，置脐孔处，冰片（研末）和艾绒捏成宝塔糖样艾炷，放姜片上点燃施灸（患儿灼烫时，可将姜片稍微提起），点 3 炷为 1 次，每日 3 次。主治小儿蛔虫性肠梗阻。

【名医指导】

1. 急性发作期须禁食，症状缓解后可服少量开水或流质饮食。

2. 定期测量体温、脉搏、呼吸和血压，观察病情变化。若患者症状不见好转或反有加重，应考虑手术治疗。

小儿肠痉挛

【必备秘方】

1. 白芍 10～15 克，党参、茯苓、仙茅、补骨脂各 6～10 克，防风炭、炮姜炭、炙甘草、陈皮、木香各 3～5 克。每日 1 剂，水煎，分 2 次服。症状缓解后改为散制，每次服 6 克，每日 3 次，5 日为 1 个疗程。腹胀痛甚者，加荜澄茄 12 克，小茴香 6 克；肛门滞重者，加枳实 15 克；大便溏者，加赤石脂 20 克，石榴皮 12 克；口干欲饮者，去仙茅、补骨脂，加山药 15 克，乌梅炭、山楂炭各 10 克。主治小儿肠痉挛。

2. 金银花 12 克，连翘、桔梗、六神曲、木香、延胡索、甘草各 9 克，细辛 3 克。1～3 岁每日 1/3 剂，3～6 岁每日 1/2 剂，6～9 岁每日 2/3 剂，水煎，分 2 次服，20 日为 1 个疗程。腹泻者，加车前子、茯苓、白术各 9 克；肠系膜淋巴结肿大者，加夏枯草 15 克，僵蚕 6 克。呕吐者，加竹茹、陈皮各 9 克。主治小儿肠痉挛。

3. 白芍 15 克，六神曲 12 克，白术、茯苓、香附、木香、延胡索各 9 克，柴胡、甘草各 6 克。1～3 岁每日 1/3 剂，3～6 岁每日 1/2 剂，6～9 岁每日 2/3 剂，水煎，分 2 次服，10 日后改为隔日 1 剂。恶心、呕吐者，加姜半夏、陈皮各 3 克；食欲不振者，加鸡内金、炒麦芽、山楂各 9 克。主治小儿肠痉挛。

4. 延胡索、制附子各 30 克，白芍、细辛各 20 克，茯苓、甘草各 15 克，大黄 10 克，肉桂 5 克。共研细末，饭前温开水送服，每日 2 次，1～3 岁每日 1～2 克，3～6 岁每日 2～3 克，6～9 岁每日 3～4 克，服药期忌食生冷。主治寒积气滞型肠痉挛。

5. 小茴香 16 克（盐炒），橘核（酒炒）、荔枝核（醋炒）各 8 克，山楂核（酒炒）、木香各 4 克。共研末，1 岁以下每服 0.5～1 克，1～2 岁每服 1.5～3 克，3～5 岁每服 3.5～5 克，用乳汁或温开水调服，5 岁以上作汤剂用。主治肠痉挛绞痛。

【名医指导】

1. 腹部保暖、呕吐频繁者，暂禁食。

2. 饮食宜易于消化、清洁、温热、有节制。

小儿脱肛

【必备秘方】

1. 山药 10 克，山楂、鸡内金、白扁豆

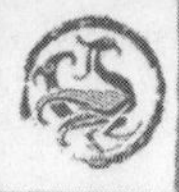

各5克，甘草4克。每日1～2剂，水煎15分钟，滤出药液，加水再煎20分钟，去渣，两次煎液兑匀，分服。腹胀者，加陈皮、半夏、六神曲、麦芽、白术各5克；舌红少津者，加乌梅、南沙参、白芍、麦冬各5克；气虚胃弱者，加党参、黄芪各10克，砂仁、白术、白芍、六神曲各5克；舌苔白腻者，加茯苓、苍术、六神曲、陈皮各5克；急躁易哭者，加柴胡、香附、钩藤、远志、郁金、白芍各5克；肠道蛔虫者，加使君子、槟榔、陈皮、白芍、乌梅各6克。主治小儿脱肛。

2. 使君子10克。去壳、捣烂，加糖揉制成丸（每丸重3克），每取1丸，以猪瘦肉100～150克炖汤冲服，3日1次，3次为1个疗程。主治小儿Ⅰ～Ⅱ度直肠脱垂。

3. 柴胡、升麻、党参、黄芪、陈皮、白术、当归各9克，五倍子、甘草各2克。每日1剂，水煎15分钟，滤出药液，加水再煎20分钟，去渣，两次煎液兑匀，分服。主治小儿脱肛。

4. 乌龟头（或甲鱼头）1只。瓦上用文火焙干，研细末，分2次用温开水送服。主治小儿脱肛。

5. 菝葜90克，金樱子60克。每日1剂，水煎，分3次服，10日为1个疗程。主治小儿脱肛。

【名医指导】

1. 积极治疗原发病，如晚期内痔、直肠息肉、便秘、膀胱结石和慢性咳嗽等疾病，应进行病因治疗，以减少局部刺激及避免长期腹压增高。

2. 加强营养，加强锻炼，增进体质，对儿童尤为重要。

3. 饮食以清淡、富含营养为主，避免辛辣食物的摄入。坚持较长时期的综合治疗，不可急求速效，亦不可半途而废。

颈淋巴结结核

【必备秘方】

1. 夏枯草、大青叶各30克，丹参15克，重楼、连翘各12克，甘草9克。6～12岁每日1剂，水煎，分3次服（3岁以下每日1/3剂，3～6岁每日2/3剂），7日为1个疗程。肺炎型，加黄芩18克，百部15克，玄参、生地黄、麦冬各9克，桔梗6克；肝炎型，加茵陈15克，栀子12克，郁金9克；并发心肌炎，加麦冬、玉竹、生地黄各9克，全蝎6克；并发关节炎，加威灵仙、地龙各9克；长期发热者，加知母、地骨皮、麦冬、生地黄各9克；食欲不振者，加焦三仙各12克，陈皮、竹茹各9克。主治颈淋巴结结核或肿大。

2. 牡蛎、连翘、浙贝母各60克，玄参、白芷各45克，全蝎40克、炮穿山甲、僵蚕各30克，蜈蚣、蛤蚧、蜂房各22克，血竭7.5克，蟾酥1克，斑蝥0.75克，麝香0.6克。共研细末，饭前空腹服，每次1～1.5克。每日2次，10日为1个疗程。主治颈淋巴结结核。

3. 白芥子、甘遂、红大戟各15克。共研细末，炼蜜为丸（丸如绿豆大），每次服1～2丸，每日3次，10日为1个疗程。主治颈淋巴结结核。

4. 蓖麻子50克，核桃仁、檀香各30克，雄黄20克，黄丹各15克，轻粉10克，铜绿9克，血竭8克，蜈蚣、地龙各8条。将核桃仁、蓖麻子捣烂，加檀香打匀，余药研细末，加适量菜油捣成膏。每取8克摊于布上，贴敷阿是穴，3日换药1次，10次为1个疗程。主治颈淋巴结结核。

5. 冰片、轻粉各1.5克，蜈蚣3条，守宫1条，煅珍珠1粒，鸡爪皮5个（烘干），大枣3枚。将前6味研细末，大枣去皮、核，捣烂，与药末拌匀。每取1/2装瓶中，鼻嗅1～3小时（禁食盐、碱、油），7日为1个疗程。主治颈淋巴结结核。

【名医指导】

1. 注意休息，劳逸结合，保持心情舒畅。

2. 加强营养，多食含维生素、含钙较多的食物，忌食辛辣、鱼腥发物。

3. 加强体育锻炼，增强体质，增强抗病能力。

小儿脓疱疮

【必备秘方】

1. 金银花、野菊花、蒲公英各30克，

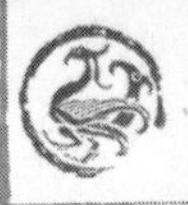

黄柏、黄芩、大黄各15克，黄连5克。每日1剂，水煎，分2次服。湿重者，加土茯苓30克；热甚者，加焦栀子20克；毒甚者，加紫花地丁30克；痒甚者，加白鲜皮20克。主治小儿脓疱疮及化脓性皮炎。

2. 百部、栀子、连翘、龙胆、苦参、板蓝根各10克，白鲜皮、蛇床子、牛蒡子、薏苡仁、苍术、茯苓、黄柏、黄芩各6克，白芷5克，黄连3克。每日1剂，水煎，分2次服。主治小儿脓疱疮。

3. 蒲公英、紫花地丁、金银花、连翘、党参各10克。每日1剂，水煎服。主治小儿脓疱疮。

4. 蒲公英、紫花地丁各30克，黄芩、黄柏各15克。加水1000毫升煎至500毫升，涂洗患处，每日1～2次。局部破溃较重者，加用丝瓜叶（捣汁）调适量如意金黄散敷患处，每日1次。主治小儿脓疱疮。

5. 马齿苋20克，蛇床子、艾叶、苦参各15克，连翘、金银花、黄柏、黄芩、大黄各10克。每日1剂，水浓煎，去渣，取液温洗患处，每次20分钟，每日2次。主治小儿脓疱疮。

【名医指导】

1. 注意皮肤卫生，保持局部干燥。可用有收敛及抗菌作用的药液洗净，如1∶8000高锰酸钾溶液。

2. 对皮疹泛发、细菌致病强、机体抵抗力低下的患儿，要给以丰富的营养与支持疗法。

3. 局部治疗原则为杀菌、消炎、收敛、干燥、除去痂皮、整理疮面、促进愈合。脓液较多，则应抽去脓液、拭干，并用收敛作用较强的药液湿敷（如0.1%依沙吖啶溶液）。如渗液多者，则可除去脓痂，局部厚涂抗菌收敛的药膏，外扑药粉。

新生儿丹毒

【必备秘方】

1. 广藿香、天葵各6克，佩兰5克，金银花、连翘、野菊花、蒲公英各10克，六一散1包（滑石18克，甘草3克）。每日1剂，水煎，分3次服。主治新生儿丹毒、多发性疖肿。

2. 野菊花、蒲公英、紫花地丁各30克，板蓝根20克，牡丹皮、赤芍各15克，黄柏10克。每日1剂，水煎2次，取50毫升加糖内服；取液熏洗患处，每次30分钟。主治新生儿丹毒。

3. 当归、白芷、赤芍、升麻各10克，荆芥穗、防风、羌活、红花、紫草、贯众各6克。每日1剂，水煎服。主治新生儿丹毒。

4. 蒲公英60克，黄柏、白矾各15克，冰片4克。将前3味加水1200毫升煎40分钟，水温40℃时加入冰片（1克）拌匀，湿敷患处，每次30分钟，每日4次（重复用时加温，1剂药可用2日）。主治新生儿丹毒。

5. 马齿苋30克，芒硝10克。水浓煎，取液熨洗患处，每日4次，连用5～7日。主治新生儿丹毒。

【名医指导】

1. 注意卫生，保持皮肤清洁。患者应卧床休息。

2. 发生于小腿的，应抬高患肢30°～40°。形成象皮腿者可用弹力绷带缠缚。

3. 杜绝复发的关键在于平时注意勿让皮肤和黏膜受损并积极治疗原发病。避免和纠正挖鼻的习惯，预防颜面丹毒；饮食宜清淡，多进凉性食物，如菊花脑、马兰头、藕、绿豆汤、赤豆汤等。多饮开水、药茶。

4. 同时患有足癣者，必须治疗彻底，以免丹毒复发；应遵医嘱用药，不可因症状已有改善而停用药物。

新生儿脐炎

【必备秘方】

1. 枯矾30克，黄连20克，朱砂、氧化锌、炉甘石各10克，冰片2克。共研末，每取3克加紫药水调敷患处（纱布包扎）。每日换2次。主治小儿脐炎。

2. 猪牙皂2克，雄黄、细辛、吴茱萸、乳香、没药、冰片各1.5克，地龙1条。共研细末，每取3克，以温开水调敷患处（纱布包扎）。每日换1次，5日为1个疗程。主治新生儿脐炎。

3. 食盐（火煅）、白矾（煅枯）各10

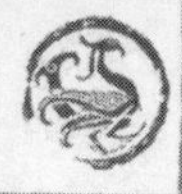

克。共研细末，每取3克，以蜂蜜调敷脐孔及其周围（纱布覆盖、加压固定），每日换1次。主治小儿脐炎。

4. 生龙骨15克，陈醋适量。同浸泡1昼夜，焙干、研细末，每取3克涂敷患处（纱布覆盖、胶布固定），每日换1次，连用药5～7次。主治小儿脐炎。

5. 枯矾3克，人发（烧炭存性）1团。共研细末，以蜂蜜调敷脐突部位（用硬纸板轻压后加胶布固定）。主治新生儿脐炎。

【名医指导】

1. 经常检查新生儿脐部，发现病变时应给予对症处理。

2. 平时应保持新生儿脐部清洁、干燥，防止污染。

3. 婴儿啼哭频繁者，应查明原因并采取相应的处理措施。

小儿疝气

【必备秘方】

1. 猪苓50克（去皮，净重30克），小茴香30克。共研细末，温开水送服，每日3次，2个月以下小儿每次0.3克，3～4个月小儿每次0.5克，6～7个月小儿每次0.7克，8～12个月小儿每次1克，1.5～2岁每次1.5克，2岁以上每次3克。服药期间忌食生冷刺激物，不宜剧烈运动，感冒泄泻时暂停服药。主治小儿腹股沟斜疝。

2. 荔枝核、橘核各8克，木香、延胡索、柴胡各3克，肉桂1克。每日1剂，水煎，分2次服。肿物回纳后改服散剂，每次3～5克，每日3次，20日为1个疗程。气虚者，加升麻、黄芪、枳壳各6克；气郁者，加郁金、香附、青皮各6克；寒凝者，加吴茱萸、高良姜、小茴香各3克。主治小儿疝气。

3. 川楝子9克，荔枝核、橘核、山楂核各6～9克，小茴香5克，苍术4.5克，木香、制附子、熟大黄各3克。加冷水浸泡10分钟后煎30分钟，复煎1次，煎液混合，分2次服。偏热者，加大川楝量；偏寒者，略增附子量。主治小儿疝气。

4. 柴胡、五味子、甘草各6克，枳实、黄芪、荔枝核各12克，黄芩10克，茜草根、白芍、铁线草各15克。每日1剂，水煎，分3次服。主治小儿疝气。

5. 川楝子15克，党参12克，黄芪、荔枝核各9克，白术、橘核各12克，当归、枳壳、槟榔、小茴香、木香、乌药各6克，升麻4.5克。每日1剂，水煎，分2次服。主治小儿疝气。

【名医指导】

1. 注意饮食营养，平时保持大便通畅，避免便秘，以免腹压升高。

2. 非手术治疗时可使用疝带压迫：将疝内容物送回后，用疝带压迫，白天使用，夜间解除。

3. 加强身体锻炼，增强体质，使肌肉收缩有力。

小儿常见皮肤疾病

本节内容为小儿风疹、婴儿湿疹、小儿痱子、婴幼儿尿布皮炎、新生儿硬肿症、小儿汗症，各病症的临床特点从略。

小儿风疹

【必备秘方】

1. 生石膏（先下）、生地黄、连翘各15克，紫花地丁12克，红花、赤芍、牡丹皮、大青叶、天花粉各10克，蝉蜕、紫草、生甘草各6克。每日1剂，水煎，分2次服。主治邪热炽盛型小儿风疹。

2. 生黄芪18克，当归15克，僵蚕、蝉蜕、白鲜皮、五味子、柴胡、乌梅、玄参、赤芍、生地黄、白术各10克。每日1剂，水煎，分2次服（2岁以下用量减半）。风寒型，加荆芥、羌活各3克；风热型，加金银花、连翘、板蓝根各12克；气虚型，加党参、黄芪各9克。主治小儿风疹。

3. 金银花、连翘各15克，生地黄12克，蝉蜕、芦根、牡丹皮、大青叶各10克，淡竹叶、桔梗、生甘草各6克。每日1剂，水煎，分2次服。主治邪郁肺卫型小儿风疹。

4. 大青叶各10克，蝉蜕、紫草、生甘草各6克。每日1剂，水煎，分2次服。主治邪热炽盛型小儿风疹。

5. 黄芩、地龙、蝉蜕各15克，刺蒺藜12克，生何首乌、乌梢蛇、蛇床子、地肤子、防风、荆芥、甘草各9克，麻黄6克，细辛3克。每日1剂，水煎，分3次服。主治小儿急、慢性风疹。

【名医指导】

1. 避免风寒侵袭，防止并发其他病症，避免搔抓而引起继发感染。

2. 发病期间饮食宜清淡、易消化，忌煎炸、油腻食物。

婴儿湿疹

【必备秘方】

1. 白鲜皮、荷叶、紫草、败酱草、马齿苋、地肤子、生地黄各9克，白芷4克，青黛3克。每日1剂，水煎，分2次服。服药期忌服鱼腥、牛羊肉及辛辣食物。痒甚者，加莲子心4克；大便干燥者，加瓜蒌10克；渗液多者，加滑石10克，薏苡仁9克，苦参6克。主治顽固性湿疹。

2. 白茅根30克，土大黄、地肤子、生甘草、蛇床子、黄芩、苦参各15克，大黄10克。每日1剂，水煎，分2次服。干燥者，加丹参6克；感染者，加蒲公英、紫花地丁各12克；渗水者，加苍术、粉萆薢各6克；痒甚者，加白鲜皮6克。主治婴儿湿疹。

3. 荆芥、防风、前胡、柴胡、羌活、独活、川芎、薄荷、茯苓、蝉蜕、陈皮各5克，甘草3克。每日1剂，水煎15分钟，滤出药液，加水再煎20分钟，去渣，两次水煎液兑匀，分服。主治小儿湿疹。

4. 薏苡仁12克，牛蒡子、苍术、连翘、金银花各9克，赤芍、防风各6克，荆芥穗、白芷各4.5克，蝉蜕、甘草各3克。每日1剂，加水400毫升煎至250毫升，分5次温服。主治小儿湿疹。

5. 生石膏15克，蝉蜕、苍术、生地黄、僵蚕、广藿香、荆芥各9克，防风、牛蒡子、当归、苦参、知母各6克，厚朴、木通、薄荷、甘草各3克。每日1剂，水煎，分2次服。主治小儿湿疹。

【名医指导】

1. 寻找疾病发生的原因（如花粉、饮食、接触某些物质等），并采取相应的措施。

2. 分散对瘙痒的注意力，尽量少抓皮肤，勿用热水及肥皂烫洗皮损处，以免加重病情。

3. 坚持锻炼，增强身体对外界环境的适应能力，可以减低机体的敏感性，改变过敏体质。

4. 忌食致敏和刺激的食物，如鱼虾、浓茶、咖啡类、葱、蒜等。牛奶喂养的小儿可将牛奶多煮几次，使其蛋白变性，或改用人乳、羊乳、豆浆或奶糕粉等。

5. 饮食宜清淡，多吃易消化的食物（如青菜和水果等），保持大便通畅。

小儿痱子

【必备秘方】

1. 西瓜皮15克，南沙参、麦冬、知母、石斛、广藿香、佩兰、薏苡仁各10克，淡竹叶、甘草各5克，黄连3克，荷叶1/6张。每日1剂，水煎2次，取水煎液混合，分3次服，5剂为1个疗程。大便秘结者，加玄明粉5克（冲服），大黄3克（后下）。主治痱子重症。

2. 鲜广藿香、蒲公英、绿豆皮、鲜佩兰各12克，野菊花，金银花各10克，生甘草6克。加水400毫升煎至200毫升，代茶频饮，1剂药可用2日。防治痱子。

3. 野菊花、地肤子、徐长卿、黄柏各30克，白矾1克。加水1000毫升煎至400毫升，取液湿敷患处，每次5～10分钟，每日3次，敷后取液200毫升加金黄散15克涂搽，3日为1个疗程。主治小儿痱子。

4. 十滴水或藿香正气水。先用温水洗净患部并擦干，将十滴水或藿香正气水涂搽患处，每日1～2次。主治小儿痱子。

5. 败酱草6克。煎水熨洗患处，每次5～10分钟，每日2次，1剂药用2日。主治小儿痱子。

【名医指导】

1. 夏季多汗时应勤洗浴，保持皮肤清洁。

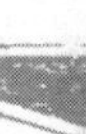

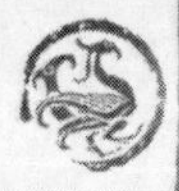

2. 夏季衣服宜宽松透气，经常洗换。

3. 忌用热水烫洗患处，避免搔抓。

4. 室内应通风凉爽，工作环境应能通风散热，防止高温。

5. 出大汗时，不要跳在冷水池中，以免汗闭生病。患处忌用软膏、糊剂及油类制剂。

婴幼儿尿布皮炎

【必备秘方】

1. 马齿苋、鱼腥草、野菊花各 15 克。每日 1 剂。水煎，去渣，取液温洗患处，每日 3 次。主治新生儿尿布皮炎。

2. 金银花、绿豆各 10 克，甘草 3 克。每日 1 剂，水煎，去渣，频服。主治小儿尿布皮炎。

3. 金银花、绿豆皮各 10 克，甘草 3 克。每日 1 剂，水煎，分 2 次服。主治婴幼儿尿布皮炎。

4. 苦参、黄柏、麦饭石（布包，先煎 20 分钟）各 30 克，生甘草 15 克。将水煎 30 分钟，去渣，滤液坐浴 10 分钟，拭干后涂抹少许白玉膏（由煅石膏、炉甘石、凡士林调制而成），每日 2 次，1 剂药可用 3 日。主治婴幼儿尿布皮炎。

5. 小米 50 克。加水 1000 毫升，用文火煮至小米开花，取上层清汤（待温，以不烫皮肤为宜）涂患处后撒一层滑石粉即可，每日 3～4 次。主治小儿尿布皮炎。

【名医指导】

1. 勤换尿布，保持局部皮肤清洁与干燥。

2. 用柔软布质尿布，不宜外包塑料防水布或橡皮布，尿不湿也不宜长时间使用。

3. 换下的尿布最好能煮沸消毒，肥皂清洗后应冲刷干净，不要残留皂液，然后晒干。

4. 切忌用肥皂给孩子洗臀部。

新生儿硬肿症

【必备秘方】

1. 丹参 10 克，红花、鸡血藤、黄芪各 5 克，桃仁、川芎、淫羊藿各 3 克，甘草 2 克，制附片 1.5 克，僵蚕 0.3～0.5 克（研末，冲服）。加水浸泡 30 分钟后煎至 30 毫升，分 3 次服（或鼻饲）。主治新生儿硬肿症。

2. 人参、黄芪、茯苓各 6 克，桂枝、附片（先煎）各 3 克。每日 1 剂，水煎，分 2 次服，5 剂为 1 个疗程（服药期间注意保暖）。主治阳气虚衰型新生儿硬肿症。

3. 党参、黄芪、当归、川芎、赤芍各 6 克，肉桂、细辛各 3 克，通草 2 克。每日 1 剂，水煎，分 2 次服（服药期注意保暖）。主治寒凝血涩型新生儿硬肿症。

4. 人参、麦冬各 6 克，五味子、炮姜、附片、炙甘草、桂枝、红花各 3 克。每日 1 剂，水煎，分 2 次服。主治新生儿硬肿症。

5. 透骨草、草乌、当归、红花、川芎、赤芍、白术、白芍、附子、乳香、没药、甘草各适量。水浓煎，去渣，取液温热洗浴，每次 30 分钟，每日 2 次。并配合纠酸、扩容等辅助治疗。主治新生儿硬肿症。

【名医指导】

1. 注意消毒隔离，防止感染。

2. 做好孕妇保健，尽量避免早产及低体重儿的产生。

3. 患儿衣被尿布应清洁、干燥、柔软，勤换体位，防止并发症。对寒冷季节出生的小儿应注意保暖，对 1 周以内的小儿应经常检查皮肤的软硬情况。

4. 供给足够热量，促进疾病恢复。能吸吮者可哺乳或用滴管喂奶，对吸吮差者可予鼻饲。

5. 做好卫生宣教，防止疾病，初生婴儿合理保暖，产婴房温度不应低于 24 ℃，尽早母乳喂养，补充热量，产房中应有足够保暖措施。

6. 在子宫内及临产时有感染高危因素时，应及早抗感染预防。随亚低温对缺血缺氧脑损伤应用研究进展与寒冷损伤之间存在持续时间的量、度差别，应用中须防止寒冷损伤。

小儿汗症

【必备秘方】

1. 生石膏 50 克，麻黄 10 克，苦杏仁 9 克，生姜 6 克，桂枝，甘草各 3 克，大枣 6 枚。1～3 岁每日 1/3 剂，3～6 岁每日 1/2

剂，6～9 岁每日 2/3 剂，9～12 岁每日 1 剂，水煎，分 3 次服。主治小儿暑热无汗。

2. 六神曲 12 克，海浮石 9 克，糯稻根 7 克，山楂、胡黄连各 6 克。每日 1 剂，水煎 15 分钟，滤出药液，加水再煎 20 分钟，去渣，两次煎液兑匀，分服。主治小儿盗汗。

3. 桑白皮、地骨皮各 15 克，炙甘草 6 克。粳米 30 克。每日 1 剂，水煎 2 次，取液混合，分 3 次服。口渴喜饮者，加麦冬、芦根；干咳者，加百合、川贝母；汗多者，加浮小麦、阿胶。主治小儿多汗症。

4. 芦根 9 克，桑白皮、麦冬、地骨皮各 6 克，炙甘草 3 克、大枣 3 枚。每日 1 剂，水煎 15 分钟，滤出药液，加水煎 20 分钟，去渣，两次煎液兑匀，分服。主治小儿自汗。

5. 生黄芪、生牡蛎、煅龙骨、浮小麦各 60 克，五味子、生甘草各 10 克。同炒微黄、共研细末，每次服 1～2 克，每日 2～3 次，3 个月为 1 个疗程。主治小儿自汗、盗汗。

【名医指导】

1. 多汗患儿应注意勤换衣被，并随时用软布擦身或外用扑粉，经常保持皮肤干燥。

2. 积极治疗各种慢性疾病，对年长儿要做好思想工作。消除紧张情绪，并注意病后调理。

3. 多汗小儿体质多虚，故饮食应以滋补为主，多吃鱼、奶、豆及豆制品、动物肝及新鲜水果蔬菜；应补充些补气固摄之品如扁豆、栗子、莲子、芡实、龙眼肉、桑椹等；可吃些止汗食物，如小麦、糯米、乌鸡、枣仁、柏子仁等；进食温度要适宜，切忌太热；同时要注意补充丢失的微量元素。

4. 患儿要多接触日光，可在户外活动。但是要注意避免隔着玻璃晒太阳。

5. 小儿患结核、贫血、风湿、类风湿等疾病时也可引起汗多现象。故小儿多汗时，应及时到医院就诊，以排除某些疾病引起的多汗。

小儿常见耳鼻咽喉疾病

本节内容为小儿急性扁桃体炎、小儿鼻出血（中医称“鼻衄”），各病症的临床特点从略。

小儿急性扁桃体炎

【必备秘方】

1. 生石膏 20～30 克（先煎），大青叶 9～15克，土牛膝、玄参、淡竹叶、连翘、金银花、焦栀子各 6～9 克，黄芩 4.5～6 克，生甘草各 3～5 克，大黄 3 克（后下）。每日 1 剂，水煎，分 3 次服。壮热惊厥者，加紫雪散 0.5～1.5 克；扁桃体化脓者，加犀青散（吹敷）；口臭、便秘者，加芒硝 3～5 克（冲服）；鼻衄者，加茅根、牡丹皮、生地黄、仙鹤草各 6 克；颌下淋巴结肿大者，加蒲公英、夏枯草、瓜蒌、浙贝母各 6 克；咳嗽者，加苦杏仁、桔梗、浙贝母各 6 克；呕吐者，加姜竹茹 9 克。主治小儿急性扁桃体炎。

2. 玄参 50 克，红糖、黄芩、青果各 30 克，马勃、青黛、薄荷各 10 克。将黄芩、薄荷研成极细末与青黛混合；余药水煎 3 次，去渣，滤液浓缩成膏，加入蔗糖及阿拉伯胶浆 1 毫升，再加入药末调匀，烘干后粉碎。糖开水冲服，每次 1～2 克。每日 3 次。服药期间忌食生冷瓜果。主治小儿急性扁桃体炎、喉炎。

3. 一支黄花、鱼腥草各 15 克，连翘 8 克，射干、荆芥、赤芍各 6 克，桔梗、甘草各 5 克，大黄 3 克。每日 1 剂，水煎，分 4 次服。外感风寒者，加桂枝 3 克；风热者，加薄荷、牛蒡子各 6 克；高热、烦渴者，加生石膏、金银花各 12 克；阴虚火旺者，加玄参 9 克；食积者，加六神曲 6 克；化脓者，加白芷、皂角刺各 6 克。主治小儿急性扁桃体炎。

4. 黄芪、茯苓各 10 克，党参、白术各 6 克，熟附片、甘草各 3 克。每日 1 剂，水煎，分 3 次服。有表证者，加紫苏叶、防风各 3 克；咳嗽者，加半夏、陈皮各 3 克；局部红肿热痛者，加牡丹皮、赤芍、牛膝各 6 克；纳少、便软者，加山楂、麦芽各 6 克；发热者，加金银花 12 克，薄荷、重楼各 6 克。主治小儿急性扁桃体炎。

5. 芦根 12 克，牛蒡子、连翘、射干、厚朴、黄芩、板蓝根、牛膝各 10 克，桔梗、山豆根、胡黄连各 8 克。每日 1 剂，水煎 15

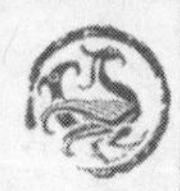

分钟，滤出药液，加水再煎20分钟，去渣，两次煎液兑匀，分服。主治小儿化脓性扁桃体炎。

【名医指导】

1. 注意及时清理鼻部分泌物：因鼻涕积留于鼻部，一是容易加重鼻腔或鼻窦黏膜的病变（如鼻炎、鼻窦炎）；二是容易感染鼻部皮肤，引起鼻前部皮肤感染而发生炎症（鼻部湿疹、鼻前庭炎之类）出现红肿痒痛等症。如果常有干痂样的分泌物堵塞鼻孔处，可致睡眠时呼吸不通畅，导致睡眠时张口呼吸或打鼾；常有少量鼻分泌物附在鼻前孔处，容易引起鼻前部瘙痒不适而揉鼻，甚至揉鼻而出血。

2. 教育儿童不可高声大叫：高声大叫容易引起声带受损而导致声音嘶哑，发生急性喉炎、声带小结、息肉，甚至容易形成慢性喉炎。治疗时期如果继续高声大叫将加重病情，影响疗效，延长病程。

3. 儿童进食时不可嘻笑、多语：儿童进食时嘻笑与多语，容易导致食物误入喉腔或气管乃至肺部（支气管内），轻者诱发剧烈咳嗽（属于机体的自我保护功能，在于排出进入喉腔与气管的异物），重者可致喉腔阻塞而窒息，呼吸不通，抢救不力，可危及生命。

4. 观察咳嗽：对于儿童而言，以咳为主（无痰或少痰）多属于咽喉的病变；不仅咳而且吐痰多，则多属于下呼吸道或肺部的病变。

5. 教育儿童不要将异物塞入耳、鼻：儿童好奇，喜欢将某些物体塞入耳孔或鼻孔（称异物），因此对可疑情况如果大人难以看清，应当及时到医院耳鼻咽喉科进行必要的检查。

6. 耳内流脓尽可能找医生清理与用药：耳内流脓属于化脓性中耳炎，局部清洁与局部用药是非常重要的治疗方法。由于耳孔较深，无特殊光源难以看清具体情况，以及有时难以将分泌物较彻底地清理干净，则局部滴药的效果将大打折扣。

小儿鼻出血

【必备秘方】

1. 白茅根、藕节炭各20克，龙骨、牡蛎各15克，白及粉10克，生大黄6克，三七粉3克（冲服）。每日1剂，加冷水浸泡30分钟后煮沸30分钟，分3次服。素有过敏性鼻炎者，加荆芥炭、侧柏炭各10克；干燥性鼻炎者，加金银花炭、石斛各12克，天冬10克；血热盛者，加生地黄、牡丹皮各12克；舌赤糜烂者，加焦栀子、淡竹叶、连翘各10克；阴虚者，加墨旱莲、女贞子各10克；气血虚者，加黄芪15克，当归、阿胶各6克。主治小儿鼻出血。

2. 白茅根15克，党参、白术、茯苓、山药、生地黄、藕节、山楂、六神曲、麦芽各10克，甘草6克。每日1剂，水煎15分钟，滤出药液，加水再煎20分钟，去渣，两次煎液兑匀，分服。口鼻干燥者，加地骨皮、天花粉各10克；食少纳呆者，加鸡内金、谷芽各10克；衄血多、反复发作者，加棕榈炭、仙鹤草各10克；面红，舌质绛者，加黄芩、玄参各10克。主治小儿鼻出血。

3. 党参、白术、茯苓、麦冬、焦栀子、黄芩各10克，桔梗、淡竹叶、甘草各6克，灯心草4克。每日1剂，水煎，分3次服。脾胃积热者，加生石膏（先煎）、大黄、三七粉、六神曲、山楂各3克；肺阴亏虚者，加生地黄、玄参、阿胶、三七粉各6克，南沙参易党参；气不摄血者，加黄芪、当归、阿胶各10克。主治小儿鼻出血。

4. 仙鹤草、白茅根、荷叶各30克，蒲黄炭15克，焦栀子9克，荆芥炭15克。每日1剂，水煎，分3次服。阴虚肺燥者，加百合、天花粉；邪热壅肺者，加黄芩；烦躁易怒者，加牡丹皮、白芍。主治小儿鼻出血。

5. 栀子、生地黄、牡丹皮、赤芍各10克，大黄6克，羚羊角粉6克（冲服）。每日1剂，水煎，分3次服。主治小儿鼻出血。

【名医指导】

1. 半卧位休息，加强营养，可食用易消化食物，忌辛辣，戒烟、酒，保持大便通畅。安慰患者，保持镇静，消除恐惧、紧张心理。

2. 密切观察病情，防止失血性休克。找致衄原因，避免反复衄血。

3. 戒郁怒，畅情志。戒除挖鼻习惯，防止鼻腔损伤。

小儿常见口腔疾病

本节内容为小儿急性假膜型念珠菌口炎（中医称“鹅口疮”）、小儿口腔炎、小儿流涎，各病症的临床特点从略。

小儿急性假膜型念珠菌口炎

【必备秘方】

1. 黄芩、大青叶各6克，五倍子5克，大黄、黄连、淡竹叶各3克。每日1剂，水煎，分3次服。同时吹敷冰硼散，每次少许，每日2～4次。热盛者，加生石膏15克；阴伤津耗者，加玄参、麦冬各9克。主治小儿急性假膜型念珠菌口炎。

2. 五倍子、白矾各10克，冰片2克。将前2味打碎，用文火炙炒至溶化后冷却，研细末，加冰片和匀，以50%乙醇洗净手指后蘸涂患处，每日1～3次。主治小儿急性假膜型念珠菌口炎。

3. 五倍子30克，枯矾20克，白糖2克。将五倍子炒黄，加入白糖炒至溶化后晾干，与枯矾共研细末，以香油调敷患处，每日3次。主治小儿急性假膜型念珠菌口炎。

4. 金银花、茯苓、生地黄、生石膏、栀子、黄芩、灯心草各5克，生大黄3克，黄连1.5克。每日1剂，水煎，分3次服。夜卧不安者，加钩藤9克，蝉蜕3克。主治小儿急性假膜型念珠菌口炎。

5. 生石膏、硼砂各25克，人中白、青黛、黄连、乳香、没药各10克，冰片3克。共研细末，每取少许，吹患处，每日6次。主治小儿急性假膜型念珠菌口炎。

【名医指导】

1. 保持口腔清洁，勤喝水，加强口腔护理及对症治疗。

2. 患病期饮食以流质或半流质为宜，以减少刺激。

3. 哺乳完毕后，用纱布或牙刷沾水清洁牙齿表面，建立幼儿喜爱口腔清爽的感觉，尽早戒除奶瓶喂食的方式。照顾好乳牙，让它不要因严重龋齿过早脱落，而导致齿列不整；若发现齿列不整，应尽早就医。

4. 应在医生提示下正规使用抗生素以减少本病的发生，对于白膜蔓延到喉头、气管、食管乃至血液的严重病儿，必须及时送医院治疗。

5. 补充微量元素锌，可起到预防疱疹性口炎复发的作用。

小儿口腔炎

【必备秘方】

1. 金银花10克，连翘、桔梗、天花粉、玄参、麦冬、淡竹叶、板蓝根、甘草各6克。每日1剂，水煎2次，取液混合，分3次服；另用淘米水煮沸漱口，每日3～5次。重症者，加生石膏、芦根各10克，石斛、火麻仁各6克。主治小儿口腔炎。

2. 玄参、板蓝根、蝉蜕各5克，枳壳3克，桔梗、牛蒡子、栀子各3克，牡丹皮、射干、茯苓、甘草、灯心草、薄荷各1克。每日1剂，水煎15分钟，滤出药液，加水再煎20分钟，去渣，两次煎液兑匀，分服。主治小儿口腔炎。

3. 黄芩、大青叶各6克，五倍子5克，大黄、黄连、淡竹叶各3克。每日1剂，水煎，去渣，分服。热甚者，加生石膏10克；津耗阴伤者，加玄参、麦冬各6克。同时用吴茱萸末2克，敷于双侧涌泉穴。主治小儿口腔炎。

4. 生石膏15克，广藿香10克，栀子、防风、甘草各6克。每日1剂，水煎2次，取液混合，分3次服。溃疡面大者，加黄连、淡竹叶、生地黄各6克；口臭者，加鸡苏散、车前子各6克；便秘者，加大黄6克。主治小儿口腔炎。

5. 生石膏、金银花各9克，生地黄6克，黄芩、淡竹叶各3克，黄连、栀子、甘草各2克。每日1剂，水煎15分钟，滤出药液，加水再煎20分钟，去渣，两次煎液兑匀，分服。主治小儿口腔炎。

【名医指导】

1. 保持口腔清洁，常用淡盐水漱口。

2. 勿滥用抗生素。孕妇应少食辛辣煎炸之物，以免蕴生内热。

3. 乳母应保持乳头清洁，婴幼儿哺乳器

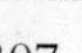

应经常消毒。

小儿流涎

【必备秘方】

1. 白术10克，山豆根6克。每日1剂，水煎，取汁兑入蜂蜜服，分3～4次服，连服1周。主治脾胃积热型小儿流涎。

2. 桑螵蛸15克，龟甲、山茱萸、石菖蒲、远志、五味子、五倍子、当归、茯苓、人参（煎汤）各9克。共为细末，每服6克，以人参汤下（无人参可用党参3倍量）。亦可煎服。主治小儿流涎。

3. 炒白术6克，干姜1.5克，黄芪10克，甘草3克，糯米100克。每日1剂，将前4味水煎，去渣，入糯米煮成粥。分2次服，连服5～10日。主治脾胃虚寒型小儿流涎。

4. 山药12克，党参、益智、白术、茯苓各9克，鸡内金、陈皮、薏苡仁、炙甘草各3克，生姜2片，大枣2枚。每日1剂，水煎，分3次服。主治小儿流涎。

5. 鸡内金3克（研末），穿山甲1克（研末），鸡蛋1枚。将鸡蛋头开1小孔，纳入前2味搅匀，湿面粉包裹，加水煮熟，去壳食，每日1个。主治小儿流涎症。

【名医指导】

1. 生理性流涎一般无须治疗。随着年龄的增长，口腔深度加大，婴儿能吞咽过多的唾液，流涎自然消失。

2. 不论是生理性流涎还是病理性流涎，均应及时清理，保持口周、下颌、颈部等部位的干燥，可在颈部涂敷爽身粉，并更换颌下垫物。

小儿生殖器官疾病

本节内容为小儿睾丸鞘膜积液、小儿龟头水肿，各病症的临床特点从略。

小儿睾丸鞘膜积液

【必备秘方】

1. 鸡血藤、附片各20克（先煎20分钟），荔枝核、橘核各18克，乌药、槟榔各15克，白术、茯苓、桂枝、赤芍各12克，鹿角霜6克。每日1剂，水煎，分2次服（3～6岁服1/3剂，6～9岁服2/3剂）。主治阴寒内凝型小儿鞘膜积液。

2. 牡蛎30克（先煎），党参、白术、泽泻、谷芽、麦芽、制半夏、逍遥丸（包煎）各9克，陈皮4.5克，炙甘草3克。每日1剂，水煎2次，取液混合，分3次服，每周连服5剂，1个月为1个疗程。主治小儿睾丸鞘膜积液。

3. 薏苡仁、赤小豆各10克，炙黄芪6克，党参、炒白术、陈皮各6克，当归、升麻、炒柴胡、炙甘草各3克。每日1剂，水煎2次，取液混合，分2次服，连服5剂为1个疗程。主治小儿睾丸鞘膜积液。

4. 黄芪、茯苓各10克，小茴香、乌药、木香、白术、荔枝核、橘核、胡芦巴各6克。3～6岁每日1剂，水煎2次，取液混合，分2次服。主治小儿睾丸鞘膜积液。

5. 土茯苓、赤小豆各25克，荔枝核8克。每日1剂，水煎2次，取液混合，分2次服，5剂为1个疗程。体弱者加黄芪20克（或加鸡肉100克炖服）。主治小儿睾丸鞘膜积液。

【名医指导】

1. 保持外阴清洁和干燥。清洗时水温不要太冷或太热，以免刺激这个部分，引起夹腿的兴趣。

2. 尽量不让孩子在地板上坐卧。尽早穿满裆裤，穿开裆裤易引发外阴疾病。

3. 小儿浴盆、毛巾要专用。

小儿龟头水肿

【必备秘方】

1. 苦参15克，蛇床子10克，黄柏7克，荆芥、生苍术各6克。水煎2次，取液混合，适温时熨洗患处，每日4次，每次20分钟；洗后用纱布浸药液包扎患处，1小时后取下。红肿痛剧者，加蒲公英15克，紫花地丁9克；局部渗液有脓者，加枯矾6克；局部瘙痒者，加地肤子10克，川花椒6克，蛇床子加至15克。主治小儿龟头水肿。

2. 白矾3克，活鸭子1只。将白矾加水溶化后灌入鸭嘴中，再将鸭子倒挂，取流出涎水涂阴囊及阴茎处，每日4～6次。主治小

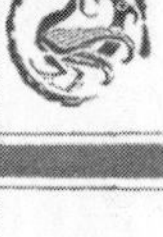

儿龟头水肿。

3. 栀子、青木香各 15 克。水煎 2 次，去渣，取液浓缩至 60 毫升，熨洗患处，每日 2 次，每次 5 分钟。主治小儿龟头水肿。

4. 栀子、黄柏各 6 克，黄连、紫草、黄芩、香附、甘草各 3 克。共研细末，以冷开水调敷患处，每日换 1 次。主治小儿龟头水肿。

5. 芒硝 50 克，白矾 5 克。加开水 500 毫升冲化，用纱布浸液热敷患处，每次 10 分钟，每日 3～5 次。主治小儿龟头水肿。

【名医指导】

1. 勤洗澡，勤换内裤，内裤应柔软且不宜过紧，避免局部的刺激与摩擦。

2. 局部用药要适当，切忌使用腐蚀性大或刺激性强的药物，急性期禁止使用皮质类固醇软膏，只有感染控制后方使用激素软膏。

3. 已形成溃疡者，宜每日换药 1 次。包皮水肿严重者，勿将包皮强力上翻，以免发生嵌顿。

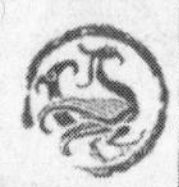

第十八章 眼科疾病

睑腺炎

睑腺炎(又称麦粒肿)是由葡萄球菌感染引起睑腺组织的化脓性炎症。根据被感染腺组织的部位不同分为外睑腺炎和内睑腺炎两种。外睑腺炎系睫毛毛囊所属的皮脂腺发生感染,穿破后在皮肤表面出脓;内睑腺炎系睑板腺受累,穿破后在睑结膜面出脓。外睑腺炎开始表现为睑局部水肿充血,有胀痛和压痛感,在近睑缘部位可触到硬结;以后硬结逐渐软化,在睫毛根部形成黄色脓疱;脓肿一经穿破皮肤,向外排出,红肿迅速消退,疼痛亦随之减轻。内睑腺炎因为处于发炎状态的睑板腺被牢固的睑板组织所包围,开始时表现为眼睑不适、睑结膜表面常隐约露出黄色脓头,可自行穿破,亦可扩展侵犯整个睑板组织形成眼睑脓肿。

【必备秘方】

1. 决明子、青葙子、牡丹皮、夏枯草各8~20克,桑叶、谷精草、淡竹叶各5~10克,菊花、赤芍、蒺藜各5~15克,生地黄、赤小豆各10~30克,生石膏15~50克,薄荷3~5克,番泻叶0.5~4克,生甘草3克。脾胃虚弱者,加莲子8~20克;已化脓者,加金银花8~20克。每日1剂,水煎2次,武火煎沸后以文火熬半小时,取汁混合,浓缩至300毫升顿服。小儿每日1剂,水煎2次,取汁200毫升,分2次服。主治睑腺炎。

2. 紫花地丁、半边莲、鱼腥草、金银花各15克,败酱草、野菊花各12克,赤芍、白芷、桑叶、蝉蜕各10克,荆芥、生甘草各6克。每日1剂,水煎3次,合并药液,分2~3次服,连服5剂为1个疗程。气血两亏者,加生黄芪、当归各12克;未溃者,加炒穿山甲、皂角刺各10克;大便秘结者,加生大黄(后下)、玄明粉(冲服)各6克。主治睑腺炎。

3. 生石膏30克,黄连、黄芩、栀子、淡竹叶、赤芍各9克,白术、白扁豆各10克,升麻、生甘草各6克。每日1剂,水煎,分3次服。大便秘结者,加大黄、芒硝;口渴者,加天花粉、麦冬。同时取六神丸10~30粒,加入适量鲜乳汁溶化后用鸡毛蘸搽患处,每日3~4次。内睑腺炎涂药可增至每日5~6次。主治睑腺炎。

4. 薏苡仁30克,金银花20克,蒲公英、当归、川芎、陈皮、甘草各10克,栀子、大黄各6克。每日1剂,水煎15分钟,过滤取液,加水再煎20分钟,去渣,两次滤液兑匀,早、晚分2次服。局部发痒、红肿热痛较剧者,加白芷、防风各10克;实热较重者,大黄加至12克。主治睑腺炎。

5. 金银花、蒲公英各30克,天花粉、黄芩、赤芍、菊花各15克,荆芥穗、白芷、全蝎、甘草各10克。加水1000毫升浸泡1小时后煎至400毫升,每日服1剂。药渣加水再煎,滤出药液,分2次用消毒纱布蘸湿热敷患眼(重复使用时需再加热)。主治睑腺炎。

【名医指导】

1. 注意饮食规律,多以清淡食物为主,勿食辛辣刺激、油腻荤腥之品;并适当补充维生素A、维生素C,有益于皮肤健康。

2. 多次饮水,并保持大便通畅。

3. 避免眼睛接触化妆品、脏毛巾或污染的手,局部给予热敷,每日3~4次,每次10~15分钟,以促进血液循环,有助于炎症消散，缓解症状。

4. 无论内外睑腺炎，如果加压挤脓细菌、毒素容易倒流到颅内，引起眼眶蜂窝织炎、海绵栓塞的严重并发症，重者可危及生命，所以长“针眼”时切忌挤压。

5. 为防止污染在家庭成员中传播，保证使用清洁加压处置的衣服，不共用浴衣和毛巾。

6. 顽固复发者应检查有无糖尿病的可能。

上睑下垂

上睑下垂有两种，即先天性上睑下垂和后天性上睑下垂。先天性上睑下垂通常是两眼一起发生，多由上睑提肌或者支配这条肌肉的神经发育不良所造成。后天性上睑下垂可由外伤后上睑提肌损伤，或者形成血肿，血肿吸收后产生粘连；也可由于肿瘤、发炎、沙眼等，影响上睑提肌的功能而使上睑下垂，大多为单眼。也有由于全身疾病引起，如颈交感神经节受到损伤，同侧的上眼睑就会下垂，眼球往后陷，瞳孔变小，半侧面部不出汗，称颈交感神经麻痹综合征。还有一种称重症肌无力的病，亦属后天性上睑下垂之列。

【必备秘方】

1. 黄芪 35 克，葛根 45 克，丹参 20 克，当归、枳壳、川芎、山药、菊花各 15 克，柴胡、地龙、党参、炙甘草各 10 克。每日 1 剂，水煎服。血糖、尿糖高者，去川芎，加制何首乌、茯苓、黄精各 25 克；有高血压者，去党参，加石决明 30 克，川牛膝、决明子、钩藤各 20 克；动脉硬化者，加川牛膝、决明子、炒山楂各 25 克；头晕、头痛、眼胀者，加夏枯草、白芷各 20 克，天麻 15 克，蜈蚣 1 条，重用川芎；上睑下垂抬起迟缓无力者，加升麻 10 克，重用黄芪、党参；眼球转动迟缓者，加白花蛇 5 克，防风、蝉蜕各 10 克；心烦欲呕者，加生姜、半夏各 10 克，竹茹 15 克。另用全蝎、僵蚕、蜈蚣各等份。共为细末，每日 12 克，分 2 次吞服。主治动眼神经麻痹性上睑下垂。

2. 制马钱子、红参、黄芪、当归、山药按 1：6：6：2：6 的比例配置。共研末，每次服 3～6 克，每日 2 次（马钱子的用量每日不超过 0.5 克）。在第 1 个月加服补中益气汤，每日 1 剂。主治肌源性上睑下垂。

3. 炙黄芪、党参、全当归各 15 克，天麻、茯苓、白术、全蝎各 10 克，柴胡、升麻、青皮、桂枝各 6 克，生甘草 5 克。每日 1 剂，水煎，分 2～3 次服，1 周为 1 个疗程。食欲减退、大便稀薄者，加制附子、炮姜、鸡内金各 6 克；头痛剧烈者，加白芷、蔓荆子各 6 克；口渴、心烦者，加生地黄、麦冬、天花粉各 6 克。主治上睑下垂。

4. 人参 20 克，黄芪、龙眼肉、酸枣仁各 15 克，白术、茯神、陈皮各 10 克，木香、升麻各 6 克，大枣 10 枚，生姜、甘草各 3 克。每日 1 剂，水煎 15 分钟，过滤取液，加水再煎 20 分钟，去渣，两次滤液兑匀，早、晚分服。主治上睑下垂。

5. 水发海参 200 克，黄精、枸杞子、葱各 30 克，料酒、生姜末、精盐、味精、五香粉、香醋、清汤、精制油各适量。将水发海参放清水中浸泡 6 小时，切段备用；将黄精、枸杞子分别洗净，黄精切片；将枸杞子放入温水中浸泡 30 分钟，捞出后与黄精片一同放入碗中。炒锅置火上，加精制油，大火烧至九成热时，投入洗净的葱段急火爆香，投入海参段不断翻炒，加料酒熘匀，加清汤（或鸡汤）250 毫升，放入黄精片、枸杞子及姜末，改用小火煨煮 1 小时，加精盐、味精、五香粉、香醋拌匀，煮沸即可食用。主治上睑下垂。

【名医指导】

1. 上睑下垂大多数为先天性，也有遗传性，但是有些上睑下垂是后天形成的，多为单侧性，系外伤、病后肌肉或动眼神经损伤所致。因此要注意防止眼部外伤。

2. 肌源性或麻痹性上睑下垂可用三磷腺苷、维生素 B_1 或新斯的明，提高肌肉的活动功能。久治无效时再慎重考虑手术。

3. 先天性上睑下垂以手术治疗为主。如果遮盖瞳孔，为避免弱视应尽早手术，尤其是单眼患儿。

4. 术后应知道大约有 3 个月时间不能正

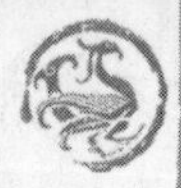

常闭眼，因此注意不要让角膜干燥，每日睡觉时涂眼膏。

5. 注意重症肌无力和下颌-瞬目综合征者，均不宜用上睑下垂矫正术纠正。

睑缘炎

睑缘炎包括溃疡性睑缘炎、鳞屑性睑缘炎和眦部睑缘炎3类。溃疡性睑缘炎是一种眼睑边缘的慢性炎症，轻症仅有微痒涩痛感，在睫毛根部有糠麸样皮屑附着，亦有初起即见睑边生透明水疱样细小湿疹，痛痒时作，喜揉拭，疱疹破裂，眼睑红赤，糜烂胶黏；重者皮脂分泌过多而形成黄白色痂块，拭去可见该处溃陷，此时睫毛稀疏不齐，久则睫毛脱落，不易再生；严重者可因倒睫而并发翳膜诸症。鳞屑性睑缘炎是由睑缘腺体分泌过盛，合并感染引起，患者自觉眼痒，睑缘稍充血，睫毛根部附有头皮屑样的鳞屑，结膜轻度充血。眦部睑缘炎是睑缘皮肤、睫毛毛囊及其附近腺体的亚急性或慢性炎症，短期内不易彻底治愈。直接原因是莫-阿氏双杆菌等感染，突出症状为眼睛发痒，两眼眼角潮红、糜烂，有少许分泌物，结膜充血。

本病中医称“烂弦风”、“睑弦赤烂”、“风弦赤烂”、“迎风赤烂”、“沿眶赤烂”等，发于初生婴儿者则称胎风赤烂。多由脾胃蕴积湿热，复受风邪，风与湿热相搏，停于睑内所发，或因椒疮涩痒，揉擦过度；或因拔剪倒睫，损伤睑弦，引入风邪而致；治疗以疏风、清热，解毒、止痒为主。

【必备秘方】

1. 滑石、车前子、茯苓各12克，黄芩、连翘、通草各10克，枳壳9克，荆芥、防风、黄连、陈皮、甘草各6克。每日1剂，水煎服。主治睑缘炎。

2. 夏枯草、芦根各30克，赤芍、川芎、郁金、蒺藜各15克，蝉蜕、莪术、茯苓、黄芩、车前子、天花粉、牡丹皮、焦山楂、六神曲各12克，甘草3克。每日1剂，水煎，分2次服。主治慢性睑缘炎。

3. 鱼腥草、金银花、蒲公英各15克，茯苓、车前草、猪苓、连翘各12克，黄连、黄芩、荆芥、通草各10克，枳壳、甘草各6克。每日1剂，水煎，分2～3次服。主治睑缘炎。

4. 金银花、蛇床子各15克，黄柏、荆芥、白鲜皮各10克，栀子12克，生甘草6克。鳞屑性，加白芍、生地黄各12克，当归10克；溃疡性，加苍术10克，陈皮12克，炙大黄6克。每日1剂，水煎2次，每次加水500毫升，以文火煎至250毫升左右，混合煎液；早、晚分服；其渣加水500毫升、苦参20克，共煎至300毫升左右，待适温时（约14 ℃）过滤，用纱布蘸液热敷患眼，每日2次，每次15分钟。每次煎药时，可用纸卷筒导气至眼部熏蒸。5日为1个疗程，每疗程间隔1日。治疗期间，停用其他药物。主治睑缘炎。

5. 黄柏、黄连、黄芩各30克，苦参20克，蝉蜕、白鲜皮各15克，地肤子、蛇床子、白蒺藜各10克，冰片6克（研细末，另包）。每剂加水600毫升，文火煎25分钟，过滤，取汁（200毫升），待适温时（30 ℃～40 ℃），加入冰片搅匀。用纱布（或棉球）蘸液反复浸渍患处10～15分钟，每日2次（药后不可用清水再洗）。每2日1剂，10次为1个疗程。主治睑缘炎。

【名医指导】

1. 预防睑缘炎，首先要做好眼部卫生，平时应注意养成良好的生活习惯，讲究卫生，纠正用脏手揉眼的不良习惯。

2. 预防本病应改善全身健康情况，若有屈光不正应佩戴矫正眼镜。

3. 注意饮食调理，应避免吃辣椒、葱、蒜等刺激性食物，以免加重炎症或使已近治愈的炎症复发。

4. 患期应保持眼部清洁卫生，坚持用药，至愈后2周，涂用消炎抗菌眼膏及滴眼液，反复发作者应选敏感药物以对症治疗。

5. 如伴有慢性结膜炎或沙眼时，也应一并进行治疗。

其他眼睑疾病

本节内容为眼睑带状疱疹、眼睑痉挛、

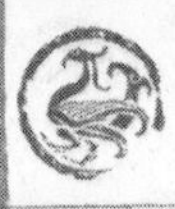

眨目症。其中眼睑带状疱疹由水痘-带状疱疹病毒感染引起，多见于中、老年人，也可累及青少年，治愈后极少复发，为终身免疫。初起发热、乏力、畏光、流泪，病变区域有剧烈的神经痛，三叉神经分布区皮肤潮红、肿胀，出现成群分布的热性疱疹样小水疱，病变多局限于单侧，以颜面正中为鲜明的分界线。水疱初含清亮的液体，继而混浊化脓或部分破溃，大约2周结痂，脱落后常遗留不明显的瘢痕及色素沉着。可并发结膜炎、角膜炎、虹膜睫状体炎、继发性青光眼，常在疱疹消退后发生巩膜炎、眼肌麻痹等。眼睑痉挛俗称眼皮跳，临床表现为眼睑不自主地间歇性跳动，多由屈光不正、视力疲劳、睡眠不足、精神疲劳或神经紧张等引起。初起易治，日久难医。初发者休息后可自行停止。眨目症的临床特点从略。

眼睑带状疱疹

【必备秘方】

1. 龙胆、栀子、黄芩、柴胡、川芎各10克，当归、茯苓、车前子、泽泻、菊花、赤芍各12克，蒲公英、黄芪、板蓝根各15克。每日1剂，水煎，早、晚温服。同时（根据皮损面积大小）取适量六神丸（研细末），用温水调涂于患处，溃烂有渗液者可将药末直接撒于患处，每日3次。同时给予0.25%氯霉素眼液点眼。并发角膜炎，用阿昔洛韦眼液点眼；并发虹膜睫状体炎，用1%阿托品眼液散瞳，口服吲哚美辛。主治眼部带状疱疹。

2. 板蓝根30克，当归、玄参、白芷、黄芩各15克，川芎、紫草、升麻、金银花各12克，柴胡、野菊花、黄连各9克。热盛者，加龙胆；湿盛者，加茯苓；体弱者，加生黄芪、党参；继发感染者，加紫花地丁。每日1剂，水煎，分2次服。同时用0.25%氯霉素眼水滴眼；并发角膜炎，给予0.5%红霉素眼膏涂眼；并发虹膜睫状体炎，用1%阿托品液散瞳及用0.5%地塞米松滴眼液点眼，口服芬必得；并发眼肌麻痹者，局部用氦氖激光照射治疗。主治眼部带状疱疹。

3. 西洋参、甘草、桃仁、红花各6克，白术、防风、当归、白芍各10克，茯苓、赤芍、鸡血藤各12克，黄芪18克，金银花15克。每日1剂，水煎服。局部以青黛10克，五倍子6克，冰片3克，滑石粉、石膏粉各20克研细，用凡士林调涂于患处，每日2次；用氯霉素及病毒唑滴眼液点眼，每日4次。主治眼睑带状疱疹。

4. 龙胆、栀子、通草、连翘、菊花、当归、乳香、没药、大黄各10克，金银花30克，赤芍15克，生地黄18克，甘草6克。每日1剂，水煎服。局部用青黛10克，五倍子6克，冰片3克，滑石粉、石膏粉各20克。研细，用麻油调敷患处，每日2次。主治眼睑带状疱疹。

5. 茯苓12克，白术、陈皮、泽泻、通草、当归各10克，厚朴、红花各6克，金银花、板蓝根各18克，赤芍15克。每日1剂，水煎服。局部用五倍子10克，苦参15克，地榆、马齿苋各18克。水煎，冷敷患处，每次20分钟，每日3次。主治眼睑带状疱疹。

【名医指导】

1. 卧床休息，防止并发症发生。

2. 忌食辛辣、煎炒、酸酒食物。

3. 注意锻炼身体，增强体质。

眼睑痉挛

【必备秘方】

1. 当归、川芎、白芍、熟地黄、生黄芪、苍术、薄荷、羌活、防风各10克，全蝎、蝉蜕、生甘草各5克，酸枣仁、生龙骨各30克。每日1剂，加水250毫升用武火煎沸后改再用文火煎2～3分钟，取滤液，加水500毫升以文火久煎，再取滤液。将2次滤液混匀，早、晚饭后温服，症状消失后再续服5～10日。主治眼睑痉挛。

2. 炙黄芪24克，柏子仁12克，远志、石菖蒲、茯神、当归身、白芍、酸枣仁（炒）、半夏各10克，川芎、胆南星各6克，细辛、甘草各3克。每日1剂，水煎，分2次服。主治眼睑痉挛。

3. 黄芪30～60克，砂仁、山药各15～20克，鲜鸡1只。将鸡去毛、内脏，洗净，纳入黄芪、砂仁、山药合口，微火炖至熟烂，分数次服食。主治眼睑痉挛。

4. 苦竹叶、白茅根各30克，桑叶、菊花各5克，薄荷3克。沸水冲泡10分钟，代茶饮。主治眼睑痉挛。

5. 芫花50克，黄芪30克，胆南星9克，雄黄3克，马钱子总生物碱0.1克。将胆南星、雄黄、芫花、黄芪、马钱子总生物碱共烘干、研细末，再喷入白胡椒挥发油0.05毫升，混匀，密闭保存。用温水洗净脐部，再取少许药敷入脐中，按紧，外用胶布固封，2～7日换药1次。主治眼轮匝肌痉挛。

【名医指导】

1. 忌食辛辣、酸酒、发物。

2. 加强营养和锻炼，增强体质。

眨目症

【必备秘方】

1. 太子参、白术、茯苓、胡黄连、炒麦芽、六神曲各10克，炙甘草4克。每日1剂，水煎服。面部有虫斑者，加槟榔、使君子；胞睑频频眨动、眼干涩者，加当归、白芍、生地黄、石决明、钩藤、菊花；舌红少津者，加麦冬、阿胶、火麻仁、桑叶。主治眨目症。

2. 桑叶、菊花、薄荷、白芷、蝉蜕、黄芩、防风各8克，栀子、大黄各5克，滑石15克。每日1剂，水煎，分3次服，3日为1个疗程。主治风热型小儿眨目症。

3. 太子参、炒麦芽各12克，茯苓、荆芥、蔓荆子、白芍、苍术、防风各9克，胡黄连6克。每日1剂，水煎服。主治小儿眨目症。

4. 太阳（双）、攒竹透丝竹空（双）或阳白透鱼际（双）。配穴：风池（双）或安眠（双）、合谷（双）。以上腧穴交替使用，1次不得超过6个穴位。患者取坐位或仰卧位，用30号不锈钢毫针直刺或平刺。进针深度为1～1.5寸，小幅度捻转，待针感出现后留针40～60分钟。每日1次，10日为1个疗程。未愈者休息2日再行第2个疗程。针刺时不宜大幅度捻转、提插，出针后应压迫局部1～2分钟。主治眨目症。

5. 患儿平卧床上或靠背椅上，用5分毫针刺双侧四白穴。取瞳孔中线距眶下缘1厘米处向上斜刺进针1厘米，轻捻有胀感后留针20分钟。每日1次，连续3日为1个疗程。针后用0.1%病毒唑眼药水点眼，每日3次。主治小儿眨目症。

【名医指导】

1. 保证充足的睡眠和愉快开朗的心情，多喝水（但不是在临睡前2小时），多吃富含纤维质的食品，如芦笋、芹菜，少吃油炸食品。

2. 避免长时间用眼，避免过于丰富的面部表情。注意眼部卫生，增强体质。尽量不化浓妆，绝对不要带妆过夜。在阳光下佩戴太阳镜。

3. 有时眼睑病变为全身病的早期表现，如肾炎患者表现为双上睑非炎性水肿；感冒时眼睑可出现单纯疱疹；面神经麻痹时眼睑可闭合不全或痉挛性收缩等，引起注意。

4. 避免眼外伤，眼睑易受外伤，表现为水肿、瘀血或破裂。由于眼睑的皮肤菲薄，皮下组织疏松，水肿或出血易扩散，有时可达对侧眼睑。眼睑可因外伤或炎症造成的瘢痕使其位置不正常，最常见为睑内翻或外翻。

5. 眼睑也是肿瘤易发的部位，常见的良性肿瘤为血管瘤、黄色瘤、色素痣等。小者无需治疗，大者可行激光、冷冻或手术切除。恶性肿瘤以睑板腺癌、鳞状细胞癌、基底细胞癌多见。这些肿瘤早期仅表现为硬块，因而常与睑板腺囊肿混淆，尤其老年人要特别警惕，及早行手术切除并送病理学检查。

急性卡他性结膜炎

急性卡他性结膜炎多由细菌或病毒感染引起，通过接触如手、毛巾、钱币、玩具、水等为媒介蔓延，多见于春秋季节，集体生活的地方易于流行，应注意隔离与预防。有时也可由细菌在呼吸道通过咳嗽、喷嚏传播，引起结膜充血，组织水肿，炎症细胞浸润渗出，其中以多形核白细胞为多。肺炎链球菌和柯-魏杆菌性结膜炎分泌物中有纤维素等成分，可在结膜表面形成薄层白色伪膜。患者常有羞明、疼痛症状，黏液性或脓性分泌物较多，在闭眼或睡眠后，分泌物结痂使上下眼睑黏合而不能睁开。轻者眼睑及穹窿结膜充血，血管赤红呈网状，球结膜周边充血及少量黏液性分泌物，存留在结膜囊和内眦部；重者眼睑肿胀充血，穹窿及睑结膜充血水肿，一片赤红，失去光泽，球结膜高度充血水肿，有时有小出血点。双眼多同时（或先后）发病，通常3～4日达高峰，大约2周消退痊愈。本病中医称“天行赤眼”、“暴风客热”，多由风热之邪外袭，热与风邪相搏，交攻于目，猝然而起，致胞睑红肿，白睛暴赤，热泪如汤，羞明隐涩。常伴有头痛、鼻塞、恶寒、发热等症状，严重者可见胞肿如桃，白睛浮壅，眼珠剧痛，坐卧不宁等，若治疗不及时，可致星点翳膜、瘀血灌睛等并发症。

【必备秘方】

1. 金银花30克，连翘20克，柴胡、黄芩、荆芥、防风、薄荷、木通、甘草各10克，升麻、赤芍、草决明、野菊花各15克。白睛红赤较甚者，加牡丹皮15克，玄参10克；脓性分泌物多、泪热者，加黄连10克，蒲公英20克；大便秘结者，加大黄10克（后下）；黑睛星翳者，加密蒙花、谷精草各10克，石决明30克；灼热畏光者，加青葙子10克，木贼15克。每日重剂，水煎分服，小儿酌减。同时配用西药，白天用氯霉素眼药水滴眼，每2小时1次；夜间用红霉素眼膏。主治急性卡他性结膜炎。

2. 藿香、柴胡各12克，菊花、银花、黄芩各15克，决明子20克，葛根30克，厚朴、红花、荆芥穗、防风各10克。先将上方置罐中加水浸泡20～30分钟，再用武火煮沸，取废旧报纸卷成漏斗状，倒罩在药罐口上，将眼睛置于漏斗小口处，以蒸汽熏之。熏时注意眼睛应从上缓慢向漏斗口下移，直至热度能忍受为止。切忌眼睛过分接近漏斗口，以免烫伤。熏治时要不断眨眼，以促使泪水排出。每次治疗时间为5分钟。熏治完毕，即将药液滤出分2次内服。主治急性卡他性结膜炎。

3. 防风、荆芥、连翘各15克，滑石、石膏各30克，薄荷、当归、赤芍、川芎、白术、栀子、黄芩、桔梗、甘草各12克，麻黄、大黄、芒硝各9～15克（剂量可根据表里证候之轻重而定）。白睛赤甚者，加红花；痒甚者，加蒺藜、蝉蜕、蔓荆子；痛甚者，加白芷、羌活、没药；眼眵多者，加车前子、泽泻；眼泡肿甚者，加蒲公英、金银花、鱼腥草；大便不结者，去芒硝；素体阴血亏虚、白汗盗汗者，不用或少用麻黄。每日1剂，水煎，分3次服，连服3～5日。主治急性卡他性结膜炎。

5. 金银花、菊花、防风、荆芥、生地黄、赤芍、板蓝根、黄连、刺蒺藜、木贼草、蝉蜕各10克，薄荷6克，生甘草5克。兼有头痛者，可去木贼草加蔓荆子10克；充血严重、血瘀表现为主者，加红花6克；眼睑水肿严重、小便不利者，加木通10克；大便秘结者，加大黄10克，去黄连；缺黄连可改用黄芩等量。将上药煎好后，趁热熏蒸双眼，至药凉后即饮，熏蒸时宜将口鼻露于蒸汽外。否则药味难忍，不能持久，影响疗效。主治急性卡他性结膜炎。

4. 草决明、夏枯草、木贼草、菊花、薏苡仁、赤芍、牡丹皮各15克，车前子10克，土茯苓、白茅根各20克，龙胆、甘草各6克。每日1剂，水煎2次，分2次服，10日为1个疗程。主治急性卡他性结膜炎。

【名医指导】

1. 患者应隔离治疗，患者使用过的洗脸用具、枕头等要进行消毒，可煮沸消毒后再日光暴晒。

2. 日常生活中应注意双手的清洁，用眼药水点眼时，宜先点患眼后点好眼，以免引起交叉感染。患者不宜游泳，以防加重病情。

3. 注意室内的通风、干燥，勤晒衣被。

4. 注意营养，锻炼身体，增强体质，勿过度劳累。

5. 患病期间应积极治疗，缩短病程，应免进公共场所，以防交叉感染。

流行性出血性结膜炎

流行性出血性结膜炎是一种由肠道微小核糖核酸病毒引起的暴发流行性急性结膜炎，一般发病很急，潜伏期1～2日，多为双眼，可以造成大范围流行。症状较急性卡他性结膜炎为重，有剧烈的眼痛、畏光、流泪、异

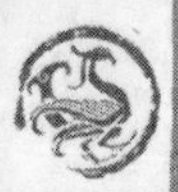

物感及水样分泌物。早晨起床时，眼皮被眼眵粘住，不易睁开。检查可见眼睑红肿，睑及球结膜高度充血、水肿，病程早期即有细小出血点，继而出现片状及弥漫性球结膜下出血。常有角膜上皮点状剥落，部分患者可见耳前淋巴结肿大，伴有乏力、全身发热等全身症状。

【必备秘方】

1. 忍冬藤、板蓝根、蒲公英、野菊花、夏枯草各20克，谷精草、赤芍、桑白皮、连翘、白蒺藜各15克，薄荷、生甘草各8克。头痛、咽痛甚者，加白芷、蔓荆子、牛蒡子各10克；结膜充血水肿甚者，加茯苓、猪苓、茺蔚子各10克；结膜下出血者，加地榆、茜草、大蓟各10克；角膜上皮剥脱者，加龙胆、蝉蜕各10克；大便秘结者，加生大黄（后下）、玄明粉（冲服）各6克。每日1剂，将水煎3次，合并药液，分2～3次服（小儿剂量酌减）。主治流行性出血性结膜炎。

2. 桑叶、菊花、大青叶、荆芥、薄荷，当归、生地黄、川芎、决明子各10克，桃仁、红花各6克，甘草3克。每日1剂，水煎15分钟，过滤取液，加水再煎20分钟，去渣，滤过两次滤液兑匀，早、晚分服。发热甚者，加金银花、连翘各10克；眼睑发痒者，加地肤子、蝉蜕各10克；恶风寒者，加防风10克；前额痛者，加白芷10克；大便秘结不通者，加大黄、芒硝各9克；白睛充血显著者，加牡丹皮10克；羞明睛珠痛者，加夏枯草10克。主治流行性出血性结膜炎。

3. 蔓荆子、白蒺藜、谷精草、桑叶、菊花、赤芍、决明子各15克，密蒙花、蝉蜕、木贼、牡丹皮、薄荷（后下）、甘草各10克。挟湿或结膜水肿明显者，加薏苡仁、泽泻；伴咽喉肿痛者，加板蓝根、桔梗；肝胆热盛者，加栀子、龙胆。每日1剂，水煎，分2～3次服。同时用干净氯霉素滴眼液的空瓶吸取煎液滤过液（用双层消毒纱布过滤）滴眼，每次2～3滴，每日7～8次。主治流行性出血性结膜炎。

4. 黄连、桑白皮、柴胡各12克，黄芩15克，赤芍、栀子、蝉蜕各10克，龙胆8克。白睛溢血日久不消者，加丹参、红花；黑睛出现星翳者，加石决明、蒺藜；便秘尿赤者，加大黄、芒硝。每日1剂，水煎，分2次服。同时用鱼腥草注射液点眼，每日4次，每次2滴；眼部分泌物多者，用3%硼酸液冲洗结膜囊。主治流行性出血性结膜炎。

5. 当归、赤芍各12克，大黄8克（酒炒），甘草6克。每日1剂，加水500毫升浸泡半小时，先用武火煮沸后改文火煎10分钟，取出滤液，加水300毫升以文火煎20分钟，将2次药液混合后分3等份，早、晚各服1份；另1份用纱布浸洗眼睛，每日3次。并交替滴羟苄唑及地塞米松眼液，每日4次。主治急性流行性出血性结膜炎。

【名医指导】

1. 隔离治疗所有患者。要求所有患者在家或定点隔离治疗，待所有症状消失后（一般7～10日）方可解除隔离。

2. 疫情暴发单位做好预防检查，及时发现疑似病例，及时隔离治疗。

3. 患者洗脸应使用独立的毛巾、脸盆，并定期对毛巾和脸盆消毒。对患者接触过的物品应用75%乙醇或含氯消毒液擦拭或煮沸消毒。接触过患者的手要用肥皂和流水洗干净。

4. 对于发生疫情的集体单位，对可能被污染的日常用品、生产用具、玩具、食具或公共场所等，应使用含氯消毒剂擦拭消毒。

5. 医务人员检治患者后可用75%乙醇消毒双手及使用过的仪器、物品等。加强眼科器械消毒，防止医源性传播。

6. 流行期间应避免去公共浴室和游泳池。

流行性咽-结膜热

流行性咽-结膜热是由腺病毒3、4、7型引起的急性滤泡性结膜炎，可伴有上呼吸道感染和发热，多见于4～9岁儿童及青少年。常于夏秋季节，在幼儿园、学校内流行，散发病例可见于成人。症状为全身乏力、发热，自觉流泪，眼红和咽痛，可见结膜和咽黏膜充血，耳前、颌下及颈部淋巴结肿大，偶见短暂的浅表点状上皮型角膜炎。

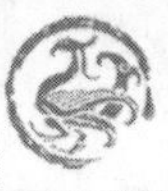

【必备秘方】

1. 生石膏15克，板蓝根、牛蒡子、金银花各9克，连翘、夏枯草、桔梗、车前草、黄芩各6克，大黄、甘草各4克。每日1剂，水煎服。挟湿者，加广藿香、厚朴、茯苓、滑石各10克；但热不寒者，加重石膏用量，加知母10克；午后热甚者，加胡黄连、银柴胡各10克；有表证者，加荆芥、柴胡、淡竹叶各10克；脾虚腹泻者，加党参、白术各6克；咳嗽重者，加浙贝母、前胡、苦杏仁各5克。主治小儿流行性咽-结膜热急性期。

2. 羚羊角0.5克，柴胡、牛蒡子、大青叶、红花各10克，野菊花、桑叶、黄芩各12克，蝉蜕6克，夏枯草15克，龙胆5克，岗梅根30克。流涕、鼻塞者，加防风10克，荆芥8克；扁桃体有黄白色脓点者，加马勃6克，玄参10克；咳嗽痰黄者，加浙贝母、天竺黄各10克；大便秘结者，加大黄8克（后下），枳实10克。每日1剂，头煎先下羚羊角煎20分钟，再加入其他药物，煎后滤液，药渣加水再煎。将两次所得药液混合，分数次内服。主治流行性咽-结膜热。

3. 金银花、连翘、桑叶、菊花、决明子各9克，薄荷、桔梗、淡竹叶、牛蒡子、荆芥、柴胡各6克，蒲公英12克。眼睑水肿，球结膜下出血或眼痛甚者，加黄芩、牡丹皮；合并角膜炎者，加木贼、蝉蜕；口渴、便结者，去荆芥，加生大黄。每日1剂，水煎服。眼睑球结膜充血水肿明显者，用煎液过滤熏洗眼睛，每日4次。同时用利巴韦林点眼，每日6次；八宝眼膏点眼，每日1次。主治流行性咽-结膜热。

4. 太子参、板蓝根各9克，白术、茯苓、玄参、麦冬、金银花、六神曲、山楂各6克，甘草3克。每日1剂，水煎服。持续低热者，加地骨皮、银柴胡、黄芩各10克；口干甚者，加石斛、生地黄、五味子各5克；神疲多汗者，加黄芪10克，麻黄根6克；口角生疮者，加栀子5克，并外涂冰硼散。主治小儿流行性咽-结膜热恢复期。

5. 金银花、秦皮、蒲公英、黄芩、大青叶、牡丹皮、桑白皮、赤芍各12克，荆芥穗、川芎、薄荷各10克，甘草6克。视物模糊者，加夏枯草；痒甚者，加白蒺藜、白鲜皮；羞明流泪、眼疼痛者，加蝉蜕、木贼、柴胡；口干舌燥者，加麦冬、石斛；眼睑球结膜高度水肿者，加薏苡仁、茯苓、滑石；大便干燥者，加大黄。每日1剂，水煎，早、晚分服。主治小儿流行性咽-结膜热。

【名医指导】

1. 饮食上一定要注意保持清淡，要多喝温开水，多吃一些富含维生素的青菜、水果等，尽可能少吃煎、炸的油腻食品，尤其要注意不吃过热的食品。

2. 不要去公园等未经消毒的非正规游泳池或水域游泳。

3. 去游泳池洗浴后，应用清洁的水认真清洗眼睛和漱口，以防感染。

4. 本病传染期约10日，很少有复发或发生并发病，大多于2周后痊愈。按一般呼吸道传染病进行隔离。

5. 注意眼睛护理，每日用干净而柔软的毛巾蘸温水洗眼2～3次后点上眼药。勤洗手并剪短指甲，不用脏手揉眼睛。

泡性结膜炎

泡性结膜炎是一种变应性结膜炎，系结膜上皮细胞对内源性微生物蛋白质变态反应引起的局部损害。本病多发生在春夏季节，多见于体弱、营养不良、环境卫生欠佳或喜食糖果、淀粉类食物的儿童；可单独发生于球结膜，也可同时侵犯角膜、结膜（或单独侵犯角膜）；病变位于球结膜者称泡性结膜炎，位于角膜缘者称泡性角膜结膜炎。表现为球结膜上有粟米样隆起、直径1～4毫米，周围充血、易溃破、顶端形成溃疡，患者有异物感或灼热感，若侵及角膜，则有严重畏光、流泪、睑痉挛等现象。

【必备秘方】

1. 决明子适量（炒研），茶6克。水煎汁，调敷于两侧太阳穴，药干则再敷，每日数次。主治泡性结膜炎。

2. 鸡蛋1枚。煮熟去皮、蛋黄，趁热将蛋白敷于洗净的患眼眼皮上，以纱布固定，次晨去除蛋白，连用3日。主治泡性结膜炎。

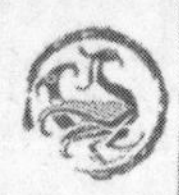

3. 春茶20克，黄连末5克。加开水200毫升煎10分钟，过滤。取汁点眼，每次2滴，每日4次。主治泡性结膜炎。

4. 优质绿茶25克。加水1500～2000毫升煎至1000毫升，去渣。用净毛巾或纱布蘸洗患眼，每日3～4次。主治泡性结膜炎。

5. 鲜枸杞头250克，鸭蛋2只，精盐、味精、精制油、香油各适量。先将新鲜枸杞头，洗净，沥水后切成段；将鸭蛋磕入碗中，用竹筷搅打成鸭蛋糜糊；烧锅置火上，加精制油烧至六成热，加适量清水以大火煮沸，投入枸杞段不断翻动，待枸杞头煮至绿色时慢慢调入鸭蛋糜糊煮沸，加精盐、味精拌匀，淋入香油即可饮服。主治泡性结膜炎。

【名医指导】

1. 加强营养，纠正偏食，可适当服用鱼肝油丸、维生素B_2、钙片等增强体质。

2. 加强体育锻炼，强健身体，增强抵抗力。

3. 本病以局部用药为主，一般为皮质类固醇眼药水或色甘酸钠滴眼液交替使用，每日睡前涂四环素可的松眼膏。

4. 病情顽固者，可行结节局部冷冻。

春季结膜炎

春季结膜炎又称春季卡他性结膜炎，是一种季节性很强的过敏性结膜炎，每于春末夏初发病，到了秋末天寒，症状逐渐减轻或消失。本病可能与光、热、灰尘、花粉等刺激有关。患者以儿童与青年较多，一般男多于女。主要侵犯上睑结膜，使睑结膜充血、肥厚、出现大小不一的扁平乳头，乳头之间呈淡蓝色的沟，恰似鹅卵石铺成的路面，但穹窿部不受侵犯。也可见到部分患者球结膜充血，在黑白眼球交界的地方形成灰黄色的胶样隆起，充血消退后，球结膜呈现污秽的棕黄色外观。主要自觉症状为奇痒难忍，伴有异物感，似火烧灼，同时有轻微怕光、流泪、眼屎多，呈黏丝状。在发病季节，可戴深色眼镜，减少阳光刺激。平日尽量少接触花粉、阳光和烟尘。患者到了成年以后，常可自行痊愈。

【必备秘方】

1. 龙胆、川芎各9克，栀子、薄荷（后下）、防风、羌活各10克，当归尾12克，生地黄15克，大黄、甘草各6克。苔厚腻、脉濡者，加苍术10克，通草6克；痒甚难忍者，加白芷、地肤子、白蒺藜各10克，蝉蜕6克，蛇蜕3克；眼内黏丝较多者，加蒲公英15克；睑结膜型，加石膏30克，广藿香10克；球结膜型，加茵陈、决明子各10克，混合型，加赤芍、连翘、桔梗各10克。每日1剂，早、晚温服，晚上服药后再用药渣煎液熏洗患眼15分钟。主治春季结膜炎。

2. 丹参、牡丹皮、赤芍、地肤子、白鲜皮、豨莶草、白芍、蒺藜各10克。球结膜型，加生地黄、车前子各10克；混合型，加金银花、蝉蜕、六一散各10克。水煎服，每周5剂，30剂为1个疗程。另用黄连、黄柏、秦皮各6克，玄明粉0.6克，煎水熏洗患眼，每日3次，每周5剂，30剂为1个疗程。主治春季结膜炎。

3. 麻黄、薄荷各6克，苦参、金银花、牡丹皮、防风、赤芍、柴胡、黄芩各12克，蝉蜕8克，甘草3克。奇痒难忍者，加细辛、羌活；睑结膜型，加川芎、云茯苓；球结膜型，加桔梗、白蒺藜；混合型，加丹参、郁金。每日1剂，水煎，早、晚温服。晚上服药后用药渣煎液熏洗眼部10～20分钟。主治春季结膜炎。

4. 防风、龙胆、菊花各9克，细辛、甘草各3克。水煎2次，头煎内服，二煎洗眼，每日早、晚各1次。或两煎混合，一半内服，一半澄清洗眼，每日2次。主治春季结膜炎。

5. 鲜苦瓜500克，绿茶50克。将苦瓜洗净、剖开去瓤、切成细条，置通风处阴干切碎，用温火炒5分钟，与绿茶混合装瓶。每次取6克，沸水冲泡，代茶饮。主治春季结膜炎。

【名医指导】

1. 合理膳食，保证营养全面而均衡，饮食宜清淡易消化，不要吃辛辣刺激性食物，忌食温热辛散食物。

2. 针对过敏原因，改善生活环境，特别是空气质量或居室内温度，避免接触过敏物质或远离过敏环境。

3. 加强锻炼，生活作息规律，增强体质。

4. 出游野外时可戴上防护眼镜，及时使用抗过敏药物。

5. 可采用眼睛局部冷敷或冰敷方式以减轻不适症状：可用人工泪液局部点眼，也可用冲洗来大幅降低变应原及致炎因子浓度。

6. 本病大多是一种自限性疾病，其临床病程在2～10年。结膜的改变最终会消失，遗留一些无症状的瘢痕。长期用药须权衡利弊，做出明智选择，避免造成医源性疾病。

慢性结膜炎

慢性结膜炎可由急性结膜炎转变而来，病因比较复杂，可分为感染性和非感染性两大类。感染性为细菌感染，非感染性则为不良的工作、居住环境，或眼部长期使用一些有刺激性的药物和化妆品等。屈光不正、睡眠不足、刺激性饮食等均可导致本病。临床表现为结膜充血，有一些黏液性的分泌物，有时自觉眼内痒，有异物感、眼疲劳，但也有无任何不适者，有的较为顽固，久治不愈。

【必备秘方】

1. 薏苡仁、鱼腥草各30克，老鹳草20克，地肤子、乌梢蛇各15克，茵陈、金银花、连翘各12克，茯苓皮、防风、白芷各10克，焦栀子6克。每日1剂，水煎，分2次服。主治慢性结膜炎。

2. 生地黄、菊花各12克，荆芥、防风、赤芍、牡丹皮、黄芩、栀子、白蒺藜、车前子各10克，薄荷、蝉蜕各6克。每日1剂，水煎，分2次服。主治慢性结膜炎。

3. 金银花15克，枸杞子、野菊花、桔梗各10克，生甘草3克。煎煮30分钟，取汁服。主治慢性结膜炎。

4. 红糖25克，玉米粉20克，茯苓粉10克，香蕉2根，鸡蛋2只，鲜牛奶300毫升。将鸡蛋磕入碗内用竹筷搅拌成糜糊，放入用水调匀的茯苓粉、玉米粉中，边倒边搅，用力搅打成鸡蛋粉糊；将香蕉去皮、切碎，捣烂；将牛奶以小火煮沸后慢慢拌入鸡蛋粉糊并不断地用筷子搅拌，加入红糖混匀，离火，入香蕉泥搅匀成糊，放入冰箱的冷冻室快速冷冻20分钟，取出再搅拌片刻，放回冰箱冷冻室，成冰淇淋即可食用。主治慢性结膜炎。

5. 水发海参150克，银耳15克，清汤1000毫升，精盐、味精、黄酒各适量。将银耳用温水浸泡，去蒂、洗净；水发海参切片，与银耳同入沸水氽一下，捞出，沥去水分。将锅中放入清汤250克毫升以及清盐、味精和黄酒，放入银耳、海参片，用小火煨煮5分钟，捞入碗中。在净锅放入清汤750毫升以及少许精盐、味精、黄酒，待汤烧沸后撇去浮沫，倒入银耳、海参，稍煮即可食用。主治慢性结膜炎。

【名医指导】

1. 平时注意个人卫生，使用个人的脸盆及毛巾；毛巾经常要暴晒以杀灭毛巾上的细菌，杜绝慢性感染源。

2. 积极治疗原发病，以免继发慢性结膜炎。

3. 老年人和体质弱的人应该加强营养，增强抵抗力，以免感染上慢性结膜炎。

4. 平时注意休息，保持充足的睡眠，不要过度用眼；忌辛辣刺激食物，戒烟、酒，多吃水果蔬菜。

5. 及时消除刺激因素，应设法改善环境，尽量减少接触刺激源，对必须在有较多烟尘或其他刺激性因素等存在的特殊环境里工作的人，佩戴有罩的风镜是预防慢性结膜炎的较好方法。

6. 值得注意的是，慢性结膜炎并不是导致眼睛长期发红充血的惟一原因。如果眼睛长期发红充血，除了慢性结膜炎外，也要考虑有其他疾病的存在，如慢性角膜炎、慢性虹膜睫状体炎、颈内动脉海绵窦瘘等疾病。因为这些疾病也可以表现为长期眼睛发红充血而容易被误诊，不可大意。

沙　眼

沙眼是一种慢性传染性眼病，由沙眼包涵体衣原体感染所致。衣原体感染结膜上皮细胞，在上皮内繁殖并产生毒素、侵犯并感

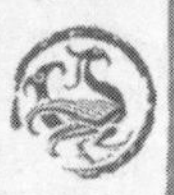

染邻近组织细胞。炎症刺激结膜上皮细胞增生，其下为新生和扩张的毛细血管、淋巴细胞等形成乳头，称乳头；上皮细胞下淋巴细胞浆细胞浸润堆积，使局部呈黄红色胶样不透明的隆起，称滤泡。沙眼一般自觉症状轻微，有痒感、异物感、干燥感等。但也有无不适感觉。有睑内翻倒睫等合病症时，出现刺激症状，视力也可不同程度的受损。除一般弥漫性睑结膜充血外，可有乳头增生，滤泡形成，瘢痕和角膜翳。乳头和滤泡为沙眼基本损害，表示有活动病变，瘢痕是修复的结果。瘢痕为细线状或多数细线联结成网状。角膜翳通常都由角膜上方伸入角膜透明区，呈垂帘状，位于角膜浅层，且停留在同一水平上。沙眼晚期新生血管从角膜4周伸入遍及全角膜，严重影响视力。

【必备秘方】

1. 当归、栀子、黄芩、赤芍、生地黄、连翘各12克，大黄、红花、白芷、防风各10克，生甘草6克。每日1剂，水煎，分2次服。主治血热壅盛型沙眼。

2. 连翘、知母、黄芩、玄参、生地黄各12克，陈皮、防风、玄明粉、荆芥、桔梗、大黄各10克，黄连6克。每日1剂，水煎，分2次服。主治脾胃热盛型沙眼。

3. 玄明粉12克（冲服），陈皮、连翘、防风、知母、黄芩、玄参、大黄、桔梗、生地黄各10克，黄连、荆芥各6克。每日1剂，水煎，分2次服。主治沙眼。

4. 玄参、连翘各12克，荆芥、赤芍、苍术、丹参各9克，防风、厚朴、蝉蜕各6克，陈皮3克。每日1剂，水煎，分2次服。主治沙眼眼痒、视物模糊。

5. 马齿苋250克，绿豆、瘦猪肉各100克，蒜茸10克，香油、精盐、味精各适量。将马齿苋去除根、老茎，洗净，切段。先把绿豆淘洗净后加清水以小火煮15分钟，再放入猪瘦肉、马齿苋、蒜茸煮1～2小时（至猪肉熟烂），入香油、精盐、味精调味后食用。主治沙眼。

【名医指导】

1. 沙眼患者须引起重视，按时用药，症状消失后未经医生认可不可随便停药。

2. 患者使用过的生活用具，如毛巾、脸盆、枕头、被套等要经常煮沸消毒或阳光下晾晒；点过眼药后，宜用乙醇棉球擦手。

3. 禁用可的松眼药水治疗慢性沙眼，会加重病情；沙眼严重，有大量滤泡者应到医院行手术治疗，并同时配合药物治疗。

4. 养成良好的卫生习惯，勤洗手、勤剪指甲；不用手或不洁物品擦、揉眼部；最好用流水洗手、洗脸。

5. 建议沙眼及眼病患者佩戴架式眼镜比较安全可靠，切勿佩戴隐形眼镜。

6. 沙眼衣原体常附在患者眼的分泌物中，任何与此分泌物接触的情况均可造成沙眼传播感染的机会。因此应加强宣传教育，培养良好卫生习惯，并注意水源清洁。

翼状胬肉

翼状胬肉是常见的结膜组织变性增殖性病变，多见于中老年，位于鼻侧球结膜者较多，可能与鼻侧结膜较颞侧结膜干燥有关。呈翼状向角膜侵犯，可遮盖瞳孔而影响视力。本病中医称"胬肉攀睛"，分为真性和假性两种。真性翼状胬肉系由于长期暴露烟尘、风沙、日光下，结膜结缔组织变性增生所致，多见于长期户外劳动工人、农民和渔民。胬肉伸入角膜内的尖端名头部，位于角膜缘表面部分为颈，位于球结膜的宽大部分为体。胬肉处球结膜增厚，其下有多处囊状空泡。可侵及角膜上皮层和前弹力膜，有细胞浸润及血管扩张。进行性胬肉头部隆起，其附近角膜浸润混浊，体部充血肥厚，表面不平，血管扩张。静止期者，头部扁平，附近角膜透明，表面平滑，呈薄膜状，病变静止不再进展，但永不消失；其底部与结膜相融合，在转动时，因组织肥厚多引起小血管充血，且不断向角膜扩散，有碍美观，引起角膜散光，重则妨碍眼球转动及胬肉遮盖瞳孔。胬肉长入到角膜中央者，会严重影响视力。假性翼状胬肉多由角膜受炎症损伤所致。长的部位不定，呈灰白色，形成之后多不再增长，可发生在角膜任何方向，呈条状或三角状结膜皱襞伸入，并粘连在角膜混浊部位，颈部粘连呈桥状，较大者影响眼球运动。

【必备秘方】

1. 当归尾、红花、桃仁、三棱、莪术、路路通各10～12克，败酱草、蒲公英各15～20克，野菊花、夏枯草、茯苓各10～15克，赤芍、生地黄、防风、生甘草各8～10克。水煎3次，合并药液，早、中、晚分服，每日1剂，7日为1个疗程。胬肉水肿明显者，加车前子、薏苡仁、冬瓜皮各30克；气虚者，加党参20克，生黄芪30克；血虚者，加制何首乌25克，阿胶10克（烊化）；头痛、头昏甚者，加生石决明20克，牛蒡子30克，珍珠母20克；心悸失眠者，加酸枣仁20克，柏子仁15克，远志10克；食欲减退者，加焦三仙各15克，槟榔10克，砂仁12克，陈皮10克。主治翼状胬肉。

2. 龙胆、栀子、黄芩、当归、泽泻、生地黄、车前子（包煎）、柴胡、白蒺藜、菊花各10克，通草、生甘草各6克。水煎温服，每日2次，10日为1个疗程，每疗程间隔2日。待胬肉静止后口服杞菊地黄丸2个疗程。主治复发性翼状胬肉。

3. 丹参、当归尾、桑枝各15克，生地黄、麦冬、知母、栀子各12克，野菊花、赤芍、白芍、黄芩各10克，防风、泽泻、生甘草各8克。每日1剂，分2～3次服，5日为1个疗程。伴有结膜充血者，可滴泼尼松龙或氯霉素眼药水。主治翼状胬肉。

4. 桑叶、菊花、白芷、薄荷、生地黄、当归、川芎、谷精草、白蒺藜各10克，车前草12克，石决明25克，决明子15克，甘草5克。每日1剂，水煎，分2次服。同时可配合氯霉素眼药水点眼。主治翼状胬肉。

5. 瘦肉（或鸡肉）100克，蕤仁15克，蝉蜕5克。慢火炖服。主治翼状胬肉。

【名医指导】

1. 多食富含蛋白质、维生素A、维生素C的食物。在治疗期间，禁食辣椒、大葱等刺激性食物，戒烟、酒。

2. 应注意睡眠充足，生活规律，避免大便干燥等全身情况的调整。

3. 预防翼状胬肉应注意避免眼睛受风沙、烟尘、有害气体、过度阳光及寒冷等因素的刺激。翼状胬肉的发生与紫外线的损害密切相关，长期暴露于紫外线及强烈光线的眩光和反射的户外工作者或喜爱户外活动的人，戴上防紫外线的眼镜有一定的预防作用。

4. 注意眼部卫生，患沙眼或慢性结膜炎应及时治疗。

5. 翼状胬肉不论采用哪一种方法治愈都有复发的可能，术后辅助治疗对预防复发有一定的效果。

眼干燥症

眼干燥症又称干眼病、结膜角膜干燥症，分为上皮性干燥与实质性干燥两类。上皮性干燥为维生素A缺乏时全身性表现的眼部症状；实质性干燥为重度结膜病变，主要由于结膜有广泛的瘢痕形成，致泪腺排泄管被阻塞，继而导致泪腺萎缩，同时副泪腺和杯状细胞亦会被破坏，多见于重症沙眼、白喉性结膜炎、结膜天疱疮以及结膜烧灼伤、眼球表面放射性损伤等。睑裂闭合不全者亦可导致，多见于眼睑瘢痕性收缩、颜面神经麻痹、眼球突出、先天性眼睑缺损以及全身麻醉（或处于昏迷）状态等，由于结膜和角膜长时间暴露而致。斯耶格兰综合征为一种以泪腺和唾液腺原发性萎缩为主的综合征，多发于女性绝经期（原因不明），可能与内分泌功能紊乱或自身免疫反应有关。由于泪液缺乏致结膜角膜干燥及反复性角膜上皮剥脱称干燥性角膜炎，常伴口腔、咽部干燥及多发性关节炎等，少数有三叉神经分布区知觉消失。

【必备秘方】

1. 西洋参、葛根各20克，白术、生地黄、白芍、玄参、麦冬、五味子、石斛、白蒺藜、柴胡各10克，熟地黄、枸杞子、菊花、金银花各15克，天花粉9克，甘草6克。每日1剂，水煎服。角膜溃疡较重者，去白术、枸杞子、熟地黄，加蒲公英20克，连翘10克，大黄6克；舌苔厚腻、便溏、小便短赤、胸闷不适者，去西洋参、熟地黄、麦冬、五味子、枸杞子、石斛，加车前子20克，黄芩10克。轻型病例同时口服维生素类药物、鱼肝油丸，点氯霉素眼药水；中型病例作上、

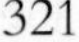

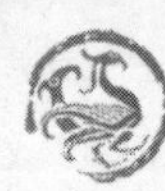

下泪小点封闭，口服中药及维生素类药物；重型病例在上、下泪小点封闭的同时作泪腺造瘘引流术。以上各型均同时服中药。主治眼干燥症。

2. 炙黄芪30～100克，生地黄、熟地黄、当归、玄参各15～30克，天冬、麦冬各15克，黄精30克，黄连、黄芩、黄柏各3～6克。每日1剂，水煎，分2次温服。便秘者，加何首乌、肉苁蓉、火麻仁；关节肿痛者，加秦艽、威灵仙、忍冬藤；皮肤紫癜者，加桃仁、红花、丹参。同时口服雷公藤片（33微克/片），每次2片，每日3次。亦可采用雷公藤酊剂，每次30毫升，每日3次，2个月为1个疗程，2个疗程后逐渐减量，维持量为每日2片，晨8时顿服。主治眼干燥症。

3. 黄芪30～45克，生地黄30～60克，太子参、石斛各30克，五味子12克，白术10克，山药、葛根、麦冬、白芍、玄参各15克。每日1剂，水煎服。两目干涩红赤者，加蝉蜕、栀子、赤芍；口干唇裂者，加乌梅、天花粉；鼻腔干燥出血者，加白茅根、小蓟；四肢关节疼痛、怕风怕凉者，加秦艽、土茯苓、川牛膝、淫羊藿。治疗时间为3～6个月，可配合人工泪点眼（均停用其他西药）。主治眼干燥症。

4. 生地黄、玄参、玉竹、乌梅、南沙参、地骨皮、白芍、知母各15克，天冬、五味子、当归各12克，麦冬、党参各10克，甘草3克。每日1剂，水煎，分2次服。主治眼干燥症。

5. 粳米100克，鲜桑椹30～60克，冰糖（或蜂蜜）适量。先将鲜桑椹泡片刻，洗净，与粳米同入沙锅中以文火煮成粥（忌用铁锅），加冰糖（或蜂蜜）温服（不要冷服）。主治眼干燥症。

【名医指导】

1. 本病是一种常见的多系统受累的自身免疫性疾病，患者多存在口干或眼干症状，部分患者可出现皮肤干燥。但需要提醒的是，出现口干、眼干等症状不意味着就是干燥综合征，而干燥综合征患者也并非一定有口眼干燥的自觉症状，尤其是早期患者。

2. 饮食应偏于甘凉滋润，多吃滋阴清热生津的食物。食物要新鲜，荤素搭配，少食多餐，饮食以适合口味为宜，并保证充足的营养；应避免进食辛辣火热的饮料和食物，以防助燥伤津，加重病情。

3. 患者自身保持一个良好的心态，减少精神紧张、劳累，避免病毒感染等做法肯定对防治该病有一定的辅助作用。人们可以进行适当的体育运动，舒缓一下心情，从而减轻生活和工作所造成的压力。

4. 除增强体质，提高抗病能力外，最好的方法就是多喝水，尤其是秋季，一日的补水量应达到2000～2400毫升，并坚持早上起床先喝1杯水。

5. 使用人造泪液滴眼和改善环境（如使用加湿器）可以缓解眼干症状，减轻角膜损伤和不适，减少感染机会。

巩膜炎

巩膜炎可见于风湿、痛风、结核病及体内病灶感染等。多见于女性，病程缓慢，易复发，其临床表现可因病变的位置和深浅而有所不同。前部巩膜炎分浅层与深层两种。浅层巩膜炎巩膜表层局部呈紫红色充血及轻度水肿，亦可形成结节状隆起，常伴有疼痛，在夜里或触压时更甚。深层巩膜炎主要表现为疼痛及充血均较浅层炎症剧烈，结节位置较深，范围较大而扁平，可此起彼伏沿角膜缘周围蔓延。经常侵犯邻近组织，若向色素膜侵犯则发生虹膜睫状体炎；向角膜蔓延则在病灶相邻的角膜实质层出现舌状浸润性混浊，称硬化性角膜炎。结节消退后，巩膜变薄呈陶瓷青灰或浅蓝色瘢痕，且因眼内压作用，逐渐膨出，形成紫蓝色巩膜葡萄肿。后部巩膜炎主要表现为眼睑肿胀，球结膜高度水肿，眼球固定且轻度突出、眼痛等自觉症状比较明显，可伴有视网膜或视盘的炎症改变。

【必备秘方】

1. 蚕沙20克，赤芍15克，连翘、滑石（包）、黄芩、荆芥、防风、车前子（包）、黄连、牡丹皮、秦艽各10克，通草、大黄（酒炒）各6克。每日1剂，水煎，分2次服。主

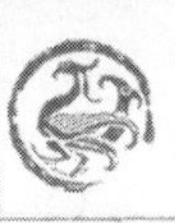

治风湿热邪内结型巩膜炎。

2. 生石膏40克，桑白皮、黄芩、茺蔚子各10克，麻黄、苦杏仁各6克，甘草5克。眼球充血严重者，加川芎、红花；结节状隆起近角膜边缘者，加夏枯草、龙胆；疼痛剧烈者，加黄连、制没药。每日1剂，水煎2次，头汁早、晚饭后分服，两煎熏洗双眼。外点可的松眼液、八宝眼膏。主治结节性表层巩膜炎。

3. 桑白皮、地骨皮、黄芩各15克，知母、麦冬各10克，当归、赤芍、川芎、桔梗各6克。每日1剂，水煎2次，头煎早、中、晚饭后分服，两煎湿热敷患眼，每日3次，每次10分钟。热盛者，加栀子、龙胆；湿盛者，加薏苡仁、苍术、厚朴。主治巩膜炎。

4. 金银花15克，连翘、川贝母、桑白皮、桑叶、地骨皮、牛蒡子、苦杏仁、葶苈子、红花、桃仁、决明子各10克，生甘草6克。每日1剂，水煎，分2次服。主治肺热亢盛型巩膜炎。

5. 青葙子20克，龙胆、栀子、黄芩、柴胡、泽泻、生地黄各10克，通草、生甘草、大黄各6克。每日1剂，水煎，分2次服。主治肝胆火旺型巩膜炎。

【名医指导】

1. 应多食素淡果品之类，以清利明目。多食清润之品，使大便通畅，有助于导火邪下行。避免过食辛辣肥甘滋腻之品，忌食腥发之物，戒烟、酒，以免辛热助火。

2. 巩膜炎常是某些全身性疾病的伴随症，一旦出现，应积极查找相关的原发病，治疗原发病，才能有效的控制本病、预防复发。

3. 增强营养改善全身情况。

4. 浅层巩膜炎无论是单纯性或结节性，均是一种良性复发性轻型疾患，有自限性，病程1～2周或以上，可以不加治疗。但为了尽快治愈可局部应用皮质类固醇滴眼药滴眼，或应用非甾体消炎药，均可收到治疗效果。

5. 手术治疗只适用于肯定炎症的根源是自身免疫病的坏死性巩膜炎，切除坏死组织，可清除抗原来源，同时植入同种异体巩膜，也是有效的治疗手段。

泪囊炎

泪囊炎有急性、慢性之分，急性泪囊炎常发生在慢性泪囊炎或鼻泪管阻塞的基础上，也可在并无溢泪史的情况下通过泪囊壁而侵及附近组织，形成泪囊周围的蜂窝织炎。有时作鼻泪管探通术时，不慎将泪囊壁戳破，使感染播散到泪囊周围组织亦可发生（如形成脓肿，破溃后常遗留瘘管）。慢性泪囊炎多发生于女性成人及老年人，常因鼻泪管阻塞所致，泪液长期积滞于泪囊内刺激泪囊黏膜使之发炎肥厚，鼻泪管阻塞常因慢性鼻炎、鼻旁窦炎引起，多发生于鼻泪管细而长者。从慢性泪囊炎的分泌物中培养出来的细菌，多为肺炎链球菌、葡萄球菌及链球菌属，对眼健康是一种威胁，当角膜损伤后，可引起匐行性角膜溃疡；如施行内眼手术，可引起化脓性眼内炎而导致失明。

【必备秘方】

1. 板蓝根、夏枯草、金银花各20克。每日1剂，水煎，分2～3次服，5日为1个疗程。主治急性泪囊炎。也可将淡竹叶、金银花、菊花、连翘、车前草、决明子各15克，栀子、黄连、黄芩各10克，生甘草6克配制成糖浆，每瓶50毫升，每服50毫升，每日2次。同时配合治疗：在表面麻醉下，用尖端有孔穿线的泪道探针，探通阻塞之泪道。由下鼻道取出线圈，将10号丝线两股引入泪道内，为充分扩张泪管，将鼻腔下方游离10号丝线打一活结，再引入10号丝线4股，直至泪囊部，使成上端2股下端6股，以胶布固定于面部。置线后每日以生理盐水冲洗泪道1次，局部点用氯霉素眼药水，约40日后去线。主治慢性泪囊炎。

2. 金银花、连翘各12克，当归、赤芍、川芎、牛蒡子、栀子各10克，羌活、薄荷、防风、莲子心、甘草各6克。每日1剂，水煎，分2次服。主治泪囊炎。

3. 蒲公英、金银花各12克，防风、羌活、白薇、白蒺藜、石榴皮各10克。每日1剂，水煎，分2次服。主治泪囊炎。

4. 炙全蝎3克，陈皮1.5克。共研为细

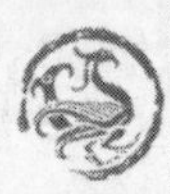

末，装入瓶内，每日 1.5 克，1 次顿服。主治急性泪囊炎。

5. 绿豆、粳米各 50 克，金银花、野菊花各 15 克。将金银花、野菊花水煎，过滤，取汁与淘洗净的绿豆、粳米煮成粥食用。主治泪囊炎。

【名医指导】

1. 注意眼部卫生，以防毒邪深入或病变反复，定期检查眼睛。

2. 对椒疮重症，流泪症及将行眼部手术患者应注意检查是否患有本病，以便早期发现及时治疗。

3. 忌过食辛辣炙煿等有刺激性的食物，特别是眼疾患者，更需注意，以免脾胃蕴积湿热，引发眼病。

4. 及时彻底治疗沙眼、睑缘炎等外眼部炎症，不给细菌以可乘之机。

5. 有鼻中隔偏曲、下鼻甲肥大或慢性鼻炎者应尽早治疗。

6. 新生儿泪囊炎建议早诊断、早治疗，提高治愈率，避免给患儿带来恐惧记忆。新生儿啼哭是智力和生理发育的需要，哭泣时眼轮匝肌和泪小点周围结缔组织收缩，通过"泪液泵"的作用，挤压泪液冲破 Hasner 瓣膜以清洁泪道。让新生儿适当的哭啼或许也是预防小儿泪囊炎的有效办法。

溢泪症

本病中医称"流泪症"，指眼泪向眶外溢流，包括泪道阻塞性溢泪与非泪道阻塞性溢泪两类。前者除急、慢性泪囊炎外，包括泪小点闭塞、泪小管阻塞和鼻泪道阻塞 3 种；后者较多见于泪囊功能不全、泪小点外翻、泪小点内翻、泪阜肿胀（或突出）、泪液分泌失控等。泪囊功能不全指泪囊正常的舒缩功能消失，泪液的生理引流作用发生障碍，多见于老年人眼轮匝肌软弱无力、泪囊的瘢痕性收缩或无张力的扩大，主要症状为溢泪。冲洗泪道通畅，行泪囊碘油造影，泪囊充盈良好，但收缩无力，排空时间延长。泪小点外翻多见于老年人眼睑皮肤松弛面神经麻痹或瘢痕性收缩，由结膜或睑缘的慢性炎症导致睑缘肥厚变钝等多种原因引起。检查时可见泪小点偏离泪湖，不能与眼球表面接触。泪小点内翻可顶住球结膜，泪水无法进入泪小管，泪水自然向外溢出，泪阜肿胀，泪湖自然消失，泪阜突出，眨眼时泪水随外突的泪阜向外溢出。泪液分泌失控多见于老年人和体虚者，其发生机制可能与尿崩症相似，用温补脾肾的药常可收效。

【必备秘方】

1. 生地黄 30 克，龙胆、生栀子、黄芩、柴胡、泽泻、车前子、生太黄（后下）各 10 克，甘草 5 克。每日 1 剂，水煎 15 分钟，过滤取液，加水再煎 20 分钟，去渣，两次滤液兑匀，早、晚分服。服药后流泪大减者，生大黄改熟大黄；流泪消失后，改服杞菊地黄丸。主治泪道阻塞型溢泪症。

2. 夏枯草 30 克，生地黄、蜂蜜各 20 克，黄芩 10 克。将生地黄、黄芩、夏枯草分别去杂质、洗净、晒干、切碎，同入沙锅加水浸泡片刻以中火煎 30 分钟，过滤，取汁放容器内，加入蜂蜜温服。主治溢泪症。

3. 菊花 15 克，何首乌、熟地黄、菟丝子、枸杞子各 10 克，桑叶 5 克。每日 1 剂，水煎服。病久体弱者，加黄芪、党参、当归各 12 克；流泪甚者，加荆芥、防风、茯苓、泽泻各 9 克。主治溢泪症。

4. 枸杞子、菊花各 15 克，生地黄、熟地黄各 12 克，炒当归、女贞子、墨旱莲、车前子、川芎各 10 克。每日 1 剂，水煎，分 2 次服。主治老年人溢泪症。

5. 羊肝 60 克，枸杞子 75 克，熟地黄 20 克，杭菊 15 克，夜明砂 12 克，麦冬 5 克。水煎后 5 味，取汁煮羊肝至熟，任意服食饮汤。主治溢泪症，对老年人眼疾、视物昏花、迎风流泪有较好的疗效。

【名医指导】

1. 平时多注意保持眼部清洁卫生，不用脏手揉眼或脏手帕擦眼睛。

2. 对症状轻微的溢泪症患者可采用泪道按摩法：用拇指按摩泪囊，并向鼻泪管方向推压，每日 4～5 次，每次 10 多遍，然后滴用抗生素眼药水。

3. 对大多数鼻泪管阻塞者，需在按摩的

同时，尽早行泪道冲洗，如伴有泪囊炎者需冲洗后泪道内注药，冲洗时鼻腔有水溢出或有吞咽动作，则证明鼻泪道已开通。

4. 矫正睑外翻，使泪小点位置恢复正常，同时治疗睑缘炎。泪小点狭窄或闭塞者行泪小点扩张术、泪点切开或咬切术。泪小管或总管阻塞者，轻者可用探针强行扩张后，进行穿线插管术；严重者可作结膜泪囊吻合术或插管术，或借自身静脉搭桥以沟通泪囊及结膜。

单纯疱疹性角膜炎

单纯疱疹性角膜炎由单纯疱疹病毒引起，常在儿童时期即侵入人体，可潜伏在泪腺、唾液腺或三叉神经节内，在感冒发热、疲劳过度、月经来潮等体内外环境发生改变时，潜伏的病毒重新活跃，而引起角膜发生炎性病变。其典型病变为树枝状角膜炎和盘状角膜炎，发病时眼睛又红又痛，畏光流泪，角膜表面出现细小透明的水疱，以后这些水疱破裂，并且以线状的上皮剥脱条纹相连成树枝状时，称树枝状角膜炎。也有的向角膜深层发展成地图状混浊或盘状混浊，称地图状角膜炎或盘状角膜炎。这时视力就会大大下降，病程也会明显延长。如果累及虹膜或色素膜可出现虹膜粘连，瞳孔缩小，角膜后沉着物，称角膜色素膜炎。由于反复发作，角膜上常留下瘢痕性混浊，使视力严重障碍，甚至失明。

【必备秘方】

1. 柴胡、黄芩、牡丹皮、连翘、青葙子、千里光、赤芍、红花、当归各 10 克，薄荷、生甘草各 5 克，菊花 6 克。早期者，去红花、牡丹皮、当归，加木贼、谷精草、夏枯草各 10 克；中期者，加龙胆 5 克，蒲公英 30 克；后期者，加枸杞子、女贞子各 10 克。每日 1 剂，水煎分服。同时，配用抗病毒眼药水，并酌情配用抗生素眼药水，必要时可用阿托品眼药水散瞳。20 日为 1 个疗程，若疗效不明显可继续 1 个疗程。主治单纯疱疹性角膜炎。

2. 龙胆、栀子、蝉蜕、桑叶、生地黄、当归各 10 克，黄芩、板蓝根、赤芍各 15 克，车前子、金银花各 20 克。热毒炽盛者，加蒲公英、野菊花、大黄；湿偏重者，加夏枯草、茵陈、苍术；卫气不固者，加黄芪、白术；久病难愈者，加当归、麦冬、丹参；角膜留有云翳者，去龙胆、栀子、板蓝根、加蒺藜、木贼、丹参、石斛、桑椹子。每日 1 剂，水煎服，同时配用利巴韦林眼液和 100%鱼腥草滴眼液点眼，每日 4 次。合并虹膜炎时，给予 1%阿托品散瞳，每晚 1 次。主治单纯疱疹性角膜炎。

3. 金果榄 10 克，黄精 18 克，密蒙花 6 克，谷精草 8 克，急性子、菟丝子各 9 克，枸杞子 13 克，炙甘草 5 克。每日 1 剂，水煎 2 次（每剂取汁 300 毫升），分 2 次服。药渣加杭菊花 9 克、白蒺藜 12 克煎水，熏洗患眼，每晚 1 次。伴口苦咽干、脉弦数者，加木贼、蝉蜕、钩藤；口渴欲饮、便秘心烦、舌红少苔、脉细数者，加生地黄、生何首乌、知母；兼畏光、流泪、头痛者，加蔓荆子、金银花、白芷；纳差、便溏、舌质淡、脉弦数者，加苍术、芡实、法半夏；合并虹膜睫状体炎，加寒水石、泽泻、生地黄；病情复发或迁延不愈者，加肉苁蓉、沙苑子或炙黄芪。主治单纯疱疹性角膜炎。

4. 柴胡、黄芩、蔓荆子、栀子、龙胆、荆芥、木贼各 10 克，黄连 6 克，赤芍、防风各 15 克，蝉蜕、甘草各 5 克。热毒炽盛，黑睛溃烂严重者加金银花、蒲公英各 20 克，板蓝根、鱼腥草各 30 克；正虚邪留，久不愈合者，加党参、黄芪、当归各 15 克；炎症消退，遗留瘢痕者，去龙胆、栀子，加石斛、玉竹、丹参各 15 克，苏木 10 克。每日 1 剂，水煎服。局部配合病毒唑（或疱疹净）加 50%鱼腥草液滴眼，合并虹膜睫状体炎时用 1%阿托品液散瞳。主治单纯疱疹性角膜炎。

5. 党参、女贞子、生地黄、丹参、密蒙花、谷精草、木贼各 15 克，决明子 30 克。每日 1 剂，水煎服，连服 2 周后隔日 1 剂，再服 2 周；之后每周 2 剂，继服 2 个月（停用其他药物）。口苦咽干、舌质红、脉弦数者，黄芪、党参减量，加龙胆、夏枯草；手足心热、脉细数者，加知母、玄参、麦冬；大便干结

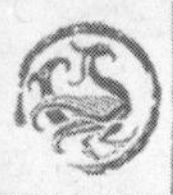

者，决明子加量；睡眠差者，加首乌藤、合欢皮；遇外感或易疲劳者，加薄荷、蒲公英、紫草。主治单纯疱疹性角膜炎（抗复发）。

【名医指导】

1. 食用富含赖氨酸食物或直接补充赖氨酸；避免食含精氨酸食物；多食碱性食物，少食酸性食物。

2. 与单纯疱疹患者触摸后应洗手，不能揉眼睛，忌与患者共用洗漱用品。

3. 单纯疱疹性角膜炎病程长，易复发。平时应注意增加体质，一旦患病，应频繁滴用抗病毒滴眼液，同时用抗生素滴眼液预防细菌感染。

4. 在溃疡活动期不能为了缓解症状而滥用皮质类固醇滴眼液，以免引起病情加重甚至角膜穿孔等严重并发症的发生。

5. 有时疱疹消失后仍可出现疼痛（疱疹后神经痛），对于60岁以上全身情况较好的患者口服皮质类固醇2周，可预防这种疱疹后神经痛。

角膜溃疡

角膜溃疡是指角膜组织发生坏死的严重眼病，多有外伤史，起病急，有眼痛、怕光、流泪、眼睑痉挛等角膜刺激症状，视力严重下降。其中匍行性角膜溃疡多见于农村夏秋收获季节，以年老体弱者居多，患者自觉眼疼、羞明、流泪．视力减退，患侧眼睑轻度水肿，球结膜重度混合性充血，角膜中央部出现粟粒大灰黄色浸润，继而迅速形成溃疡，溃疡表面有坏死组织附着（状如凝脂）。溃疡一侧有黄色穿凿状进行缘，不断向周围扩展（呈匍行状态），直至侵犯大部分角膜。铜绿假单胞菌性角膜溃疡由铜绿假单胞菌引起。在角膜外伤或角膜异物取出术后，由于角膜组织被损伤，毒性极强的铜绿假单胞菌就会乘虚而入，经过半日至两日的潜伏期很快发病，患眼剧烈疼痛，红肿怕光，角膜被细菌侵犯处迅速形成溃疡，组织坏死，溃疡面常有淡绿色的脓液，可于24～32小时破坏整个角膜，导致角膜穿孔。蚕蚀性角膜溃疡为一种慢性进行性角膜浅层溃疡，常先后累及双眼，自觉剧痛、羞明和流泪，晚期可造成严重的视力障碍。初发时，于角膜缘附近出现一两个灰白色浸润点，逐渐融合破溃后形成线条状或新月形浅层溃疡，溃疡可向两端、角膜中央和巩膜方面发展，侵蚀整个角膜浅层形成紫暗色堤状隆起。真菌性角膜溃疡由真菌感染引起，致盲率很高。多发于农民，主要集中在农忙夏收和秋收季节，最常见于角膜损伤。早期溃疡为浅在性，表面为灰白或乳白色“苔垢”状物所覆盖，外观干燥而少光泽，稍隆起。整个病程发展较为缓慢，可长达2～3个月，易反复发作。

【必备秘方】

1. 金银花、野菊花、蒲公英、天葵子、赤芍、当归各15克，紫花地丁、天花粉各20克，白芷、防风、川贝母、炒皂角刺，炮穿山甲、没药、乳香、全蝎、薄荷（后下）各10克，蜈蚣2条，陈皮、甘草各6克。水煎，外熏内服，每日4次。口渴者，加石膏（先煎）60克；便秘者，加大黄20克（泡服）；舌苔白腻、欲呕者，加广藿香10克，六一散20克；前房积脓消退，溃疡缩小，去皂角刺、紫花地丁、天葵子、陈皮，加生地黄、玄参、石斛各15克；积脓消退，四肢乏力者，去皂角刺、紫花地丁、天葵子，加黄芪20克，党参10克，升麻6克；溃疡愈合，留下斑翳者，去皂角刺、紫花地丁、天葵子、金银花、白芷，加桃仁、川芎、生地黄各15克，石决明30克，枸杞子、木贼各10克。主治匍行性角膜溃疡。

2. 蒲公英30克，当归、赤芍、川芎、生地黄、黄芩各12克。风热盛者，加蝉蜕、钩藤、白蒺藜、谷精草、白菊花各10克；湿热较盛者，加生姜、半夏、陈皮、厚朴、地肤子、车前子各10克。每日1剂，水煎2次，混合后分2次服，药渣装纱布袋内扎牢，热敷患眼，每日3次。同时配用1%阿托品眼药水散瞳，口服吲哚美辛25毫克，每日3次。主治化脓性角膜溃疡。

3. 龙胆、生甘草、柴胡各6克，栀子、通草、车前子、生地黄各9克，泽泻12克，当归3克。眼痛剧烈者，加制乳香、制没药、延胡索；羞明严重者，加薄荷、紫草、荆芥、防风、羌活、菊花、蜈蚣、全蝎；前房积脓者，加瓜蒌子、天花粉、玄明粉、生石膏、紫花地丁、玄参；溃疡久不愈者，加黄芪、党参、白芍；恢复期，去龙胆、泽泻、车前子，加密蒙花、白蒺藜、蝉蜕、谷精草。水煎，分2次服，每日1剂。同时用1%阿托品眼药水点眼散瞳，常规外点瑞士产素高捷疗眼膏。主治蚕蚀性角膜溃疡。

4. 石决明、决明子各25克，青葙子、栀子、赤芍各10克，芦根、蒲公英、薏苡仁各30克，冬瓜子24克，桃仁9克。加水1000毫升煎至300毫升，每日早、中、晚分服。连服4日为1个疗程。每周观察2～3次，2周后治疗不显或无效者，配合冷冻治疗。同时配合1%阿托品眼液散瞳。前房积脓，用青霉素静脉滴注；积脓消失后，停药。主治角膜溃疡。

【名医指导】

1. 养成良好的卫生习惯，勤洗手，常剪指甲。

2. 不要长期佩戴隐形眼镜；更换隐形眼镜时要小心。

3. 预防主要是切断传染源与注意眼和手的卫生。

4. 禁止患者在公共场所洗浴、游泳。

5. 治疗以局部用药为主，药物内服及针刺也有一定作用。

6. 多吃一些具有寒性与清热泻火作用的食物与水果，如茭白、冬瓜、苦瓜、鲜藕、甘蔗、香蕉、西瓜等。

角膜软化症

本病中医称“小儿疳眼”、“疳积上目”。角膜软化症多见于婴幼儿，由维生素A缺乏所致，主要由于摄取量不足、吸收不良或消耗量过多等导致。多见于婴幼儿，由于幼儿时期对维生素A的需要量相对较大；而此时如患麻疹、肺炎、百日咳等疾病，可使维生素A大量消耗而发病。开始时夜间视物不清(但婴幼儿常不易发觉)，不久后球结膜及角膜表面失去光泽，当角膜持续暴露10秒则更为明显。由于组织弹性减退，当眼球运动时，于球结膜出现与角膜同心的皱纹。如治疗不及时，球结膜干燥加重，在睑裂部角膜两侧，出现银灰色泡沫状三角形干燥斑，眼泪不能湿润其表面，同时内眦或穹窿结膜有色素沉着，角膜光泽及知觉完全消失，且有怕光现象，并出现角膜基质性混浊，继而形成角膜溃疡及前房积脓，但结膜充血相对较轻，无痛感。若继发细菌感染，溃疡可迅速恶化而致穿孔，虹膜大面积脱出，甚至形成角膜葡萄肿。

【必备秘方】

1. 枸杞子30克，车前子、菟丝子各15克，蒺藜、女贞子各12克，白菊花10克。共研粗末，装瓶中，每用15克与猪肝90克(或羊肝、鸡肝）煎汤服（加盐少许调味)。主治肝血不足型角膜软化症。

2. 面条150克，猪肝50克，盐、味精、豆粉、素油各适量。将猪肝洗净、切片，加食盐、味精、豆粉拌匀，锅置武火上放入植物油烧沸，入猪肝连续翻炒，熟后起锅。加入适量清水烧沸，下面条煮熟后捞入碗中，加入猪肝作早、晚餐食用。主治肝血不足型角膜软化症。

3. 猪肝30克，淡豆豉15克，鸡蛋1枚，葱白3段，调料适量。将猪肝切碎末。将淡豆豉及调料加水1碗煮沸，放凉打入鸡蛋搅匀，入猪肝末放蒸锅内蒸熟服食，每日1次，连服1周。主治肝血不足型角膜软化症。

4. 小米150克，猪肝100克，苍术9克。将苍术焙干为末，猪肝劈开2片相连，掺药在内，用麻线扎定与小米加水适量同入沙锅内煮熟服食，每日1次，连服1周。主治脾胃虚弱之角膜软化症。

5. 决明子200克，粳米100克，白糖适量。将决明子炒焦黄、研筛取细面，糯米熬成稀粥。每用1碗加决明子面10克、白糖少许，和匀服。主治脾虚肝热型角膜软化症。

【名医指导】

1. 加强宣传教育，普及妇幼卫生知识，合理喂养，纠正偏食习惯，使婴幼儿得到合理喂养。

2. 当婴幼儿患慢性消耗性疾病、胃肠道疾病及热性病时，除积极治疗原发病外，还

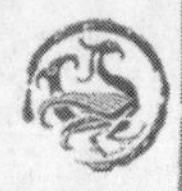

应适当地补充营养副食品，防止无原则的“忌口”。

3. 如发现患儿不愿睁眼表现时应做眼部检查，以达早期发现及时治疗，避免病情恶化。

4. 积极治疗全身疾病。

5. 改善营养状况。选含维生素A高的食品，如肝类、鸡蛋、鱼、乳类等，口服维生素A，复合维生素B、维生素C等，消化道疾病口服不能吸收者可给维生素A注射。

6. 局部滴清鱼肝油，每日3次，协同给予抗生素眼膏，必要时扩瞳，包括患眼。检查时注意勿压迫眼球，以免穿孔形成。

角膜实质炎

角膜实质炎为角膜实质层范围内发生的炎症，一般不形成溃疡，多是在感染基础上的一种过敏反应，由病毒感染引起的比较多见。其中梅毒性角膜实质炎多发于5～15岁，双眼同时或前后发病，局部刺激症状或睫状体充血较重，角膜实质性混浊先从周边部开始，可见深部毛刷样新生血管，经常伴有虹膜睫状体炎，炎症消退后角膜实质残留萎缩的新生血管和瘢痕组织血清华康反应多呈阳性。结核性角膜炎多发于青年，多为单眼受侵，经过缓慢，易复发，局部刺激症状和睫状体充血一般较轻；角膜实质层有灰黄色结节状浸润且伴有较粗而不规则的新生血管，可侵犯实质的不同层次，新旧病变常夹杂出现；角膜内壁可见羊脂状沉着物，结核菌素试验呈阳性，可伴有肺部或淋巴结结核。病毒性角膜实质炎为单纯疱疹病毒引起，可见于牛痘及带状疱疹性角膜炎；其典型病变呈圆盘状，亦可呈弥漫性（或不规则形态），常出现角膜后沉着物，角膜知觉减退或消失；重者，可有血管新生或发生晚期退行性改变。

【必备秘方】

1. 蝉蜕、白蒺藜、谷精草、青葙子、密蒙花、木贼、石决明、决明子、黄连各30克，当归、赤芍各15克。共研细末，过筛，以生地黄、玄参各30克煎水，调和制成小丸，每服9克，每日2次（儿童减半）。同时可配合阿托品散瞳、金霉素眼药膏涂眼及眼部热敷等方法治疗。主治深层角膜实质炎。

2. 炒白芍、党参各12克，焦白术、白茯苓、泽泻各10克，制半夏、防风、陈皮、柴胡、羌活、独活各6克，大枣5枚，炒黄连、生甘草各3克。每日1剂，水煎服。内眦部白睛轻度充血、角膜深层轻度水肿者，加黄芪12克，白茯苓加至20克，泽泻加至15克。主治深层角膜实质炎。

3. 鲜蒲公英100克，鲜马兰头50克，鲜金银花30克。洗净，用温开水浸泡片刻，捣烂，取汁服。主治角膜实质炎。

4. 蒺藜60克，望月砂、夜明砂各30克。共为细末，温开水送服，每次6克，每日2次。主治角膜实质炎，亦治角膜薄翳。

5. 蒺藜60克，木贼45克，蝉蜕30克。共研细末，饭后服，每次3克，每日2次。主治角膜实质炎，亦治目生云翳。

【名医指导】

1. 黑睛（角膜）疾患证候属实热，饮食可适当增加滋阴降火、清肝明目的食物，如莲子、百合、梨等。对于年老患者，宜食清淡、温热、熟软之品，忌食生冷、黏硬、不易消化之品。

2. 角膜炎常用滴眼药及眼膏，应注意有效的浓度及滴眼的次数，按医嘱进行滴用。

3. 保持结膜囊清洁，分泌物多者要及时清拭或冲洗。如有角膜穿孔危险时，不要冲洗。

4. 角膜炎的恢复期可进行热敷，使局部血管扩张，促进血液循环，促进炎症吸收和加强组织修复。

5. 培养爱清洁、讲卫生的习惯，不随意用脏手与脏手帕揉拭眼睛，洗脸用具定期煮沸消毒，做好角膜炎家庭护理，预防重复感染，加重病痛，造成不良后果。

6. 日常生活中人们应该注意劳动防护，一旦出现眼部外伤，必需立刻去医院由专业人员处理。

角膜瘢痕

角膜瘢痕为先天（或后天）性各种病因引起角膜透明的胶原薄板结构排列紊乱及纤

维化。患者一般有不同程度的视力障碍，其程度取决于病变的位置、大小、深浅及发病年龄。根据瘢痕的厚薄可分为薄翳、斑翳及白斑，白斑又分为单纯性白斑和粘连性白斑。角膜薄翳又称角膜云翳，是浅层溃疡修复后形成的瘢痕，呈半透明、边界不清，只有强光照射及裂隙灯显微镜下才能发现。角膜斑翳为较深的溃疡修复后形成的灰白色混浊，不透明，边界较云翳清，在自然光线下就可发现。角膜白斑为更深的溃疡修复后形成的瓷白色混浊，边界清楚。婴幼儿时的角膜白斑，易造成弱视。角膜穿孔后，脱出的虹膜与角膜伤口发生粘连，修复后形成粘连性角膜白斑，可继发青光眼、角膜葡萄肿等。本病多为角膜炎或角膜溃疡之后遗症，亦可由风热、肝火上扰所引起。翳有厚薄之分，薄的翳明亮如冰瑕，厚的翳厚如云翳。初起易退，日久难消。

【必备秘方】

1. 鲈鱼肉 500 克，鲜菊花 5 朵，植物油、熟猪油、生姜汁、姜片、精盐、料酒、湿淀粉、清汤各适量。将菊花去心，摘瓣洗净，入沸水中汆一下，捞出挤干水分；将鲈鱼肉洗净、剁成肉泥，加入生姜汁、精盐、料酒、淀粉、清汤拌匀，制成鱼肉丸；炒锅上火，加植物油烧至八成热，下姜片煸香，入鱼肉丸滑炒，再加清汤稍煮，用湿淀粉勾薄芡，撒上菊花瓣翻匀即可食用。主治角膜瘢痕。

2. 鲜猪肉 400 克，鲜菊花 200 克，白糖 20 克，酱油、料酒、干淀粉、精盐各适量。将菊花摘瓣洗净，沥干水分，裹上干淀粉，入热油中炸至金黄色，捞出，沥干；嫩猪肉切丝，入热油中拨散滑透，捞出沥油；炒锅留底油，将酱油、白糖、料酒调匀后下锅，煮匀起泡，用锅铲稍推（以防止糊锅），再入炸猪肉丝、菊花瓣翻炒几下，即可食用。主治角膜瘢痕。

3. 猪肝 200 克，鲜枸杞叶 120 克，姜丝、葱末、料酒、精盐、酱油、熟猪油、胡椒粉、香菜末各适量。将枸杞叶洗净，切碎；猪肝洗净、切片，入沸水中汆 2～3 分钟，捞出；将锅内加水适量，入枸杞叶、猪肝片、姜丝、葱末、料酒以大火烧沸，改用文火煮 5～7 分钟，调入精盐、酱油、熟猪油、胡椒粉，撒上香菜末即可食用。每日 1 剂，分 2 次服，连服 15 日。主治角膜瘢痕。

4. 羊肝 150 克，葱子 15 克，料酒、精盐、味精、香油、香菜末各适量。将羊肝洗净、切片，入沸水中汆 2～3 分钟，捞出，沥干；葱子用文火炒焦、研末；锅内加水适量，入羊肝片、料酒以大火煮沸，改用文火煮 7～10 分钟，加葱子末再煮 2～3 沸，调入精盐、味精、香油，撒上香菜末即可食用。每日 1 剂，连服 15～20 日。主治角膜瘢痕。

5. 羊肝 100 克，谷精草、白菊花各 10 克，精盐、味精、香油、胡椒粉、香菜末各适量。将羊肝洗净、切片；谷精草、白菊花洗净，用净纱布包；锅内加水适量，入羊肝片、药袋以大火烧沸，改用文火煮 10～15 分钟，去药袋，调入精盐、味精、香油、胡椒粉，撒上香菜末即可食用。每日 1 剂，连服 20 日。主治角膜瘢痕。

【名医指导】

1. 积极治疗角膜疾病并防止眼外伤，角膜软化症、角膜炎和角膜外伤最终均可形成不透明的结缔组织瘢痕。

2. 周边部角膜瘢痕不影响视力者无须治疗。

3. 角膜瘢痕影响视力者可行角膜移植或人工造瞳术。

4. 目前尚无理想的促进瘢痕吸收药物，一般可使用 1%～5% 乙基吗啡溶液点眼（先从低浓度开始，后再逐渐增加浓度），每日 3 次。

虹膜睫状体炎与葡萄膜炎

虹膜睫状体炎常见于青年人，患者自觉视力减退，有怕光、流泪、眼痛、头痛等症状，夜晚疼痛加重，有时可放射到眉棱骨。视力减退，睫状充血，角膜后壁有炎性沉着物，新鲜的为灰白色，陈旧的为棕色，外观呈点状，大小不等，在角膜下方，大致呈三角形排列。前房内因有炎性细胞浮游和纤维素渗出，房水由透明变为混浊，严重者可形

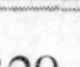

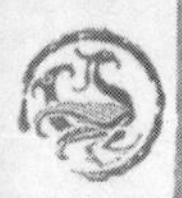

成前房积脓。虹膜充血肿胀，纹理消失，颜色发乌，有时瞳孔边缘可见灰白色结节。瞳孔缩小是虹膜睫状体炎的主要特征，由虹膜肿胀、炎症刺激引起，对光反射迟钝或消失，若不及时扩瞳，虹膜可与晶状体前囊粘连，称虹膜后粘连。虹膜瞳孔缘全部后粘连者临床上称瞳孔闭锁。若炎症继续进展，炎症渗出质遮盖瞳孔，称瞳孔膜闭。由于瞳孔闭锁或膜闭，导致前后房交通阻断，房水循环受阻而继发青光眼。虹膜、睫状体、脉络膜同属眼球壁的第二层，前后互相连接。虹膜和睫状体同时发炎称虹膜睫状体炎，若脉络膜也有炎症称葡萄膜炎（又称色素膜炎）。

虹膜睫状体炎

【必备秘方】

1. 大黄、赤芍各9克，荆芥、藁本、白芷、黄芩各6克，龙胆3克，细辛1.5克。水煎服。同时用1%阿托品液扩瞳。主治虹膜睫状体炎。

2. 柴胡、桂枝、牡丹皮、石菖蒲、鲜生姜各9克，炙甘草6克。水煎服。同时用1%阿托品液扩瞳。主治虹膜睫状体炎。

3. 盐黄柏、盐知母各30克。晒干，共研细末，每晚服9克。同时用1%阿托品液扩瞳。主治虹膜睫状体炎。

4. 龙胆15克，栀子10克，黄芩12克，通草、当归各6克，甘草4克。便秘者，加芒硝；白睛赤脉致密者，加密蒙花、红花；目痒甚者，加白蒺藜；眼眶及眉棱骨痛者，加蔓荆子；夜痛甚，热泪不止者，加夏枯草、香附；睑、球结膜充血者，加栀子、大黄。每日1剂，水煎服。同时每日临睡服用左旋咪唑50毫克，连服半个月；局部滴1%阿托品眼药水，每日3次，每次1滴；急性期前12日，加滴0.5%可的松眼药水，每日4次，每次1滴。主治顽固性虹膜睫状体炎。

5. 黄芩、龙胆、栀子、赤芍、通草各15克，荆芥、蔓荆子、防风、柴胡、甘草、生大黄各10克，黄连5克，金银花20克。反复发作阴虚肝旺者，去荆芥、蔓荆子，加生地黄、石斛。每日1剂，水煎服。同时辅以1%阿托品液散瞳，每日1次；0.025%地塞米松液、0.25%氯霉素液点眼，每日3次。主治急性虹膜睫状体炎。

【名医指导】

1. 饮食宜清淡，多食富有维生素A、维生素C的食品（如肝、胡萝卜、水果、蔬菜等），少食油煎、刺激性食物。

2. 一旦出现眼红痛要及时就诊和治疗，并严格遵循医嘱用药治疗。

3. 本病的治疗最重要的一点就是散瞳治疗，但在点阿托品散瞳时（尤其对于儿童），一定要注意压迫泪囊区，以免因药物吸收而引起中毒。

4. 心情舒畅，防止急躁，充分睡眠有利疾病痊愈。

5. 本病治愈后可出现反复发作，要注意避免一些诱因如感冒、扁桃体炎、风湿病等，起居有常，避免过度劳累及精神紧张。

葡萄膜炎

【必备秘方】

1. 金银花、野菊花、紫背天葵、赤芍、牡丹皮各15克，蒲公英、防风各10克，水牛角、生地黄各12克，土茯苓30克，生甘草6克。每日1剂，水煎服。渗出物多者，加泽兰、川牛膝各15克；前房积脓者，加薏苡仁、败酱草、苦参各15克；口渴、便秘者，加生石膏20克，知母12克，生大黄10克（后下）；前葡萄膜炎者，局部滴1%阿托品眼药水散瞳，每日2～3次。如散瞳不充分，可球结膜下注射强力散瞳剂，同时以0.5%可的松眼药水点眼，每日6次。开始每日早晨顿服泼尼松30～40毫克，炎症控制后逐渐减量。吲哚美辛25毫克，每日3次，并酌情给予抗生素类药物。主治热毒炽盛型葡萄膜炎。

2. 生石膏、金银花各30克，黄芩、陈皮、连翘、蝉蜕、木贼各10克，菊花、半夏各15克，桔梗、甘草各6克。每日1剂，水煎，早、晚分服。热毒重者，加白花蛇舌草、紫草、牡丹皮、赤芍；湿热重者，加苍术、黄柏、泽泻、车前子；体虚者，加当归、生黄芪、五味子、山药。服药7～10剂后，若眼部活动炎症减轻则渐减口服激素量。一般为每5日减泼尼松5毫克，连服7日减为隔日5毫克，再连服10次（20日）停药。停激素后，继服中药30剂后改为丸药（根据汤剂处方配制）再服1～3个月。在激素减量过程中，如症状有反复可按常规方法增加激素量控制病情。主治激素依赖性葡萄膜炎。

3. 生地黄、生石膏、金银花、芦根各30克，天花粉、知母、荆芥、黄芩、龙胆、防风、枳壳各10克，甘草6克。每日1剂，水煎服，可连续服用。有前房积脓、口干口渴、大便燥结者，加大黄10克，芒硝、黄连各6克；房水混浊、口苦咽干者，加青黛6克，芦荟3克；胃中不适者，加吴茱萸6克；外伤者，加牡丹皮、赤芍各10克。同时滴1%阿托品眼药水，每日3～4次，待瞳孔充分散大、炎症趋于缓解后改为每日1～2次，滴0.25%泼尼松龙眼药水，每日3～4次。主治葡萄膜炎。

4. 龙胆、车前子、泽泻、通草、白术各10克，金银花、连翘、茯苓、山药各18克，黄芩、黄连、当归、熟地黄各12克，土茯苓30克，甘草8克。每日1剂，水煎服。出现眼前部葡萄膜炎，及时用阿托品滴眼液散瞳，0.5%可的松滴眼液点眼。必要时可以结膜下注射地塞米松2.5毫克，严重者可球旁注射泼尼松龙，每次注射0.5毫升。眼外病变严重时，晨起可考虑顿服泼尼松。主治Behcet病合并葡萄膜炎。

5. 金银花、牡丹皮、谷精草、桃仁各10克，生地黄15克，龙胆6克，生石膏、决明子各30克，枸杞子20克。水煎服，每日1剂。偏风热袭表者，加桑叶、菊花、白芷各10克；热毒偏盛者，加黄连3克，黄芩、栀子各6克；阴虚内热者，加石斛、川牛膝、天冬、麦冬各10克。同时配合：考的松、阿托品眼药水滴眼，部分病例选用抗生素、激素、维生素等。主治葡萄膜炎。

【名医指导】

1. 热敷有助于缓解症状。

2. 积极正确处理眼外伤。

3. 卧床休息，避免强光、风沙刺激及体力劳动。

4. 忌食辛辣、刺激食物。

青光眼

青光眼是由于眼内压力升高而影响眼内神经，最后可导致失明的一种常见眼病。多发于40岁以上，以50～60岁居多，女性多于男性，男女之比为1∶3。突然的精神创伤、情绪激动、过度劳累、睡眠不足、用眼过度、暴饮暴食等均可引起眼压急剧增高，尤其是精神因素占有相当的比重。闭角型青光眼急性发作时病势凶猛，顷刻间眼睛胀痛，看灯光出现虹视现象，即在灯光周围有环形的彩色圈，像天空的彩虹一样。病变若继续发展，眼睛疼痛加剧，伴剧烈头痛，像刀劈一样难受，同时有恶心呕吐等症状，如不及时治疗就有失明的危险。另外有些患者，不是一开始就是急剧眼压升高，而是呈小发作，表现为一时性虹视，雾视，眼部周围发胀。通常睡一觉，休息一会，吃些止痛药，症状就能得到缓解，因此常会因不及时治疗，而延误病机。慢性开角型青光眼往往无明显症状，有些人在眼压升高时眼胀头痛、视物模糊，检查可见眼压升高，视野缺损，眼底视神经盘有凹陷萎缩。据调查，40岁以上成年人中发病率约为2.5%。

【必备秘方】

1. 全当归15克，生地黄、熟地黄、泽泻、土茯苓、猪苓各12克，牛膝、赤芍、生石决明、生牡蛎、桂枝各10克，生甘草6克。每日1剂，水煎，分2～3次服，10日为1个疗程。头痛者，加蔓荆子、白芷各10克；失眠者，加柏子仁、酸枣仁各10克；大便秘结者，加生大黄（后下）、芒硝（冲服）各8克；腹胀、食欲减退者，加鸡内金、木香、陈皮、白术各10克。主治青光眼。

2. 党参、白术、茯苓、当归、熟地黄、生地黄、赤芍、白芍、猪苓各12克，川芎、桂枝、泽泻、茺蔚子、楮实子、青皮各10克，甘草6克。每日1剂，水煎，分2次温服。伴高血压者，去桂枝，加钩藤、石决明；口苦咽干者，加龙胆、玄参；腰膝酸软者，加枸杞子、菟丝子；失眠多梦者，加柏子仁。主治滤过性抗青光眼术后前房延缓形成。

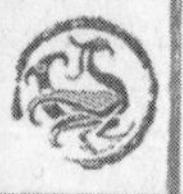

3. 生地黄、茺蔚子、香附各12克，当归、川芎、赤芍、通草各9克，茯苓、泽泻、连翘、麦冬各15克，甘草6克。每日1剂，水煎服。大便干结者，加大黄6克（或番泻叶泡服）；失眠者，加首乌藤30克；炎症明显者，加大青叶、金银花各10克。同时配合西药常规治疗。主治青光眼术后前房延缓形成。

4. 北沙参、麦冬、当归各12克，生地黄、枸杞子各20克，夏枯草、茯苓、五味子、茺蔚子各15克，白茅根、钩藤各30克，川楝子、柴胡各9克。每日1剂，水煎，分2次服。肝郁重者，加郁金10克；脾虚重者，加焦三仙各9克；眼压高者，加羚羊角1克（冲服）。主治青光眼。

5. 夏枯草、白芍各30克，珍珠母、车前草各25克，荷叶、菊花各20克，熟地黄、钩藤、泽泻、乌梅各15克，香附、当归各10克，川芎、槟榔各6克，甘草、琥珀（冲服）各3克。每日1剂，水煎，分2次服。主治青光眼。

【名医指导】

1. 保持心情舒畅，避免情绪过度波动。青光眼最主要的诱发因素就是长期不良精神刺激，脾气暴躁，抑郁，忧虑，惊恐。

2. 生活、饮食起居规律，劳逸结合，适度体育锻炼，不要参加剧烈运动，保持睡眠质量。饮食清淡，营养丰富，禁烟、酒、浓茶、咖啡；适当控制进水量，每日不能超过1000～1200毫升，一次性饮水不得超过400毫升。

3. 注意用眼卫生，不要在强光下阅读，暗室停留时间不能过长，光线必须充足柔和，不要过度用眼。

4. 妇女闭经期、绝经期以及痛经可使眼压升高，应高度重视。经期如出现青光眼表现者，应及时就诊。

5. 青光眼家族及危险因素者，必须定期复查。一旦有发病征象者，必须积极配合治疗，防止视功能突然丧失。

白内障

白内障指透明的晶体变混浊，分为老年性、外伤性、并发性、先天性等类型。老年性白内障占50%以上，是老年人失明的主要原因，多发生于50岁以后，发病率随年龄增长而增加，常为双侧先后发病。外伤性白内障为机械性、化学性、热性和放射性的损伤所致，无论哪一种损伤，只要晶状体囊破裂，房水浸入晶状体内，晶状体必然混浊。并发性白内障由全身或眼局部病变引起，包括糖尿病性、搐搦性、药物性、中毒性等，发病早，成熟也较快。先天性白内障是在胎儿发育过程中晶状体发育不良造成的，分为内生性与外生性两类，内生性因素与染色体基因有关，有遗传性；外生性因素是在胎儿发育期间母亲患病，使胎儿晶状体正常发育受损害，在晶状体胚生过程中，由于内生性或外生性因素，新形成的纤维变为混浊；当因素消除以后，再新生成的纤维又恢复其透明性。如其因素反复出现，则形成透明区与混浊区相隔存在的形态，多见于双眼，一般不再发展。

【必备秘方】

1. 生石决明30克，决明子15克，谷精草、生地黄、赤芍、白芍、女贞子、密蒙花、菊花、沙苑子、蒺藜、党参、黄芪各12克，炙甘草6克。每日1剂，水煎15分钟，过滤取液，加水再煎20分钟，滤过去渣，两次滤液兑匀，早、晚分服。中气不足者，加茯苓、山药、白术各10克；合并高血压和动脉硬化者，加牡蛎、钩藤各15克；合并糖尿病者，加麦冬、天花粉、熟地黄各12克。主治老年性白内障。

2. 石决明30克，枸杞子、沙苑子、山药、云茯苓、车前子、丹参、赤芍、密蒙花、谷精草各12克，三七末、蝉蜕各6克。每日1剂，水煎温服。运用过程中，其药味不变，仅根据年龄、体质及术后反应轻重而增减剂量。观察术后第1、第2、第4、第6、第8、第10日角膜水肿及虹膜睫状体炎变化情况。并配合西药常规处理。适用于白内障手术后治疗。

3. 黄芪100克，党参、枸杞各50克，白术、茯神、远志、龙眼肉、大枣、丹参、牛膝各35克，当归70克，升麻、木香各12

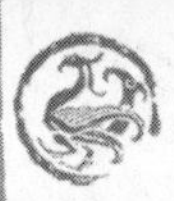

克，三棱 15 克，莪术 40 克。共研细末，炼蜜为丸，温开水送服，每日早、晚各服 30 粒（约 15 克），以温开水送服，1 个月为 1 个疗程，连服 4 个疗程（一般不少于 2 个疗程）。主治未成熟期老年性白内障。

4. 黄芪、枸杞子、女贞子、菟丝子、丹参、玄参各 15 克，党参、茯苓、山药各 12 克，白术、五味子各 10 克。制成冲剂，每袋 10 克（相当于生药 40 克），每日早、晚各 1 次，开水冲服，每次 1 袋（忌酒及辛辣之物），1 个月为 1 个疗程，连用 3 个疗程。同时停用其他治疗白内障的药物。主治未成熟期老年性白内障。

5. 蒺藜 18 克，黑芝麻 15 克，白及、墨旱莲、何首乌、六神曲、石决明各 12 克，桑叶 10 克。每日 1 剂，水煎服。肝肾阴虚者，加女贞子 30 克，山药 12 克；阴虚火旺者，去蒺藜，加磁石 30 克，知母 12 克，黄柏 10 克；肝经风热者，去蒺藜，加防风、玄参、黄芩各 12 克；脾气虚弱者，去墨旱莲、蒺藜，加党参、茯苓各 15 克，白术 12 克。主治白内障。

【名医指导】

1. 经常戴深色眼镜：外出时戴上一副深色的防紫外线眼镜，可大大减少紫外光对眼睛晶体的照射量，阻止晶状体的混浊变性，从而有效地预防白内障的发生或进一步的加重。

2. 防止人体的水分不足：在脱水的情况下，体内的正常代谢极易产生紊乱，造成人体内有害物质如超氧因子的积蓄，损害眼部的晶状体细胞，导致白内障的发生。而对已发生白内障的老年患者，脱水状态可使原本并不严重的病情急剧加重，这就是许多老年人在生一场大病后，眼睛视力迅速下降的原因之一。因此老年人在平时有脱水情况，特别是在遇到各种原因引起的腹泻、呕吐、大量出汗时，应及时补充足量的水分，以满足代谢的需要。

3. 摄入足够的维生素 C：人体中眼睛的维生素 C 的含量是人体其他部位浓度的 30 倍左右。它是维持眼睛晶体生理功能，防止其老化的重要元素。另外，维生素 C 还是人体内的抗氧化药，对紫外光线或化学毒性引起的白内障有较好的治疗作用。

4. 服用小剂量阿司匹林：老年人代谢减弱后体内色氨酸及代谢产物过量，能与眼晶状体蛋白质结合，变成棕黄色的混浊体，形成白内障。而机体内含有一定量的阿司匹林，可减缓甚至消除它们之间的接合，从而可预防白内障的产生。当然，老年人对阿司匹林摄入量应适度，否则易造成对胃黏膜的刺激甚至会诱发出血性疾病。

5. 白内障术后不要吸烟、饮酒，3 日之内不吃辛辣食物，不吃难以咀嚼与过硬的食物，保持大全通畅，养成每日排便的习惯。

6. 术后 3 个月视力趋于稳定，做屈光检查，必要时佩戴眼镜，以调节看远或看近的视力，达到最佳效果。

玻璃体混浊

本病中医称“云雾移睛症”，多由玻璃体及其周围组织发生病变所致。玻璃体在视网膜的前面、晶体的后面，是一种类似鸡蛋清的透明胶状体，一旦发生混浊，就会在视网膜上留下暗影。患者自觉眼前有蛛丝飘浮或蚊蝶飞舞，严重者视远视近如隔烟雾或黑花茫茫，视力会有不同程度的减退。玻璃体本身的病变主要是变性，常失去胶体特性而变为水一样的液体。以老年人及高度近视者多见，称玻璃体液化。检查眼底可见玻璃体内有无数细小的雪球状物飘浮，男性患者较多，称星状玻璃体病变。在玻璃体内见到金光闪耀的多边形结晶体，当眼球运动时，飘浮而起，光辉灿烂，极为美观，称闪耀性玻璃体液化。玻璃体周围组织发生病变（如视网膜脉络膜发炎，或出血以及视网膜脱离），最易发生玻璃体混浊，眼底检查可见灰尘状、丝带状或蚊蝇状混浊物在玻璃体内飘动，称体原性异物。有一种异物性玻璃体混浊，多由外伤或寄生虫所致，医学上称体外性异物。

【必备秘方】

1. 党参、当归、熟地黄、密蒙花各 12 克，茯苓、茺蔚子、葛根、夏枯草各 15 克，白术、川芎各 9 克，赤芍 10 克，生甘草 6 克。

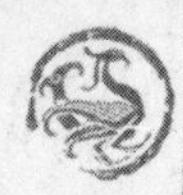

每日1剂，水煎，早、晚分服。兼肝肾亏虚者，加山茱萸12克，生地黄改用熟地黄15克；脾虚湿困者，去当归、熟地黄，加炒薏苡仁30克，陈皮15克。主治玻璃体混浊。

2. 鲜地黄100克，三七粉6克。将鲜生地黄洗净、捣如泥，榨汁，加入三七粉和匀，顿服，每日1次，连服7～10日。主治玻璃体混浊。

3. 望月砂、石决明、熟地黄、菊花、蒺藜子60克，夜明砂、龙胆各30克。共研细末，每晚睡前以温开水冲服6克。主治玻璃体混浊。

4. 银耳10克，谷精草、墨旱莲各9克。每日1剂，水煎2次，上午、下午分服。主治玻璃体混浊、视力减退。

5. 羊肝150克，谷精草30克，密蒙花10克，葱花、姜末、料酒、精盐、味精、精制油各适量。将密蒙花洗净，晾干；将谷精草洗净、晾干、切碎，放入纱布袋中扎紧袋口，与密蒙花同入碗中。将羊肝加清水浸泡1小时，洗净、剖条后切成片；炒锅置火上，加精制油烧至六成热，加葱花、姜末煸炒出香，入羊肝片翻炒中烹入料酒、清水、谷精草药袋，用小火煨30分钟，取出药袋后，用小火把羊肝片煮烂，加密蒙花、精盐、味精煮沸，即可食用。主治玻璃体混浊。

【名医指导】

1. 平时注意休息，不要过度用眼睛，避免形成近视。长时间用眼每隔1小时休息5～10分钟，使用电脑时间不要过长。切忌“目不转睛”，自行注意频密并完整的眨眼动作。经常眨眼可减少眼球暴露于空气中的时间，避免泪液蒸发。

2. 保持良好的生活习惯，睡眠充足，不熬夜。多吃各种水果，特别是柑橘类水果，还应多吃绿色蔬菜、粮食、鱼和鸡蛋。多喝水对减轻眼睛干燥也有帮助。

3. 保持良好的工作姿势：保持一个最适当的姿势，使双眼平视或轻度向下注视荧光屏，这样可使颈部肌肉轻松，并使眼球暴露于空气中的面积减小到最低。

4. 如果出现眼睛发红，有灼伤或有异物感，眼皮沉重，看东西模糊，甚至出现眼球胀痛或头痛，休息后仍无明显好转，那就需要上医院就诊了。

5. 平时注意不要让强光直射眼睛，防止眼外伤。

中心性浆液性脉络膜视网膜病变

中央性浆液性脉络膜视网膜病变为黄斑部出现水肿和渗出的常见眼底病，临床表现主要为视力减退、视物变形、变色，多发生于青壮年男性，常侵犯一眼，偶尔双眼发病，易反复发作。初发者大多视力可恢复正常，多次反复则视力逐渐受到影响。眼底可见黄斑部出现或大或小的圆形水肿区，该部组织模糊，颜色发暗，略微隆起，其边缘有圆形或弧形反光圈，中心凹光反射常消失不见；继而出现黄白色点状或斑状渗出物，偶可见出血斑。水肿消退后，可残留灰黄色渗出点及色素紊乱，中心凹光反射多能恢复。但多复发者，色素沉着比较明显，并可发生囊样变性。本病中医属“视惑”、“视瞻昏渺”、“视正反斜”、“视小为大”等范畴，多因浊邪上犯、气滞血瘀、肝肾亏损等所致。

【必备秘方】

1. 槟榔、白芍各15克，厚朴、草果、知母、黄芩各12克，甘草6克，白花蛇舌草15克。每日1剂，水煎，分2次服。复发次数较少，病程短，眼底以黄斑部水肿为主，在水肿边缘见圆形、椭圆形或不规则的反光晕环，中心凹反射消失，加大腹皮、车前子、佛手、香附；若病情反复发作，病程较长，黄斑见黄白色圆形渗出点，中心凹反射弥散或消失，加川贝母、半夏、石菖蒲、牡蛎、海藻；若久病不愈，长期视物变形，眼底见黄斑水肿不显，色暗污浊，中心凹反射消失，加当归、川芎、熟地黄、枸杞子、丹参、琥珀。同时辅以西药维生素类。主治复发性中心性浆液性脉络膜视网膜病变。

2. 黄芪、党参各25克，枸杞子、女贞子、黄精各30克，夏枯草、鱼腥草、牡丹皮各20克，黄芩、黄连、栀子、野菊花、茯苓、生甘草各12克。每日1剂，水煎，分2～3次服。头痛、头晕甚者，加天麻、珍珠母、生石决明各15克；食欲减退者，加焦三

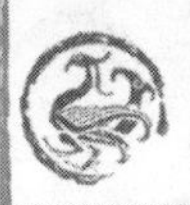

仙、砂仁各10克；失眠者，加远志、柏子仁各12克；见黄斑区水肿明显者，加大腹皮、车前草、猪苓各10克；见黄斑区充血者，加地榆炭、茜草、白茅根各15克；见黄斑区渗出物多者，加丹参、桃仁各12克。主治中心性浆液性脉络膜视网膜病变。

3. 丹参、赤小豆各15克，牛膝、益母草、青葙子、牡丹皮、白蒺藜、菊花、地龙各10克，红花5克。每日1剂，水煎服。脾气虚弱者，加山楂、鸡内金、薏苡仁、白术；肝郁气滞者，加郁金、枳壳、白芍、柴胡；肝肾不足者，加枸杞子、山茱萸、桑椹、何首乌；心营亏损者，加酸枣仁、龙眼肉、石菖蒲、鸡血藤；眼底水肿严重者，加车前子、泽泻、茯苓皮。主治中心性浆液性脉络膜视网膜病变。

4. 丹参15克、茺蔚子、夜明砂、白蒺藜、决明子、枸杞子、桑椹、鳖甲各10克，当归、红花各5克。每日1剂，水煎，分2次服。渗出严重者，加海藻、昆布、夏枯草；积血难收者，加三棱、莪术；眼底出血者，加三七、牡丹皮、茜草；气阴不足者，加太子参、黄芪、女贞子。部分病例可结合西药治疗。主治中心性浆液性脉络膜视网膜病变。

5. 柴胡、白芍、熟地黄、枸杞子、菊花、山药、黄芪、当归、海藻、五味子、丹参、决明子、鸡内金各等份。将上药的有效成分提取，加入赋形剂，制成小颗粒装袋，每袋12克。温开水冲服，每日2次，每次2袋。糖尿病患者忌服。服药期间停用其他药物，忌辛辣烟酒之物。主治中心性浆液性脉络膜视网膜病变。

【名医指导】

1. 明确以预防及早期治疗为前题。

2. 平常要合理安排时间，劳逸结合，避免诱发本病的诸多因素如精神紧张、睡眠不佳、过劳、病源及全身性感染、过敏性病、外界寒冷影响等。

3. 本病为一种自限性疾病，多数病例能自愈。中心视力约在3个月内恢复，变视、小视、景色变暗等则需6个月左右才逐渐消失。但也有部分病例，迁延反复，致视功能呈不可逆性障碍。

4. 患病后保持心情舒畅，应适当休息，避免过度用脑及体力劳动，少看电视及书报。

视网膜中央静脉阻塞

视网膜中央静脉阻塞又称眼中风，为眼底血管发生意外所致，发病比较缓慢。其阻塞好像河流下游阻塞一样，血液眼内淤积而使静脉扩张，血管壁的渗透性增加，直至小血管破裂而引起眼内出血。根据阻塞部位可分为总干阻塞和分支阻塞，根据阻塞的程度可分为完全性阻塞和不完全性阻塞。患者的视力与阻塞的部位和程度的不同而有不同的视力减退，严重者可降至仅辨手指。眼底可见视乳头充血，边界模糊，轻度肿胀，黄斑常受波及出血，视网膜动脉细，静脉高度迂曲扩张，起伏于水肿的视网膜之中，整个视网膜布满大小不等火焰状及点状出血，其间掺杂有白色渗出斑。如为分支阻塞，则出血沿阻塞支分布，其他处正常。经治疗病情缓解，视力有不同程度提高，如果阻塞未能缓解，则视网膜受到严重损害，严重影响视力，晚期静脉旁有白鞘，或完全闭锁呈白线状。如果视网膜大量出血，有时可进入玻璃体，视网膜新生血管形成。如果新生血管遍布虹膜和前房角，则可堵塞房角，使房水排除发生障碍而眼压增高，发生新生血管性青光眼。这是静脉阻塞最严重的并发症，一旦发生就很难治疗，视力严重受损甚至完全失明。

【必备秘方】

1. 桃仁、红花、生地黄、赤芍、当归各10克，川芎、三七（研末，冲服）各6克，蒲黄15克（布包），大蓟、小蓟各12克。每日1剂，水煎，早、晚分服，2周为1个疗程。肝火偏盛者，加龙胆6克，栀子、夏枯草各10克；阴虚火旺者，加知母、玄参各10克，青蒿15克；气血不足者，加黄芪15克，党参、白术各10克；眼胀者，加延胡索、决明子、车前子各10克；有炎症者，加蒲公英30克，紫花地丁15克，野菊花10克；血吸收后留有机化物，加昆布12克，海藻15克。同时配用西药尿激酶、低分子右旋糖酐、维生素、复方芦丁、维脑路通等。主治视网膜

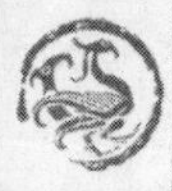

中央静脉阻塞。

2. 当归、生地黄、桃仁、红花、赤芍、牛膝、川芎各12克，枳壳、桔梗、柴胡各10克，甘草6克。每日1剂，水煎，温服。经闭、痛经者，去桔梗，加益母草、香附各10克；胁下痞块者，加郁金、丹参各12克；失眠、烦躁不安者，加黄连10克；肝阳上亢者，加石决明12克，珍珠母15克，钩藤10克；大便结者，加炒栀子10克，黄芩12克。用本方前以复方丹参注射液12毫升，加入10%葡萄糖注射液500毫升静脉滴注，每日1次。主治视网膜中央静脉阻塞。

3. 丹参30克，川芎、当归、赤芍各15克，葛根40克。每日1剂，水煎，分2次服，15日为1个疗程，间隔3～4日，再行第2疗程。病程在1个月以内，水肿甚者，加白茅根、泽泻、苍术、生蒲黄；病程1～2个月，加桃仁、红花、郁金；病程2个月以上，加桃仁、红花、昆布、海藻；视网膜出血、渗出基本吸收、视力上升缓慢者，改用杞菊地黄汤加减。同时用开水冲服云南白药，每日2次，每次0.5克。主治视网膜中央静脉阻塞。

4. 制苍术、苏木、川芎、穿山甲、牛膝各10克，茯苓、葛根各12克，三棱、莪术各8克，海螵蛸30克，牡蛎20克。每日1剂，水煎，分2次服。气虚甚者，加人参、黄芪；血瘀较重者，加乳香、没药、水蛭；阴虚火旺者，加龟甲、墨旱莲、枸杞子、黄柏；肝气郁滞者，加柴胡、木香；痰火较盛者，加黄芩、黄连。主治视网膜中央静脉阻塞。

5. 丹参、牛膝、当归各30克，石决明、女贞子、墨旱莲、川芎、生地黄各15克，桃仁、红花、柴胡、赤芍各10克。每日1剂，水煎，分2次服，15日为1个疗程。眼底出血明显者，加藕节、仙鹤草各30克；有复视者，加珍珠母、谷精草各15克；口干目干、大便干结者，加生大黄10克。主治视网膜中央静脉阻塞。

【名医指导】

1. 多吃清淡而富有营养的食品，如蔬菜、水果、豆制品等，不要过食油腻肥甘及辛辣刺激之物，以防心血管疾病的发生。

2. 保持良好的心境，情绪要稳定，不要过喜、过悲、过怒、过惊、过恐。

3. 中老年人要定期检查身体，注意血压、血脂、胆固醇、血液成分及血液流变学等方面的变化；同时宜细查眼底，观察有无视网膜动脉硬化，有无视网膜出血，早期发现问题。

4. 患有高血压、动脉硬化、糖尿病的中老年人，要积极治疗原发病，注意降压、降脂、降糖，以防血管内壁增厚、粗糙而影响血流的速度。

5. 视网膜中央静脉阻塞所致的视网膜出血，不可用收摄止血药。治疗宜祛瘀止血，疏通血管，这是治疗本病的关键。

6. 视网膜中央静脉完全阻塞者，10%～25%的患者在3个月左右继发青光眼。在本病过程中，若反复出血兼有头目胀痛、恶心呕吐者，应警惕继发性青光眼的发生并采取相应的降压措施。

7. 本病出血吸收后，若发现视网膜有新生血管，应采用激光凝固治疗，以防止今后反复出血的发生。

视网膜静脉周围炎

视网膜静脉周围炎又称青年性反复发作性玻璃体出血，多发生在20～30岁青年人，常为双眼发病，易反复发作，临床表现为视网膜和玻璃体出血。本病可侵犯视网膜的静脉，使发炎的静脉管壁发生出血和渗出，变得粗细不匀或弯曲呈螺旋形。视网膜周边部的静脉首先受到侵犯，然后波及整个视网膜静脉，开始出血比较少，在视网膜上呈火焰状或不规则形，少量出血可以吸收，大量出血就会流入玻璃体内而致玻璃体混浊，使视力严重下降甚至只能分辨光亮。由于玻璃体没有血管，大量出血很难完全吸收，日子一长，血液在玻璃体内机化形成的瘢痕而与视网膜相连，牵拉视网膜，易发生继发性视网膜脱离，最终有失明的危险。

【必备秘方】

1. 海藻30克，夏枯草20克，昆布、藕节各15克，滑石、海金沙、黄芪各12克，鸡内金、血余炭、鹿角各10克，桂枝、三七粉（冲服）各3克。每日1剂，水煎服。主治视网膜静脉周围炎。

2. 白芍、连翘、白茅根各20克，生地黄、藕节各15克，牡丹皮、茜草、墨旱莲各12克，地榆、当归、女贞子各10克，川芎4克，三七粉（冲服）、甘草各3克。每日1剂，水煎服。主治视网膜静脉周围炎急性出血期。

3. 鲜地黄250克，三七粉10克。将鲜地黄洗净，捣烂，榨汁，取渣加水拌和榨汁，两汁合并，加入三七粉和匀，顿服，每日1次，连服7～10日。主治阴虚火旺型视网膜静脉周围炎。

4. 生地黄15克，玄参、海螵蛸各12克，枸杞子、当归、赤芍、白芍、茜草、阿胶、女贞子、墨旱莲各10克，郁金、青皮各6克。每日1剂，水煎，分2次服。主治视网膜静脉周围炎。

5. 墨旱莲、藕节各30克，生蒲黄25克，丹参20克，牡丹皮、生地黄、郁金各15克，荆芥炭、栀子各10克，川芎、甘草各6克。每日1剂，水煎，分2次服。主治视网膜静脉周围炎。

【名医指导】

1. 避免情绪过度刺激，避免精神、体力过度疲劳，注意起居，节制性欲，少食辛辣煎炒之品，戒烟、酒。

2. 本病大多累及双眼。但双眼病情严重程度及复发频度并不一致，一眼有玻璃体大量积血眼底不能检查时（不论另眼有无症状），应充分散瞳后检查眼底。

3. 出血突然发生之后，当嘱患者避免强烈活动，尽量静卧。大量玻璃体出血患者应卧床休息，包扎双眼或戴针孔眼镜限制眼球活动，半坐位让血液沉于玻璃体下部。保持镇定以消除视力急剧下降而产生的焦虑、恐惧情绪。

4. 积极治疗，除去病因。至于病因方面，应尽可能查清，使治疗有的放矢。

5. 若日久已形成视网膜增殖病变者，应避免头部、眼睛的剧烈震动。

眼底出血

眼底出血按病因可分为6类：①外伤出血，眼底结构精细，组织脆弱，任何轻微的损伤均可使血管破裂而出血；②炎性出血，眼底血管因炎性刺激，血里的成分破壁而出；③变性出血，眼底组织因变性疾患使血管脆性增加，凝血机制不良而出血；④血管硬化出血，眼底动脉硬化，血管壁变厚，血流量减少，可使视网膜缺血，组织坏死出血；⑤血管栓塞出血，眼底血管栓塞，血流无法通过，势必破壁外溢；⑥压迫出血，颅内占位性病变压迫血管，势必瘀阻出血。凡血管因素和血液因素，诸如机械性创伤，物理性、化学性、生物性损伤血管壁，变态反应引起血管渗透性增加，血小板数目减少、血小板功能障碍、凝血功能障碍等，均可引起眼底出血。其病理主要为眼底血管里的血液成分溢出血管壁外，包括血管破溢出血和血管渗漏出血。

【必备秘方】

1. 生地黄、墨旱莲、丹参各30克，阿胶15克（烊化），玄参、益母草、生蒲黄、茯苓各20克，栀子10克，猪苓、车前子、泽泻各12克，三七粉3克（冲服）。每日1剂，水煎，分2次温服。外伤积血者，去阿胶、玄参，加白蒺藜、密蒙花、川芎、防风；视网膜静脉周围炎，加白及、白蔹；视网膜静脉阻塞者，加地龙、川芎、葛根；视网膜血管炎者，加金银花、连翘、白及；失眠多梦者，加首乌藤、石决明、牡蛎；病久机化者，加昆布、海藻、枳壳、桔梗；脾虚纳呆者，去阿胶、玄参，加六神曲、白术、陈皮；腰酸、耳鸣、肾虚者，加枸杞子、菟丝子、楮实子；血脂偏高者，加何首乌、山楂。主治玻璃体积血。

2. 当归、生地黄各20克，赤芍、桔梗、陈皮、夏枯草各12克，川芎、酒黄芩、木贼、蝉蜕、密蒙花各9克，柴胡6克，酒大黄3克。每日1剂，水煎1 5克钟，过滤取液，加水再煎20分钟，滤过去渣，两次滤液兑匀，早、晚分服。肝阳上亢者，加生龙骨、

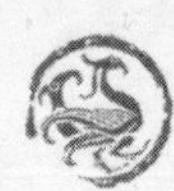

生牡蛎各30克，赭石、蒺藜各12克；阴虚内热者，加栀子12克，银柴胡、麦冬、天花粉各9克；瘀血阻络时久者，加丹参15克，桃仁、醋三棱各9克，红花6克；血热妄行者，加炒蒲黄15克，焦栀子12克，荆芥炭9克，三七粉1.5克（冲服）。主治眼底出血。

3. 当归、桃仁、枳壳、牛膝各6克，生地黄、赤芍各9克，川芎、红花、柴胡、桔梗各3克，甘草1.5克。每日1剂，水煎服，分2次服。初期，加生蒲黄15～30克（包煎）；治疗中期，出血吸收较慢时重用三棱、莪术；晚期有变性、渗出，中心反光消失时，加枸杞子、五味子、制女贞子、茺蔚子、制何首乌；气虚者，加党参、黄芪。主治眼底出血。

4. 生地黄、白茅根各20克，仙鹤草、墨旱莲各18克，白芍、白及、蒲黄、栀子炭各15克。每日1剂，水煎，分2～3次服，20日为1个疗程。出血早期无实热者，加牛膝、阿胶各12克；中期（一般在发病15日后）加桃仁、红花、丹参各12克，田七末（冲服）3克；后期（一般多在发病后60日）或纤维组织增生者，加昆布、海藻、瓦楞子各20克，生牡蛎30克；阳虚痰浊内阻者，加桂枝、法半夏各12克，橘红6克；肝肾不足者，加枸杞子、石斛、桑椹各12克。主治玻璃体积血。

5. 生地黄、墨旱莲、荆芥炭各12克，丹参、郁金各15克，生蒲黄24克，牡丹皮10克，川芎6克。每日1剂，水煎服。肝郁者，加香附、柴胡；血瘀者，加赤芍；阳亢者，加龙骨、牡蛎；脾虚者，加山药、白扁豆、党参、白术；阴虚火旺者，加南沙参、太子参、麦冬；眼底动脉硬化者，加白蒺藜、决明子；糖尿病引起者，加五味子、西洋参、黄芪；视网膜中央静脉阻塞，加石菖蒲；视网膜静脉周围炎，加西洋参（或重用北沙参）。治疗期间禁用辛辣食品及酒类。主治眼底出血。

【名医指导】

1. 用眼适度，不要长时间看书报、电视，建议看40分钟后休息2～3分钟。

2. 保持良好和充足的睡眠，睡眠充足有助于滋润眼睛，减少眼睛的血丝。

3. 清洁眼睑，以免因残屑、油脂、细菌、化妆品等尘屑导致眼睛发炎，布满血丝。

4. 少吸烟、少饮酒，少吃有刺激性的食物，禁喝浓茶或咖啡。

5. 出现眼底出血后首先要卧床休息，避免活动和精神紧张，做好血压、血糖等的控制。

糖尿病视网膜病变

糖尿病视网膜病变为眼底毛细血管和静脉受损害所致。眼底检查可见眼底极部散在许多毛细血管瘤和小点状、小片状出血，可有边缘清楚的黄白色斑状或片状渗出。点状出血及微血管瘤，多位于颞侧血管间，在黄斑区周围的视网膜深层毛细管血壁变薄呈小球状扩张，荧光血管造影可以早期发现。散在性出血斑、渗出斑，多见于黄斑区视网膜深层，为界线清楚的黄白色点状，有时为透明样变性和类脂质沉着，常混杂胆固醇结晶。静脉充盈曲张，管径粗细不匀，可呈腊肠或串珠状。更为严重的是视网膜上形成新生血管，反复出血并流入玻璃体内，形成玻璃体积血，若出血量很多则很快失明。玻璃体积血可以机化而成纤维索条，纤维索条收缩，则会将视网膜扯下来，引起视网膜脱离和眼球萎缩，以致失明。

【必备秘方】

1. 罗汉果片20克，天冬片、麦冬片各15克，西洋参3克（研极细末）。每日1剂，水煎2次，每次30分钟，合并煎汁约2000毫升，调入西洋参末拌匀，小火煮沸，即可饮服。主治糖尿病视网膜病变。

2. 玉竹（研极细末）、麦冬（研极细末）各15克，西洋参1克（研极细末）。混匀，一分为二，装入绵纸袋中，挂线封口，每次1袋，沸水冲泡15分钟，即可饮服。主治糖尿病视网膜病变。

3. 生地黄30克，白芍、丹参、麦冬、水牛角、玄参各15克，牡丹皮10克，三七粉3克。每日1剂，水煎服。主治糖尿病性视网膜病变。

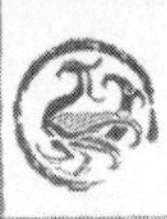

4. 黑桑椹120克，麦冬、枸杞子各60克，炒决明子、甘菊、夏枯草、橘饼、制何首乌各30克，五味子10克。共为粗末，混匀，每取15克，沸水冲泡15分钟，即可饮服。主治糖尿病视网膜病变。

5. 生地黄、地骨皮各30克，活鳝鱼3条（约500克），鸡汤250毫升，红糖、酱油、黄酒、葱花、生姜末、味精、精盐、五香粉、湿淀粉、香油、精制油各适量。将生地黄、地骨皮洗净、切片，放入纱布袋中扎口；将鳝鱼去头、尾，用方形竹筷从咽喉部插腹中，顺时针方向绞出内脏、洗净，切段，从沸水中汆一下，用冷水冲洗（勿将黏液洗去），与药袋放入沙锅，加适量水以大火煮沸，烹入料酒，改用小火煨30分钟，取出药袋，收干；炒锅置火上，放精制油烧至六成热，入葱花、姜末煸香，入鳝段用勺轻熘散开，倒入鸡汤及红糖，用小火煨至鳝鱼熟烂，加酱油继续煮至汤汁稠浓时调入味精、精盐、五香粉拌匀，用湿淀粉勾芡，淋上香油，即可食用。主治糖尿病视网膜病变。

【名医指导】

1. 合理控制总热量。饮食中应包括高比例的糖类和纤维，足量的维生素和矿物质，少量的蛋白质和脂肪。忌食肥甘厚味、辛辣炙煿之品。

2. 糖尿病患者保护眼睛要做到尽量保持血糖正常或接近正常，尽量控制血压在正常范围，积极治疗高脂血症，出现视力改变时应尽快到医院就诊。

3. 定期到医院检查眼睛，糖尿病患者在发病之初对眼睛做一次全面检查，1型糖尿病患者应在患病5年后每年复查1次。

4. 已有糖尿病性视网膜病变情况，应避免参加剧烈活动及潜水等活动。

5. 一般出现临床意义黄斑水肿时要进行激光治疗。进行激光治疗前一般应做眼底荧光血管造影，据情况选择治疗方案。治疗时需注意避开中心凹周围的区域，以免损害中心视力，另外注意在治疗时激光斑间应有空隙，不可相连。

高血压性视网膜病变

高血压性视网膜病变为眼底动脉严重硬化视网膜缺血所致。大多数高血压患者在视网膜出血（特别是黄斑部出血）时视力明显减退。在视网膜动脉痉挛时，相应部分视网膜供血发生暂时性障碍出现视力减退、象限性视野缺损、偏盲甚至黑矇。高血压早期，视网膜血管正常，也可出现动脉变细，管壁反光增强、变宽，黄斑部小血管变少、变短；继而视网膜动脉变细，管壁反光明显增强，甚至表现为铜丝样或银丝样反光，有时动脉管壁两旁有白鞘，黄斑部小动脉呈螺旋状，重要的象征是动静脉交叉压迫现象，交叉两侧静脉有隐蔽、偏位现象；如病变继续进展，眼底就可出现出血和渗出，临床上称高血压动脉硬化性视网膜病变。

【必备秘方】

1. 山楂15克，罗布麻叶6克，菊花5克，冰糖适量。开水冲泡，代茶饮。主治高血压性视网膜病变。

2. 鲜芹菜500克，鲜苦瓜80克，同煮服；决明子15克，荠菜30克，菊花6克，水煎服（或开水冲泡，代茶饮），每日1次，连服数日。主治高血压性视网膜病变。

3. 蜂蜜200克，黑桑椹、黑芝麻、海参各100克，熟地黄、何首乌、白芍各50克。将海参发好、洗净，与上料水煎3次。每次40分钟（提取煎液1次），将3次煎液合并，继续煎至稠浓时加入蜂蜜，煮沸即停，凉后装瓶。沸水冲服，每次2汤匙。主治高血压性视网膜病变。

4. 粳米100克，决明子、白菊花各15克。将决明子炒香，凉后与白菊花煎汁，去渣，入洗净的粳米及适量清水煮成粥，加白糖服食。每日1次，1周为1个疗程。主治高血压性视网膜病变，亦治原发性高血压、高脂血症、冠心病等。

5. 粳米100克，煅石决明30克。将煅石决明加水200毫升，以大火煎1小时，去渣取汁，入粳米及水600毫升煮成稀粥。每日早、晚温热食，5～7日为1个疗程。主治

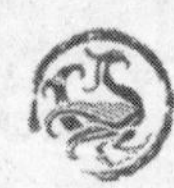

高血压性视网膜病变、青盲、雀目、视物模糊、目赤翳障等。

【名医指导】

1. 养成良好的生活习惯，忌烟、酒。长期吸烟会导致动脉硬化。在短时间内大量的吸烟，会使得血压升高。所以，过量的烟酒都是诱发眼底血管病变的原因。

2. 预防高血压：如果血压偏高，就要及时就医，遵医嘱按时服药，一定要避免血压大幅度的波动。

3. 保持大便通畅：如有咳嗽症状，一定要及时治疗。因为中老年人毛细血管很脆，反复用力过度咳嗽会引发血管破裂。

4. 保持情绪稳定：兴奋的情绪会容易使血压升高，悲伤的情绪会引起小血管的痉挛，这些都是眼底血管病变的原因。

5. 高血压患者应积极控制血压。降低高血压是防治眼底病变最根本的措施，包括卫生教育、控制体重、运动和内科药物治疗。

视网膜色素变性

视网膜色素变性是一种先天性慢性进行性眼病，为视网膜神经上皮层的原发性变性，具有遗传倾向。以夜盲、视野狭窄，眼底色素沉着为主症，视网膜光感器功能异常，大多数病例视杆细胞受累更为严重，使得夜视力受损更重。本病早期即有夜盲症状，但中心视力可正常，最初视野出现环形暗点，以后随着病情的缓慢发展，视野呈向心性缩小，夜盲症状逐渐加剧，直至日间行路亦感困难；后期视野成为管状，甚至陷于失明。早期初感夜盲时眼底可无明显改变，以后随着病情发展逐渐出现视盘色淡而带蜡黄、边缘稍模糊（此为视神经盘部胶质增生所致），视网膜动、静脉均变细，尤以动脉为甚。在晚期病例，动脉呈线状，骨细胞样黑色素斑开始分布在眼底周围，逐渐向后极部发展，少数不规则的色素线条可出现在视网膜血管的前面。晚期视网膜常呈污秽的青灰色调，同时可见硬化的脉络膜血管，有时黄斑部呈鲨革样反光。

【必备秘方】

1. 黄芪、党参各 20 克，女贞子、熟附子、巴戟天、茺蔚子、枸杞子各 12 克，当归、白芍、桃仁、红花各 9 克，鸡血藤 30 克，熟地黄、路路通、菟丝子、密蒙花各 15 克，升麻、柴胡各 6 克，甘草 3 克。水煎 500 毫升，装瓶。每次服 50 毫升，每日 2 次，1 个月为 1 个疗程，连服 6 个疗程。主治视网膜色素变性。

2. 生黄芪、柴胡、丹参各 10 克，川芎 6 克，葛根 12 克，枸杞子、制何首乌各 20 克，坎炁（脐带）1～2 条。每日 1 剂，水煎，分 2 次服。主治视网膜色素变性。

3. 夜明砂 15 克，苍术、熟地黄、云茯苓各 12 克，牡丹皮、山药、泽泻、山茱萸各 9 克，肉桂、附子各 3 克。每日 1 剂，水煎，分 2 次服。主治视网膜色素变性。

4. 猪肝 500 克，玄参 15 克，菜油、葱、生姜、酱油、白糖、黄酒、水豆粉各适量。将猪肝洗净，玄参切片水煎 1 小时，捞出猪肝切片；将菜油加热，入葱、姜煸香，加入猪肝片、酱油、白糖、黄酒以及原汤少许，收汁，勾入水豆粉（汤汁透明），拌匀，每日中、晚餐佐餐食。主治视网膜色素变性。

5. 粳米、炙黄芪各 30～60 克，人参 3～5 克或党参 15～30 克，白糖少许。将人参（或党参）、黄芪切片，冷水浸泡半小时，入沙锅煎沸后，改用小火煎浓，取汁，再加冷水煎取二汁，去渣，2 次煎液合并，分为 2 份，每日早、晚用粳米加水煮成粥，加白糖服（人参亦可制成参粉，调入黄芪粥中煎煮服食）。主治脾胃虚弱型视网膜色素变性。

【名医指导】

1. 禁止近亲结婚：本病隐性遗传者，其先辈多有近亲联姻史，禁止近亲联烟可使本病减少发生约 22%。

2. 避免“病病结合”：隐性遗传患者应尽量避免与本病家族史者结婚，更不能与已患有本病者结婚。显性遗传患者，其子女发生本病的风险为 50%。

3. 视网膜色素变性患者平时一般应少食辣椒、烟酒、蒜、生姜等食物，饮食宜清淡，以富含维生素 A 食物为宜。

4. 强光可加速感光细胞外节变性，所以必须戴遮光眼镜，或可避免视功能迅速恶化。遮光眼镜的颜色从理论上说应采用与视红同色调的红紫色，但有碍美容而用灰色，亦可选用灰色变色镜。深黑色墨镜并不相宜，绿色镜片禁用。

5. 避免精神与体力的过度紧张。过度紧张时体液中儿茶酚胺增加，脉络膜血管因此收缩而处于低氧状态，促使感光细胞变性加剧。

老年性黄斑变性

黄斑变性是一种严重影响中老年视力的眼病，多为双眼，临床表现为中心视力降低，自觉可有中心暗点，初期眼底变化较轻，黄斑部有细小色素繁殖；进一步发展，黄斑可由灰白色及暗黄色斑向外扩展，有境界鲜明发暗的晕轮，多数视力在0.1左右。按临床表现分为老年黄斑变性与黄斑囊样变性，前者分为湿性和干性两种。干性视力正常或缓慢减退，黄斑有玻璃疣和色素紊乱；湿性病变发展快，视力明显减退，眼前有黑影，视物变形，眼底有典型的黄斑盘状变性，最终视力丧失。

【必备秘方】

1. 丹参、山茱萸、山药、白术、生黄芪各15克，赤芍、泽泻、茯苓、僵蚕、何首乌、红花各10克。每日1剂，水煎，分2次服（或共研细末，口服，每次3～4克，每日2次），3个月为1个疗程，连服1～2个疗程，定期复查视力及眼底变化。主治老年性黄斑变性。

2. 生地黄、丹参各15克，当归、桔梗、赤芍、柴胡、牛膝、茺蔚子各10克，红花8克，川芎6克，甘草3克。每日1剂，水煎服。同时配服碘剂、维生素B类、肌苷、辅酶A等。主治老年性黄斑变性破碎期。

3. 党参、生地黄、山药、云茯苓、菊花、女贞子各12克，当归、熟地黄、赤芍、白芍、泽泻、牡丹皮、枸杞子、夜明砂、蝉蜕各10克。每日1剂，水煎，分2次服。主治老年性黄斑变性。

4. 丹参、茯苓各15克，当归、赤芍、柴胡、车前子、泽兰、白芍各10克，红花、桃仁各8克，川芎6克，甘草3克。主治老年性黄斑变性病变期。

5. 嫩鸡肉600克，核桃仁150克，枸杞子90克。将枸杞子洗净，核桃仁用开水浸泡、去皮，嫩鸡肉洗净、切丁，用盐、味精、白砂糖、胡椒粉、鸡汤、芝麻油、湿淀粉各适量兑成汁，待用；将去皮后的核桃仁用温油炸透，入枸杞子即起锅沥油。入姜、葱、蒜片稍煸投入鸡丁、兑汁，速炒，随即投入核桃仁和枸杞子炒匀食用。主治老年性黄斑变性。

【名医指导】

1. 补充叶黄素：多食富含叶黄素的蔬菜如玉米、菠菜、甘蓝菜。叶黄素是一种对眼睛非常有益的营养素。

2. 控制血压在140/90毫米汞柱以下。

3. 化验血糖，空腹血糖应控制在3.9～6.1毫摩尔/升。

4. 佩戴深色眼镜，减少光损伤。

5. 禁止吸烟，尽量少饮酒。

6. 少食高脂质物质如动物内脏，减少患者老年性黄斑变性的危险因素。

7. 目前多数学者主张对渗出型者，应及早施行激光光凝新生血管，以避免病情恶化。

视神经炎

视神经炎是临床常见的一种严重损害视功能的眼病。视网膜神经纤维在眼底后极部，集合形成视盘，至眼球后成为一条直径大约3毫米粗的视神经，它经过眼眶进入颅内。如果发炎仅限于视盘称视盘炎；只有眼球后面一段视神经发炎，称球后视神经炎。根据其发病的缓急分为急性和慢性，可双眼同时发病，或单眼发病，或一先一后发病。引起视神经炎的原因常常与全身疾病有关。许多急性传染病都可使视神经发炎。如感冒、麻疹、猩红热、肺炎、伤寒、白喉、腮腺炎、丹毒、脓毒血症等，可由毒素进入血液循环所致。慢性传染病如结核、梅毒等，其他疾病如糖尿病、妊娠、贫血、哺乳期及维生素B_1缺乏

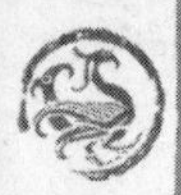

等，也有慢性中毒如烟酒中毒、铅中毒等引起。眼部的炎症如色素膜炎、视网膜炎，眼眶和鼻窦的炎症，特别是筛窦发炎常侵犯视神经。本病后期，下行性萎缩性改变达视神经盘时方出现视神经盘颞侧或全面萎缩。如能早期除去病因，则预后尚好，如遗留视神经萎缩，则有不同程度的视力损害。

【必备秘方】

1. 桃仁、红花、川芎、当归、柴胡、栀子各10克，生地黄、赤芍、丹参、连翘各15克，三七末3克（冲服）。视网膜水肿者，加通草、车前子、茯苓；眼痛者，加白蒺藜、郁金；盘周出血者，加侧柏叶、荆芥炭；中期者，加党参、黄芪；恢复期者，加服杞菊地黄丸。每日1剂，水煎服。同时用川芎嗪160毫克加5%葡萄糖注射液250毫升静脉滴注，每日1次；口服泼尼松、肌苷、维生素类。主治急性视神经炎。

2. 柴胡、龙胆、泽泻、栀子、黄芩、菊花、紫草、苏木、夏枯草各10克，车前子、通草、当归各15克，生地黄、丹参、水牛角各20克，甘草5克。视网膜出血者，加生地黄、牡丹皮、白茅根；大便秘结者，加大黄；病变后期视神经盘充血、水肿消退、颜色变淡者，去龙胆、紫草、通草，加玄参、石斛、赤芍、枸杞子。每日1剂，水煎服。主治视神经盘炎。

3. 当归、赤芍、茯苓、黄芪各9克，川芎、柴胡各6克，党参、决明子、牡丹皮、密蒙花各12克，升麻3克，丹参15克。每日1剂，水煎服。同时配合山莨菪碱210毫克，肌苷0.1克，每日1次，肌内注射；地巴唑10毫克，烟酸0.1克，每日3次，口服；重者加用地塞米松静脉滴注或口服。主治慢性球后视神经炎。

4. 熟地黄、生地黄、野菊花各20克，全当归、山茱萸、杜仲、青葙子、枸杞子各15克，锁阳、龟甲、狗脊、女贞子、五味子各10克。久病脉络瘀阻者，加牡丹皮、桃仁、红花各8克；偏于阳虚者，加肉苁蓉、淫羊藿各10克；偏于阴虚者，加川柏、知母、玉竹各10克。每日1剂，水煎，分2～3次服。1周为1个疗程。主治视神经炎。

5. 全当归、生地黄、熟地黄各20克，野菊花25克，酒黄芩、黄柏、知母各12克，赤芍、玄参、丹参、决明子、川芎各10克，水牛角粉1.2克（冲服）。病程不长者，加金银花、防风、蒲公英各10克；若病程久者，加红花、桃仁各10克。每日1剂，水煎3次，合并药液，分2～3次服。1周为1个疗程。主治视神经炎。

【名医指导】

1. 选择清淡、易消化、营养丰富的食物，进食新鲜水果、蔬菜，凉性素菜及水果（如冬瓜、梨、香蕉、西瓜），可适当增加动物肝、牛奶、蛋黄。忌烟、酒及辛、辣、炸烤食物。

2. 维生素 B_1 缺乏是视神经炎的重要诱因。可以通过多吃富含维生素 B_1 的食物补充：奶类及其制品、动物肝肾、蛋黄、鳝鱼、胡萝卜、香菇、橙等。

3. 适度用眼，控制看电视、上网、玩手机时间。

4. 当感觉自己的眼睛有剧痛、呕吐、头痛等症状的时候，及时去医院进行检查。

5. 遵医嘱按时用药，对视力严重损伤者家属更应照顾周到，以免因行动不便造成其他的伤害。

视神经萎缩

视神经萎缩是指视神经纤维变性导致传导障碍的一种致盲性眼病，多见于视神经盘炎、球后视神经炎晚期，颅内及眶内占位性病变、颈内动脉硬化、颅骨发育异常及眼压升高，视神经的钝挫伤、穿刺伤、颅底骨折、视神经鞘膜内出血，奎宁、铅、乙醇等外来毒素以及糖尿病、妊娠、贫血、维生素缺乏等引起，局部营养障碍如视网膜中央血管阻塞、动脉硬化、缺血性视神经盘病变、青光眼以及急性失血等，遗传性疾病如视网膜色素变性、遗传性家族性视神经萎缩等亦可引发。本病中医属"青盲"、"暴盲"、"视瞻昏渺"等范畴，分为虚证和实证两型。虚证多因肝肾不足、心阴亏损、脾肾阴虚所致，实证乃肝郁气滞、血瘀脉络、目系失养为患。

或因髓海病变，目系受累所致。一般以调补为主，配合针灸，常可收效。

【必备秘方】

1. 薄荷、柴胡、当归、白芍、白术、茯苓、炙甘草、栀子、菊花各5克。每日1剂，水煎15分钟，滤出药液，加水再煎20分钟，去渣，两次煎液兑匀，分服。项强抽搐、肢体僵直者，加全蝎、僵蚕、钩藤、伸筋草各5克；足软者，加桑寄生、牛膝各5克；瞳神散大者，白芍加至10克，加五味子、全蝎、钩藤各5克；口噤不开者，加僵蚕、胆南星各5克；后期肝肾阴虚者，加石斛夜光丸。主治小儿视神经萎缩。

2. 熟地黄90克，菟丝子、车前子、麦冬（去心）、白茯苓、五味子、枸杞子、茺蔚子、葶苈子、蕤仁（去壳）、地肤子（去壳）、泽泻、防风、黄芩、青葙子、细辛、桂木、苦杏仁（去皮、尖，炒）各60克，白羊肝（竹刀切薄片，新瓦焙干）1具。共研细末，炼蜜为丸，每丸重9克，温开水送服，每次1丸，早、晚各1次。主治视神经萎缩。

3. 羊肝500克，熟地黄、菟丝子、车前子、麦冬、白芍、柴胡、茯苓、枸杞子、茺蔚子、黄芩、青葙子各100克，五味子80克。将羊肝切片、焙干、研细末，再将其他药物研末后混匀，装瓶备用。空腹服，每次15克，每日3次，30日为1个疗程。服药期间忌辛辣烟酒。主治视神经萎缩。

4. 熟地黄、丹参各30克，川芎、女贞子、当归、生黄芪、菊花各12克，五味子、陈皮、红花各9克，甘草4克。每日1剂，水煎服。挫伤性视神经萎缩早期，给予激素、脱水、止血剂。同时静脉滴注能量合剂、血管扩张剂，并进行高压氧治疗2个疗程以上。主治视神经萎缩。

5. 党参、黄芪、山药、茯苓、黄精、当归各1.5克，白术、菟丝子、柴胡、葛根、丹参各12克。制成小丸，饭后温开水送服，每次9克，每日3次。主治脾胃气虚型视神经萎缩和视网膜色素变性。

【名医指导】

1. 少吃或不吃在制作过程中容易发霉的食物，不要经常吃高脂肪饮食，忌吃已被污染的食物，忌烟、酒及咖啡，不要吃含有亚硝酸的食物。

2. 适度用眼：现在青年中以视神经炎继发为多见，这与长期上网、看电视、用眼不当密切相关。

3. 当发生眼睛剧痛或伴有头痛、呕吐者，需赶快就诊。另外，也可能没有任何征兆，这就需要定期进行眼部检查。尤其是有遗传病史的，或近期视力明显减退、视野缩小的。

4. 原发性视神经萎缩的治疗，首先应积极寻找病因并治疗其原发疾病。绝大多数垂体肿瘤引起的视神经萎缩即使视力损害已经非常严重，但术后视力常可得到良好的恢复。外伤后视神经管骨折引起的视神经萎缩，如早期手术减压、清除骨折片对视神经的压迫，也可收到较好的疗效。

5. 一旦视神经萎缩，要使之痊愈几乎不可能。但是，其残余的神经纤维恢复或维持其功能是完全可能的。因此应使患者充满信心及坚持治疗。

其他眼底疾病

本节内容为视网膜脱离、缺血性视盘病变，各病症的临床特点从略。

视网膜脱离

【必备秘方】

1. 黄芪30克，生地黄、茯苓、车前子各20克，桃仁、赤芍、川芎、当归尾、地龙各10克，红花6克，墨旱莲、枸杞子各15克，甘草5克。手术病变后期，视网膜组织增生者，去茯苓、车前子，加昆布、海藻、陈皮各10克；术后视网膜出血者，加蒲黄10克，田三七粉3克。每日1剂，水煎，分2次温服。均于术后半个月开始服用，连服1～2个月，平均服用时间为1.8个月。治疗前后均检查远、近视力，矫正视力和眼底，视野因手术复位后均已基本恢复正常，故复查时不再进行检查。主治视网膜脱离术后视力减退。

2. 楮实子、菟丝子、丹参各25克，党

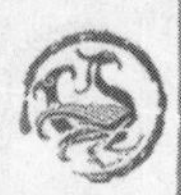

参30克，茺蔚子18克，枸杞子、车前子、麦冬、郁金各15克，五味子10克。每日1剂，水煎，分2次服。同时局部使用1%阿托品眼液散瞳，每日3次；氯霉素眼液、地塞米松眼液点眼，2小时1次；玻璃体混浊为（++）以上者，用泼尼松30毫克，每日1次。中药组上述中西药均用，对照组仅用以上西药；两组病例均术后住院观察14日。治疗前后检查视力、眼前部炎症情况、玻璃体混浊情况、眼底改变及全身症状。主治孔源性视网膜脱离复位术后。

3. 泽泻、猪苓、白术、当归、川芎、白芍各15克，茯苓、党参、熟地黄各20克。术后视网膜积液较多者，加车前子15克；兼气虚者，加黄芪、丹参各15克；兼阴虚者，加枸杞子、女贞子各15克，生地黄20克；兼阳虚者，加菟丝子15克。每日1剂，水煎，早、晚分服，2周为1个疗程。常规辅以维生素类药。主治原发性视网膜脱离。

4. 生地黄15克，当归、白芍、枸杞子、茯苓、猪苓、白术、黄芪、防风各10克，女贞子、泽泻、党参、车前子各12克。尿浊色黄、苔黄腻、脉滑数者，加黄柏、赤小豆各10克；头晕目眩、失眠多梦、舌淡红、脉沉细者，加菟丝子15克，金樱子12克，狗脊10克。每日1剂，水煎服。主治视网膜脱离术后视网膜下积液。

【名医指导】

1. 一般术后卧床7～10日，每日或隔日换药1次。

2. 包扎双眼，结膜线可在1周后拆除。术后1～2日起即可做眼底重点观察，包括裂洞部位的反应，视网膜下有无积液残留及其增减情况。

3. 多食清淡食物，保持大便通畅，做好精神调护。

4. 凡患中、高度近视应避免剧烈运动和眼外伤，积极治疗原发病，防止和控制继发性视网膜脱离。

5. 做好精神调护，保持心情舒畅。多食水果、蔬菜、鱼类等清淡食品，少食高脂及辛燥食物。

6. 注意观察血压，情绪及饮食起居。如有异常，应及时报告医生。恢复期可参加力所能及的体育活动，促进血液流畅。

缺血性视盘病变

【必备秘方】

1. 生地黄24克，丹参30克，赤芍、当归、桃仁、红花、牛膝、连翘、牡丹皮、生蒲黄、路路通、车前子、泽泻、茯苓各10克。视物色暗者，加枸杞子、菟丝子、炮附子各10克；视野缺损甚者，加桑白皮20克，通草10克；视物干涩者，加石斛、蔓荆子各10克；伴眩晕者，加珍珠母30克，钩藤15克；视物疲劳者，加黄芪24克，太子参10克。每日1剂，水煎服。主治缺血性视盘病变。

2. 当归尾、赤芍、覆盆子、车前子、楮实子、葛根各12克，熟地黄、枸杞子、菟丝子各5克，川芎9克，丹参18克，生黄芪24克。每日1剂，水煎服。失眠多梦者，加首乌藤12克，炒酸枣仁15克；烦躁、易怒者，加栀子6克，黄芩12克；口苦咽干者，加柴胡，龙胆各6克。可配合针刺球后、太阳、风池、承泣、曲池、足三里等穴。主治缺血性视盘病变。

3. 糯米100克，龙眼肉、枸杞子各30克，白参15克，大枣10枚（去核）。同煮成粥，加白糖调服，每日1次。主治缺血性视盘病变。

4. 川芎、茺蔚子、木瓜、丹参、赭石各18克，当归、泽兰、桂枝、茯苓、地龙、防风各12克，甘草3克。每日1剂，水煎，分2次服。主治缺血性视盘病变。

5. 仙鹤草30克，刘寄奴、枸杞子各15克。每日1剂，水煎，分2次服。主治缺血性视盘病变。

【名医指导】

1. 做好精神调护，避免情绪激动和精神紧张。

2. 卧床休息，禁止看书报和电视。饮食以清淡为宜，增加新鲜蔬菜和水量的摄入。

3. 使用激素后若食欲亢进，应适当控制饮食。

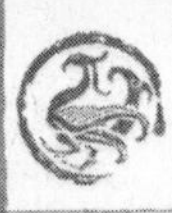

屈光不正

屈光不正包括远视、近视、远视、散光，是眼科的常见病、多发病。其中近视度数愈高，远视力愈差，高度近视可引起眼底退行变性，如黄斑部发生不规则的白色萎缩斑，使近视力明显下降。在做近工作时，常会出现视力疲劳（或不适）感，有时前房较深，瞳孔较大，患者常眯眼睑以视近。远视因过度调节引起睫状肌痉挛而成假性近视，使远视力降低。远视眼看近时需要增加矫正远视的调节力量，往往先出现视觉干扰。视力疲劳是远视眼最常见的临床症状，表现为头痛、头晕、全身不适或视力降低。多病体弱者即使远视度数不高亦可出现（或轻易出现）。散光常出现严重的视力疲劳，因有自动调节以达矫正的可能，故时时加以调节所致。高度散光则远近视力均减退，其减退的程度可因散光的浅深而异。从散光的类型与发生视疲劳的关系来看，则远视散光比近视散光为重，反例散光比合例散光为重。

近视眼

【必备秘方】

1. 生地黄、白术、青葙子、枸杞子、丹参、酸枣仁各 20 克，川芎、人参、石斛、熟附子、五味子、决明子、红花、肉苁蓉各 15 克，山茱萸、当归、牡丹皮、石菖蒲、远志、蝉蜕、桃仁、夜明砂、枳壳各 10 克，桂枝、泽泻、炙甘草各 5 克。共研极细末，炼蜜为丸，每丸重 10 克，每日早、晚各服 1 丸，连服 7 日后停 7 日，再服 8 日停 8 日，1 个月为 1 个疗程。注意用眼卫生及锻炼，尽量不戴眼镜。主治近视眼。

2. 五味子、升麻、鹅不食草、瓦楞子、海风藤、红花各 10 克，牡丹皮 13 克，菊花 17 克，冰片 2 克。巩膜瘀血者，加仙鹤草、红花、青葙花；眼球突出者，加木瓜、五味子、桑椹；斜视者，加白附片、钩藤；玻璃体混浊者，加蝉蜕、木贼、枸杞子、辛夷；视网膜出血者，加墨旱莲、仙鹤草、密蒙花。主治高度近视（近视度数在 700 度以上）。

3. 五味子、枸杞子、青葙子各 20 克，黄芪 25 克，桑椹、覆盆子各 15 克，桃仁、红花、鸡血藤、远志、野菊花、决明子各 12 克，石菖蒲、升麻各 10 克，冰片 0.15 克。共研极细末，炼蜜为丸，每丸重 9 克，白开水送服，每服 1 丸，每日早、晚各 1 次；同时，每日做眼保健操 3 次，2 个月为 1 个疗程，半个月测视力 1 次。主治近视眼。

4. 当归、川芎、丹参、鸡血藤、黄芪、青葙子、升麻各 15 克，红花、石菖蒲各 9 克，海风藤、鹅不食草各 12 克，枸杞子 20 克，参须 6 克。2 日 1 剂，水煎服，每日 3 次，连服 1 个月为 1 个疗程。主治近视眼。

5. 党参、白术、麦芽、黄芪各 80 克，升麻、远志各 30 克，石菖蒲 40 克，当归、茯神、川芎各 50 克，蔓荆子 35 克。共研为末，白开水送服，每次 6 克，每日 3 次，30 日为 1 个疗程。主治近视眼。

【名医指导】

1. 维生素 A 或 B 族维生素、葫萝卜素和屈光不正是有很大的相关性的。此外，维生素 C、维生素 B_6 以及锌的补充也可帮助解决眼睛问题。

2. 经常做眼保健操，按压太阳穴或闭目养神。闭目养神既能使眼睛得到充分的休息，又能休息大脑。

3. 勿过度用眼。看书或上网时一般每小时要起来活动一下，并用双手掌捂住双眼轻轻按摩，然后往远处眺望，望得越远越好。

4. 看书、写字的姿势不正确，或光线不好，造成眼与书的距离太近，或看书时间过长，或走路，坐车看书等都可造成眼睛过度疲劳，促成屈光不正。

5. 多看绿色植物，因为绿色植物能吸收强光中的紫外线，减少或消除紫外线对人眼睛的有害作用，给眼睛一种舒适的感受。

弱　视

【必备秘方】

1. 枸杞子、山药各 50 克，熟地黄 15 克，陈皮 9 克，鳖 1 只（去脏、头）。共煮熟，去药渣，酌量摄食，每日 1 次，连服 10～15 日。主治弱视。

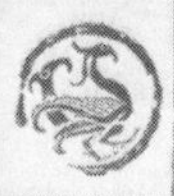

2. 鸡肝100克，银耳15克，枸杞子5克，茉莉花24朵。将银耳（先泡开）、鸡肝（切片）、枸杞子加水及作料烧沸，去沫，待鸡肝熟后装入碗内，撒上茉莉花即可服食。每日1剂，连服10～15日。主治弱视。

3. 粳米100克，熟地黄50克，枸杞子15克。将熟地黄加水浸泡1小时，水煎2次，合并药液；将枸杞子、粳米淘净，加入药液以文火熬粥，温食，每日1次，连服10日。主治弱视。

4. 母鸡肉100克，蜜炙黄芪片30克。同炖至熟烂，去黄芪服食，每日1小碗，连服3～4周。主治弱视。

5. 枸杞子、山药各50克，熟地黄15克，陈皮9克，鳖1只（去内脏、头）。共煮熟，去药渣，酌量摄食，每日1次，连服10～15日。主治弱视。

【名医指导】

婴儿出生时，眼球还没有发育好，3～4岁时还只有成年人的78%，一般5岁左右视力发育完善，所以其预防应从优生优育着手。主要有：

1. 禁止近亲结婚，妊娠期要注意预防风疹等传染病，避免难产或早产，避免先天性角膜疾病、先天性白内障等。

2. 分娩时注意防止产伤。

3. 要有良好的学习环境，保持正确的读写姿势。

4. 定期眼科检查，及时治疗屈光不正，佩戴合适的矫正眼镜。

视疲劳

视疲劳又称眼疲劳，是全身疲劳的一个方面，大多工作2～3小时发生，轻则头昏眼胀、眼睑沉重，神疲乏力，甚则两眼胀痛，波及后颈或整个头部，兼见恶心呕吐。极易产生视疲劳的原因：远视散光、老花眼、青光眼等为最常见的眼部因素；身体虚弱或患某些全身性疾病，使眼的耐受力降低等为常见的全身因素；生产的产品（或工具）过于细小、光线太暗等为最常见的环境因素。多发生于工厂、学校、机关等单位工作者。

【必备秘方】

1. 熟地黄15克，当归、白芍、白芷各10克，羌活、防风各7克，川芎6克。每日1剂，水煎，分2次服。有热象者，熟地黄改为生地黄，白芍改为赤芍（或加黄芩、黄连）；眼干较著者，加天花粉、知母、玄参；气虚者，加党参、黄芪；肝肾两虚者，加枸杞子、女贞子；肝郁气滞者，加香附。主治视疲劳。

2. 菟丝子250克（酒煮），熟地黄、当归各160克，枸杞子、车前子（炒）、五味子各60克，楮实子、花椒（炒）各30克。共为末，炼蜜为丸（如梧桐子大），饭前温酒送服，每次6～9克。主治视疲劳。

3. 党参、白术、当归、茯苓、陈皮、柴胡、槟榔、枳壳、升麻、丹参、赤芍、麦冬、枸杞子各10克。每日1剂，水煎服。主治视疲劳。

4. 熟地黄60克，黄连30克，白羊肝1具。共焙干、研末，制为丸（如梧桐子大），饭前以茶水送服，每次6克，每日3次，久服自愈。主治视疲劳。

5. 水发海参100克，水发香菇、火腿各40克，鲜汤250毫升，鸽蛋12个，酱油、白糖、黄酒、味精、香油、葱、生姜、湿淀粉、精制油各适量。将鸽蛋煮熟去壳，放精制油中炸一下；海参切条，放入沸水中氽一下，捞出控干水分；香菇去蒂、切成两半，火腿切片，葱和生姜洗净，用刀拍松；炒锅上火，放油烧热，下葱、生姜炝锅，加入鲜汤、鸽蛋、海参、香菇、火腿、酱油、白糖、黄酒烧沸，去浮沫，加入味精，用湿淀粉勾芡，淋上香油即可食用。主治视疲劳。

【名医指导】

1. 每人也可以自己判断是否患有视疲劳，即头痛、流泪、眼刺痛、视物模糊、复视、眼痛、畏光、眨眼、恶心、眼沉重。其中有两个或两个以上者，即可诊断。

2. 有视疲劳症状时先到医院检查，以排除眼病和其他疾病引起的视疲劳。

3. 消除引起视疲劳的各种因素。注意眼的调节和保护，平时要保证充足睡眠，劳逸结合，平衡饮食，生活要有规律。

4. 青少年出现视疲劳症状时更应重视，应及时到医院查清原因并及早治疗。

5. 可适当用一些解除眼疲劳的眼药水，或遵医嘱。

6. 加强体育锻炼，保持良好的身心健康也有助于预防视疲劳。

眼外伤

眼外伤包括眼部化学烧伤、眼部热烧伤、眼部机械伤等。其中眼部化学烧伤的致伤物质可以是固体、液体或是气体。常见的有硫酸、盐酸、硝酸、氢氧化钾、氢氧化钠、浓氨水、石灰等。由于强酸、强碱所接触的组织会坏死、脱落，最后使瘢痕形成、组织收缩而畸形，而严重损害视功能。眼部热烧伤临床上比较多见，主要致伤物质有熔化的金属（铁水、钢水、铝水等）、开水、热油、火焰及蒸汽等，对眼睛损伤的轻重主要与致伤物的温度、接触的时间以及烧伤的范围有关。眼部机械伤为最常见的眼球挫伤，如眼睛被拳头、球类、石块等钝性东西击伤，会伤及眼球各个部位，眼球挫伤后会发生撕裂、出血，上皮剥脱、水肿，重者可有角膜或角巩膜破裂、虹膜嵌顿、瞳孔缘撕裂伤及虹膜根部离断，严重者，常有晶状体悬韧带断裂，视网膜、脉络膜血管反射性痉挛，出现视网膜和黄斑区水肿、渗出，甚至脉络膜破裂或黄斑裂孔。更为严重的是眼球挫伤，可引起前房角后退或裂伤，导致继发性青光眼或睫状体脱离（低眼压）、玻璃体大出血、视网膜脱离、视神经挫伤（或撕裂）、视力极度下降。最为严重的还是眼球穿孔伤或破裂、眼睛爆炸伤、眼内异物等，应马上送有条件急救的医院就诊。

【必备秘方】

1. 熟地黄、白芍、川芎、当归各10克，藁本、防风、前胡各9克。白睛红赤者，加黄芩、生栀子各9克，龙胆12克；流泪者，加荆芥10克，白芷9克，菊花12克，薄荷6克；胃纳欠佳者，去熟地黄，加生地黄10克，陈皮、木香、炒白术、砂仁各9克；大便干结者，加大黄、淡竹叶各9克，芒硝6克。每日1剂，水煎，分2次服。同时用诺氟沙星、地塞米松滴眼液点眼，用1%阿托品眼膏点眼。主治眼球穿孔伤后色素膜炎。

2. 丹参30克，生地黄15克，赤芍、菊花各12克，川芎、柴胡、枳壳、桃仁、红花、牡丹皮各10克，当归、石菖蒲、车前子各20克。中、后期病例视神经盘色淡者，去桃仁、红花、枳壳、生地黄，加党参、枸杞子、女贞子、黄芪各30克，熟地黄20克，白术、黄精各10克。每日1剂，水煎温服。同时用西药常规处理。主治视神经损伤。

3. 当归、川芎、赤芍、生地黄、麦冬、女贞子、枸杞子、丹参、党参各12克，五味子、黄芪、菊花各10克，甘草6克。每日1剂，水煎服，7日为1个疗程。每周复查眼压1次。同时用地塞米松注射液2.5毫克加妥拉唑林注射液12.5毫克，每周2次球后注射；口服维脑路通片、肌苷片、维生素等。主治眼球挫伤后低眼压。

4. 当归、生地黄、白芍、羌活、菊花、蝉蜕、僵蚕、乌梢蛇各12克，川芎、红花各15克，全蝎3克，丝瓜络3寸。每日1剂，水煎，分2次在早、晚饭后温服，1个月为1个疗程，连服2个疗程。瘀血较重者，加丹参15克，桃仁10克；气血亏虚者，去生地黄，加熟地黄15克，黄芪20克。主治外伤性眼神经麻痹。

5. 大蓟15克，小蓟、白茅根各20克，茜草、牡丹皮各12克，侧柏叶、栀子、棕榈皮、荷叶、红花各10克，大黄6克（14岁以下按年龄比例酌减用量）。每日1剂，水煎服，服至前房积血完全吸收为止。同时用1%阿托品眼膏点眼，每日1次。主治外伤性前房继发出血。

【名医指导】

1. 加强宣传教育：在工厂定期宣传教育，使工人了解眼外伤的危害和预防眼外伤的意义，了解预防常识。在农村收割、施用农药、基本建设时也应进行宣传教育。尤其需对家长和学校老师等进行健康宣教，督促其加强对儿童的教育，使他们懂得自我保护和爱惜眼睛。

2. 严格执行安全制度：首先制定安全制

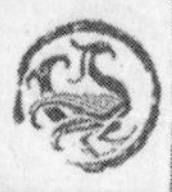

度和操作规程，定期检查执行情况和检查设备。

3. 改善劳动条件：可能出现事故的设备旁，应设置防护设施，并注意照明、通风、吸尘装置等。个人防护用具也不可忽视。

4. 培训基层卫生人员，掌握各种眼外伤的预防和急救措施。

5. 禁止燃放爆竹，加强社会治安也是减少眼外伤的重要措施。

6. 对化学伤应尽快用大量的水冲洗至少15分钟。

7. 对眼球穿孔伤，切忌挤压，可滴0.5%丁卡因眼液，用眼睑拉钩检查。眼球上的异物和血痂，不应随便清除。滴抗生素眼液后，轻包扎双眼，送专科处理。

8. 对开放性眼外伤，应肌内注射抗破伤风血清。

电光性眼炎

电光性眼炎为紫外线照射所引起，凡与紫外线有关的工作者都要加强防护。例如电焊、气焊和实验室用的紫外线灯，最容易被角膜和结膜上皮吸收，引起光电损伤。一般在接受紫外线照射6～8小时发病，这段时间称潜伏期。紫外线作用于角膜、结膜后经6～8小时后引起部分上皮细胞坏死脱落，这时患者的症状最严重。患者面部和眼睑红肿，结膜充血、水肿，睑裂部位的角膜上皮作点状或小片状剥脱，接受紫外线照射愈久，上皮脱落愈多。由于上皮脱落，上皮间的神经末梢被暴露而受到刺激，这就是眼痛的原因。

【必备秘方】

1. 龙胆、黄芩、栀子、车前子、当归各15克，生地黄25克，柴胡10克。每日1剂，水煎，分2次服。主治电光性眼炎。

2. 桃仁、栀子各15克，红花10克，绿豆20克。每日1剂，水煎服。主治电光性眼炎。

3. 粳米100克，决明子、白菊花各15克，白糖适量。将决明子炒香，与白菊花水煎，去渣，取汁澄清（去沉淀物），加入洗净的粳米煮为稀粥，加白糖调服。每日1剂。主治电光性眼炎。

4. 猪肝60～120克，白背叶、根30～60克，猪肝60～120克，精盐适量。将鲜白背根、叶洗净切碎，猪肝洗净切片，加水炖熟，加盐调服，每日1剂，连服2～3日。主治电光性眼炎。

5. 苦瓜30克，蒲公英50克，白糖适量。将蒲公英洗净，水煎10分钟，去渣，入洗净、切片的苦瓜，以文火炖熟，加白糖调服，每日1～2剂。主治电光性眼炎。

【名医指导】

1. 饮食宜清淡为主，多吃蔬果，合理搭配膳食，注意营养充足。忌咖啡、可可等兴奋性饮料及辛辣刺激性食物，忌霉变、油煎、肥腻食物，忌烟、酒。

2. 加强劳保宣传教育，在有紫外线场所工作者，应戴防护眼镜，可戴裂隙护目镜、淡灰色眼镜或GR-39光学树脂镜片。

3. 在观赏雪景或在雪地里行走时，最好戴上黑色的太阳镜或防护眼镜。这样就可避免雪地反射的紫外线伤害眼睛。

4. 减少用眼，不要热敷。高温会加剧疼痛。

5. 一旦得了雪盲症，可用鲜人乳或鲜牛奶滴眼，每次5～6滴，每隔3～5分钟滴1次。使用的牛奶要煮沸冷却后才可用。也可以药水清洗眼睛，到黑暗处或以眼罩蒙住眼睛用冷毛巾冰镇。

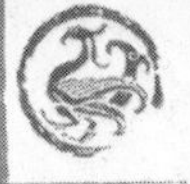

第十九章 耳鼻咽喉科疾病

分泌性中耳炎

非化脓性中耳炎又称分泌性中耳炎、卡他性中耳炎、渗出性中耳炎、浆液性中耳炎，是以鼓膜内陷、鼓室积液、传音性聋为主要临床特征的中耳非化脓性疾病。四季均可发病，以冬、春、季多见，是儿童最常见的致聋原因。西医认为，本病多由咽鼓管闭塞所致，与感冒、鼻咽炎症以及中耳腔的低毒性感染、变态反应、内分泌失调、气压损伤等有关。

本病在急性期，中医称“耳胀”；在慢性期（病程超过3个月者），中医称“耳闭”。本病的发生，急性者多因风邪袭表，循经上犯，邪闭耳窍，或外感风邪，传于少阳，闭阻清窍；慢性者多由正气不足，鼻咽病变，乘虚继发，或急性病例邪毒滞留，瘀阻耳窍而成。故急性者多从风热上壅论治，慢性者多从痰瘀互结论治，常配合针灸、鼓膜按摩、咽鼓管吹张以促渗出吸收和耳窍的畅通。

【必备秘方】

1. 苦杏仁、薏苡仁、桔梗、远志、通草各10克，防风、麻黄各6克，蝉蜕、制天南星、木香各5克。每日1剂，水煎服。同时闭目捏鼻鼓气10余次，又以两手掌摩擦至发热时分掩两耳门，一按一松20次左右。每日2次。主治风热挟湿、遏阻清窍之分泌性中耳炎。

2. 金银花15克，当归、龙胆、柴胡、生地黄、甘草、赤芍各12克，焦栀子、黄芩、车前子、泽泻、通草、连翘各9克。每日1剂，水煎，分2次服。主治急性卡他性中耳炎。

3. 板蓝根、金银花、连翘各12克，黄芩、玄参、牛蒡子各9克，桃仁、黄连、陈皮、炒苍耳子、蝉蜕各6克。每日1剂，水煎，分2次服。主治急性中耳炎。

4. 黄芪15克，升麻、紫苏叶、乌药、柴胡、大腹皮各10克，青皮、蔓荆子、木香、川芎、石菖蒲各6克。每日1剂，水煎，分2次服。主治航空性中耳炎。

5. 鲤鱼1000克，花椒15克，荜茇9克，香菜、姜、葱、料酒、味精各适量。将鲤鱼去鳞、鳃及内脏，洗净，切成3厘米方块；葱切段，姜拍烂，与荜茇、鲤鱼同入锅内加水适量，置武火上烧沸后改用文火炖40分钟，加香菜、料酒、醋、味精，喝汤吃肉。健脾利湿。主治脾虚湿盛型中耳炎。

【名医指导】

1. 加强身体锻炼，防止感冒。

2. 进行卫生教育，提高家长及教师对本病的认识。对10岁以下儿童定期行筛选性声导抗检测。

3. 凡发生耳内堵塞感应及时寻找原因，及时排除，对疾病的恢复大有益处。

4. 鼻和鼻咽部的炎症波及咽鼓管阻塞时，则应及早使用1%麻黄碱溶液滴鼻。

5. 如有鼓膜穿孔者，禁止擤鼻及耳内滴药，以预防中耳感染。

6. 有鼓室内积液或积血者，应及时去医院进行治疗。

化脓性中耳炎及其并发症

化脓性中耳炎以耳内反复流脓为临床特征，病程缠绵且常反复发作，尤以儿童为多见。多因泪水、奶水、呕吐物、洗澡水、游

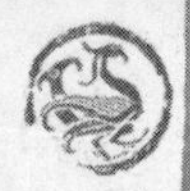

泳，使水殃及中耳；以及上呼吸道感染时，酸性分泌物沿耳咽管进入中耳道等因素，致耳鼓室发炎。本病有急性与慢性之分。急性者是致病菌直接侵入中耳引起的中耳黏膜、骨膜的急性化脓性炎症。病变范围包括鼓室、鼓窦、咽鼓管，并可延及乳突，引发急性乳突炎。好发于婴幼儿及学龄前儿童。慢性者系中耳黏膜、骨膜或深达骨质的慢性化脓性炎症，常与慢性乳突炎并存。多因急性化脓性中耳炎未及时治疗或病变较重，经治疗未痊愈而成。一般认为急性中耳炎 6～8 周未愈，则示病变已转为慢性，患耳反复流脓，听力减退，每遇外感则耳痛加剧，且或伴有全身性症状。如出现颅内并发症可危及生命。

本病中医属“脓耳”范畴，又称急性脓耳、慢性脓耳。急性化脓性中耳炎初起者，多因外感风热，邪入肝胆、少阳，邪壅耳窍所致；进一步发展，则多致肝胆湿热壅盛，气血壅滞，热胜肉腐成脓，产生鼓膜穿孔、溢脓，甚至颅内外并发症。慢性化脓性中耳炎，其病机多属脾气亏虚，或肾阳亏虚，或肾阴不足，致痰浊、寒凝、血瘀，久滞于耳。

【必备秘方】

1. 茯苓、泽泻、薏苡仁各 12 克，党参、黄芪各 10 克，川芎、皂角刺、白芷、炙甘草各 6 克。每日 1 剂，水煎，分 2 次服。脓多者，加鱼腥草、冬瓜子各 10 克；急性发作期，加车前子 20 克（包煎），菊花、蒲公英各 10 克，脓有臭味者，加穿山甲、桃仁各 10 克，红花 6 克。主治慢性化脓性中耳炎。

2. 薏苡仁、败酱草各 30 克，黄芪、白术、猪苓、茯苓、贯众各 15 克，附子、知母、川芎、半夏、石菖蒲各 10 克，甘草 5 克。每日 1 剂，水煎 15 分钟，过滤取液，加水再煎 20 分钟，去渣，两次煎液兑匀，早、晚分服。主治化脓性中耳炎。

3. 龙胆、苦丁茶、金银花各 30 克，柴胡 15 克，栀子、黄芩各 12 克，牛蒡子、薄荷（后下）各 10 克。每日 1 剂，水煎，分 2 次服。流脓血者，加鲜地黄 30 克，牡丹皮 12 克。主治急性化脓性中耳炎。

4. 蒲公英、黄芩各 15 克，天花粉、乳香、穿山甲、白芷、赤芍、防风、皂角刺、金银花各 10 克，陈皮、生甘草各 6 克。每日 1 剂，水煎，分 2 次服。主治急性化脓性中耳炎。

5. 金银花 15 克，当归、赤芍、龙胆、柴胡、生地黄各 12 克，焦栀子、黄芩、车前子、泽泻、连翘各 9 克，甘草 6 克。每日 1 剂，水煎，分 2 次服。主治慢性化脓性中耳炎。

【名医指导】

1. 注意锻炼身体，提高身体素质，积极预防和治疗上呼吸道感染。

2. 禁用硬物掏耳，防止鼓膜损伤。

3. 对于陈旧性鼓膜穿孔或鼓室置管的患者应禁止游泳。

4. 保持外耳道干净，但不能重拭重擦。

5. 儿童期慢性化脓性中耳炎往往需要待患儿咽鼓管功能改善后手术治疗。

耳　聋

耳聋是指患者有不同程度的听力减退，可分为突发性耳聋和感音神经性耳聋两大类。突发性耳聋又称特发性暴聋，是耳科多发病、常见病和急症，多发生于单耳，常见于 40～60 岁成年人。其病因与病毒感染、血管疾患（血管痉挛、血栓、耳蜗微循环障碍）、膜迷路破裂、自身免疫等有关。临床上以短时间内迅速导致感音神经性聋为主要特点，患者听力损失可在数分钟（或数小时、数日）内达到高峰，可伴有眩晕、恶心、呕吐。感音神经性聋是指由于耳蜗螺旋器毛细胞、听神经、听觉传导径路或各级神经元损害所引起的听力障碍，包括先天性聋、老年性聋、传染病源性聋、全身系统性疾病引起的耳聋、中毒性聋、噪声性聋、突发性聋、自身免疫性聋等。本病有暴发与久病之分。暴发者中医称“暴聋”，久病者中医称“渐聋”、“久聋”。其病因病机多由脏腑失调，气血阴阳亏虚，耳窍失聪，或经脉阻痹，气滞血瘀所致。

【必备秘方】

1. 黄酒 250 克，桃仁（研泥）、红花、鲜姜（切碎）各 9 克，赤芍、川芎各 3 克，大枣 7 个（去核），老葱白 3 根（切碎）。将

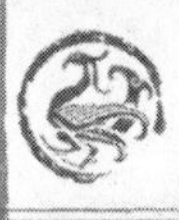

后7味水煎至1盅，去渣入黄酒再煎2沸，晚上睡前服，每日早晨再服通气散1次（通气散方：柴胡、香附各30克，川芎15克，共研细末，温白开水冲服，每次9克）。主治年久耳聋。

2. 北沙参、生地黄、女贞子各30克，麦冬、枸杞子、白芍各20克，全当归、川楝子、牡丹皮、佛手片、甘菊花各10克。每日1剂，水煎15分钟，过滤取液，加水再煎20分钟，去渣，两次滤液兑匀，早、晚分服。主治神经性耳聋。

3. 牛膝、丝瓜络各20克，石菖蒲15克，路路通10克，生地黄、枳壳、当归、赤芍、川芎各9克，桔梗、柴胡、甘草、桃仁、红花各6克。每日1剂，水煎，分2次服。主治神经性耳聋。

4. 柴胡、制香附各50克，川芎25克，三七20克，天麻15克，防风10克。共研细末，开水送服，每次8克，1周为1个疗程。主治耳聋。

5. 龙眼肉15克，五味子、酸枣仁、山药各10克，当归6克。每日1剂，水煎，分2次服。主治耳聋。

【名医指导】

1. 重视先天性耳聋的预防，加强遗传学研究，采取优生学措施。

2. 加强妊娠期妇女的保健工作，避免病毒感染、梅毒感染，防止滥用耳毒性抗生素。

3. 控制和治疗可能致聋的各种传染病，如流行性脑脊髓膜炎、麻疹、腮腺炎、伤寒、猩红热、疟疾等。

4. 积极治疗慢性卡他性中耳炎、慢性化脓性中耳炎等可能致聋的后天性耳病。

5. 对聋童的外耳道畸形及中耳畸形于合适的时期施行手术治疗，增进听力，提供模仿与学习语言的必要听力。

6. 有计划地开展幼儿和学龄前儿童的听力检查，早期发现听力缺陷。

7. 对缺碘地区提供大量含碘食物（如碘盐），以纠正甲状腺功能减退症。

耳　鸣

耳鸣是由耳蜗螺旋器毛细胞、听神经、听传导径路或各级神经元损害所引起的听觉紊乱，可与耳聋同时或先后发生，也可以单独发作；是多种耳科疾病的症状之一。患者自觉耳内有声响，可分为低音与高音两大类，低音似汽车声、雷鸣声，其声“轰轰”作响；高音似吹哨声、蝉鸣声，其声“次次”作响。中医认为，本病是由于肝火亢盛，痰火阻滞，上扰于耳，或肾精亏虚，脾胃虚弱，不能上充于清窍，耳部经脉空虚所致。

【必备秘方】

1. 熟地黄240克，山药、山茱萸各120克，泽泻、茯苓、牡丹皮各90克。共为细末，炼蜜为丸（如绿豆大），每次服9克，每日3次。主治肝肾不足型耳鸣。

2. 夏枯草、火炭母各30克，石菖蒲15克，香附10克。每日1剂，水煎，分2次服。主治耳鸣。

3. 泽泻30克，陈皮12克，天麻10克，半夏9克。每日1剂，水煎，分2次服。主治痰火郁结型耳聋耳鸣。

4. 海松子、黑芝麻、枸杞子、杭菊花各10克。每日1剂，水煎服，分2次服。滋养肝肾，清利头目。主治肝肾阴虚型耳鸣。

5. 粳米90克，石菖蒲60克（先以米泔浸一宿焙干切片），猪肾1对（细切）。熬粥，调味服食。主治湿浊内困型耳鸣。

【名医指导】

1. 多吃含铁丰富的食物，如紫菜、黑芝麻、海蜇皮、虾皮等。另外，还要多吃些含锌的食物（鱼、鸡肝、鸡蛋以及各种海产品等）。因为耳朵内锌的含量大大高于其他器官，而缺锌是引起耳鸣的重要原因。减少温燥食物，少吃辛辣刺激食物。忌浓茶、咖啡、可可、酒等刺激性饮料。

2. 过度疲劳及睡眠不足者应注意休息，保证足够睡眠；情绪紧张焦虑者要使思想放松，必要时可服用一些镇静药如地西泮、异丙嗪。

3. 耳部疾病引起的耳鸣要积极治疗耳部原发疾病。

4. 有全身病者要同时进行治疗。如高血压患者要降低血压，糖尿病患者要控制血糖，贫血患者要纠正贫血，营养不良或偏食者要

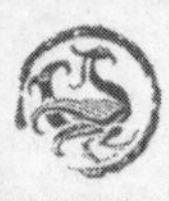

注意补充营养成分等。

5. 如果是因为用了耳毒性药物如庆大霉素、链霉素或卡那霉素等而出现耳鸣，则应及时停药和采取有力的医疗措施。

梅尼埃病

梅尼埃病又称美尼尔病，是指内淋巴病变所致的发作性眩晕，常发生于单耳，也有20%为双耳。常反复发作，以男性为多。病因为内耳内淋巴产生过多或吸收障碍积水所致。临床表现以眩晕为主，伴有耳鸣、耳聋、恶心呕吐等症状。症状的出现，可能有先后、轻重的不同。中医认为，与风痰扰耳、痰热扰耳、寒水泛耳、肝火熏耳、肝阳扰耳、髓海不足、阳虚耳窍失聪、上气不足、肝脾两虚等有关；其急性发作期多属于实或虚实夹杂，缓解期多属于虚证。

【必备秘方】

1. 龙骨、牡蛎、珍珠母各25克，生地黄20克，石菖蒲、炙远志、生铁落、麦冬各15克，生甘草10克。每日1剂，水煎服。恶心呕吐严重者，加竹茹、柿蒂各10克；痰多者，加茯苓25克，陈皮、姜半夏各15克；夜寐欠佳、多梦者，加炒酸枣仁、首乌藤各15克。主治梅尼埃病。

2. 瞿麦、地龙、葛根各20克，石菖蒲15克，升麻6克，蜈蚣2条（去足不去头）。每日1剂，水煎服。气阴两虚者，去升麻，加人参、黄芪、麦冬、生地黄；体质素盛、症状较剧者，瞿麦可加至30～50克，蜈蚣加至3～4条，石菖蒲加至25克；痰湿困扰而头沉重者，加天南星、半夏、僵蚕、苍术；肝阳扰动者，去升麻，加夏枯草、赭石、磁石。主治梅尼埃病。

3. 黄芪、党参各30克，白术、当归身各10克，陈皮、炙甘草各6克，柴胡、升麻各3克。每日1剂，水煎服。呕吐重者，加赭石25克，半夏、生姜各10克；眩晕严重者，党参改为红参10克或高丽参6克，加天麻10克；心悸、恐惧者，加酸枣仁12克，柏子仁10克；头痛者，加川芎、蔓荆子各10克。主治梅尼埃病。

4. 磁石20克，薏苡仁15克，茯苓、泽泻、半夏、六神曲各12克，附片、桂枝各5克，炙甘草、干姜各3克。每日1剂，水煎服。血虚者，加当归、炙黄芪；气虚者，加党参，制黄精；湿重者，加白术、豆蔻；眩晕严重者，加天麻、白芷；呕吐剧烈者，加吴茱萸、丁香；失眠者，加酸枣仁、首乌藤。主治梅尼埃病。

5. 酸枣仁、山药、当归、五味子、山茱萸各10克。每日1剂，水煎15分钟，过滤取液，加水再煎20分钟，滤过去渣，两次滤液兑匀，分2次服。痰涎壅盛者，加天竺黄、姜半夏；气虚者，加党参、黄芪；血虚者，加熟地黄、丹参；肝阳上亢者，加罗布麻、夏枯草、羚羊角粉（冲服）。主治梅尼埃病。

【名医指导】

1. 调整情绪：长期忧愁、紧张心理更易加重自主神经功能的失调，从而加重患者的病情。平日里应保持情绪乐观，并适当多参加文娱活动，多与亲戚朋友及同事交往，以清除自己的紧张心理。患者的卧室以整洁安静、光线稍暗为好。

2. 注意安全，防止意外。本病是一种发作性疾病，可以在无明显诱因及先兆的情况下突然发生，因此患者平时生活工作宜注意安全，不要登高，不要在拥挤的马路上及江河塘水边骑车。另外患者最好不要从事责任心强，容易出危险的工作。

3. 注意饮食调养：患者的饮食宜清淡、富有营养，可常食鱼、肉、蛋、蔬菜、水果等，而肥腻辛辣之品（如肥肉、烟、酒、辣椒、胡椒等）容易助热、耗气，不宜多食。此外由于本病的特殊性，还要求患者进低盐饮食，并注意少饮水。

4. 加强锻炼，增强体质。患者宜注意加强锻炼，并根据身体情况制定合适的锻炼方案，持之以恒，循序渐进，从而达到增强体质，提高抗病能力的目的。一般说来，患者的锻炼方式可选择跑步、散步、打球、舞剑、太极拳、气功等。

5. 眩晕发作时要绝对卧床休息，头部不要左右摆动。

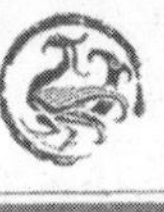

其他耳科疾病

本节内容为耳郭假性囊肿、耳息肉，各病症的临床特点从略。

耳郭假性囊肿

【必备秘方】

1. 南通蛇药、云南白药各适量。用药量根据病变范围大小决定，一般取蛇药片4～12片，用75%乙醇适量浸泡研碎，加入云南白药0.1～0.3克，调敷于耳前后。涂药范围应超过炎症区1厘米，待药半干后，用纱布包好，胶布固定，药干后可用乙醇将纱布浸湿，每日换药1次，炎症消退后需继续敷药2～3次。感染较重者，应合并使用抗生素；有脓者，先切开排脓，同时外敷（切口处不敷药）；对于浆液性耳软骨膜炎，抽液后外敷本药。主治耳郭假性囊肿。

2. 芙蓉叶、夏枯草、生大黄、泽兰、黄连、黄芩、黄柏各100克，冰片5克。共为极细末，加凡士林搅匀，装瓶备用。每取适量敷于患处，用消毒纱布将耳郭包好，1～2日换药1次。主治耳郭假性囊肿。

3. 鲜鱼腥草全草30克。洗净泥沙，再用二道淘米水洗1次，捣烂如泥，敷于耳郭囊肿局部，再用纱布包好，每日换药1次（敷药前不需皮肤常规消毒及穿刺抽出内容物）。主治耳郭假性囊肿。

【名医指导】

1. 忌反复揉按挤压，以防痰包扩大。

2. 穿刺抽液时，要严格消毒，以免染毒化脓。

3. 忌辛辣、肥甘、鱼虾，戒烟、酒。

耳息肉

【必备秘方】

1. 鸦胆子仁适量。研成糊状，在耳道底塞棉花，然后放药于患部（勿涂至正常组织），每日换药1次，连用3～5日。又可榨油或浸水涂；研末用香油或菜油、茶油、甘油、凡士林等任选一种调涂。主治耳息肉。

2. 藤黄、生石膏各等份。共研末，吹耳内，再用药棉球1个，塞入耳内，勿使药末外漏，次日将药棉取出，用过氧化氢洗净，再吹药1次，仍用棉球塞好，连用1周。主治耳息肉。

3. 硇砂0.3克，蒸馏水适量。调匀，以棉絮蘸药塞患处，每日1次，连用7～8日。雄黄12克，轻粉0.9克，硇砂0.6克。共研细末，用温开水调涂患处，每日2次。主治耳息肉。

4. 硇砂、枯矾、冰片各0.3克。共研细末，以香油调涂于息肉上，连用7日。主治耳息肉。

5. 土牛膝一把（半生半熟）。浸烧酒内，取酒滴耳。硼砂、冰片各0.3克，研末，吹耳内。主治耳息肉。

【名医指导】

1. 注意耳部卫生，保持患处清洁干燥。

2. 结痂不可强揭，宜待其自落。

3. 局部发痒勿搔抓，以免加重病情。皮肤干燥宜用油膏类滋润。

4. 忌辛辣、炙煿、烟酒、鱼虾。

慢性鼻炎

慢性鼻炎是一种常见的鼻腔黏膜下的慢性炎症，以流脓涕、鼻塞、嗅觉障碍、头昏脑胀为主要症状，分单纯性和肥厚性两种。慢性单纯性鼻炎是鼻腔黏膜和黏膜下层的慢性炎症，临床上以鼻黏膜肿胀、鼻塞、分泌物增多为特点。慢性肥厚性鼻炎以鼻塞、鼻甲肥大为主要特征。

本病中医属“鼻窒”范畴。其病因病机：一是肺与阳明经郁热，气血不畅，邪滞鼻窍；二是肺脾肾虚，气阳不足，驱邪无力，邪滞鼻窍；三是久病多瘀，气血瘀滞，脉络痹阻，鼻窍失利。

一般性慢性鼻炎

【必备秘方】

1. 石膏、连翘各20克，南沙参、麦冬、桑叶、黄芩、苍耳子、金银花各12克，白芷、川芎、薄荷、防风各10克。每日1剂，水煎15分钟，过滤取液，加水再煎20分钟，

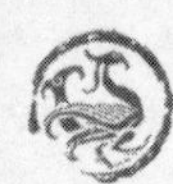

滤过去渣，两次滤液兑匀，早、晚分服。慢性鼻炎急性发作期，加荆芥、苦杏仁各10克，黄芩加至15克；过敏性鼻炎早期，加蝉蜕、白术、龙胆、白前各10克；过敏性鼻炎后期，加黄芪12克，淫羊藿、白术各10克，细辛3克；萎缩性鼻炎，加鱼腥草20克，龙胆12克，广藿香、苦杏仁各10克；合并鼻窦炎，加荆芥、龙胆、藁本各10克；清涕多者，加细辛5克；黄涕黏稠者，加黄芩至20克。主治慢性鼻炎。

2. 水牛角100克，辛夷15克，柴胡、薄荷、蔓荆子、防风、荆芥穗、黄芩、桔梗、川芎、白芷、枳壳各10克，细辛、龙胆各5克。共研为细末，炼蜜为丸，每丸重3.5克，每日服2～3次，每次1～2丸（小儿酌减，孕妇慎用）。主治慢性鼻炎。

3. 苍耳子15克，炙麻黄、辛夷、甘草各9克，蝉蜕3克。每日1剂，水煎2遍，分3次服。头痛者，加白芷10克；涕多黄黏者，加黄芩15克。主治慢性鼻炎。避风寒及接触过敏物质，发作时及早服药。

4. 生石膏30克，桑叶、苦杏仁、枇杷叶、南沙参、麦冬、玉竹、石斛、天花粉各10克，柿霜3克（冲服）。每日1剂，水煎15分钟，过滤取液，加水再煎20分钟，滤过去渣，两次滤液兑匀，早、晚分服。主治慢性鼻炎。

5. 黄芪、菟丝子各100克，丹参、辛夷各50克，当归30克，冰片3克。除冰片外，诸药均烘脆、研为细末，再入冰片搅匀，装瓶密闭保存。温开水送服，每次10克，每日3次。主治慢性鼻炎。

【名医指导】

1. 戒烟、酒，注意饮食卫生和环境卫生，避免粉尘长期刺激。

2. 治疗过程中宜配合体育疗法，以增强抗病能力。

3. 避免局部长期使用麻黄碱滴鼻：慢性单纯性鼻炎鼻黏膜光滑、有弹力，对血管收缩药敏感；而慢性肥厚性鼻炎一般因黏膜肥厚，对血管收缩剂不敏感，故即使滴麻黄碱后鼻塞亦无明显减轻，且会引起嗅觉障碍、头痛、记忆力减退，并有可能造成“药物性鼻炎”。

4. 积极治疗急性鼻炎，每遇感冒鼻塞加重，不可用力抠鼻，以免引起鼻腔感染，亦可防止带菌黏液逆入鼻咽部并发中耳炎。

5. 游泳时防止鼻感染：夏季鼻炎患者游泳时要注意水进入鼻腔而感染。所以凡头部入水前应先深吸气，入水后用鼻呼气。凡头部不浸水游泳，均应用口吸气，用鼻呼气。出水以后，如果鼻内有水，不宜用力擤出，可在地上作跳跃运动，同时用鼻作短促呼气以便将水喷出。

慢性单纯性鼻炎

【必备秘方】

1. 豆油50克，苍耳子15～20粒（炒）。将豆油煮沸无沫后入苍耳子煎至黑色焦状，用纱布过滤。取药油浸泡纱布条（约1厘米×4厘米）放于双下鼻甲上，1～2日1次，也可用药油滴鼻，每日1次。主治慢性单纯性鼻炎、过敏性鼻炎及肥厚性鼻炎。

2. 苍耳子12克，辛夷、白芷各6克，薄荷4.5克，茶叶2克，葱白3根。共为粗末，沸水冲泡，代茶饮，每日1剂。主治慢性单纯性鼻炎、鼻窦炎及鼻旁窦炎。

3. 金银花、连翘、菊花、淡竹叶、桔梗各10克，牛蒡子、薄荷（后下）、生甘草各6克。每日1剂，水煎，分2次服。主治风热型单纯性鼻炎。

4. 白芷、防风、羌活、藁本、葛根、苍术各10克，麻黄、细辛、升麻、川芎各6克，花椒、甘草各3克。每日1剂，水煎，分2次服。主治慢性单纯性鼻炎。

5. 苦竹叶、白茅根各30克，白糖20克，桑叶、菊花各5克，薄荷3克。沸水冲泡10分钟（或在火上煎煮5分钟），入糖调服。主治慢性单纯性鼻炎。

【名医指导】

1. 多饮水，宜清淡易消化饮食。

2. 保持大便通畅。

3. 病情重者宜卧床休息。鼻塞时勿强力擤鼻，以免促发它疾。

4. 锻炼身体，修养正气，适寒暖，慎起居。

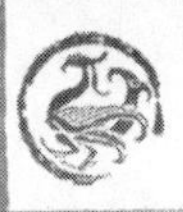

5. 根治上呼吸道慢性疾病。

变应性鼻炎

变应性鼻炎又称过敏性鼻炎，是机体对某些物质敏感性增高而出现的发病部位以鼻黏膜为主的变态反应性炎症，多呈阵发性发作，有一定的时间规律，或者与变应原接触后突然发生，发作过后可以恢复正常，主要表现为鼻痒、打喷嚏、流清涕、鼻塞及嗅觉减退（或消失）等。中医认为，本病因为肺气虚弱，气机阻滞，多兼脾肾气虚；治宜温补肺气，祛风散寒，健脾益气。

【必备秘方】

1. 蜂蜜 30 克（兑服），黄芪、诃子肉、生地黄、乌梅、豨莶草各 10 克，防风 6 克，柴胡 3 克。每日 1 剂，水煎服。畏寒怕冷、苔白、脉细者，加细辛、荜茇；清涕甚多者，加石榴皮、益智；反复发作、难以根治者，加重黄芪、柴胡、防风用量。主治变应性鼻炎。

2. 山茱萸 15 克，生薏苡仁 12 克，党参、黄芪、白术、当归、补骨脂各 10 克，辛夷 6 克，炙甘草 4.5 克。每日 1 剂，水煎 15 分钟，过滤取液，加水再煎 20 分钟，滤过去渣，两次滤液兑匀，早、晚分服，5 日为 1 个疗程。主治变应性鼻炎。

3. 生黄芪 60 克，白术 20 克，炒白芍、大枣 15 克，防风 12 克，桂枝 10 克，炙甘草 3 克，生姜 3 克。每日 1 剂，水煎服。初起风寒重者，加麻黄 6 克或北细辛 3 克；病久气虚甚者，加党参、人参叶各 20 克，诃子 10 克。主治变应性鼻炎。

4. 黄芪、白术、牛蒡子、百合、南沙参、北沙参、天花粉各 9 克，薄荷（后下）、防风、桔梗、辛夷、前胡各 6 克，石菖蒲、甘草各 6 克。每日 1 剂，水煎，分 2 次服。主治变应性鼻炎。

5. 辛夷 15 克，川芎、白芷各 10 克，猪脑 2 具，精盐适量。将猪脑剔去红筋、洗净。将川芎、白芷、辛夷放入沙锅内加水 2 碗，煎至 1 碗，去渣，留汁加猪脑隔水炖熟，加盐调服。每日 1 剂，分 2～3 次服。主治变应性鼻炎体质虚弱者。

【名医指导】

1. 寻找变应原：过敏性鼻炎有两大关键点，一是过敏体质，一是变应原。过敏体质是与基因有关的，基本上很难改变。但变应原不一样，虽然我们不能消灭所有的变应原，但是我们可以远离这些变应原。

2. 保持室内通风，家里要定期进行彻底清扫，消除蟑螂。敏感季节居室里最好不要使用空调，注意关窗，减少开窗的次数，尽量使用空气过滤器。

3. 东西不要乱吃，建议尽量少吃精加工食物，尽可能少吃糖类，避免高油、高热量。另外，过敏的人最好不喝冰水，中医主张不要多吃凉性食物以免刺激胃肠诱发过敏。

4. 尽量避免不必要的应酬，戒烟、酒，并培养一种持之以恒的运动以增加抵抗力的改善过敏性鼻炎症状，加强交感神经功能，不过要切记须持之以恒并循序渐进方为上策。经常参加体育锻炼，以增强抵抗力。

5. 常做鼻部按摩，如长期用冷水洗脸者更佳。发作期间，要注意保暖。每当狂打喷嚏前，急按摩迎香穴（在鼻翼外缘中点旁，当鼻唇沟中），按摩到此处发热为度。

萎缩性鼻炎

萎缩性鼻炎是一种以鼻黏膜萎缩、嗅觉消失，鼻腔内有干痂形成为特征的鼻科疾病，病理特征为鼻腔黏膜、骨膜及鼻甲骨（主要为下鼻甲）萎缩，临床以鼻腔宽大，多痂皮，恶臭等为特点。多发于女性，发展缓慢，病程较长。中医认为，其病因为肺肾阴虚、血虚生燥，或湿热郁蒸，或气滞血瘀引起。无论中、西医，单纯外治即可取效，中药外治方面，如局部清洁后涂麻油，再撒青黛散即可。少数病情较顽固者，可配合内治。急性者，以局部红肿痒痛、糜烂流水等为主要特点，多从风热湿邪侵袭辨证论治；慢性者，以局部皮肤增厚、粗糙、皲裂为主要特点，多从腑脏郁热或阴血不足论治。

【必备秘方】

1. 生地黄 30 克，麦冬、南沙参、知母、

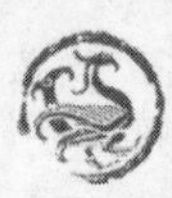

玉竹各15克，枇杷叶12克，牡丹皮10克，生甘草6克。每日1剂，水煎服。气虚者，加制何首乌、熟地黄各30克，党参20克，当归10克；鼻易出血者，加栀子、侧柏炭各10克；鼻臭严重者，加鱼腥草、生石膏各30克。主治萎缩性鼻炎。

2. 生地黄、玄参、麦冬、白芍各15克，牡丹皮、白芷各10克，薄荷、浙贝母、辛夷、甘草各5克。每日1剂，水煎15分钟，过滤取液，加水再煎20分钟，滤过去渣，两次滤液兑匀，早、晚分服。主治萎缩性鼻炎。

3. 玄参、麦冬、生地黄、熟地黄、知母、木蝴蝶、黄芩、枇杷叶、石斛、当归、桃仁、红花各10克。每日1剂，水煎，分2次服。主治萎缩性鼻炎。

4. 南沙参、生石膏各30克，桑叶、火麻仁各15克，麦冬、石斛、阿胶（冲服）各12克，苦杏仁、黄芩各10克。每日1剂，水煎服。主治萎缩性鼻炎。

5. 猪脑（或牛、羊脑）2副，川芎、白芷各10克，辛夷15克。将猪脑剔去红筋、洗净，余药加水2碗煎至1碗。再将药汁倾炖盅内，入猪脑隔水炖熟服食，常用有效。主治萎缩性鼻炎。

【名医指导】

1. 改善生活、工作环境。经常接触粉尘及化学气体的工作人员应戴口罩。

2. 本病患者，宜长期戴用口罩。夏天更可用水湿润后戴，随干随即加湿。

3. 冬天烤火时，火炉上放上水壶，不加壶盖，让蒸汽尽量蒸发以润空气。

4. 禁用麻黄碱、萘甲唑啉（滴鼻净）等鼻黏膜收缩药。

5. 忌烟、酒及辛辣食物。

鼻窦炎

鼻窦炎以流浊涕不止为其主要特征，有急、慢性之分。急性鼻窦炎表现为发热、畏寒、全身不适、鼻塞流脓、头痛等症状。慢性鼻窦炎是由急性鼻窦炎转化而来，但牙源性上颌窦炎和部分筛窦炎可呈慢性经过而发病，全身症状不明显，可有疲倦乏力、头昏脑胀、鼻塞流涕等症状。本病中医属“鼻渊”范畴，多为肺经风热、脾肺气虚所致，治以清肺通窍。

【必备秘方】

1. 鱼腥草、山豆根各30克，蒲公英20克，金银花、苍耳子、辛夷各15克，黄芩12克，天花粉、桔梗各10克，薄荷、甘草各6克。每日1剂，水煎15分钟，过滤取液，加水再煎20分钟，滤过去渣，两次滤液兑匀，早、晚分服。头痛较重者，加白芷、川芎各10克；鼻塞较重者，加石菖蒲12克，皂角刺10克；鼻窦积脓者，加败酱草20克；咳嗽者，加苦杏仁10克；纳呆神疲者，加白术、陈皮各10克；便秘者，加大黄6克（后下）。主治慢性鼻窦炎。

2. 半夏、防风、僵蚕、白芷、骨碎补各10克，天麻、白附子各6克，川芎5克，细辛3克，荷叶蒂、藕节各5个。每日1剂，水煎服。兼外感者，加柴胡20克，桂枝、党参、黄芩、半夏各10克，甘草5克；鼻塞者，加辛夷、石菖蒲、路路通各10克；流浓涕者，加苍耳子、冬瓜子、冬瓜皮、赤芍、皂角刺各10克；头痛甚者，加草乌3克，羚羊角0.3克（研，冲服）。主治鼻窦炎。

3. 蒲公英30克，金银花、野菊花、紫花地丁各20克，天葵子12克，辛夷10克，苍耳子、白芷各9克，薄荷6克，细辛3克。每日1剂，水煎服。主治鼻窦炎。肺胃热甚者，加石膏、夏枯草各15克；阴虚者，加南沙参、麦冬各12克；湿盛者，加薏苡仁、车前子各15克；肺气虚者，加黄芪、党参各12克；头痛甚有瘀血者，加川芎、乳香、没药各9克。主治鼻窦炎。

4. 水牛角60克，辛夷15克，柴胡、薄荷、菊花、蔓荆子、防风、荆芥穗、黄芩、桔梗、川芎、白芷、枳壳各10克，细辛、龙胆各5克。共为细末，炼蜜为丸，每丸重3.5克，每日服2～3次，每次1～2丸（孕妇慎服）。主治风寒伏郁化热、肺热不宣、重蒸清窍之鼻窦炎。

5. 鹅不食草15克，白芷、苍耳、薄荷各12克，辛夷、甘草各6克。每日1剂，水煎服。偏于风热毒者，加连翘、菊花、黄芩各 9 克；偏于湿热内盛者，加黄芩、升麻各 6 克；偏于肺虚弱者，加诃子 9 克，黄芪 10 克，桔梗 6 克；偏于脾虚混浊内盛者，加党参、山药、薏苡仁各 15 克。主治慢性鼻窦炎。

【名医指导】

1. 注意鼻腔卫生，养成早晚洗鼻的习惯。保持性情开朗，同时注意不要过劳。禁烟、酒及辛辣食品。

2. 注意擤涕方法。鼻塞多涕者，宜按塞一侧鼻孔，稍稍用力外擤。之后交替而擤。鼻涕过浓时以盐水洗鼻，避免伤及鼻黏膜。

3. 游泳时姿势要正确，尽量做到头部露出水面。

4. 有牙病者，要彻底治疗。

5. 急性发作时，多加休息。保持室内空气流通。卧室应明亮，但要避免直接吹风及阳光直射。

6. 平时可常做鼻部按摩。

7. 每日早晨可用冷水洗脸，可以有效增强鼻腔黏膜的抗病能力。

鼻出血

鼻出血是临床各科疾病的常见症状之一，产生的原因可分为局部因素和全身因素两类。局部因素如鼻和鼻窦的外伤、异物，急、慢性炎症，鼻中隔病变，鼻腔或鼻窦肿瘤等。全身因素包括凡可引起动脉压和静脉压增高、凝血机制障碍或血管张力改变的全身性疾病，如急性传染病、心血管疾病、血液病、营养障碍或维生素缺乏，以及肝、肾等慢性疾病和风湿热、中毒、遗传性出血性毛细血管扩张、内分泌失调等。本病中医称“鼻衄”，其病因病机主要有六淫侵袭、脏腑（特别是肺、脾胃、肝胆、心）实热、脏腑阴虚（特别是肝肾、肺胃）、脾肾气阳亏虚（统血失司）等，治疗重在清热凉血。脏腑热盛，当清脏腑热，并佐以引血下行、重镇潜阳、通利二便；阳气怫郁者，又当宣散；里虚不足，当养阴、益气、温阳、摄血；亦有肝郁者宜疏肝行气，血瘀者宜活血通络，各随症之所宜。

【必备秘方】

1. 桑白皮 30 克，黄芩、栀子炭、白茅根、侧柏叶、紫草、当归、墨旱莲各 10 克，牛膝 6 克。每日 1 剂，水煎服。鼻干者，加芦根、天花粉各 10 克；鼻黏膜充血明显者，加赤芍、牡丹皮、生地黄各 10 克；大便干燥者，加生大黄 10 克；头痛头晕者，加菊花、夏枯草、赭石各 15 克；失血多者，加阿胶、白芍、黄芪各 15 克。主治鼻出血。

2. 牛膝 50 克，桑白皮、赭石、生地黄炭、白茅根各 30 克，炒白芍、焦白术、麦冬、地骨皮各 15 克，炒黄芩、焦栀子、牡丹皮、荆芥炭各 10 克。每日 1 剂，水煎 15 分钟，过滤取液，加水再煎 20 分钟，滤过去渣，两次滤液兑匀，早、晚分服。主治鼻出血。

3. 藕节炭（或藕汁）、白茅根各 20～30 克，龙胆、牡蛎各 15～25 克，白及粉 10～15 克，生大黄 6～10 克，生三七粉 3～5 克（吞服）。每日 1 剂，冷水泡半小时后煮沸 20 分钟，凉服。主治鼻出血。

4. 炙桑白皮、白茅根、生地黄各 30 克，麦冬、仙鹤草各 12 克，龙胆、黄芩、焦栀子、牡丹皮、玄参、决明子各 10 克，生甘草 6 克。每日 1 剂，水煎，分 2～3 次服（儿童酌情减量）。主治鼻出血。

5. 白茅根 30 克，地榆、茜草、仙鹤草、金银花、玄参各 15 克，水牛角、黄芩、黑栀子、桑叶各 12 克，黄柏 10 克，大黄 6 克，黄连、甘草各 3 克。每日 1 剂，水煎，分 2 次服。主治鼻出血。

【名医指导】

1. 禁食辛辣刺激的食物，戒烟、酒。

2. 天气干燥时可预防性的往鼻腔里滴油剂滴鼻液。

3. 调节情志。去除挖鼻的习惯，避免鼻部损伤。

4. 有全身性疾病的患者要积极治疗，以免鼻出血的发生。

5. 一旦发生鼻出血，可以用干净的脱脂棉充填鼻腔止血。如没有脱脂棉也可用手指压迫鼻翼两侧 5 分钟。如流鼻血不止，要及时就医。

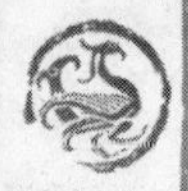

鼻息肉

鼻息肉中医称“鼻痔”，是指一侧或双侧鼻腔内有赘生物（如鲜荔枝肉）堵塞鼻道，有碍鼻息。多见于成人。鼻息肉的形成与变应体质以及鼻腔慢性炎症的长期刺激，特别是与慢性化脓性鼻窦炎、变应性鼻炎有关。其病理为高度水肿的疏松结缔组织，有白细胞和淋巴细胞浸润，息肉中血管和腺体无神经支配，因而其腺体扩张，血管通透性增高，很容易促进息肉的发展。中医认为，多由寒热湿浊之邪，壅结鼻窍所致。其辨证多从痰湿或痰热认识，或兼气虚、血瘀。在治疗方面，往往需要内外兼施，单纯中药外治亦可取效，但较缓慢。

【必备秘方】

1. 青鱼苦胆2个。阴干，研细末。先用2%麻黄素溶液将中、下鼻甲收缩，将探针卷以药棉，蘸青鱼胆粉少许，涂于鼻息肉上。主治鼻息肉，亦可用于水蛭钻入鼻腔不出。

2. 硇砂9克，雄黄6克，轻粉、枯矾各4.5克，冰片、生甘遂各3克。共研细末，先把棉球浸消毒甘油，再蘸少许药末贴于息肉表面半小时，3日1次（上药3次无进展者，即终止治疗）。主治鼻息肉。

3. 枯矾适量。研极细末，先将患处用硼酸水或温盐水洗净，然后用适量枯矾粉撒于消毒药棉上塞鼻内，每日换药1次，连用2～3日。主治鼻息肉。

4. 生藕节（连须）60克，乌梅肉30克，白矾15克，冰片3克。将藕节、乌梅肉于新瓦上焙焦，共研为细末，储瓶（勿泄气）。每取少许，吹患侧鼻孔，每小时1次，5日为1个疗程。主治鼻息肉。

5. 硇砂1克（或硇砂1.5克，白及1克；或枯矾6克，硇砂1.5克；或硇砂、硼砂各15克，冰片0.3克；或硇砂3克，雄黄、轻粉各0.9克，冰片0.3克）。研细末。香油调和，点息肉上。主治鼻息肉。

【名医指导】

1. 积极治疗各种原发鼻病。

2. 工作生活环境应保持空气新鲜，防御有毒气体及污染、粉尘对鼻、咽部长期刺激。

3. 平时在鼻腔少用薄荷、冰片制剂。

4. 忌辛辣、酒类等刺激性食品，加强体育锻炼，提高身体抵抗力，提倡冷水洗脸、冷水浴、日光浴。

5. 术后要定期复诊：定期了解术腔情况，必要时应进行术腔清理，将新生的肉芽或者囊泡去除，以保证手术效果，这种复诊时间有的甚至要持续半年时间。

鼻内生疮

【必备秘方】

1. 鹿角（锉碎焙焦）、白矾（煅过）各30克，头发（灯上烧过）15克。共研为末，先用花椒煎水洗患处，再取少许药末搽患处。如不收口，可用瓦松烧存性，研末搽。主治鼻内生疮。

2. 瓜蒌30克，生地黄、连翘、蒲公英、金银花各15克，野菊花、黄芩各9克，甘草6克。每日1剂，水煎，分2次服。主治鼻内生疮。

3. 硫黄80克，雄黄20克，铅丹10克。共研极细末，加凡士林200克调匀，用消毒棉签蘸搽患处，每日1～2次。主治鼻前庭炎。

4. 冬瓜120克，薏苡仁30克。煎汤代茶常服。亦可用冬瓜子30克，与薏苡仁煎服。主治鼻内生疮。

5. 玄参适量，研末，香油调涂。或胡黄连适量，磨水抹患处。或柏树子适量，研末，调香油塞鼻孔。主治鼻内生疮。

【名医指导】

1. 切忌挤压、灸治。

2. 疖未成脓忌切开，以免邪毒扩散，脓成切开以脓出为度；忌切及周围组织。

3. 适当休息，多饮水，忌辛辣炙煿。

4. 戒除挖鼻、拔鼻毛的恶习，根治鼻腔疾病，保持鼻部卫生密切观察病情，防止疔疮走黄。

急性咽炎

急性咽炎是由病毒或细菌感染引起的咽部黏膜急性炎症，常累及咽部淋巴组织；多见于冬、春季。多因机体抵抗力下降（如疲劳过度、烟酒、辛辣炙煿过度）而导致感染，亦可单独发生，常由急性鼻炎、急性扁桃腺炎等蔓延所致。炎症早期可局限于咽部一部分，也可波及整个咽腔。临床上以咽部弥漫性充血肿胀，咽后壁淋巴滤泡肿胀，颌下颈淋巴结肿大和压痛，发热、周身不适、咽部剧痛、红肿有异物感为主证。本病中医称“急喉痹”，病机主要为外感风寒或风热，邪客咽喉；若表邪不解，热邪入深，致脏腑热盛，熏蒸咽喉为患；治宜疏风清热，解毒利咽为主，亦有阳虚体质，外感寒邪，致阳虚寒客少阴。

【必备秘方】

1. 金银花、连翘各30克，玄参、桔梗各24克，牛蒡子18克，板蓝根、甘草各15克，马勃12克，射干、薄荷各9克。共研粗末，以鲜芦根煎汤送服，12岁以内服9～14克，13岁以上服15～30克，轻者4小时1次，重者2小时1次，或频频含咽，亦可研极细末炼蜜为丸（如扁豆大），时时含化，或水煎服。主治急性咽喉炎。

2. 生地黄30克，玄参24克，麦冬18克，牡丹皮、白芍（炒）、川贝母各12克，薄荷叶7.5克，甘草6克。每日1剂，水煎，分2次服（重者2剂）。咽喉肿甚者，加生石膏12克；大便燥结者，加清宁丸、玄明粉各6克；面赤身热或舌苔黄色者，加金银花12克，连翘10克。主治急性咽喉炎。

3. 制半夏500克（砸碎），食醋2500毫升。共浸泡24小时，再入锅内煎3～4沸，捞出半夏，加入苯甲醇（按药量的5%）过滤，分装100毫升瓶内备用，每次10毫升，温白开水送服，每日2～3次。主治急性咽炎。

4. 板蓝根20克，桔梗、金银花各15克，杭菊花、麦冬各10克，甘草、茶叶各6克，冰糖适量。共为粗末，混匀，分成3份，每取1份，沸水冲泡，代茶饮。主治急、慢性咽炎。

5. 重楼、玄参各10克，桔梗、牛蒡子各6克，甘草5克，薄荷3克。每日1剂，水煎15分钟，过滤取液，加水再煎20分钟，滤过去渣，两次滤液兑匀，早、晚分服。主治急性咽喉炎。

【名医指导】

1. 增强体质，预防感冒。

2. 及时合理的治疗急性鼻炎及呼吸道疾病。

3. 多食蔬菜水果，禁烟、酒及辛辣食物，保持口腔清洁。

4. 改善环境，减少空气污染，加强个人卫生防护，避免粉尘、烟雾、刺激性气体。

5. 对症治疗，通畅大便，多饮水。

慢性咽炎

慢性咽炎是咽黏膜、黏膜下组织及淋巴组织的慢性非特异性炎症。本病中医称“慢喉痹”，以咽部疼痛或干痒不适，并见咽部肌膜红肿，小瘰增生或咽部肌膜萎缩等为主要临床特点。临床上可分为慢性单纯性咽炎、肥厚性咽炎（有淋巴滤泡增生或咽侧索增生等）、萎缩性咽炎（有黏膜干燥枯萎，甚则咽后壁椎体轮廓显现）3种。其病因病机可因急性咽炎反复发作，病程迁延而成；或因局部或邻近器官病变如慢性扁桃体炎、慢性鼻炎、龋病、长期烟酒过度，长期吸入粉尘、有害气体刺激，以及全身多种慢性病如贫血、便秘、下呼吸道慢性炎症，心血管疾病等，导致机体的阴虚、郁热、气虚、阳虚、气郁、血瘀等，以致咽喉不利。其中萎缩性咽炎多因萎缩性鼻炎发展而来。

【必备秘方】

1. 丹参18克，川芎15克，当归、桃仁、赤芍、射干各10克，甘草8克，桂枝、桔梗各5克。每日1剂，水煎服。咽痛、咽干、舌红苔黄脉数者，去桂枝，加生地黄30克，玄参15克，牡丹皮10克；胸腹满闷、气郁者，加柴胡、枳壳、厚朴各10克；咽部充血不明显、舌黯淡苔白滑、喜热饮、脉迟

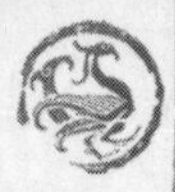

缓者，加厚朴、茯苓各10克，紫苏梗、生姜各9克；伴有睡眠欠佳者，加首乌藤30克，合欢花15克。主治慢性咽炎。

2. 北沙参、麦冬各12克，玉蝴蝶9克，薄荷、僵蚕、紫菀、柿霜、诃子、络石藤、苦杏仁、炙甘草各6克，桔梗4.5克。水煎3次（除柿霜外），浓缩收膏，入净糯米粉，炼蜜为丸，每丸重3克，朱砂为衣，每次服2丸，每日2次，含化。便秘者，以石决明30克，肉苁蓉15克，打碎，沸水冲泡代茶频饮；口干者，以石斛、枸杞子、玉竹、玄参各9克，水煎服；滤泡丛生者，外用七厘散吹之。主治慢性咽炎。

3. 茯苓、牛蒡子12克，白术、陈皮、半夏、香附、小茴香、乌药、桔梗、射干、山豆根、知母各10克，木香6克，甘草3克。每日1剂，水煎服。咽干甚者，去小茴香、木香，加佛手15克，天花粉12克；失眠者，加首乌藤30克；舌质红者，去小茴香、乌药，加牡丹皮15克；胃脘痛者，加延胡索12克；当咽部异物感消失后，用乌梅肉10克煎汁，加白糖适量代茶服。主治慢性咽炎。

4. 生地黄15克，玉竹12克，枸杞子、山豆根、桔梗、马勃各9克，麦冬、丹参各6克，薄荷、甘草各3克。每日1剂，水煎服。咽痛口干减轻、手足心烦热减轻者，去薄荷、山豆根，加牛蒡子、南沙参各9克；善后，服知柏地黄丸。主治慢性咽炎

5. 败酱草30克，瓜蒌25克，海浮石15克，麦冬12克，紫苏子、蝉蜕、桔梗、桃仁各10克，大黄、甘草各3克。每日1剂，水煎服。咽痛发热者，加金银花30克，板蓝根15克，薄荷6克；伴胸胁胀满、气结郁滞者，加服逍遥丸；虚火旺盛、口咽干燥、手足心热者，加服知柏地黄丸。主治慢性咽炎。

【名医指导】

1. 经常开窗通风。

2. 注意口腔卫生：多吃一些含维生素C的水果、蔬菜，以及富含胶原蛋白和弹性蛋白的东西，如猪蹄、鱼、牛奶、豆类、动物肝脏、瘦肉等。注意个人卫生，勤洗手。早晚可用淡盐水漱口，漱口后不妨再喝一杯淡盐水，可清洁和湿润咽喉，预防细菌感染。

3. 注意保暖，防治口鼻疾病。慢性咽炎发病与口鼻、身体不注意保暖有关。因此，睡觉时房间内温度不要太冷；洗澡或洗发后及时擦干身体、吹干头发；冷天早晨出门或骑车要戴上口罩，使口鼻不受干冷空气的刺激。

4. 以清淡易消化饮食为宜，再辅助一些清爽去火、柔嫩多汁的食品摄入。忌烟、酒及一切辛辣之物。

5. 多喝水：此外，用盐水熏蒸喉咙也是缓解病情的好方法。可用一个大的碗或汤盆，多放一些煮沸的盐水，张大嘴对着蒸汽吸气、呼气，每次10～15分钟，每日2～3次。

6. “静坐”治疗：两手轻放于两大腿，两眼微闭，舌抵上腭，安神入静，自然呼吸，意守咽部，口中蓄津，待津液满口，缓缓下咽，如此15～20分钟；然后慢慢睁开两眼，以一手拇指与其余4指轻轻揉喉部，自然呼吸意守手下，津液满口后，缓缓下咽，如此按揉5～7分钟。每日练2～3次，每次15～30分钟。

7. 加强锻炼：应多参加体育锻炼，提高身体抵抗力。

扁桃体炎

扁桃体炎是腭扁桃体的非特异性炎症，有急性与慢性之分。急性者又有非化脓性与化脓性之别。急性非化脓性扁桃体炎多由病毒感染如感冒病毒、流行性感冒病毒、副流行性感冒病毒等所致；急性化脓性扁桃体炎则以乙型溶血性链球菌、葡萄球菌、肺炎链球菌所致，亦有厌氧菌所致者；患者以10～30岁居多，好发于冬、春两季。急性扁桃体炎以发热，咽痛，吞咽障碍，咽部及扁桃体红肿，甚至化脓为主要特点，常伴有轻重程度不等的急性咽炎。慢性化脓性扁桃体炎多由急性扁桃体治疗不力，病程迁延、反复发作所致。腭扁桃体中医称“喉核”，扁桃体炎中医称“乳蛾”，急性扁桃体炎中医称“急乳蛾”，慢性扁桃体炎中医称“慢乳蛾”。其病机多为风寒犯咽、风热犯咽、热毒攻咽、湿热熏咽、阴虚邪滞、气虚邪滞、阳虚邪滞、

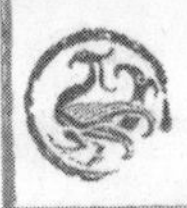

痰浊凝结等。

【必备秘方】

1. 蒲公英、大青叶各300克，黄芩、金银花各150克，射干100克（药物用量，可按此比例增减）。水煎，第1次沸后30分钟滤出，第2次沸后1小时滤出，滤液混合后，静置24小时，取上清液，低温蒸发浓缩至流浸膏状，60 ℃～70 ℃烘干后粉碎，过80目筛，加入淀粉、糊精各等份混匀，以85%乙醇制成颗粒，过10目筛，60 ℃烘干，再过10目筛即成，分装100包，每服半包，温开水冲服，每日2次。主治急性扁桃体炎。

2. 黄芩9克，黄柏6克，黄连、玄明粉各3克，冰片2克。将前3味研成细粉，加开水100毫升密封浸泡30分钟后过滤。然后加入冰片、玄明粉溶化后备用。用时将浸泡液装入雾化器瓶中喷喉（注射器亦可）。成人5毫升/次，小儿2～3毫升/次，每日6次。2～4日为1个疗程。主治急性化脓性扁桃体炎。

3. 金银花、连翘、蒲公英、紫花地丁、牡丹皮、当归、桔梗、浙贝母、半夏各10克。每日1～2剂，加水煎沸15分钟，滤出药液，再加水煎20分钟，去渣，两次煎液兑匀，分服。主治急性扁桃体炎，口、咽，扁桃体和软腭的黏膜红肿疼痛，有渗出物，发热恶寒，下颌角淋巴结肿大并有压痛。

4. 荆芥穗、薄荷各9克，桔梗、生甘草、防风、炒僵蚕各6克。每日1剂，水煎服。声嘶者，加蝉蜕9克，葛根、紫苏叶各3克；咳嗽者，加杏仁、浙贝母各9克；发热者，加黄连、黄芩各6克，头痛者，加川芎、白芷各9克；便秘及小便短赤者，加郁李仁6克，木通3克。主治扁桃体炎。

5. 郁金60克，雄黄50克，巴豆25粒。先将雄黄、郁金研极细末，再将巴豆捣烂放纸中压去油制成巴豆霜，研末，三药混合，醋糊为丸如绿豆大，温开水送服，每服1.5克。主治急性扁桃体炎，亦治喉痛、白喉、喉风。

【名医指导】

1. 患者应养成良好的生活习惯，保证充足的睡眠时间，随天气变化及时增减衣服，去除室内潮湿的空气。对于患病儿童，应养成不挑食、不偏食的良好习惯。

2. 坚持锻炼身体，提高机体抵抗疾病的能力，不过度操劳，若劳累后应及时调整休息。戒烟、酒。

3. 患扁桃体急性炎症应彻底治愈，以免留下后患。

4. 预防各类传染病、流行病。宜流质或半流质饭食，发热高者应用乙醇擦浴，协助降温。

5. 扁桃体不应随意切除，对扁桃体手术应持慎重态度。最好是选择既能保护扁桃体又能治疗炎症的疗法，但是经常发炎的扁桃体免疫功能削弱，而且极易成为细菌的温床，当身体低抗力降低时就会发病，或扁桃体过度肥大影响呼吸与进食的，这时就应当切除扁桃体。

咽异感症

咽异感症属咽的功能性病变，主要指除咽痛以外的、无吞咽障碍、以各种咽部感觉异常或幻觉为主要特点的常见咽喉病。临床上，某些器质性病变所致的咽感觉异常也可包括在本病中，如反流性食管炎及胃病、全身性疾病如贫血等。咽部异常感觉可以是异物感（痰、树叶、硬物等）、堵塞感、黏着感、瘙痒感、灼热感等。多为原发或继发性咽及咽邻近器官病变，累及咽腔或咽壁的任何组织，使咽部的感觉神经受到刺激，诱发咽肌痉挛或强直，或吞咽功能受到影响，产生咽异感。全身因素也可导致，一般通过迷走神经的反射作用，引起内脏运动增强，食管蠕动增加，或环咽肌发生痉挛所致。而精神因素对于咽异感症的发生和轻重起伏，有着明显的影响。以女性居多，多发于40～50岁。本病中医称“梅核气”，其病机主要为气滞、痰凝、瘀血阻滞咽喉等。

【必备秘方】

1. 赭石、牡蛎各30克，茯苓15克，麦冬、玄参各12克，旋覆花、半夏、射干各9克，桔梗6克，生姜3克。每日1剂，加水煎沸15分钟，过滤取液，其渣再加水煎20分

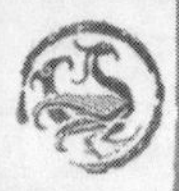

钟，滤过去渣，两次滤液兑匀，早、晚分服。口苦、舌苔黄、脉弦数者，加瓜蒌15克，竹茹、黄芩各9克；呕恶、痰多、胸痞脘闷者，加天南星9克，白矾1克（冲服）；口干、舌质紫黯有瘀斑瘀点、脉涩者，加桃仁12克，郁金、降香各9克。主治咽异感症。

2. 茯苓15克，当归、白芍、半夏、白术各10克，柴胡、生姜、厚朴各6克。每日1剂，水煎，分2次服。精神抑郁不爽者，加远志10克，石菖蒲6克；叹息不止、胸中不舒者，加瓜蒌皮15克；失眠多梦者，加酸枣仁10克；急躁易怒者，加生石决明30克，夏枯草10克。主治咽异感症。

3. 香附、青皮、陈皮、木香、紫苏梗各12克，郁金、乌药、厚朴花、制半夏、山豆根、射干各9克，甘草3克。每日1剂，水煎，分2次服。主治咽异感症。

4. 白茯苓、远志、白芍各10克，绿萼梅、玫瑰花、佛手花、厚朴花各6克，姜半夏5克，生甘草3克。每日1剂，水煎服，分2次服。主治咽异感症。

5. 紫苏梗、香附12克，半夏、陈皮、厚朴、枳壳、乌梅各10克，甘草6克，生姜3片。每日1剂，水煎服。主治咽异感症。

【名医指导】

1. 少食煎炒炙烤辛辣食物，注意口腔卫生。坚持早、晚、饭后刷牙，减少烟酒和粉尘刺激。

2. 保持心情舒畅，乐观向上，劳逸结合，生活有规律。保持室内空气清新，湿度温度适宜。

3. 解除思想顾虑，增强治疗信心。

4. 加强体育锻炼，增强体质，或用咽喉部的导引法进行锻炼。

5. 首先经眼耳鼻咽喉口腔科检查，明确有否慢性咽炎，并排除咽喉部异物梗阻或肿瘤等。

急性喉炎

急性喉炎为喉黏膜及声带的急性炎症，常继发于急性鼻炎、急性咽炎。为过多吸入粉尘、有害气体，发音不当、用嗓过度，以及喉部外伤、异物、喉部检查、手术等操作损伤喉黏膜等所导致。临床上以声嘶、声痛，或有咳嗽、咽痛等为主要表现。多发于冬春两季。若治疗不力，病程久延则可转为慢性喉炎。本节将声带黏膜下出血亦纳入本病进行介绍。本病中医称“急喉喑（瘖）”，病机为六淫侵袭，邪犯咽喉，或里热壅盛，火热熏蒸喉窍，以及热伤阳络，致声带黏膜下出血、喉窍功能失利。

【必备秘方】

1. 土牛膝30克，鲜地黄15克，京玄参12克，麦冬、浙贝母、白芷、槟榔、牡丹皮、连翘壳、金银花、山豆根、牛蒡子、草果仁、嫩射干各10克，甘草6克。每日1剂，水煎服。主治急性喉炎。

2. 萝卜幼苗60克，水浓煎服。亦可改用陈萝卜15克，每日1剂，水煎服。或萝卜汁1酒杯，生姜汁1～2滴，和匀服。或萝卜汁加白糖服。每日1剂，水煎和萝卜汁同服。主治急性喉炎。

3. 诃子9克，蝉蜕3克。每日1剂，水煎服。或蝉蜕6克，僵蚕4～5克，水煎服，每日1剂。或蝉蜕6克，桔梗3克，水煎代茶饮（或加枇杷叶9克）。主治急性喉炎。

4. 桔梗9克，生甘草6克。每日1剂，水煎服（亦可加马兜铃6克同煎）。或桔梗、甘草、姜半夏各9克，射干6克，水煎服，每日1剂。主治急性喉炎。

5. 玉蝴蝶、蝉蜕、防风、苦杏仁、黄芩、蒲公英、川贝母、桔梗各10克，生甘草6克，水煎服。每日1剂，分2次服。主治急性喉炎。

【名医指导】

1. 平时加强户外活动，多见阳光，增强体质，提高抗病能力，及时治疗小儿贫血、营养不良、佝偻病等。

2. 注意气候变化，及时增减衣服，避免感寒受热，保持适宜的室温和室内定时开窗通风。

3. 在感冒流行期间，尽量减少外出，以防传染。

4. 生活要有规律，饮食有节，起居有常，夜卧早起，避免着凉。在睡眠时，避免吹对流风。

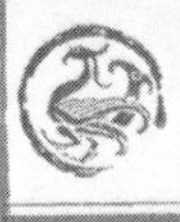

5. 保持口腔卫生，养成晨起、饭后和睡前刷牙漱口的习惯。

6. 适当多吃梨、生萝卜、话梅等，以增强咽喉的保养作用。

慢性喉炎

慢性喉炎是指喉黏膜的非特异性慢性炎症，可波及黏膜下层及喉内肌，是耳鼻咽喉常见慢性病。急性喉炎反复发作或迁延不愈、用嗓过度、长期吸烟、饮酒，或化学气体与粉尘的吸入，以及鼻、咽部慢性炎症的蔓延、内分泌紊乱等，均可导致。临床可分为慢性单纯性喉炎、肥厚性喉炎、萎缩性喉炎3种。本病中医称"慢喉喑"，病机多为阴虚咽喉失濡、气虚阳亏咽喉失养，以致郁热熏蒸咽喉、气血痰瘀阻滞喉窍等。

【必备秘方】

1. 当归、生地黄各12克，桃仁、赤芍、牡丹皮、乳香、没药、川芎、桔梗各10克，红花、柴胡各6克。每日1剂，加水煎沸15分钟，过滤取液，其渣加水再煎20分钟，去渣，两次滤液兑匀，早、晚分服。头晕失眠者，加决明子、珍珠母各15克；咽喉灼痛者，加玄参、金银花各10克；口渴少津者，加麦冬、五味子各9克；大便秘结者，加大黄6克；小便黄者，加车前子10克；肾阴亏损、虚火上炎者，可合知柏地黄汤。主治慢性喉炎。

2. 石斛35克，玄参30克，青果20克，山豆根、黄芩、金银花、麦冬、菊花各15克，甘草10克。共为细末，按每份6克分装成包。取1包放保温杯中加蜂蜜2汤匙，沸水冲泡15分钟后饮用，先含、后徐徐咽下，每包药总泡水3杯，早、中、晚各冲1次。主治慢性喉炎。

3. 金银花18克，连翘、玄参、生地黄、生白芍各12克，麦冬、大黄、灯笼草、粉葛各9克，桑叶、淡竹叶、甘草各6克，胖大海5个。每日1剂，水煎服。小儿酌减。兼有感冒者，加菊花9克，芥穗6克，服后取微汗。主治慢性喉炎。

4. 太子参12克，南沙参、炙黄芪、山药、桔梗各10克，凤凰衣、玉蝴蝶、生甘草各6克。每日1剂，水煎，分2次服。主治气虚型慢性喉炎。

5. 蝉蜕、当归、赤芍、生地黄、玄参各10克，桃仁、甘草、桔梗、柴胡、枳壳、酸枣仁各6克。每日1剂，水煎服，分2次服。主治慢性喉炎、声带肥厚。

【名医指导】

1. 多吃蔬菜、水果，戒烟、酒，饮食时避免辛辣、酸等强烈调味品。

2. 改善工作生活环境，结合生产设备的改造，减少粉尘、有害气体的刺激。

3. 生活起居有常，劳逸结合。及时治疗各种慢性疾病，保持通便，清晨用淡盐水漱口或少量饮用（高血压、肾病患者勿饮盐开水）。

4. 适当控制用声。用声不当，用声过度，长期持续演讲和演唱对咽喉炎治疗不利。在青春变声期、妇女月经期和妊娠期，特别要防止用声过度。

5. 生活、工作环境要保持空气清新，预防感冒。

声音嘶哑

声音嘶哑（又称沙哑）是人的咽喉部发声器官出了毛病。一般因为声带过于疲劳导致充血、水肿、疼痛，有的是因上呼吸道感染，炎症累及声带。声带息肉、甲状腺疾病、咽结核、声带麻痹、某些心血管疾病、鼻咽癌晚期，均会压迫喉返神经出现声嘶音哑的症状。

【必备秘方】

1. 蝉蜕12克，玄参、麦冬、天冬、僵蚕、诃子、泽泻、枳壳各10克，橘核、橘络、地龙、川贝母各6克，蜂蜜3～5毫升（兑服）。每日1剂，加水煎沸15分钟，过滤取液，其渣加水再煎20分钟，滤过去渣，2次滤液兑匀，早、晚分服。急性发作合并外感者，去蜂蜜、川贝母，加蒲公英15～30克，金银花、土牛膝各15克，重楼、连翘、赤芍各10克，蝉蜕6克；喉痒咳嗽重者，加苦杏仁、白前各10克；声带充血水肿甚者，

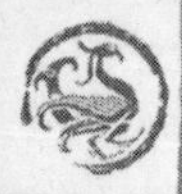

加车前子、郁金、金果榄各10克，胖大海6～10克；声带呈增生、肥厚、息肉、结节性改变者，加牡蛎、昆布各10克，葶苈子6～10克。主治声音嘶哑。

2. 天名精、龙须草、龙葵、石龙芮、白英、枸杞子、生地黄、熟地黄、白芍、党参、炮附子、当归各9克，干姜、甘草、陈皮各3克。每日1剂，水煎服。主治声带息肉、声带小结，症见咽干，音低嘶哑，气短，神疲乏力，形寒肢冷，舌淡苔薄白，脉细微。

3. 蜂蜜30克（分2～3次兑服），玄参10～15克，麦冬、天冬、赤芍、枳壳、僵蚕、诃子、地龙、泽泻各10克，橘核、橘络、陈皮各6克。每日1剂，水煎服。主治声音嘶哑。

4. 胖大海5枚，冰糖适量。胖大海洗净，同冰糖开水冲泡半小时。代茶饮，隔半日再冲水泡1次，每日2次，2～3日见效。主治声音嘶哑、咽干嘶痛。

5. 桔梗、青果（捣碎）、胖大海各15克，蝉蜕、甘草各9克，冰糖适量，沸水冲泡，代茶饮，每日1剂。主治声音嘶哑。

【名医指导】

1. 进食应细嚼慢咽，切忌狼吞虎咽。食鱼尤其应注意，以防鱼刺伤喉。宜食用软质食物和精细食物，不宜吃粗、硬、干燥等食物，以防损伤咽喉。

2. 多喝水，避免长期吸烟及饮酒、咖啡及辛辣刺激食物。保持体内水的平衡，以充分地滋润声带。尤其长时间讲话时，应多喝温开水保持咽喉湿润。

3. 避免过多清嗓：因这种行为，气流就会猛烈地震动声带，从而损伤声带。如果觉得嘶哑难受，可适当的小口饮水。

4. 喉部不适要及时就医。

5. 在感冒或感染时造成声音嘶哑，尽量不要讲话。限制工作之外的说话时间，减少不必要的长时间聊天或打电话。

6. 说话音量要适当，避免大声喊，善用麦克风以应付不足之音量。

声带结节与声带息肉

声带结节又称声带小节，多发生于声带游离缘前1/3与中1/3交界处，多见于青年女性。与喉的慢性炎症以及用嗓过度，发声不当，或变态反应等有关。常见于大班上课的教师。初起为黏膜下的小血肿，后经机化，逐渐发展为小结。初起的小结柔软而带红色，覆以正常的鳞状上皮基质呈水肿状并有血管增生血管扩张。中期的小结则较坚实，有纤维化和半透明样变性。晚期小结，呈苍白色上皮增厚和角化。临床上主要表现为嘶哑早期发高音破裂以后逐渐加重。

声带息肉又称喉息肉。发高音过多，声带擦伤，先是水肿，渐成息肉。或喉部慢性发炎，炎性刺激，或工业粉尘及化学气体的刺激等均可导致。多发生于喉部声带游离缘前1/3与中1/3交界处，以男性青壮年多见。声嘶为主要症状，说话愈多，声音愈嘶。偶有刺激性咳嗽，多为带长蒂息肉刺激声门所致。声带息肉是喉部的慢性病变，初起时在声带膜部的边缘，上皮下的潜在间隙中，有组织液积聚，出现局部水肿，血管扩张出血，继而逐渐呈苍白水肿样半透明玻璃样变性或纤维增生，形成椭圆形或圆形声带息肉。小的局限性息肉仅有轻微的声音改变，大息肉可致喉鸣和呼吸困难。

声带结节

【必备秘方】

1. 北沙参30克，玄参15克，莪术、僵蚕、麦冬、土贝母、郁金各10克，知母8克，木蝴蝶、桔梗各6克，甘草4.5克，薄荷3克。每日1剂，水煎服。受寒而发、声嘶伴痰多稀白者，加法半夏10克，石菖蒲8克；咽喉痛甚、声带充血明显者，加夏枯草、山豆根各10克；病史较长、小结白者，加炮穿山甲5克，生牡蛎15克；声带破哑伴少气懒言者，加五味子9克，生诃子、煨诃子各6克。主治声带结节。

2. 海浮石20克，当归、赤芍、生地黄、丹参、桔梗各15克，甘草、蝉蜕、红花各10克。每日1剂，水煎，分2次服。咽干咳嗽者，加麦冬、南沙参、黄芩、桑白皮各10克；结节不消退者，加三棱、莪术各9克；声带水肿、舌苔厚腻者，加薏苡仁、苍术各9

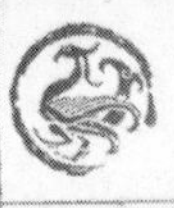

克；大便干结者，加大黄 9 克。主治声带结节。

3. 西月石、乌梅肉各 20 克，玄明粉、诃子肉各 15 克，胆南星 10 克，冰片 1.5 克。共为细末，再用乌梅肉捣如泥，打和为丸，如龙眼核大。每用 1 丸噙化，每日 2～3 丸。主治声带结节。

4. 麦冬、南沙参、石斛、生地黄、玄参各 12 克，当归、赤芍各 9 克，桃仁、红花、桔梗、甘草、柴胡、枳壳各 6 克。每日 1 剂，水煎，分 2 次服。主治声带结节。

5. 牡蛎 30 克，蒲公英、金银花各 20 克，海藻、昆布各 15 克，当归、赤芍、川芎、麦冬各 12 克，浙贝母、陈皮各 9 克。每日 1 剂，水煎，分 2 次服。主治声带结节。

【名医指导】

1. 每日喝 1000～2000 毫升白开水，保持喉咙湿润，以补充声带因长期使用而散失水分。

2. 稳定情绪，保持充足的睡眠、适当的运动，以保持良好的声带弹性。

3. 不抽烟、喝酒，咖啡、浓茶、辣椒、冷饮、巧克力或乳制品应尽量避免食用。

4. 防止过度用嗓，对于教师、文艺工作者要注意正确的发声方法。

5. 加强劳动防护，对生产过程中的有害气体、粉尘等需妥善处理。

6. 注意声带休息，工作时避免滔滔不绝，工作之余避免长时间聊天。感冒时应尽量减少发声。有发声障碍时，声带休息是最好的方法。若症状持续 2 周以上，应及时就医。

声带息肉

【必备秘方】

1. 天名精、石龙芮、龙葵、龙须草、白英各 9 克，水煎服，每日 1 剂。脾气虚者，加党参、焦白术、黄芪各 9 克；脾阳虚者，加炮附子 9 克，花椒、干姜各 3 克；肾阴虚者，加枸杞子、生地黄、熟地黄各 9 克；气阴两虚者，加枸杞子、生地黄、熟地黄、山药、党参各 9 克；痰热内阻者，加半夏、瓜蒌各 9 克，黄连 3 克。主治顽固性声带息肉。

2. 天名精、龙须草、龙葵、石龙芮、白英、枸杞子、生地黄、熟地黄、白芍、党参、山茱萸、茯苓、柴胡各 9 克，升麻 3 克。每日 1 剂，水煎服。主治声带息肉，声带小结，病见咽燥疼痛，声音嘶哑，烦热引饮，夜寐不安，舌红苔薄白，脉细数。

3. 紫苏子 15 克，柴胡、白芍、栀子、枳实、射干、桔梗、半夏各 12 克，前胡、当归、甘草各 10 克，白芥子、蝉蜕各 9 克。每日 1 剂，水煎，分 2 次服。主治声带息肉。

4. 焦山楂 24～30 克。水煎 2 次，煎取汁共 1500 毫升，凉后慢慢服完，每日 1 剂。服药期间，勿大声歌唱，使声带得到充分休息。主治声带息肉。

5. 陈皮、茯苓、半夏各 10 克，苍术、白术、枳实、白芥子各 9 克，甘草 6 克。每日 1 剂，水煎，分 2 次服。主治声带息肉。

【名医指导】

1. 减少言谈，避免大声呼喊。

2. 纠正错误发声方法。

3. 保持心情舒畅，避免忧郁恚怒。

4. 戒烟、酒，少食肥甘、生冷食物。根治急、慢性喉炎。

其他咽喉疾病

本节内容为扁桃体周围脓肿、咽喉溃疡，各病症的临床特点从略。

扁桃体周围脓肿

【必备秘方】

1. 鲜土牛膝根 30～60 克，捣汁徐徐咽下，或水煎服。亦可煎汤熏患处或漱口；或研末，加冰片吹喉。孕妇忌服。主治扁桃体周围脓肿。

2. 皂角刺 15 克。煎沸，盛入茶具，患者张口近之，热气熏之，移时再煎再熏，则痈肿自破，或大皂角 1 枚，研末，加冰片少许，吹患处。主治扁桃体周围脓肿。

3. 芒硝 3 克，硼砂 1.8 克，雄黄、僵蚕各 0.9 克，冰片 0.3 克。共研细末，吹喉，2 小时 1 次（亦可去僵蚕）。主治扁桃体周围脓肿。

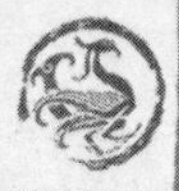

4. 合欢花（又称绒钱花）9～15克。水煎，加白糖6克，待稍凉徐徐服。主治扁桃体周围脓肿。

5. 紫荆皮、浙贝母各9克，重楼6克，甘草3克，水煎服。主治扁桃体周围脓肿。

【名医指导】

1. 卧床休息，保暖避寒，多饮开水。

2. 宜清淡流质饮食，忌辛辣之物，戒烟、酒，保持大便通畅。

3. 密切观察病情，备好切开排脓及抢救器具，防止脓溃流管及虚脱。

4. 积极治疗咽部急、慢性疾病，保持咽腔卫生，以防痈肿发生。

咽喉溃疡

【必备秘方】

1. 蒲公英、紫花地丁各20克，山豆根、连翘、生石膏各15克，当归12克，升麻、黄连、生地黄、牡丹皮、焦栀子、芦根各9克，大黄6克。每日1剂，水煎，分2次服。主治咽喉溃疡。

2. 白矾15克，冰片1.2克，雄黄3克，壁钱14个。将白矾放鸡蛋壳内煅过，再与上药同研匀，吹患处。主治咽喉溃疡。

3. 雄黄、硼砂、人中白各3克，冰片0.3克。共研末，吹喉。也可单用煅人中白、冰片吹喉。主治咽喉溃疡。

4. 生石膏（末）30克，青鱼胆3个。将胆汁和入石膏末中，阴干，研细末，用时加少许冰片，吹患处。主治咽喉溃疡。

5. 鲜芦根（水芦根）30～60克。先将淘米水煮沸，待凉与鲜芦根合捣烂，噙口内，连用数次。主治咽喉溃疡。

【名医指导】

1. 发声休息，声嘶喉痛甚者应噤声。

2. 禁食辛辣刺激食物，戒烟、酒。

3. 调畅情志，勿急躁发怒。

4. 纠正错误发声方法，避免滥用嗓喉。

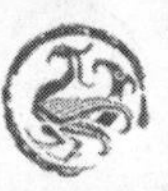

第二十章 口腔科疾病

唇　炎

唇炎分为光化性唇炎、肉芽肿性唇炎和腺性唇炎。光化性唇炎又称日光性唇损害，是因过多接受日光照射后所引起的唇黏膜损害。急性光化性唇炎多见于下唇，表现为整个唇红区的水肿充血，并出现水疱、糜烂、脓血痂皮等非特异性损害。慢性光化性唇炎，表现为黏膜增厚与口周皮肤脱色、粗糙，镜下见日光变性的组织。西医治疗一般口服氯喹、局部涂5%二氧化肽或奎宁霜，渗出糜烂期以湿敷为主。肉芽肿性唇炎表现为肿胀肥厚，与牙源性病和克罗恩病有关。治疗时可试用皮质类固醇局部注射，无效者可选择手术或放射线治疗。腺性唇炎以下唇较多，唇部弥散性肿胀，晨起时上下唇粘连，用力分离后见唇红部上覆干燥如粥浆状白色薄痂。治疗同肉芽肿性唇炎。本病中医属“唇风”范畴，多因阳明胃热，脾经血燥或复感风邪，风热相搏而成。常以泄热润燥、祛风止痒等为治疗法则。

【必备秘方】

1. 生薏苡仁、山药、生白扁豆各30克，南沙参20克，白术、茯苓、枳壳、黄柏、枳实、石斛各15克，粉萆薢、桂枝、天花粉、草豆蔻各10克。每日1剂，加水煎沸15分钟，过滤取液，渣再加水煎20分钟，滤过去渣，2次滤液混合，早、晚分服。主治剥脱性唇炎。

2. 连翘、薏苡仁各12克，防风、荆芥穗、焦栀子、黄芩、生石膏、白术、当归、滑石各9克，薄荷、白芍、甘草各6克。每日1剂，水煎服。主治脾胃湿热，复受风邪，风热相搏，结于口唇而发之唇炎。

3. 粉葛20克，昆布、法半夏、天南星片、桔梗、连翘各15克，知母、三棱、莪术、黄芩、龙胆各10克，黄连6克，升麻、甘草各3克，每日1剂，水煎，分2次服。主治痰湿风热结聚之唇炎。

4. 山药、生薏苡仁、生白扁豆各30克，白术、茯苓、枳壳、黄柏、芡实各15克，草豆蔻、粉萆薢、桂枝、天花粉各10克。每日1剂，水煎服。主治脾胃湿热内蕴之唇炎。

5. 生地黄、玄参各20克，生石膏15克，槐花、地骨皮、黄芩各10克，荆芥、牡丹皮各9克，川芎、白芷、升麻、细辛、防风、甘草各3克。每日1剂，水煎，分2次服。清火止痛。主治风火上攻之唇炎。

【名医指导】

1. 避免日光过度照射，停用或停食可疑的药物或食物，避免干燥、高温风吹的环境，改掉舔唇等不良习惯。这样还可预防复发。

2. 多吃新鲜蔬菜水果，如富含蛋白质、复合维生素B的食物，少吃酸、麻、辣、涩、烫和油炸的食品，更不能吃那些用工业盐腌制的、用“下脚油”炸制的、用石灰炒制的劣质食品，戒烟、酒。

3. 干燥脱屑者局部涂擦鱼肝油软膏、抗炎或含激素类软膏、防裂唇膏。口服维生素A、维生素B_6，以改善上皮代谢，减少鳞屑及干燥。切不可使用稠厚的普通润唇膏、唇彩。不可盲目去做“纹唇”。

4. 渗出结痂者，用0.1%乳酸依沙丫啶溶液或1∶5000呋喃西林溶液湿敷；还可局部涂擦金霉素溶液消除炎症。

5. 切勿症状稍有改善就中断治疗，越迁延越不易根治。

舌炎与其他舌病

舌位于口腔底的上面，舌表面可以看到许多红色的小乳头，乳头周围有非常细小的味蕾，担负着味觉功能，以分辨饮食的甜、酸、苦、辣等，舌尖下面黏膜正中处，有舌系带，与口底黏膜相连，控制舌的运动。舌的主要功能除担负味觉外，还协助讲话、咀嚼及吞咽食物，而一旦发炎就会给患者带来很大的痛苦。舌炎包括烟酸缺乏性舌炎、萎缩性舌炎及正中菱形舌炎等，烟酸缺乏性舌炎多为人体缺乏烟酸所致，主要临床表现为在舌黏膜乳头萎缩并出现散在浅表的溃疡，可见于口腔黏膜的其他部位，皮肤上也可有其他形式的损害。萎缩性舌炎多由贫血所致，主要临床表现为舌背上舌乳头退化，从丝状乳头开始，以后菌状乳头池退化，直至舌乳头全部消失，舌黏膜上皮变薄，舌背光滑变红，形成光滑舌和镜面舌，常有面色苍白、神疲乏力、头晕、耳鸣等症状。正中菱形舌炎多由于舌背黏膜先天性畸形所致，主要临床表现为后背正中稍后有前后径大于横径的菱形或椭圆形光滑发红的区域，可有发红、发热、刺痛等症状，也可以培养出细菌或真菌。其他常见舌病有舌痛、毛舌及点黑毛舌等。

【必备秘方】

1. 生地黄 20～30 克，麦冬、玄参、白芍、枸杞子、肉苁蓉、补骨脂、覆盆子各 12～15 克，淫羊藿 10 克，甘草 4～5 克。每日 1 剂，加水煎沸 15 分钟，过滤取液，渣再加水煎 20 分钟，滤过去液，2 次滤液兑匀，早、晚分服。口干甚者，加天花粉 20 克，黄精、知母各 12 克；阳虚畏寒、大便软溏者，去生地黄、玄参，加续断、狗脊各 15 克。主治舌炎及老年性顽固性口舌干燥症。

2. 生薏苡仁、山药、生白扁豆各 30 克，南沙参 20 克，白术、茯苓、枳壳、黄柏、枳实、石斛各 15 克，粉萆薢、桂枝、天花粉、草豆蔻各 10 克。每日 1 剂，加水煎沸 15 分钟，过滤取液，渣再加水煎 20 分钟，滤过去渣，2 次滤液兑匀，早、晚分服。主治舌炎及剥脱性唇炎。

3. 鲜地黄 60 克，墨旱莲、女贞子、大血藤、蒲公英、板蓝根各 24 克，枸杞子、石斛各 12 克，甘菊、川贝母、大青叶各 9 克，琥珀（末）6 克，每日 1 剂，水煎，分 2 次服。育阴，清火，润燥。主治口舌干燥症。

4. 生石膏 30 克（先煎），柴胡 15 克，黄芩、防风、生地黄、当归、玄参各 12 克，广藿香、知母、牡丹皮、生甘草、白芍各 10 克。每日 1 剂，水煎服。主治唇舌溃疡。

5. 生石膏 15～30 克，知母、谷精草、金银花各 12 克，蝉蜕 6 克，甘草 3 克。每日 1 剂，水煎，分 2 次服。主治胃腑蕴热，循经上蒸之舌炎。

【名医指导】

1. 多饮水，进食富含营养易于消化的半流质饮食（如米汤、米粥、豆浆、菜泥、蛋汤等）；并找出病因，除去致病因素，如戒烟、酒，少吃带色素的食物，更换可疑的药物，这样才会更好的恢复健康。另外，服用维生素 B 和锌剂对舌炎也有一定疗效。

2. 保持口腔卫生。舌炎患者饭后一定要用清水含漱，必需将舌尖抵住下颌前牙舌侧，使舌背向上拱起，以便裂沟扩张，而利于漱净滞留在内的残渣。舌病患者可用牙刷刷洗毛舌区，去除真菌及角化伸长的乳头，但要防止剪去过多而出血。

3. 舌炎患者在炎症期间，可用消炎防腐含漱剂。继发感染时口服抗生素，局部涂抹鱼肝油乳剂。

4. 正中菱形舌炎、舌轮廓乳头炎常被患者怀疑为肿瘤，应注意区分，必要时取活组织检查以确诊。舌叶状乳头炎发生之处可能发生恶性肿瘤，治疗前应先排除恶性肿瘤。

5. 调节情绪，因为情绪紧张或过于激动都可能诱发地图舌等。避免疲劳，调整睡眠，对月经不调的妇女要进行治疗。

口腔溃疡与口腔炎

口腔溃疡是口腔黏膜发生溃疡性损害的口腔黏膜疾病。周期复发者称复发性阿弗他溃疡，又称阿弗他口炎，其病因可能与自身

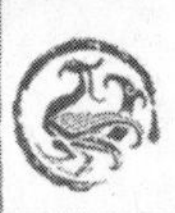

免疫力有关。临床表现主要为口腔黏膜反复出现溃疡，有单发、多发，任何部位均可发病。长期消化不良，腹泻、便秘、胃溃疡、睡眠不足、精神刺激、月经周期、食物、变态反应等均可导致。口腔的黏膜最容易感染和损伤而发生炎性病变，统称口腔炎。由单纯疱疹病毒引起的口腔单纯性疱疹，对人体的感染甚为常见。若为首次感染，临床上称原发性疱疹性口炎，以口腔黏膜出现充血、水疱、浅表溃疡为特征。若为潜伏在体内的单纯疱疹病毒所致，即在一定条件下如感冒、发热、疲劳等时机体发生复发性损害，临床上称复发性疱疹性口炎。临床以口唇及口周出现成簇小水疱，进而溃破、渗出、结痂为特征。由水痘-带状疱疹病毒引起的口腔带状疱疹，其主要表现在成群的水疱出现炎性红斑性损害，一般是沿三叉侧神经分支排列。多发于成年人，愈后一般不再复发。由放射引起的放射性口腔炎又称放射性口腔黏膜炎，是放射治疗过程中必然发生的一种并发症。临床主要表现为口咽干燥、灼热、疼痛，吞咽困难而影响进食，甚至不能进食。其反应的程度与放射线的质量、治疗时间长短有关，与每日照射剂量及总照射剂量成正比，减少黏膜炎症最好的方法是停止放射治疗，但停止放射治疗又会影响治疗肿瘤的效果。

复发性阿弗他溃疡

【必备秘方】

1. 太子参、生地黄、赤芍各 30 克，生黄芪、金银花、连翘、甘草各 15 克，凤尾草、肉苁蓉、当归、麦冬、五倍子（沸水泡）各 10 克，生蒲黄（布包）、升麻、柴胡、薄荷各 6 克，细辛、通草、肉桂（研末，分 3 次冲服）各 3 克，肉苁蓉 9 克（研末）。每日 1 剂，水煎 3 次，分 3 次服。30 日为 1 个疗程。疗程结束后，服肉苁蓉末，每次 3 克，每日 3 次，五倍子水漱口，每日 3～5 次，连用 1 个月。主治口腔溃疡。

2. 金银花、连翘各 20 克，生地黄、射干各 15 克，牡丹皮 10 克，黄连（杵碎）、升麻、当归各 6 克。每日 1 剂，水煎服。先用少量药汁漱口，漱时要将药汁含口中片刻，待患处疼痛减轻后吐出，连续含漱 3～5 遍后服下余液，早、晚各 1 次，每日 1 剂。主治口腔溃疡。

3. 石膏、生地黄、芦根、天花粉各 30 克，石斛、连翘各 15 克，知母、玄参，麦冬各 9 克，生甘草 6 克。每日 1 剂，水煎服。T 淋巴细胞功能低下者，加白花蛇舌草、蛇莓各 30 克，灵芝 9 克，同时加服雷公藤片以调节免疫功能。主治口腔溃疡。

4. 生地黄 30 克，女贞子、墨旱莲、生谷芽、熟谷芽各 15 克，知母、黄柏、龟甲各 9 克，生甘草 6 克，通草、黄连各 3 克。每日 1 剂，加水煎沸 15 分钟，过滤取液，其渣加水再煎 20 分钟，滤过去渣，2 次滤液兑匀，早、晚分服。主治口腔溃疡。

5. 玄参 30 克，麦冬、生地黄各 24 克，天花粉 9 克，淡竹叶、通草各 6 克，黄连 3 克。每日 1 剂，水煎服。另取消毒棉签擦去溃疡分泌物，涂上 1%碘酊（不必脱碘）。每日 2～3 次，一般 2～3 日即可痊愈。主治口腔溃疡。

【名医指导】

1. 补充维生素 B_2、维生素 B_6 等 B 族维生素。各种新鲜蔬菜和水果中都含有丰富的维生素和矿物质，可多吃黄色和深绿色的果蔬，至少每日要食用 500 克蔬菜和水果，以补充缺乏的维生素。此外，还应通过饮食牛奶、鸡蛋、小麦胚芽等食物来补充维生素 A 及锌等。

2. 口腔疾病的发生也是身体变弱的信号，因此应加强运动改善体质。

3. 适当减压，放松精神，避免过劳，保证充足睡眠。

4. 冬季感冒流行时，建议您喝上几包板蓝根。如果您已有口腔溃疡了，可用淡盐水或茶水漱口，保持口腔湿润。

5. 女性一定要注意保养，不要过度减肥，每日饮食要摄入足够的蛋白质，要经常食用能补充雌激素的天然食物如大豆、洋葱等，这样才能维持体内雌激素的正常分泌。

6. 如果在试用了某种新牙膏，或吃了某种从没吃过的食物之后患了口腔溃疡口腔炎，要考虑是不是过敏引起的，要立即停用停吃。

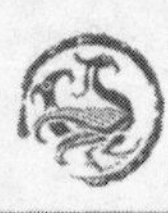

另外，建议用温水漱口，然后将少量原汁蜂蜜敷在溃疡面，多次重复，第二天溃疡就会明显好转。

7. 注意排便通畅：多吃新鲜水果和蔬菜，多饮水，至少每日饮水1000毫升。这样可以清理肠胃，防治便秘，有利于恢复。

其他口腔炎

【必备秘方】

1. 生黄芪、薏苡仁、土茯苓各30克，黄柏、知母、白术、制附片（先煎半小时）、生甘草各10克。每日1剂，水煎，分2～3次服。连用5日为1个疗程。主治溃疡性口腔炎。

2. 生地黄12克，茯苓、淡竹叶各9克，山茱萸、山药、牡丹皮、泽泻各6克。每日1剂，水煎，分2次服。主治溃疡性口腔炎。

3. 鸡蛋3枚。将鸡蛋煮沸后，取蛋黄放铁勺内，先用文火烤至蛋黄变黄，再用武火烤至出油，取油装入瓶中备用。用时，局部先用1：5000高锰酸钾溶液轻轻的洗净溃疡面，再用淡盐水洗净。然后把蛋黄油搽患处，每日1～2次。主治溃疡性口腔炎。

4. 三七8克，生大黄6克，生甘草、青黛各5克，冰硼散3克。共为极细末，过120目筛后，装瓶备用。每用少许以消毒棉蘸涂于患处，每日2～3次，连用4日为1个疗程。主治溃疡性口腔炎。

【名医指导】

1. 保持口腔清洁，多饮水，禁用刺激性或腐蚀性药物。

2. 食物以微温或凉的流质为宜，避免饮用酸性饮料，避免食用过硬食物或擦拭口腔，以免损伤口腔黏膜。

3. 因口腔疼痛影响进食者，可于饭前用2%利多卡因涂于口腔止痛。

4. 常用食盐水或碳酸氢钠溶液漱口，保持口腔清洁，防止口内细菌繁殖。

5. 多休息，避免疲劳。

急性假膜型念珠菌口炎

本病中医称“鹅口疮”，由假丝酵母菌属（念珠菌属）引起，属于口腔念珠菌病。口腔念珠菌病临床分为急性假膜型、急性萎缩型、慢性萎缩型、慢性增生型4类。其中以急性假膜型最为常见，主要临床表现为损害区黏膜充血水肿，口内灼热干燥等感觉，随后出现散在的色白如雪的柔软小斑点，状如凝乳，略高出黏膜，不久即相互融合为白色或蓝白色丝绒状斑片。急性萎缩型又称抗生素性口炎，多由广谱抗生素长期应用所致。慢性萎缩型又称义齿性口炎，多见于戴义齿者。慢性增生型又称念珠菌性白斑，类似一般的黏膜白斑，属癌前病变，重者可波及全身而危及生命。

【必备秘方】

1. 生石膏30克，生地黄15克，牡丹皮、知母、黄芩、金银花各9克。每日1剂，水煎，分2次服。主治急性假膜型念珠菌口炎。

2. 金银花12克，甘草3克。每日1剂，水煎服。主治急性假膜型念珠菌口炎。

3. 香油50克，五倍子10克，冰片5克，鲜鸡蛋1个，鸡蛋壳7个。把香油倒入小锅内加热，打入鸡蛋，炸黄后取出，油凉后入小碗里。将五倍子、鸡蛋壳放入锅内焙黄，研为末，把冰片压碎，同放在鸡蛋油里即成。用干净白布条卷在示指上，蘸少许鸡蛋油抹在小儿口中患处。每日2次，当日即可见效。主治急性假膜型念珠菌口炎。

4. 五倍子、白矾各等份，冰片少许。将五倍子、白矾分别捣碎如米粒，和匀放于沙锅内用文火炙炒，并以竹筷不停拦搅，溶合放出水分如枯矾状，离火冷固取出，研极细末，另开冰片少许加入拌匀，储瓶备用。用时以净指蘸冷开水粘药粉少许涂患处，每日1～3次。主治急性假膜型念珠菌口炎。

5. 人中白、白矾各30克，冰片3克，活蜘蛛5个。人中白用清水反复漂至无特殊气味，晾干研细，白矾置锅中溶化后，放入蜘蛛、人中白，全部炼为黏矾为止，冷后与冰片共研为极细末，储瓶密闭备用。用时用小竹管吹入口内。每日2次。主治急性假膜型念珠菌口炎。

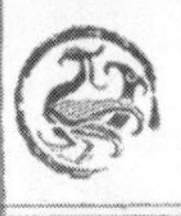

【名医指导】

1. 避免产房交叉感染，分娩时应注意会阴、产道、接生人员双手及所有接生用具的消毒。

2. 小儿喂养用具要清洁与消毒，注意防止因喂养员而引起的交叉感染。妈妈们还应注意乳头的清洁，及时换洗内衣，以消除感染源。

3. 戴义齿的患者应注意义齿的清洁。睡觉前将义齿取下，浸泡在2%～4%碳酸氢钠溶液或0.12%氯己定溶液中。

4. 注意口腔卫生和健康。除去局部创伤，义齿固位不好引起创伤的应重衬或重新修复。吸烟的患者应嘱其戒烟。营养不良患儿，重病、久病患儿应加强口腔护理。

5. 长期使用抗生素和免疫抑制药的患者，或患慢性消耗性疾病的患者，均应警惕白假丝酵母菌感染的发生，特别要注意容易被忽略的深部（内脏）白假丝酵母菌并发症的发生。

口腔扁平苔癣

口腔扁平苔癣是一种发生于口腔黏膜和皮肤的非感染性慢性浅表炎性病变。其典型表现为珠光白色条纹交织、延伸，形成条索状、网状、树枝状、环状及斑块状等多种形态的黏膜损害；在白色病损区间的黏膜色泽可正常或充血，有时还可以出现丘疹、水疱、糜烂、萎缩、色素沉着等病损重叠或先后发生。临床上常分为斑纹型（单纯型）、糜烂型（混合型）和萎缩型。该病好发年龄为13～80岁，男女比例是1∶1.5，主要见于中老年，女性多见，约有54%的患者伴有皮肤损害，发病率不超过1%，且有一定程度的恶变倾向。

【必备秘方】

1. 太子参、生地黄、赤芍各30克，生黄芪、甘草、金银花、连翘各15克，当归、麦冬、肉苁蓉（研末）、五倍子（沸水泡）、凤尾草各10克，生蒲黄（布包）、黄柏、升麻、柴胡、薄荷各6克，肉桂（研末，分3次冲服）、细辛各3克。每日1剂，水煎，分2次服，30日为1个疗程。疗程结束后，服肉苁蓉末，每次3克，每日3次；五倍子水漱口，每日3～5次，连用1个月。主治口腔扁平苔癣。

2. 茯苓、六神曲、鱼腥草、连翘各15克，陈皮、半夏、焦白术、泽泻、升麻各10克。每日1剂，水煎，分2次服。糜烂较大、分泌物增多者，加重楼、生石膏、炒薏苡仁各30克，紫花地丁、苦杏仁各10克，砂仁3克。主治口腔扁平苔癣。

3. 玄参30克，麦冬、生地黄各24克，天花粉9克，淡竹叶、通草各6克，黄连3克。每日1剂，水煎服。另取消毒棉签擦去溃疡分泌物，然后涂上1%碘酊（不必脱碘），每日2～3次，一般2～3日即可痊愈。主治口腔扁平苔癣。

4. 骨碎补、连翘各9克，赤芍、牛蒡子各6克，荆芥、薄荷、升麻各5克，细辛、甘草各3克。每日1剂，加水煎沸15分钟，过滤取液，其渣加水再煎20分钟，滤过去渣，2次滤液兑匀，早、晚分服。主治口腔扁平苔癣。

5. 山慈菇、地骨皮、生地黄、野菊花、茯苓、山药各15克，升麻10克，砂仁3克。每日1～2剂，加水煎沸15分钟，滤出药液，再加水煎20分钟，去渣，2次煎液兑匀，分2次服。主治口腔扁平苔癣兼阴虚内热。

【名医指导】

1. 注意调养，保持积极乐观的态度。

2. 注意劳逸结合，加强锻炼，提高机体对疾病抵抗力。病处活动期，要节制性生活。

3. 注意预防感冒，积极防治各种感染。如急性扁桃体炎、肺部感染、肠道感染都能诱发疾病并加重病情。

4. 注意戒烟、酒：香烟中的尼古丁等有害成分能刺激血管壁而加重血管炎症，应戒除。酒性温烈，会加重患者的内热症状，不宜饮用。

5. 注意补充优质蛋白和各种维生素。少吃含高脂肪、高胆固醇的食物，忌辛辣刺激食物；应适量补充较优质的蛋白质，来源有牛奶、鸡蛋、瘦肉、河鱼等维生素，特别是B族维生素。

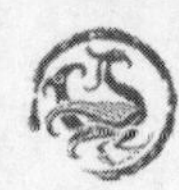

6. 及时观察治疗，否则病情加重，甚至继发贫血、舌癌、口腔癌、生殖器癌乃至危及生命，所以早期即应进行有效的治疗。

牙 痛

牙痛为口腔科疾病中常见的症状之一。引起牙痛的原因很多，牙龈或牙周疾病都可引发，除龋齿外，以牙本质过敏、牙髓炎、牙根尖周炎等最为常见。牙本质过敏中医称"齿龋"、"牙齿酸软"，多由养护失宜，牙面磨损，牙齿疏松，加之口中酸腐浸渍牙体；或肾精亏虚，骨弱髓空，牙齿失固而酸软无力。牙髓炎按病理可分为急性与慢性两类，多由风热外袭，冒犯头面，伤及牙齿，壅聚不散，痹阻脉络；或嗜食辛辣，滋生胃火，循经上蒸，壅滞于齿，损及根髓；或久患齿痛，失治误治，邪毒深伏，损及肾阴，致肾阴亏虚，虚火上炎，牙齿失养，久则浮动而痛。牙根尖周炎包括急性根尖周炎、慢性根尖周炎，多因口齿不洁，牙体龋坏，或牙髓炎日久不愈，毒伏于里，复感风热，壅遏气血；或饮食失节，脾胃蕴热，郁而不宣，循经壅滞龈肉龈根，腐而成脓；或素有牙疼，邪毒深伏于齿根，反复受邪，正虚邪滞，蚀肉腐骨，终成瘘道，久久难愈。

【必备秘方】

1. 补骨脂10～12克，白蒺藜9～12克。每日1剂，水煎服。痛甚者，加防风、荆芥各6克；血瘀者，加红花、川牛膝各12克，桃仁9克；便秘者，加大黄9～12克；小便黄赤者，加栀子6～9克，淡竹叶6克；牙齿松动者，加玉女煎；牙龈肿痛、口气臭秽者，加清胃散；小儿龋齿者，加生石膏15～30克，熟地黄10～20克，细辛2～3克；伴发热者，加金银花、连翘各30克，玄参15克；夜间口咽干燥者，加熟地黄30克，巴戟天12克，麦冬10克，茯苓9克，五味子5克；牙痛昼轻夜甚者，加当归15～30克，知母15克；遇冷痛剧者，加麻黄10克，制附子6克，细辛3克。主治牙痛。

2. 蜂房30克，石膏15克，大青盐12克，黄柏、白芷、升麻各10克，北细辛3克。每日1剂，水煎服。门齿痛者，加黄连10克，知母6克；左边齿痛者，加柴胡、龙胆各10克，栀子6克；右边齿痛者，石膏加倍，加大黄12克，枳壳10克；风寒疼痛者，加防风15克，荆芥12克，蝉蜕6克；风热疼痛者，加石膏30克，鲜地黄20克，牡丹皮10克；伴便秘者，加大黄15克（后下），黄芩12克，地骨皮10克；伴有牙衄者，加鲜地黄20克，黄芩12克，牡丹皮、大黄各10克，黄连、栀子炭各6克。主治牙痛。

3. 生石膏15克，生地黄9克，荆芥、牡丹皮各6克，青皮、甘草各3克。每日1剂，水煎服。上边门牙痛者，加麦冬9克，炒黄连3克；下边门牙痛者，加知母、黄柏各6克；上两面牙痛者，加白芷、川芎各6克；下两边牙痛者，加白术、白芍各6克；上左边牙痛者，加羌活、龙胆各6克；下左边牙痛者，加柴胡、黑栀子各6克；上右边牙痛者，加熟大黄、枳壳各6克；下右边牙痛者，加黄芩（炒）、桔梗各6克。主治牙痛。忌食鱼腥。

4. 石膏30克，骨碎补18克，升麻、白芷、制川乌、细辛、淡竹叶各10克，炒花椒6克，甘草3克。取清水100毫升，先煎制川乌30分钟，再入余药共煎20分钟，早、中、晚分服。热重者，细辛减至6克，石膏加至60克；寒重者，制川乌加至15～20克；牙龈肿明显者，加地骨皮30克，蒺藜15克；大便秘结者，加酒大黄10克；虚火上越者，加生地黄、牛膝各30克。主治牙痛。

5. 生石膏60～120克（研面布包），生地黄、金银花各30克，黄芩、连翘各15克，牡丹皮12克，薄荷9克，细辛、青皮、升麻、甘草各6克，酒大黄3克。每日1剂，将生石膏粉先煎30分钟，再入群药同煎3～5分钟，热服，次晨再将药渣煎服。主治牙痛。

【名医指导】

1. 注意口腔卫生：养成"早晚刷牙，饭后漱口"的良好习惯，创造清洁条件，改变口腔环境，减少或消除菌斑。

2. 加强宣传教育：从小养成良好的口腔卫生习惯，学会合理刷牙方法。刷牙要顺刷，即"上牙由上往下刷，下牙由下往上刷"，

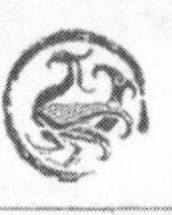

“里里外外都刷到”，还要注意刷后牙的咬面。这样就可把牙缝和各个牙面上的食物残渣刷洗干净，刷牙后要漱口。不要横刷，横刷容易损伤牙龈，也刷不净牙缝里的残渣。

3. 减少或控制饮食中的糖：我国是以谷类为主食的国家，控制饮食中的糖类防龋是有困难的。但近年来，糖制食品和各种饮料显著增多，应注意控制摄入量。多吃蔬菜、水果和富含钙、磷、维生素的食物，要尽可能吃些粗粮，并重视母乳喂养婴儿。睡前不宜吃糖。

4. 心胸豁达，情绪宁静。脾气急躁，容易动怒会诱发牙痛。

5. 当出现牙痛症状时，一定不要过于慌张，要及时缓解疼痛，而忍痛不是最好的办法。除了应该要采用缓解办法外，更需要注意的是应该要到医院查出牙痛的病因，针对病情进行治疗。孕妇牙痛更是不容小觑，应该要及早地进行处理。

龋　齿

龋齿是在机体内外环境因素影响下，由多因素复合作用所导致的牙齿硬组织病损。其病因中有3种相互作用的主要因素：细菌、宿主和食物。只有在同时并存的条件下方能致龋。现已公认的致龋菌有变形链球菌、乳酸杆菌和放线菌属。细菌在牙齿表面形成牙菌斑后就能致龋。宿主因素是指机体对龋的敏感性，包括牙齿的形态、位置和结构、唾液以及全身情况。食物中的糖类，尤其蔗糖是主要的致龋食物。患龋病的牙齿称龋齿。龋病的发病率高且分布极广，是人类最普遍的疾病之一，世界卫生组织将其列为仅次于癌症、心血管疾病的人类重点防治的第三大疾病。患龋病后，如未及时治疗，龋蚀继续发展，可引起牙髓炎、根尖周炎、牙槽脓肿，甚至颌周蜂窝织炎及颌骨骨髓炎。

【必备秘方】

1. 芫花、细辛、花椒、蕲艾、小麦、细茶各等份。水煎取汁，温漱后咽下，至吐涎为止，即愈。主治龋齿及虚火牙痛等。

2. 蜂房10克，白芷、花椒、高良姜、丁香、吴茱萸各2克，黄连、细辛、冰片各1克。将马蜂窝放入95%乙醇中浸泡后取出烧成灰，白芷、花椒、高良姜、丁香、吴茱萸、黄连、细辛放炉火旁烤干后，去杂质并研细末，过120目筛，取冰片用乳钵研细，诸药混匀，密封装瓶。每取适量，涂擦痛处，每日早晚各1次。主治龋齿、牙龈炎、牙周炎引起的牙痛。

3. 樟脑、花椒各3克，细辛2克。共研极细末，放入铜勺内，用茶盅盖上，以绸面封严四周，勿透气，在微火上煅15～20分钟，觉樟脑气透出即起，放在地上候冷，揭开则霜药俱在茶盅底，装入瓷瓶。每取少许塞入痛处。主治龋齿牙痛、风火牙痛。

4. 肥赤马肉500克，硼砂100克，粉霜25克。马肉与硼砂拌和，以器物盛之，于阳光处存放。晒出蛆，令自干。研为细末，每50克加粉霜25克，同研和匀。先以针拨动牙根，四畔空虚，再用灯心蘸药点牙根下。主治龋齿。

5. 樟脑、艾绒。取小茶盅1只，杯口用纸封固，用针在纸上密刺小孔，把冰片铺在纸上约3毫米厚，再把艾绒覆盖在樟脑上面，点火燃艾绒待樟脑全部溶解。揭去纸及艾绒灰，在茶盅内壁上有一层白色的霜，取霜涂于痛牙处。杀虫止痛。主治火牙、虫蛀所致牙痛。

【名医指导】

1. 预防龋病从妊娠期开始。发育良好的牙齿，才有坚实的抗龋基础。在提高牙齿抗龋力方面，首先要保障胎儿期身体发育和牙齿发育所需要的各种营养物质，妊娠期及时补充高蛋白质、钙质、维生素等营养物质，保证胎儿牙胚的正常发育；其次孕妇要特别注意预防各种传染病的发生。

2. 培养孩子养成良好的口腔卫生习惯。由于刚萌出的乳牙合面窝沟较窄、深，易隐藏细菌，是龋齿的好发部位。注意口腔卫生是预防龋病最关键的环节，应教育儿童从小养成良好的口腔卫生习惯，如饭后漱口、睡前不吃糖和零食等。

3. 防止牙列不齐，有利于减少龋齿的发生。牙列不齐可使食物嵌塞或滞留，从而易

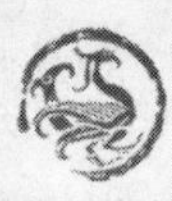

发生龋坏，故要防止牙列不齐的发生，如替牙期应及时拔除滞留的乳牙及多生牙，修复缺失牙。

4. 营养均衡，少吃甜食。婴幼儿食物要多样化，以提供牙齿发育所需要的丰富营养物质，还要注意多咀嚼粗纤维性食物，如蔬菜、水果、豆角、瘦肉等，咀嚼时这些食物中的纤维能摩擦牙面，去除牙面上附着的菌斑。

5. 定期进行口腔检查，早期发现龋齿，早期治疗。要求儿童每3～6个月进行1次口腔检查。

6. 应用各种氟化物制品，如含氟牙膏、糊剂、水剂等，有防龋作用。

牙周炎与牙龈出血

牙周炎包括成年人牙周炎、青春前期牙周炎、青少年型牙周炎、快速进行性牙周炎和伴有全身疾病的牙周炎5种，其中以成年人牙周炎较为多见。成年人牙周炎又称慢性成年人牙周炎，是最常见的牙周炎疾病，多由慢性牙龈炎发展而来。通常表现为牙龈、牙周膜、牙槽骨及牙骨质的慢性进行性破坏，主要特征为牙龈炎症、牙周袋形成、牙周袋溢脓、牙槽骨吸收和牙齿松动。疾病发展最终会导致牙齿脱落，是成年人牙齿脱落的主要病因。本病多伴有牙龈出血，故合为一节论述。

牙周炎

【必备秘方】

1. 黄芪、金银花各24克，白芍、丹参、天花粉各12克，乳香、没药、泽兰、白芷、连翘各9克，生甘草6克，京三棱4.5克。每日1剂，加水煎沸15分钟，过滤取液，其渣加水再煎20分钟，滤过去渣，2次滤液兑匀，早、晚分服。主治急性牙周炎。

2. 雪胆适量。洗净，切片，研为细末，装瓶备用。口服，每日2～3次，每次0.3～1.2克（小儿酌减）。主治急性牙周炎、扁桃体炎等。

3. 生地黄、白芍各30克，墨旱莲、女贞子、白茅根、藕节各10克，生大黄5克，莲子心3克。每日1剂，加水煎沸15分钟，过滤取液，其渣加水再煎20分钟，滤过去渣，2次滤液兑匀，早、晚分服。主治慢性牙周炎、牙龈出血。

4. 大青叶、生地黄、生石膏（先煎）、鲜芦根各30克（去节），玄参、赤芍、牡丹皮各10克，生甘草5克。每日1剂，水煎，每次取药液150毫升左右，分5～6次含服。主治牙周炎、溃疡性龈口炎。

5. 生石膏45克，白茅根30克（鲜品80克），天花粉15克。每日1剂，生石膏加水煎半小时，加入白茅根、天花粉煎取450毫升，凉后含漱，每日4～6次。主治慢性牙周炎、牙龈出血。

【名医指导】

1. 刷牙时有目的地将牙刷毛向上或向下倾斜45°，压在牙龈上反复按摩。或者将牙刷放在牙根部，反复上下短距离地颤动，对牙龈边缘和龈乳头有按摩和清洁局部的作用。

2. 咀嚼粗糙、富含纤维素的食物，会对牙龈组织产生适当的刺激，起到良好的按摩作用；供给多种维生素尤其是B族维生素、维生素C、维生素D、维生素E和叶酸等。B族维生素有助于消化，能保护口腔组织；维生素C可调节牙周组织的营养，可促进牙龈出血复原，有利于牙周炎的康复。

3. 早期发现牙周病，及时治疗。由于牙周病不会像蛀牙一样出现明显的疼痛，而像刷牙出血或“上火”等症状有时又会自动“好转”；因此牙周病非常容易被患者忽视，直到牙齿松动才被发现。因此早期发现牙周病的最好方式是：如果发现有刷牙出血等症状时，立即看牙医，定期看牙医，尤其是看牙周专科医师。

4. 治疗型漱口水不宜常用：须根据医生的治疗方案，需要使用时再用。一方面，不能依靠漱口水来治病，因为它虽然有一定的抑菌作用，但也只能起到辅助作用，无法控制病情；另一方面，漱口水在作用于有害菌的同时，也会对有益菌造成影响，长期使用，可能导致口腔菌群失衡，影响口腔健康。

5. 老年人如果出现不明原因的牙龈出

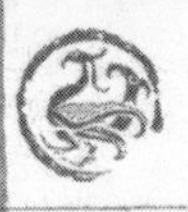

血，而且持续量大，就要到医院排查是否因为原发性高血压的缘故。

牙龈出血

【必备秘方】

1. 生地黄、白芍各30克，墨旱莲、女贞子、白茅根、藕节各10克，生大黄5克，莲子心3克。每日1剂，加水煎沸15分钟，过滤取液，其渣加水再煎20分钟，滤过去渣，2次滤液兑匀，早、晚分服。主治牙龈出血。

2. 党参12克，白术、柏叶、艾叶、阿胶（另煎）各10克，干姜、炙甘草各5克，田三七末3克（冲服）。每日1剂，水煎，分2次服。主治虚寒性牙龈出血。

3. 黄芪、白茅根各20克，生蒲黄、丹参、鸡血藤各18克，山楂、当归各12克，五灵脂10克。每日1剂，水煎，分2次服。主治牙龈出血。

4. 枯矾粉、狗脊绒毛各30克，氯化钠15克，灭滴灵粉5克。将狗脊绒毛洗净，高温烘干，研细末，加入枯矾粉、灭滴灵粉及氯化钠，混合过筛，密封装瓶，拔牙后，下颌者可用大号牙刮匙取1～2匙药粉，直接倾倒在牙槽窝内，用探针轻轻搅动，与血液混匀，上颌者，可先将药粉置于小棉球或纱卷上，然后置于创面上，片刻即可去除。主治拔牙后牙龈出血。

5. 紫草、白及按3∶2的比例，放在容器内混匀后用普通水（可加入少量甘油）调成较硬的面团样，再切成1厘米大小的锥形块，外面再蘸一层紫草粉（以免消毒时粘成一团），放在铝盆内煮沸消毒（水浴），待凉后加入少许香精矫味即可。拔牙后用多贝尔氏液漱口，去除口腔内的血液，取一块紫草栓置在创口上，用棉球轻按，使血流完全渗入栓剂中，2～3分钟后再轻轻漱口，擦去多余的药物和血迹。主治拔牙后牙龈出血。

【名医指导】

1. 供给多种维生素尤其是B族维生素、维生素C、维生素D、维生素E和叶酸等。B族维生素有助于消化，能保护口腔组织；维生素C可调节牙周组织的营养，可促进牙龈出血复原，有利于牙周炎的康复。

2. 老年人如果出现不明原因的牙龈出血，而且持续量大，就要到医院排查是否因为高血压病的缘故。

口腔颌面部感染

口腔颌面部感染包括智齿冠周炎、口腔颌面部间隙感染、颌骨骨髓炎、面颈部淋巴结炎、化脓性淋巴结炎、结核性淋巴结炎等，常为混合性感染，多为溶血性链球菌、金黄色葡萄球菌引起的化脓性炎症。一旦感染，很容易造成炎性浸润，导致软组织肿胀坏死。若炎症沿血管神经向颅内扩散，可危及生命。智齿冠周炎是指智齿（第三磨牙）萌出不全或阻生时，牙冠周围软组织发生的炎症。临床上以下颌智齿冠周炎最为常见，上颌第三磨牙也可发生。多发于18～25岁的青年，表现为智齿周围牙龈红肿，甚则面颊肿痛，牙关紧闭，开合不利。如能及时治疗，多能痊愈，但如延误治疗，易引起周围组织器官或多间隙感染，严重时形成骨膜下脓肿、下颌第一磨牙区黏膜瘘、面颊瘘以及骨坏死。口腔颌面部间隙感染是指颌面部、面颈部、口咽部各筋膜间隙内所发生的化脓性炎症的总称。局限于某一局部者称脓肿，弥散于某一间隙者称蜂窝织炎。颌面部有颞、颞下、眶下、嚼肌、颊、下颌下、翼下颌、咽旁、舌下、颏下、口底等11大间隙。这些富含疏松结缔组织和脂肪组织的潜在间隙相互通连，引起感染后致病菌很容易在其间发展，造成炎性浸润，导致多间隙混合性、化脓性感染。其病菌多为溶血性链球菌或金黄色葡萄球菌。颌骨骨髓炎是由于细菌感染以及物理和化学因素综合作用，所引起的颌骨炎症性病变。本病的临床表现为骨膜、骨密质、骨髓以及骨髓腔内的血管、神经等整个骨组织的炎症改变，主要表现为耳前腮颊间硬肿，渐大腐溃，腐骨排出，伤口难愈。

【必备秘方】

1. 牛蒡子、莱菔子、连翘、夏枯草各15克，苦杏仁、荆芥、僵蚕各9克，薄荷5克（后下）。每日1剂，加水1500毫升煎沸后，

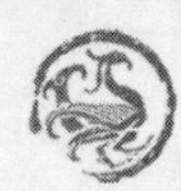

以文火熬15分钟后取汁，再加水500毫升煎沸后，以文火熬10分钟后取汁，2次煎汁混合，加糖30克，浓缩煎至100毫升。口服：儿童每日3次，每次20毫升；成人每日2次，每次50毫升。主治急性化脓性淋巴结炎。

2. 连翘、金银花、板蓝根各15克，栀子、黄芩、生地黄、玄参、麦冬、芦根各10克，蝉蜕、大黄、淡竹叶各6克。每日1剂，先用凉水浸泡20分钟，再以文火煎25分钟，共煎2次，分3次服。主治热毒上攻之口腔颌面部感染。

3. 蒲公英、紫花地丁各20克，山豆根、连翘、生石膏各15克，升麻、黄连、当归、生地黄、牡丹皮、焦栀子、芦根各9克，大黄6克。每日1剂，水煎，分2次服。主治肺胃之热，上冲咽喉，经脉阻遏，气血凝结，热邪壅聚，热盛蕴蒸之口腔颌面部感染。

4. 粉葛20克，天南星片、桔梗各16克，昆布、法半夏、连翘各15克，龙胆、三棱、莪术、黄芩、知母各10克，黄连6克，升麻、甘草各3克。每日1剂，水煎，分2次服。主治痰湿风热结聚，腮腺结石并感染。

5. 金银花、连翘壳、蒲公英各10～15克，射干、夏枯草各10克，生大黄（后下）、软柴胡、黄芩各6～9克。每日1剂，水煎，分2次服。主治肺胃积热，复感风湿时邪之口腔颌面部感染。

【名医指导】

1. 积极治疗，以防导致颅内感染。
2. 积极治疗牙及牙龈疾病。
3. 注意保持口腔的清洁卫生。
4. 早期治疗，严密观察，不要挤压病变部位，配合医师的治疗。

口臭与牙疳

口臭多见于牙齿和口腔卫生不良的人。龋齿多且龋洞大而深，或者已成残冠、残根，每次进食后大量食物会塞入牙洞，长期积聚在洞内，时间一长，积聚的食物容易腐烂发酵而产生难闻的臭气。呼吸、消化、内分泌、泌尿等系统的某些疾病如萎缩性鼻炎、上颌窦炎、肺脓肿、糖尿病、胃溃疡、长期便秘、尿毒症等，也可引起口臭。牙疳为中医病名，初起齿龈红肿疼痛继之腐烂，流腐臭血水，因风热而致者，为风热牙疳；患牙疳而下肢兼见青色肿块者，为青腿牙疳；发病急、病势险者，为走马牙疳。

口 臭

【必备秘方】

1. 荆芥穗、薄荷、薏苡仁、滑石、生石膏各9克，桔梗、枳壳、生地黄、僵蚕、黄柏各6克，防风、前胡、猪苓、泽泻各4.5克，黄连、淡竹叶各3克，青黛1.5克。每日1剂，水煎服。主治口腔干燥及口臭。

2. 鲜老丝瓜1根，盐少许。将丝瓜洗净，连皮切段，加水煎煮，半小时后放盐，再煮半小时即成。每日分2次服。主治口臭、骨节酸痛、尿道灼热刺痛。

3. 煅石膏、硼砂各1.5克，黄柏、甘草各0.9克，青黛0.6克，牛黄、冰片各0.3克。共研极细末，先以板蓝根、金银花各10克煎水漱口，再含药末少许，每日3～6次。主治口腔干燥、口臭。

4. 葛根30克，木香、陈皮、广藿香、白芷各12克，丁香5克。每日1剂，水煎，分多次服，每次含5分钟后吐出，再喝药1口。主治口臭（本方不宜久煎，口腔溃疡者禁用）。

5. 精盐120克，生苦杏仁50克。将苦杏仁浸泡后去皮、尖，食盐用文火炒至变色，共捣成膏状，每日刷牙时使用。主治口臭、满口齿黑。

【名医指导】

1. 养成早晚（睡前）刷牙饭后漱口的习惯，饭后漱口须特别注意剔除残留在牙缝中的肉屑。有顽固性口臭的人，应坚持每顿饭后刷牙。

2. 注意保持口腔湿润，多喝水。

3. 积极治疗原发病，如龋齿、牙周炎、肝炎、胃病等。

4. 饮食有规律：多吃蔬菜水果，粗细搭配，不挑食，不偏食，不暴饮暴食。避免吃糖和精制糖类，避免辛辣食物，少喝酒不抽烟。

5. 吃饭时不要吃得过饱，空腹时间不宜

过长，睡眠时间不宜过长。

6. 因食用刺激性食物（如大蒜）引起的口臭，可通过嚼茶叶、口香糖或吃几个大枣的方法来消除。

牙　　疳

【必备秘方】

1. 石膏（先煎）24克，玄参、麦冬、生地黄、熟地黄各12克。每日1剂，水煎服。主治走马牙疳。

2. 白信石、黄柏、甘草各5克，大枣50克，青黛10克，硼砂20克，乳香、没药各2.5克，冰片7.5克。先将大枣去核，白信石研末，同拌匀于瓦上，以炭火炙至信枣烟尽为度，取出候冷研细末。余药则分别研细，除冰片外，皆调匀后收藏。先将患部洗净，然后把收藏的药加入冰片后，取少许撒敷患处，每日5～6次。主治牙疳。

3. 黄柏15克，五倍子9克，芒硝3克，冰片少许，蜂蜜适量。先用蜂蜜涂擦口内，再将余药共研细末，混匀后涂于患处。主治走马牙疳。

4. 姜黄3克，大蒜1瓣。将姜黄研为细末，大蒜捣烂，混匀后用纱布包好，敷于足底涌泉穴，外用胶布固定。主治走马牙疳。

5. 鲜茄蒂3克，硼砂0.6克。将鲜茄蒂阴干烧灰（存性），研末，与硼砂混匀涂于患处。主治走马牙疳。

【名医指导】

1. 保持口腔清洁：多饮水，禁用刺激性或腐蚀性药物。

2. 宜清淡、半流质饮食：避免食用过硬食物或擦拭口腔，以免损伤口腔黏膜。

3. 患者餐具、用具及时消毒，避免传染。

4. 严密观察病情，以防进一步发展。锻炼身体，增强体质，起居有节，饮食有制。

5. 常用淡盐水漱口，保持口腔清洁，防止口内细菌繁殖。

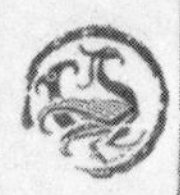

第二十一章 肿瘤科疾病

血管瘤

血管瘤是血管组织增生所致的充血斑或肿瘤，往往从出生就有。常见的有毛细血管瘤，单纯性血管瘤及海绵状血管瘤。本病中医类似于“血瘤”。《外科正宗》瘿瘤论云：“血瘤者，微紫，微红，软硬兼杂，皮肤隐隐，缠若红丝，擦破血流，禁之不住。”《外科大成》瘿瘤云：“血瘤属心，皮肤缠隐红丝，软硬间杂。”

【必备秘方】

1. 当归、牛膝各18克，桃仁、红花、枳壳、桔梗、柴胡、生地黄各12克，白芷、生姜各9克，川芎、赤芍各6克，大枣5枚，葱白头3个。每日1剂，水煎，分3次服，连服3日停1日。若加强化瘀，可将红花、桃仁各加至30克；若舌质偏红有热象，加牡丹皮、金银花、连翘各10克；若服破血药克伐过度出现脱发，可暂停药。主治海绵状血管瘤。

2. 生地黄80克，牡丹皮、侧柏叶各45克，山慈菇30克，茜草、荆芥炭各18克，丹参、黄连、甘草各15克，羚羊角3克。共为细末，加米饭适量做为丸（如绿豆大），每日服3次，每次1.5克（儿童减量）。主治血管瘤。

3. 鲜芦根30克（去节），生地黄、净连翘、云茯苓、丹参各10克，黑栀子、赤芍、牡丹皮、半夏、化橘红各5克，甘草梢3克。每日1剂，水煎，分2次服。主治舌体血管瘤。

4. 当归尾、赤芍、桔梗、柴胡、甘草各10克，阿魏3克。每日1剂，水煎，分2次服。主治血管瘤。

5. 白矾、丹参、五倍子、芒硝、青矾各150克，红花、斑蝥各100克，水银120克，食盐、鸦胆子油、百草霜各80克。共研极细末，过120目筛后，放入罐内加温开水搅匀，再加入水银，缓慢加热，并用竹筷不断搅动至水银完全溶化。若发现罐内药物鼓起来，应立即将罐离开热源，使药物逐渐下沉。如此反复至药物快干时，从火上取下药罐，加入鸦胆子油、百草霜，调成糊状，装入干净的有色玻璃瓶内，密闭备用。根据血管瘤的部位大小，每取适量用棉签蘸涂于肿瘤上；待药干后，用淡盐水轻轻洗掉药膏，再涂药膏，一般每日2～3次，10日为1个疗程。视肿瘤部位变黑或有少许渗出液时，应停药；患处应自然暴露，切勿用纱布包扎，大多数10日后肿瘤逐渐脱落。治疗结束后，基本不留瘢痕。主治血管瘤。本方具有较强的腐蚀性和刺激性，切不可接触正常皮肤；用药期间患处不宜沾水，以防感染，勿强行脱痂，以免出血不止。

【名医指导】

1. 营养合理，食物尽量做到多样化，多吃高蛋白、多维生素、低动物脂肪、易消化的食物及新鲜水果、蔬菜，不吃陈旧变质或刺激性的东西，少吃薰、烤、腌泡、油炸、过咸的食品，主食粗细粮搭配，以保证营养平衡。禁烟、酒。

2. 孕妇要注意避免可能的环境或药物刺激。

3. 术后要注意洗脸或洗澡时不可浸湿创面。特别注意不可让婴儿抓破创面，以防感染。万一创面破烂要及时涂抹消炎药物。

4. 采用激光治疗血管瘤的患者要注意

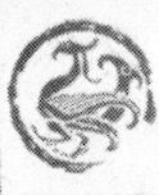

防晒。

5. 创面结痂要让其自行脱落。

淋巴瘤

淋巴瘤是一组原发于淋巴结或淋巴组织的恶性肿瘤。临床特征为无痛性、进行性淋巴组织肿大，尤以浅表淋巴结肿大为显著，常伴有肝脾大，晚期有贫血、发热和恶病质表现。可分为霍奇金淋巴瘤（又称何杰金病）和非霍奇金淋巴瘤两大类。其病因可能与病毒感染、免疫缺陷等有关。

【必备秘方】

1. 白花蛇舌草100克，夏枯草60克，山楂50克，何首乌、鳖甲、丹参、党参、半枝莲、半边莲各30克，薏苡仁25克，生地黄、白术、白芍、女贞子各20克。每日1剂，加水煎沸15分钟，滤出药液，加水再煎20分钟，去渣，两次煎液兑匀，分2次服。主治恶性淋巴瘤。

2. 鳖甲、半枝莲各20克，当归、赤芍、牡丹皮、桃仁、槟榔各10克，厚朴、大黄、枳壳、苍术、沉香各5克。每日1剂，加水煎沸15分钟，滤出药液，加水再煎20分钟，去渣，2次煎液兑匀，分2次服。主治恶性淋巴瘤。

3. 半枝莲30克，猕猴桃根20克，枳壳、黄芪、地龙各15克，柴胡、赤芍、黄芩各12克，黄药子10克，蛴螬、土鳖虫、水蛭各6克，大黄4克，虻虫2克。每日1剂，水煎服。主治恶性淋巴瘤。

4. 苍术、白术、赤茯苓、猪苓、泽泻、陈皮、山药、扁豆衣、炒薏苡仁、萹蓄、粉萆薢、六一散（包）各9克。每日1剂，水煎，分2次服。主治淋巴管瘤。

5. 生黄芪、丹参各45～60克，蛤蚧15～18克，浙贝母、猫爪草、半枝莲、半边莲、生牡蛎、黄药子各25～30克。每日1剂，水煎，分3～4次服，20日为1个疗程。主治非霍奇金淋巴瘤。

【名医指导】

1. 在饮食调理上，要注意多吃滋阴清淡、甘寒生津的食物，减少化疗后郁热伤津的现象；要注意增加食欲和食用营养丰富的食品，宜补气血健脾胃，以减少化疗后消化道反应，提高疗效。忌辛辣刺激、肥甘厚味，忌公鸡、猪头肉等发物，忌咖啡及烟、酒。

2. 患者需注意气候变化，及时添减衣物，预防和积极治疗病毒感染。

3. 学会自查淋巴结的方法，密切注意浅表肿大的淋巴结的变化，对于家族成员中有类似疾病患者更应高度警惕。

4. 注意个人清洁卫生，勤换内衣，加强身体锻炼，提高机体的免疫力与抗病能力。

5. 积极治疗与本病发生可能相关的其他慢性疾病，如慢性淋巴结炎、自体免疫性疾病等。

6. 对于浅表的病变，应注意皮肤清洁，避免不必要的损伤或刺激。

骨肿瘤

骨肿瘤系指发生于骨或骨的附属组织的原发性或继发性肿瘤，分为良性、中间性和恶性3种。良性骨肿瘤约占骨肿瘤的55.7%，骨软骨瘤最为常见，其次是骨巨细胞瘤、软骨瘤、骨瘤、骨化性纤维瘤、血管瘤、骨样骨瘤、软骨黏液纤维瘤和骨母细胞瘤等。恶性骨肿瘤分为原发性和继发性（转移性）两类，前者占骨肿瘤的27.0%，以骨肉瘤最多见，其次为软骨肉瘤、纤维肉瘤、骨髓瘤、尤因（Ewing）肉瘤、恶性骨巨细胞瘤、脊索瘤等。原发性恶性肿瘤多见于青少年，可发生远处转移，常发生病理性骨折。

【必备秘方】

1. 淮小麦30克，桑寄生、制女贞子各15克，当归、云茯苓、党参、炒白术、炒白芍、鹿角霜、骨碎补、补骨脂各10克。每日1剂，水煎，分2次服。肿块疼痛较甚者，加嫩牡丹皮、海藻、昆布、夏枯草各10克，菊花6克。主治颅骨黄色瘤。

2. 牡蛎、桑寄生各30克，续断、夏枯草、海藻、昆布（包煎）各12克，党参、黄芪、当归尾、赤芍、白术、丹参、王不留行各9克，陈皮6克，木香5克。每日1剂，水煎2次，取液混合，分3次服，每周配服二

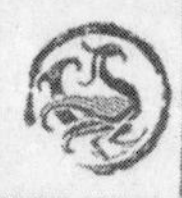

黄丸（五厘装）1粒，9岁以下用量减半，1个月为1个疗程。主治溶骨性肉瘤。

3. 熟地黄、鸡血藤各15克，党参、黄芪各12克，土鳖虫、白花蛇、当归、徐长卿各10克，乳香、没药各9克，蜂房、炙甘草各6克，蜈蚣3克。每日1剂，加水煎沸15分钟，滤出药液，加水再煎20分钟，去渣，两次煎液兑匀，分2次服。主治骨肿瘤疼痛。

4. 党参、白芍各15克，天麻、续断、杜仲、女贞子、桑寄生、何首乌、麦冬各12克，五味子、牛膝、墨旱莲、丹参、鸡血藤各9克，甘草6克，全蝎3克，蜈蚣1条。每日1剂，水煎，分3次服，1个月为1个疗程。主治多发性骨髓瘤。

5. 白花蛇舌草、半枝莲、鸡血藤、熟地黄、蛇莓各30克，全当归、徐长卿、黄芪、蜂房各15克，大子参、乳香、没药各10克，炙甘草6克，蜈蚣4克。每日1剂，水煎，分2～3次服，1个月为1个疗程。主治骨肿瘤。

【名医指导】

1. 摄取含有丰富的蛋白质、氨基酸、高维生素、高营养食物；多食用具有抗骨肿瘤作用的食物及有利于毒物排泄和解毒的食物。忌烟、酒及辛辣刺激性食物、肥腻食物。

2. 加强体育锻炼，增强体质，提高对疾病的抵抗力，增强免疫功能，预防病毒感染。

3. 精神调理，保持性格开朗，心情舒畅，遇事不怒。

4. 减少和避免放射性辐射，尤其在青少年骨骼发育时期。避免外伤，特别是青少年发育期的长骨骺部。

5. 改变不良生活习惯，少吃或不吃亚硝酸盐浓度高的酸菜、咸鱼等。少食苯并芘含量高的烘烤熏制及油炸食品，少食带有较多黄曲霉素、发霉、发酵的食物。

颅内肿瘤

颅内肿瘤又称脑肿瘤，按性质可分为良性与恶性两大类，按过程可分为原发与继发两大类，按解剖部位可分为天幕上肿瘤和天幕下肿瘤（或称颅后窝肿瘤）两大类，按组织可分为神经胶质瘤、脑膜瘤、垂体腺瘤、神经鞘瘤、胚胎残余组织肿瘤、血管性肿瘤、转移瘤等，其中神经胶质瘤占脑肿瘤的40%～46%，脑膜瘤占13%～18%。不论哪一种肿瘤，都能引起颅内压增高和脑组织损害而出现剧烈头痛。

【必备秘方】

1. 郁金、红粉各240克，巴豆仁150克，血竭、蛤粉、雄黄各120克，白芷、大黄各90克，苍术、银朱、琥珀、炮姜各60克，硼砂、荆芥穗、急性子、川芎、乳香、没药、朱砂、杜仲、炮穿山甲、蜗牛、槐花、全蝎、黑芝麻、丁香各30克，天麻、白及、青礞石各15克，蝉蜕、冰片各9克，斑蝥30只，蜈蚣10条，大枣适量。共研末混匀，将大枣煮熟后去皮核，取枣肉与药粉制成丸，每服3～6克，每日3次，1个月为1个疗程。服药后有恶心、腹泻反应不必停药。主治颅内肿瘤。

2. 薏苡根、苍耳草、醉鱼草各50克，蛇六谷、重楼各30克，钩藤12克。每日1剂，水煎，分3次服，3个月为1个疗程（9岁以下小儿用量减半）。头痛者，加僵蚕、石决明各12克，全蝎6克；呕吐者，加姜半夏、旋覆花、赭石各10克；视物不清者，加决明子、墨旱莲各12克。主治颅内肿瘤。

3. 排风藤30克，夏枯草、龙胆、六神曲各20克，山豆根、山慈菇、山茱萸、瓜蒌、玄参、丹参、桃仁、薏苡仁各15克，紫草、甘草各10克。每日1剂，加水煎沸15分钟，滤出药液，加水再煎20分钟，去渣，两次煎药兑匀，分2次服。主治颅内肿瘤之夜间头痛，痛甚则吐，消瘦，复视。

4. 生铁落90克（煎汤代水煎药），天冬、麦冬、浙贝母、连翘、茯神、茯苓、玄参、钩藤各9克，橘红、石菖蒲、牡丹皮各6克，胆南星、远志各3克，朱砂1.5克（冲服）。每日1剂，水煎服。气虚者，加白术、黄芪各15克，党参12克，葛根60克。主治颅内肿颅内癫痫发作。

5. 瓦楞子180克，蜂蜜125克，忍冬藤、白芷各90克，桃仁、橘络、苍耳、全蝎、辛夷各65克，海藻、昆布、生地黄、牡蛎、石决明各60克，紫草、夏枯草、墨旱莲、金钗石斛、青黛、丹参各12克，蜈蚣2条，按常规制成膏剂。每次6克，每日3次。主治颅内肿瘤。

【名医指导】

1. 日常生活中要注意营养合理，食物尽量做到多样化，多吃高蛋白、多维生素、低动物脂肪、易消化的食物及新鲜水果、蔬菜，不吃陈旧变质或刺激性的东西，少吃熏、烤、腌泡、油炸、过咸的食品，主食粗细粮搭配，以保证营养平衡。

2. 避免有害物质侵袭（促癌因素），对肿瘤发生的一些相关因素在发病前进行预防。我们目前所面临的肿瘤防治工作重点应首先关注和改善那些与我们生活密切相关的因素，如改善环境、戒烟、合理饮食、有规律锻炼和减少体重。任何人只要遵守这些简单、合理的生活方式常识就能减少患癌的机会。

3. 提高机体抵御肿瘤的免疫力，能够帮助提高和加强机体免疫系统与肿瘤斗争。提高免疫系统功能最重要的是：饮食、锻炼和控制烦恼，健康的生活方式选择可帮助我们远离癌症。研究显示抗肿瘤物质维生素A、维生素C、维生素E的联合应用产生的保护机体抵抗毒素的作用要比单独应用为好；保持良好的情绪状态和适宜的体育锻炼可以使身体的免疫系统处于最佳状态，对预防肿瘤和预防其他疾病的发生同样有好处。

4. 鼻子可以呼吸通气，可以发声共鸣，还可以嗅辨香臭。但现实生活中不少人对丧失嗅觉却不予重视，认为它可有可无。嗅觉的正常存在意义非凡，一旦失去，可能是颅内、鼻腔病变或精神疾病的前兆，千万不可掉以轻心。

甲状腺肿瘤

甲状腺腺瘤是甲状腺的良性肿瘤，好发于中年女性。临床上分为滤泡状和乳头状囊腺瘤两种，均具完整的包膜。一般为近甲状腺峡部的甲状腺腺体内的单发结节，呈圆形或椭圆形，质地软，表面光滑，大部分无不适感。乳头状囊腺瘤囊壁血管破裂出血时，肿瘤体积迅速增大并胀痛。

【必备秘方】

1. 蛤壳、牡蛎各30克，预知子、白花蛇舌草各20克，瓜蒌15克，香附、郁金、三棱、莪术、山慈菇、白芥子、青皮各10克。每日1剂，水煎服。若甲状腺腺瘤随喜怒而消长，加木香、川楝子各10克；瘤体坚硬、病程久者，加桃仁、鬼箭羽、皂角刺、穿山甲、海螵蛸、瓦楞子各10克；大便燥结者，重用瓜蒌并加大黄10克；妇女经期，去三棱、莪术，加丹参、赤芍各10克。主治甲状腺腺瘤。

2. 黄连、黄芩、知母、浙贝母、川芎、当归、白芍、生地黄、熟地黄、蒲黄、地骨皮各30克，羚羊角、甘草各15克。共研为末，以侧柏叶煎汤，面粉糊丸（如梧桐子大），每服70丸，灯心汤送下。或作煎剂服。主治甲状腺腺瘤、甲状腺囊肿、颈动脉瘤，患处微紫微红，软硬间杂，皮肤隐隐缠如红丝，皮破血流，禁之不住。

3. 山慈菇、生牡蛎、丹参各30克，黄药子、三棱、玄参、莪术、夏枯草、瓜蒌皮各15克，香附、浙贝母、炮穿山甲各10克。每日1剂，水煎服，30日为1个疗程。伴气虚者，加党参、黄芪各12克；血虚者，加当归、白芍各10克；肝火较旺者，加龙胆、炒栀子各9克；内热重者，加蒲公英15克，熟大黄9克。主治甲状腺囊肿。

4. 猫爪草30克，石上柏、丹参、夏枯草各20克，三棱、莪术、玄参、浙贝母、牡蛎各15克，甘草10克。每日1剂，加水800毫升共煎至300毫升，分2次服，30日为1个疗程。口淡，大便稀，舌淡脉细或弱者，加党参、黄芪各20克；口苦，大便结，舌红脉弦或滑者，加蒲公英、紫花地丁各20克。主治甲状腺囊肿。

5. 夏枯草、生牡蛎、黄药子、王不留行子、山豆根、半枝莲、半边莲、昆布、海藻各30克，橘核、穿山甲、天葵子、射干、紫苏梗、马勃各15克，甘草10克。每日1剂，水煎3次后合并药液，分3～4次服，2个月为1个疗程，每疗程间隔3～4日，再行下1个疗程。主治甲状腺癌。

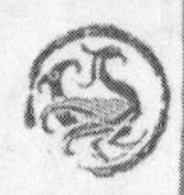

【名医指导】

1. 保持精神愉快，防止情志内伤；积极锻炼身体，提高抗病能力，是预防本病发生的重要方面。

2. 针对水土因素，注意饮食调摄，经常食用海带、海蛤、紫菜及采用碘化食盐。但过多地摄入碘也是有害的，实际上它也可能是某些类型甲状腺癌的另一种诱发因素。

3. 尽量避免儿童期头颈部X线照射。

4. 甲状腺增生性疾病及良性肿瘤患者应及时到医院进行积极、正规的治疗。

5. 甲状腺肿瘤患者应吃富含营养的食物及新鲜蔬菜，避免肥腻、香燥、辛辣之品。术后患者原则上给予高蛋白质、高热量和高维生素的营养膳食，如牛、羊肉和瘦猪肉、鸡肉、鱼、虾、鸡蛋及豆制品，可以给患者多喝牛奶、藕粉和鲜果汁，以及多吃新鲜的蔬菜水果。

鼻咽癌与鼻咽部肿瘤

咽喉肿瘤可分为良性与恶性两大类；按病位又可分为咽部肿瘤与喉部肿瘤两大类。咽喉良性肿瘤为咽喉部位某些组织细胞发生异常增殖，呈膨胀性生长，对局部或周围组织、器官产生挤压与阻塞影响的肿块。良性肿瘤常生长缓慢，周围有包膜，不会侵入邻近的正常组织内，瘤体多呈球形、结节状，与正常组织分界明显，用手触摸，推之可移动。病理学检查：组织分化程度好，肿瘤细胞与正常组织细胞相似，无核分裂或核分裂稀少，无病理核分裂现象。咽喉恶性肿瘤为咽喉部位某些组织的细胞发生异常增殖，呈浸润性生长，呈蕈伞状或菜花状或不规则的结节状，表面常有坏死及溃疡形成，周围无包膜，与正常组织分界不明显，用手触摸，推之不动，常生长较快；对局部或周围组织、器官功能产生严重破坏，并可出现远距离转移和恶病质肿块。病理学检查：组织分化程度差，肿瘤细胞与正常组织细胞有较大差异，出现病理性核分裂现象。来源于上皮组织的恶性肿瘤称为癌，多发生于黏膜。来源于间叶组织（包括结缔组织和肌肉）的恶性肿瘤称为肉瘤，多发生于皮肤、皮下、骨膜及长骨两端。其中以鼻咽癌最为常见。

鼻咽癌

【必备秘方】

1. 夏枯草、半枝莲、白花蛇舌草各30克，重楼24克，穿山甲、茜草、莪术各15克，苍耳子、辛夷、当归、赤芍各12克，薄荷（后下）、白芷、川芎各10克。每日1剂，水煎服。头痛甚者，加蔓荆子12克；颈部包块肿大明显者，加昆布、海藻各24克，浙贝母12克；痰湿重者，加茯苓24克，半夏12克。主治鼻咽癌。

2. 南沙参30克，枸杞子25克，白茅根、芦根、丹参、金银花、生地黄、石上柏各20克，石斛、女贞子、生南星、生半夏、天花粉各15克，知母、牡丹皮、麦冬、野百合各10克，天冬6克。每日1剂，水煎2次，早、晚分服。主治阴津亏耗型鼻咽癌。

3. 黄芪、白术各30克，党参、南沙参各25克，山药20克，菟丝子、墨旱莲、黄精、菟丝子各15克，玄参、女贞子各12克，五味子10克，甘草、麦冬各9克。每日1剂，水煎2次，早、晚分服。主治气阴两虚型鼻咽癌。

4. 白术30克，党参、山药、薏苡仁各20克，苍术、云茯苓、白扁豆、制天南星、猪苓、制半夏各15克，陈皮12克，厚朴10克，砂仁6克。每日1剂，水煎2次，早、晚分服。主治脾虚痰湿型鼻咽癌。

5. 龙葵、白茅根、麦冬各30克，北沙参、白花蛇舌草、野菊花、生地黄、赤芍、藕节各15克，石斛、玉竹、海藻、苍耳子、玄参各12克，辛夷、焦栀子、浙贝母各10克，桃仁6克。每日1剂，加水煎沸15分钟，过滤取液，其渣加水再煎20分钟，滤过去渣，2次滤液兑匀，早、晚分服。主治鼻咽癌。

【名医指导】

1. 饮食宜均衡，宜给予高蛋白、高维生素、低脂肪、易消化的食物，少吃或不吃咸鱼、咸菜、熏肉、腊味等含有亚硝胺的食物，不宜食用辛燥刺激食品、不宜过量饮酒。尤其是放疗、化疗期间的鼻咽癌患者，常出现口燥咽干，食欲不振、恶心呕吐，更应避免

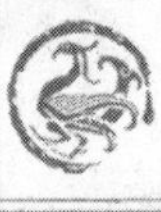

辛燥热毒刺激之品，饮食宜清淡，应选用容易消化、营养丰富、味道鲜美的食物。

2. 注意气候变化，预防感冒，保持鼻及咽喉卫生，避免病毒感染。

3. 尽量避免有害烟雾吸入，如煤油灯气、杀虫气雾剂等，并积极戒烟、酒。

4. 有鼻咽疾病应及早就医诊治，如发现鼻涕带血或吸鼻后口中吐出带血鼻涕，以及不明原因的颈部淋巴结肿大、中耳积液等应及时作详细的鼻咽部的检查。

5. 据科学分析，烂咸鱼是一种直接引起癌症的食品，尤其容易导致鼻咽癌。中国南方各地15～40岁的人群中，患鼻咽癌者比较多。据现代科学研究，亚硝胺已被证明是严重的致癌物，烂咸鱼中的致癌物亚硝胺是在用盐腌制晒干的过程以前或这一过程中产生的。如果常吃这种烂咸鱼，容易患鼻咽癌及其他癌症。

鼻咽部肿瘤

【必备秘方】

1. 生牡蛎、夏枯草各30克，皂角刺、瓜蒌各15克，白芍、玄参各12克，川楝子、石菖蒲各9克，生硼砂1.5克（冲服）。每日1剂，水煎，分2次服。口干者，加天花粉30克；舌苔黄者，加白花蛇舌草30克，黄芩9克；气虚者，加生黄芪30克，党参15克。主治鼻咽部肿瘤之颈淋巴结肿大者。

2. 夏枯草、玄参、生牡蛎各30克，昆布15克，姜半夏、海藻各12克，青皮、陈皮各9克，三棱、莪术各6克。每日1剂，水煎服（或研末，开水冲服）。行气导滞，破瘀攻坚。主治筛窦肿瘤、鼻腔肿瘤、颈淋巴结结核、慢性颌下腺炎等。

3. 白花蛇舌草、半边莲、半枝莲、黄连、生地黄、石见穿、忍冬藤、生牡蛎各30克，野菊花、白英各20克，南沙参、玄参各15克。每日1剂，水煎，分2～3次服，1个月为1个疗程。主治上颌窦癌。

4. 葵树子、半枝莲各30克，莪术、桑寄生各15克，钩藤、山慈菇各12克，蜂房9克，蜈蚣3条。每日1剂，水煎服。头痛者，加菊花9克；鼻衄者，加茅根30克；有脓性分泌物者，加鱼腥草15克。主治鼻咽部肿瘤。

5. 射干、料姜石各120克，山豆根、辛夷各90克，苍耳子、鱼脑石、青果、蝉蜕、蜂房各60克，茜草9克。共研细末，水泛为丸（如绿豆大），温开水送服，每日3次，每次6～9克。主治鼻咽部肿瘤。

【名医指导】

1. 早发现，早治疗，防止转移。

2. 调情志，忌郁怒，保持心情舒畅。

3. 注意饮食卫生，忌食霉变食物，戒烟、酒。

4. 改善环境，避免污染。

5. 锻炼身体，增强体质。

喉　癌

喉癌是原发于喉部上皮组织的恶性肿瘤，是耳鼻咽喉科常见的恶性肿瘤之一。临床表现主要为声音嘶哑（这是声门区肿瘤的首发症状，声嘶呈进行性加重），咳嗽、咯血为刺激性干咳，痰中伴血丝，肿瘤增大，气管分泌物排出不畅时，可引起呼吸道感染。咽喉部感觉异常；声门上区部的肿瘤，常有咽喉部异物感、紧迫感、吞咽不适等感觉。肿瘤侵犯软骨时，有局部疼痛，常向同侧耳部放射。呼吸困难，为肿瘤阻塞呼吸道所致，多见于声门及声门下区的喉癌。肿瘤发生在声门上区者易发生淋巴结转移，肿块多在颈上或颈中部，在胸锁乳突肌的前缘。

【必备秘方】

1. 熟地黄240克（捣膏酒煮），山茱萸150克，茯苓、山药、牡丹皮各120克，泽泻（蒸）、茵陈、银柴胡、石斛、枳壳、麦冬、甘草、生地黄、黄芩、知母、枇杷叶各9克，淡竹叶、灯心草各20克。每日1剂，水煎，分2次服（饭后服）。主治喉癌。

2. 粳米60克，蜂房30克（烧存性），蛤粉25克，僵蚕、全蝎、硼砂各15克，蜈蚣10克，守宫25条。将守宫、蛤粉与粳米同炒至焦黄，再与余药共研末入胶囊，每次服4粒，每日3次。主治喉癌。

3. 败酱草、凤尾草各12克，射干、炒

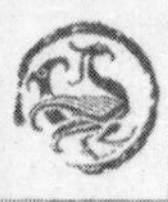

天虫、土贝母、胖大海、蝉蜕、凤凰衣、板蓝根各9克，地龙、桔梗各6克。每日1剂，另加服消瘤丸（全蝎、蝉蜕、蜂房各等份，水泛为丸）9克。主治喉癌。

4. 龙葵、白英、蒲公英、半枝莲、蛇莓、夏枯草、鱼腥草各30～40克，射干、生甘草各10～15克，大枣10～15枚。每日1剂，水煎，分2～3次服，2个月为1个疗程。主治喉癌。

5. 北沙参30克，玄参18克，麦冬15克，山豆根、射干、蜂房、蝉蜕、全蝎、桔梗、石斛各9克，生甘草3克。主治喉癌晚期，出现咳嗽、呼吸困难、声音嘶哑、颈部淋巴结肿大者。

【名医指导】

1. 调查发现喉癌患者中96%有吸烟史，吸烟者患喉癌的危险度是不吸烟者的39倍。为防患于未然，要早日戒烟，以达到健康长寿的目的。

2. 中老年人易发喉癌，特别是有长期吸烟、大量饮酒、习惯吃热食、常食辣椒、喜食烧烤的人，突然发现说话声音有改变要警惕喉癌。因为声音嘶哑是喉癌最早期症状，继而发音困难最后失声。

口腔唇舌肿瘤

口腔肿瘤包括良性与恶性两大类，良性肿瘤包括黏液囊肿、皮脂腺囊肿、皮样囊肿、甲状舌管囊肿、颌骨囊肿、舌下腺囊肿、造釉细胞瘤、牙龈瘤、腮腺混合瘤、血管瘤等。恶性肿瘤又称口腔癌，包括舌癌、唇癌、颊癌、腭癌、牙龈癌、口底癌和上颌窦癌等。西医对此类癌症早期手术、放疗，效果可靠，但复发率较高。如果肿瘤已经转移，则手术治疗和放疗也无效。

口腔肿瘤

【必备秘方】

1. 败酱草、凤尾草各12克，射干、炒天虫、土贝母、胖大海各9克，蝉蜕、凤凰衣、板蓝根各6克，地龙、桔梗各4.5克。每日1剂，水煎服，另加服消瘤丸（全蝎、蝉蜕、蜂房各等份，水泛为丸）9克。主治口腔肿瘤。

2. 粳米60克，蜂房30克（烧存性），蛤粉25克，僵蚕、全蝎、硼砂各15克，蜈蚣10克，守宫25条。将守宫、蛤粉与粳米同炒至焦黄，再与余药共研末入胶囊，每次服4粒，每日3次。主治口腔肿瘤。

3. 夏枯草、青礞石、海藻各30克，钩藤、昆布各24克，赤芍15克，苍术、蜂房各12克，桃仁、白芷、蜈蚣、地龙、生天南星（先煎）、制远志、石菖蒲各9克，全蝎6克。每日1剂，水煎服。主治口腔肿瘤。

4. 白花蛇舌草、白毛藤各30克，党参、丹参、麦冬、天冬、生地黄、白茅根各12克，南沙参、白术、茯苓各10克，玉竹、金银花、玄参各9克，甘草3克。每日1剂，水煎服。主治口腔肿瘤。

5. 龙葵、蛇莓、白英、蜀羊泉、重楼、蒲公英各30克，山豆根、半枝莲、玄参、开金锁各15克，锦灯笼、生地黄、牛蒡子各10克。每日1剂，水煎服。主治口腔肿瘤。

【名医指导】

1. 保持口腔卫生，积极治疗口齿疾病。

2. 及早正确施治，防止病变发展。调摄情志，节制饮食，锻炼身体，提高抗病能力。保持心情舒畅。

3. 主动配合治疗，及时处理癌前病变，严密观察以防发展。注意饮食及口腔卫生，避免不良刺激。

4. 了解防癌知识，开展肿瘤普查，争取早期发现，早期治疗。

唇　癌

【必备秘方】

1. 熟地黄240克（捣膏酒煮），山茱萸150克，茯苓、山药、牡丹皮各120克，泽泻（蒸）、五味子（炒）各90克，肉桂18克。炼蜜为丸，每服6克，空腹盐汤送下。主治肝肾阴虚之唇癌。

2. 茵陈、银柴胡、石斛、枳壳、麦冬、甘草、生地黄、黄芩、知母、枇杷叶各10克，灯心草3克，淡竹叶20片。每日1剂，水煎，饭后分2次服。主治热毒上蒸之唇癌。

3. 黄柏、生地黄、浮萍、白芷、防风、当归尾各12克，白鲜皮、白及、僵蚕（炒）各10克，黄连6克，冰片1克（另研）。共研粗末，水煎，去渣浓缩，搽患处。主治脾经湿热之唇癌。

4. 马钱子、蜈蚣、天花粉、细辛、蒲黄、紫草、穿山甲、雄黄、白芷各10克。共研细末，加麻油调涂于患处。主治唇癌。

5. 煅甘石18克，煅石膏、煅人中白各9克，青黛、冰片、黄连、黄柏各3克。共研细末，加麻油调敷患处。主治唇癌。

【名医指导】

1. 建议不长期食用粗糙食物（如槟榔）。

2. 保持口腔清洁。

3. 饮食以软食为主。

4. 进食时养成不讲话、不大笑的习惯，以免咬伤唇舌。

舌　癌

【必备秘方】

1. 蒲公英、金银花、半枝莲、连翘、山慈菇、丹参、生黄芪、败酱草各25克，全当归、党参、陈皮、枸杞子、菟丝子、鸡内金、穿山甲各15克，三七、侧柏叶、黄连、砂仁、甘草各6克。每日1剂，水煎，分3次服。2个月为1个疗程。主治舌癌。

2. 玄参、升麻、大黄、水牛角各20克，甘草15克，共为末。每服9克，水煎服。主治心脾壅热之舌癌。

3. 黄芪30克，丹参20克，党参、当归、半枝莲、陈皮、金银花各15克，川芎、连翘、蒲公英各12克，山慈菇、穿山甲、藕节、黄连、鸡内金、菟丝子、枸杞子各10克，砂仁、甘草各6克。每日1剂，水煎服。主治舌癌。

4. 六神丸6粒。置于舌上，含服（至舌麻木时咽下），每日3～4次。主治舌癌。

5. 苦参、五倍子、山豆根、龙葵、半枝莲各30克。每日1剂，水煎，代茶饮。主治舌癌。

【名医指导】

1. 保持口腔卫生。每次食后即用清水、淡盐水或浓茶叶水含漱。

2. 少食辛辣刺激性食物。保持心情愉快，消除不必要的顾虑。积极治疗全身性疾病。

3. 积极治疗口腔局部病灶。忌辛辣，防积食。食宜甘润，忌辛辣之物，戒烟、酒。

食管癌

食管癌是一种高发生率和高死亡率的恶性肿瘤，病因可能与亚硝胺、真菌毒素、营养和微量元素、食管损伤和炎症、饮食习惯及遗传等因素有关。多发于40～70岁，发病高峰为60～64岁，男性多于女性。癌肿最多见于食管中段（52.7%），其余依次为下段（33.2%）和上段（14.1%）。95%以上的食管癌为鳞状细胞癌，少数为腺癌，偶见未分化癌或为鳞状细胞癌和腺癌两种成分的腺角化癌。食管的肉瘤、黑色素瘤等其他恶性肿瘤极为罕见。多因过食粗糙、刺激、质硬、霉变等食物，使食管长期受刺激，邪毒瘀热内蕴，气血郁滞，日久生成。一般以进行性饮食梗塞、咽下疼痛为主要表现。

【必备秘方】

1. 沉香15克，砂仁10克，木香、公丁香、檀香、降香各9克，紫豆蔻、郁金、莪术、当归尾、赤芍、建神曲、槟榔、枳实（炒）各6克，香附、芒硝各3克，冰片0.3克，蝼蛄（炒）、蛤蚧（炒）各2条，蜣螂3个（炒）。共为细面，另用蜂蜜250克，猪脂膏30克化开，加白雄鸡冠血20滴，调匀，收瓶备用。每日早、中、晚空腹以温白开水送服，每次9克，连服15剂。主治食管癌之噎膈翻胃。

2. 红糖250克，北豆根60克，桃仁45克，山楂30克，丁香粉5克，生姜汁30毫升。将北豆根、桃仁、山楂去杂质，水煎2次，去渣浓缩，加入红糖，以小火煎熬浓稠，加入姜汁、丁香粉调匀，再煎至拉丝不黏手时停火，将糖倒在表面涂过食用油的大搪瓷盘中，待稍凉后，用刀将糖切割成50块。不拘时服，连服15～25日。主治食管癌之胸骨后疼痛，食入即吐。

3. 紫硇砂30克，蜂蜜适量。将紫硇砂

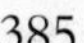

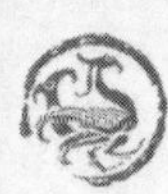

研成细末，加清水1500毫升，水煎后滤取汁，每取药汁1000毫升加醋1000毫升煮干，成灰色结晶粉末即可。每次1.5克兑蜂蜜水10毫升，缓缓咽下，每日3次，服后涌吐大量黏液痰浊后，可进食流质，连服10～15日。注意溃疡型禁用，肝、肾功能不全者慎用。主治食管癌梗阻明显者。

4. 斑蝥1只，鸡蛋1枚。先将斑蝥去头足、翅膀、绒毛，然后将鸡蛋上端打1个小孔，把斑蝥塞鸡蛋内，开口处用白纸封口，蒸30分钟，取出鸡蛋中的斑蝥，每日服鸡蛋1枚。服药期间，若出现小便刺痛或血尿，可服通淋止血汤（泽泻、通草、茜草各10克，生石膏30克，车前子20克，冬瓜皮15克，仙鹤草、茯苓各12克，生草6克），每日1剂。直至症状消失时止。主治食管癌。

5. 郁金15克，檀香、前胡、茯苓、紫苏子（炒）各9克，陈皮、青皮、半夏、沉香、甘草各6克，豆蔻、木香各3克。每日1剂，水煎服。有燥痰者，加竹沥、蜂蜜各30克，瓜蒌子15克，竹茹9克；脾胃虚寒者，加白术9克，广藿香6克，砂仁3克；气逆者，加香附15克，莱菔子9克，白芥子6克；咽肿者，加金银花15克，熟大黄6克；胃痛者，加桃仁9克。主治食管癌之噎膈反胃。

【名医指导】

1. 饮食宜清淡，不偏嗜，多食富含维生素、微量元素及纤维素类食品，如新鲜的蔬菜、水果、冬菇类、海产品等。食管癌患者，当出现吞咽困难时，应该改为流质食品，细嚼慢咽，少食多餐，强行积压也会刺激癌细胞扩散、转移、出血、疼痛等。

2. 改变不良饮食习惯，不吃霉变食物，少吃或不吃酸菜。

3. 改良水质，减少饮水中亚硝酸盐含量。推广微量元素肥料，纠正土壤缺钼等微量元素状况。

4. 应用中西药物和维生素B_2治疗食管上皮增生，以阻断癌变过程。

5. 积极治疗食管炎、食管白斑、贲门失弛缓症、食管憩室等与食管癌发生相关的疾病。

6. 易感人群监视，普及防癌知识，提高防癌意识。食管癌具有较普遍的家族聚集现象，表明有食管癌家族史的患癌易感性确实存在，应加强同代人群的监测工作，定期体检，提供预防性药物或维生素，劝导改变生活习惯等，对降低食管癌发病具有一定的积极意义。

贲门癌

贲门癌是胃癌的特殊类型，临床表现变化较大。靠近贲门者早期出现类似食管癌的症状，靠近胃底者症状出现较晚。贲门癌主要表现为剑突下不适、疼痛或胸骨后疼痛，伴进食哽噎感或吞咽困难，与食管癌症状相似，需食管吞钡检查才能鉴别。胃底及贲门下区癌常无明显症状，直至肿瘤巨大发生溃破引起上消化道出血时才被发现，或肿物延伸至贲门口引起吞咽困难时才得以重视。因贲门位于肋弓后，位置较深，即使是体积巨大的膨胀型癌，临床上也常常不能扪及肿物。

【必备秘方】

1. 赭石粉30克，党参、天冬各15克，半夏、白芍各12克，肉苁蓉、紫苏子、旋覆花、蜣螂、薤白各9克，竹茹6克。每日1剂，加水煎沸15分钟，滤出药液，加水再煎20分钟，去渣，两次煎液兑匀，分服。主治食管贲门癌，胸骨后隐痛并有不适感。

2. 半枝莲30克，石见穿15克，半夏、柿霜（分2次冲服）、党参各12克，急性子、鸡内金、紫苏子各9克，硼砂、水蛭、郁金各6克。每日1剂，水煎服。主治食管贲门癌之吞咽困难、吐食。

3. 白硇砂6克，水和荞麦面包之，煅焦待冷，取中间湿者焙干3克，入槟榔6克、丁香1个，每服0.2克，烧酒送下，每日3次，愈即止。之后吃白粥半个月，仍服助胃药丸。主治食管贲门癌。

4. 山慈菇120克，海藻、浙贝母、柿蒂、柿霜各60克，半夏、红花各30克，三七18克，乳香、没药各15克。共为细末，加适量蜂蜜服，每次1克，每日2次。主治食管贲门癌。

5. 赭石30克，瓜蒌皮15克，柿蒂9克，半夏6克，胆南星、薤白、硼砂各5克，丁香3克，蜈蚣2条，生姜3片。每日1剂，水煎服。主治食管贲门癌之吞咽困难、吐食。

【名医指导】

1. 提倡多吃新鲜的蔬菜和水果，尽量少吃腌制的泡菜、咸菜、酸菜等。不食用发霉变质的食物，尤其是发霉的花生、玉米等，其中含有大量致病的黄曲霉毒素。不要吃过于粗糙的食物，最好少吃油煎油炸食品；这些食品都不容易嚼碎，应增加一些优质蛋白质食品，如鸡蛋、牛奶等。

2. 改掉吸烟饮酒的习惯，改良水质，减少饮水中亚硝酸盐的含量。

3. 不要吃得太烫：饮食太烫容易烫伤食管和胃黏膜，引起炎症，时间长了，就会慢慢从炎症转变为癌症。

4. 普及防癌知识，提高防癌意识。对易感人群进行检测，对高危人群要定期进行防癌体检。

5. 积极治疗食管上皮增生、食管炎、贲门失迟缓症等与食管癌、贲门癌发生相关的疾病。

6. 吃饭要细嚼慢咽：吃饭太快，食物没有很好的嚼碎就咽下去，不仅不利于消化，而且会刺激食管和胃黏膜。

肺　　癌

肺癌是原发于支气管黏膜或腺体的恶性肿瘤，其发病率相当高，是常见的肿瘤之一。主要表现为起初往往无特殊不适，等到出现症状如咳嗽、喘促、咳血或咳吐脓血、胸痛时，可能已到晚期，预后极差。中医认为，本病病位在肺，肺为娇脏，易受外邪，肺气不足，则邪气乘虚而入。邪留于肺，肺气壅滞，气滞日久必致血瘀，瘀积日久则成块，形成癌块。另外，人体气血津液的正常运行，全赖气的推动。患者气血瘀滞，直接影响肺津的正常输布，肺不布津，则津液停聚，郁积不行，而转化为痰浊。痰浊阻肺，肺气受阻，又进一步加重血瘀，所以痰瘀互结的病理变化，在肺癌的病理机制中占有重要地位。

【必备秘方】

1. 丹参、黄芪、薏苡仁、芦根、白花蛇舌草各30克，当归、茯苓、冬瓜子、生地黄、桔梗、半枝莲、卷柏各15克，白术20克，砂仁、灵芝、白果、枳壳、重楼、生甘草各10克，胆南星6克。加水煎15分钟，滤出药液，加水再煎20分钟，去渣，两次煎液兑匀，分4次服，每日2次。主治肺癌之肋骨转移，咳唾痰血。

2. 枸杞子、枇杷果、黑芝麻、核桃仁各50克，冰糖适量。去杂质后切碎，加清水浸泡发透，水煎3次，每次煎20分钟合并煎液，再以小火煎稠如膏，加蜂蜜1倍至沸停火，待凉装瓶备用。开水冲服，每日早、晚各1汤匙，连服3～4周。主治肺癌晚期，肺肾均虚但寒热均不明显者。

3. 鲜大蓟500克，鲜茅根90克，鲜芦根60克，白糖500克。洗净切细，放沙锅中加适量水烧开，再以文火煎1小时，去渣，取汁再煎至黏稠时停火，待温拌入白糖500克，混匀晾干后压碎装瓶备用。开水冲服，每次20克，每日3次，连服10～15日。主治痰热壅肺型肺癌。

4. 石上柏60克（布包），鲜地黄（布包）、生薏苡仁（浸透心）30克，大枣5枚。每日1剂，同煮成粥，加香油和盐、味精调服，分2～3次服，连服数月。主治毒热壅肺型肺癌。

5. 白茅根、鱼腥草、白花蛇舌草、铁树叶、薏苡仁各30克，百合、生地黄、金银花各15克，南沙参、北沙参各12克，天冬、麦冬、黄芩、陈皮各9克。水煎服，每日1剂，舌红而干、光如镜面者，加龟甲、鳖甲各30克，玄参、知母各15克。主治肺癌、支气管癌。

【名医指导】

1. 肺癌患者饮食宜富含营养，多食富含维生素A、维生素D的新鲜蔬菜和水果。

2. 禁止吸烟：研究证明吸烟是致肺癌的主要因素，应立即禁烟。国家须制定强有力的法律，宣传烟草含有致肺癌的致癌物质，以减少被动吸烟的危害。

3. 减少工业污染的危害：在粉尘污染的

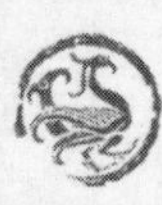

环境中工作者，应戴好口罩或其他防护面具以减少有害物质的吸入；改善工作场所的通风环境，减少空气中的有害物质浓度；改造生产的式艺流程，减少有害物质的产生。

4. 减少环境污染：大气污染是一个重要的致肺癌因子。如限制城市机动车的发展，改进机动车的燃烧设备，减少有毒气体的排出；研究无害能源，逐步取代或消灭那些有害能源；改进室内通风设备，减少小环境中的有害物质。

5. 防治慢性支气管炎、哮喘、肺气肿和肺结核。

胃　癌

胃癌早期多无明显症状，随着病情的发展，可逐渐出现非特异性的症状，如上腹饱胀不适或隐痛、泛酸、嗳气、食欲减退、恶心，偶有呕吐、黑粪等；常易被误诊为胃炎或其他良性疾患，从而失去早期诊断的机会。而早期胃癌发展至进展期胃癌常需经历2年以上的时间。进展期胃癌除上述症状外，尚可发生梗阻及上消化道出血等症。梗阻好发于膨胀型及浸润型胃癌，如病灶位于贲门部，则可见进行性吞咽困难，严重梗阻者进流食亦有阻噎感；如病灶位于幽门，梗阻症状表现为食后上腹部饱胀、呕吐宿食等。上消化道出血的发生率为30%，表现为黑粪或呕血，多为小量出血，当肿瘤侵犯较大血管时，可发生大量呕血或黑粪，大出血的发生率为7%～9%，有大出血并不意味着肿瘤已属晚期，而是看癌肿浸润的范围是否接近血管。进展期胃癌常伴胃酸低下或缺乏，约有10%的患者出现腹泻，多为稀便，每日2～4次，当肿瘤侵及胰腺或后腹壁腹腔神经丛时，上腹部呈持续性剧痛，并放射至腰背部，多数伴有消瘦、乏力、食欲减退等症状，严重者常伴贫血、下肢水肿、发热、恶病质等。

【必备秘方】

1. 白术40克（土炒），当归（酒洗）、川芎、白芍（盐、酒炒）、山药（炒）、莲子（去皮、心）各30克，熟地黄24克（姜汁浸，炒），人参、白扁豆（姜汁炒）、白茯苓各15克，甘草9克（炙）。共为细末，打姜汁、六神曲糊为丸（如梧桐子大），空腹用白开水送服，每服60～70丸。主治胃癌。

2. 芦笋300克，山慈菇30克，冰糖适量。山慈菇洗净、去皮、切片，芦笋洗净、切片，加清水及冰糖煮半小时即可饮汤，每日早、晚各1次，3个月为1个疗程。主治胃癌有热象者。

3. 生薏苡仁、菱实各60克，糖适量。紫藤15克，诃子5克。每日1剂，将生薏苡仁浸透，菱实切碎，与紫藤、诃子同煮后去渣，取汁加糖服食。早、晚分服，3个月为1个疗程。主治胃癌体虚者。

4. 牡蛎、石决明、海藻、昆布、葛根粉、紫菜各25克。每日1剂，共去杂质、灰尘，并放沙锅中水煎，取汁加入红糖调服，连服数月。主治痰湿内结型胃癌。

5. 半枝莲50克，瓜蒌、丹参各25克，茯苓、郁金、麦冬各20克，生水蛭、砂仁、荷叶各15克，干蟾蜍3只。每日1剂，水煎取液100毫升，每次50毫升冲服牛奶，分2次服。主治胃癌。

【名医指导】

1. 常吃碱性食物以防止酸性废物的累积。因为酸化的体液环境，是正常细胞癌变的肥沃土壤，调整体液酸碱平衡，是预防胃癌的有效途径。

2. 根除胃内幽门螺杆菌感染：对长期治疗无效的胃溃疡或大于2毫米的胃息肉的患者均应及时手术治疗，萎缩性胃炎的患者应定期随访做胃镜检查。

3. 养成良好的生活习惯，戒烟限酒。不要多食咸而辣的食物，不食过热、过冷、过期及变质的食物；年老体弱或有某种疾病遗传基因者酌情吃一些防癌食品和含碱量高的碱性食品，保持良好的精神状态。

4. 有良好的心态应对压力，劳逸结合。中医认为压力导致过劳体虚从而引起免疫功能下降、内分泌失调、体内代谢紊乱，导致体内酸性物质的沉积；压力也可导致精神紧张引起气滞血瘀、毒火内陷等。

5. 加强体育锻炼，增强体质。多在阳光下运动，多出汗可将体内酸性物质随汗液排

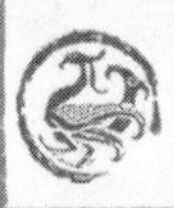

出体外，避免形成酸性体质。

6. 不要食用被污染的食物，如被污染的水、农作物、家禽鱼蛋、发霉的食品等，要吃一些绿色有机食品，要防止病从口入。

原发性肝癌

原发性肝癌是癌细胞起源于肝细胞或肝内胆管上皮细胞的癌肿，为常见的恶性肿瘤。其起病隐匿，发展迅速，恶性程度高。临床上以进行性肝大、肝区疼痛、黄疸、腹水和血清甲胎蛋白持续升高为主要临床表现。肝癌组织除向胆道、门静脉、腹膜转移引起相应症状外，还可向肝外脏器远处转移产生其他症状。本病预后一般不佳，主要病因病机为饮食不节，疲劳过度，脾胃损伤或情志抑郁，肝郁脾虚，瘀血停滞，毒邪内蕴，结而成积。

【必备秘方】

1. 半枝莲、白花蛇舌草、赤芍、丹参、海藻各30克，党参、瓦楞子、茵陈各20克，三棱、莪术、土鳖虫各10克，三七3克（研末，冲服）。每日1剂，水煎服。衄血者，去三棱、莪术，加白茅根20克，牡丹皮、栀子各10克；脾胃虚弱者，加黄芪、白术各10克；热毒盛者，加山豆根、黄芩各15克；阴虚者，加麦冬、石斛各10克；血虚者，加当归、何首乌各15克；阳虚者，加淫羊藿、补骨脂各10克；热痰者，加川贝母、胆南星各10克；寒痰者，加白芥子、半夏各10克。主治肝癌。

2. 龙葵、半枝莲各30克，虎杖、生鳖甲、瓜蒌各20克，莪术、三棱、黄芩、全当归、重楼、白芍各15克，玄参、麦冬、车前草各12克，炒柴胡、赤芍、土茯苓、茜草、制香附、郁金、生甘草各10克。每日1剂，水煎3次，分2～3次服，1个月为1个疗程。主治原发性肝癌。

3. 黄芪、土茯苓各30克，党参、蜀羊泉各20克，刘寄奴、地耳草、平地木、荷包草各15克，生地黄、何首乌、紫草、牡丹皮、赤芍、白芍、川楝子、延胡索、淫羊藿、黄柏、知母各12克。每日1剂，水煎2次，每次20分钟，去渣，分服。主治肝脏血管瘤。

4. 生铁片30克（醋淬），鳖甲20克，半枝莲、厚朴各10克，三棱、莪术、桃仁、苦杏仁各9克，大黄、苍术、赤芍各6克，沉香3克。每日1剂，加水煎沸15分钟，滤出药液，加水再煎20分钟，去渣，两次煎液兑匀，分服。主治肝癌胁痛。

5. 薏苡仁30克，紫草10克，白芍、丹参各6克，大黄、甘草各5克，蔗糖适量。每日1剂，同入沙锅内，加清水1000毫升煎至500毫升，去渣代茶饮，每日数次，连服1个月。主治湿困脾阳水肿之肝癌。

【名医指导】

1. 积极防治病毒性肝炎，对降低肝癌发病率有重要意义。避免不必要的输血和应用血制品。乙型肝炎病毒灭活疫苗预防注射不仅可防治肝炎，对预防肝癌也起一定作用。

2. 预防粮食霉变、改进饮水水质，戒除饮酒嗜好亦是预防肝癌的重要措施。

3. 注射肝炎疫苗，积极治疗各种肝病，如肝胆结石、脂肪肝等。

4. 肝癌患者不可进食坚硬、粗糙食物。

5. 保持心情愉悦，尤其是不要暴怒。

大肠癌

大肠癌包括结肠癌和直肠癌，是一种常见的消化道恶性肿瘤，其发病率仅次于胃癌、食管癌和原发性肝癌。本病病因与发病机制尚不清楚，目前认为与饮食因素等有关，如高脂肪饮食与食物纤维不足可使本病发病率增高；结肠息肉、慢性结肠炎症等亦可癌变。中医认为，本病可能与过食肥甘、霉变食物，或大肠慢性病变的长期刺激等有关，日久恶变而成。临床主要表现为大便变形或夹有脓血、下腹痛、触及下腹包块等。

【必备秘方】

1. 黄芪30克，黄精、枸杞子、鸡血藤、槐花、败酱草、马齿苋、仙鹤草、白英各15克。每日1剂，加水煎沸15分钟，滤出药液，加水再煎20分钟，去渣，两次煎液兑匀，分2次服。脾肾两虚者，加党参15克，

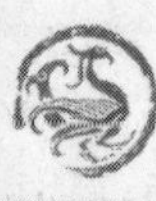

白术、菟丝子、女贞子各10克；脾胃不和者，加党参15克，白术、茯苓、陈皮、半夏各10克；心脾两虚者，加党参15克，酸枣仁、当归、茯苓各10克。主治大肠癌、膀胱癌。

2. 白花蛇舌草、菝葜、生薏苡仁、瓜蒌、半枝莲、贯仲炭、黄连各30克；大血藤、丹参、凤尾草、甘草、白头翁各15克，木香、乌梅、土鳖虫各10克。水煎3次，合并药液约1000毫升，其中800毫升早、晚分服，另200毫升保留灌肠，每日1～2次，1个月为1个疗程。主治直肠癌。

3. 槐花（炒），柏叶（烂杵，焙），荆芥穗，枳壳（去瓤，细切，麸炒黄）各15克。研为细末，每次6克，空腹服。主治肠癌。

4. 猪肉、猪肚各1000克，墨鱼150克，生姜100克，酒白芍、茯苓、炙甘草、党参、炙黄芪、熟地黄、炒白术各30克，肉桂、炒川芎、当归各10克（布包），杂骨、鸡鸭爪翅、猪皮适量。将墨鱼发透、去净骨膜，猪肚、猪肉、鸡鸭爪翅、杂骨、猪皮洗净，诸品共入锅水煎至沸，转文火炖2小时，将肉、鱼、鸡爪捞出，待凉切片（或丝），再加入药汤内即成。每周1剂，连服3个月。主治大肠癌。

5. 嫩鸡肉250克，猴头菌150克，小白菜心100克，黄芪30克，葱白20克，生姜15克。猴头菌用温水发30分钟，洗净、切片，鸡肉剁成小块，煸炒，加发猴头菌的水及少量清汤以文火炖1小时，捞出鸡块、猴头菌片，汤内下小白菜心、英白、生姜略煮即成。分多次服食，连服10～15日。主治大肠癌。

【名医指导】

1. 戒烟限酒。

2. 要增强体育锻炼，定期体检，及时治疗癌前病变，有家族遗传史的更应加强监测、随访。

3. 少食多餐，避免食用过多粗纤维食物，忌刺激性气味或者胀气的食物。避免食物和饮用水的污染，避免使用过多的食品添加剂。

4. 穿宽松柔软的衣服，避免使用皮带。

5. 保持良好的精神状态和积极乐观的生活态度。

6. 及时补充益生元，促进肠道益生菌原生增殖，优化肠道菌群结构，让肠道常保健康。

乳腺癌

乳房癌是最常见的恶性肿瘤，在我国占各种恶性肿瘤的7%～10%，可见于男性，占乳腺癌患者的1%～2%。多数是在无意中发现肿块，质地较硬，表面不光滑，界限不清，不易推动，肿块进一步增大，因侵入乳房悬韧带或乳管，使之收缩，出现局部皮肤凹陷，乳头抬高或凹陷，是乳腺癌较早期常有的症状。癌块进一步增大，乳房缩小、变硬、肿块突出，并与皮肤及深部组织粘连、固定。

【必备秘方】

1. 半边莲、水珍珠菜各30克，地胆头、夜香牛各15克，白花蛇舌草、散血丹各12克，半边旗、马鞍藤、兰花草、白粉藤、坡地胆、穿心莲、水刺芋、鹅不食草各9克。隔日1剂，水煎，分2次服。病灶在乳头腺以上者，加乳香、没药各9克。主治乳腺癌。

2. 牡蛎、瓜蒌、丹参、白英、野菊花、白花蛇舌草、望江南、海藻、夏枯草各30克，昆布、山药各15克，炮穿山甲、鳖甲、南沙参、蜂房、王不留行各12克，桃仁9克。每日1剂，水煎，分2次服。同时服小金丹5粒，1个月为1个疗程。主治乳腺癌。

3. 瓜蒌50克，蒲公英、夏枯草、全当归、黄药子、金银花、紫花地丁、金银花各20克，白芷、薤白、桔梗、赤芍、天花粉、穿山甲各15克，肉桂、生甘草梢各10克。每日1剂，水煎，分2～3次服，2个月为1个疗程。主治乳腺癌。

4. 淫羊藿、莪术、紫花地丁、薏苡仁、何首乌、三七粉、夏枯草各60克，山慈菇、黄芪、香橼、炒三仙各30克，制乳香、没药、海龙各15克，人工牛黄10克。共研细末，水泛为丸，每服3克，每日2次，3个月为1个疗程。主治乳腺癌。

5. 瓜蒌、炮穿山甲各20克，当归、夏枯草、金银花、黄芪、白芷各15克，薤白、桔梗、蒲公英、紫花地丁各12克、远志、肉桂、天花粉、赤芍、甘草各6克。每日1剂，水煎2次，饭前2小时分2次服。主治晚期乳腺癌。

【名医指导】

1. 养成良好的生活习惯，调整好生活节奏，保持心情舒畅。

2. 坚持体育锻炼，积极参加社交活动，避免和减少精神、心理紧张因素，保持心态平和。

3. 养成良好的饮食习惯：婴幼儿时期注意营养均衡，提倡母乳喂养；儿童发育期减少摄入过量的高蛋白和低纤维饮食；青春期不要大量摄入脂肪和动物蛋白，加强身体锻炼；绝经后控制总热量的摄入，避免肥胖。平时养成不过量摄入肉类、煎蛋、黄油、奶酪、甜食等饮食习惯，少食腌、熏、炸、烤食品，增加食用新鲜蔬菜、水果、维生素、胡萝卜素、橄榄油、鱼、豆类制品等。

4. 积极治疗乳腺疾病。

5. 不乱用外源性雌激素。

6. 忌饮酒。

7. 在乳腺癌高危人群中开展药物性预防。

乳房纤维腺瘤

乳房纤维腺瘤是最常见的乳房良性肿瘤，好发于18～25岁青年女性，其病因与雌激素的刺激有密切关系。好发于乳房的外上象限，呈卵圆形，表面光滑，质韧，边界清楚，与周围组织无粘连，极易推动，有滑动感，生长缓慢，但在妊娠或哺乳期可迅速增大。

【必备秘方】

1. 三棱、莪术、白芥子、陈胆星、制半夏各10克，土鳖虫6克。每日1剂，水煎，分2次服。阴虚者，加南沙参、生地黄；乳房肿块者，酌加柴胡、青皮等；痰多于瘀者，加海藻、昆布、生牡蛎；瘀重于痰者，加穿山甲、桃仁、红花、川芎等。主治乳房纤维腺瘤及各种良性肿块。

2. 牡蛎24克，夏枯草、益母草各20克，陈皮、当归、赤芍、郁金各15克，川芎、香附各10克，甘草3克，佛手10片。每日1剂，水煎服。或共研细末，泡开水当茶饮，每次20克，每日3次。主治气滞血瘀型乳房纤维腺瘤。

3. 海藻、昆布各60克，小麦120克（醋煮晒干），柴胡、龙胆（酒拌炒焦）各60克。共为末，炼蜜为丸，如梧桐子大。临卧白汤送下，每服20～30丸。兼心烦郁抑、月经延期者，可配服逍遥散；血虚心悸者，可配服归脾丸。主治肝郁气滞型乳房纤维腺瘤、乳腺增生症。孕妇禁服。

4. 白芍15克，白芥子、白术、茯苓、香附、紫背天葵各9克，当归、郁金各6克，柴胡、炙甘草各3克，全蝎3只。每日1剂，水煎，分2次服。也可加穿山甲、僵蚕等活血软坚、化痰散结之品。主治肝胆郁结型乳房纤维腺瘤、乳腺结核、颈部恶性肿瘤。

5. 薏苡仁500克，瓜蒌子、全当归各300克，制香附250克，漏芦、王不留行、炙穿山甲各200克，通草150克，乳香、没药、甘草各100克。共研细末，白开水送服，每日2次，每次10克，1个月为1个疗程。主治乳房纤维腺瘤、囊性增生病。

【名医指导】

1. 爱护乳房，坚持体检。不同年龄段的女性都应坚持乳房自查，于每月的月经干净后进行；30岁以上的女性每年到乳腺专科进行1次体检，40岁以上的女性每半年请专科医生体检1次，做到早发现早治疗。

2. 畅通情志，保持乐观心态，积极配合治疗。

3. 养成健康的生活习惯，克服不良的饮食习惯和嗜好，工作睡眠规律，适当减压。

4. 正确对待乳腺疾病，不可讳疾忌医。既要把该病放在心上，又不能有过重的心理负担。

5. 健康饮食，少食反季节蔬菜，避免食用激素含量高的肉类，减少雌激素的摄入。

子宫肌瘤

子宫肌瘤是女性生殖器官中常见的良性肿瘤，主要由平滑肌细胞增生而形成，又称

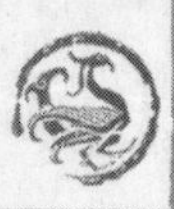

子宫平滑肌瘤。本病确切的病因尚不清楚，一般认为可能与长期和过度的雌激素刺激有关。肌瘤多数生长在子宫体部，少数生长于子宫颈部。子宫体部肌瘤最常见的类型为肌壁间肌瘤（占60%～70%）；其次为浆膜下肌瘤（占20%）；再次为黏膜下肌瘤（占10%）。子宫肌瘤一般为多发性，可单一类型存在，也可两种或两种以上类型同时存在。当肌瘤增大或瘤体内发生栓塞时，易发生变性。本病多见于30～50岁妇女，发病率均为20%。子宫颈平滑肌瘤是指生长于子宫颈部的肌瘤，发病原因和病理特点和子宫体肌瘤相同。肌瘤来自于子宫颈间质内肌组织或血管壁瘤的占8%。好发于子宫颈后唇，常为单发，也有多发。本病多见于生育年龄妇女，主要病因病机为情志不遂，气滞血瘀；或经期产后，外邪侵袭；或气虚，血行不畅；或痰湿阻滞，或阴虚，均可导致瘀血内阻，瘀阻胞宫日久成瘤。临床常见有气滞血瘀证、寒凝血瘀证、气虚血瘀证、痰瘀互结证、阴虚血瘀证等。

【必备秘方】

1. 牡蛎、丹参各15克，桂枝、茯苓、白芍各12克，牡丹皮、桃仁、牛膝各9克。每日1剂，加水煎沸15分钟，过滤取液，其渣加水再煎20分钟，去渣，2次滤液兑匀，早、晚分服。肝郁者，加柴胡、青皮、香附、川楝子各9克；出血多者，加樗白皮、地榆炭各10克；白带多者，加白薇、椿白皮各10克；便秘者，加大黄、芒硝各9克；小便不利者，加泽泻、车前子各10克；瘀重者，加三七、五灵脂、蒲黄、乳香、没药、水蛭、虻虫、红花各9克；软坚散结选加三棱、莪术、昆布、海藻、鸡内金、鳖甲、天葵子，选加用量据证酌定。主治子宫肌瘤。

2. 王不留行100克，夏枯草、生牡蛎、紫苏子各30克。每日1剂，水煎，分2次服，1个月为1个疗程。白带增多者，加山药30克，海螵蛸、白术各18克，赤芍、鹿角霜各10克，茜草9克；月经淋漓不断者，加黄芪30克，海螵蛸、白术各18克，熟地黄15克，当归、白芍各10克，茜草9克；下腹刺痛者，加赤芍12克，桃仁10克，牡丹皮、茯苓、桂枝各9克，水蛭6克；痛无定处者，加荔枝核、赤芍、白术、当归各10克，柴胡7克，莪术6克。主治子宫肌瘤。

3. 生黄芪15克，全当归、生茯苓、生白芍、延胡索、川楝子各10克。每日1剂，水煎服，湿盛者，加生薏苡仁、山药各15克，黄柏10克，车前子9克；肝旺者，加菊花、天竺黄、牡丹皮、焦栀子各10克；心悸气短者，加太子参、炒酸枣仁各15克，炙甘草10克，桂枝、珍珠母各9克。主治子宫肌瘤。

4. 丹参、牡蛎各15克，白芍、茯苓、桂枝各12克，牛膝、桃仁、牡丹皮各9克。每日1剂，水煎，分2次服，1个月为1个疗程。肝郁者，加柴胡、香附、川楝子、青皮；出血多者，加樗白皮、地榆炭；白带多者，加白薇、椿白皮；便秘者，加大黄、芒硝；瘀重者，加三七、五灵脂、蒲黄。主治子宫平滑肌瘤。

5. 黄芪30克，茯苓20克，山楂肉、赤芍、白芍各10克，桂枝、牡丹皮、当归各9克、三棱、莪术各6克。每日1剂，水煎2次，早、晚分服。血虚者，加鸡血藤、阿胶；脾虚者，加薏苡仁、山药；肾虚者，加巴戟天、续断；出血多者，加益母草、乌贼骨。主治子宫肌瘤。

【名医指导】

1. 注意调节情绪，避免大悲大怒。
2. 避免过度劳累，经期尤其注意休息。
3. 注意节制房事，注意房事卫生，保持外阴清洁。
4. 饮食定时定量，不能暴饮暴食；坚持低脂肪饮食，多食富含蛋白质、维生素的食物；忌食酒类及辛辣、速冻食品。
5. 不乱服激素类药物，慎食保健品；月经量多者要多食富含铁质的食物。
6. 避免人工流产，患有子宫肌瘤的妇女人流后要避免再次怀孕。
7. 定期到医院复查。

宫颈癌

宫颈癌是妇科最常见的恶性肿瘤，居恶

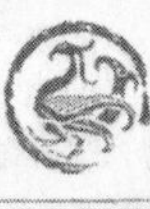

性肿瘤之首位。其病因目前尚未完全明了，但与早婚、早育、多产、宫颈糜烂，包皮垢刺激、病毒感染、性激素失调及性传播疾病等有关。宫颈癌常发生在鳞柱交界的移行带部位，约95%为鳞状上皮癌，腺癌仅占4%～5%，混合癌少见。其发生和发展过程分为非典型增生、原位癌、镜下早期浸润癌、浸润癌4个阶段。子宫颈不典型增生视为宫颈癌前期病变。转移方式以直接蔓延最多，其次为淋巴转移，血行转移少见。本病的患病率占女性恶性肿瘤的半数以上，死亡率占女性恶性肿瘤的第一或第二位。发病年龄多见于35～55岁，多由七情内伤、早婚多产、房劳过度、不洁房事等因素，以致肝脾肾功能失调，冲任气血不和，湿热毒邪瘀结于胞宫子门，久之肉腐生疮而发病。临床常见有肝郁气滞证、湿热瘀毒证、脾肾阳虚证、肝肾阴虚证及气血两亏证等。

【必备秘方】

1. 茯苓、莲子各48克，丹参45克，山药32克，脐带粉30克，菟丝子、炙甘草、红花各24克，砂仁21克，阿胶、麦冬、紫苏叶、杜仲各20克，川芎、香附各18克，人参、当归身、川贝母、白术、沙苑子、蒺藜各15克，橘红、白芍、黄芩、厚朴、沉香各12克，黄芪10克，枳壳、生地黄、肉苁蓉各9克，山楂、大腹皮、琥珀、木香、羌活、续断、血余炭、牛黄各7克，炙艾叶、益母草各5克，月季花3朵。共研细末，炼蜜为丸，每服7克，每日2次。主治宫颈癌。

2. 土茯苓60克，薏苡仁、冬瓜子各30克，当归尾24克，金银花15克，赤芍、苍术、贯众、槐花、青木香、槟榔、车前子各12克，乳香、没药各10克，甘草9克，全蝎6克，蜈蚣2条。每日1剂，清水浸泡30分钟后煎2次，早、晚分服（忌食辛辣）。病情好转后，加滑石、槐花、卷柏各12克；大便干者，加大黄9克；下焦湿热者，加半枝莲、滑石各15克，猪苓12克；出血多者，加莲房炭、卷柏炭各9克；体虚者，加生黄芪20克。主治晚期菜花型宫颈癌。

3. 蒲公英、土茯苓各30克，茯苓、茵陈各24克，白术15克，当归、白芍、泽泻各9克，柴胡6克。每日1剂，水煎服。根据情况，可加金银花30克，生黄芪15克，海螵蛸、茜草、海藻、紫草、贯众、重楼、穿山甲、三棱、莪术、龙胆各10克，三七、大黄各3克。主治肝郁气滞型宫颈癌。

4. 仙桃草、牡蛎粉、天花粉、蒲公英各30克，铁树叶、半边莲、半枝莲各15克，石韦12克，核桃枝、月季花、桑寄生、玉蝴蝶、威灵仙、厚朴、白及各9克。每日1剂，加水煎沸15分钟，过滤取液，其渣加水再煎20分钟，过滤去渣，2次滤液兑匀，早、晚分服。主治宫颈癌。

5. 开口剑（福氏星蕨）30克，白英、杜鹃根、金银花、大青叶根、金樱子根、黄柏各15克。每日1剂，水煎2次，与母鸡汤（或鸡蛋汤）同服，15日为1个疗程。痛剧者，加狗骨粉100克，皂角根、绣花针各30克；出血者，加棉籽、血余炭、荷叶蒂炭、陈棕炭各30克。主治宫颈癌。

【名医指导】

1. 普及防癌知识，开展性卫生教育，提倡晚婚少育。

2. 早期发现及诊治子宫颈上皮内瘤变，阻断宫颈浸润癌发生。

3. 健全及发挥妇女防癌保健网的作用，开展宫颈癌筛查，做到早发现、早诊断、早治疗。

4. 提倡合理的性生活。避免性生活过于频繁，注意性生活卫生。

5. 补充营养，增强抵抗力。

6. 禁烟，注意避孕药物的服用。

7. 积极治疗男性的包皮过长。

卵巢肿瘤

卵巢肿瘤是妇科常见肿瘤，可分为良性与恶性两类，除原发卵巢瘤外，尚有转移瘤。本病可发生于任何年龄，其中良性肿瘤的发病高峰在20～40岁，幼女及绝经期后妇女的卵巢肿瘤多为恶性。由于卵巢位于盆腔内，多数肿瘤早期无症状，目前又缺乏实用的早期诊断方法，恶性肿瘤一旦发现往往已属晚期。因此，卵巢癌5年生存率仅为25%～

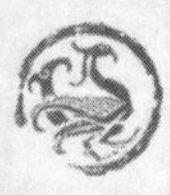

30%，占妇科恶性肿瘤之首。本病多因长期忧思郁怒，内伤七情，外感六淫，湿（热）毒内攻，客于胞脉；正气虚衰，邪气稽留，日久则气滞血结或痰湿凝聚或湿（热）毒壅滞与血相搏而致。临床常见有气滞血瘀证、痰湿凝聚证、湿热蕴毒证等。

【必备秘方】

1. 白花蛇舌草、半枝莲各30克，莪术、黄药子、白芍、柴胡、穿山甲各15克，土鳖虫、桔梗、枳实、川芎各12克。每日1剂，水煎服。有腹水者，加大腹皮、车前草、猪苓、茯苓皮各10克；痛甚者，加延胡索、郁金、乳香、没药、九香虫各9克；正气太虚者，加黄芪24克，红参9克（嚼服）。可酌减祛瘀药物。主治气滞血瘀型卵巢肿瘤。

2. 地龙、鳖甲、川芎、龟甲、红花、乌梅各60克，乌贼骨、鸦胆子、蜂房各30克，海藻、玳瑁各40克。共焙干，研细末，分成120包；另用蟾酥1克，分剪成120小块，每次用蜂蜜3克加开水半杯，冲服药粉1包、蟾酥1小块，每日2次，1剂为1个疗程。主治卵巢黏液性腺癌胸腺转移。

3. 茜草、红花子、益母草、石见穿、夏枯草、土茯苓、女贞子、鸡血藤、山药、生黄芪各30克，荔枝核、浮小麦各20克，党参、黄精、当归、白术、薏苡仁、刘寄奴、桑寄生、急性子各15克，枸杞子、重楼各10克。每日1剂，水煎，分3次服，2个月为1个疗程。主治气血不足型卵巢癌。

4. 生牡蛎30克（先煎），海藻15克，昆布、夏枯草、桃仁各12克，石菖蒲、天南星、苍术、茯苓、陈皮、三棱、莪术、赤芍、焦山楂、焦六神曲各9克。每日1剂，加水煎沸15分钟，过滤取液，再加水煎20分钟，滤过去渣，2次滤液兑匀，早、晚分服。主治痰湿凝聚型卵巢肿瘤。

5. 铁树叶、薏苡仁、桃仁、白花蛇舌草各30克，黄芪、三棱、莪术、熟地黄、炮穿山甲各15克，香附、丹参、赤芍、炙鳖甲各12克，枳壳、小茴香、重楼各9克，虻虫、水蛭各4.5克，木鳖子粉0.3克（吞服）。每日1剂，水煎，分3次服，1个月为1个疗程。主治卵巢癌。

【名医指导】

1. 生活起居应该规律，不要长时间熬夜。

2. 日常生活中注意加强体育锻炼，增强体质，避免过度疲劳。

3. 不抽烟，不喝酒。因为烟和酒是酸性物质，长期抽烟喝酒极易导致女性的体质变成酸性，更容易引发卵巢囊肿。

4. 注意饮食，少食生冷、辛辣和过热、变质的食物；年老体弱或有某种疾病遗传基因者可以吃一些防癌食品和含碱量高的碱性食品。

5. 保持良好的精神状态，保持情绪乐观。

恶性葡萄胎与绒毛膜癌

恶性葡萄胎又称破坏性绒毛膜瘤，是指葡萄组织侵入子宫肌层或血行转移至其他器官。据统计，5%～10%的良性葡萄胎可发生恶变而成恶性葡萄胎。恶性葡萄胎主要为血行转移，常发生在肺、阴道及脑部，甚者可导致死亡。绒毛膜癌简称绒癌，是一种高度恶性的滋养细胞肿瘤。绝大多数与妊娠有关，40%～50%继发于葡萄胎，30%继发于流产，20%～30%继发于足月分娩后，又称妊娠性绒癌、继发性绒癌。极少数绒癌与妊娠无关，称非妊娠性或原发性绒癌。其特点是滋养细胞丧失原来绒毛结构而散在地侵入子宫肌层，早期发生血行转移至其他器官，造成严重的破坏，以致患者死亡。据报道，3000次妊娠中有1次绒癌。主要发生于育龄妇女。

恶性葡萄胎

【必备秘方】

1. 党参24克，当归15克，五灵脂、白芍、熟地黄各12克，白术、茯苓、生蒲黄各9克，甘草、川芎各6克，水蛭2条，蜈蚣1条。每日1剂，水煎，分2次服。气血虚者，先以归脾汤健心脾，待气血充足时再攻；瘀积过甚者，先以桃红四物汤合失笑散化瘀。主治恶性葡萄胎。

2. 山豆根、紫草、薏苡仁、丹参、瓜

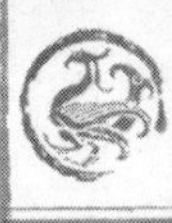

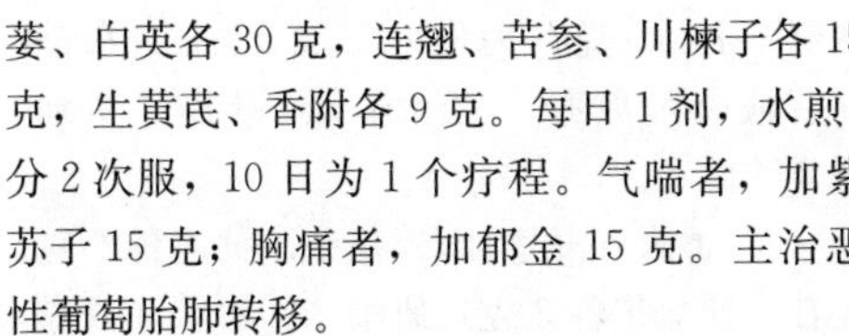

蒌、白英各30克，连翘、苦参、川楝子各15克，生黄芪、香附各9克。每日1剂，水煎，分2次服，10日为1个疗程。气喘者，加紫苏子15克；胸痛者，加郁金15克。主治恶性葡萄胎肺转移。

3. 全当归24克，益母草15克，川芎、赤芍、牛膝、蒲公英各9克，桃仁、天花粉、五灵脂各6克，干姜、炙甘草各3克。每日1剂，清宫后，水煎服。主治恶性葡萄胎、绒毛膜促性腺激素升高。

4. 山豆根、半枝莲各30克，龙葵、薏苡仁、天花粉、紫草、白英、丹参各15克。每日1剂，水煎，分2次服，1个月为1个疗程。主治恶性葡萄胎。

5. 大黄30克，冬葵子、红花、桃仁各20克，红参10克，冰片0.3克（另包，冲服），龙眼肉10枚。每日1剂，水煎，分2次服。主治恶性葡萄胎。

【名医指导】

1. 一旦确诊，立即手术清除。

2. 做好计划生育，落实避孕措施，减少妊娠次数。尤其是40岁以上妇女尽可能不再妊娠，因为高龄妊娠不仅葡萄胎的发生率高，而且容易发生恶性变。

3. 发生葡萄胎后要提防术后恶变。

4. 评估患者焦虑的程度，用恰当的方法针对性地进行疏导。

5. 保持良好的精神状态，保持情绪乐观，积极配合治疗。

6. 定期复查。

绒毛膜癌

【必备秘方】

1. 天花粉、半枝莲、生薏苡仁、土茯苓、赭石、珍珠母、海浮石、蒲公英、败酱草各30克；当归、田三七、红花、桃仁、牡丹皮各10克，瓜蒌子、生地黄、花蕊石、紫草、生甘草各12克。每日1剂，水煎3次，合并药液，分2～3次服，30日为1个疗程，可连服3～4个疗程。主治绒毛膜癌。

2. 半枝莲、山慈菇、紫草、山豆根、鱼腥草、薏苡仁、赤小豆、冬瓜子各30克，黄芪、败酱草、白及各15克，茜草、当归、党参、阿胶（烊化，冲服）各9克，甘草6克。每日1剂，水煎2次，早、晚分服，2个月为1个疗程。腹中有块者，加蒲黄、五灵脂各9克；阴道出血者，加贯众炭9克；胸痛者，加郁金、陈皮各9克。主治绒毛膜癌。

3. 鱼腥草、冬瓜子、赤小豆、薏苡仁各30克，白及、败酱草、黄芪各15克，党参、当归、阿胶、茜草各9克，甘草6克。每日1剂，水煎，分3次服，2个月为1个疗程。阴道出血者，加贯众炭15克；胸痛者，加郁金、陈皮各9克；腹胀者，加厚朴花9克；有肿块者，加生蒲黄、五灵脂各9克。主治绒毛膜癌。

4. 白茅根30克，风阳菜、六月雪、白英、紫金牛、鱼腥草、淫羊藿、山楂各12克，铁扫帚、紫荆皮、山苍子根、茜草、石菖蒲、竹叶椒、红花各9克。用黄酒炒制后，加猪肉100克共煮，每日1剂，分2次服。主治绒毛膜癌阴道、膀胱、肺转移。

5. 赤小豆、冬瓜子各30克，山慈菇18克，黄芪、党参、败酱草、白及、阿胶（烊化，冲服）各15克，当归、茜草各12克。每日1剂，水煎2次，早、晚分服，2个月为1个疗程。主治绒毛膜癌。

【名医指导】

1. 一旦确诊，立即手术清除。

2. 发生绒毛膜癌后要提防术后恶变。

3. 保持良好的精神状态，保持情绪乐观，积极配合治疗。

4. 坚持定期复查。

其他肿瘤

本节内容为男性生殖系肿瘤、耳部肿瘤、皮下脂肪瘤、胰腺囊肿，各病症的临床特点从略。

男性生殖系肿瘤

【必备秘方】

1. 土茯苓、金银花、薏苡仁、半枝莲各15克，僵蚕、当归、赤芍各10克，甘草3克，炙蜈蚣1～2条（酒浸，研粉，吞积）。每日1剂，水煎服，3个月为1个疗程。主治

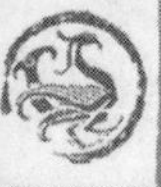

阴茎癌。

2. 生地黄、女贞子、桑寄生、虎杖、夏枯草、半枝莲、白花蛇舌草各30克，白术24克，熟地黄20克，肉苁蓉、橘核、荔枝核、莪术各15克，山茱萸、小茴香各12克。每日1剂，水煎服。主治睾丸肿瘤。

3. 黄芪、山茱萸、山药、白术、南沙参、生地黄、肉苁蓉各10克，陈皮6克。每日1剂，水煎服，30日为1个疗程。主治阴茎癌，前列腺癌手术、放疗、化疗后气阴不足。

4. 黄芪、薏苡仁、龙葵、半枝莲、白花蛇舌草各30克，猪苓、茯苓、土茯苓各24克，穿山甲15克，防风12克，大黄、干蟾皮各6克。每日1剂，水煎服。主治睾丸肿瘤。

5. 天花粉、昆布、海藻各12克，黄芩、当归尾、三棱各10克，柴胡、白芍、法半夏各10克，陈皮、龙胆各6克。每日1剂，水煎服，2个月为1个疗程。主治肝气郁结型阴茎癌。

【名医指导】

1. 消除恐惧、忧郁等不良情绪，积极主动地配合治疗，禁房事。

2. 保持尿道口清洁，防止脓液及微生物上行感染尿路，造成更多的伤害。

3. 禁止吸烟、饮酒，养成良好的卫生习惯，不吃过冷、过热、不洁、不熟食物。多吃高蛋白、高维生素、低脂肪食物，以利疾病恢复，油腻食品应当少量摄取。

4. 包皮过长者，应经常翻转包皮洗涤，以保持局部清洁。包茎者应尽早手术，对防治阴茎癌的发生有重要意义。

5. 积极治疗慢性阴茎炎、包皮炎。某些性传播疾病如尖锐湿疣等会引起癌变，应洁身自爱，预防性病。

耳部肿瘤

【必备秘方】

1. 大青叶、大黄、栀子（去皮）、黄芪、升麻、黄连各30克，芒硝10克。共研细末，炼蜜成丸（如梧桐子大），空腹温酒送服。每服30丸。主治耳部肿瘤。

2. 赤白芍、川芎、当归、甘草、大黄、木鳖子各15克。为散，每服12克，水煎，食后或临卧煎服。主治耳瘤，耳痛伴头痛、耳流脓血者。

3. 香附（浸透炒）、茯神、黄连各6克，桂心、甘菊花各3克，研细末，每服4.5克，灯心汤调下。主治耳肿瘤听力下降。

4. 梅片细末适量。卤水1酒杯混匀，将药液放3日后用棉球醮药水，塞入耳内，每日换1次。主治耳部肿瘤。

5. 活蜗牛1只，剪开尾部，滴其液汁入耳内，每日1～2次，连用3～5日。主治耳部肿瘤。

【名医指导】

1. 对症选用止痛、消炎排脓、防治面瘫的食品，如牛蒡菜及根、核桃、芝麻、文蛤、酱茄、莴苣、大黄鱼、鸽、蕹菜、鳝血、乌骨鸡等。化疗、放疗期应该配合防护的食品，如芦笋、蒲笋、马兰头、荠菜、核桃、小麦、向日葵籽、松子等。

2. 严格禁止烟、酒及辛辣刺激之品、霉花生、霉黄豆、烧焦的鱼肉等。控制摄入猪油、腌腊鱼肉、烟熏食品。禁食狗肉、羊肉、辣椒、咖啡等辛热食品。

3. 积极治疗耳部疾病，耳部疾病长期反复炎性刺激可引起耳部肿瘤。

4. 耳部原发良性肿瘤多有恶变倾向，尤其是耳部色素痣，反复刺激（如反复摩擦、挠抓、针刺等）可转变为高度恶性黑色素瘤。乳头状瘤、耵聍腺瘤亦如此。病程早期症状多不明显，随肿瘤逐渐增大，色素痣、乳头状瘤可引起局部疼痛、耳痒、耳阻塞感和听力障碍。继发感染时，肿瘤可能破溃流脓流血、耳痛加重并放射至患侧颞区和耳后区。若肿物短时间内突然迅速增大，明显耳痛常提示肿瘤恶变。

5. 乳头状瘤或乳头状瘤恶变、恶性黑色素瘤、外耳道耵聍腺肿瘤对放疗、化疗均不敏感，故以尽早手术根治性切除为主。虽然耵聍腺瘤和多形性腺瘤病理组织学上为良性，但复发及恶变率甚高，临床按具有恶性倾向肿瘤或潜在恶性肿瘤的手术原则处理。

6. 外耳道腺样囊性癌在临床上常被误诊为外耳道炎、中耳炎、外耳道骨疣等病。因

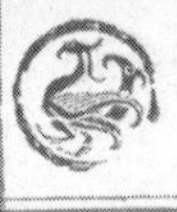

此，对中年以上患者，病程长的外耳道痛性肿物，特别是外耳道肿块在发病早期即有明显耳痛，而局部又无急性炎症表现者，尤应提高警惕。最后诊断需病理学检查。

皮下脂肪瘤

【必备秘方】

1. 党参、牡蛎、夏枯草各30克，丹参、海藻各20克，柴胡、半夏、川芎、羌活各15克，穿山甲9克，甘草6克。每日1剂，加水煎沸15分钟，滤出药液，加水再煎20分钟，去渣，两次煎液兑匀，分服。主治皮下脂肪瘤。

2. 蜈蚣、全蝎、僵蚕、蝉蜕、炙穿山甲、夜明砂各18克。共研细末，水泛为丸（如绿豆大），每日3次，每次3克，口服。主治皮下脂肪瘤。

3. 何首乌、肉苁蓉、菊花、蒲公英、昆布各10克，天南星、白附子各5克。每日1剂，水煎服。主治皮下脂肪瘤。

4. 决明子、薤白、菊花、大腹皮、茯苓皮、泽泻各15克，大黄3克。每日1剂，水煎服。主治皮下脂肪瘤。

【名医指导】

1. 禁酒及含酒精类饮料：酒精在体内主要通过肝脏分解、解毒，所以，酒精可直接损伤肝功能，引起肝胆功能失调，使胆汁的分泌、排出过程紊乱，从而刺激皮下脂肪瘤形成和（或）使原来的瘤体增长、变大，增加脂肪瘤的癌变系数。

2. 饮食有规律，早餐要吃好。规律饮食、吃好早餐对皮下脂肪瘤患者极其重要。如果不吃早餐，可刺激脂肪瘤或使原来的瘤体增大、增多，所以早餐最好吃些含植物油的食品。

3. 低胆固醇饮食：胆固醇摄入过多，可加重脏器的新陈代谢、清理负担，并引起多余的胆固醇在皮下或内脏、积聚和沉淀，从而形成脂肪瘤。因此，皮下脂肪瘤患者应降低胆固醇摄入量，尤其是晚上应避免进食高胆固醇类食品如肉类食品，每日限制在75克以下，品种应以瘦猪肉以及去皮的鸡、鸭肉为佳，但应避免吃肥肉、鸡、鸭的皮和加工的肉制品（如肉肠）等。此外，鱼子、鱿鱼、动物的内脏，如肝、脑、肾、肺、肚（胃）、肠均应严格限食。农药过多、食品添加剂泛滥、电离辐射充斥空间等都和脂肪瘤的形成有直接和间接的关系，从而孕育了脂肪瘤发病率逐渐增高的特点。

4. 尽可能避免接触其他致癌物以达到预防的目的，从而提高人们的生存质量，禁食驴肉、狗肉。

5. 解除忧虑、紧张情绪，避免情志内伤。平时应锻炼身体，如见腹内有积块、身体消瘦、倦怠乏力等症状应早期检查，及时治疗。

胰腺囊肿

【必备秘方】

1. 山楂、六神曲、麦芽各15克，半夏、陈皮、茯苓、枳壳、竹茹、大腹皮、佛手各10克，豆蔻3克。每日1剂，加水煎沸15分钟，滤出药液，加水再煎20分钟，去渣，两次煎液兑匀，分服。主治胰腺囊肿。

2. 金银花、蒲公英、白芍、鳖甲各30克，枳壳、厚朴、郁金、红花、三棱、莪术各10克，大黄5克。每日1剂，水煎，分2次服。主治急性胰腺炎后胰腺囊肿。

3. 鳖甲30克，浙贝母、赤芍各20克，当归、白芍各15克，茵陈、郁金、三棱、莪术、红花、大黄炭、鸡内金各10克，甘草5克。每日1剂，水煎，分2次服。主治胰腺囊肿。

4. 乳香、没药各30克，冰片3克，牛黄1克。共为细末，和小米粥为丸，每次服3克，每日3次。主治胰腺囊肿。

【名医指导】

1. 患者宜低脂、高热能、高营养饮食，保证治疗期间营养供给。

2. 环境安静，保证患者休息。卧床时间较长者，应加体能锻炼，体能锻炼强度以身体能耐受为度，循序渐进。

3. 合理安排生活，注意饮食卫生，纠正暴饮暴食的生活习惯。肥胖者适当减肥，控制血脂。

4. 对晚期癌疼痛难耐者，晚间适当给予镇静药或镇痛，但要避免成瘾。

5. 及时治疗糖尿病、胆石症、胆囊炎、胰腺炎，定期进行身体检查。

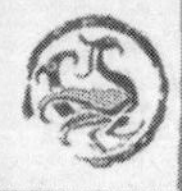

第二十二章　传染科疾病

流行性感冒

流行性感冒（简称流感）是由流感病毒引起的急性呼吸道传染病。一般起病急骤，比普通感冒重，通过咳嗽、喷嚏，经空气传播和流行。按其病毒内部和外部抗原结构，可分为甲、乙、丙型。甲型流感呈暴发或小流行，可引起大流行，是人类流感的主要病原；乙型流感呈暴发或小流行；丙型流感常为散发；其中甲型流感对人群威胁性最大。本病中医称“时行感冒”，乃时令疫疠之邪侵及肺卫，使肺卫失宣，肺气壅塞；以急起发热、咽喉肿痛、头身疼痛为主要表现的流行性疾病。

【必备秘方】

1. 银柴胡、桔梗、金银花、连翘、板蓝根、黄芩各15克，青蒿10克。每日1剂，水煎服。全身关节疼痛较重者，加葛根30克，桑枝20克，蔓荆子15克；恶寒重、口不渴、舌苔白腻者，加草果10克；高热持续者，加生石膏30克，紫雪丹1.5克（冲服）；上焦热盛、咳喘有痰者，加桑白皮15克，天竺黄12克，紫背天葵10克，川贝母末3克（冲服）；咽痛、扁桃体肿大者，加马勃、山豆根各10克；食欲减退者，加焦山楂、六神曲、炒麦芽各15克；体质虚弱者，加桑寄生30克，党参16克；伤津较著者，加石斛、知母各15克，西洋参10克。主治流感。

2. 金银花、辛夷各10～15克，白菊花、僵蚕、净蝉蜕各6～10克，莱菔子、六神曲各3～6克，细辛、生甘草各1～3克。每日1剂，水煎，分3次服。热盛者，加蒲公英、黄芩，去细辛；恶寒身痛者，加麻黄、羌活；咽肿化脓者，加天花粉、玄参、夏枯草、皂角刺；咳甚痰壅者，加川贝母、瓜蒌、前胡、紫菀；喘急者，加百部、枇杷叶、苦杏仁、款冬花；便秘者，加大黄、牛蒡子。主治流感。

3. 滑石45克，金银花、连翘、黄芩、大黄、菊花各30克，荆芥穗、薄荷、石菖蒲、广藿香各18克，川贝母各15克，六神曲、豆蔻各12克。共为粗末，每次煎服20～30克，每日1～2次。主治流感。

4. 茵陈、板蓝根各20克，生石膏15克，麻黄、苦杏仁各10克，山药、甘草各5克。每日1～2剂，加水煎沸10分钟，滤出药汁；加水再煎10分钟，去渣，两次煎液兑匀，顿服。主治流感。

5. 芦根、蒲公英各30克，板蓝根20～30克，虎杖、玄参、金银花、黄芪各15克，连翘、桔梗、黄芩各12克，甘草6克。每日1剂，共用温水浸泡20分钟，煎2次（每次20分钟），分3次服。主治流感。

【名医指导】

1. 易感人群（儿童、孕妇、老人、免疫系统缺陷者等）应避免去人口密集的地方，少去公共场所。

2. 卧床休息，多饮水。

3. 给予流质或流质饮食，适宜营养，补充维生素。

4. 进食后以温开水或温盐水漱口，保持口鼻清洁。

5. 全身症状明显时予抗感染治疗。

流行性脑脊髓膜炎

流行性脑脊髓膜炎（简称流脑）是由脑

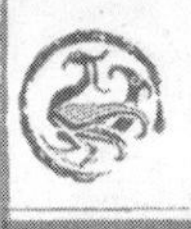

膜炎奈瑟菌（脑膜炎双球菌）引起的急性化脓性脑膜炎。致病菌由呼吸道进入人体，在鼻咽部繁殖，继而进入血液循环，形成败血症，最后局限于脑膜与脊膜，形成化脓性炎症。本病中医称“春温”，多因温热疫毒之邪经口鼻而入；侵入营血，上犯于脑，扰乱神明。以冬、春季骤起高热、头痛、项强、呕吐、发斑、烦躁，继则神昏、惊厥为主要表现的疫病类疾病。其传变规律，多按卫气营血发展，但因疫毒极易化火，故传变迅速，各阶段临床表现多无明显界限，往往相互交叉，重叠互见。

【必备秘方】

1. 生石膏60克，玄参24克，生地黄18克，金银花、连翘、黄芩、栀子、龙胆、板蓝根、紫花地丁各15克，知母、麦冬各12克。每日1～2剂，水煎服。亦可制成清热解毒注射液或片剂。注射液每支2毫升，相当于3克原生药，作肌内注射用。每次肌内注射量：1～6岁，2～4毫升；7～12岁，4～6毫升；12岁以上，4～8毫升；每6小时1次，首次剂量加倍。1～3日改为片剂口服，每次剂量为：7岁以下，2～4片；8岁以上4～8片；每6小时1次，一般疗程为3～4日。同时加强西药支持疗法，病重须输液，高热39.5℃以上者，加用50%安乃近滴鼻降温。主治流脑。

2. 生石膏200克，生绿豆、白茅根各100克，玄参、生地黄各50克，黄芩、知母、牡丹皮、栀子、石菖蒲各15克，黄连10克。每日1剂，加水煎沸15分钟，滤出药液，加水再煎20分钟，去渣，两次煎液兑匀，分服。主治流脑。

3. 生石膏200克，玄参、生地黄50克，黄连10克，黄芩、知母、牡丹皮、焦栀子、鲜石菖蒲各15克，生绿豆、白茅根各100克。每日1剂，水煎，分2次服。主治流脑。

4. 生石膏（先煎）、鲜芦根、蒲公英、金银花各25克，大青叶、板蓝根各15克，黄柏、知母、龙胆、黄芩、栀子各10克，连翘6克，薄荷3克。每日1剂，水煎，分2～3次服（小儿用量酌减）。主治流脑。

5. 蒲公英、金银花各20克，栀子、大青叶、黄柏各15克，黄连12克，黄芩、大黄各10克。每日1～2剂，水煎至200毫升，分2～4次服（如有昏迷可改行鼻饲法，直至症状、体征消失为止）。主治流脑。

【名医指导】

1. 控制传染源：立即隔离治疗，同时报告疫情，密切接触者应医学观察7日。

2. 切断传播途径：搞好环境卫生，加强卫生宣教，尽量避免大型集会或集体活动，外出应戴口罩。

3. 提高人群免疫力：包括菌苗接种和药物预防。

4. 密切观察病情，做好护理，预防并发症。

5. 流质饮食为宜，保证足够液体量及电解质，高热时可用物理降温及退热药。

流行性乙型脑炎与病毒性脑炎

流行性乙型脑炎（简称乙脑）是由乙型脑炎病毒引起的急性中枢神经系统传染病。动物尤其是猪为主要传染源，传播媒介主要是蚊子。本病有明显的季节性，多在夏季流行。小儿多见，死亡率较高，部分患者可留下后遗症。本病中医诊断为“暑温”、“暑瘟”。是因夏秋之交，暑热疫毒之邪随蚊子叮咬而进入人体、上犯于脑，扰乱神明。以暑季骤起高热、头痛、呕吐、项强，甚则神昏、抽搐为主要表现的疫病类疾病。

流行性乙型脑炎

【必备秘方】

1. 生石膏120克，生地黄、僵蚕各15克，钩藤12克，知母、赤芍、牡丹皮、石菖蒲、生大黄各10克，全蝎3克。每日1剂，水浓煎成500毫升，装入灭菌空瓶内，并加入10毫升混合防腐剂，置于冰箱或冷库内备用。采用开放式输液法，将针头换成导尿管即可。3岁以上患儿（3岁以下酌减），均分2次直肠点滴（重型者每日2剂，分3～4次滴入）。患者取左侧卧位，液状石蜡油润滑导尿管后，插入肛门15～20厘米，调节滴速在30～50滴/分钟。点滴完毕适当更换体位，使

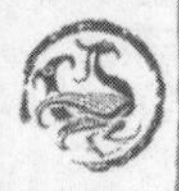

药液充分吸收。主治乙脑。

2. 生石膏150克，大青叶60克，金银花、紫花地丁、板蓝根各30克，菊花、泽兰各15克，麦冬、生地黄各12克，郁金、石菖蒲、粳米、甘草各10克。每日1剂，水煎服。高热不退者，加羚羊角、青黛、龙胆各6克；烦躁痉厥者，加羚羊角、地龙、僵蚕、全蝎、蜈蚣、朱砂各6克；阴液枯竭者，加南沙参、麦冬、西洋参各9克；昏迷者，加安宫牛黄丸、紫雪散、至宝丹各1粒。主治乙脑。

3. 板蓝根注射液20毫升（含生药10克），丹参注射液10毫升（含生药15克），10%葡萄糖250毫升，静脉滴注，每日2次。热甚者，加服羚羊角粉1.5克，每日2～3次；神昏者，加紫雪丹1.5克鼻饲，每日3次；消化道出血者，加服三七粉2克，生大黄粉3～6克，每日2次；痰多者，加服竹沥30毫升，每日3次；大便不通者，加服大承气汤；呼吸、循环衰竭者，加人参5克（煎汤服）；恢复期低热者，改服竹叶石膏汤加减。主治乙脑。

4. 生石膏60克，金银花、大青叶、重楼、丹参各30克，六一散18克，连翘、大黄（后下）、广藿香、佩兰各15克。每日1剂，水煎15分钟，滤出药液，加水再煎20分钟，去渣，两次煎液兑匀，分2次服（或鼻饲）。高热，头痛，呕吐，嗜睡，项强，烦躁，昏迷，抽搐，痰多者，加天竺黄、竹沥、半夏、全蝎各10克，蜈蚣2条；高热神昏谵语者，加服安宫牛黄丸。同时配合物理降温、抗痉厥、抗衰竭等辅助治疗方法。主治乙脑。

5. 生地黄10～20克，麦冬、板蓝根、大青叶各12～15克，牡丹皮、知母、淡竹叶各6～10克，金银花、连翘各8～10克，生晒参4～8克，甘草2～5克。每日1剂，水煎，分3次服。并发肺部感染加用抗生素；神昏者，加石菖蒲、郁金各6克；抽搐惊厥者，加地龙、钩藤、僵蚕各9克；虚阳外脱者，加生附子2～6克；痰浊壅盛者，加胆南星、法半夏各6克；便秘者，加生大黄、玄明粉各6克；腹胀者，加厚朴、法半夏、广藿香各6克。主治乙脑。

【名医指导】

1. 注意饮食和营养，供应足够水分。高热、昏迷、惊厥患者易失水，故宜补足量液体，成年人一般每日1500～2000毫升，小儿每日50～80毫升/千克。但输液不宜多，以防脑水肿，加重病情。昏迷患者宜采用鼻饲。

2. 对症治疗，支持治疗，防治并发症。对症治疗如头痛严重者可用止痛药，脑水肿可适当应用甘露醇。

3. 平时多锻炼，加强营养，提高抗病能力，预防感冒与肠道感染。

4. 疫苗接种：按时接种麻疹、风疹、腮腺炎等疫苗；预防接种乙脑疫苗。

5. 夏季注意防蚊灭蚊：扫卫生死角、积水，疏通下水道，喷洒消毒杀虫药水，消除蚊虫孳生地，降低蚊虫密度。农村重点是消灭牲畜棚（特别是猪圈）的蚊虫。夜间睡觉防止蚊虫叮咬可用蚊帐、驱蚊药等，不提倡露宿。

6. 发现孩子出现高热不退或伴有呕吐、抽搐等症状时，家长要及时送其就医，以尽量减少后遗症的发生。

7. 对重型流脑患者，护理时首先要注意面色和皮肤的变化。如果皮肤色泽正常，面色红润，提示毛细血管舒缩功能正常，周围阻力变化不大。如果面色由红润转为苍白或发绀，皮肤由温暖干燥变为湿冷，指（趾）末端毛细血管充盈延长，均提示毛细血管痉挛或灌注不足，即将发生休克。

病毒性脑炎

【必备秘方】

1. 水牛角粉、鲜地黄、鲜石菖蒲各30克，天竺黄、胆南星、郁金、淡竹叶各9克，木通3克，羚羊角粉0.6克（冲服），琥珀粉1.5克（冲服），麝香粉0.09克（冲服）。每日1～2剂，加水煎沸15分钟，滤出药液，加水再煎20分钟，去渣，两次煎液兑匀，分2次服。主治病毒性脑炎。

2. 六一散30克，瓜蒌皮18克，广藿香、佩兰叶、半夏、黄芩、栀子、郁金各12克，天竺黄10克，黄连、石菖蒲、竹茹各9克。每日1～2剂，水煎服。主治病毒性

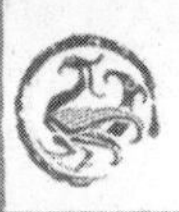

脑炎。

3. 广藿香12克，佩兰12克，法半夏12克，瓜蒌皮18克，黄连9克，黄芩12克，栀子12克，天竺黄10克，郁金12克，石菖蒲9克，竹茹12克，六一散30克。每日1剂，水煎，分2次服。主治病毒性脑炎。

4. 水牛角30克，羚羊角1.5克，人中黄2克，地龙、连翘、金银花、生地黄各6克，淡竹叶20克，天冬5克。每日1剂，水煎3次，每次150毫升，滤出药液合并，分3次服。主治病毒性脑炎。

5. 大黄15克，生石膏、黄芩、黄连、淡竹叶各12克，地骨皮6克。每日1～2剂，水煎10分钟，滤出药液，加水再煎15分钟，去渣，两次煎液兑匀，分2次服。主治病毒性脑炎。

【名医指导】

1. 注意观察患儿神态、精神、面色，脉、血压、瞳孔及出血点等变化，以便及时处理。

2. 隔离患儿，密切接触者应加强观察，给予磺胺类药预防。

3. 按时接受预防接种，流行期间，少串门，少去公共场所，经常用淡盐水漱口。

4. 密切观察病情变化，及时予以降温、镇惊、吸痰、吸氧、经常翻身，隔离病儿至体温正常。

脊髓灰质炎

脊髓灰质炎是由脊髓灰质炎病毒引起的急性传染病。临床上以发热、肢体疼痛等为主要表现，少数可出现弛缓性瘫痪。因本病多见于小儿，故又称小儿麻痹症。本病终年可见，以夏、秋季为多，可散发或流行。流行时瘫痪病例（与隐性感染者）和无瘫痪病例之比高达1∶1000。由于婴幼儿广泛应用疫苗，近年发病年龄有增高趋势，以学龄儿童和少年为多，成年人病例也有所增高。

【必备秘方】

1. 当归、肉苁蓉各30克，赤芍、桃仁、郁李仁、火麻仁、金银花各15克，连翘、黄柏、苍术、伸筋草、牛膝、木瓜、桑寄生、络石藤、大黄、枸杞子、杜仲、何首乌、山茱萸、狗脊、黄精、石斛、巴戟天、菟丝子、茯苓各10克。每日1剂，水煎15分钟，滤出药液，加水再煎20分钟，去渣，两次煎液兑匀，分2次服。主治脊髓灰质炎、病毒性脊髓炎。

2. 黄芪15克，当归、赤芍、地龙、板蓝根、贯众、薏苡仁、桑叶、五加皮各10克，川芎、桃仁、红花各5克。每日1剂，加水煎沸15分钟，滤出药液，加水再煎15分钟，去渣，两次煎液兑匀，分服。主治脊髓灰质炎。

3. 续断、淫羊藿、木瓜各10克，牛膝、杜仲、金银花各15克，黄柏12克，苍术18克，薏苡仁、伸筋草各20克，全蝎5克。每日1剂，水煎服。主治脊髓灰质炎后遗症。

4. 茯苓、桂枝、白术各9克，甘草6克。每日1剂，水煎服。兼有湿热者，加苍术、黄柏、白芍各6克；日久虚寒者，加附子3克。主治脊髓灰质炎。

5. 牛膝20克，茯苓、车前子各30克，蝉蜕、僵蚕各10克，全蝎3克，蜈蚣1条。每日1剂，水煎服。主治脊髓灰质炎。

【名医指导】

1. 患者应卧床持续至热退1周，以后避免体力活动至少2周。卧床时使用踏脚板使脚和小腿有一正确角度，以利于功能恢复。

2. 可使用退热镇痛药、镇静药缓解全身肌肉痉挛、不适和疼痛；每2～4小时湿热敷1次，每次15～30分钟；热水浴亦有良效，特别对幼儿，与镇痛药合用有协同作用；轻微被动运动可避免畸形发生。

3. 瘫痪期应保持正确的姿势，并给予营养丰富的饮食和大量水分。如因环境温度过高或热敷引起出汗，则应补充钠盐。厌食时可用胃管保证食物和水分摄入。

4. 口服疫苗应急接种，采取严格的隔离消毒措施等。该病的传播方式主要是粪－手－口，也可通过飞沫、食物、水以及苍蝇、蟑螂传播。

5. 搞好饮用水、污水、食品、污染物的消毒及卫生管理，搞好环境卫生及粪便无害化管理；必要时先灭蝇、灭蟑螂后再做消毒

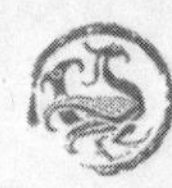

处理。

6. 加强保护易感人群。

流行性腮腺炎

流行性腮腺炎是由腮腺炎病毒引起的急性呼吸道传染病。临床特征为发热、腮腺肿痛，小儿易并发脑膜炎，成人易并发睾丸炎、卵巢炎、胰腺炎等。本病好发于儿童和青少年，好发于冬、春季节，有于2～4周前与流行性腮腺炎患者接触史。表现为突起发热，腮腺肿大，单侧或双侧。肿胀以耳垂为中心，表面不红，边缘不清，轻度触痛，有弹性感。张口及咀嚼时疼痛明显，尤以吃酸性食物为甚。腮腺导管口可以红肿，挤压无脓性分泌物，可并发脑膜炎、睾丸炎、卵巢炎及胰腺炎，出现相应的症状及体征。

【必备秘方】

1. 连翘（去心）、板蓝根各15克，羌活、生甘草、薄荷、葛根、桔梗、防风、荆芥、牛蒡子（研）、僵蚕（炒）各10克，马勃6克。每日1剂，水煎服。大便结者，加制大黄9克，枳壳6克；口干者，加天花粉10克，浙贝母6克。初病恶寒发热，一服盖暖，出汗即减轻；第2日加蝉蜕6克；第3日加炒柴胡9克；第4日加玄参12克。主治流行性腮腺炎，头面腮颊红肿，初病恶寒发热、便燥。

2. 板蓝根、忍冬藤各15克，夏枯草、僵蚕、赤芍、连翘各10克。每日1剂，水煎，早、晚分服。发热加牛蒡子、大青叶各12克；口渴者，加天花粉、鲜芦根各15克；伴扁桃体炎者，加桔梗、马勃、甘草各9克；胃脘不舒或纳减者，加厚朴花、生麦芽各10克；大便干结者，加瓜蒌15克或大黄10克（后下）。同时以金黄散30克合青黛10克调蜂蜜水各半外敷。主治急性流行性腮腺炎。

3. 黄芩（酒炒）、板蓝根各12克，黄连（酒炒）、玄参、连翘、桔梗、牛蒡子、升麻各9克，僵蚕、重楼、甘草各6克。每日1剂，水煎，分3次服。热盛者，加柴胡、大青叶、生石膏各9克；颌下腺肿痛者，加瓜蒌、浙贝母、夏枯草各10克；腮部肿胀者，加海藻、昆布各12克；睾丸肿痛者，加橘核、荔核、延胡索各9克。主治流行性腮腺炎。

4. 金银花、连翘、大青叶各15克，防风、荆芥、黄连、黄芩、羌活、独活、柴胡、前胡、川芎、桔梗、玄参、牛蒡子、升麻、赤芍、白芷、葛根各10克，青木香、甘草各6克。每日1剂，水煎服。发热无汗者，加麻黄6克。主治流行性腮腺炎。

5. 柴胡、甘草、桔梗、黄连、川芎、防风、黄芩、羌活、连翘、射干、白芷、牛蒡子各9克，荆芥、枳壳各6克。每日1剂，水煎，加竹沥、姜汁同服。先加大黄1～2次，后依本方去大黄，加人参6克（煎）调服。主治流行性腮腺炎。

【名医指导】

1. 管理传染源：早期隔离患者直至腮腺肿胀完全消退。接触者一般检疫3周。

2. 注意口腔清洁：饮食以流质或软食为宜，避免酸性食物，保证液体摄入量。

3. 并发脑膜脑炎者给予镇静、降颅内压药物。睾丸炎患儿疼痛时给解热镇痛药，局部冷敷用睾丸托，可用激素及抗生素。并发胰腺炎应禁食，补充能量并注意水、电解质平衡。

4. 最有效的预防方法是接种麻腮风疫苗或麻腮疫苗，口服板蓝根冲剂有一定的预防作用。18月龄以上易感人群（未患过流行性腮腺炎或5年内未接种过含腮腺炎疫苗），特别是5～15岁儿童及时到各预防接种点接种麻腮风疫苗或麻腮疫苗。

5. 患严重疾病、急性或慢性感染、发热或对鸡蛋过敏者，不宜接种麻腮风疫苗或麻腮疫苗。

6. 养成良好的个人卫生习惯，做到“四勤一多”：勤洗手、勤通风、勤晒衣被、勤锻炼身体、多喝水。

7. 少吃一些辛、辣、煎炒的食品。

8. 患儿的鼻咽分泌物和毛巾、食物要消毒煮沸。

流行性出血热

流行性出血热属于病毒性出血热中的肾

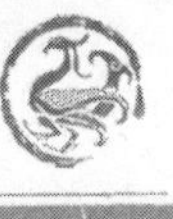

综合征出血热，是由病毒引起的以鼠类为主要传染源的自然疫源性疾病。临床主要以发热、出血、休克和急性肾功能损害为特征，基本病理变化为全身广泛性小血管、毛细血管损害所致血液循环障碍，广泛出血，组织水肿，多器官出血性炎变和坏死。我国流行的有以黑线姬鼠为传染源的野鼠型和以褐鼠为传染源的家鼠型，两者临床症状相同，但前者多重症。本病中医称“疫斑热”，多因接触鼠类动物，致使温热疫毒之邪入侵血脉，伤及心肾所致。是以骤起壮热，热退病反加重，容易发斑出疹。血压低，小便先少后多为主要表现的疫病类疾病。

【必备秘方】

1. 金银花、丹参、生地黄各30～45克，连翘20克，枳壳12克，赤芍、柴胡、桃仁、红花、当归各10克，甘草6克。每日1～2剂，水煎20分钟后滤出药液，加水再煎20分钟，去渣，两次煎液兑匀，频频服之。高热大汗者，加生石膏60～120克，知母12～18克；腹胀便秘者，加生大黄、芒硝（冲服）各15克；神昏谵语者，加安宫牛黄丸1丸，口服，每日2～3丸；血压下降者，加生脉饮或参附汤；尿少尿闭者，加白茅根45克，车前子30克，滑石25克。主治流行性出血热。

2. 生石膏60克，金银花、板蓝根、丹参、玄参各30克，知母15克，甘草10克，生大黄、白茅根各6克。每日1～2剂，水煎15分钟，滤出药液，加水再煎20分钟，去渣，两次煎液兑匀，分2次服。同时用芒硝30克，生大黄、地榆、槐米各15克，水煎去渣，保留灌肠。主治流行性出血热。

3. 石膏30～100克，知母12克，甘草、粳米各10克。每日1剂，水煎，分3次服。发热期，加金银花、连翘、板蓝根、大青叶、天花粉、生地黄、竹茹、赭石、丹参、水牛角各12克；低血压期，加人参、麦冬、丹参、五味子各10克；少尿期，去粳米，加增液承气汤；多尿期，加生地黄、山药、山茱萸、麦冬、五味子、党参、菟丝子各10克；恢复期，用十全大补汤或六味地黄汤善后。主治流行性出血热。

4. 白茅根30～100克，生地黄30～60克，板蓝根、丹参、茯苓各30克，大黄10～15克（后下），牡丹皮、赤芍各12克。每日1剂，水煎2次，取液混合，分3次服。热盛者，加生石膏30克，连翘、黄柏各15克，知母10克；小便短少者，加滑石30克，车前子、猪苓各15克；出血点多者，加水牛角30克（磨粉）。主治流行性出血热。

5. 生石膏、白茅根各50克，粳米30克，金银花、板蓝根各20克，丹参、益母草、连翘各15克，知母、大黄炭各10克，甘草6克。每日1剂，水煎，分3次服。呕恶者，加竹茹12克；渴甚者，加鲜石斛20克；出血者，加茜草15克；低血压，加人参、五味子各10克。主治流行性出血热发热期。

【名医指导】

1. 注意生活和工作场所的防鼠灭鼠工作，及时清理环境，减少老鼠的藏身之地。

2. 注意饮食卫生，被鼠类咬过或被其排泄物污染过的食物一定不要再食用。

3. 高危人群可以接种疫苗预防该病，误食鼠类污染的食物或被鼠类咬伤或抓伤，要及时清理伤口并及时接种出血热疫苗。

4. 一旦生病要及时到正规医院就诊，要做到早发现、早治疗，只要及时规范的进行治疗，绝大多数病例可以痊愈。

5. 早期应严格卧床休息，避免搬运，以防休克，给予高营养、高维生素及易消化的饮食。

病毒性肝炎

病毒性肝炎是由多种肝炎病毒引起的一组全身性常见传染病，主要累及肝脏。病理学上以弥漫性肝细胞炎症和坏死病变为主。目前已知存在5种病毒性肝炎：甲型病毒性肝炎（简称甲肝）、乙型病毒性肝炎（简称乙肝）、丙型病毒性肝炎（简称丙肝）、丁型病毒性肝炎（简称丁肝）、戊型病毒性肝炎（简称戊肝）。甲型和戊型肝炎病毒主要通过粪-口途径传播，多为急性发作。乙型、丙型、丁型肝炎病毒通过血液和体液传播，形成慢性肝炎。无症状感染者常见，部分病例出现

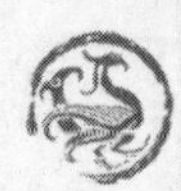

黄疸，其中少数发展为重症肝炎，慢性肝炎可演变为肝硬化和肝细胞癌。中医诊断急性肝炎为“肝热病”，急性重症肝炎为“肝瘟”，慢性肝炎为“肝著”。多因湿热或湿热疫疠之邪入侵机体，蕴结中焦，脾胃升降失司，湿热熏蒸肝胆，或热毒内陷营血所致。

【必备秘方】

1. 黄芪、白花蛇舌草、土茯苓各30克，丹参、升麻各15克，柴胡、郁金、黄芩各10克，甘草5克。每日1剂，水煎服。脾虚湿滞者，加太子参15克，苍术、半夏、白术、厚朴、陈皮各6克；肝肾阴虚者，加太子参15克，枸杞子、麦冬、熟地黄各12克，当归6克；肾气不足者，加淫羊藿、太子参各18克，巴戟天、肉苁蓉、仙茅各12克，紫河车10克；白、球蛋白倒置者，加乌鸡白凤丸2粒（分2次服），鹿角胶12克；血瘀者，加桃仁、红花各5克。主治病毒性肝炎。

2. 丹参、橘叶、虎杖各15克，牡丹皮、甘草、白术、当归各12克，薄荷10克，柴胡8克。每日1剂，水煎服。腹胀甚者，加陈皮、莱菔子各10克；胁痛者，加川楝子、延胡索各10克；阴虚者，加蒺藜、山茱萸、枸杞子各10克；食少纳呆者，加砂仁、六神曲各10克；头晕乏力者，加五味子、太子参各10克；便溏者，加茯苓、车前子各10克；口苦苔腻者，加黄芩、贯众各10克；夜寐不实者，加合欢皮、首乌藤各15克，低热者，加银柴胡、地骨皮、青蒿各10克。主治病毒性肝炎。

3. 茵陈、板蓝根、蒲公英各30克，栀子、大黄、柴胡、枳壳、半夏、郁金、车前子各12克。每日1剂，水煎服。热偏盛者，加龙胆、黄柏、滑石各5克；湿偏盛者，加苍术、广藿香、猪苓、泽泻各10克；胁痛者，加木香、延胡索、川楝子各10克，腹胀者，加厚朴、青皮、佛手各10克；皮肤瘙痒者，加苦参、土茯苓各15克，阳虚湿盛者，去蒲公英、板蓝根、栀子，加薏苡仁30克，桂枝、白术各10克，附子、干姜各5克。主治病毒性肝炎。

4. 赤芍30～60克，茵陈、板蓝根各30克，大黄10～30克，泽兰、车前子各15克，郁金12克。每日1剂，水煎15分钟，滤出药液，加水再煎15分钟，去渣，两次煎液兑匀，分2次服。舌苔薄白、口不渴、脉弦者，加苍术、白术、茯苓、豆蔻各10克；苔薄黄、口渴、脉滑者，加地耳草、白花蛇舌草、栀子各10克；舌红、苔黄粗糙、脉弦数伴见神昏者，加服安宫牛黄丸1～2粒。主治病毒性肝炎。

5. 茵陈30克，板蓝根、虎杖、山楂、淫羊藿、金钱草、垂盆草、鱼腥草各20克，黄芩、泽泻、车前子、神曲、女贞子、贯众各15克，柴胡10克，甘草3克。每日1剂，水煎服。湿热并重者，去女贞子、淫羊藿，加栀子15克，大黄6克；肝气郁滞者，加郁金、陈皮、香附、佛手各10克；湿邪困脾者，加厚朴、猪苓各10克，去女贞子；热盛者，加安宫牛黄丸或至宝丹；失眠者，加合欢皮、首乌藤各10克。主治病毒性肝炎。

【名医指导】

1. 管理传染源：对急性甲肝患者进行隔离至传染性消失，慢性肝炎及无症状、HBV、HCV携带者应禁止献血及从事饮食幼托等工作；对HBV标志阳性肝病患者，要依其症状、体征和实验室检查结果，分别进行治疗和管理提示。

2. 切断传播途径：甲肝、戊肝重点防止粪-口传播，加强水源保护食品及个人卫生，加强粪便管理。乙肝、丙肝、丁肝重点在于防止通过血液、体液传播，加强献血员筛选，严格掌握输血及血制品应用。如发现或怀疑有伤口或针刺感染乙型肝炎病毒可能时，可应用高效价乙肝免疫球蛋白注射器介入性检查治疗，器械应严格消毒控制母婴传播。

3. 保护易感人群：人工免疫特别是主动免疫为预防肝炎的根本措施，然而有些肝炎病毒（如HCV）因基因异质性，迄今尚无可广泛应用的疫苗。甲肝疫苗已开始应用，乙肝疫苗已在我国推广取得较好的效果，对HBsAg、HBeAg阳性孕妇所生婴儿，于出生24小时内注射高效价乙肝免疫球蛋白（HBIG），同时接种一次乙肝疫苗，于出生后1个月再注射HBIG和疫苗。

4. 对病毒性肝炎要早发现、早诊断、早

隔离、早报告、早治疗及早处理，以防止流行。

细菌性痢疾

细菌性痢疾（简称菌痢）是由志贺菌属所引起的急性肠道传染病，少数可成为慢性或反复发作。细菌一般通过污染的食物或水源经口传染。细菌及其毒素破坏结肠黏膜，引起结肠化脓性炎症与全身中毒症状。本病全年均可发病，夏、秋季节多见，儿童发病率高。

【必备秘方】

1. 白头翁、秦皮、黄芩、黄连、金银花、连翘、黄柏各12克，车前子、槟榔各9克，枳壳，熟大黄各6克；甘草3克。每日1剂，水煎，分2次服。体温不超过39℃，黄连可减为6克或9克，熟大黄减半。用药期间忌油腻及生冷食物。主治菌痢（体温达40℃左右）。

2. 马齿苋18克，秦皮、炒谷芽各12克，黄柏6克，白头翁、党参、炒白术、茯苓、山药、半夏各9克，陈皮、生大黄各4.5克，大枣5枚，生甘草3克。每日1剂，水煎2次，分3次服。发热加葛根、黄芩各9克；腹痛者，加木香、白芍各9克；大便赤多白少者，加当归、赤芍各9克；四肢不温者，加附子9克，桂枝4.5克；休克者，先服人参5～9克（先煎），甘草6克，干姜3～6克。主治急性菌痢。

3. 生白芍15克，当归、生地榆各12克，黄芩9克，槟榔、黄连各6克，木香4.5克。加水1500毫升煎至300毫升，过滤；再加水1000毫升煎至300毫升，过滤，两次滤液合并，每次口服200毫升，每日3次（7～12岁，服1/3剂；4～7岁，服1/5剂）。主治菌痢。

4. 党参12克，乌梅、当归各6～9克，黄柏3～6克，细辛、椒目（炒出汗）各2～3克，附子、干姜各1.5～3克，桂枝或肉桂1.5克，黄连1～2克。每日1剂，水煎2次，取液混合，分3次服。腹痛重者，加白芍；大便滑利者，加赤石脂、禹余粮；胃脘不舒者，加木香、砂仁、陈皮。主治菌痢。

5. 仙鹤草、桔梗、黄芩、白芍、干姜、木香、槟榔、附子、淫羊藿各10克，甘草5克。每日1剂，水煎，分2次服。湿热盛者，加金银花、连翘、秦皮各10克；脾虚者，加党参、白术、茯苓、白扁豆各10克；里急后重甚者，加重木香用量；脘闷腹胀者，加厚朴、枳实各10克。主治菌痢。

【名医指导】

1. 早期发现诊断、隔离和治疗患者及带菌者，是控制菌痢流行的关键。

2. 应从加强环境卫生、饮食卫生和个人卫生等多方面着手。切实做好“三管一灭”，即加强饮食、水源、粪便的管理和消灭苍蝇。把好“病从口入”关，尽量做到四个不吃：不吃生冷蔬菜；不吃不洁瓜果；不吃变质食物；不吃未经彻底加热处理的剩饭剩菜。个人要养成饭前便后洗手的良好习惯。

3. 在菌痢流行季节，多吃生大蒜，可起到一定的预防作用；也可选用马齿苋、白头翁、黄连、桉叶等中草药，进行集体预防服药。

4. 接种疫苗。

5. 急性菌痢患者应该卧床休息、消化道隔离，给予易消化、高热量、高维生素饮食。

6. 慢性菌痢治疗上积极寻找诱因，对症处置。体质虚弱者应及时使用免疫增强剂。当出现肠道菌群失衡时，切忌滥用抗菌药物，立即停止耐药抗菌药物使用。改用酶生乳酸杆菌，以利肠道厌氧菌生长。

肠阿米巴病

肠阿米巴病是由溶组织内阿米巴引起的肠道感染，其中以近端结肠和盲肠为主要病变部位。病原体以滋养体和包囊两种形态存在于人体。包囊随粪便排出体外，经手或污染的食物由口进入胃肠道，到达小肠末端、结肠上部，被肠液消化变薄、破裂，变为滋养体。多数感染者处于病原体携带状态而无症状；滋养体侵入结肠，溶解黏膜下组织，使之坏死，形成溃疡，排出而使粪便呈红棕色果酱样，带腥臭。临床表现以腹泻或痢疾

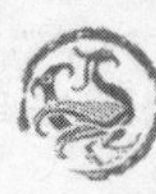

为症状特征者称阿米巴痢疾。本病中医称“奇恒痢”，多因饮食不节或不洁，湿热、寒湿、虫毒之邪内侵，蕴结大肠，肠络受伤所致。是以腹痛、腹泻暗红色果酱样粪便为主要表现的疫病类疾病。

【必备秘方】

1. 鸦胆子30克，赤石脂、乌梅各60克，食盐10克，陈米饭适量。将鸦胆子去油（打碎去壳），再用吸水纸反复将油质吸干；乌梅去核（用温水泡胀即可去核）、捣烂；赤石脂研细末。共搅拌均匀，加入陈米饭捣烂如泥状，制成绿豆大小药丸。饭后温开水送服，成人每次15～20丸，小儿每次5～10丸，每日2次。主治肠阿米巴病。

2. 白头翁、秦皮、黄连、黄芩、黄柏、党参、白芍、肉桂、木香各15克，干姜、甘草、陈皮各5克。每日1剂，水煎15分钟，滤出药液，加水再煎20分钟，去渣，两次煎液兑匀，分服。主治肠阿米巴病。

3. 金银花15克，紫皮大蒜10克，甘草2克。大蒜去皮、捣烂，金银花洗净，加入甘草同用沸水浸泡（亦可稍煎），加入白糖，代茶饮，每日数次。主治肠阿米巴病，亦治细菌性痢疾。

4. 鲜瘦风轮菜（剪刀草）30克，白糖或红糖适量。将鲜瘦风轮菜洗净、切段，水煎，加入白糖或红糖服（赤痢者加白糖，红痢者加赤糖），每日数次。主治肠阿米巴病和各种痢疾。

5. 白头翁、秦皮、地榆各15克，黄柏、苦参各10克，黄连6克。每日1剂，水煎，早、晚分服，连服5～10日为1个疗程。病情较顽固者，可间隔数日后再服1个疗程。主治肠阿米巴病。

【名医指导】

1. 急性期必须卧床休息，必要时给予输液。根据病情给予流质或半流质饮食。

2. 慢性患者应加强营养，以增强体质。暴发型患者有细菌混合感染，应加用抗生素。

3. 大量肠出血可输血。肠穿孔、腹膜炎等必须手术治疗者，应在甲硝唑和抗生素治疗下进行。

4. 治疗患者及携带包囊者，饮水须煮沸，不吃生菜，防止饮食被污染。防止苍蝇滋生和灭蝇。

5. 检查和治疗从事饮食业的人员及慢性患者，平时注意饭前便后洗手等个人卫生。

麻疹

麻疹是由麻疹病毒引起的急性呼吸道传染病，主要表现为发热、眼结膜炎、上呼吸道炎症，颊黏膜上有麻疹斑和皮肤出现斑丘疹。患者是惟一的传染源，主要借飞沫直接传播，病后可产生持久免疫力。

【必备秘方】

1. 金银花、连翘各8克，荆芥穗、牛蒡子、桔梗各5克，葛根、升麻各6克，淡竹叶、薄荷各4克，甘草3克。每日1剂，水煎15分钟，去渣，分服。兼高热口渴者，加生石膏15克，柴胡6克；咽喉红肿者，加板蓝根10克，蝉蜕3克，射干6克；风盛瘙痒甚者，加钩藤、地肤子各6克；疹稀色淡者，加防风、西河柳各6克；目赤者，加黄芩6克、菊花10克，咳嗽者，加前胡、苦杏仁各6克；疹红、融合成片者，加紫草、牡丹皮、生地黄、赤芍各6克；淋巴结肿大明显者，加夏枯草10克，浙贝母6克。主治麻疹。

2. 蒲公英、大青叶各50克。将蒲公英加温水（50℃左右）4倍浸泡30分钟，文火煎1小时取液后，加水3倍再煎，去渣取液，混合，再浓缩成50毫升。大青叶亦按上法浸煎浓缩，加等量95%乙醇，静置24小时，取上层清液用精制棉过滤，再减压蒸馏，除尽乙醇，在常压下蒸至50毫升，与蒲公英浓缩液混合，加适量糖浆、香精、防腐剂，每岁每次服10毫升，每日3次。主治麻疹合并肺炎。

3. 葛根、升麻、牛蒡子、桔梗、蝉蜕、金银花、连翘、芦根、当归各6克，甘草3克。每日1剂，水煎10分钟，滤出药汁，加水再煎10分钟，去渣，两次煎液兑匀，分次服下。主治麻疹。

4. 金银花、栀子、枳壳、连翘、天花粉、柴胡各15克，牛黄、琥珀、冰片、砂仁、黄连各10克，甘草5克，羚羊角3克，朱砂1.5克，薄荷1克。共为极细末，开水

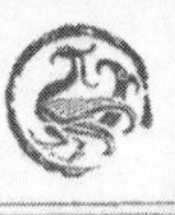

冲服，每日1～2次，每次2～3克。主治麻疹发热不高、疹出不透。

5. 连翘90克，牛蒡子60克，桔梗12克，麻黄、升麻各9克。制成流浸膏90克，加糖浆10克。1～2岁每日10毫升分6次服；3～5岁每日10毫升分4次服；5～7岁每日15毫升分3次服。3日后各加5毫升。主治麻疹出疹期。

【名医指导】

1. 卧床休息，房内保持适当的温度和湿度，常通风保持空气新鲜。有畏光症状时房内光线要柔和。

2. 给予容易消化的富有营养的食物，补充足量水分。

3. 保持皮肤、黏膜清洁，口腔应保持湿润清洁，可用盐水漱口，每日重复数次。

4. 一旦发现手心脚心有疹子出现，说明疹子已经出全，患者进入恢复期。密切观察病情，出现合并症立即看医生。

5. 高热时可用小量退热药；烦躁可适当给予苯巴比妥等镇静药；剧咳时用镇咳祛痰药；继发细菌感染可给抗生素；在维生素A缺乏区的麻疹患儿应补充维生素A。

6. 接种麻疹疫苗以预防感染。

7. 要做到早期发现，早期隔离。一般患者隔离至出疹后5日，合并肺炎者延长至10日。接触麻疹的易感者应检疫观察3周。

8. 患者衣物应在阳光下曝晒，患者曾住房间宜通风并用紫外线照射，流行季节中做好宣传工作，易感儿尽量少去公共场所。

水痘

水痘是由水痘-带状疱疹病毒经呼吸道或直接接触引起的小儿急性传染病，临床特征为在皮肤和黏膜相继出现红色斑疹、丘疹、水疱疹、脓疱和结痂；可伴有轻度的周身反应。本病多可自愈，预后良好。

【必备秘方】

1. 紫花地丁、蒲公英各15克，金银花、连翘、六一散（包）、车前子各10克。每日1剂，水煎15分钟，分服；其渣加水再煎，取汁洗患处。瘙痒甚者，加蝉蜕、地肤子各10克；烦热口渴者，加生石膏、知母各10克；痘疹根晕大而色赤者，加赤芍、牡丹皮各10克；痘疹根晕深红而紫暗者，加紫草10克；口舌生疮者，加黄连、生甘草各5克；大便干结、舌红苔黄燥而厚者，加熟大黄5克；舌红少津、口干咽燥者，加生地黄、麦冬各10克。主治水痘。

2. 荆芥、金银花、连翘、桔梗、薄荷、牛蒡子、淡竹叶、板蓝根、大青叶、升麻、当归、牡丹皮、紫草、生地黄各10克。每日1剂，水煎沸10分钟，滤出药液，其渣加水再煎10分钟，去渣，兑匀，分服。主治水痘。

3. 金银花、连翘各12克，滑石（包煎）、苦杏仁、苍术、土茯苓各10克，淡竹叶、薄荷、桔梗、枳壳、地肤子各6克，炙甘草3克。每日1剂，水煎，分2次服。主治邪郁卫气型水痘。

4. 生地黄20克，牡丹皮、黄芩各12克，黄连、赤芍、当归各10克，大青叶、紫草、升麻、生甘草各6克。每日1剂，水煎，分2次服。主治气营两燔型水痘。

5. 紫花地丁、黄花地丁各10～15克，金银花、连翘、六一散（包）、车前子各6～10克。水煎，取汁200毫升，分2～3次服，第二煎洗患部。主治水痘。

【名医指导】

1. 患儿应早期隔离，直至全部皮疹结痂为止。

2. 与水痘接触过的儿童，应隔离观察3周。

3. 本病无特效治疗，主要是对症处理至预防皮肤继发感染，保持清洁避免瘙痒；加强护理，防止继发感染。积极隔离患者，防止传染。

4. 对免疫能力低下的播散性水痘患者、新生儿水痘或水痘性肺炎、脑炎等严重病例，应及早采用抗病毒药治疗。

5. 避免小孩因瘙痒难耐而抓破水疱，引致发炎，同时细菌亦会蔓延至其他皮肤破损的部位。

6. 若婴儿染上水痘，可为他套上棉手套，避免他用手揉眼，令病毒感染眼睛，形成角膜炎，以致眼角膜上留下瘢痕，影响

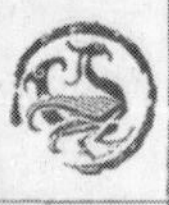

视力。

7. 发热期间，不要服用阿司匹林来退热，因为这样会增加发生并发症的机会。

百日咳

百日咳是由百日咳鲍特菌所引起、以阵发性痉挛性咳嗽为特征的小儿呼吸道传染病，病程长达2～3个月。患者是惟一传染源，通过空气飞沫传播，病初2～3周传染性最强，病后可获得持久免疫力。

【必备秘方】

1. 胆制僵蚕、百部各10克，麻黄、延胡索各6克，细辛4克，甘草3克，蜈蚣10条。共研细末，开水兑蜂蜜冲服：1岁以下每次0.2～0.3克，1～3岁每次0.5～1克，3～6岁每次1～1.5克，6～9岁每次1.5～2克，每日3次。呕吐者，加半夏、橘红、竹茹各6克；痉咳、鼻衄者，加仙鹤草、白茅根、小蓟各10克；抽风者，加天麻、钩藤、蝉蜕各9克；高热者，加黄芩、连翘、重楼各10克。主治百日咳。

2. 鲜鹅不食草500克。加水1000毫升煎至500毫升，为第1次煎液；药渣加水700毫升煎至500毫升，为第2次煎液。合并2次煎液，浓缩至500毫升，加糖浆50毫升，过滤，放凉。加入2%苯甲酸作防腐剂即得。用药剂量：1岁以下每日3～4毫升；1～2岁每日5～7毫升；3～4岁每日8～10毫升；5～6岁每日11～15毫升；7～8岁每日16～20毫升，分3次服。主治百日咳。

3. 蛤壳12克，僵蚕、竹茹各10克。青黛、黄芩、法半夏、百部、地龙、茯苓各6克，陈皮、枳壳、甘草各3克。每日1剂，水煎，分2次服。初期，加麻黄、前胡、苦杏仁各6克；热重者，加石膏15克；中期气喘者，加紫苏子9克；咳嗽挛急者，加蚱蜢5只（焙研，冲服）；后期，去黄芩、僵蚕，加人参、麦冬、五味子、百合各6克；自汗者，加黄芪15克。主治百日咳。

4. 牛黄米（将玉米15克放牛胆内浸泡10日，阴干研末）12克，地龙、蚱蜢、半夏、川贝母各6克，蜈蚣3克，活蟾蜍1只。将蟾蜍剖腹去脏，各药塞入腹中，用线缝合，瓦上焙干，研极细末，高压消毒30分钟。1岁以下每服0.5克，2岁每服1克，3岁每服2克，3岁以上每服3克，每日3次。主治百日咳。

5. 天冬、麦冬、瓜蒌、枇杷叶、竹茹、陈皮、半夏、百部、桔梗、川贝母各10克，甘草3克。每日1剂，水煎15分钟，滤出药液，加水再煎20分钟，去渣，两次煎液兑匀，分服。主治阵发性痉咳。

【名医指导】

1. 呼吸道隔离，保持空气新鲜，避免一切可诱发痉咳的因素。

2. 不要在室内吸烟、炒菜，以免引起咳嗽。

3. 给患儿穿暖和，到户外轻微活动，可以减少阵咳的发作。

4. 因患儿常有呕吐，呕吐后要补给少量食物。

5. 饮食宜少量多餐，选择有营养较黏稠的食物。

6. 接种百白破混合制剂。接触者检疫，在检疫期间出现咳嗽症状即应隔离观察。

白　喉

白喉包括咽白喉和喉白喉。以咽白喉最常见，一般起病较缓，咽部有疼痛或不适、中度红肿，扁桃体上有片状假膜，呈灰色，周缘充血，假膜不易剥脱，用力擦去局部有渗血。常有颌下淋巴结肿大、压痛。全身有轻度发热、乏力、食欲减退等症状。婴幼儿表现为不活泼、哭闹、流涎。依据病变范围与中毒症状轻重分为3型。①轻型：咽部轻痛、红肿。假膜局限于扁桃体，其一侧或两侧有点状或小片状假膜，全身有低热、乏力等症状。②重型：普通型未及时治疗，假膜迅速扩大，由扁桃体扩展至腭垂、软腭、咽后壁、鼻咽部和喉部。假膜厚，边界清楚，呈灰黄色、污秽灰色或黑色，周围黏膜红肿明显。扁桃体明显肿大。颈部淋巴结肿大、压痛，周围组织可有水肿。全身有高热、面色苍白、高度乏力等严重症状，常并发心肌

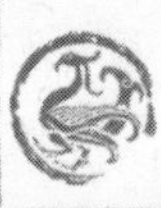

炎和周围神经麻痹。③极重型：起病急，假膜范围广泛，多因出血而呈黑色。扁桃体和咽部高度肿胀，阻塞咽门，影响呼吸，或因有坏死形成溃疡，有腐臭气息。颈淋巴肿大，软组织水肿明显，形如“牛颈”。全身中毒症状极重，有高热、面色苍白、呼吸困难、脉细数、血压下降、皮肤黏膜出血，可出现心脏扩大、心律失常、奔马律等。白细胞计数(10～20)×10^9/升，中性粒细胞增高，可有中毒颗粒。喉白喉多为咽白喉向下蔓延所致，原发性少见，主要表现为进行性梗阻症状，有声音嘶哑或失声、呼吸困难、犬吠样咳嗽、呼吸时有蝉鸣音。梗阻严重者吸气有三凹征，并有惊恐不安、大汗淋漓、发绀，甚或昏迷。如未及时作气管切开，常因窒息缺氧和衰竭而死。假膜也可向下延至气管、支气管，形成气管、支气管白喉。此时呼吸困难更重，气管切开后，一度缓解的呼吸困难短期内再度加重，假膜如被吸出或咳出后，呼吸困难立即减轻或缓解。

【必备秘方】

1. 鲜芦根100克，生地黄18克，玄参15克，麦冬9克，牡丹皮、连翘各6克，石斛、白茅根、川贝母、赤芍各5克。每日1剂，水煎15分钟，滤出药液，加水再煎20分钟，去渣，两次煎液兑匀，分服。大热大汗者，加生石膏、知母各10克；大便溏泻者，加泽泻、通草、茯苓各10克；精神欠佳者，加茯神10克。主治白喉。

2. 鲜芦根30克（切碎），生地黄18克，玄参15克，麦冬9克，牡丹皮、连翘各6克，石斛、白茅根、川贝母、赤芍各4.5克，桂皮3克。每日1剂，加水300毫升煎至100毫升，过滤取液；再加水200毫升煎至100毫升，合并2次煎液。分2～4次温服（小儿酌减）。主治白喉。

3. 桔梗、黄连各15克，雄黄、郁金、川贝母各9克，巴豆霜6克。共研极细末，每用0.7～1.2克，以多量开水冲服，服后2小时内若无吐泻反应，可续服第2次；喉间有阻塞感者，可反复服用；有心力衰竭、缺氧及严重中毒现象者忌服。主治白喉。

4. 鲜火炭母叶150克，蜂蜜5克。将火炭母捣烂取汁，加蜂蜜兑服。少量多服，每日1剂。主治白喉，咽、喉、鼻或其他部位的黏膜炎症及灰白色假膜形成，并有细菌产生的外毒素引起的全身中毒症状，其中以心肌损害较为多见。

5. 土牛膝30克，生地黄、金银花各15克，玄参、白芍各12克，麦冬、牡丹皮、川贝母、连翘、牛蒡子各9克，甘草3克。每日1剂，水煎，分2次冲服。冰硼散1支，同时取适量，用塑料管吹入患部，每日4次。主治白喉。

【名医指导】

1. 早期发现并及时隔离，直至连续两次咽拭子白喉棒杆菌培养阴性，可解除隔离。如无培养条件，起病后隔离2周。

2. 对密切接触者观察7日，对没有接受白喉类毒素全程免疫的幼儿，最好给予白喉类毒素与抗毒素同时注射。

3. 带菌者先做白喉棒状杆菌毒力试验，阳性者隔离，予青霉素或红霉素治疗5～7日，细菌培养3次阴性始能解除隔离。如用药无效者可考虑扁桃体摘除。

4. 切断传播途径呼吸道隔离，患者接触过的物品及分泌物，必须煮沸或加倍量的10%漂白粉乳剂或5%苯酚溶液浸泡1小时。

5. 对学龄前儿童应预防接种百白破三联疫苗，可产生良好免疫力。儿童应定期接受白喉计划免疫。白喉类毒素一般是与破伤风类毒素和百日咳菌苗混合，作为百日咳-白喉-破伤风三联疫苗而使用。

6. 患者应卧床休息和减少活动，卧床休息2～4周，有心肌损害时应延长至4～6周甚至更长。要注意口腔和鼻部卫生。

伤寒与副伤寒

伤寒、副伤寒分别是由沙门菌属伤寒沙门菌（伤寒杆菌）、副伤寒沙门菌（副伤寒杆菌）感染引起的急性肠道传染病。伤寒沙门菌、副伤寒沙门菌经污染食物由口进入消化道，入侵淋巴组织繁殖，进入血液循环，产生大量毒力很强的毒素，引起炎症病变和临床症状。其基本病理改变为全身单核吞噬细

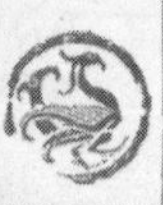

胞系统受损，远端回肠微小脓肿及肠壁溃疡形成。本病经粪-口传播，人群普遍易患，发病以青年、年长儿多见。全年散发，以夏季多见，也可引起暴发流行。本病中医称“湿温”、“湿瘟”。多因湿热疫疠之邪，经口鼻而入，蕴结中焦，阻滞气机，湿热熏蒸弥漫而成，以持续发热、脘痞腹胀、苔腻脉缓、神情淡漠、玫瑰疹或白㾦、左胁下痞块、白细胞减少为主要表现的疫病类疾病。

【必备秘方】

1. 柴胡、金银花、蒲公英、紫花地丁各15克，黄芩、白芍、大枣、生姜各10克，芒硝3克（冲服）。每日1～2剂，水煎服。头痛者，加薄荷、白芷各10克；口渴者，加天花粉、生石膏各10克；咳嗽者，加陈皮、紫菀各10克；腹泻者，加薏苡仁、山药各30克；头面水肿、腹胀、小便赤者，加茯苓、大腹皮、泽泻各10克；发热不退者，加栀子、地骨皮、玄参各10克；体虚者，加党参、白术、黄芪各10克；食少纳呆者，加豆蔻、山楂、鸡内金各10克。主治肠伤寒。

2. 鱼腥草30克，薏苡仁20克，豆蔻、苦杏仁、佩兰、广藿香、陈皮、半夏、郁金、栀子各10克，甘草5克。每日1～2剂，水煎15分钟，滤出药液，加水再煎15分钟，去渣，两次煎液兑匀，分服。主治肠伤寒初期。

3. 金银花、连翘、薏苡仁各30克，鱼腥草20克，知母、广藿香、佩兰、茯苓、栀子、黄连各10克，甘草5克。安宫牛黄丸1粒（口服，每日2次）。每日1～2剂，水煎服。主治肠伤寒中期。

4. 凤尾草、鱼腥草各50克，茵陈、广藿香各10克。每日1剂，水煎服。肠出血者，加地榆、黑槐花各15克；鼻衄者，加白茅根、黑栀子各15克；腹胀者，加陈皮、厚朴各15克；腹泻者，加薏苡仁30克。主治肠伤寒。

5. 南沙参、槐角各15克，细辛5克。每日1～2剂，水煎服。气虚者，加黄芪、白术各10克；阳虚者，加附子、桂枝各10克；阴虚者，加山药、玉竹各10克；头重者，加川芎、当归各10克；少腹拘急者，加白芍10克；热上冲胸者，加栀子10克。主治肠伤寒。

【名医指导】

1. 管理传染源：及时发现、早期诊断、隔离并治疗患者和带菌者，隔离期应自发病日起至临床症状完全消失、体温恢复正常后15日为止，或停药后连续大便培养2次（每周1次）阴性方可出院。对带菌者应彻底治疗，连续大便培养4次阴性可恢复与食品、儿童有关的工作。

2. 切断传播途径：搞好“三管一灭”（管水、管饮食、管粪便，消灭苍蝇），做到饭前便后洗手，不进食生水和不洁食物。

3. 保护易感人群：流行区内的易感人群可接种伤寒、副伤寒甲、乙三联菌苗。

4. 注意维持水、电解质平衡。给予高热量、高维生素、易消化的无渣饮食。退热后，食欲增强时，仍应继续进食一段时间无渣饮食，以免诱发肠出血和肠穿孔。

5. 注意皮肤及口腔的护理，注意观察体温、脉搏、血压、腹部、大便等变化。

6. 发热期患者必须卧床休息，退热后2～3日可在床上稍坐，退热后2周可轻度活动。

钩端螺旋体病

钩端螺旋体病（简称钩体病）是由致病性钩端螺旋体（简称钩体）引起的急性传染病。受感染的鼠类和猪将带钩体的尿排出污染田水和土壤，农民赤足下田通过皮肤黏膜而被感染；渔民和矿工接触疫水亦可能受染。本病中医称“稻瘟病”，多因暑湿疫毒，蕴于肌腠脉络，或内攻脏腑，伤及营血所致；是以骤起高热，全身酸痛、黄疸、小腿肌肉尤为疼痛、目赤、肌肤发斑为主要表现的疫病类疾病。

【必备秘方】

1. 鲜假海芋（尖尾芋）、白芥子、虎耳根茎各250克。每日1剂，分别洗净、切薄片，共加食盐炒干，加水1000毫升煎至250毫升，分2次服（服至病情好转）。假海芋有毒，服药后有恶心、呕吐、喉头发痒等反应，加食盐处理和延长煎熬时间，可大大减少其

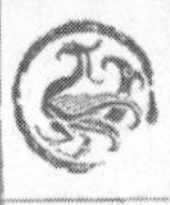

毒性和不良反应。主治钩体病。

2. 白茅根60克，青蒿、鱼腥草、墨旱莲各50克，大黄、黄连、黄芩、黄柏、牡丹皮、栀子、玄参、生地黄、麦冬各10克。每日1～2剂，水煎15分钟，滤出药液，加水再煎20分钟，去渣，两次煎液兑匀，分服。主治钩体病。

3. 水牛角、生石膏（先煎）、生地黄、土茯苓、薏苡仁各30克，知母、黄芩、栀子、牡丹皮、赤芍各10克，黄连6克。每日1剂，水煎，分2次服。湿重于热者，加茵陈、金钱草；热入营血者，加大黄、藕节、血余炭；肝风内动者，加安宫牛黄丸；高热者，加青蒿、天花粉；恶心者，加豆蔻。主治湿热并重型钩体病。

4. 绵茵陈、大枣各250克，平胃丸适量。先将平胃丸研成细末，茵陈洗净、水煎取浓汁，去渣待冷，加入大枣浸泡透后去核，将平胃丸末纳入枣内，隔水蒸熟，随意服食。主治钩体病。

5. 金银花、连翘、白茅根、芦根各30克，黄芩18克，栀子15克，淡竹叶、广藿香各12克，通草9克。加水500毫升煎30分钟，取液300毫升，复煎2次，各取液200毫升，每服50毫升，发热期每日4次，退热后每日2次。主治钩体病。

【名医指导】

1. 强调早期卧床休息，给予易消化饮食，保持体液与电解质的平衡。如体温过高，应反复进行物理降温至38℃左右。患者的尿应采用石灰、含氯石灰等消毒处理。

2. 注意营养，酌情补充热能及B族维生素和维生素C。

3. 免疫接种：通常在每年4～5月份进行。对于支农人员或参加抗洪抢险的人员，应在接种疫苗后15日才能进入疫区工作。

4. 预防服药：口服多西环素200毫克，1周内分2次服用（或1次服用）。

5. 避免直接或间接接触带菌动物的尿污染的水，并进行灭鼠、牲猪圈养、水源消毒。

猩红热

猩红热是由A群乙型溶血性链球菌引起的急性呼吸道传染病。临床特征为发热，咽峡炎，全身弥漫性鲜红色皮疹和疹退皮肤脱屑。少数患者由于变态反应可引起心脏、肾脏、关节等并发症，传染源为患者与带菌者。主要为空气飞沫传播，2～10岁儿童发病率最高。

【必备秘方】

1. 金银花、连翘、栀子各10克，淡豆豉6克，荆芥穗、大黄各5克，生甘草、薄荷各3克。每日1剂，水煎2次，取液混合，分2次服，连用7日，1剂后加板蓝根10克，僵蚕6克，马勃3克。主治小儿猩红热前驱期。

2. 生石膏24克，芦根15克，钩藤、菊花、淡竹叶、竹茹、甘草各10克，桔梗、麦冬、蝉蜕各6克，牡丹皮5克，黄连3克。每日1剂，水煎，分2次服，连服2日，可配服锡类散5克，六神丸5粒（含），每日3次。主治猩红热。

3. 金银花12克，石斛、菊花、生地黄、金果榄各10克，大青叶、蝉蜕、浙贝母、玄参、连翘各6克，大黄、马勃各5克，淡竹叶3克。每日1剂，水煎，分2次服；同时以温开水送服六神丸，每次10粒，每日2次，连服2日。主治猩红热。

4. 鲜生地黄、大青叶、生石膏（先煎）各30克，玄参15克，赤芍、牡丹皮、黄芩、知母各10克，淡竹叶、桔梗、甘草各5克，黄连3克。每日1剂，水煎2次，取液混合，分3次服，3日为1个疗程。主治小儿猩红热。

5. 芦根12克，金银花、浙贝母、石斛、麦冬各10克，大青叶、玄参、金果榄、黄芩各6克，牡丹皮、桃仁、蝉蜕各5克。每日1剂，水煎，分2次服，配服紫雪丹1.2克，每日2次，连服2日。主治猩红热。

【名医指导】

1. 患儿应立即隔离，至少1周，一直到其咽拭子细菌培养为阴性。

2. 室内空气要新鲜，阳光要充足，但不能使阳光直接照在患儿脸上。

3. 卧床休息，保持安静。

4. 饮食宜营养丰富、易消化。

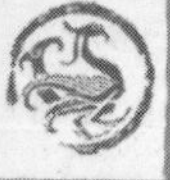

5. 多饮开水、果汁或糖水，以增加代谢。

6. 注意口腔卫生，吃饭前后用温开水漱口。幼儿可用消毒棉球或纱布蘸水洗口腔，不能擦口腔。

疟　疾

疟疾是由蚊传播疟原虫而引起的传染病，临床以间歇性寒战、高热，大汗后缓解为特征。间日疟常有复发，恶性疟的发热不规则，常侵犯内脏，可致凶险发作。其临床症状系疟原虫的红细胞内裂体增殖及其代谢产物所致。全年均有发病，以夏、秋季为多，农村高于城市。疟疾患者和无症状带虫者是传染源。本病中医亦称“疟疾”，多因摄生不慎，饮食所伤或劳倦太过，加之蚊叮咬，疟邪入血，卫气与疟邪交争为病。以往来寒热，休作有时，头痛，汗出而解，日久左胁下有痞块等为主要表现的疫病类疾病。

【必备秘方】

1. 鹅不食草30克。每日1剂，水煎15分钟，滤出药液，加水再煎20分钟，去渣，两次煎液兑匀，分服。主治疟疾周期性、规律性发作。

2. 龟甲、常山、青蒿各50克，槟榔、黄芩各24克，草果、陈皮各12克。每日1剂，先将龟甲、常山加水800毫升浓缩成膏，余药研末混匀，加膏揉丸（梧桐子大），发作前3小时服，6～9岁每次6克，10～15岁每次9克，2小时1次；发作后6小时再服1次。主治小儿疟疾。

3. 苍术、白麦面各500克，大枣100克，小茴香60克，生甘草50克。先将苍术浸3日，取出切片、焙干、研末，小茴香、生甘草研末，大枣焙干、研末，白面盐炒，同和匀，盐汤送服，每次6克，每日2次。主治疟疾。

4. 干马鞭草30～60克，大枣15克，生姜10克。将马鞭草洗净、切细，用沙锅煎半小时后加入生姜、大枣再煎15分钟即可。在发作前、后各温服1剂，连服1周。主治疟疾初起。

5. 防风30克，桂心20克，菝葜15克，川乌8克，花椒、桔梗、大黄各5克，赤小豆15枚。加酒适量，煎数沸，代茶饮，每日数次。主治疟疾。

【名医指导】

1. 发作期及退热后24小时应卧床休息。

2. 注意水分的补给，对食欲不佳者给予流质或半流质饮食，至恢复期给高蛋白饮食；吐泻不能进食者，则适当补液；有贫血者可辅以铁剂。

3. 寒战时注意保暖；大汗应及时用干毛巾或温湿毛巾擦干，并随时更换汗湿的衣被，以免受凉。

4. 高热时采用物理降温，高热患者因高热难忍可药物降温；凶险发热者应严密观察病情。

5. 患者所用的注射器要洗净消毒。

6. 按虫媒传染病做好隔离。

7. 预防措施可进行蚊媒防治、药物预防或疫苗预防。

病毒性胃肠炎与细菌性食物中毒

病毒性胃肠炎是由多种病毒引起以急性腹痛、腹泻、呕吐为主要临床表现的胃肠疾病。常见的病毒性胃肠炎为诺沃克病毒和轮状病毒所引起，病毒主要侵犯十二指肠和空肠，引起分泌性腹泻，大量的吐泻引起水、电解质紊乱。本病为自限性疾病，小儿较成人多发，多由日常生活接触，通过粪-口途径传播。

细菌性食物中毒是指由于进食被细菌及其毒素所污染的食物而引起的急性中毒性疾病，发病多呈暴发形式，夏、秋季节发病较多。由于病原及发病机制不同，临床上可分为胃肠型与神经型（肉毒中毒）。中医认为，本病多因食入含有邪毒的食物，或因寒湿暑热等邪气内侵，损伤脾胃，使胃肠气机紊乱，运化功能失常所致的胃肠疾病。

病毒性胃肠炎

【必备秘方】

1. 马齿苋50克，山楂、鸡内金、白糖

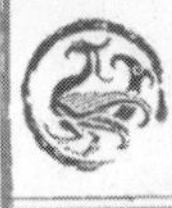

各30克，茶叶15克。把马齿苋洗净，茶叶、山楂去灰，鸡内金焙干、研细末，同入沙锅水煎15分钟，加入白糖随意饮用。每日1剂，早、晚各1次。主治病毒性胃肠炎引起的消化不良、腹泻、食欲缺乏。

2. 葛根、黄芩、茯苓各10克，厚朴、陈皮、甘草各5克。每日1～2剂，水煎15分钟，滤出药液，加水再煎15分钟，去渣，两次煎液兑匀，分2次服。主治病毒性胃肠炎，发热，腹泻。

3. 山楂15克，谷芽、麦芽各10克，广藿香6克。先将山楂、谷芽、麦芽煎沸后加入广藿香，取汁代茶饮，每日1剂。主治病毒性胃肠炎。

4. 白头翁、金银花、板蓝根、车前子各30克，连翘、木香、黄连、枳壳各15克，通草10克。每日1～2剂，水煎服。主治病毒性胃肠炎。

5. 瘦猪肉200克，橙子1个。将橙子切掉帽顶、挖去肉心，把猪肉剁碎、做成肉丸。将肉丸放入橙子中，并加适量清水，盖上帽顶用竹签插紧，放入碗中，隔水以文火蒸2小时（至肉丸烂熟），取出肉丸服食。主治病毒性胃肠炎。

【名医指导】

1. 及早发现和隔离患者；对患者粪便应消毒处理；重视水源及食物卫生，餐具中进行消毒；婴儿室应有严格的消毒隔离制度；应提倡母乳喂养婴儿。

2. 病初根据医嘱禁食，重者禁食6～12小时，开始进食以后渐渐由少到多，由稀到稠。

3. 输液时，切实掌握滴速，按时完成预定的液量；输液过程中，发现不良反应及时处理。

4. 观察大便次数、量和性质，及时留取大便标本送检。

5. 保持臀部清洁干燥，便后用温水湿布擦拭并涂以油剂，预防红臀。

6. 对6～24月龄幼儿口服含各型轮状病毒的减毒疫苗，可刺激局部产生IgA抗体，为病毒性胃肠炎目前最为有效的预防措施。

细菌性食物中毒

【必备秘方】

1. 面粉1000克，豆蔻3克，酵母50克。将豆蔻研细末；面粉与酵母用温水和成面团，捂盖2小时，待面发酵后加碱适量，撒入豆蔻末揉匀，制成馒头坯，上笼用武火蒸15分钟至熟后随意食用，每日数次。主治细菌性食物中毒引起的食欲缺乏、胸腹胀满等症。

2. 炒麦芽10克，大枣10克（切细），炒山楂3克。共入沙锅内水煎20分钟，取汁代茶饮，每日数次。主治细菌性食物中毒。

3. 芥菜100克，大头菜20克。分别洗净、晾干，大头菜切片，芥菜切段。共入沙锅内水煎，取汁代茶饮，每日数次。主治细菌性食物中毒食积不化、脘闷腹胀、饮食不佳等症。

4. 炒麦芽10克，炒山楂片3克，红糖适量。同入沙锅内水煎，取汁代茶饮，每日数次。主治细菌性食物中毒引起的饮食停滞、呕吐酸腐、脘腹胀满、嗳气厌食或腹痛拒按等。

5. 陈仓米60克，柿饼霜30克。先把陈仓米洗净放锅内以小火微炒香黄，加水煮沸后倒入碗内，放入柿饼霜，调化澄清（同时也可以细细咀嚼焦米），随意食用，每日数次。主治细菌性食物中毒后引起的脾胃不和、消化不良、脘痞虚胀等症。

【名医指导】

1. 观察大便次数、量和性质，及时留取大便标本送检。

2. 保持臀部清洁干燥，便后用温水湿布擦拭并涂以油剂，预防红臀。

3. 对6～24月龄幼儿口服含各型轮状病毒的减毒疫苗，可刺激局部产生IgA抗体，为病毒性胃肠炎目前最为有效的预防措施。

4. 卧床休息，沙门菌食物中毒应床边隔离。

5. 一旦发生可疑食物中毒后，应立即报告当地卫生防疫部门，及早控制疫情。不吃不洁、腐败、变质食物或未煮熟的肉类食物。

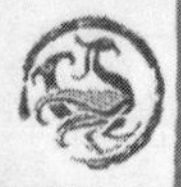

登革热与登革出血热

登革热和登革出血热是蚊传病毒性传染病。登革病毒有4个血清型，型间无交叉免疫，故可多次感染。本病流行于热带与亚热带，我国广东、海南、台湾及广西等省区有本病存在。感染登革病毒后，大多呈隐性感染，部分出现临床症状，少数表现为登革出血热。典型登革热多突起发热，常在24小时内体温升至39℃以上，热型多不规则，持续2～5日后降至正常，1～2日后又见发热，其热度反比第一次高，呈现“马鞍型”发热（这种热型虽是特征性的，但并不多见）。发热时，除伴有头痛、眼眶与眼球后疼痛外，尤以全身肌肉、骨和关节剧烈疼痛最为明显，患者或因此而卧床，或步态蹒跚，甚至需人扶持；同时有全身浅表淋巴结肿大（耳后淋巴结肿大较常见）。病后2～5日出疹，呈麻疹样或猩红热样皮疹，往往先见于四肢远端，再波及四肢与躯干，1～4日后皮疹消退；此时，发热与其他表现亦随之消失。除典型登革热外，尚有轻型病例。发热短暂，疼痛较轻，皮疹少或无，故恢复迅速，临床上常被漏诊或误诊。早期主要表现有发热及全身中毒症状，与典型登革热相似，但常有咽痛、咳嗽等上呼吸道症状。起病2～3日后，在面部与四肢皮肤上出现瘀点，束臂试验阳性，静脉穿刺部位易渗血。肝大，有压痛，但无黄疸。至第4日前后，突然出现出血与休克，除皮肤有大片瘀斑外，可有消化道出血与颅内出血等。如处理得当，则病情迅速好转；反之，则迅速恶化而死。凡有休克者，则称登革休克综合征。

【必备秘方】

1. 赤芍、生地黄各30克，牡丹皮、紫草各20克，人中白、大黄各10克。每日1～2剂，水煎服。腹痛者，加白芍、木香、槟榔各10克；呕吐恶心者，加竹茹、半夏各10克，发热者，加白花蛇舌草、石膏、知母、金银花、青蒿各15克；头身痛者，加葛根20克；尿血者，加白茅根20克，大蓟、小蓟各10克；便脓血者，加黄连、黄柏、白头翁、秦皮各10克；湿重者，加苍术、茵陈各15克。主治登革热出血期。

2. 生石膏45克，太子参、柴胡、葛根、茯苓各15克，羌活、独活、前胡、枳壳、桔梗各10克，甘草6克。每日1剂，水煎15分钟，滤出药液，加水再煎20分钟，去渣，两次煎液兑匀，分服。主治登革热。

3. 生石膏120克，生地黄30克，玄参20克，栀子、知母、连翘、黄芩、黄连、淡竹叶、牡丹皮、赤芍各15克，玳瑁10克，羚羊角5克。每日1剂，水煎服，同时服用安宫牛黄丸1粒，每日2次。主治登革热。

4. 槟榔、黄芩、知母、柴胡、白芍各15克，厚朴、草果、半夏、僵蚕、蝉蜕各10克，甘草3克。每日1剂，水煎服。主治登革热。

5. 生石膏45克，滑石、寒水石、崩大碗、一包针各30克，金银花、连翘、板蓝根、黄芩、葛根、柴胡各15克。每日1剂，水煎服。主治登革热。

【名医指导】

1. 应尽快进行特异性实验室检查，识别轻型患者；加强国境卫生检疫。

2. 切断传播途径：防蚊、灭蚊是预防本病的根本措施；改善卫生环境，消灭伊蚊孳生地，清理积水；喷洒杀蚊剂消灭成蚊。

3. 提高人群抗病力，注意饮食均衡营养，劳逸结合，适当锻炼，增强体质。

4. 对高热患者宜先用物理降温，如冰敷、乙醇拭浴，慎用止痛退热药；对高热不退及毒血症状严重者，可短期应用小剂量肾上腺皮质激素，如口服泼尼松。

5. 对出汗多、腹泻者，先作口服补液，注意水、电解质与酸碱平衡。必要时应采用静脉补液，纠正脱水、低血钾和代谢性酸中毒。

6. 登革出血热有休克、出血等严重症状，需积极处理。休克者应及时补充血容量，大出血患者应输新鲜血液。

淋　病

淋病是目前发病率最高的性传播疾病，

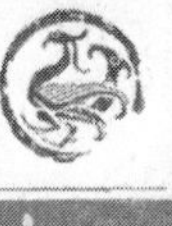

为泌尿生殖器的化脓性炎症。病原体为淋病奈瑟菌，绝大多数是通过性接触直接传染，偶可通过手及污染的衣裤、被褥、毛巾、浴盆、马桶圈等间接传染。淋病奈瑟菌主要侵犯泌尿生殖系统的黏膜上皮，多在尿道、子宫颈等处繁殖而发病，感染可扩散到整个生殖系统，甚至从黏膜感染部位经血液引起播散性淋病奈瑟菌感染。急性期若治疗不当或疏忽治疗，可转化为慢性并可引起多种并发症。可发生于任何年龄，主要为性活跃的中青年，临床上60%女性感染者无明显症状。

本病中医属"淋证"、"淋浊"、"白浊"、"带下病"等范畴，多由不洁性交，或摄生不慎，洗浴用具不洁等，外感湿热淫毒所致。初期者，邪毒直犯下焦，或内蕴湿热，流注下焦，复感邪毒，影响膀胱气化，而致淋浊，伤及胞宫，任带不固，发生带下。当淋病失治、误治，邪毒内伏，脏腑虚损，以致正不胜邪而病情缠绵，转为慢性。临床常见有下焦湿毒证、脾肾两虚证、肝肾阴虚证。

【必备秘方】

1. 土茯苓、鱼腥草各50克，车前子、蒲公英各30克，苍术、苦参、金银花、紫花地丁各20克，牛膝、黄柏各15克。每日1剂，水煎，分2次服。上方可配制成蜜丸，早、晚各服10克，30日为1个疗程。主治急性淋病。

2. 虎杖50克，王不留行30克，刘寄奴20克，海金沙（包煎）、黄连、黄柏、连翘、焦栀子、甘草梢、远志、石菖蒲各10克，肉桂6克（后下），琥珀4克（冲服）。每日2剂，水煎，分4次服，每次500毫升。药渣加葱茎20克同煎，趁热熏、洗阴部2次，每次15分钟。连用3日为1个疗程。治疗期间，停用其他药物，禁止性生活。主治淋病。

3. 苦参、大血藤、土茯苓、败酱草各30克，黄柏、粉萆薢、白头翁各15克，赤芍、牡丹皮、通草各10克，甘草5克。每日1剂，水煎服，30日为1个疗程。小便热痛者，加龙胆、栀子各9克；血尿者，加生地黄、小蓟、白茅根各12克；发热恶寒者，加金银花、淡竹叶、连翘各12克；便干者，加大黄9克。治疗期间禁止性生活。主治慢性淋病。

4. 酢浆草30～45克，蒲公英30克，金钱草、败酱草、白花蛇舌草各15～30克，车前子15克（包），炒穿山甲、通草各10克，甘草3克。每日1剂，水煎服。7日为1个疗程。热毒炽盛者，加紫花地丁、金银花；肾阴虚者，加生地黄；气虚者，加黄芪；脓多者，加龙胆；血尿者，加白茅根、茜草；睾丸胀痛者，加金铃子。治疗期间忌房事及辛辣酒热之品。主治淋病。

5. 土茯苓50克，粉萆薢、鱼腥草、黄柏、黄芪各20克，苦参、益智、乌药、延胡索、滑石（包煎）、甘草各15克，蜈蚣（去头、足）2条。每日1剂，水煎，分2～3次服，7日为1个疗程。主治急性淋病。

【名医指导】

1. 尽早确诊，及时治疗。首先，患病后应尽早确立诊断，在确诊前不应随意治疗；其次，确诊后应立即治疗。

2. 同时检查、治疗其性伴侣：在症状发作期间或确诊前2个月内与患者有过性接触的所有性伴侣，都应做淋病奈瑟菌和沙眼衣原体感染的检查和治疗，患者夫妻或性伴侣双方应同时接受检查和治疗。

3. 未治愈前禁止性行为。

4. 注意休息，有合并症者须维持水、电解质、糖类的平衡。注意阴部卫生。

5. 注意隔离消毒，防止交叉感染。

6. 对高危人群定期检查，以发现感染者和患者，消除隐匿的传染源。

梅　毒

梅毒是由苍白密螺旋体苍白亚种（梅毒螺旋体）感染而引起的生殖器官的淋巴结及全身病变的慢性性传染病，分为先天梅毒和后天梅毒。传染源是梅毒患者及其血液，传染途径主要是性行为传染，也可经直接接触、间接接触、血液、胎盘及产道传染。苍白密螺旋体苍白亚种经皮肤或黏膜进入人体后，经淋巴结播散至全身，造成炎症细胞浸润，除皮肤黏膜损害外，内脏、骨骼、神经系统均可受累。本病早期传染性大，破坏性小；晚期传染性小，但破坏性大，可侵害重要器

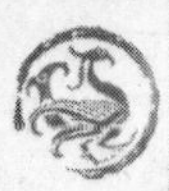

官，甚至引起死亡。梅毒在性传播疾病中患病率居第3位，其危害性仅次于艾滋病。本病中医称“杨梅疮”、“霉疮”、“棉花疮”、“翻花疮”等。病因为不洁性交，或接触被污染之衣物，或禀受了父母霉疮毒气，致湿毒、热毒熏蒸肌肤，伤损筋骨、脏腑而成。临床常见有肺脾湿热证、肝肾湿毒证、热毒壅盛证、肝肾亏损证等。

【必备秘方】

1. 土茯苓50克，忍冬藤20克，牛膝、防风、独活、海桐皮、秦艽、乳香、没药各10克。每日1剂，水煎，分2次服，2个月为1个疗程。主治Ⅱ期梅毒，毒结筋骨。

2. 土茯苓60克，白术、苍术、川芎、当归、人参、茯苓、薏苡仁、皂角刺、厚朴、防风、木瓜、穿山甲、独活、金银花各6克，甘草3克。每日1剂，水煎，分2次服，30日为1个疗程。主治晚期梅毒。

3. 土茯苓120克，防风、荆芥、川芎、当归、天花粉、金银花、白蒺藜、薏苡仁、威灵仙各9克，栀子、黄连、连翘、葛根、白芷、甘草、黄芩各6克。每日1剂，水煎服，3个月为1个疗程。主治梅毒。

4. 苦参、防风、何首乌各15克，威灵仙、当归、白芷、龟甲、苍术、火麻仁、石菖蒲、黄柏、粉萆薢各6克，羌活、花椒、红花、甘草各3克。每日1剂，水煎，分2次服，60日为1个疗程。主治梅毒。

5. 土茯苓、马齿苋各60克，忍冬藤、半枝莲、黄柏、滑石各30克，粉萆薢、苦参各15克，生甘草6克。每日1剂，水煎服，15日为1个疗程，同时配合西药治疗。主治早期梅毒。

【名医指导】

1. 强调早诊断，早治疗，疗程规则，剂量足够。疗后定期进行临床和实验室随访。

2. 性伙伴要同查同治，查找患者所有性接触者，进行预防检查，追踪观察并进行必要的治疗。

3. 早期梅毒经彻底治疗可临床痊愈，消除传染性；晚期梅毒治疗可消除组织内炎症，但已破坏的组织难以修复。

4. 注意饮食调养：吃新鲜富含维生素的蔬菜、水果，少吃油腻的饮食，忌食辛辣刺激食物，戒烟、酒，适当多饮水，有利于体内毒素的排除。

5. 应加强健康教育和宣传，避免不安全的性行为。在未治愈前应禁止性行为，如有发生则必须使用安全套。

6. 对患梅毒的孕妇，应及时给予有效治疗，以防止将梅毒感染给胎儿。未婚的感染梅毒者，最好治愈后再结婚。

7. 梅毒患者应注意劳逸结合，进行必要的功能锻炼，保持良好的心态，以利康复。

8. 注意生活细节，防止传染他人。早期梅毒有较强传染性，晚期梅毒虽然传染性逐渐减小，但也要小心进行防护。用过的内裤、毛巾及时单独清洗，煮沸消毒，不与他人同盆而浴。发生硬下疳或外阴、肛周扁平湿疣时，可以使用清热解毒、除湿杀虫的中草药煎水熏洗坐浴。

艾滋病

艾滋病即获得性免疫缺陷综合征，是由感染人类免疫缺陷病毒（HIV）引起的机体免疫功能障碍，继发多种病原体感染和恶性肿瘤的临床综合征。HIV侵入人体后，选择性地攻击T淋巴细胞和脑细胞、脊髓细胞、周围神经细胞，致细胞免疫缺陷、防御功能丧失，则病原微生物入侵及各种条件致病菌大量繁殖，继发各种感染；同时又失去免疫监视功能而发生恶性肿瘤。HIV存在于人的血液、精液、汗液、泪液、乳汁及组织液中，主要通过性交、母婴垂直感染及输血和血制品传播，是一种高致死性疾病，1年病死率为50%，5年病死率达100%。近几年来在用中医药防治本病方面积累了不少的经验，认为其病因为：①感染疫邪，邪毒直中；②内伤，脏腑气血亏损，正气不足，致疫毒乘虚而入，影响气、血、水的代谢运行，正愈虚，邪愈盛，最终致阴阳离绝。临床分3期：①艾滋病潜伏期，常见气血亏虚证、正盛邪伏证；②艾滋病相关综合征期，常见外感发热证、肺脾气虚证、阴虚证、阳虚证；③完全艾滋病期，常见痰瘀阻络证、痰火内盛证、阴阳两衰证。

【必备秘方】

1. 半枝莲、白花蛇舌草各20克，滑石、茵陈各15克，金银花、连翘、大青叶、板蓝根、牡丹皮、栀子、黄芩各10克，石菖蒲6克，川贝母、射干、连翘、薄荷、豆蔻、广藿香各5克。每日1剂，水煎15分钟，滤出药液，加水再煎20分钟，去渣，两次煎液兑匀，分服。主治艾滋病。

2. 生黄芪30克，大青叶15克，白术、麦冬各10克，五味子、防风、柴胡各6克，人参5克，青黛、蝉蜕、薄荷各3克。每日1剂，水煎服。主治艾滋病。

3. 黄芪60克，党参20克或人参10克，麦冬15克，五味子10克，菟丝子、淫羊藿，女贞子各10克。每日1剂，水煎服。主治艾滋病。

4. 花生油500克（实耗50克），莲子100克，干面包末50克，黄芪15克，党参、白术各10克，柴胡、升麻各5克，猪肚1个，鸡蛋3枚，酱油、白糖、胡椒粉、精盐、葱、生姜各适量。将猪肚洗净，除去外表油脂及里膜，用粗盐、碱反复揉搓抓匀，腌1小时，再用流动的清水漂至色白（无碱质）。入沸水中氽一下捞出，以纱布包住挤干水分。黄芪、党参、白术、柴胡、升麻等洗净、烘干、研细末；葱、姜切末；莲子洗净、去皮、心，纳入猪肚内上笼蒸熟，取出。莲肉捣碎，猪肚切片，加酱油、白糖、中药末、葱姜末、精盐、胡椒粉腌入味。鸡蛋入碗内打散，加面粉莲茸调匀。锅置中火上下花生油烧至五成热，将拌有药末的肚片滚生面包末，蘸匀蛋面糊下锅炸，待炸至金黄色时捞出，佐餐食用。主治体虚型艾滋病。

5. 蒲公英40～60克（鲜品60～90克），粳米30～60克，金银花20克，连翘10克。先洗净蒲公英、金银花、连翘，切碎。水煎去渣，取汁，入粳米同煮为稀粥，早、晚分食。主治热毒蕴结型艾滋病。

【名医指导】

1. 坚持洁身自爱，不卖淫、嫖娼，避免婚前、婚外性行为。

2. 严禁吸毒，不与他人共用注射器。

3. 不要擅自输血和使用血制品，要在医师的指导下使用。

4. 不要借用或共用牙刷、剃须刀、刮脸刀等个人用品。

5. 使用安全套是性生活中最有效的预防性病和艾滋病的措施之一。

6. 要避免直接与艾滋病患者的血液、精液、乳汁和尿液接触，切断其传播途径。

尖锐湿疣

尖锐湿疣是由病毒引起的可由性接触传染的疣状增生性皮肤病，好发于生殖器黏膜和皮肤交界处。男性易发生于包皮、冠状沟和肛门附近，女性易发生在阴唇黏膜、会阴部及肛门附近，又称生殖器疣。初起为微小淡红色丘疹，逐渐蔓延、扩大呈菜花状疣状，表面多湿润、触之易出血，表面易糜烂，渗出混浊浆液伴恶臭。病原体为人乳头瘤病毒（HPV），主要通过性交直接传染，也可通过被污染的内裤、浴盆、浴巾、马桶圈等间接传染，新生儿可经HPV感染的产道或出生后与母亲密切接触而被传染。潜伏期平均为3个月，可发生癌变，好发年龄为16～35岁。本病中医属“阴痒”、“阴疮”、“瘙瘊”等范畴，多由房事不洁，或摄生不慎，洗浴等用具不洁，湿毒秽浊之邪侵犯阴器，浸淫蕴结阴部所致。

【必备秘方】

1. 蒲公英、金银花、黄芩、黄连各15克，当归、白术、茯苓各10克，川芎、熟地黄、炙甘草、牡丹皮各6克。每日1剂，水煎，分3次服，15日为1个疗程。主治尖锐湿疣。

2. 薏苡仁50克，马齿苋45克，重楼、板蓝根、苦参、黄芪、党参、丹参各30克，紫草20克，皂角刺、猪苓各15克，白术10克，牡丹皮各9克，田三七6克。每日1剂，水煎服，10日为1个疗程。全部病例先用CO_2激光去除复发疣体后，局部用消疣汤熏洗浸泡半小时，每日4次，10日为1个疗程。主治顽固性虚证尖锐湿疣。

3. 蒲公英、车前子、金银花、菊花各20

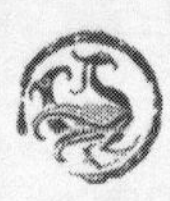

克，泽泻15克，黄芩、栀子、通草、龙胆、生地黄各10克，柴胡、当归、甘草各3克。每日1剂，水煎，分3次服，20日为1个疗程。主治尖锐湿疣。

4. 当归尾、金银花、菊花、蒲公英各20克，泽泻、白鲜皮、连翘、牡丹皮、栀子、猪苓各10克，穿山甲、皂刺各9克。每日1剂，水煎，分3次服，10日为1个疗程。主治尖锐湿疣。

5. 板蓝根、大青叶各30克，金钱草、大黄各12克。共浸水数小时后以慢火煎半小时，取液一半口服，一半和药渣熏洗或热敷患处，可反复加温2～3次，每日1剂。对疣体较大者，可用激光或手术刀刮除疣体。主治尖锐湿疣。

【名医指导】

1. 避免滥交，固定性伴侣，提高性道德，不发生婚外性行为。配偶有感染者应同时治疗，确保性伴侣同时获得诊疗。

2. 防止接触传染，在公共厕所尽量使用蹲式马桶，上厕所前后用肥皂洗手。

3. 注意个人卫生。不使用别人的内衣、泳装及浴盆；在公共浴池不洗盆浴，提倡淋浴，沐浴后不直接坐在浴池的座椅上。

4. 治愈前避免性接触，治疗后观察2～3个月，治疗中要勤洗和消毒内裤，以免再感染。

5. 性生活时使用避孕套，防止黏膜的直接接触；一旦感染尽早去正规医院接受正规治疗。

6. 包皮过长者行包皮环切术可降低病毒感染机会。

生殖器疱疹

生殖器疱疹主要是由单纯疱疹病毒（HSV）引起的一种常见的性传播疾病。HSV可分1型和2型，好侵犯皮肤和黏膜，HSV-1型主要侵犯人体腰以上部位如口腔黏膜、角膜等；HSV-2型主要侵犯人体腰以下部位，尤其会引起生殖器的感染；约有15%的生殖器疱疹是由HSV-1型引起的。传播方式主要通过直接接触，亦可通过被污染物品而引起间接传染，新生儿在分娩时可通过患病母亲产道而感染，孕妇感染HSV时常引起流产、死胎或先天畸形等。本病易复发，其他感染、感冒、精神紧张、疲劳、月经来潮等情况均可为复发的诱因。女性发病率高于男性，多见于青年，常伴发其他性传播疾病。生殖器HSV感染与宫颈癌的发生有关。本病中医属“热疮”、“阴疮”等范畴，主要病因病机是由不洁房事，外感湿热毒邪，毒邪直犯阴器，熏蒸而生；或肝经湿热内蕴，流注下焦，郁遏成毒，凝聚阴器而发病。临床常见症候有热毒证和湿热证。

【必备秘方】

1. 龙胆、柴胡、泽泻、当归、苦参、重楼各12克，生栀子、黄芪、车前草、通草、生地黄、大青叶、板蓝根、金银花、连翘各15克，甘草5克。每日1剂，水煎服，连服10～20日。同时配服吗啉胍0.2克，复方板蓝根片5片，每日3次；干扰素2.5万U、利巴韦林0.1克，混合涂于患处，每日2次；用100瓦灯泡烤患处，每日1次。主治生殖器疱疹。

2. 苦参、鱼腥草各30克，黄柏、地榆、板蓝根各20克，红花10克，青黛6克（布包）。每日1剂，水煎，分3次服，药渣煎水外洗，15日为1个疗程。主治生殖器疱疹。

3. 蒲公英、土茯苓、生薏苡仁各15克，金银花、连翘各12克，白鲜皮各9克，生甘草6克，黄连5克。每日1剂，水煎服，连服1周。主治生殖器疱疹。

4. 青黛40克，黄柏、苦参、蛇床子各30克，黄连、大黄各15克，枯矾10克。共研极细末，装瓶备用。每取适量，以麻油（可用凡士林代）调成糊膏状，疮面先用药渣煎水洗净，擦干后再搽，每日2～3次，内裤每日1换。禁止性交及烟酒辛辣之物。主治生殖器疱疹。

5. 鸡蛋壳适量。将数个鸡蛋壳炒至黄焦（以孵过鸡仔的蛋壳为佳），研为极细末，装瓶备用。患处有渗出者，直接将药末撒于患处；无渗出者，用麻油调涂于患处，每日2次。病情严重者，可加孩儿茶、黄连、冰片、板蓝根各10克，研为细末，同上药混匀后应

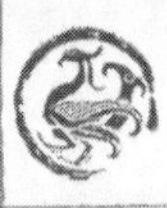

用。主治生殖器疱疹。

【名医指导】

1. 保持局部清洁、干燥，可每日用等渗生理盐水清洗。疼痛者可口服止痛药，给予精神安慰。

2. 并发细菌感染者，可外用抗生素药膏；局部疼痛明显者，可外用5%盐酸利多卡因软膏或口服止痛药。

3. 心理支持：说明疾病的性质、复发的原因和如何治疗及处理，增强与疾病斗争的信心。

4. 健康教育：强调患者将病情告知其性伴，取得性伴的谅解和合作，避免在复发前驱症状或皮损出现时发生性接触，或更好地采用屏障式避孕措施，以减少HSV传染给性伴的危险性。

5. 提倡安全套等屏障式避孕措施，安全套可减少生殖器疱疹传播的危险性。但皮损出现时性交，即使使用安全套也可能发生HSV性传播。

6. 改变性行为方式，避免非婚性行为。杜绝多性伴，是预防生殖器疱疹的根本措施。

其他传染科疾病

本节内容为传染性单核细胞增多症、斑疹伤寒、霍乱、布氏菌病，各病症的临床特点从略。

传染性单核细胞增多症

【必备秘方】

1. 板蓝根、地骨皮、蒲公英、紫花地丁各20～30克，知母、白薇、荆芥各20克，生地黄、玄参、南沙参各15克，甘草10克。每日1～2剂，水煎15分钟，滤出药液，加水再煎20分钟，去渣，两次煎液兑匀，分服。淋巴结肿大者，加夏枯草、瓦楞子、生牡蛎各20克；脾肿大者，加鳖甲、郁金、竹茹、厚朴、赭石、石斛各10克；咽峡炎者，加牛蒡子、山豆根、锦灯笼、百合各15克。主治传染性单细胞增多症。

2. 粳米60克，金银花10克。水煎金银花，取汁100毫升加粳米煮粥，早、晚空腹温服。主治传染性单核细胞增多症。

3. 生地黄20克，泽泻15克，龙胆、栀子、黄芩、柴胡、牡丹皮、知母、菊花、紫草、土茯苓、淡竹叶、赤芍各10克。每日1～2剂，水煎服。主治传染性单核细胞增多症。

4. 穿山甲片30克，青鱼1条。将青鱼去内脏、鳞片，洗净，与穿山甲片熬汤，加入适量调料服食。主治传染性单核细胞增多症。

5. 大青叶、板蓝根各30克，金银花、黄芩各20克，甘草10克。每日1～2剂，水煎服。主治传染性单核细胞增多症。

【名医指导】

1. 急性期卧床休息2～3周。作为病毒性传染性疾病，虽然传染性不强，但对患者还须做适当隔离，尤其是在本病局部流行时。

2. 注意口腔卫生，保证营养及热量的供给。

3. 脾脏增大时，应避免剧烈运动，以免破裂。

斑疹伤寒

【必备秘方】

1. 板蓝根20克，生石膏、茵陈、滑石、连翘各15克，射干、黄芩、僵蚕各10克，豆蔻、木通、石菖蒲、广藿香、川贝母、薄荷、寒水石各6克。每日1～2剂，水煎服。舌绛者，加生地黄、大青叶、白薇各10克；大便溏者，去生石膏、寒水石，加黄连5克；恶寒甚者，加羌活10克；头痛甚者，加白芷10克。主治斑疹伤寒。

2. 生石膏30克，金银花、连翘、大青叶、蒲公英、葛根、山药各15克，知母、柴胡、黄芩各10克，甘草6克。每日1剂，先用凉水浸泡60分钟，煎3次，合并药液600毫升，分4次温服，小儿酌减。退热后续服1～2剂。主治斑疹伤寒。

3. 生石膏25克，玄参、麦冬、生地黄、葛根、丹参各15克，黄连、白芍、甘草各10克。每日1剂，水煎15分钟，滤出药液，加水再煎20分钟，去渣，两次煎液兑匀，分服。主治斑疹伤寒。

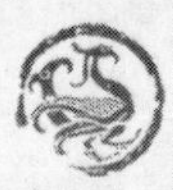

4. 荆芥、金银花、连翘、赤芍、牡丹皮、紫草、薏苡仁各20克，浮萍、蒲公英、紫花地丁、当归、水牛角粉各10克，甘草5克。每日1剂，水煎服。主治斑疹伤寒。

【名医指导】

1. 控制传染源：主要是灭鼠。应发动群众，采取综合措施，用各种捕鼠器与药物灭鼠相结合。常用的灭鼠药物有磷化锌、安妥和敌鼠等。

2. 切断传播途径：防止被恙螨幼虫叮咬，于发病季节应避免在草地上坐卧、晒衣服。在流行区野外工作活动时，必须扎紧衣袖口和裤脚口，并可涂上防虫药，如邻苯二甲酸二苯酯或苯甲酸苄酯等。

3. 提高人群抗病力，但迄今尚无可供人群应用的斑疹伤寒疫苗。

4. 对于从事传染病诊治和动物研究、饲养和实验研究等高危工作组者，特别需要了解和掌握该病。一旦不幸遭遇，可以早期发现，早期隔离和早期治疗，降低损害。

5. 斑疹伤寒起病时常易被误以为感冒。如果患者有长时间发热不退，近周内又有在野外草丛随意坐卧或接触带有恙虫的农作物时，应注意有否淋巴结肿痛及附近有否焦痂。及时到医院就诊以期及早确诊。

霍　乱

【必备秘方】

1. 党参、茯苓各15克，白术、陈皮、附子、肉桂、生姜、炮姜、炙甘草各10克，大枣7枚，半夏5克。每日1～2剂，水煎10多分钟，滤出药液，加水再煎20分钟，去渣，两次煎液兑匀，分次频服。主治霍乱。

2. 炙甘草15克，广藿香、白芷、桔梗、焦白术、大腹皮、厚朴、姜半夏、紫苏、陈皮、茯苓各9克。每日1～2剂，水煎服。主治霍乱吐泻。

3. 西洋参、白术、车前子各15克，附子、干姜、甘草各9克。每日1～2剂，水煎服。主治霍乱吐泻转筋。

4. 陈茶叶15克。水煎浓如墨，去渣，加食盐30克，频服。主治霍乱吐泻转筋。

5. 玉枢丹3克。开水冲服，并以食盐填脐，以艾灸之。主治霍乱吐泻。

【名医指导】

1. 要供给患者足够的水分和营养，吃易消化的食物流质食物，不宜吃水果和刺激性食物。

2. 生冷食物、瓜果既不利于消化，又削弱胃肠道功能；刺激性食物如泡菜、花椒等食品能刺激胃肠道，促进肠蠕动，应避免进食。

3. 霍乱患者由于消化液损失及分泌减少，油腻食物较难吸收，牛奶、奶粉之类经胃肠道细菌作用可产生大量气体，导致腹胀、腹痛等症状，应避免进食。

4. 注意腹部保暖，可将热水袋放置于腹部，减少胃肠蠕动，减轻腹痛，减少大便次数。

布氏菌病

【必备秘方】

1. 金银花、连翘各15克，当归、赤芍，牡丹皮、茵陈、桃仁、黄连、黄芩、鳖甲各10克。每日1剂，水煎15分钟，滤出药液，加水再煎20分钟，去渣，两次煎液兑匀，分服。主治布氏菌病。

2. 薏苡仁、蚕沙、滑石、连翘各20克，苦杏仁、防风、栀子、半夏、赤小豆各10克。每日1～2剂，水煎服。关节痛甚者，加姜黄、海桐皮各10克；舌苔白腻、口不渴者，加苍术、粉萆薢各10克；睾丸肿大者，加川楝子、橘核、猪苓、泽泻各10克；胸闷、食少纳呆者，加厚朴、豆蔻各10克。主治布氏菌病。

3. 连翘、滑石、薏苡仁、蚕沙、赤芍、丹参、秦艽、威灵仙各15克，防风、当归、牛膝、苍术各10克。每日1～2剂，水煎服。主治布氏菌病长期周期性发热。

4. 苍术、黄柏、杜仲、续断、当归、防风、独活、桑寄生、薏苡仁、川牛膝、威灵仙各10克。每日1～2剂，水煎服。主治布氏菌病。

【名医指导】

1. 饮食宜选择清淡而易于消化的流质或半流质，以补充人体消耗的水分，如汤汁、

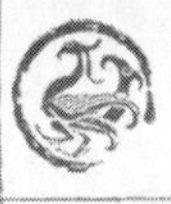

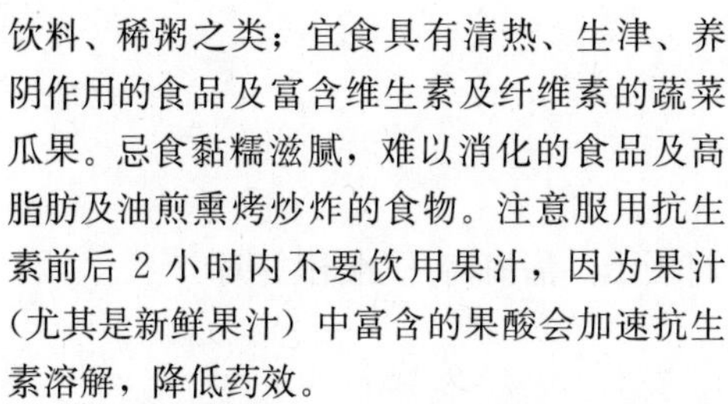

饮料、稀粥之类；宜食具有清热、生津、养阴作用的食品及富含维生素及纤维素的蔬菜瓜果。忌食黏糯滋腻，难以消化的食品及高脂肪及油煎熏烤炒炸的食物。注意服用抗生素前后 2 小时内不要饮用果汁，因为果汁（尤其是新鲜果汁）中富含的果酸会加速抗生素溶解，降低药效。

2. 控制传染源：对家畜可采取“定期检疫”、“屠宰病畜”、“病健畜分群放牧”、“菌苗免疫”等方法。患者虽然作为传染源的意义不大，但仍需隔离治疗，患者的排泄物（主要是尿）应予消毒。

3. 切断传播途径：

（1）牲畜流产物的处理：流产物应深埋，污染场地严格消毒。

（2）畜产品的处理：乳类及乳制品消毒（巴斯德消毒或煮沸）。毛皮消毒（自然存放 1～5 个月、日晒、化学消毒、^{60}Co γ 照射等）。肉类要熟食。

（3）家畜粪便要经无害化处理后用做肥料及燃料。要保护水源，防止被患者及病畜的排泄物所污染。

（4）做好个人防护，特别是职业人群的防护。接触病畜时，应着防护装备：工作服、口罩、帽子、围裙、乳胶或线手套和胶鞋等。工作后要用消毒水或肥皂水洗手，工作期间不吃东西，饭前洗手等。

4. 提高人群免疫力，可接种布鲁菌苗。常用者有 19-BA 菌苗及 104M 菌苗，多不主张广泛接种，而仅用于本病活动性疫区皮内试验阴性的受威胁的人群，如兽医、牧民、接触布鲁菌的实验室工作人员等。因人用菌苗免疫维持时间短，需每年接种，而多次接种又可使人出现高度皮肤过敏反应甚至病理变化。此外，接种后体内产生的抗体与自然感染的抗体鉴别较难，常给诊断带来困难。

5. 加强宣传教育：

（1）宣传面向的对象：疫区和牧区的居民、兽医、放牧员、饲养员、屠宰工、挤奶工及乳肉加工人员等。

（2）宣传内容：①人感染布氏菌病是来自于患病的家畜，尤其是羊、牛、猪等；主要传播因子是流产物、乳、肉、内脏、皮毛等，传播途径主要是接触受染。②布氏菌病是可以预防的，而且是可以自愈和治愈的。

图书在版编目（CIP）数据

名医推荐家庭必备秘方 珍藏本 / 肖国士，潘海涛，匡继林主编.
-- 长沙 : 湖南科学技术出版社，2015.9
（名医到我家系列丛书）
ISBN 978-7-5357-8791-0
Ⅰ. ①名… Ⅱ. ①肖… ②潘… ③匡… Ⅲ. ①秘方—汇编
Ⅳ. ①R289.2
中国版本图书馆CIP数据核字(2015)第202377号

名医到我家系列丛书
名医推荐家庭必备秘方【珍藏本】
主　　编：肖国士　潘海涛　匡继林
责任编辑：李　忠
出版发行：湖南科学技术出版社
社　　址：长沙市湘雅路276号
http://www.hnstp.com
湖南科学技术出版社天猫旗舰店网址：
http://hnkjcbs.tmall.com
邮购联系：本社直销科 0731-84375808
印　　刷：湖南天闻新华印务邵阳有限公司
（印装质量问题请直接与本厂联系）
厂　　址：邵阳市东大路776号
邮　　编：422001
出版日期：2015年9月第1版第1次
开　　本：710mm×1020mm 1/16
印　　张：27
字　　数：740000
书　　号：ISBN 978-7-5357-8791-0
定　　价：47.00元